放射医学"三基"训练·技师分册

主　编　　唐陶富　胡鹏志　杨　军　周高峰　司徒卫军

副主编　　伍光春　沈宏荣　黄　锋　邓文超

主　审　　谭力强　周顺科

科学技术文献出版社

SCIENTIFIC AND TECHNICAL DOCUMENTATION PRESS

·北京·

图书在版编目（CIP）数据

放射医学"三基"训练.技师分册/唐陶富等主编.— 北京：科学技术文献出版社，
2020.9
ISBN 978-7-5189-6558-8

Ⅰ.①放… Ⅱ.①唐… Ⅲ.①放射医学—技术培训—教材 Ⅳ.① R81

中国版本图书馆 CIP 数据核字（2020）第 044632 号

放射医学"三基"训练·技师分册

策划编辑：张宪安	责任编辑：薛士滨 周可欣	责任校对：文 浩 责任出版：张志平

出 版 者 科学技术文献出版社
地 址 北京市复兴路15号 邮编 100038
编 务 部 （010）58882938，58882087（传真）
发 行 部 （010）58882868，58882870（传真）
邮 购 部 （010）58882873
官 方 网 址 www.stdp.com.cn
发 行 者 科学技术文献出版社发行 全国各地新华书店经销
印 刷 者 长沙鸿发印务实业有限公司
版 次 2020 年 9 月第 1 版 2020 年 9 月第 1 次印刷
开 本 787×1092 1/16
字 数 716千
印 张 45.5
书 号 ISBN 978-7-5189-6558-8
定 价 139.00元

放射医学"三基"训练编委名单

易文中　怀化市第一人民医院
罗永超　浏阳市人民医院
金　科　湖南省儿童医院
周文明　岳阳市一人民医院
周海军　郴州市第一人民医院
郑海军　郴州市第一人民医院
夏黎明　常德市第一人民医院
龚光文　湘西自治州人民医院
傅飞先　益阳市中心医院
曾秋华　娄底市中心医院
谭大林　常德市第二人民医院

技师分册作者名单

主　　编　唐陶富　永州职业技术学院

　　　　　胡鹏志　中南大学湘雅三医院

　　　　　杨　军　湖南省儿童医院

　　　　　周高峰　中南大学湘雅医院

　　　　　司徒卫军　中南大学湘雅二医院

副 主 编　伍光春　湖南省儿童医院

　　　　　沈宏荣　湖南中医药大学第一附属医院

　　　　　黄　锋　湖南省人民医院

　　　　　邓文超　长沙市第一医院

主　　审　谭力强　长沙市第一医院

　　　　　周顺科　中南大学湘雅二医院

编　　者　（按姓氏笔画排序）

　　　　　邓　娟　湖南省直中医医院

　　　　　邓文超　长沙市第一医院

　　　　　乐　浩　永州职业技术学院附属医院

　　　　　司徒卫军　中南大学湘雅二医院

　　　　　伍光春　湖南省儿童医院

　　　　　刘晓云　湖南省人民医院

　　　　　李　杰　湖南省儿童医院

　　　　　李石柱　湖南中医药大学第一附属医院

　　　　　杨　军　湖南省儿童医院

　　　　　沈宏荣　湖南中医药大学第一附属医院

　　　　　沈智豪　湖南中医药大学第一附属医院

　　　　　张　超　长沙市中心医院

　　　　　陈学军　湖南省肿瘤医院

　　　　　杜昱铿　湖南省儿童医院

　　　　　何海波　中南大学湘雅三医院

　　　　　周　明　长沙市第一医院

　　　　　周光华　湘潭市中心医院

　　　　　周高峰　中南大学湘雅医院

　　　　　侯启龙　湖南省直中医医院

　　　　　胡鹏志　中南大学湘雅三医院

　　　　　唐陶富　永州职业技术学院

梁友发　中南大学湘雅三医院

黄　锋　湖南省人民医院

彭　松　中南大学湘雅三医院

彭丽花　永州职业技术学院

蒋仁州　永州职业技术学院附属医院

韩利军　永州职业技术学院

游长金　湖南省直中医医院

廖云杰　中南大学湘雅三医院

黎建宇　湖南中医药大学第一附属医院

序

 加强对医务人员进行医学基础理论、基本知识和基本技能（简称"三基"）的强化训练，是医学继续教育的主要内容，是提高医务人员业务素质和医疗质量的基本途径，是加强医院管理的重要举措。

 放射科是医院的重要科室，加强放射医师、技师的基本理论、基本知识、基本技能训练，加强放射科的业务建设非常重要，十分必要。由湖南省中医药学会医学影像专业委员会主任委员刘建滨主任医师等组织专家编写的《放射医学"三基"训练—医师分册》和《放射医学"三基"训练—技师分册》具有科学、先进、规范、实用等特点，可操作性强，可作为放射医学专业人员继续医学教育的培训教材，是放射医学执业医师资格考试和专业技术职称考试复习应试指导用书。

 放射影像是临床医学的重要组成部分，放射影像检查是临床医师诊断疾病的慧眼，是发现疾病、治疗疾病的重要手段，加强放射医学工作者的三基训练，不断地提高业务能力和技术水平迫在眉睫、任重道远。

 让我们携起手来，努力学习，迎来放射医学创新发展的明天。

湖南省卫生健康委员会副主任　祝益民

题型介绍

由于目前全国卫生专业技术资格考题，国家执业医师资格考试都采用客观选择题型。本书各章自测试题和附录模拟试卷也都采用客观选择题形式，分为Ⅰ型题、Ⅱ型题、Ⅲ型题、Ⅳ型题和Ⅹ型题5大类。

Ⅰ单选题（A1、A2型题）

由一个题干和五个备选答案组成，题干在前，选项在后。选项A、B、C、D、E中只有1个为正确答案，其余均为干扰答案。干扰答案可以部分正确或完全不正确，考生在回答本题型时需对备选答案进行比较，找出最佳的或最恰当的备选答案，排除似是而非的选项。

Ⅱ共用题干单选题（A3、A4型题）

以叙述一个以单一患者或家庭为中心的临床情景，提出2～6个相互独立的问题，问题可随病情的发展逐步增加部分新信息，每个问题只有1个正确答案，以考查临床综合能力。答题过程是不可逆的，即进入下一问后不能再返回修改所有前面的答案。

Ⅲ共用备选答案单选题（B型题）

由2～3个题干和5个备选答案组成，选项在前，题干在后。一组题干共用上述5个备选答案，且每个题干对应一个正确的备选答案，备选答案可以重复选择或不选。

Ⅳ案例分析题（临床医学各专业"专业实践能力"科目特有题型）

案例分析题是一种模拟临床情境的串型不定项选择题，用以考查考生在临床工作中所应该具备的知识、技能、思维方式和对知识的综合应用能力。侧重考查考生对病情的分析、判断及其处理能力，还涉及对循证医学的了解情况。考生的答题情况在很大程度上与临床实践中的积累有关。

试题由一个病例和多个问题组成。开始提供一个模拟临床情境的病例，内容包括：患者的性别、年龄（诊断需要时包括患者的职业背景）、就诊时间点、主诉、现病史、既往疾病史和有关的家族史。其中主要症状不包括需体格检查或实验室检查才可得到的信息。随后的问题根据临床工作的思维方式，针对不同情况应该进行的临床任务提出。问题之间根据提供的信息可以具有一定的逻辑关系，随着病程的进展，不断提供新的信息，之后提出相应的问题，每道案例分析题至少3～12问。每问的备选答案至少6个，最多12个，正确答案及错误答案的个数不定≥1。考生每选对一个正确答案给1个得分点，选错一个扣1个得分点，直至扣至本问得分为0，即不含得负分。案例分析题的答题过程是不可逆的，即进入下一问后不能再回修改所有前面的答案。

内容简介

本书依据"十二五"普通高等本科国家级规划教材《医学影像诊断学（第四版）》《医学影像检查技术学》和全国卫生专业技术资格考试指导《放射医学》《放射医学技术》考试大纲的基本内容，对放射医学专业医师、技师必须掌握的基本理论、基本知识、基本技能采用问答题、选择题等变换题型的方式编写，分为医师分册和技师分册。

医师分册分为X线成像基础、数字化X线成像基础、CT成像基础、磁共振成像基础、影像诊断常用对比剂、介入放射影像学、神经系统及头颈部疾病影像学、胸部疾病影像学、消化系统疾病影像学、泌尿生殖系统疾病影像学、骨与关节疾病影像学等共十三章，每章有问答题、自测试题和自测试题答案。

技师分册分为人体解剖学与生理学、医用物理与X线摄影基础、X线物理与防护、数字X线成像基础、人体影像解剖、CT和MRI影像诊断基础、医学影像设备、PACS技术等共十六章，每章有问答题、自测试题和自测试题答案。

本书以放射医学"三基"训练为核心，将放射医学新理论、新知识、新技术与"三基"训练融于一体，附录有模拟试题与答案和全国卫生专业技术资格考试放射医学考试大纲，有利于放射医学专业技术人员"三基"训练，有利于在"三基"训练过程中复习、巩固、强化和检验复习训练效果，及时查缺补漏，以便提高放射医学理论知识技术水平、分析问题和解决问题的能力。

本书可作为放射科医师和技师岗位培训和放射医学科管理用书，供各级医院放射专业技术人员"三基"训练和医学院校放射医学专业在校学生"三基"训练和考试、考核及医院招聘放射医学工作人员考试使用，亦可作为国家执业放射医师、技师资格考试和职称晋升考试复习应试指导用书。

目 录

第一部分 基础知识

第二部分　相关专业知识

第三部分　专业知识

第四部分　专业实践能力

第一部分　基础知识

第一章 人体解剖学与生理学

第一节 人体解剖学与生理学问答

一、人体解剖学基础

（一）试述人体细胞的基本结构

细胞是人体结构和功能的基本单位，形态极其多样。虽然人体的各种细胞因功能的不同其形态和大小差别较大，如血细胞较小，有利于流动；肌细胞为长柱形，便于收缩；能传递兴奋的神经细胞有很多长短不一的突起。但其基本结构是相似的，包括细胞膜、细胞质和细胞核三部分。在电子显微镜下，可将细胞结构分为膜相和非膜相结构。

1. 细胞膜　指细胞外表面的膜，又称质膜。细胞除在外表面有一层膜外，细胞内也有丰富的膜性结构，它和质膜的结构基本相同。关于细胞膜的分子结构有众多假说，目前被广泛接受的是液态镶嵌模型，该模型的基本内容是：以液态的脂质双分子层为基架，其中镶嵌着有不同结构、不同功能的蛋白质。细胞膜既是细胞的屏障，把细胞内容物和细胞的周围环境分隔开，使细胞能相对独立于环境，又是细胞与环境之间进行物质和信息交换的媒介，如物质转运生物电活动、抗原识别、信号转导以及许多药物对机体的作用等都与细胞膜密切相关。

2. 细胞核　是细胞的控制中心，在细胞的代谢、生长、分化中起着重要作用，是遗传物质的主要存在部位。人体的细胞除成熟红细胞外都有细胞核，一般只有一个，有的细胞有两个或更多，细胞核由核膜、核仁、染色质和核基质组成。

3. 细胞质　细胞膜与细胞核之间的部分为细胞质，包括细胞器、基质和内含物。基质在活体细胞中为透明胶状物，其中有许多具有一定形态结构的细胞器，包括线粒体、高尔基复合体、中心体、内质网、核蛋白体、溶酶体、微丝、微管等。另外在基质中还有一些不固定的有形成分，统称为包含物，这些物质有的是细胞的代谢产物，有的是细胞储存的营养物质。

（二）试述人体基本组织的分类

组织是由细胞和细胞间质组成的群体结构，是构成机体器官的基本成分。人体组织可分为上皮组织、结缔组织、肌组织和神经组织，统称为基本组织。

1. 上皮组织　简称上皮，主要由上皮细胞紧密排列组成。上皮细胞的不同表面在结构和功能上有显著差别，因而细胞呈现明显的极性：一面朝向身体表面或有腔器官的腔面，称游离面；另一面朝向深部的结缔组织，称基底面；上皮细胞之间的连接面，称为侧面。上皮细胞基底面附着于基膜上，并借此与结缔组织相连。上皮组织无血管、淋巴管，其营养由深部结缔组织内的血管透过基膜供给。上皮组织中有丰富的神经末梢，可感受各种刺激。

上皮组织主要分为被覆上皮和腺上皮两大类，具有保护、吸收、分泌和排泄等功能。

被覆上皮覆盖于身体表面，衬贴在体腔和有腔器官内面。根据细胞的形态及层数，又分为下列两种类型：

（1）单层上皮

1）单层扁平（鳞状）上皮，如内皮（心、血管和淋巴管的腔面）、间皮（胸膜、心包膜和腹膜的表面）及其他（肺泡和肾小囊壁层等的上皮）。

2）单层立方上皮，如肾小管和甲状腺滤泡等。

3）单层柱状上皮，如胃、肠和子宫等的腔面。

4）假复层纤毛柱状上皮，如呼吸管道等。

（2）复层上皮

1）复层扁平（鳞状）上皮，如未角化的（口腔、食管和阴道等的腔面）及角化的（皮肤的表皮）。

2）变移上皮，如肾盏、肾盂、输尿管和膀胱等的腔面。

以分泌功能为主的上皮，称腺上皮，以腺上皮为主构成的器官，称腺，腺分为外分泌腺和内分泌腺。外分泌腺的分泌物经导管排泌到体表或器官腔内，如汗腺、唾液腺、胃腺、胰腺等。内分泌腺无导管，腺细胞周围有丰富的毛细血管，其分泌物（称激素）直接释入血液，如甲状腺、肾上腺等。

2. 结缔组织　由细胞和大量细胞间质组成，细胞间质包括基质、纤维和组织液，细胞散居于细胞间质内，分布无极性。广义的结缔组织包括固有结缔组织、软骨组织、骨组织、血液；一般所说的结缔组织指固有结缔组织。结缔组织在体内广泛分布，具有连接、支持、营养、保护、防御和修复等多种功能。

（1）固有结缔组织

1）疏松结缔组织，又称蜂窝组织，由细胞和细胞间质组成。特点是纤维排列稀疏，在体内分布广泛，支持和连接着各种组织或器官，也构成某些器官（腺体、肝、肺等）的间质。

2）致密结缔组织，它的主要特征是纤维丰富致密，以胶原纤维为主要成分（如肌腱、韧带、真皮及一些器官的被膜），只有极少数是以弹性纤维为主要成分（如椎弓间黄韧带）。

3）网状组织，是造血器官和淋巴器官的基本组成成分，主要由网状细胞和网状纤维构成。网状组织为血细胞发生和淋巴细胞发育提供适宜的微环境。

4）脂肪组织，是一种以脂肪细胞为其主要成分的结缔组织。它的主要作用是为机体的活动贮存和提供能量。正常男性脂肪含量占体重的10%～20%；女性占15%～25%。

（2）软骨组织：由软骨细胞和软骨基质构成。软骨组织及其周围的软骨膜构成软骨。胚胎早期，软骨是外耳、呼吸道、躯干和四肢的主要支架成分。成年后躯干和四肢仅存在关节软骨、关节盘、椎间盘和肋软骨。根据基质中所含纤维成分不同，可分以下三种软骨。

1）透明软骨：基质中含有交织排列的胶原纤维，分布于喉、气管、支气管和肋软骨等处。

2）弹性软骨：基质中含有大量弹性纤维，分布于耳郭与会厌等处。

3）纤维软骨：含有大量胶原纤维，分布于耻骨联合及椎间盘等处。

（3）骨组织：是人体最坚硬的一种结缔组织，由骨细胞和钙化的细胞间质构成。骨由骨组织和骨膜构成，骨内有骨髓腔。体内90%的钙盐存在于骨组织中。钙化的细胞间质，又称骨质，由有机物和无机物构成，有机物为胶原纤维，无机物为钙盐。骨胶原纤维被黏合在一起并有钙盐沉积形成薄板状的骨板。骨分骨密质和骨松质。以长骨为例，其骨松质位于骨的两端的骨骺中，由大量针状、片状的骨小梁构成，呈疏松海绵状，空隙内含有红骨髓、神经和血管。骨小梁由不规则的骨板构成。骨密质位于骨干，由规则排列的骨板构成。骨板排列有四种方式：内环骨板、外环骨板、哈弗斯骨板、间骨板。

（4）血液：由血浆和血细胞构成。血浆相当于细胞间质。血细胞分红细胞、白细胞和血小板。血液总量占体重的7%~8%。

3. 肌组织　主要由肌细胞构成。肌细胞之间有少量结缔组织，内含血管、神经和淋巴管等。肌细胞呈细长纤维状，因此又称肌纤维。肌组织根据结构、功能、分布的不同分为骨骼肌、心肌和平滑肌3种。

（1）骨骼肌：主要分布于头部、躯干和四肢，大多借肌腱附着于骨骼。骨骼肌活动受意识支配，属于随意肌，有横纹。

（2）心肌：分布于心壁和邻近心脏的大血管壁上，属不随意肌，有横纹。

（3）平滑肌：存在于消化、呼吸、泌尿、生殖等系统及血管的管壁。此外，皮肤的竖毛肌、眼的瞳孔括约肌及睫状肌等也是平滑肌，它是梭形无横纹的细胞，属不随意肌。

4. 神经组织　由神经细胞和神经胶质细胞构成。

（1）神经细胞：又称神经元，能感受刺激，传导冲动，是神经系统结构和功能的基本单位。神经元的形态多种多样，大小不一，但基本形态包括胞体和突起两部分。胞体是神经元功能活动的中心，细胞核位于胞体中央，胞体的细胞质称为核周质，内含有尼氏体、神经原纤维和参与传递信息的物质。突起自胞体伸出，其终末分布于外围器官，组成神经末梢，感受来自体内外的刺激或支配效应器（肌纤维、腺细胞等）的活动。神经元之间的相互联系构成机体复杂的神经网络，实现神经系统的各种功能，包括高级神经活动。

根据突起数目不同，可将神经元分为多极神经元、双极神经元、假单极神经元。根据神经元的功能不同，可将神经元分为感觉神经元（传入神经元）、运动神经元（传出神经元）、中间神经元。

（2）神经胶质细胞：散在神经元之间，其种类很多，形态功能各不相同，具有支持、营养、保护、绝缘的作用。可分中枢神经系统和周围神经系统的胶质细胞两类。中枢神经系统中的胶质细胞是一类有突起的细胞，可分为星形胶质细胞、少突胶质细胞、小胶质细胞、室管膜细胞等4种。周围神经系统中的胶质细胞主要有施万细胞，它形成周围神经纤维的髓鞘和神经膜。

（三）试述常用的解剖学姿势、方位术语和人体的轴与面

1. 解剖学姿势　是指身体直立，面向前，两眼平视正前方，两足并拢，足尖向前，双上肢下垂于躯干的两侧，掌心向前。描述任何人体结构时，均应以此姿势为标准，即使被观察的人体、标本或模型是俯卧位、仰卧位、横位或倒置，或只是身体的一个局部，仍应依人体的标准姿势进行描述。

2. 常用方位术语

（1）上和下：是描述器官或结构距颅顶或足底的相对远近关系的术语。按照解剖学姿势，近颅者为上，近足者为下。如眼位于鼻的上方，而口位于鼻的下方。

（2）前与后：是指距身体前、后面距离相对远近的名词。距身体腹侧面近者为前，而距身体背侧面近者为后。

（3）内侧和外侧：人体器官、结构距人体正中矢状面近者为内侧，而远离人体正中矢状面者为外侧。如眼位于鼻的外侧、耳的内侧。

（4）内和外：是描述空腔器官相互位置关系的术语，近内腔者为内，远离内腔者为外，内、外与内侧和外侧是有显著区别。

（5）浅和深：是描述与皮肤表面相对距离关系的术语，距皮肤近者为浅，远离皮肤而距人体内部中心近者为深。

在四肢，上又称为近侧，即距四肢根部较近；下是远侧，指距四肢根部较远。上肢的尺侧与桡侧、下肢的胫侧与腓侧分别与内侧和外侧相对应，该术语是按前臂的尺骨与桡骨和小腿的胫骨与腓骨的排列位置关系而规定的，在前臂近尺骨者为尺侧，而近桡骨者为桡侧；在小腿亦然，距胫骨近者为胫侧，距腓骨近者为腓侧。

3. 轴和面　是描述人体器官形态，尤其是叙述关节运动时常用的术语。

（1）人体互相垂直的3种轴

1）垂直轴，自上而下并与地平面相垂直的轴。

2）矢状轴，是指从前面至后面，同时与垂直轴相垂直的轴，又名腹背轴。

3）冠状轴，为左右方向与水平面平行，与前两个轴相垂直的轴。

（2）人体互相垂直的3种面

1）矢状面，是指前后方向，将人体分成左、右两部的纵切面，该切面与地平面垂直。经过人体正中的矢状面称为正中矢状面，它将人体分成左右相等的两半。

2）冠状面，是指左、右方向，将人体分为前、后两部的纵切面，该切面与水平面及矢状面互相垂直。

3）水平面，又称横切面，是指与地平面平行，与矢状面和冠状面相互垂直，将人体分为上、下两部的平面而言。

在描述器官的切面时，则以器官自身的长轴为标准，与其长轴平行的切面称纵切面，与其长轴垂直的切面称横切面，则不用冠状、矢状和水平面来描述。

二、骨关节系统

（一）试述骨的分类和骨的构造

1.骨的分类　骨是具有一定形态和功能的器官，坚硬而有弹性，一般可分为四类：

（1）长骨：呈长管状（如股骨），其两端为骺，体为骨干，内有骨髓腔。骨干与骺相邻部分称干骺端。

（2）短骨：近立方状（如腕骨），与长骨的骨骺有相同的结构，多成群分布于连接牢固，且稍灵活的部位。

（3）扁骨：呈板状，主要构成颅腔、胸腔、盆腔的壁。由坚硬的内板、外板及板障构成。

（4）不规则骨：形状不规则，如椎骨。有些不规则骨内有空腔，称含气骨（如上颌骨）。

2.骨的构造　主要由3部分构成。

（1）骨质：由骨组织构成，分骨密质和骨松质。骨密质，质地致密，抗压抗扭曲性很强，分布于骨的表面。骨松质呈海绵状，由相互交织的骨小梁（骨纹理）排列而成。

（2）骨膜：由致密结组织构成，覆盖于除关节面以外的骨表面，含有丰富的神经和血管，对骨的营养、生长、损伤后的修复和感觉有重要作用。

（3）骨髓：充填于骨髓腔和骨松质间隙内。胎儿和新生儿的骨髓内含有不同发育阶段的红细胞和某些白细胞，呈红色，故称红骨髓。5岁之后，长骨骨干内的红骨髓逐渐被脂肪组织代替，呈黄色，称为黄骨髓，暂时失去造血功能。

（二）试述骨连结的形式和滑膜关节的基本结构

骨与骨之间的连结装置称骨连结。根据骨连结的连结形式不同，可分为以下3种。

1.纤维连结　又分为韧带连结（如椎骨棘突之间的棘间韧带、胫腓骨间韧带等）和缝（如颅骨间的矢状缝、人字缝等）。

2.软骨和骨性连结　有3种形式，透明软骨结合（如幼儿的蝶骨和枕骨间的蝶枕结合）；纤维软骨结合（如相邻椎骨间的椎间盘及耻骨联合等）及骨性结合（如骶椎之间的骨性结合）。

3.滑膜关节　简称关节，是骨连结的主要形式。以相对骨面间有滑液腔隙，充以滑液，有较大活动性为其特点。骨面间互相分离，仅借其周围的结缔组织连接。

滑膜关节的基本构造为关节面、关节囊和关节腔。辅助构造有韧带、关节盘和关节唇。滑膜关节的运动分为屈和伸、内收和外展、旋内和旋外。

（三）试述颅骨的组成及基本结构

1. **颅骨的组成**　颅由23块颅骨组成（不包括3对听小骨），分为脑颅和面颅。脑颅位于颅的后上部，有8块骨。成对的有颞骨和顶骨，不成对的有额骨、筛骨、蝶骨和枕骨。面颅位于的前下部，有15块骨。成对的有上颌骨、鼻骨、泪骨、颧骨、腭骨和下鼻甲。不成对的有犁骨、下颌骨和舌骨。

2. **颅顶面**　额骨与两顶骨之间的缝称冠状缝；左、右顶骨之间的缝称矢状缝；两顶骨与枕骨之间的缝是人字缝。新生儿颅盖位于两顶骨和额骨之间呈菱形的是前囟；位于两顶骨和枕骨之间呈三角形的是后囟。

3. **颅底内面**　由前向后依次为颅前窝、颅中窝和颅后窝。颅前窝中部有筛板，上面有筛孔通鼻腔。颅中窝中部由蝶骨体构成，上面的凹窝叫垂体窝。垂体窝的前外侧有视神经管。蝶骨体两侧由前向后依次有圆孔、卵圆孔和棘孔。颅后窝中央是枕骨大孔，其外侧有颈静脉孔，颈静脉孔和枕骨大孔之间有舌下神经管。颞骨岩部后面内侧有内耳门。

4. **颅底外面**　前部是骨腭，骨腭的前方及两侧是上颌骨的牙槽弓。枕骨大孔两侧有枕髁，与寰椎相关节。颈静脉孔外侧有茎突，茎突的后外侧是乳突。茎突与乳突之间有茎乳孔，此孔向上通面神经管。乳突前方有下颌窝，与下颌骨相关节。下颌窝前方是关节结节。

5. **颅的侧面**　可见外耳门、颧弓和颞窝。在颞窝内侧壁上，额骨、顶骨、颞骨、蝶骨四骨汇合处称翼点，其内面有脑膜中动脉的分支经过，骨折时易引起颅内出血。

6. **颅的前面**　上部主要有眼眶，在眶上缘有眶上切迹或眶上孔；在眶下缘中点的下方约1cm处有眶下孔；眶尖处的视神经管与颅中窝相通；眶内侧壁前下部有泪囊窝，此窝向下经鼻泪管与鼻腔相通；外侧壁后部有眶上裂和眶下裂；上壁前外侧有泪腺窝。

鼻腔中部有骨性鼻中隔，将鼻腔分为左、右两部分，前方共同的开口称梨状孔、后口成对，称鼻后孔。外侧壁由上向下依次为上鼻甲、中鼻甲和下鼻甲。各鼻甲下方的间隙，分别称上鼻道、中鼻道和下鼻道。鼻窦是鼻腔周围的颅骨内含气的空腔。鼻窦共4对，包括额窦、筛窦、蝶窦和上颌窦，位于同名颅骨内，开口于鼻腔。

（四）试述脊柱的主要解剖结构

脊柱由26块椎骨借椎间盘、韧带和关节连结而成。具有支持体重、缓冲震荡、保护脊髓和运动等功能。

1. **椎骨**　包括颈椎7块，胸椎12块，腰椎5块，骶骨1块和尾骨1块。椎骨由椎体和椎弓构成。椎体呈短柱状，椎弓呈半环形，连于椎体的后外侧。椎体与椎弓围成椎孔，所有椎骨的椎孔连成椎管，容纳脊髓。椎弓连结椎体的部分称椎弓根，其上、下缘的切迹共同围成椎间孔，有脊神经通过。椎弓的后部称椎弓板，从椎弓板发出7个突起，向后方伸出的一个叫棘突，向两侧伸出的一对叫横突，向上、下各伸出一对上关节突和下关节突。

各段椎骨的特点：颈椎椎体小，横突根部有横突孔，第1颈椎又称寰椎，呈环形，无椎体。第2颈椎又称枢椎，椎体有一个突向上方的齿突。第7颈椎又称隆椎，棘突长，末端不分叉，低头时易在体表看到或摸到，可用来确定椎骨的序数。胸椎棘突细长斜向后下方，并互相掩盖，呈叠瓦状，椎体两侧的上、下和横突末端有与肋相连结的关节面，叫肋凹。腰椎椎体大，棘突呈板状水平伸。骶骨呈三角形，底朝前方，其前缘中部向前突出称为岬。骶骨的前、后面分别有4对骶前孔和4对骶后孔。骶骨两侧上部有耳状面，与髂骨相关节。骶骨内有纵贯的骶管，与椎管和骶前、后孔相通，下端有骶管裂孔。

2. 椎间盘、韧带和关节　椎骨之间借椎间盘、韧带和关节等相连。椎间盘是连接相邻两个椎体的纤维软骨板，由髓核和纤维环构成。髓核位于中部，是柔软富于弹性的胶状物质；纤维环围绕髓核，坚韧而有弹性。长韧带有3条，即前纵韧带、后纵韧带和棘上韧带。前纵韧带位于椎体和椎间盘的前面，后纵韧带位于椎体和椎间盘的后面，有限制脊柱过度伸、屈的作用。棘上韧带连于各棘突的尖端，在第7颈椎以上扩展成项韧带。短韧带连结于相邻的两个椎骨之间。在椎弓板之间有黄韧带，在棘突之间有棘间韧带。

3. 脊柱整体观　脊柱前面观，椎体自上而下逐渐增大，至骶骨以下又渐次缩小。后面观棘突排列成直线，有胸椎棘突斜向后下呈叠瓦状排列；腰椎棘突水平后伸，棘突间距较大。侧面观有四个生理性弯曲，颈曲、腰曲凸向前，胸曲、骶曲凸向后，这些弯曲增大了脊柱的弹性，在行走和跳跃时可减轻对脑和脏器的冲击与震荡，并有利于维持身体的平衡。脊柱可做前屈、后伸、侧屈和旋转运动。

（五）试述胸廓的解剖结构

胸廓是由12块胸椎、12对肋和1块胸骨连结而成，具有支持、保护胸腹腔内脏器官和参与呼吸运动等功能。

1. 胸骨　胸骨由胸骨柄、胸骨体、剑突组成。胸骨柄和胸骨体连结处形成向前微凸的角，称胸骨角，平对第2肋软骨，是重要体表标志。

2. 肋　肋由肋骨和肋软骨构成。上7对肋前端借肋软骨与胸骨相连，第8~第10肋的肋软骨依次连于上位肋软骨的下缘，形成肋弓，第11、第12肋前端游离。

3. 胸廓　胸廓上口由第1胸椎、第1肋和胸骨柄上缘围成；下口由第12胸椎、第12对肋、第11对助、两侧肋弓和剑突围成。两侧肋弓之间的夹角，称胸骨下角，相邻两肋之间的间隙称肋间隙。

胸廓的运动主要是呼吸运动。吸气时，在呼吸肌作用下使肋上举，胸腔增大。呼气时，胸廓恢复原状，胸腔容积缩小。

（六）试述上肢骨的构成及上肢骨的主要连结

1. 上肢骨的构成　上肢骨共64块。

（1）锁骨：呈S形弯曲，横于胸廓前上方，其内侧2/3凸向前，外侧1/3凸向后。两弯曲的相邻部是易发生骨折部位。锁骨内侧端为胸骨端，与胸骨柄构成胸锁关节，外侧端为肩峰端，与肩胛骨的肩峰构成肩锁关节。

（2）肩胛骨：为三角形扁骨，位于胸廓后上方，第2肋到第7肋之间，分为前、后两面，上、内侧、外侧3个缘和上、下、外3个角。肩胛骨后面有一横行的骨嵴称肩胛冈，把后面分为冈上窝和冈下窝。肩胛冈外侧端是肩部的最高点称肩峰。肩胛骨上缘靠外侧角的突起为喙突，肩胛骨外侧角有一浅窝称关节盂，与肱骨构成肩关节。

（3）肱骨：位于上臂的长管状骨，中间为体，上端有肱骨头。肱骨头周围稍窄处称颈，其外为大结节，前方为小结节。肱骨上端与体交界处稍缩细的部分为外科颈，是骨折的易发部位。

（4）前臂骨：由尺骨和桡骨构成。当前臂旋后即手背朝后时尺、桡骨并列。桡骨上端细小，下端粗大，上端膨大处为桡骨头，头的上面有关节凹与肱骨小头构成关节。桡骨头的周缘有环状关节面与尺骨相关节。桡骨下面有腕关节面参与构成腕关节。尺骨上端粗大，下端细小，上端有两个突起，一是冠突，一是鹰嘴，两突起之间的半月形关节面称滑车切迹，与肱骨滑车构成关节。

（5）手骨：由腕骨、掌骨和指骨构成。

1）腕骨：共有8块，从桡侧向尺侧，近侧列依次为手舟骨、月骨、三角骨和豌豆骨；远侧列依次为大多角骨、小多角骨、头状骨和钩骨。

2）掌骨：共5块小型长管状骨，每块掌骨都分为底、体、头3部分。

3）指骨：共14块，为小型长管状骨，除拇指为2节外，其余均为3节。

2. 上肢骨连结　主要有肩关节、肘关节和桡腕关节。

（1）肩关节：由肩胛骨的关节盂和肱骨头构成。关节囊薄而松弛，囊内有肱二头肌长头腱通过。其下壁薄弱，是肩关节脱位最常见的部位。肩关节可作屈、伸、内收、外展、旋内、旋外和环转运动，是全身最灵活的关节。

（2）肘关节：由肱骨下端和桡、尺骨的上端连结而成。肘关节包括肱尺关节、肱桡关节和桡尺近侧关节3个关节。肱尺关节由肱骨滑车和尺骨滑车切迹构成；肱桡关节由肱骨小头和桡骨头构成；桡尺近侧关节由桡骨头和尺骨桡切迹构成。在桡骨头环状关节面周围有桡骨环状韧带，它具有固定桡骨头的作用。肘关节可做屈、伸运动，其桡尺近侧关节可做旋前和旋后运动。

（3）桡腕关节：由桡骨下端、尺骨头下方的关节盘和手舟骨、月骨、三角骨共同构成。可做屈、伸、内收、外展和环转运动。

（七）试述下肢骨的构成及下肢骨的主要连结

1. 下肢骨的构成　下肢骨共62块。

（1）髋骨：为髂骨、坐骨、耻骨3骨结合而成，这3骨会合于髋臼。髋臼的前下方有闭孔。髋骨的上缘称髂嵴。两侧髂嵴最高点的连线平对第4腰椎棘突，髂嵴前、后端分别有髂前上棘和髂后上棘。髂嵴的前、中1／3交界处有髂结节。后下部有耳状面。髂窝下界由后向前有弓状线，耻骨梳和耻骨结节。髋骨的后下部有坐骨结节、坐骨棘、坐骨大切迹和坐骨小切迹。

（2）股骨：是人体最粗、最长的长骨，长度约为身高的1/4。股骨上端有股骨头，与髋臼相关节。股骨头外下方为股骨颈，它与股骨干之间形成一角度称颈干角，男性平均132°，女性平均127°。股骨颈与股骨干交界处有大转子，可在体表摸到，股骨下端形成内侧髁和外侧髁。

（3）髌骨：是人体最大的籽骨，位于股四头肌腱内，三角形尖端向下，后面有关节面与股骨膑面相连。

（4）小腿骨：包括胫骨、腓骨。胫骨位于小腿内侧，上端膨大向两侧突出形成内侧髁和外侧髁，两髁上面各有上关节面与股骨髁相关节，其间的隆起称为髁间隆起。胫骨上端前面的隆起称为胫骨粗隆。下端稍膨大内下有一突起称为内踝。腓骨细长，位于胫骨外后方，分一体两端，上端稍膨大称腓骨头，下端膨大形成外踝。

（5）足骨：包括跗骨、跖骨和趾骨。跗骨7块，属短骨，分前、中、后3列。后列有距骨、跟骨；中列为足舟骨；前列为楔骨（内、中、外侧3块）及骰骨。距骨上面有一关节面称距骨滑车，与内、外踝和胫骨下关节面相关节，距骨下方与跟骨相关节。跖骨5块，趾骨共14块，形状和排列大致与掌骨和指骨相当。

2.下肢骨连结　主要有骨盆、髋关节、膝关节、距小腿关节和足弓。

（1）骨盆：由骶骨、尾骨和左、右髋骨连结而成。骨盆以界线分为大骨盆和小骨盆。界线自后向前由骶骨岬、弓状线、耻骨梳、耻骨结节和耻骨联合上缘依次连结而成。小骨盆上口即界线；下口由尾骨、骶结节韧带、坐骨结节、坐骨支、耻骨下支和耻骨联合下缘共同围成。两侧的坐骨支和耻骨下支连成耻骨弓，其间的夹角称耻骨下角。

（2）髋关节：由髋臼和股骨头组成。关节囊厚而坚切，前方有髂股韧带，它可限制髋关节过度后伸，囊内有股骨头切带。关节可做屈、伸、内收、外展、旋转和环转运动。

（3）膝关节：由股骨下端、胫骨上端和髌骨构成。关节囊宽阔松弛，周围有韧带加强，前壁自上而下有股四头肌腱、髌骨和髌韧带。关节囊内有前、后交叉韧带，防止胫骨向前、后移位。在股骨与胫骨关节面之间有内、外侧半月板，以加强稳固性和灵活性。髋关节主要做屈、伸运动，当关节处于半屈位时，还可做轻度的旋转运动。

（4）距小腿关节：又称踝关节。由胫骨、腓骨的下端和距骨组成，可做背屈和跖屈运动，与跗骨间关节协同作用时，可使足内翻和外翻。

（5）足弓：足骨借关节、韧带和肌肉紧密相连，在纵、横方向上都形成凸向上方的弓形，称足弓。分内侧纵弓、外侧纵弓、横弓。当维持足弓的软组织受损伤或骨折时，可导致足弓塌陷，形成扁平足。

三、呼吸系统

（一）试述鼻的组成和鼻窦的解剖结构

鼻由外鼻、鼻腔和鼻窦3部分组成，它是呼吸道的起始部，也是嗅觉器官。

1. 外鼻　由鼻骨和软骨作支架，被覆皮肤和少量皮下组织。外鼻上部较窄称鼻根，中部称鼻背，下端为鼻尖。鼻尖两侧呈弧状隆突的部分称鼻翼。当呼吸困难时可见鼻翼扇动。

2. 鼻腔　以骨和软骨为基础，内面覆以黏膜，鼻中隔将鼻腔分为左、右二腔，各腔向前以鼻孔通外界，向后经鼻后孔通鼻咽。鼻腔外侧壁的形态最为复杂，自上而下有3个鼻甲突向鼻腔，分别称上鼻甲、中鼻甲和下鼻甲。3个鼻甲的下方各有一裂隙空间，分别称上鼻道、中鼻道和下鼻道。鼻泪管开口于下鼻道内前上方。鼻黏膜分为呼吸区和嗅区。呼吸区以具有丰富的静脉海绵丛为其特征，鼻黏膜内有丰富的鼻腺，能产生大量分泌物。嗅区黏膜内有感受嗅觉刺激的嗅细胞。

3. 鼻窦　是鼻腔周围颅骨内开口于鼻腔的含气空腔，共4对，即上颌窦、额窦、筛窦和蝶窦。额窦开口于中鼻道；上颌窦最大，开口于中鼻道，由于窦口高于窦底部，故在直立位时引流不畅；筛窦按其所在部位可分为前、中、后3群，前、中群开口于中鼻道，后群开口于上鼻道；蝶窦开口于蝶筛隐窝。

（二）试述喉软骨的组成和喉腔的解剖结构

喉既是气体的通道，又是发音器官。喉以软骨为基础，借关节、带和肌内连结而成。位于颈前部中份，上借甲状舌骨膜与舌骨相连，向下与气管相续。喉的前面为舌骨下肌群，后为咽，并与之紧密相连。喉软骨构成喉的支架，包括不成对的甲状软骨、环状软骨、会厌软骨和成对的杓状软骨。

1. 甲状软骨　形似盾牌，构成喉的前外侧壁，由两块软骨板连接而成，连结处构成的90°的角，其上部向前突出称喉结。

2. 环状软骨　位于甲状软骨下方，形似一带印章的戒指，为喉软骨中唯一呈环状的软骨，对保持呼吸道畅通有极为重要作用。它由环状软骨板和环状软骨弓构成。环状软骨弓平对第6颈椎，是颈部的重要标志。

3. 会厌软骨　形似叶状，上宽下窄，下端借韧带连于甲状软骨的后下方。会厌软骨的前、后面均由黏膜被覆，称为会厌。会厌位于喉入口的前方，当吞咽时喉上提，会厌关闭喉口，防止食物误入喉腔。

4. 杓状软骨　近似三面锥体形，可分尖、底和二突。底朝下，与环状软骨板上缘的关节面构成环杓关节。由底向前伸出的突起有声韧带附着，称声带突。由底向外侧伸出的突起有喉肌附着，称肌突。

喉腔为一特殊的管状结构，向上经喉口与喉咽相连，向下与气管相续。喉腔内有上下两对黏膜皱襞。上方的为前庭襞，两襞之间为前庭裂。下方的一对为声襞，两襞之间为声门裂。声门裂是喉腔最狭窄的部位。喉腔可分3部分：喉前庭是前庭襞以上的部分；喉中间腔是前庭襞和声襞之间的部分，向两侧突出的菱形隐窝，称喉室；声门下腔是声襞平面以下的部分。此处结构疏松，易因炎症而发生水肿，导致呼吸困难。

（三）试述气管和支气管的解剖结构

1. 气管　位于食管前方，上接环状软骨，下行入胸腔。通常由14～17个呈"C"形的透明软骨环构成。根据气管的行程与位置，可分为颈、胸2部。气管在胸骨角水平分叉成为左、右主支气管。分别进入两侧的肺门。

2. 主支气管　左主支气管较细长，走向倾斜。右主支气管较粗短，走向较直，故异物易进入右主支气管。主支气管出纵隔进入肺门又分出叶支气管、段支气管、亚段支气管等，构成支气管树。

（四）试述肺和肺门的解剖结构

肺位于胸腔内，左、右两肺分居纵隔两侧。右肺较宽短，左肺较狭长，肺表面为脏层胸膜所被覆。肺大体呈圆锥形，具有一尖、一底、胸肋面和内侧面以及前缘、后缘和下缘。

肺尖圆钝，经胸廓上口突至颈部，超出锁骨内侧1/3段上方2.5cm。肺底又称膈面，稍向上凸。胸肋面面积较大且圆凸，邻接肋和肋间肌。内侧面又称纵隔面，此面中央部有一凹陷，称肺门，有主支气管、肺动脉、肺静脉、支气管动脉、支气管静脉、淋巴管和神经进出。肺的前缘薄锐。左肺前缘下部有一弧形凹陷，称左肺心切迹。

（五）试述肺叶和肺段的划分

左肺由斜裂分为上、下2叶。右肺由斜裂与水平裂分为上叶、中叶和下叶。

支气管肺段简称肺段，是每一肺段支气管及其分支分布区的全部肺组织的总称。肺段呈圆锥形，尖端朝向肺门，底朝向肺的表面，构成肺的形态学和功能学的基本单位。通常左、右肺各有10个肺段。有时因左肺出现共干肺段支气管，例如后段与尖段、前底段与内侧底段支气管发生共干，此时左肺只有8个肺段。每个肺段由一个肺段支气管分布，相邻肺段间隔有肺静脉属支及疏松结缔组织。

由于肺段结构和功能的相对独立性，临床常以肺段为单位进行手术切除。

（六）试述胸膜的解剖

胸膜是一薄层浆膜，分为脏层胸膜和壁层胸膜，脏层胸膜被覆于肺的表面，与肺紧密结合不能分离，并伸入肺叶间裂内。壁层胸膜附于胸壁内面、膈的上面及纵隔的两侧，分别称肋胸膜、膈胸膜和纵隔胸膜。肋胸膜和膈胸膜转折处形成肋膈隐窝，是胸膜腔位置最低的部分，胸膜腔积液时，常首先存积于此。覆盖于肺尖表面的壁层胸膜称为胸膜顶。

脏层胸膜与壁层胸膜在肺根处相互移行，两层胸膜之间为一封闭的浆膜囊腔隙，称胸膜腔，左、右胸膜腔互不相通。胸膜腔为一密闭潜在腔隙，内仅含有少量浆液，为负压，胸膜腔负压可使肺保持扩张状态，并促进静脉血和淋巴的回流。

（七）试述纵隔的解剖及纵隔的分区

纵隔是左、右纵隔胸膜间全部器官、结构与结缔组织的总称。前界为胸骨，后界为脊柱胸段，两侧为纵隔胸膜，向上达胸廓上口，向下至膈。

通常将纵隔按四分法划分，以胸骨角平面为界，将纵隔分为上、下两部。下部又可分为3部分：胸骨与心包之间为前纵隔，其内有少量的淋巴和结缔组织。心包与胸椎之间为后纵隔，两者之间为中纵隔。中纵隔由心、心包、连接心的大血管根部及主支气管的起始部等组成。后纵隔则包括食管、胸主动脉、奇静脉、迷走神经、胸交感干、胸导管和淋巴结等。

四、消化系统

（一）试述咽部的解剖结构

咽是消化管和呼吸道的共同通道，咽是漏斗状肌性管道，位于第1～第6颈椎前方，上方固着于颅底，向下于第6颈椎下续于食管。咽的后壁和侧壁完整，其前壁几乎不存在，因咽的前方分别通向鼻腔、口腔及喉腔，咽腔分别以软腭与会厌上缘为界，分为鼻咽、口咽和喉咽3部分，鼻咽侧壁正对下鼻甲的后端处有咽鼓管咽口，与中耳鼓室相通，以维持鼓膜两侧的气压平衡，咽部感染时，细菌可经咽鼓管传播到中耳，引起中耳炎。小儿的咽鼓管较短、宽且直，因此，儿童患中耳炎远较成人为多。咽鼓管咽口的后上方有一纵行深窝，称咽隐窝，是鼻咽癌的好发部位。

（二）试述食管的分部和生理性狭窄

食管上端始于咽下缘，在气管后方（相当于第6颈椎下缘高度）沿脊椎前方下行，通过膈食管裂孔，终于胃贲门（相当于第11胸椎左前方）。食管前后扁平，长约25cm，食管分为颈部（环状软骨下缘至胸骨颈静脉切迹）、胸部（胸骨颈静脉切迹至膈食管裂孔）和腹部（食管裂孔至胃贲门）3部分。

食管的生理性狭窄有3处：第一狭窄部为咽与食管交接处（距中切牙15cm）；第二狭窄部位于气管分叉水平（距中切牙25cm）；第三狭窄部为膈食管裂孔处（距中切牙40cm）。

食管壁由黏膜层、黏膜下层、肌层及纤维膜构成。食管的肌层上为横纹肌，下为平滑肌，食管肌层的运动为不随意运动，表现为蠕动，将食物运送到胃内。食管的黏膜和黏膜下层随着功能活动形成的特殊形态称为黏膜皱襞。当食管扩张时，管腔壁应光滑；当食管静止或收缩时，能见到3～5条或更多的纵行皱襞，每条宽不超过3mm，从上端食管入口处一直延伸，向下到贲门，甚至穿过贲门口连续于胃皱襞。

（三）试述胃的分部和胃的分型

胃大部分位于左季肋区，小部分处于腹上区。胃的上口接食管称为贲门，下口接十二指肠称为幽门。

1. **胃的分部**　分为四部分。靠近贲门的部分称贲门部。从贲门口下缘作一水平线，水平线以上为胃底。立位时胃底内常充气，在X线检查时称为胃泡。从胃底向下到胃小弯的角切迹部，称为胃体。胃体分为胃小弯、胃大弯、前壁和后壁。胃体的内侧缘（右上缘）称胃小弯。胃体的外侧缘（左缘）为胃大弯。胃小弯的最低处，有一切迹称角切迹。从角切迹到幽门的部分是幽门部。

2.胃的分型 根据胃的张力和形状分为四型。

（1）牛角型胃：为高张力胃，胃泡宽大，胃穹隆部呈横置的弓状，胃角切迹宽钝，幽门指向后方，胃下极在脐上方。

（2）钩型胃：胃泡呈半球形，胃体垂直下行，角切迹为锐角或接近直角，幽门指向右上方，胃下极在脐和髂嵴连线之间。

（3）长型胃：胃泡呈球形或长椭圆形，胃体中部狭长，下部扩大，可坠至盆腔，角切迹深而夹角小，幽门指向上方，胃下极低于髂嵴连线。

（4）瀑布型胃：为高张力胃，胃泡大而后倾，角切迹难于确定，幽门指向后方，在胃体和胃底常可见一个气液面。

3.胃黏膜皱襞 胃的黏膜及黏膜下层能形成黏膜皱襞，随功能不断改变形态。贲门的收缩出现星芒状黏膜纹，向贲门四周放射；当贲门口开放时，可见环形影，食管纵行皱襞穿环孔下行延续于胃小弯纵行皱襞。胃底皱襞可以是交叉的网状，也可呈平行的弧形条纹状。胃小弯黏膜皱襞多为纵行，宽度不超过5mm；胃大弯黏膜皱襞较粗，常为扭曲的横行皱襞，以致胃大弯边缘不规则，宽度约1cm；胃前、后壁黏膜皱襞常斜行，互相交叉，近小弯趋向纵行，近大弯趋向横行，宽度为5mm。

（四）试述十二指肠的分部

十二指肠起自幽门，止于十二指肠空肠曲，为小肠中最短、最宽又是最固定的部分。十二指肠环绕胰头，分为4部。

1.上部十二指肠球为其近侧部分，是十二指肠溃疡的好发部位。

2.降部走行于脊柱右缘，其后内侧壁上有一纵行皱襞，称十二指肠纵襞，纵襞的下端有十二指肠大乳头，是胰管和胆总管的共同开口。

3.横部也称水平部，在肠系膜上动脉和腹主动脉夹角内通过。

4.升部走向左上方，连于空肠，连接处称十二指肠空肠曲。

（五）试述空肠与回肠的位置及形态结构的区别

1.位置 通常近侧的2/5为空肠，位于左上腹部，起于十二指肠空肠曲，与回肠无明确分界。远侧3/5称回肠，位于中腹部及右下腹部，比空肠要长。空肠和回肠一起被小肠系膜悬系于腹后壁，合称为系膜小肠。从位置上看，空肠常位于左腰区和脐区；回肠多位于脐区、右腹股沟区和盆腔内。

2.形态结构 从外观上看，空肠管径较粗，管壁较厚，血管较多，颜色较红，呈粉红色；而回肠管径较细，管壁较薄，血管较少，颜色较浅，呈粉灰色。此外，肠系膜的厚度从上向下逐渐变厚，脂肪含量越来越多。肠系膜内血管的分布也有区别，空肠的动脉弓级数较少（有1~2级），直血管较长；而回肠的动脉弓级数较多（可达4~5级），直血管较短。空肠腔内黏膜形成环状襞密而高，在黏膜下层仅存在单个的孤立淋巴滤泡；而回肠腔内黏膜形成环状襞疏而低，在黏膜下层不仅存在孤立淋巴滤泡，还有数十个孤立淋巴滤泡集合而成的集合淋巴滤泡。肠伤寒的病变发生于集合淋巴滤泡，可并发肠穿孔或肠出血。

（六）试述大肠的组成及解剖特点

大肠始于右髂窝部的盲肠，分为盲肠、阑尾、结肠、直肠、肛管。盲肠和结肠有特殊形态结构：结肠袋、结肠带、肠脂垂。

1. 盲肠与阑尾　在回盲口以下的一盲袋，称为盲肠。为大肠最短但最宽的一段。盲肠内侧缘中下部有阑尾开口。阑尾长5～10cm，有系膜，移动度大，但其根部位置固定，其体表投影通常在脐与右髂前上棘连线的外、中1/3处。

2. 结肠　分为升结肠、横结肠、降结肠和乙状结肠。升结肠内侧邻接小肠，在右结肠旁沟上升，移行为横结肠，弯曲处称结肠右曲。横结肠起于结肠右曲，止于结肠左曲，横过中腹部。横结肠左端与降结肠的移行部，称为结肠左曲。降结肠从结肠左曲向下，在左髂嵴处续接乙状结肠。乙状结肠呈"乙"字形弯曲，至第3骶椎平面续接直肠。

3. 直肠与肛管　直肠位于小骨盆腔的后部、骶骨的前方。其上端在第3骶椎平面与乙状结肠相接，向下沿第4、第5骶椎和尾骨前面下行，穿过盆膈移行于肛管，直肠中部扩大称直肠壶腹，下部为3～4cm长的肛管，经常处于收缩状态，内有直肠柱形成的纵皱襞。壶腹部有3个横行半月皱襞，称为直肠横襞。中间的直肠横襞最大而明显，位置最恒定，位于直肠右侧，距肛门约7cm，可作为直肠的定位标志。

（七）试述肝的位置和毗邻、肝的分叶与分段

1. 位置和毗邻　肝是人体最大、血管极为丰富的腺体，也是最重的实质性器官。它接受双重的血液供应，在接受肝动脉的同时还接受肝门静脉的注入。肝外形呈不规则的楔形，可分膈面、脏面和下缘。膈面隆凸，贴于膈下，膈面的前部借镰状韧带分成厚而大的肝右叶与较小而薄的肝左叶。肝的脏面朝向下后方，邻接许多脏器，在左叶与胃前壁相邻，后上部邻接食管的腹部段，在右叶前部与结肠肝曲相接，中部近肝门处邻接十二指肠上曲，后部邻接右肾和右肾上腺。脏面位于中间部的横沟称肝门，是肝固有动脉、肝管、门静脉以及神经、淋巴管进出的门户。肝脏面的胆囊窝由肝下缘向后可达肝门，内容胆囊。

肝大部分位于右季肋区和腹上区，小部分在左季肋区，被胸廓所掩盖，仅在腹上区左、右肋弓间露出，直接与腹前壁接触。肝的功能极为复杂、重要，它是机体新陈代谢最活跃的器官，参与蛋白质、脂类、糖类和维生素等物质的合成、转化与分解。此外，激素、药物等物质的转化和解毒、抗体的生成以及胆汁的生成与分泌均在肝内进行。胚胎时期肝还是造血器官之一。

2. 分叶和分段　肝按外形可分为肝左叶、肝右叶、方叶和尾状叶，但这种分叶方法不能适应肝外科手术的要求。肝门静脉、肝固有动脉和肝管的各级分支在肝内的走行、分支和配布基本一致，并有Glisson囊包绕，共同组成Glisson系统。按照Glisson系统各分支的分布区，可将肝分为两个半肝（左、右半肝），进一步再分成5个叶（右前叶、右后叶、左内叶、左外叶与尾状叶）、6个段（左外叶上、下段，右后叶上、下段，尾状叶左、右段）。

Glisson系统位于肝叶和肝段内，肝静脉系统的各级属支，行于肝段之间，而其主干即肝左、中间、右静脉，相应地行于各肝裂中，最后在腔静脉沟的上端（第2肝门处）出肝，分别注入下腔静脉。此外，有若干条肝静脉系统的小静脉（来自右半肝脏面的副肝右静脉和尾状叶的一些小静脉）在腔静脉沟的下段内（该处称第3肝门）汇入下腔静脉。

临床上可根据叶、段的区分对肝的疾病进行较为精确的定位诊断，也可施行肝叶或肝段切除，因此了解肝的分叶和分段具有重要的临床意义。

（八）试述肝外胆道系统的组成及解剖要点

胆汁由肝细胞产生，经肝内各级胆管收集，出肝门后再经肝外胆道输送到十二指肠。肝外胆道包括左右肝管、肝总管、胆囊管、胆囊和胆总管。

左、右肝管在肝门下3～4cm处合成为肝总管。右肝管垂直下行，左肝管斜向走行，两者呈V字形相连合。肝总管长3～4cm，位于肝十二指肠韧带内，其下端与胆囊管汇合成胆总管。

胆囊为贮存和浓缩胆汁的器官，呈长梨形，容量为40～60mL，位于肝的胆囊窝内，借结缔组织与肝相连。胆囊分底、体、颈3部。胆囊底是胆囊的盲端，圆钝而略膨大，指向前下方，常在肝下缘处露出，并与腹前壁的内面相接触。胆囊体与底无明显分界。胆囊体向后逐渐变细为胆囊颈，然后急转向后下方与胆囊管相续。

胆总管起自肝总管与胆囊管的汇合点，向下与胰管相会合。胆总管开口于十二指肠降部乳头口，此口部有Oddi括约肌。

（九）试述胰腺的解剖要点

胰由外分泌和内分泌两部分组成，它是人体重要的消化腺。胰液含有多种消化酶，有分解消化蛋白质、糖类和脂肪的作用。内分泌部即胰岛，散在于胰实质内，主要分泌胰岛素，参与调节糖代谢。

胰位于上腹部，横跨于第1、2腰椎前方，呈狭长形的腺体，全长14～20cm。胰分头、体、尾三部分，无明显界限。胰头位于十二指肠弓内，胰体和胰尾在腹正中线的左侧，胰尾邻接脾门。胰的中央有主胰管，其与胆总管末端合成共同管道，即瓦特壶腹部，再开口于十二指肠大乳头。

（十）试述腹膜与腹腔脏器的解剖关系

根据脏器被腹膜覆盖范围不同，可将腹、盆腔脏器分为3类。

1. 腹膜内位器官 是指器官各面均被腹膜所覆盖的器官，如胃、十二指肠上部、空肠、回肠、盲肠、阑尾、横结肠、乙状结肠、脾、卵巢、输卵管等。

2. 腹膜间位器官 是指有三面被腹膜覆盖的器官，如肝、胆囊、升结肠、降结肠、直肠上段、子宫、充盈膀胱等。

3. 腹膜外位器官 是指仅一面被腹膜覆盖的器官，如肾、肾上腺、输尿管、胰、十二指肠降部和下部、直肠中下部等。

五、脉管系统

（一）什么是体循环和肺循环？两者的特点是什么？

心血管系统由心脏、动脉、静脉和毛细血管构成。其功能是向全身供应营养，这种营养供应是通过循环来完成的。

在神经体液调节下，血液由左心室搏出，经主动脉及其分支到达全身毛细血管，血液在此与周围组织、细胞进行物质和气体交换，再通过末梢静脉，最后经上、下腔静脉及心冠状窦返回右心房，此即体循环或称大循环。

血液由右心室搏出，经肺动脉干及其各级分支到达肺泡毛细血管进行气体交换，再经肺静脉进入左心房，此即肺循环或称小循环。

体循环和肺循环同时进行，体循环的路程长，流经范围广，以动脉血滋养全身各部，并将全身各部的代谢产物和二氧化碳运回心。肺循环路程较短，只通过肺，主要使静脉血转变成氧饱和的动脉血。

（二）试述心脏的构成、位置和形态

心脏主要由心肌组成，是连接动、静脉的枢纽和心血管系统的"动力泵"，并具有重要的内分泌功能。心内部被房间隔和室间隔分为互不相通的左、右两半，每半又分为心房和心室，即左心房、左心室、右心房、右心室。同侧心房和心室借房室口相通，心房接受静脉，心室发出动脉。在房室口和动脉口处均有瓣膜，顺流开启，逆流关闭，保证血液定向流动。

心位于胸腔的中纵隔内，约2/3在正中线左侧，1/3在正中线右侧。心前面大部分被肺和胸膜遮盖，只有小部分与胸骨体下部及左侧第4～第6肋软骨相邻贴；心后方与食管及胸主动脉相邻；下方与膈的中心腱邻贴；两侧与纵隔胸膜相依。心呈前后略扁的倒置圆锥形。分一尖、一底、二面和三缘。心尖钝圆，朝向左前下方，于左侧第5肋间隙锁骨中线内1～2cm处可扪及其搏动。心底朝向右后上方，与出入心的大血管相连。前面为朝向胸骨及肋软骨的面，又称胸肋面。下面与膈的中心腱相邻，又称膈面。

心有三缘，左缘主要由左心室形成，右缘主要由右心房形成；下缘由左、右心室形成。心的表面有一环行的冠状沟，是心房和心室的表面分界标志。在心的胸肋面和膈面各有一条自冠状沟起始行向心尖稍右侧的前室间沟和后室间沟，是左、右心室的表面分界标志。这3条沟内都走行有营养心壁的血管并被脂肪充填。

成人心在胸前壁的体表投影，一般可用下列4个点的连线来反映：

1. 左侧第2肋软骨下缘，距胸骨左缘约1.2cm处。

2. 右侧第3肋软骨上缘，距胸骨右缘约1cm处。

3. 右侧第6胸肋关节处。

4. 左侧第5肋间隙，距前正中线7～9cm处。将上述4个点用弧形线连接即为成人心在胸前壁的体表投影。

（三）试述心腔的分隔和心瓣膜的解剖

心被心间隔（房间隔、室间隔）分为左、右两半心，左、右半心各分成左、右心房和左、右心室共4个腔，同侧心房和心室借房室口相通。

1. 右心房 突向左前方的部分，称右心耳。右心房有三个入口：上腔静脉口、下腔静脉口和冠状窦口。右心房的出口为右房室口。

2. 右心室 右心室居心脏最前部，有出、入两口，入口为右房室口，周缘附有三尖瓣，出口为肺动脉口，附有肺动脉瓣。

3. 左心房 有四个入口、一个出口，入口为肺静脉口，出口即左房室口，通向左心室。左心房前部突向右前方的部分称左心耳。

4. 左心室 左心室壁最厚，有出、入两口，入口为左房室口，附有二尖瓣，出口为主动脉口，附有主动脉瓣。

（四）试述心脏的血液供应（冠状循环）

心的血液供应来自左、右冠状动脉；回流的静脉血绝大部分经冠状窦汇入右心房，一部分直接流入右心房；极少部分流入左心房和左、右心室。心本身的循环称为冠状循环。尽管心仅占体重的约0.5%，而总的冠脉血流量占心输出量的4%~5%。因此，冠状循环具有十分重要的地位。

1. 左冠状动脉 起于主动脉的左冠状动脉窦，主干很短，向左行于左心耳与肺动脉干之间，然后分为前室间支和旋支。左冠状动脉主干的分叉处常发出对角支，向左下斜行，分布于左心室前壁，粗大者也可至前乳头肌。

2. 右冠状动脉 起于主动脉的右冠状动脉窦，走行于右心耳与肺动脉干之间，再沿冠状沟右行，绕心下缘至膈面的冠状沟内。一般在房室交点附近或右侧，分为后室间支和右旋支。右冠状动脉一般分布于右心房、右心室前壁大部分、右心室侧壁和后壁的全部，左心室后壁的一部分和室间隔后1/3，包括左束支的后半以及房室结和窦房结。

冠状动脉粥样硬化性心脏病（简称冠心病），可造成冠状动脉所分布区域心肌坏死，即心肌梗死。心肌梗死的范围基本上与动脉的分布区一致。如左心室侧壁和后壁心肌梗死主要是由于阻塞了左旋支。前壁和室间隔前部心肌梗死主要是由于阻塞前室间支。冠状动脉任何一支阻塞，还可能引起心传导系不同部分的血供障碍，从而导致相应的心绞痛或心律失常。

3. 冠状窦 位于心膈面，左心房与左心室之间的冠状沟内，从左心房斜静脉与心大静脉汇合处作为其起点，最终注入右心房的冠状窦口，冠状窦口往往有1个半月形瓣膜。冠状窦起始部的壁较薄，而大部分冠状窦壁远较一般静脉壁为厚，其表面由左、右心房来的薄层肌束覆盖，有类似瓣膜的作用。当心房收缩时，肌束的收缩能阻止血液流入右心房；当心房舒张时，可使血液流入右心房。

冠状窦的主要属支有：

（1）心大静脉：在前室间沟，伴前室间支上行，斜向左上进入冠状沟，绕心左缘至心膈面，于左房斜静脉注入处移行为冠状窦。心大静脉借其属支，收纳左心室前壁，右心室前壁的小部，心左缘、左心房前外侧壁、室间隔前部、左心耳及大动脉根部的静脉血。

（2）心中静脉：起于心尖部，伴右冠状动脉的后室间支上行，注入冠状窦的末端。心中静脉收纳左、右心室后壁、室间隔后部、心尖部和部分心室前壁的静脉血。

（3）心小静脉：起于下缘，接受下缘及部分右心室前、后壁的静脉血，在冠状沟内，伴右冠状动脉向左注入冠状窦右端或心中静脉。

（五）试述心脏的传导系

心的传导系包括窦房结、房室结和房室束等。窦房结位于上腔静脉和右心房交界处，是心脏的正常起搏点。房室结位于房间隔下部右侧心内膜深面，由此发出房室束。房室束自房室结发出，入室间隔分为左束支和右束支，其分支交织成网，最后分布于心肌。

（六）试述动脉的基本结构和体循环动脉的分布

动脉是运血离心的管道。壁较厚，分3层，即内膜、中膜、外膜，动脉壁的结构与其功能密切相关。大动脉中膜弹力纤维丰富，心室射血时管壁被动扩张，心室舒张时管壁弹性回缩，推动血液连续向前流动。中、小动脉中膜平滑肌可在神经体液调节下收缩或舒张，以改变管腔大小，从而影响局部血流量和血流阻力。动脉在行程中不断分支，最后移行为毛细血管。

体循环的动脉多对称分布，一般走行于躯干和四肢屈侧的安全部位。主要有主动脉，左、右颈总动脉，锁骨下动脉，胸主动脉，髂内动脉，股动脉等及其分支。主动脉起于左心室，全长可分为升主动脉、主动脉弓和降主动脉3段。升主动脉起始处发出左、右冠状动脉。主动脉弓是继升主动脉向左后成弓形弯曲走行的一段，其凸侧发出3个分支，由右向左依次为头臂干、左颈总动脉和左锁骨下动脉。头臂干上升到右胸锁关节高度时发出右颈总动脉和右锁骨下动脉。主动脉弓壁内有压力感受器，主动脉弓下方有化学感受器，称主动脉小球。降主动脉为主动脉的下行段，以膈的主动脉裂孔为界分为胸主动脉和腹主动脉。

头颈部的动脉主干主要是左、右颈总动脉。颈总动脉末端和颈内动脉起始处略膨大，称颈动脉窦，窦壁内有压力感受器，能接受血压变化的刺激。在颈总动脉分叉处的后壁有一扁圆形小体，称颈动脉小球，为化学感受器，能感受血中CO_2浓度的变化。颈内动脉沿咽的外侧上升经颅底的颈动脉管入颅，分布于脑和视器等处。颈外动脉在胸锁乳突肌深面上行，其主要分支有：甲状腺上动脉、舌动脉、面动脉、颞浅动脉、上颌动脉。

锁骨下动脉发出后经胸膜顶的前方出胸廓上口，行至第1肋的外侧缘续于腋动脉。其主形要分支有：椎动脉、胸廓内动脉。营养上肢的动脉主干依次是：腋动脉、肱动脉、尺动脉、桡动脉、掌浅弓和掌深弓。

腹部动脉的主干即腹主动脉，发出壁支、脏支两种分支：壁支主要有4对腰动脉，分布于腹后壁、背部和脊髓等处。脏支数量多且粗大，主要有下列分支：成对的有肾动脉、睾丸动脉（卵巢动脉）；不成对的有腹腔干、肠系膜上动脉、肠系膜下动脉。

盆部动脉的主干是髂内动脉。该动脉较粗短，起自髂总动脉，末端立即下降入盆腔，也分为脏支和壁支。脏支有直肠下动脉、子宫动脉、阴部内动脉；壁支有臀下动脉、闭孔动脉。

下肢的动脉主干是：股动脉、腘动脉、胫前动脉、胫后动脉。

（七）试述静脉的特点和体循环静脉的组成

体循环静脉由上腔静脉系、下腔静脉系、心静脉系组成，其特点是数量多、管壁薄、管腔大；静脉之间吻合更丰富，如静脉网和静脉丛等；静脉内面一般都有向心开放的半月形静脉瓣；分浅静脉（皮下静脉）和深静脉（伴行静脉）。

上腔静脉系主干是上腔静脉，它由左、右头臂静脉在胸骨柄后方汇合而成。上腔静脉沿升主动脉右侧下行注入右心房，在注入前尚有奇静脉注入。它主要收集头颈、胸部（心脏除外）和上肢的静脉血。

静脉角是由同侧的颈内静脉和锁骨下静脉汇合而成的夹角，有淋巴导管注入。

头颈部每侧各有两条静脉干，主要为颈内静脉和颈外静脉。颈内静脉为颈部最大的静脉干，颈内静脉通过颅内、外的属支收集颅内、视器、面部和颈部的静脉血，其颅外的属支主要有面静脉等。

上肢的深静脉与同名动脉伴行，上肢的浅静脉主要有：手背静脉网、头静脉、贵要静脉、肘正中静脉。

胸部静脉主干是奇静脉，该静脉注入上腔静脉。它主要收集胸壁、食管、气管及支气管等处的静脉血。

下腔静脉系的主干是下腔静脉。该静脉在第5腰椎平面由左、右髂总静脉汇合而成，沿腹主动脉右侧上行，经肝后缘穿膈的腔静脉孔入胸腔，注入右心房。下腔静脉收集下肢、盆部和腹部的静脉血。

下肢的深静脉与同名动脉伴行，下肢的浅静脉主要有：足背静脉弓、大隐静脉、小隐静脉。

肝门静脉为一粗短的静脉干，由肠系膜上静脉和脾静脉在胰头后方汇合而成，肝门静脉收集除肝外腹腔不成对器官的静脉血。肝门静脉的主要属支有：脾静脉、肠系膜上静脉、肠系膜下静脉、胃左静脉、附脐静脉。肝门静脉与上、下腔静脉吻合途径：食管静脉丛、直肠静脉丛、脐周静脉网。

六、泌尿与生殖系统

（一）试述肾脏的主要解剖

肾是成对的实质性器官，形似蚕豆，在脊柱两侧腹后壁。肾长轴由上斜向外，上端更靠近脊柱。肾的后方，上为膈，下为腰大肌、腰方肌和腹横筋膜。肾的前方，右侧肾自上而下为：右肾上腺、肝右叶、十二指肠降部和结肠肝曲；左侧肾自上而下为：左肾上腺、胃、胰、空肠，外缘还邻接脾和结肠脾曲，肾内缘凹入部称肾门，一般平第1腰椎，是肾动脉、肾静脉、肾盂、神经和淋巴管出入的部位。出入肾门的结构合称肾蒂。右侧肾蒂较左侧肾蒂短。肾门向肾内续于一较大的腔，称为肾窦。肾的表面有3层被膜包绕，由内向外依次为纤维囊、脂肪囊和肾筋膜。

肾实质分为皮质和髓质两部分。肾皮质位于浅层，富有血管，主要由肾小体和肾小管构成。肾髓质位于肾实质深部，由密集的肾小管组成，形成肾锥体，肾窦内有7~8个呈漏斗状的肾小盏，2~3个将肾小盏合成1个肾大盏，2~3个肾大盏再合成肾盂。肾单位是肾的结构和功能的基本单位，由肾小体和肾小管两部分组成。肾小体位于肾皮质内，包括肾小球和肾小囊；肾小管分为近端小管、髓袢细段和远端小管三部分。

（二）试述输尿管的走行及三个生理性狭窄

输尿管左右各一，是细长的肌性管道，长20~30cm，输尿管上端与肾盂相接，下端开口于膀胱。在开口处有黏膜皱襞，膀胱充盈时由于膀胱内压力上升，输尿管开口因受压力作用而关闭，可以防止尿液向输尿管逆流。输尿管全长粗细不均，一般有三处较明显的狭窄，分别位于输尿管的起始部、跨越小骨盆上口处和穿膀胱壁处。当尿路结石下降时，易嵌顿于狭窄处。

（三）试述膀胱的形态位置和毗邻

膀胱是一个肌性囊状器官，有较大的伸缩性，成人膀胱容积为300~500mL，膀胱的形态、位置随其尿液的充盈程度而改变。膀胱充盈时，略呈卵圆形，空虚时则呈锥体形。其尖朝向前上方，称膀胱尖；底朝向后下方，略呈三角形，称膀胱底；底、尖之间的大部分称膀胱体；膀胱的最下部，称膀胱颈；颈的下端有尿道内口通尿道。成人膀胱位于盆腔内，耻骨联合的后方。膀胱空虚时，其尖与耻骨联合的上缘平齐；充盈时，其上部可膨入腹腔，并与腹前壁相贴，易于膀胱穿刺。膀胱底在男性与精囊、输精管末段和直肠相邻，在女性则与子宫颈和阴道相邻。

膀胱壁分3层，由内向外依次是黏膜、肌层和外膜。膀胱底的内面，两输尿管口和尿道内口之间的三角形区域，黏膜平滑无皱襞，称膀胱三角，是肿瘤的好发部位。

（四）试述尿道的分部和生理性狭窄

尿道因男女性别不同有很大差异。男性尿道起自膀胱的尿道内口，终于尿道外口，长16~22cm，分为前列腺部、膜部和海绵体部。临床上把前列腺部和膜部称后尿道，海绵体部叫前尿道。男性尿道有3处狭窄，分别位于尿道内口、膜部和尿道外口。男性尿道有两个弯曲：耻骨下弯和耻骨前弯，有排尿和排精功能。

女性尿道长5cm，呈直管状，仅有排尿功能。起于膀胱的尿道内口，末端开口于阴道前庭。

（五）试述前列腺的形态大小和位置

前列腺是不成对的实质性器官，由腺组织和平滑肌构成，其表面包有筋膜鞘，称前列腺囊，囊与前列腺之间有前列腺静脉丛。前列腺重8~20g，上端横径约4cm，垂直径约3cm，前后径约2cm。前列腺的分泌物是精液的主要组成部分。前列腺呈前后稍扁的板栗形，上端宽大称为前列腺底，邻接膀胱颈；下端尖细，称为前列腺尖，位于尿生殖膈上。底与尖之间的部分为前列腺体。体的后面平坦，中间有一纵行浅沟，称前列腺沟，活体直肠指诊可扪及此沟。前列腺肥大时，此沟消失。

前列腺一般分为5叶：前叶、中叶、后叶和两侧叶。前叶很小，位于尿道的前列腺部的前方，左、右侧叶之间。中叶呈楔形，位于尿道的前列腺部与射精管之间。左、右侧叶分别位于尿道的前列腺部、中叶和前叶的两侧。老年人因激素平衡失调，前列腺结缔组织增生而引起的前列腺肥大，常发生在中叶和侧叶，从而压迫尿道，造成排尿困难甚至尿潴留。后叶位于中叶和两侧叶的后方，是前列腺肿瘤的易发部位。

（六）试述子宫的形态大小、位置和输卵管的分部

子宫是一中空的肌性器官，分为底、体、颈3部分。子宫位于盆腔中央，其前下面邻膀胱，后上面邻回肠末段和直肠，两侧接输卵管，下接阴道。成人子宫呈前倾前屈位。阴道位于盆腔中央，前方与膀胱底和尿道相邻，后方贴近直肠。

输卵管是一对输送卵细胞的管道，内侧与子宫相连，外侧开口于腹膜腔，经此可使女性腹膜腔与外界相通。输卵管可分为四部分：子宫部、峡、壶腹和漏斗。

（七）简述乳房的位置、形态和结构

成年女子乳房呈半球形，位于胸大肌的前方。乳房中央有乳头，其顶端有输乳管的开口。乳房的内部主要由乳腺和脂肪组织构成。结缔组织将乳腺隔成15~20个乳腺叶，每叶有一输乳管，以乳头为中心呈放射状排列。在乳腺内有许多结缔组织纤维束，连于皮肤和胸肌筋膜之间，称乳房悬韧带，对乳房起固定支持作用。当乳腺癌侵及乳房悬韧带时，纤维束短缩，牵拉皮肤呈点状内陷，是乳腺癌的一种特殊体征。

七、神经系统

（一）试述神经系统的区分和神经系统的组成

神经系统分为两部分，一部分是中枢神经系统，包括脑和脊髓；另一部分是周围神经系统，包括与脑相连的12对脑神经和与脊髓相连的31对脊神经。周围神经又可分为躯体神经和内脏神经。分布于皮肤、骨、关节和骨骼肌的神经称躯体神经；分布于内脏、心血管和腺体的神经称内脏神经。躯体神经和内脏神经均含有传入纤维（感觉纤维）和传出纤维（运动纤维）。内脏神经中的传出部分（内脏运动神经）调节内脏、心血管的运动和腺体的分泌，又称为自主（植物）神经系统，其又可分为交感神经和副交感神经。

中枢神经系统内由神经元胞体和树突聚集而成的结构，因色泽灰暗而称灰

质；由神经纤维聚集而成的结构，因多数纤维具有髓鞘，呈白色而称白质。由功能相同的神经元胞体聚集而成的结构称神经核；在中枢神经系统内，起止和功能基本相同的神经纤维聚集在一起成束，称纤维束。网状结构由灰质和白质混合而成，神经纤维交织成网状，灰质团块散在其中。在周围神经系统内，功能相同的神经元胞体聚集在一起形成的结构称神经节；起止相同的神经纤维聚集而成的条索状结构，称神经。

（二）脑是由哪几部分组成的？

脑位于颅腔内，在枕骨大孔处连于脊髓。脑分6部分，即端脑、间脑、小脑、中脑、脑桥和延髓。中脑、脑桥和延髓3部分合称脑干。

（三）试述端脑的分叶、端脑的内部结构和大脑皮质的功能定位

端脑被大脑纵裂分为左、右两侧大脑半球，纵裂的底部有横行的纤维束胼胝体，连接左、右两侧大脑半球。大脑半球和小脑之间有大脑横裂。大脑半球表面布满深浅不同的沟，沟与沟之间有隆起的大脑回。

大脑半球有3个面，即内侧面、外侧面和下面，并借3条叶间沟分为5个叶。3条叶间沟是：外侧沟、中央沟、顶枕沟。五个叶是：额叶、顶叶、颞叶、枕叶和岛叶。大脑半球的表面是灰质，称大脑皮质；深面是白质，称髓质。在大脑半球的基底部，包埋于白质中的灰质团块，称基底核。基底核是大脑半球髓质内灰质团块的总称，包括豆状核、尾状核、屏状核和杏仁体等。豆状核和尾状核合称纹状体。半球内的腔室称侧脑室，位于大脑半球内，左、右各一，借室间孔与第三脑室相交通。

大脑皮质是人体活动的最高中枢，在不同部位，有完成某些反射活动的相对集中区，称大脑皮质的功能定位。

1. **躯体运动区**　位于中央前回和中央旁小叶的前部，管理对侧半身的骨骼肌运动。

2. **躯体感觉区**　位于中央后回和中央旁小叶的后部，接受对侧半身感觉传导纤维。

3. **视区**　位于枕叶内侧面距状沟两侧的皮质。

4. **听区**　位于颞横回。

大脑髓质位于皮质的深面，由大量的神经纤维组成，可分为投射纤维、联合纤维及联络纤维三类，其中最重要的是内囊。内囊是位于尾状核、背侧丘脑与豆状核之间的白质纤维板。在大脑水平切面上，左、右内囊略呈"＞＜"形，可分为三部分：豆状核与尾状核头部之间的部分称内囊前肢；豆状核与背侧丘脑之间的部分称内囊后肢，内有皮质脊髓束、丘脑皮质束和视辐射等通过；前肢、后肢的结合部称内囊膝，有皮质核束通过。

（四）间脑和脑干分别是由哪几部分组成的？

间脑位于中脑和端脑之间，主要由背侧丘脑和下丘脑组成。间脑的内腔称第三脑室。背侧丘脑是间脑背侧的一对卵圆形的灰质团块，外邻内囊，内邻第三脑室。背侧丘脑被白质内髓板分成前核群、内侧核群和外侧核群三部分。外侧核群腹侧的后部称腹后核，全身大部躯体感觉经此核中继后，传到大脑皮质。下丘脑位于背侧丘脑的下方，包括视交叉、灰结节、乳头体、漏斗，其末端连有垂体。下丘脑主要核团有视上核和室旁核。视上核和室旁核的神经元能分泌血管升压素和缩宫素。

脑干自下而上由延髓、脑桥和中脑三部分组成。上接间脑，下连脊髓，背面与小脑相连。

（五）试述脑室系统的组成和脑脊液的循环途径

脑室主要由左、右侧脑室、第三脑室和第四脑室组成。脑脊液由各脑室脉络丛产生，充满脑室和蛛网膜下隙，无色透明，成人总量约150mL。脑脊液不断产生与回流保持动态平衡。脑脊液对脑和脊髓具有营养、缓冲震动、分散压力、保护作用。

脑脊液的循环途径如下：左、右侧脑室→室间孔→第三脑室→中脑水管→第四脑室→正中孔和左、右外侧孔→蛛网膜下隙→蛛网膜粒→上矢状窦。

（六）简述脊髓的位置外形和其内部结构

脊髓位于椎管内，上端在枕骨大孔处与延髓相连，下端在成人平第1腰椎体的下缘。新生儿脊髓下端可平第3腰椎。故临床腰椎穿刺常在第3、第4或第4、第5腰椎间进行，不致损伤脊髓。脊髓细而长呈前后略扁的圆柱状，长40～45cm，有两个膨大，分别叫颈膨大和腰膨大，脊髓腰膨大以下逐渐变细呈锥状，称脊髓圆锥。脊髓圆锥下端接无神经细胞的终丝，其末端附于尾骨的背面。

脊髓表面有6条纵贯全长、彼此平行的沟裂，位于脊髓前、后正中线上的裂或沟分别称前正中裂和后正中沟。位于脊髓前、后外侧的沟分别叫前外侧沟和后外侧沟。前、后外侧沟内分别连有脊神经的前根和后根。

脊髓的两侧连有31对脊神经，每对脊神经所连的一段脊髓，称一个脊髓节段。因此，脊髓可分为相应的31个节段，即8个颈节、12个胸节、5个腰节、5个骶节和1个尾节。

脊髓由灰质和白质两大部分组成。在脊髓的横切面上，可见中央有一细小的中央管，围绕中央管周围是"H"形的灰质，灰质的外周是白质。每侧的灰质，前部扩大为前角或前柱；后部狭细为后角或后柱；在胸髓和上部腰髓（L_1～L_3），前、后角之间有向外伸出的侧角或侧柱；前、后角之间的区域为中间带；中央管前、后的灰质分别称为灰质前连合和灰质后连合。白质借脊髓的纵沟分为3个索，前正中裂与前外侧沟之间为前索；前、后外侧沟之间为外侧索；后外侧沟与后正中沟之间为后索。在灰质前连合的前方有纤维横越，称白质前连合。中央管纵贯脊髓，管内含脑脊液，此管向上通第四脑室，向下在脊髓圆锥内扩大为一梭形的终室。

（七）试述脑的动脉及血供情况

脑的动脉主要来自颈内动脉和椎动脉。颈内动脉供应大脑半球的前2/3和部分间脑，椎动脉供应脑干、小脑、间脑后部和大脑半球的后1/3。由前交通动脉、大脑前动脉、颈内动脉、后交通动脉和大脑后动脉吻合，环围绕在视交叉、灰结节和乳头体周围，称大脑动脉环。脑的静脉不与动脉伴行，可分浅、深两组，浅静脉汇入邻近的硬脑膜窦，深静脉汇成大脑大静脉，注入直窦。椎动脉发出的脊髓前、后动脉，沿脊髓的前、后表面下降，与来自肋间后动脉和腰动脉的分支吻合，并在脊髓表面形成网，由血管网发出分支营养脊髓。静脉与动脉伴行，大多数静脉注入硬膜外隙的椎静脉丛。

（八）列表说明12对脑神经的名称、性质、连脑部位、进出颅腔部位及分布情况（表1-1）

表1-1 12对脑神经的名称、性质、连脑部位、进出颅腔部位及分布

顺序和名称	性质	连脑部位	出入颅腔部位	分布
Ⅰ嗅神经	感觉性	端脑	筛孔	鼻腔嗅区黏膜
Ⅱ视神经	感觉性	间脑	视神经管	眼球视网膜
Ⅲ动眼神经	运动性	中脑	眶上裂	上、下、内直肌，下斜肌和提上睑肌；瞳孔括约肌和睫状肌
Ⅳ滑车神经	运动性	中脑	眶上裂	上斜肌
Ⅴ三叉神经	混合性	脑桥	眼神经→眶上裂 上颌神经→圆孔 下颌神经→卵圆孔	面部皮肤，口鼻腔黏膜、牙和牙龈，舌前2/3及口腔底以耳颞区和口裂以下皮肤；咀嚼肌
Ⅵ展神经	运动性	脑桥	眶上裂	外直肌
Ⅶ面神经	混合性	脑桥	内耳门→茎乳孔	面肌、泪腺、下颌下腺和舌下腺、舌前2/3味蕾
Ⅷ前庭蜗神经	感觉性	脑桥	内耳门	内耳平衡感受器和螺旋器
Ⅸ舌咽神经	混合性	延髓	颈静脉孔	舌后1/3黏膜和味蕾、颈动脉窦和颈动脉小球，咽肌，腮腺
Ⅹ迷走神经	混合性	延髓	颈静脉孔	颈、胸、腹等内脏平滑肌，心肌和腺体；颈、胸、腹脏器黏膜，咽喉肌
Ⅺ副神经	运动性	延髓	颈静脉孔	胸锁乳突肌和斜方肌
Ⅻ舌下神经	运动性	延髓	舌下神经管	舌肌

（九）简述脊神经的构成、分部和纤维成分

脊神经共31对，借前根和后根与脊髓相连。前根属运动性，后根属感觉性，两者在椎间孔处汇合而成脊神经。在椎间孔的内侧后根上有一椭圆形膨大，称脊神经节，内含感觉神经元的胞体。31对脊神经中有颈神经8对、胸神经12对、腰神经5对、骶神经5对、尾神经1对。第1颈神经通过颈椎与枕骨之间出椎管。第2～第7颈神经都通过同序数颈椎上方的椎间孔穿出椎管，第8颈神经通过第7颈椎下方的椎间孔穿出，12对胸神经和5对腰神经都通过同序数椎骨下方的椎间孔穿出，第1～第4骶神经通过同序数的骶前、后孔穿出，第5骶神经和尾神经由骶管裂孔穿出。

脊神经属混合性神经，出椎间孔后，立即分为前、后两支。前支粗大，主要分布于躯干前外侧和四肢的肌及皮肤。后支细小，主要分布于躯干背侧的深层肌和皮肤。除第2～第11胸神经的前支外，其余脊神经的前支分别交织成神经丛，由丛发出分支到头颈、上肢和下肢，脊神经丛有颈丛、臂丛、腰丛和骶丛。

（十）简述内脏神经的分类及其功能

内脏神经分内脏运动神经和内脏感觉神经。内脏运动神经调节内脏、心血管的运动和腺体的分泌，通常不受人的意志控制，是不随意的，故有人称其为自主神经系，也称植物神经系。根据形态、功能特点，内脏运动神经又分为交感神经和副交感神经。

1. 交感神经的低级中枢　位于脊髓胸1～腰3节段的灰质侧角内。侧角内的神经元即节前神经元，它发出的轴突即节前纤维。交感神经节内的神经元称节后神经元，其轴突为节后纤维。交感神经节因其所在位置的不同，可分为椎旁节和椎前节。椎旁节分别位于脊柱的两侧，共有22～24对。每侧的椎旁节借节间支相连结，构成串珠状的交感干。椎前节位于脊柱的前方。其中比较重要的有腹腔神经节、主动脉肾神经节、肠系膜上神经节和肠系膜下神经节。交感神经的节后纤维分布于心肌、内脏和血管的平滑肌、汗腺和竖毛肌等处。

2. 副交感神经的低级中枢　位于脑干的副交感神经核和脊髓骶2～4节段的骶副交感核。副交感神经的节前纤维起于这些核内的神经元；节后神经元，多位于器官附近或器官壁内的副交感神经节中。

3. 交感神经和副交感神经的脏器支配及作用（表1-2）

表1-2　交感神经和副交感神经的脏器支配及作用

器　官	交感神经	副交感神经
循环器官	心跳加快、加强，冠状血管舒张，腹腔内器官、皮肤、唾液腺、外生殖器的血管收缩，骨骼肌的血管收缩（肾上腺素能）或舒张（胆碱能）	心跳变慢，心房收缩减弱，部分血管（如软脑膜、外生殖器血管）舒张
呼吸器官	支气管平滑肌舒张	支气管平滑肌收缩
消化器官	抑制胃肠运动，减少分泌，促进括约肌收缩，抑制胆囊收缩，分泌黏稠唾液	促进胃液、胰液分泌，促进胃肠运动及胆囊收缩，括约肌舒张，分泌稀薄唾液
泌尿生殖器官	逼尿肌舒张，内括约肌收缩，有孕子宫收缩，未孕子宫舒张	逼尿肌收缩，内括约肌舒张
眼	瞳孔扩大，环形睫状肌松弛	瞳孔缩小，环形睫状肌收缩，促进泪腺分泌
皮肤代谢	竖毛肌收缩，汗腺分泌促进糖原分解，促进肾上腺髓质分泌	促进胰岛素分泌

八、内分泌系统

（一）简述甲状腺的位置、分叶及功能

人体的内分泌腺和内分泌组织有甲状腺、肾上腺、垂体、松果体、胸腺及胰腺内的胰岛和生殖腺内的内分泌组织。甲状腺位于喉、气管上部的两侧及前面，分为左、右两叶，重约20g，是人体内最大的内分泌腺。甲状腺分泌甲状腺激素，调节机体的基础代谢，并影响机体的生长发育。甲状腺分泌亢进时，可引起消瘦、怕热、心跳加速、烦躁、失眠等。分泌不足时，出现黏液性水肿、畏寒、反应迟钝等；在婴儿，分泌不足时，严重影响生长发育而出现呆小症。甲状腺侧叶的后面有甲状旁腺，其分泌的激素调节机体内钙的代谢，维持血钙平衡。

（二）简述肾上腺的位置、分叶及功能

肾上腺左、右各一，位于两侧肾脏的内上方，左肾上腺呈半月形，右肾上腺呈三角形。肾上腺的实质分为周围的皮质及中央的髓质两部分。肾上腺皮质主要分泌三类激素：球状带分泌盐皮质激素；束状带分泌糖皮质激素；网状带分泌性激素。肾上腺髓质分泌肾上腺素和去甲肾上腺素，可使心跳加快、心脏收缩加强、小动脉收缩，对机体代谢也有一定作用。

（三）简述垂体的位置、形态大小及功能

垂体是人体最复杂的内分泌腺，所产生的激素不但与身体骨骼、软组织的生长有关，且影响其他内分泌腺的活动。垂体位于颅中窝、蝶骨体上面的垂体窝内。分泌的激素有四种：生长素、催乳素、黑色素细胞刺激素和促激素。幼年时期若缺乏生长素，将出现生长停滞，称为侏儒症；生长素过多，将患巨人症。

九、感觉器官

（一）简述眼球的构成及附属组织结构

1. 眼球　由眼球壁及其内容物构成。

（1）眼球壁：由外向内为纤维膜、血管膜和视网膜。纤维膜由坚韧的结缔组织构成，分为角膜和巩膜两部分。角膜占纤维膜的前1/6，无色透明，无血管，富有感觉神经末梢。血管膜由前向后分为虹膜、睫状体和脉络膜三部分。虹膜位于角膜的后方，呈圆盘状，中央有瞳孔。睫状体内有睫状肌，可调节晶状体的曲度。视网膜的后部偏鼻侧处，有视神经盘，为视神经纤维汇集处，此处称盲点。视神经盘的颞侧约4mm处为黄斑，黄斑中央的中央凹是感光、辨色最敏锐的部位。视网膜由三层细胞构成，从外向内为视细胞、双极细胞和节细胞。视细胞又分为视杆细胞和视锥细胞。视杆细胞能够感受弱光，不能辨色。视锥细胞分布于视网膜的中央部，可感受强光并具有辨色能力。

（2）眼球内容物：包括房水、晶状体和玻璃体。房水是无色透明的液体，由睫状体产生，充满在眼房内。晶状体位于虹膜的后方，双凸透镜状、无色透明。晶状

体的周缘借睫状小带连于睫状突。玻璃体是无色透明的胶体物质，充满于晶状体和视网膜之间。角膜、房水、晶状体和玻璃体构成眼的折光系统。

2. 眼副器 包括眼睑、结膜、泪器、眼球外肌及眶内的结缔组织等，起到保护眼球、运动和支持作用。

（二）简述听觉器（耳部）的主要解剖结构

听觉器包括外耳、中耳和内耳三部分，外耳和中耳是传导声波的装置，内耳是接收声波和位觉刺激的感受器。

1. 外耳 包括耳郭、外耳道和鼓膜，外耳道长2.5cm，外1/3为软骨部，内2/3为骨部。鼓膜为椭圆形半透明薄，位于外耳道与中耳鼓室之间。

2. 中耳 包括鼓室、咽鼓管、乳突窦和乳突小房，为一个含气的不规则腔道，大部分在颞骨岩部，是声波传导的主要部分。鼓室内有3块听小骨，即锤骨、砧骨和镫骨。3块听小骨以关节相连，构成听小骨链。咽鼓管是咽与鼓室的通道，使鼓室与外界大气压保持平衡，有利于鼓膜的振动，小儿咽鼓管近水平位，咽部感染易蔓延至鼓室。乳突小房位于颞骨乳突内，借乳突窦与鼓室相通。

3. 内耳 内耳由骨迷路和膜迷路组成。骨迷路分三部分：耳蜗、前庭、骨半规管。膜迷路是套于骨迷路内的封闭的膜性管道，也分三部分：蜗管、椭圆囊和球囊、膜半规管。膜半规管有位觉感受器（壶腹嵴），感受变速旋转运动的刺激；椭圆囊和球囊也有位觉感觉器（椭圆囊斑和球囊斑），能感受变速直线运动的刺激以及头部的位置觉；蜗管上有螺旋器，是听觉感受器。

十、人体生理学

（一）简述血液的组成与功能

1. 血液的组成 由血浆和悬浮于其中的血细胞组成。

2. 血液的功能

（1）物质运输功能：运输O_2、CO_2、营养物质、激素、代谢产物等。

（2）防御和保护功能：能使机体抵御病原微生物的侵害，参与生理性止血。

（3）缓冲功能：调节酸碱平衡，调节内环境的稳态。

（4）调节体温：血浆中有大量的水，水的比热较大，有利于体温的相对稳定。

（二）简述血浆胶体渗透压和血浆晶体渗透压的形成与生理功能

1. 血浆胶体渗透压 主要是由血浆中的血浆蛋白形成，其生理功能是维持血管内外的水平衡和维持正常的血容量。

2. 血浆晶体渗透压 是由血浆中的晶体物质，主要是NaCl形成的，其生理功能是维持血细胞内外水的分布以及血细胞的正常形态和功能。

正常人体血浆渗透压约为770 kPa。在临床和生理实验中，将与血浆渗透压相等的溶液称为等渗溶液，如0.9%NaCl溶液和5%葡萄糖溶液。而渗透压高于或低于血浆渗透压的溶液分别称为高渗或低渗溶液。

（三）简述血细胞的分类、正常值及生理功能

血细胞包括红细胞、白细胞和血小板。

1. 红细胞　我国成年男性红细胞正常值为（4.5～5.5）×10^{12}/L，成年女性为（3.5～5.0）×10^{12}/L；成年男性血红蛋白含量为120～160g/L，男性女性为110～150g/L。红细胞的功能主要是由血红蛋白来完成，一是运输氧和二氧化碳，二是对机体产生的酸碱物质产生缓冲作用。

2. 白细胞　我国成人白细胞数量为（4.0～10.0）×10^9/L。白细胞分为中性粒细胞、嗜酸性粒细胞、嗜碱性粒细胞、单核细胞和淋巴细胞5类，其中中性粒细胞数量最多，占白细胞总量的50%～70%。白细胞的主要功能是保护机体、抵抗外来微生物的侵害。

3. 血小板　成人血液中血小板正常值为（100～300）×10^9/L。血小板的生理功能有参与生理性止血、促进凝血、维持血管内皮的完整性。

（四）简述血液凝固基本过程和激活途径

1. 血液凝固基本过程　包括三个基本步骤：

（1）凝血酶原激活物的形成。

（2）凝血酶原的形成。

（3）纤维蛋白的生成。

2. 凝血酶原激活物形成途径

（1）内源性凝血途径：由凝血因子XII启动。

（2）外源性凝血途径：由凝血因子III启动。

（五）简述ABO血型和Rh血型的分型

1. ABO血型　ABO血型系统有两种凝集原：A凝集原和B凝集原，根据红细胞膜上是否存在A凝集原与B凝集原将血液分为4种血型：凡红细胞膜上只含A凝集原者为A型；只含B凝集原者为B型；若A和B两种凝集原都有者为AB型；两种凝集原都没有者则为O型。在血清中含有与上述凝集原相对应的天然凝集素，即血型抗体，凝集素也有两种，分别称为抗A凝集素和抗B凝集素。在A型血清中含有抗B凝集素；在B型血清中含有抗A凝集素；AB型血清中无凝集素；O型血清中含有抗A凝集素和抗B凝集素。

2. Rh血型　Rh血型系统是红细胞血型中最复杂的一个系统，目前已经发现40多种Rh抗原，与临床关系密切的是D、E、C、c、e 5种，其中以D抗原的抗原性最强，因此，通常将红细胞膜上含有D抗原者称为Rh阳性，而红细胞膜上缺乏D抗原者称为Rh阴性。

（六）以左心室为例，试述心脏的泵血过程与分期

心脏泵血包括射血和充盈过程。一个心动周期可分为以下几个时期。

1. 心室收缩期

（1）等容收缩期：此期特点是心室肌强烈收缩使室内压急剧升高，当室内压超过房内压时，房室瓣关闭。当室内压超过主动脉压时，半月瓣开放。在等容收缩期两瓣膜均处关闭状态，心室容积不变。

（2）快速射血期：等容收缩期后，心室肌继续收缩，室内压进一步升高，超过主动脉内压，主动脉瓣打开，血液快速射入主动脉。此期特点是心室容积迅速减小，此期末室内压升至最高，射血速度很快，主动脉内压也随之升高。

（3）减慢射血期：在快速射血期后，由于大量血液从心室射入主动脉，心室内血液减少，心室肌收缩减弱，心室容积的缩小相应变得缓慢，射血速度逐渐减慢，射血量减少。在其后段，心室内压已低于主动脉压，但由于受到心室肌收缩的挤压作用，血液仍具有较大的动能和惯性，使心室内血液还在继续射入主动脉。

2.心室舒张期

（1）等容舒张期：心室开始舒张，室内压急剧下降，当其低于主动脉压时，主动脉瓣关闭。此期特点是心室容积不变，室内压急剧下降。

（2）快速充盈期：随着心室的进一步舒张，室内压进一步下降，当其低于房内压时，房室瓣开放。血液由心房迅速进入心室，即靠心室舒张的抽吸作用使心室充盈。

（3）减慢充盈期：心室快速充盈后，随着心房内血液不断流入心室，使房室和大静脉之间的压力梯度逐渐减少，血液继续以较慢的速度充盈心室，心室容积进一步增大。

（4）心房收缩期：心房收缩，使心室得到进一步充盈，充盈血量增多。

心脏泵血过程概括如下：心室开始收缩→室内压升高大于房内压→房室瓣关闭→心室继续收缩，室内压继续升高超过主动脉压→主动脉瓣开放→血液由心室流向动脉，室内容积减小；心室开始舒张→室内压降低小于主动脉压→主动脉瓣关闭→心室继续舒张，室内压继续降低小于房内压→房室瓣开放→血液由心房流入心室，室内容积增大。随后心房收缩→心室充盈量进一步增多。

（七）简述心肌细胞的生理特性

心肌细胞的生理特性包括自律性、传导性、兴奋性和收缩性。其中自律性、传导性和兴奋性属心肌细胞的电生理特性。收缩性则属机械特性。

1.自律性　其中窦房结的自律性最高，约100次/分钟；房室交界次之，约50次/分钟。窦房结是心活动的正常起搏点，由窦房结控制的心律称为窦性心律。窦房结以外的其他自律细胞称为潜在起搏点。

2.传导性　主要依靠心内的特殊传导系统来完成。

3.兴奋性　其主要特点是有效不应期特别长，相当于心肌的整个收缩期和舒张早期。这对于心脏总是保持着收缩与舒张交替的节律性活动有着重要的生理意义。

4.收缩性　心肌收缩的自身特点是：

（1）不发生强直性收缩。

（2）同步收缩。

（3）对细胞外液Ca^{2+}依赖性较大。

（八）简述动脉血压的形成条件，并说明影响动脉血压的因素

1. 动脉血压的形成　心血管系统中足够的循环血量是形成动脉血压的前提条件；心肌收缩射血推动血流前行的动力和血液向外周流动时遇到的外周阻力是形成动脉血压的根本因素；大动脉管壁的弹性作为形成动脉血压的辅助条件，可以缓冲收缩压，维持舒张压，使血压在一定范围内相对稳定。

2. 影响动脉血压的因素　凡是参与动脉血压形成的各种因素，均影响动脉血压。主要影响动脉血压的因素有搏出量、心率、外周阻力、循环血量与血管容积的比例、大动脉管壁的弹性。

（1）每搏输出量增加，动脉血压升高，以收缩压升高为主，故脉压增大。反之，收缩压降低，脉压减少。收缩压的高低主要反映心脏每搏输出量的多少。

（2）心率增加，动脉血压升高以舒张压升高为主，脉压减小。反之，脉压加大。

（3）外周阻力增大，主要影响的是舒张压，使之明显升高，故脉压减小。反之，脉压增大。舒张压的高低主要反映外周阻力的大小。

（4）大动脉管壁弹性降低，收缩压升高，舒张压降低，使脉压增大。但老年人大动脉硬化的同时，常伴有小动脉硬化，口径变小，外周阻力也增大，则舒张压也会升高。

（5）循环血量和血管容积比值下降，多发生于大失血，循环血量减少或血管被舒血管物质作用而舒张，血管容量增加，此时都会使血压下降。

（九）试述组织液的生成过程及影响组织液生成的因素

1. 组织液生成过程　组织液生成的动力是有效滤过压。有效滤过压＝（毛细血管血压＋组织液胶体渗透压）－（血浆胶体渗透压＋组织液静水压），其中，毛细血管血压和组织液胶体渗透压是促进滤过，生成组织液的力量；血浆胶体渗透压和组织液静水压是阻止滤过，促进组织液回流的力量。在毛细血管动脉端有效滤过压为1.33kPa（10mmHg），生成组织液。毛细血管静脉端有效滤过压约为–1.00kPa（7.5mmHg），故组织液回流入毛细血管。此外，有部分组织液可流入毛细淋巴管形成淋巴液。

2. 影响组织液生产的因素

（1）毛细血管血压：微动脉扩张时，毛细血管前阻力减小，毛细血管血压升高，组织液生成增多。

（2）血浆胶体渗透压：在血浆蛋白合成减少或丢失过多的情况下，血浆胶体渗透压降低，有效滤过压增大，组织液生成增多，回流减少导致水肿。

（3）毛细血管壁通透性：如果其通透性增加，部分血浆蛋白进入组织液中，使血浆胶体渗透压降低而组织液胶体渗透压升高，故组织液生成增多。

（4）淋巴回流：淋巴回流受阻，在受阻部位远端的组织间隙中组织液积聚可致水肿。

（十）何谓呼吸？呼吸全过程由哪几个环节组成？

呼吸是指机体与环境之间的气体交换过程。

呼吸全过程包括三个连续的环节。

1. 外呼吸：指在肺部实现的外环境与血液间的气体交换过程，包括肺通气和肺换气。

2. 气体在血液中的运输。

3. 内呼吸：指细胞通过组织液与血液间的气体交换过程。

（十一）简述肺通气的动力和肺通气的阻力

肺内压与大气压之差是实现肺通气的直接动力，呼吸肌收缩和舒张引起的呼吸运动是肺通气的原动力。

肺通气的阻力是气体进出肺的过程中遇到各种阻力的总称，可分为弹性阻力和非弹性阻力。弹性阻力包括肺弹性阻力和胸廓弹性阻力，约占总通气阻力的70%，非弹性阻力包括气道阻力、惯性阻力和黏滞阻力，约占总通气阻力的30%。

（十二）试述胸内负压的成因及生理意义

1. 成因 胸内负压是指胸膜腔内压比大气压低而呈负值。由于腔内只有少量浆液而无气体，故其内压并不是由气体分子运动而来，而是由大气经膜传导而成。人出生后胸廓的发育速度比肺快，而胸膜脏、壁两层紧贴在一起，肺就始终处于被动扩张状态。肺泡的弹性回缩力和肺泡表面张力使肺回缩，胸廓因其弹性而弹回其原位，这时两种力大小相等、方向相反，并且其与大气压力的方向相反，抵消了一部分大气压力，使胸膜腔内压低于大气压。习惯上以大气压为标准，设为零，其公式为：胸膜腔内压=大气压-肺回缩力。因此胸膜腔负压是由肺回缩力形成的。

2. 生理意义

（1）维持肺的扩张，使其不致因肺回缩力而萎缩。

（2）有利于静脉血、淋巴液的回流。

（十三）简述消化道的运动形式及生理意义

1. 口腔和食管 主要是咀嚼和吞咽，可以切割、磨碎食物，并将食团由口腔经食管蠕动进入胃内。

2. 胃

（1）容受性舒张：使胃能容纳和储存较多食物而胃内压保持不变。

（2）紧张性收缩：可保持胃的正常形态和位置，有助于胃液渗入食物，是其他运动形式的基础。

（3）蠕动：有利于磨碎食物，搅拌食物，使之与胃液充分混合，并推送食糜通过幽门进入十二指肠。

3. 小肠

（1）分节运动：是小肠特有的运动形式，其作用主要是使食糜与消化液充分混合，便于消化酶对食物进行化学性消化；同时使食糜与肠壁紧密接触，为消化分解产物的吸收创造良好的条件；以及挤压肠壁，有助于血液和淋巴的回流。

（2）蠕动：使经过分节运动作用的食糜向前推进一步，到达一个新肠段，再开始分节运动。

（3）紧张性收缩：小肠平滑肌的紧张性收缩是其他运动形式有效进行的基础，也是维持小肠基本形状和一定肠内压的基础。

4.大肠

（1）袋状往返运动：使结肠袋中的内容物向两个相反方向作短距离往返移动，但并不能向结肠远端推进。其作用是使肠内容物能与肠黏膜充分接触，有利于水和电解质的吸收。

（2）分节或多袋推进运动：可将肠内容物推进到下一段。

（3）蠕动或集团蠕动：可使结肠内压力明显升高，可将一部分大肠内容物推送至降结肠或乙状结肠。

（十四）试述胃液的成分和生理作用

胃液的成分主要有盐酸、胃蛋白酶原、内因子、黏液和碳酸氢盐等。

1.盐酸　主要作用是

（1）激活胃蛋白酶原，使其转变为有活性的胃蛋白酶。

（2）为胃蛋白酶分解蛋白质提供适宜的酸性环境。

（3）使食物中的蛋白质变性，易于分解。

（4）杀死进入胃内的细菌。

（5）盐酸进入小肠后，可促进胰液、胆汁和小肠液分泌。

（6）进入小肠后有利于铁和钙的吸收。

2.胃蛋白酶原　主要作用能使食物中的蛋白质水解，生成际胨、少量多肽及氨基酸。

3.内因子　主要作用保护维生素B_{12}不被肠道水解酶所破坏，促进回肠对维生素B_{12}的吸收。

4.黏液和碳酸氢盐　黏液和碳酸氢盐形成"黏液屏障"和"黏液和碳酸氢盐屏障"，可防止胃酸和胃蛋白酶对胃黏膜的侵袭，起到有效的保护作用。

（十五）小肠内有哪些消化液？有何生理作用？

1.胰液　主要成分及作用：

（1）碳酸氢盐，主要作用是中和胃酸，保护肠黏膜免受酸的侵蚀，造成弱碱性环境，为小肠内的多种消化酶提供适宜的pH环境。

（2）胰淀粉酶，主要作用是分解淀粉为麦芽糖。

（3）胰蛋白酶原和糜蛋白酶原，单独作用分解蛋白质，共同作用是把蛋白质分解为小分子的多肽和氨基酸。

（4）胰脂肪酶，可将甘油三酯水解为脂肪酸、甘油和甘油一脂。

2.胆汁　胆汁的成分除水和无机盐外，还有胆盐、胆酸、胆色素、胆固醇、脂肪酸、卵磷脂等。胆汁中没有消化酶，主要是胆盐和胆汁酸参与消化和吸收作用。

（1）胆盐、胆固醇和卵磷脂等都可作为乳化剂，减低脂肪的表面张力，乳化脂肪。脂肪乳化成微滴后，分散于水溶液中，便增加了胰脂肪酶的作用面积，从而促进了脂肪的消化。

（2）胆汁酸还可与脂肪酸结合，形成水溶性复合物，促进脂肪的吸收。

（3）胆汁促进脂溶性维生素的吸收。

（4）胆盐本身还是利胆剂，胆盐本身通过肠-肝循环，刺激胆汁的合成与分泌。总之胆汁对脂肪的消化和吸收具有重要意义。

3.小肠液　主要作用是保护十二指肠黏膜免受胃酸的侵蚀；大量小肠液可稀释消化产物，降低肠内容物渗透压，有利于小肠内的水分及营养物质的吸收；肠致活酶可激活胰液中的胰蛋白酶原成胰蛋白酶，有利于蛋白质的消化。

（十六）简述尿液生成的基本过程及其生理意义

尿的生成包括三个基本过程：

1.肾小球的滤过。

2.肾小管和集合管的重吸收。

3.肾小管和集合管的分泌与排泄。

通过尿液的生成与排泄，排出机体代谢终产物以及进入机体过多的物质和异物，调节水、电解质和酸碱平衡，维持内环境稳定。

（十七）影响肾小球滤过的因素有哪些？

影响肾小球滤过的因素主要有：滤过膜面积和通透性、有效滤过压和肾血浆流量。

1.滤过膜面积和通透性　肾小球滤过膜的结构类似于滤过器，具有滤过膜面积大和通透性高的特点。急性肾小球肾炎时，肾小球毛细血管腔变窄或完全阻塞，使有效滤过面积减小，肾小球滤过率降低，导致少尿；滤过膜上糖蛋白减少使滤过膜负电荷减少，通透性增大，带负电荷的血浆蛋白滤过，而出现蛋白尿。

2.有效滤过压　是肾小球滤过的动力，有效滤过压增大，肾小球滤过率就增大，尿量就增多。反之，有效滤过压降低，肾小球滤过率就降低，尿量就减少。凡影响肾小球毛细血管血压、囊内压和血浆胶体渗透压的因素都可影响有效滤过压。

3.肾血浆流量　主要影响肾小球毛细血管中血浆胶体渗透压上升的速率。肾血浆流量多，肾小球毛细血管中血浆胶体渗透压上升的速率减慢，肾小球毛细血管产生滤过的有效长度增加，肾小球滤过率大，尿量增多。反之，肾血浆流量减少，肾小球滤过率降低，尿量减少。

（十八）简述影响能量代谢的主要因素

1.肌肉活动　它对能量代谢的影响最为显著。主要以增加肌肉耗氧量而做外功，使能量代谢率升高。

2. 精神活动　因为脑的能量来源主要靠糖氧化释能，安静思考时影响不大，但精神紧张时，产热量增多，能量代谢率增高。

3. 食物的特殊动力效应　进食之后的一段时间内，机体内可以产生额外热量的作用称为食物的特殊动力效应。其在蛋白质最强，脂肪次之，糖类最少。

4. 环境温度　人在安静状态下，在20～30℃的环境中最为稳定。环境温度过低可使肌肉紧张性增强，能量代谢增高。环境温度过高，可使体内物质代谢加强，能量代谢也会增高。

第二节　人体解剖学与生理学自测试题

一、以下每一道题下面有A、B、C、D、E五个备选答案，从中选择一个最佳答案。
A1型题

1. 关于解剖学姿势，下列描述不正确的是（　　）
   A. 身体直立　　　B. 两眼平视正前方　　　C. 手背和足尖向前
   D. 手掌和足尖朝前　　E. 上肢下垂于躯干两侧

2. 下列不属于在腕关节近侧腕骨的是（　　）
   A. 舟骨　　　B. 月骨　　　C. 三角骨
   D. 豌豆骨　　E. 头状骨

3. 髂嵴最高点平对（　　）
   A. 第2腰椎棘突　　B. 第3腰椎棘突　　C. 第4腰椎棘突
   D. 第5腰椎棘突　　E. 骶骨底

4. 前囟的闭合时间在（　　）
   A. 3个月左右　　B. 6个月左右　　C. 1.5岁左右
   D. 2岁　　E. 2岁以后

5. 属于面颅骨的是（　　）
   A. 额骨　　　B. 下鼻甲　　　C. 蝶骨
   D. 颞骨　　　E. 枕骨

6. 肩胛骨下角平对（　　）
   A. 第2肋　　B. 第4肋　　C. 第5肋
   D. 第6肋　　E. 第7肋

7. 胸廓在吸气运动时其变化不包括（　　）
   A. 容积增大　　B. 胸骨抬高　　C. 容积缩小
   D. 左右径增大　　E. 前后径增大

8. 肱三头肌的功能是（　　）
   A. 伸肘关节　　B. 屈肘关节　　C. 伸小腿

D. 屈小腿　　　　　　E. 伸腿

9. 下列各项中对颈椎椎体的描述不正确的是（　　　）

  A. 第1颈椎没有棘突和关节突　　　　　　B. 第2～第7颈椎棘突末端分叉

  C. 第2颈椎有齿突　　　　　　D. 第7颈椎棘突最长

  E. 第7颈椎棘突末端不分叉

10. 胸椎的特征是（　　　）

  A. 有横突孔　　　　B. 棘突分叉　　　　C. 椎体侧方有肋凹

  D. 椎体大而粗壮　　　　E. 没有明显的上、下关节突

11. 围成椎孔的是（　　　）

  A. 上、下相邻的椎弓根　　　　　　B. 椎弓根与椎弓板

  C. 椎体与椎弓　　　　　　D. 上、下相邻的棘突

  E. 上、下相邻的椎弓处

12. 人体最大最复杂的关节是（　　　）

  A. 肩关节　　　　B. 肘关节　　　　C. 骨宽关节

  D. 膝关节　　　　E. 踝关节

13. 黄韧带连于两个相邻的（　　　）

  A. 椎弓板之间　　　　B. 椎弓根之间　　　　C. 椎弓之间

  D. 棘突之间　　　　E. 椎体之间

14. 属于下呼吸道的是（　　　）

  A. 口腔　　　　B. 鼻腔　　　　C. 咽

  D. 气管　　　　E. 喉

15. 气管权位于（　　　）

  A. 第6颈椎体平面　　　　B. 胸骨角平面　　　　C. 第6胸椎体平面

  D. 第7胸椎体平面　　　　E. 第7颈椎体平面

16. 不开口于中鼻道的是（　　　）

  A. 额窦　　　　B. 上颌窦　　　　C. 筛窦前群小房

  D. 筛窦中群小房　　　　E. 蝶窦

17. 开口于上鼻道的是（　　　）

  A. 筛窦前群小房　　　　B. 筛窦中群小房　　　　C. 筛窦后群小房

  D. 额窦　　　　E. 上颌窦

18. 形成喉结的软骨是（　　　）

  A. 甲状软骨　　　　B. 环状软骨　　　　C. 会厌软骨

  D. 杓状软骨　　　　E. 气管软骨

19. 喉炎时容易水肿的部位是（　　　）

  A. 喉口黏膜　　　　B. 喉前庭黏膜　　　　C. 喉中间腔黏膜

  D. 喉室黏膜　　　　E. 声门下腔黏膜

20. 关于气管，错误的是（　　　）

　　A. 气管上接甲状软骨　　　　　　　　　B. 气管位于食管前面

　　C. 气管在胸骨角平面分为左右主支气管　D. 气管软骨呈 "C" 形

　　E. 气管隆嵴位于气管内面

21. 不参与构成肺门的是（　　）

　　A. 肺动脉　　　　　　B. 肺静脉　　　　　　C. 叶支气管

　　D. 神经　　　　　　　E. 淋巴管

22. 关于肺的描述，不正确的是（　　）

　　A. 位于胸膜腔内　　　B. 形似圆锥形　　　　C. 左肺狭长，右肺宽短

　　D. 左肺分上、下两叶　E. 右肺分上、中、下3叶

23. 关于胸膜腔，不正确的是（　　）

　　A. 胸膜腔位于胸腔内　　　　　　　　　B. 胸膜腔左、右各一

　　C. 胸膜腔内含少量浆液　　　　　　　　D. 胸膜腔内呈负压

　　E. 壁层、脏层胸膜在肺尖处相互移行

24. 肋膈隐窝位于（　　）

　　A. 肋胸膜和纵隔胸膜之间　　　　　　　B. 肋胸膜和膈胸膜之间

　　C. 肋胸膜和胸膜顶之间　　　　　　　　D. 壁胸膜和脏胸膜之间

　　E. 胸壁和纵隔之间

25. 纵隔境界中，错误的是（　　）

　　A. 前界为肋骨　　　　B. 后界为脊柱胸段　　C. 上达胸廓上口

　　D. 向下至膈　　　　　E. 两侧界为纵隔胸膜

26. 常见钡剂造影胃的形态不包括（　　）

　　A. 牛角型　　　　　　B. 长型　　　　　　　C. 鱼钩型

　　D. 瀑布型　　　　　　E. 囊袋型

27. 咽的解剖界限是（　　）

　　A. 上起颅底，下至会厌游离缘

　　B. 上起颅底，下至第6颈椎平面

　　C. 上起软腭水平面，下至会厌游离缘

　　D. 上起软腭水平面，下至第6颈椎平面

　　E. 上起颅底，软腭水平面

28. 食管的第二狭窄在（　　）

　　A. 起始处　　　　　　B. 穿膈处　　　　　　C. 与左主支气管交叉处

　　D. 与胃相接处　　　　E. 与右主支气管交叉处

29. 关于内脏的描述，正确的是（　　）

　　A. 包括消化、呼吸和泌尿3个系统

　　B. 全部位于胸、腹腔内

　　C. 各系统都借孔、道直接或间接与外界相通

　　D. 心是内脏器官

E. 脾也是内脏器官

30. 以下属实质性器官的是（　　　）

　　A. 肝、胰　　　　　　　B. 主支气管、肺　　　　　　C. 肾、输尿管

　　D. 前列腺、输精管　　　E. 卵巢、子宫

31. 以下不属于上消化道的器官是（　　　）

　　A. 口腔　　　　　　　　B. 十二指肠　　　　　　　　C. 空肠

　　D. 胃　　　　　　　　　E. 食管

32. 下列关于咽的描述，正确的是（　　　）

　　A. 是消化道与呼吸道的共同通道

　　B. 鼻咽有梨状隐窝，常为异物滞留处

　　C. 口咽经咽鼓管咽口，借咽鼓管通中耳鼓室

　　D. 喉咽向下移行于喉腔

　　E. 咽隐窝为喉口两侧的深凹

33. 下列关于胃的描述，正确的是（　　　）

　　A. 中等度充盈时，大部分位于左季肋区和腹上区

　　B. 幽门窦又称幽门部

　　C. 胃底位于胃的最低部

　　D. 幽门管位于幽门窦的右侧部

　　E. 角切迹位于胃大弯的最低处

34. 下列关于十二指肠的描述，正确的是（　　　）

　　A. 呈C形包绕胰体

　　B. 上部又称球部

　　C. 降部前外侧壁有十二指肠大乳头

　　D. 降部于第1～第3腰椎的右侧及右肾内侧缘前面下降

　　E. 水平部续空肠

35. 下列关于空、回肠的描述中，错误的是（　　　）

　　A. 借小肠系膜固定于腹后壁　　　　　B. 空肠占空回肠全长的下3/5

　　C. 回肠位于腹腔的右下部　　　　　　D. 空肠有孤立淋巴滤泡

　　E. 回肠有集合淋巴滤泡

36. 下列关于大肠的描述，正确的是（　　　）

　　A. 各部均有结肠带，结肠袋和肠脂垂

　　B. 盲肠为大肠的起始部，位于右髂窝

　　C. 结肠可分为升结肠、横结肠和降结肠3部

　　D. 直肠的会阴曲凸向后

　　E. 阑尾的末端连于盲肠内

37. 关于阑尾，下列哪项叙述是错误的（　　　）

　　A. 阑尾的远端是盲端

B. 其近端开口于盲肠下方2~5cm

C. 阑尾的位置可随盲肠位置的变动而变动

D. 属于腹膜外位器官

E. 阑尾根部是三条结肠带的汇聚处

38. 属于腹膜间位器官的是（　　）

    A. 胃　　　　　　　　B. 肺　　　　　　　　C. 胰腺

    D. 肝　　　　　　　　E. 肾

39. 肝胰壶腹开口于（　　）

    A. 十二指肠上部　　　B. 十二指肠降部　　　C. 十二指肠水平部

    D. 十二指肠升部　　　E. 十二指肠空肠曲

40. 下列关于胆总管的叙述，正确的是（　　）

    A. 位于肝十二指肠韧带内　　　　B. 由肝左、右管汇合而成

    C. 行于肝胃韧带内　　　　　　　D. 行于肝门静脉的后方

    E. 无血管营养

41. 下列关于胰腺的描述，正确的是（　　）

    A. 兼有内、外两分泌部，分泌物全由胰管输送

    B. 在第1、第2腰椎水平横贴于腹后壁

    C. 位于胃的前方

    D. 可分头、颈、体、尾4部

    E. 胰管与肝总管汇合后共同开口于十二指肠大乳头

42. 左心室的解剖结构及其与邻近结构的关系，哪一项是错误的（　　）

    A. 左室流入道　　　　　　　　　B. 左室流出道

    C. 左室壁　　　　　　　　　　　D. 左房室口，通过房室口与左心房相连

    E. 与肺动脉连接

43. 关于上腔静脉的解剖，以下正确的是（　　）

    A. 由左、右锁骨下静脉合成　　　B. 由左、右颈内静脉汇合而成

    C. 有颈外静脉注入　　　　　　　D. 由左、右头臂静脉汇合而成为

    E. 注入左心房

44. 心脏位于胸腔的（　　）

    A. 上纵隔　　　　　　B. 前纵隔内　　　　　C. 中纵隔

    D. 后纵隔　　　　　　E. 心包腔

45. 输尿管全长（　　）

    A. 10~15cm　　　　　B. 15~25cm　　　　　C. 20~30cm

    D. 30~35cm　　　　　E. 35~40cm

46. 正常成人膀胱容量是（　　）

    A. 50~100mL　　　　B. 100~300mL　　　　C. 300~500mL

    D. 500~1000mL　　　E. 1000~1500mL

47. 肾实质与肾门之间的间隙为（ ）
   A. 肾皮质　　　　　　　　　B. 肾锥体　　　　　　　C. 肾乳头
   D. 肾窦　　　　　　　　　　E. 肾柱

48. 以下关于输尿管的描述，正确的是（ ）
   A. 起于肾门　　　　　　　　B. 属腹膜外位器官　　　C. 分为盆、腹两段
   D. 开口于膀胱体的两侧　　　E. 全程行于腰大肌前面

49. 以下关于膀胱的描述，正确的是（ ）
   A. 属于腹膜内位器官　　　　B. 空虚时全位于小骨盆腔内
   C. 尿道内口位于膀胱尖处　　D. 膀胱体的下方为前列腺
   E. 最下方为膀胱底

50. 输精管道不包括（ ）
   A. 精囊腺排泄管　　　　　　B. 尿道　　　　　　　　C. 射精管
   D. 输精管　　　　　　　　　E. 附睾

51. 侧脑室前角外侧是（ ）
   A. 尾状核体部　　　　　　　B. 尾状核头部　　　　　C. 内囊前肢
   D. 苍白球　　　　　　　　　E. 尾状核尾部

52. 基底核不包括（ ）
   A. 尾状核　　　　　　　　　B. 豆状核　　　　　　　C. 屏状核
   D. 杏仁核　　　　　　　　　E. 内囊

53. 脑室系统不包括（ ）
   A. 中脑导水管　　　　　　　B. 侧脑室　　　　　　　C. 枕大池
   D. 第四脑室　　　　　　　　E. 第三脑室

54. 支配腮腺分泌的神经是（ ）
   A. 面神经　　　　　　　　　B. 三叉神经　　　　　　C. 舌咽神经
   D. 耳颞神经　　　　　　　　E. 副神经

55. 使瞳孔缩小的神经是（ ）
   A. 视神经　　　　　　　　　B. 动眼神经　　　　　　C. 迷走神经
   D. 眼神经　　　　　　　　　E. 交感神经

56. 舌下神经核位于（ ）
   A. 中脑　　　　　　　　　　B. 脑桥　　　　　　　　C. 延髓
   D. 间脑　　　　　　　　　　E. 脊髓

57. 支配咀嚼肌的神经是（ ）
   A. 面神经　　　　　　　　　B. 上颌神经　　　　　　C. 下颌神经
   D. 舌下神经　　　　　　　　E. 舌咽神经

58. 不属于下丘脑的结构是（ ）
   A. 乳头体　　　　　　　　　B. 外侧膝状体　　　　　C. 灰结节
   D. 视交叉　　　　　　　　　E. 漏斗

59. 以下关于晶状体的叙述，正确的是（　　　）
    A. 位于虹膜后方，睫状体前方
    B. 为双凸透镜透明体，前面比后面平坦
    C. 含血管
    D. 是眼的屈光系统中可由神经系统调节
    E. 有神经末梢分布，以调节晶状体曲度

60. 视网膜上的感觉光细胞为（　　　）
    A. 支持细胞　　　　B. 神经节细胞　　　　C. 双极细胞
    D. 视锥和视杆细胞　E. 终足细胞

61. 血液对机体的重要性，下列哪项是不正确的（　　　）
    A. 运输功能　　　　　　　　　B. 维持缓冲体内pH值
    C. 参与体液调节　　　　　　　D. 有重要的防御和保护功能
    E. 对维持外环境相对恒定有重要意义

62. 血液中除去血细胞的液体部分是（　　　）
    A. 体液　　　　　　B. 细胞内液　　　　　C. 细胞外液
    D. 血浆　　　　　　E. 血清

63. 影响细胞内外水分正常分布的是（　　　）
    A. 组织液胶体渗透压　　　　　B. 血浆胶体渗透压
    C. 血浆晶体渗透压　　　　　　D. 血浆白蛋白浓度
    E. 血浆球蛋白浓度

64. 红细胞的生理特性不包括哪项（　　　）
    A. 悬浮稳定性　　　B. 渗透脆性　　　　　C. 可塑变形性
    D. 黏附、聚集释放　E. 以上都不对

65. 血清与血浆的主要区别在于血清缺乏（　　　）
    A. 纤维蛋白　　　　B. 纤维蛋白原　　　　C. 球蛋白
    D. 血小板　　　　　E. Ca^{2+}

66. 红细胞的造血原料是（　　　）
    A. 铁和维生素B_{12}　B. 维生素B_{12}和叶酸　C. 蛋白质和钙
    D. 蛋白质和铁　　　　E. 蛋白质和维生素B_{12}

67. 巨幼红细胞贫血常由于（　　　）
    A. 缺铁　　　　　　B. 缺铁和蛋白质　　　C. 缺维生素B_{12}或叶酸
    D. 缺雄激素　　　　E. 缺红细胞生成素

68. 再生障碍性贫血是由于（　　　）
    A. 缺乏铁离子　　　B. 缺乏叶酸　　　　　C. 内因子缺乏
    D. 骨髓破坏　　　　E. 严重肾疾病

69. 主要吞噬消灭急性化脓菌的细胞是（　　　）
    A. 中性粒细胞　　　B. 单核细胞　　　　　C. 巨噬细胞
    D. 嗜酸性粒细胞　　E. 嗜碱性粒细胞

70. 血小板减少可导致皮肤呈现出血性斑点，称为紫癜，其最主要原因是（　　　）

    A. 血小板不易聚集成团

    B. 释放血管活性物质的量不足

    C. 不能修复和保持血管内皮细胞完整性

    D. 血管收缩障碍

    E. 延缓凝血过程

71. 下列凝血因子中，哪个不是蛋白质（　　　）

    A. 因子Ⅱ   B. 因子Ⅳ   C. 因子Ⅴ和Ⅶ

    D. 因子Ⅻ   E. 因子Ⅹ和因子Ⅻ

72. 内源性凝血途径的始动因子是（　　　）

    A. 因子Ⅻ   B. 因子Ⅱ   C. 因子Ⅹ

    D. 因子Ⅶ   E. 因子Ⅰ

73. 草酸盐的抗凝机制是（　　　）

    A. 抑制凝血酶原的激活   B. 增强抗凝血酶Ⅲ的活性

    C. 去除Ca^{2+} D. 促进纤维蛋白吸附凝血酶

    E. 抑制因子Ⅹ的激活

74. 血浆中含抗A和抗B凝集素的血型是（　　　）

    A. A型   B. B型   C. AB型

    D. O型   E. 以上均不是

75. Rh阳性是指红细胞膜上含有（　　　）

    A. C抗原   B. A抗原   C. D抗原

    D. E抗原   E. B抗原

76. 快速充盈期（　　　）

    A. 房内压＞室内压＜动脉压   B. 房内压＜室内压＜动脉压

    C. 房内压＞室内压＞动脉压   D. 房内压＜室内压＞动脉压

    E. 房内压＞动脉压＜室内压

77. 心动周期中，心室血压充盈主要是由于（　　　）

    A. 血压依赖地心引力而回流   B. 骨骼肌的挤压作用加快静脉回流

    C. 心房收缩的挤压作用   D. 心室舒张的抽吸作用

    E. 胸内负压促进静脉回流

78. 心肌细胞有效不应期特别长的生理意义是（　　　）

    A. 使心肌节律性兴奋   B. 使心肌不发生强直性收缩

    C. 使心肌收缩更有力   D. 使心肌"全或无"式收缩

    E. 使心肌同步收缩

79. 心内传导速度最慢的是（　　　）

    A. 窦房结   B. 心房肌   C. 房室交界

    D. 浦肯野纤维   E. 心室肌

80. 第一心音的产生主要是由于（　　　）
    A. 半月瓣关闭　　　　　　　　　B. 半月瓣开放
    C. 房室瓣开放　　　　　　　　　D. 房室瓣关闭
    E. 心室射血入大动脉，引起动脉管壁振动

81. 心室肌细胞不具有下列哪一生理特性（　　　）
    A. 兴奋性　　　　B. 自律性　　　　C. 传导性
    D. 收缩性　　　　E. 有效不应期长

82. 浦肯野细胞不具有下列哪一生理特性（　　　）
    A. 兴奋性　　　　B. 自律性　　　　C. 传导性
    D. 收缩性　　　　E. 有效不应期长

83. 一个心动周期中，动脉血压下降到的最低值称为（　　　）
    A. 收缩压　　　　B. 舒张压　　　　C. 脉压
    D. 平均动脉压　　E. 体循环充盈压

84. 在一般情况下，收缩压的高低主要反映（　　　）
    A. 心率　　　　　B. 外周阻力　　　C. 循环血量
    D. 心脏每搏输出量　　E. 以上都不是

85. 使中心静脉压升高的是（　　　）
    A. 血容量减少　　B. 周身血管舒张　　C. 静脉回心血量增多
    D. 心脏射血能力增强　　E. 循环血量减少

86. 右心衰竭时，导致全身水肿的原因是（　　　）
    A. 淋巴回流受阻　　　　　　　　B. 血浆胶体渗透压降低
    C. 组织液胶体渗透压升高　　　　D. 毛细血管血压升高
    E. 毛细血管壁通透性增加

87. 肺通气的直接动力是（　　　）
    A. 肺内压与胸膜腔内压之差　　　B. 肺内压与大气压之差
    C. 肺内压与气道阻力之差　　　　D. 胸膜腔内压与大气压之差
    E. 胸膜腔内压与肺内压之差

88. 胸膜腔负压形成的主要原因是（　　　）
    A. 肺的回缩力　　B. 肺弹性阻力　　C. 大气压力
    D. 胸膜腔的密闭性　　E. 胸廓的扩张

89. 内呼吸指（　　　）
    A. 肺通气　　　　B. 肺换气　　　　C. 气体在血液中运输
    D. 组织换气　　　E. 气体交换

90. 下列哪一项不是唾液的生理作用（　　　）
    A. 部分消化淀粉　　B. 部分消化蛋白质　　C. 润湿与溶解食物
    D. 清洁和保护口腔　　E. 杀菌

91. 胃特有的运动形式是（　　　）

  A. 紧张性收缩   B. 容受性舒张   C. 蠕动

  D. 集团蠕动   E. 分节运动

92. 小肠运动形式中无（　　　）

  A. 容受性舒张   B. 紧张性收缩   C. 分节运动

  D. 蠕动   E. 集团蠕动

93. 大肠内的细菌可利用简单物质合成下列维生素（　　　）

  A. 维生素D   B. 维生素A   C. 维生素E

  D. 叶酸   E. 维生素K和维生素B族

94. 肾小球滤过率正确的是（　　　）

  A. 每分钟通过肾小球的血流量   B. 每分钟两肾生成的尿量

  C. 每分钟两肾生成的原尿量   D. 每分钟一侧肾生成的原尿量

  E. 每分钟一侧肾生成的尿量

95. 与肾小球滤过无关的因素是（　　　）

  A. 血浆晶体渗透压 B. 血浆胶体渗透压 C. 肾血流量

  D. 滤过膜的面积   E. 滤过膜的通透性

96. 对葡萄糖重吸收的说明，错误的是（　　　）

  A. 滤液和血液的葡萄糖浓度相等 B. 葡萄糖在肾小管各段被重吸收

  C. 葡萄糖的重吸收需钠泵参与 D. 肾小管对葡萄糖重吸收有一定限度

  E. 肾糖阈指尿中开始出现葡萄糖时的血糖浓度

97. 促进肾小球滤过的动力是（　　　）

  A. 全身动脉压   B. 血浆胶体渗透压

  C. 囊内压   D. 囊内液体胶体渗透压

  E. 肾小球毛细血管血压

98. 体内主要的供能物质为（　　　）

  A. 糖   B. 脂肪   C. 蛋白质

  D. 维生素   E. 水

99. 基础代谢率的测定主要用于了解（　　　）

  A. 肾上腺功能状态 B. 甲状腺功能状态 C. 甲状旁腺功能状态

  D. 性腺功能状态   E. 以上都不是

100. 基础代谢率的实测值与正常平均值比较，正常变动范围是（　　　）

  A. ±5%   B. ±5%～±10% C. ±10%～±15%

  D. ±20%   E. ±20%～±30%

二、以下提供若干个案例，每个案例下设若干个考题。请根据各考题题干所提供的
  信息，在每道题下面的A、B、C、D、E五个备选答案中选择一个最佳答案。

A3/A4型题

  （101～102题共用题干）

  一青年男性，因胸闷气急入院，诊断为结核性胸膜炎。

101.结核性胸膜炎的胸腔积液常积滞于（　　）

A.胸腔内　　　　　　B.肋膈隐窝内　　　　C.肋纵隔隐窝内

D.心包腔内　　　　　E.纵隔内

102.进行前胸壁胸膜腔穿刺时，进针部位是（　　）

A.腋中线以后沿上一肋的下缘进针　　　B.腋中线以前沿上一肋的下缘进针

C.腋中线以前沿下一肋的上缘进针　　　D.腋中线以前沿肋间隙中间进针血

E.从左剑突肋角处进针

（103~104题共用题干）

某老年患者，因半身不遂而入院，诊断为脑血管意外脑卒中。CT检查见内囊出血病变。

103.内囊膝和后肢血供来自（　　）

A.大脑前动脉中央支　　　　　　　B.大脑中动脉中央支

C.大脑后动脉中央支　　　　　　　D.前交通动脉

E.大脑中动脉皮质支

104.内囊位置和出血损伤后症状（　　）

A.位于背侧丘脑与胼胝体之间　　　B.损伤后出现核下瘫

C.损伤后出现对侧偏瘫　　　　　　D.损伤后出现双眼同侧偏盲

E.内囊由前后肢两部分组成

（105~107题共用题干）

某男性工人，在施工中头部被砸伤，出血不止，急诊来院。经检查，沿发际外侧有一纵行裂口，长约3.5cm，需清创缝合。

105.下列除哪一项外，都是供应头皮的血管（　　）

A.眼动脉终末支　　　B.颞浅动脉　　　　　C.面动脉

D.耳后动脉　　　　　E.枕动脉

106.此伤口可能伤及哪一条神经（　　）

A.眼神经　　　　　　B.第2颈神经后支　　　C.上颌神经

D.下颌神经　　　　　E.第2颈神经前支

107.上述血管神经位于颅顶部软组织的哪一层（　　）

A.皮肤　　　　　　　　　　　　　B.浅筋膜

C.帽状腱膜　　　　　　　　　　　D.腱膜下疏松结缔组织

E.颅骨外膜乐

（108~111题共用题干）

某中年男性，自青少年时起经常有鼻腔堵塞、流涕、不适等症状。在五官科检查时，医生考虑患者可能患鼻炎或鼻旁窦炎。在讨论中，提出了以下问题。

108.患者中鼻道的内容物可能来自于（　　）

A.筛窦后群　　　　　B.蝶窦　　　　　　　C.上颌窦

D.中鼻甲　　　　　　E.鼻泪管

109. 患者直立时最不容易引流的鼻旁窦是（　　　）

    A. 额窦　　　　　　　　B. 蝶窦　　　　　　　　C. 上颌窦

    D. 筛窦前群　　　　　　E. 筛窦后群

110. 鼻窦中开口高于窦底的是（　　　）

    A. 额窦　　　　　　　　B. 蝶窦　　　　　　　　C. 上颌窦

    D. 筛窦前、中群　　　　E. 筛窦后群

111. 在治疗方法中，可作鼻窦穿刺术（　　　）

    A. 通过上鼻道穿刺筛窦后群　　　　　B. 通过中鼻道穿刺上颌窦

    C. 通过中鼻道穿刺额窦　　　　　　　D. 通过中鼻道穿刺筛窦前中群

    E. 通过上鼻道穿刺蝶窦

（112～114题共用题干）

男性，40岁，左侧甲状腺肿大5年，近年来增长较快，并伴有乏力、消瘦等症状。入院检查诊断为甲状腺腺癌，需手术治疗。

112. 作甲状腺侧叶切除术，结扎甲状腺上动脉的最佳位置（　　　）

    A. 在颈外动脉的起始部　　　　　　　B. 紧靠甲状腺侧叶

    C. 紧靠甲状腺上极　　　　　　　　　D. 远离甲状腺上极

    E. 远离甲状腺侧叶

113. 术后第2天，患者出现声音嘶哑和手足抽搐等症状，应考虑由何种原因引起（　　　）

    A. 误切了甲状旁腺

    B. 损伤了喉返神经

    C. 损伤了喉上神经

    D. 既损伤了喉上神经，又误切了甲状旁腺

    E. 既损伤了喉返神经，又误切了甲状旁腺

114. 手术中哪种情况容易损伤喉返神经（　　　）

    A. 紧贴甲状腺的上极结扎甲状腺上动脉

    B. 紧贴甲状腺的侧叶结扎甲状腺下动脉

    C. 远离甲状腺侧叶的外侧缘结扎甲状腺下动脉

    D. 远离甲状腺上极结扎甲状腺上动脉

    E. 在甲状腺假被膜内进行手术

（115～117题共用题干）

男性绝育手术的最佳方式是结扎输精管

115. 下列哪项不属于精液排出的输送管道（　　　）

    A. 输精管　　　　　　　B. 射精管　　　　　　　C. 睾丸

    D. 附睾　　　　　　　　E. 尿道

116. 输精管从附睾管开始通过阴囊进入腹股沟管，最后进入腹腔。试问下列哪个部位最适宜结扎输精管（　　　）

    A. 睾丸部　　　　　　　B. 精索部　　　　　　　C. 腹股沟管部

    D. 盆部　　　　　　　　E. 前列腺部

117. 在该部位结扎输精管，其切口要经过下列层次结构，但除外（　　　）

    A. 皮肤　　　　　　　B. 精索外筋膜　　　　　　　C. 提睾肌

    D. 精索内筋膜　　　　E. 睾丸鞘膜腔

（118~120题共用题干）

中年女性，于大腿根部出现一肿块，在平卧时能消失。

118. 本例诊断最可能是（　　　）

    A. 腹股沟斜疝　　　　B. 腹股沟淋巴结肿大　　　　C. 股疝

    D. 腹股沟直疝　　　　E. 结核性冷脓肿

119. 哪项检查最有助于明确诊断（　　　）

    A. 在腹股沟韧带中点上方1.5cm处，用手指压迫住该处可见肿块不再突出

    B. 以耻骨结节为标志，其位于耻骨结节下内方

    C. 压迫隐静脉裂孔的上半份，该肿块不再突出

    D. 该肿块位于股血管的外侧

    E. 检查白细胞及分类

120. 手术时应如何修补薄弱环节，下列哪项方法最有助于治疗（　　　）

    A. 修补腹股沟管皮下环　　　　　　B. 修补腹股沟管前壁

    C. 修补股环　　　　　　　　　　　D. 修补腹股沟管腹环

    E. 修补隐静脉裂孔

（121~124题共用题干）

某患者胃大部切除术后，面色苍白，血常规Hb 70g/L，WBC 2.1×10^9/L，镜检红细胞大小不等，以大细胞为主，骨髓象中红系增生活跃。

121. 该患者最可能的诊断是（　　　）

    A. 缺铁性贫血　　　　B. 血小板减少性紫癜　　　C. 巨幼红细胞性贫血

    D. 再生障碍性贫血　　E. 血友病

122. 出现巨幼红细胞性贫血的原因是对哪项物质吸收障碍（　　　）

    A. 蛋白质　　　　　　B. 钙　　　　　　　　　　C. 维生素B_{12}

    D. 脂肪　　　　　　　E. 铁

123. 维生素B_{12}的吸收有赖于下列哪项物质（　　　）

    A. 铁离子　　　　　　B. 内因子　　　　　　　　C. 蛋白质

    D. 叶酸　　　　　　　E. 壁细胞

124. 内因子是由下列哪种细胞分泌（　　　）

    A. 壁细胞　　　　　　B. 主细胞　　　　　　　　C. 黏液细胞

    D. 肠黏膜上皮细胞　　E. 肾小管上皮细胞

（125~127题共用题干）

患者男性，62岁。因血压升高15年，加重伴头晕半年入院，回答下列问题。

125. 动脉血压的正常范围是（　　　）

    A. 收缩压：100~120mmHg；舒张压：60~80mmHg

B. 收缩压：90～120mmHg；舒张压：60～90mmHg

C. 收缩压：100～130mmHg；舒张压：60～80mmHg

D. 收缩压：100～120mmHg；舒张压：60～90mmHg

E. 以上都不是

126. 高血压的诊断标准是（　　）

A. 收缩压≥130mmHg和或舒张压≥90mmHg

B. 非同日3次测量血压，收缩压≥140mmHg和或舒张压≥90mmHg

C. 非同日3次测量血压，收缩压≥130mmHg和或舒张压≥90mmHg

D. 收缩压≥140mmHg和或舒张压≥90mmHg

E. 以上都不是

127. 动脉血压的形成因素是（　　）

A. 足够的血压充盈量　　　　B. 心室收缩射血

C. 外周阻力　　　　D. 主动脉和大动脉的弹性

E. 以上都是

（128～129题共用题干）

10岁患儿，活动后常出现嘴唇发绀、下蹲等表现。检查发现：第2、第3肋间胸骨左缘附近可听到明显心脏杂音，用手轻触有震颤感。X线检查提示两肺充血及右心房、室扩大。彩色多普勒超声心动图显示心房水平有自左向右的分流。

128. 该患者可能的诊断是（　　）

A. 风湿性心脏病　　　　B. 先天性心脏病房间隔缺损

C. 心瓣膜病　　　　D. 心肌炎

E. 以上都不是

129. 心音听诊，第一心音的生理意义是（　　）

A. 心房收缩开始　　　　B. 心室收缩开始　　　　C. 心房舒张开始

D. 心室舒张开始　　　　E. 以上都不对

（130～131题共用题干）

刘某，女，35岁。因车祸入院，主诉右侧胸痛难忍。检查：意识清，口唇发绀，呼吸急促，烦躁不安，脉搏细速，四肢湿冷。体温36.5℃，脉搏110次/分，呼吸26次/分，血压95/55mmHg。右侧胸壁软组织损伤，有一2cm×3cm裂口，见肋骨断端出血不止，伤口可听到"嘶嘶"声，诊断为肋骨骨折、开放性气胸。

130. 气胸会导致胸膜腔负压消失，维持胸膜内负压的必要条件是（　　）

A. 肺内压大于大气压　　　　B. 肺内压等于大气压

C. 胸膜腔密闭　　　　D. 肺内压小于大气压

E. 胸膜腔开放

131. 胸膜腔负压的生理意义下列哪项是正确的（　　）

A. 使血液和淋巴液回流受阻　　B. 引起肺不张　　　　C. 减小吸气阻力

D. 增大吸气阻力　　　　E. 维持肺泡扩张状态

（132~133题共用题干）

患者，男，32岁。周期性上腹疼痛6年。腹痛位于上腹部偏左，多为钝痛，疼痛多在餐后半小时出现，持续1~2小时后逐渐消失，直至下次进餐后重复上述规律。检查结果：胃镜检查显示胃小弯有一黏膜溃疡，基底部有白色或灰白色厚苔，边缘整齐，周围黏膜充血，水肿，易出血。病理检查证实为良性溃疡。幽门螺杆菌检测阳性；粪便隐血阳性。诊断为胃溃疡。

132. 下列哪项与胃溃疡形成无关（　　）

    A. 胃酸 　　　　　　　　　　　B. 黏液-碳酸氢盐屏障

    C. 胃蛋白酶 　　　　　　　　　D. 幽门螺旋杆菌

    E. 内因子

133. 除下列哪项外其余因素均会破坏或削弱黏液-碳酸氢盐屏障（　　）

    A. 乙醇 　　　　　　B. 胆盐 　　　　　　C. 阿司匹林

    D. 胆固醇 　　　　　E. 幽门螺杆菌

（134~135题共用题干）

某男，40岁，双下肢水肿，尤脚踝处明显，偶有晨起眼睑浮肿，全身乏力，体重减轻，食欲尚可，易饥，多尿。实验室检查：静脉空腹血糖：8.0mmol/l，餐后两小时血糖：12mmol/L，尿常规：尿蛋白：＋＋＋，尿红细胞：＋＋，尿糖：＋。诊断为：糖尿病。

134. 此患者出现糖尿的原因下列哪项说法是错误的（　　）

    A. 葡萄糖的重吸收达到极限 　　　B. 近端小管受损

    C. 肾脏对葡萄糖是有限性的重吸收 　D. 血糖浓度超过肾糖阈

    E. 肾小管上的Na^+葡萄糖转运体数目有限

135. 此患者多尿的原因为（　　）

    A. 肾小管对水的通透性降低 　　　B. 肾小球滤过率增大

    C. 肾小管溶质浓度增加 　　　　　D. 肾小管对Na^+吸收减少

    E. 血容量增大

（136~138题共用题干）

王某，女，36岁，因"多食、多汗、易怒1年，劳累后心慌、气短2个月"入院。查体：T37℃，P110次/分，R26次/分，Bp110/60mmHg，发育正常，消瘦。经检查诊断为甲状腺功能亢进。

136. 如果要给此患者测基础代谢率，下列哪项是错误的（　　）

    A. 清晨、清醒、静卧 　　　B. 环境温度20~25℃

    C. 禁食12h 　　　　　　　D. 无精神紧张

    E. 吃过早饭后

137. 如要估算患者的基础代谢率，下列哪个公式是正确的（　　）

    A. 基础代谢率（％）＝（脉率-脉压）+111

    B. 基础代谢率（％）＝（脉率＋脉压）+111

C. 基础代谢率（％）＝（脉率＋脉压）−100

D. 基础代谢率（％）＝（脉率＋脉压）−111

E. 基础代谢率（％）＝（脉率＋脉压）−105

138. 根据上述公式估算此患者的基础代谢率为（　　）

　　A. 10％　　　　　　　B. 25％　　　　　　　C. 37％

　　D. 49％　　　　　　　E. 60％

三、以下提供若干组考题，每组考题共同在考题前列出A、B、C、D、E五个备选答案，从中选择一个与考题关系最密切的答案。

B型题

（139～141题共用备选答案）

　　A. 器官　　　　　　　B. 系统　　　　　　　C. 细胞

　　D. 组织　　　　　　　E. 细胞间质

139. 构成人体的基本结构和功能单位（　　）

140. 由不同组织构成，具有一定形态和功能的结构（　　）

141. 由彼此相互关联的器官共同构成的结构（　　）

（142～144题共用备选答案）

　　A. 椎骨　　　　　　　B. 指骨　　　　　　　C. 腕骨

　　D. 髌骨　　　　　　　E. 髋骨

142. 属于长骨的是（　　）

143. 属于短骨的是（　　）

144. 属于籽骨的是（　　）

（145～147题共用备选答案）

　　A. 左房室口周围　　　　　　　B. 右房室口周围

　　C. 右室流出道口周围　　　　　　　D. 左室流出道口周围

　　E. 右心房的最下部，卵圆窝的右下方

145. 二尖瓣位于（　　）

146. 主动脉瓣位于（　　）

147. 下腔静脉瓣位于（　　）

（148～150题共用备选答案）

　　A. 胆囊底　　　　　　　B. 胆囊体　　　　　　　C. 胆囊颈

　　D. 胆囊管　　　　　　　E. 胆总管

148. 与腹前壁内面相接触的是（　　）

149. 参与胆囊三角围成的是（　　）

150. 末端有括约肌包绕的是（　　）

（151～153题共用备选答案）

　　A. 颈外动脉　　　　　　　B. 锁骨下动脉　　　　　　　C. 腹主动脉壁支

　　D. 腹主动脉脏支　　　　　　　E. 髂内动脉

151. 肾动脉发自（　　　）

152. 椎动脉发自（　　　）

153. 卵巢动脉发自（　　　）

（154～156题共用备选答案）

　　A. 上鼻道　　　　　B. 中鼻道　　　　　C. 下鼻道

　　D. 后鼻道　　　　　E. 总鼻道

154. 额窦开口于（　　　）

155. 鼻甲与鼻中隔之间的间隙为（　　　）

156. 上颌窦穿刺部位是（　　　）

（157～159题共用备选答案）

　　A. 中性粒细胞　　　B. 嗜碱性粒细胞　　C. 嗜酸性粒细胞

　　D. T淋巴细胞　　　 E. B淋巴细胞

157. 参与对蠕虫免疫反应的细胞是（　　　）

158. 释放组胺引起过敏症状的细胞是（　　　）

159. 参与细胞免疫的细胞是（　　　）

（160～161题共用备选答案）

　　A. 等容收缩期初　　B. 等容舒张期末　　C. 快速射血期

　　D. 等容舒张期初　　E. 等容收缩期末

160. 房室瓣关闭发生在（　　　）

161. 动脉瓣关闭发生在（　　　）

（162～164题共用备选答案）

　　A. 胃壁细胞　　　　B. 胃主细胞　　　　C. 小肠上部S细胞

　　D. 胃肠黏液细胞　　E. 胃窦黏膜G细胞

162. 分泌盐酸的细胞是（　　　）

163. 分泌内因子的细胞是（　　　）

164. 分泌促胰液素的细胞是（　　　）

（165～168题共用备选答案）

　　A. 100mL以下　　　B. 400mL以下　　　C. 1000～2000mL

　　D. 2500mL以上　　　E. 180mL

165. 正常人每昼夜排出的终尿量约为（　　　）

166. 少尿是指每昼排出的终尿量约为（　　　）

167. 无尿是指每昼夜排出的终尿量约为（　　　）

168. 多尿是指每昼夜排出的终尿量约为（　　　）

（169～171题共用备选答案）

　　A. 肺表面活性物质　B. 胸膜腔内压　　　C. 肺内压

　　D. 弹性阻力　　　　E. 顺应性

169. 吸气末和呼气末和大气压相等的是（　　　）

170. 肺内压与肺回缩力之差（　　　）

171. 具有降低表面张力作用的是（　　　）

（172～174题共用备选答案）

　　A. 糖　　　　　　　　B. 脂肪　　　　　　　C. 蛋白质

　　D. 三磷酸腺苷　　　　E. 磷酸肌酸

172. 中国人膳食中最主要的供能物质是（　　　）

173. 短时饥饿机体主要的供能物质是（　　　）

174. 体内绝大多数生理活动所需的能量主要直接来源于（　　　）

第三节　自测试题答案

A1型题

1. C	2. E	3. C	4. C	5. B	6. E	7. C	8. A	9. B	10. C
11. C	12. D	13. A	14. D	15. B	16. E	17. C	18. A	19. E	20. A
21. C	22. A	23. E	24. B	25. A	26. E	27. D	28. C	29. C	30. A
31. C	32. A	33. D	34. D	35. B	36. B	37. B	38. D	39. B	40. A
41. B	42. E	43. D	44. C	45. C	46. C	47. D	48. B	49. B	50. A
51. B	52. E	53. C	54. C	55. B	56. C	57. C	58. B	59. B	60. D
61. E	62. D	63. C	64. D	65. B	66. D	67. C	68. D	69. A	70. C
71. B	72. A	73. C	74. D	75. C	76. A	77. D	78. B	79. C	80. D
81. B	82. D	83. B	84. D	85. C	86. D	87. B	88. A	89. D	90. B
91. B	92. A	93. E	94. C	95. A	96. B	97. E	98. A	99. B	100. C

A3/A4型题

101. D	102. B	103. B	104. C	105. C	106. A	107. B	108. C	109. C	110. C
111. B	112. C	113. E	114. B	115. C	116. B	117. E	118. C	119. C	120. C
121. C	122. C	123. B	124. A	125. A	126. B	127. E	128. B	129. B	130. C
131. E	132. E	133. D	134. B	135. C	136. E	137. D	138. D		

B型题

139. C	140. A	141. B	142. B	143. C	144. D	145. A	146. D	147. E	148. A
149. D	150. E	151. D	152. B	153. D	154. B	155. E	156. B	157. C	158. B
159. D	160. A	161. D	162. B	163. A	164. C	165. C	166. B	167. A	168. D
169. C	170. B	171. A	172. A	173. B	174. D				

（韩利军　彭丽花）

第二章　医用物理与X线摄影基础

第一节　医用物理与X线摄影基础问答

一、物质结构

（一）何为量子数？量子数分为哪几种？

量子数是量子力学中表述原子核外电子运动的一组整数或半整数。因为核外电子运动状态的变化不是连续的，而是量子化的，所以量子数的取值也不是连续的，而只能取一组整数或半整数。量子数包括以下四种。

1. 主量子数n　原子核外的电子云是分层排布的，电子壳层可用主量子数表示。主量子数n取1、2、3等值时，相应的电子壳层可用K、L、M、N、O、P等符号表示。n越大，说明电子离核越远，原子能级越高。故主量子数是决定原子能级的主要因素。

2. 角量子数l　原子中的任何一个电子在原子核附近出现的概率大小是有规律的，所以电子云的大小形状也是有规律的。同一电子壳层中电子所具有的能量及运动形式不同，又分为若干电子亚层，由角量子数l决定。在n确定后，l可取0、1、2……（n–1），有n个不同的值。对应的电子亚层分别用s、p、d、f、g、h等符号表示。角量子数对原子能级也有一定影响。

3. 磁量子数m_l　由于原子是立体的，各种轨道平面的空间应有一定的取向。根据量子力学理论，原子的轨道平面的空间的取向也是不连续的。角量子数l确定后，其量子轨道平面可有（2l+1）个不同的取向，这些轨道的量子数用m_l表示。磁量子数m_l决定轨道量子数。

4. 自旋量子数m_s　电子自旋有两个不同的取向，或者说电子有两种自旋状态，其自旋方向相反。通常由向上的箭头"↑"及向下的箭头"↓"表示。自旋量子数m_s决定电子的自旋状态。

（二）原子核外电子是怎样排布的？

按照玻尔理论，核外电子因离核远近不同而具有不同的壳层，主量子数为n的壳层可容纳的电子数为 $Nn=2n^2$。由此可见，半径最小的壳层叫K层（n=1），最多容纳2个电子；第二层叫L层（n=2），最多容纳8个电子；第三层叫M层，最多容纳18个电子……愈外面的壳层可容纳的电子数愈多。但最外层电子数最多不超过8个。

（三）简述原子能级、结合力及结合能的基本概念

1. 原子能级　每个可能轨道上的电子都具有一定的能量（动能和势能的代数和），且电子在各个轨道上具有的能量是不连续的，这些不连续的能量值，表征原

子的能量状态，称为原子能级。原子能级以电子伏特表示，1eV=1.6×10⁻¹⁹J。

2. 结合力 原子核对电子的吸引力，靠近原子核的壳层电子结合力强，距核越远的电子结合力越小；结合力还与原子序数Z有关，Z越高，核内正电荷越多，对电子的吸引力越大，要从原子内移走电子所需要的能量就越大。

3. 结合能 移走原子中某壳层轨道电子所需要的最小能量，称为该壳层电子在原子中的结合能。原子能级是结合能的负值，它们绝对值相等，符号相反。

（四）简述原子的基态、激发、电离和跃迁的概念

1. 基态 （正常态）原子处于最低能量状态（最稳定）叫基态（n=1）。

2. 激发 当原子吸收一定大小的能量（某两个能级之差的能量）后，电子将自发地从低能级过渡到某一较高能级上，这一过程称为原子的激发。原子所处的状态是激发态。n=2的能量状态称为第一激发态，n=3的能量状态称为第二激发态，以下类推。

3. 电离 当原子中壳层电子吸收的能量大于其结合能时，电子将脱离原子核的束缚，离开原子成为自由电子，这个过程称为电离。

激发和电离都使原子的能量状态升高，使原子处于激发态而不稳定。

4. 跃迁 处于激发态的原子，在极短的时间（8⁻¹⁰秒）内，外层电子或自由电子将自发地填充其空位，同时放出一个能量等于两能级之差的hv（hv=E_H-E_L，H代表高能级，L代表低能级）光子，这个过程称为跃迁。

二、磁学基础知识

（一）简述自旋和核磁的概念

1. 自旋 原子核是由带正电荷的质子和呈电中性的中子所组成，具有一定的质量和大小，故可将其看作是一个均匀带电球体。原子核总以一定的频率绕着其自转轴进行高速旋转，就如同地球的自转，把原子核的这一特性称为自旋。大多数原子核具有自旋特性。

2. 核磁 由于原子核带有正电荷，原子核的自旋就形成电流环路，从而产生具有一定大小和方向的磁化矢量。这种由带有正电荷的原子核自旋产生的磁场称为核磁。并非所有原子核的自旋运动均能产生核磁。

（二）什么是磁性原子核和非磁性原子核？

根据原子核内中子和质子的数目不同，不同的原子核产生不同的核磁效应。

如果原子核内的质子数和中子数均为偶数，则这种原子核的自旋并不产生核磁，把这种原子核称为非磁性原子核。

如果原子核内的质子数和中子数，一个是奇数，另一个是偶数；或者质子数和中子数都是奇数，这种原子核的自旋可产生核磁。把自旋运动能够产生核磁的原子核称为磁性原子核。

人体内有许多种类的磁性原子核，常用于人体磁共振成像的原子核为氢原子核（^{1}H），其理由是：

1. ^{1}H是人体中最多的原子核，约占人体中总原子核数的2/3以上。

2. ^{1}H的磁化率在人体磁性原子核中是最高的。

（三）试述共振和磁共振现象

1. 共振　是两个振动频率相同的物体，当一个发生振动时，引起另一个物体振动的现象。共振在声学中亦称"共鸣"，它指的是物体因共振而发声的现象，如两个频率相同的音叉靠近，其中一个振动发声时，另一个也会发声。在电学中，振荡电路的共振现象称为"谐振"。产生共振现象应具有的条件是：

（1）外力的频率与共振系统的固有频率相同或基本相近。

（2）外力对系统做功，系统内能增加。

（3）外力停止后，系统释放能量。

从电磁波谱看，微观世界中的原子核、电子、光子等物质运动的能量都是以波动的形式传递的。有一些微小粒子它们可以在共振的作用之下，在100万亿分之一秒的瞬间，互相结合起来，产生新的化学元素。因为宇宙中这些粒子的生成与共振有着如此密切的关系，所以粒子物理学家经常把粒子称为"共振体"。

人除了呼吸、心跳、血液循环等都有其固有频率外，人的大脑进行思维活动时产生的脑电波也会发生共振现象。

2. 磁共振现象　固体在恒定磁场和高频交变电磁场的共同作用下，在某一频率附近产生对高频电磁场的共振吸收现象。在恒定外磁场作用下固体发生磁化，固体中的元磁矩均要绕外磁场进动。由于存在阻力，这种进动很快衰减掉。但若在垂直于外磁场的方向上加一高频电磁场，当其频率与进动频率一致时，就会从交变电磁场中吸收能量以维持其进动，固体对入射的高频电磁场能量在上述频率处产生一个共振吸收峰。若产生磁共振的磁矩是顺磁体中的原子（或离子）磁矩，则称为顺磁共振；若磁矩是原子核的自旋磁矩，则称为磁共振。若磁矩为铁磁体中的电子自旋磁矩，则称为铁磁共振。磁矩比电子磁矩约小3个数量级，故磁共振的频率和灵敏度比顺磁共振低得多；同理，弱磁物质的磁共振灵敏度又比强磁物质低。

利用顺磁共振可研究分子结构及晶体中缺陷的电子结构等。磁共振谱不仅与物质的化学元素有关，而且还受原子周围的化学环境的影响，故磁共振已成为研究固体结构、化学键和相变过程的重要手段。磁共振成像技术与超声和X射线成像技术一样已普遍应用于医疗检查。铁磁共振是研究铁磁体中的动态过程和测量磁性参量的重要方法。

（四）简述弛豫及弛豫时间

含单数质子的原子核，例如人体内广泛存在的氢原子核，其质子有自旋运动，带正电，产生磁矩，犹如一个小磁体，小磁体自旋轴的排列无一定规律。但若在均匀的强磁场中，则小磁体的自旋轴将按磁场磁感线的方向重新排列。在这种状态下，用特定频率的射频脉冲进行激发，作为小磁体的氢原子核吸收一定的能量而共振，即发生了磁共振现象。停止发射射频脉冲，则被激发的氢原子核把所吸收的能量逐步释放出来，其相位和能级都恢复到激发前的状态，这一恢复过程称为弛豫。总之，弛豫是指原子核发生共振处在非平衡的高能级状态向平衡的低能级状态恢复的过程。恢复到原来平衡状态所需的时间则称为弛豫时间。

弛豫时间分为两种：

1. 自旋—晶格弛豫时间，又称纵向弛豫时间，它是反映自旋核把吸收的能量传给周围晶格所需要的时间，也是90°射频脉冲质子由纵向磁化转到横向磁化之后再恢复到纵向磁化激发前状态的63%所需时间，通常用T_1表示。

2. 自旋—自旋弛豫时间，又称横向弛豫时间，它是反映横向磁化衰减、丧失的过程，即横向磁化维持到37%所需要的时间，通常用T_2表示。T_2衰减是由共振质子之间相互磁化作用所引起，与T_1不同，它引起相位的变化。

三、激光学基础知识

（一）试述受激吸收、自发辐射和受激辐射

1. 受激吸收　原子吸收一个光子而从低能级跃迁到高能级的过程称为受激吸收（激发或电离）。如原子最初处在低能级E_L上，如果有能量为$hv=E_H-E_L$的光子从近旁经过时，原子就有可能吸收光子的能量，从低能级E_L过渡到高能级E_H上去，这个过程叫作受激吸收。

受激吸收的特点：这个过程不是自发产生的，必须有外来光子的"激发"才会发生，并且外来光子的能量应等于原子激发前后两个能级间的能量差，才会发生受激吸收，但受激吸收对激发光子的振动方向、传播方向和位相没有任何限制。

2. 自发辐射　在没有任何外界影响的情况下，高能态E_H的原子会自发地跃迁到基态或者较低激发态E_L，因为这种跃迁是不受外界影响而自发进行的，称为自发跃迁。如果跃迁时释放的能量是以光辐射的形式放出的，则这个过程叫作自发辐射。

3. 受激辐射　处于高能级E_H的原子在自发辐射之前，受到一个能量为$hv=E_H-E_L$的光子的"诱发"后，可释放出一个与诱发光子特征完全相同的光子而跃迁到低能级E_L，这个过程称为受激辐射。持续的受激辐射形成的光束就叫作激光。

受激辐射的特点：

（1）它不是自发产生的，必须有外来光子的"刺激"才能发生，而且它对外来光子的能量或频率要求很严格，即必须满足$hv=E_H-E_L$。

（2）辐射出的光子与诱发光子特征完全相同，即受激原子所发出的光波波列的传播方向、频率、振动方向、相位与诱发光子的完全相同，是相干光。

（3）与受激吸收不同，受激辐射中的被激原子并不吸收诱发光子的能量，在受激辐射发生后，一个光子变成了两个特征完全相同的光子，如果这两个光子能够继续在发光物质中传播，而物质中又有足够多的处于高能级E_H的原子，它们又会激发这些原子从高能级做同样的跃迁而发出光子，从而一变二，二变四……发生光放

大，产生大量特征完全相同的光子，这就是激光——受激辐射光放大。

（二）试述激光器的主要构成

激光器一般由工作物质、激发装置和光学谐振腔三个主要部分构成。

1. 工作物质　激光器中能产生激光的物质称为工作物质。在正常情况下，物质中的原子数在各能级上的分布是正态分布，处于低能级上的原子数总是比处于高能级上的原子数多，所以光通过正常状态下的发光物质时，吸收过程占优势，光总是减弱的。要想使光通过发光物质后得到加强，获得光放大，就必须使受激辐射占优势，要使处于高能级上的原子数比处于低能级上的原子数多，这种分布与正常分布相反，叫作粒子数反转。

2. 激发装置　激发装置的作用是把处于低能级上的原子激发到高能级上去，使工作物质实现粒子数反转。

物质的能级，除有基态和激发态之外，还有一种亚稳态能级。亚稳态不如基态稳定，但比激发态稳定得多，相对来说原子可以有较长的时间停留在亚稳态。如红宝石中的铬离子（Cr^{3+}），就具有寿命为10^{-3}s数量级的亚稳态。粒子处于亚稳态，能停留较长时间而不发生自发辐射，是形成粒子数反转的必要条件。所以激光器的工作物质，必须具有合适的亚稳态能级。

当工作物质被激发而实现粒子数反转后，开始时由于自发辐射发出的光子具有不同的传播方向，所以受激辐射的光也具有不同的传播方向，而且输出和吸收产生的损耗很多；不能产生稳定的激光输出，为了使受激辐射能在有限体积的工作物质中持续下去，还要有光学谐振腔去实现光的选择和放大。

3. 光学谐振腔　它是在工作物质两端安装的一对互相平行且垂直于主轴的反射镜，其中一端为全反射镜（反射率为100%），另一端为部分透光的反射镜（反射率为90%~99%）。谐振腔的作用有：

（1）产生和维持光放大。

（2）选择输出光的方向。

（3）选择输出光的波长。

对确定的工作物质，因各种因素的影响。实际发出光的波长不唯一，频谱具有一定的宽度。谐振腔能起选频作用，使激光的单色性更好。

（三）常用的医用激光器有哪几种？

1. 红宝石激光器　它是世界上最早于1960年研制成功的激光器，次年就在医学上应用于视网膜凝固，1963年这种激光器开始用于肿瘤的治疗。它发出波长为694.3nm的脉冲激光。我国从1965年开始红宝石激光的生物效应和眼科应用的研究。

2. 氦、氖激光器　它是最早研制成功的气体激光器，应用于医学上的临床治疗。在混合气体中，产生受激辐射的是氖原子，氦原子只起传递能量的作用。发射波长为632.8nm的红色激光。

3. 二氧化碳激光器　以二氧化碳气体为发光材料，是一种分子激光器。二氧化碳激光器输出波长为 $10.6\mu m$ 的远红外光，这种激光几乎被大部分生物组织表面层（约 $200\mu m$）所吸收。

4. 准分子激光器　它是20世纪70年代发展起来的一种脉冲激光器。其工作物质是稀有气体及其卤化物或氧化物，输出波长从紫外线到可见光，其特点是波长短、功率高，医学上应用准分子激光器主要进行手术治疗。

（四）简述激光的主要特性及其危害性

激光的发射过程不同于普通光的发射过程，其主要特性有以下四点：

1. 方向性好　由于只有沿谐振腔轴线方向传播的光束才能形成振荡和连续放大，因而从激光器输出的激光发散角特别小，方向性很好，是理想的平行光源。例如，Ar离子激光器的激光发散角可小到 10^{-4}rad（弧度）。激光束经透镜后能会聚成直径为 $1\mu m$ 的光斑。

2. 强度高　激光由于方向性好，使能量在空间高度集中，因而可以具有很高的强度。一般太阳光亮度大约是 $100W/cm^2$，一支功率为数毫瓦的氦-氖激光器的光强度可比太阳光高数百倍；以脉冲方式工作的激光器，其光强可以比太阳光高出 $10^7\sim10^{14}$ 倍。

3. 单色性好　由于受激辐射产生的光子频率相同，加之谐振腔的限制，使得只有确定波长的光才能形成振荡而被输出，所以激光具有很好的单色性。

4. 相干性好　由自发辐射产生的普通光是非相干光，而受激辐射发出的光的特性使激光具有良好的相干性。这一特性为医学、生物学提供了新的诊断技术和图像识别技术。

激光对人体可能造成的危害可分为两类。一类是直接危害，即超过安全阈值的激光的光辐射对眼睛、皮肤、神经系统以及内脏造成损伤；另一类是由于高压电、噪声、低温制冷剂以及电源等因素造成的间接危害。

（五）简述激光在医学上的应用

1. 激光治疗　常用于以下四个方面：

（1）激光手术：是以激光束代替金属的常规手术器械对组织进行分离、切割、切除、凝固、焊接、打孔、截骨等以祛除病灶以及吻合组织、血管、淋巴神经等。

（2）弱激光治疗：弱激光以其特有的生物作用被用于治疗几十种疾病，其方法主要有3种：激光理疗、激光针灸、弱激光血管内照射疗法。

（3）激光光动力学疗法：利用光动力学作用治疗恶性肿瘤的方法，有体表、组织间、腔内照射及综合治疗四种方式。

（4）激光内镜术治疗：是通过内镜对内腔疾病进行激光治疗的方法，可用于腔内手术、理疗与光动力学治疗，具有很大的发展优势。

2. 激光诊断　主要有激光光谱分析法、激光干涉分析法、激光散射分析法、激光衍射分析法、激光透射分析法、激光偏振法以及其他激光分析法等。

3. 用于医学基础研究的激光技术　主要有激光微光束技术、激光全息显微术、激光扫描共聚焦显微镜、激光荧光显微技术、激光漂白荧光恢复测量技术、激光扫描计等。激光医学现已成为专门的学科，不少医院设立了激光科。

另外，医学影像成像技术中，固体激光器、气体激光器被广泛应用到CR、激光打印机中。

四、X线摄影基础

（一）试述常用的解剖学基准线

1.解剖学基准轴

（1）垂直轴：自上而下，垂直于地平面的轴称为垂直轴，也称长轴。

（2）矢状轴：自腹侧面到达背侧面、与垂直轴呈直角交叉的轴称为矢状轴，又称为腹背轴。

（3）冠状轴：按左右方向穿过人体的水平线，与地平面平行，并与垂直轴、矢状轴之间呈直角相互交叉的轴称为冠状轴，又叫额状轴。

2.解剖学基准面

（1）矢状面：按矢状轴的方向，将人体纵向分为左右两部分的切面，称为矢状面。其中将人体分成左右相等、对称的两部分的矢状面，称为正中矢状面。

（2）冠状面：以左右方向将人体分为前、后两部分的切面称为冠状面，又称额状面。

（3）水平面：与地面平行，将人体横断分为上、下两部分的切面，称为水平面。该切面与人体的长轴垂直，又称横断面。

水平面、矢状面、冠状面相互垂直。

3.解剖学方位

（1）上和下：近头部者为上，近足部者为下。

（2）前和后：近身体腹面者为前（或称腹侧），近身体背面者为后（或称背侧）。

（3）内侧和外侧：近正中矢状面者为内侧，远离正中矢状面者为外侧。

（4）近和远：近心脏者为近端，远离心脏者为远端。

（5）浅和深：距体表近者为浅，距体表远者为深。

（二）试述常用的X线摄影学基准标志

1.头颅体表定位标志

（1）定位点

1）眉间：两侧眉弓的内侧端之间，称为眉间。

2）鼻根：鼻骨与额骨相接处，称为鼻根。

3）外耳孔：耳屏内的椭圆形孔，称外耳孔。

4）枕外隆凸：枕骨外面的中部隆起，称为枕外隆凸。

5）乳突尖：耳后颞骨乳突部向下呈乳头尖状部分。

6）下颌角：下颌骨的后缘与下缘相会处形成的钝角称为下颌角。

（2）定位线

1）听眶线：为外耳孔与同侧眼眶下缘间的连线，与解剖学水平面平行。

2）听眦线：为外耳孔与同侧眼外眦间的连线。

3）听鼻线：为外耳孔与同侧鼻翼下缘间的连线。

4）听口线：为外耳孔与同侧口角间的连线。

5）听眉线：为外耳孔与眉间的连线。

6）瞳间线：为两瞳孔间的连线。

（3）基准面

1）正中矢状面：将头颅纵向分为左、右对称的两部分的切面，称为正中矢状面，不位于正中，但与其平行的面，均称为矢状面。

2）解剖学水平面：经颅骨听眶线，将头颅分成上、下两部分的水平断面，称为解剖学水平面。

3）耳垂额状面：沿外耳孔作解剖学水平面垂直线，将头颅分作前后两部分的冠状断面，称为耳垂额状面。

2. 胸部体表定位标志

（1）胸骨颈静脉切迹：位于胸骨上缘的凹陷处，平第2胸椎下缘高度。

（2）胸骨角：胸骨柄与胸骨体的连接处，向前凸，两侧与第2肋骨前端连接，平对气管分叉及第4、第5胸椎椎体间隙。

（3）剑突末端：胸骨最下端，平第11胸椎椎体高度。

（4）肋弓：由第8～第10肋软骨前端相连形成，构成胸廓下口的前部，肋弓的最低点平第3腰椎高度。

（5）腋前线：通过腋窝前缘的垂线。

（6）腋中线：通过腋窝中点的垂线。

（7）腋后线：通过腋窝后缘的垂线。

3. 腹部体表定位标志

（1）腹部分区：常用"九分法"，即用两条水平线和两条垂直线将腹部分为9个区。上水平线为经过两侧肋弓下缘最低点的连线，下水平线为经过两侧髂嵴最高点的连线，两条垂直线分别为左锁骨中线与左腹股沟韧带中点的连线和右锁骨中线与右腹股沟韧带中点的连线。9个区分别是：上部为腹上区、左季肋区和右季肋区；中部为脐区、左腰区和右腰区；下部为腹下区、左髂区和右髂区。

（2）胆囊底体表投影：为右侧肋弓与右侧腹直肌外缘交界处。

（3）成人肾门约平第1腰椎高度，肾上极平第11胸椎下缘，肾下极平第2腰椎下缘。

（4）膀胱位于耻骨联合上方。

4. 脊柱体表定位标志　脊柱X线摄影时，可以借助与某些椎体相对应的体表标志作为中心X线的入射点或出射点，常用体表定位标志（表2-1）。

表2-1 脊柱体表定位标志汇总

部 位	前面观对应平面	侧面观对应平面
第2颈椎	上腭牙齿咬合面	
第3颈椎	下颌角	
第5颈椎	甲状软骨	
第7颈椎		颈根部最突出的棘突
第2、第3胸椎间	胸骨颈静脉切迹	
第4、第5胸椎间	胸骨角	肩胛上角
第6胸椎	男性双乳头连线中点	
第7胸椎	胸骨体中点	肩胛下角
第11胸椎	胸骨剑突末端	
第1腰椎	剑突末端与肚脐连线中点	
第3腰椎	脐上3cm	肋弓下缘（最低点）
第4腰椎	脐	髂嵴
第5腰椎	脐下3cm	髂嵴下3厘米
第2骶椎	髂前上棘连线中点	
尾骨	耻骨联合	

（三）试述X线摄影常用体位

1. 前后位 被检者后面紧贴影像接收器（image receptor，IR），身体矢状面与IR垂直，X线中心线由被检者身体的前面射至后面的摄影体位称为前后位。

2. 后前位 被检者前面紧贴IR，身体矢状面与IR垂直，X线中心线由被检者身体后面射至前面的摄影体位称为后前位。前后位和后前位又称正位。

3. 左侧位 被检者左侧紧贴IR，身体矢状面与IR平行（冠状面与IR垂直），X线中心线由被检者身体右侧射至左侧的摄影体位称为左侧位。

4. 右侧位 被检者右侧紧贴IR，身体矢状面与IR平行（冠状面与IR垂直），X线中心线由被检者身体左侧射至右侧的摄影体位称为右侧位。

5. 水平位 被检者仰卧、俯卧或侧卧于台面上，X线水平摄影。

6. 左侧卧水平正位 被检者左侧卧于台面上，X线水平摄影。

7. 右侧卧水平正位 被检者右侧卧于台面上，X线水平摄影。

8. 仰卧水平侧位 被检者仰卧于台面上，X线水平摄影。

9. 俯卧水平侧位 被检者俯卧于台面上，X线水平摄影。

10. 右前斜位 被检者身体右前部靠近IR（冠状面与IR夹角小于90°角），X线中心线从被检者左后方射入至右前方射出的摄影体位称为右前斜位，也称第一斜位。

11. 左前斜位 被检者身体左前部靠近IR（冠状面与IR夹角小于90°角），X线中心线从被检者右后方射入至左前方射出的摄影体位称为左前斜位，也称第二斜位。

12. 左后斜位 被检者身体左后部靠近IR（冠状面与IR夹角小于90°角），X线中心线从被检者右前方射入至左后方射出的摄影体位称为左后斜位，也称第三斜位。

13. 右后斜位 被检者身体右后部靠近IR（冠状面与IR夹角小于90°角），X线中心线从被检者左前方射入至右后方射出的摄影体位称为右后斜位，也称第四斜位。

14. 轴位 被检部位矢状面与IR垂直，X线中心线方向与被检部位长轴平行或近似平行投射。

15. 切线位 指X线中心线与器官或病灶的边缘相切，并与暗盒或其他射线IR垂直的摄影方法。

16. 前弓位 为胸部摄影时的一种特殊体位，X线中心线水平投射，摄影时被检者胸部前弓，如后背上部靠近IR，X线从被检者前方射至后方为前后方向前弓位；如下胸部前方靠近IR，X线中心线从被检者后方射至前方为后前方向前弓位。

17. 蛙形位 为髋关节摄影时的一种特殊体位，被检者仰卧，取在下，类似青蛙双下肢姿势。

18. 功能位 用X线摄片来观察人体某些组织的功能，如颞颌关节的张口位、闭口位等。

（四）试述X线摄影设备应用原则

1. X线机使用原则

（1）熟悉设备：使用前应详细了解其基本结构、功能及使用注意事项；使用中严格遵守操作规程，严禁过负荷使用，曝光时不得随意调节调节器等。

（2）管理和保养：做好对X线机的管理，及时记录X线机的运行情况，严格执行岗位责任制和交接班制度，工作完毕应使机器处于安全状态。要定期保养、检查，确保正常运行。

2. 大、小焦点选择原则 在X线管容量规格允许负荷的前提下，应尽量选用小焦点，以提高照片影像的锐利度，减小几何模糊。一般对于较薄肢体（如四肢）和不易活动且照射野比较小的部位（如乳突）摄影时，应选择小焦点摄影；对于较厚肢体（如头颅、腹部、脊柱）和呼吸不易控制的部位（如胸部）进行X线摄影时，则应选用大焦点摄影。若采用高千伏摄影技术，也可选用小焦点进行摄影。

3. 滤线设备应用原则 滤线器是为吸收散射线、降低图像灰雾度、提高影像对比度而设置的。原则上被检肢体厚度超过15cm或使用60kV以上管电压摄影时，应使用滤线器摄影技术。使用滤线器摄影时，必须熟悉所用滤线器的特性及使用注意事项。

4. 摄影距离选择原则

（1）在X线管负荷量允许的情况下，尽量增大焦点至胶片（IP、探测器板）之间的距离。一般四肢摄影时摄影距离取75～100cm；成人胸部摄影为180～200cm；婴幼儿胸部较薄，摄影距可减少至100cm；腹部等厚部位因要应用摄影床下滤线器摄影，摄影距离取90～100cm。

（2）应尽量使被检者肢体靠近并平行IR，尽量减小肢体至IR之间的距离。

5. X线中心线和斜射线应用原则　一般情况下，X线中心线应经过被检部位的中心，垂直于被检部位和IR。但有时为了避免影像重叠，可在不改变被检者体位的情况下，将X线中心线倾斜一定的角度（如胸骨后前位）进行摄影；有时为了观察局部结构与其他组织的关系，可让X线中心线通过被检部位的局部组织（并非被检部位的中心）垂直射入IR（如头颅切线摄影）。

但有的情况下，还要充分利用斜射线。例如，手的后前斜位摄影时，可利用中心线对准第5掌骨头，利用斜射线使掌指骨成像，减少掌骨的重叠。

6. 曝光条件选择原则　包括管电压、管电流、曝光时间的选择等。对于厚度薄、密度低、易固定的检查部位宜采用小毫安值（mA）、长时间摄影；部位厚、密度高者宜采用高千伏（kV）摄影技术，以获得较多的影像信息，同时为了提高影像对比度，必须采用滤除散射线的装置；对于不易固定的部位检查，如外伤患者、危重患者及婴幼儿，应尽量缩短曝光时间。一般来说，曝光条件应根据患者的年龄、病情、被检肢体的解剖结构以及临床对照片影像的要求等进行选择。

（五）试述X线摄影对被检者的操作原则

1. 呼吸方式运用原则　呼吸运动会使某些部位在曝光中发生移动，图像产生运动模糊，因此对不同部位的摄影应采用不同的呼吸方式。

（1）平静呼吸状态方式：一般应用于前臂、下肢各部位摄影，这些部位受呼吸运动影响很小。

（2）平静呼吸下屏气方式：一般应用于上臂、颈部、头部和心脏等部位摄影，因呼吸运动会导致这些部位产生运动模糊。

（3）深吸气后屏气方式：一般应用于肺部、胸骨侧位及膈上肋骨摄影，因深吸气后屏气，肺内含气量增加，使影像对比度增加，同时膈肌下降，更多的显示膈上肺野及肋骨。

（4）深呼气后屏气方式：一般应用于腹部及膈下肋骨摄影，因深呼气后屏气，可使肺内含气量减少，膈肌上升，更有利于显示膈下脏器，同时腹部厚度变薄，可在一定程度上降低曝光条件。

（5）均匀连续浅呼吸方式：一般应用于胸骨正位摄影，因此种呼吸运动可使近影像接收器的胸骨不动或活动度很小，而与之重叠的远胶片侧组织因呼吸运动使其影像模糊，从而衬托胸骨的影像。

2. 被检部位固定原则　被检部位、X线管及IR在曝光时必须固定，以减少照片影像的运动模糊。X线管与IR是靠机械装置和电器装置加以固定的。被检部位固定，首先要保证符合摄影体位的要求，同时使被检者处于较舒适的姿势，工作中常用棉垫、软木塞和沙袋等加以固定。

3. 放射防护原则　进行放射线检查时应遵从如下原则：

（1）实践的正当化：实践获取的利益应大于其可能造成的危害，这项实践才是正当的。

（2）放射防护的最优化：应当避免一切不必要的照射，使一切必要的照射保持在合理达到的最低水平。

（3）个人剂量限值：在实施正当化与最优化两项原则时，同时保证个人所受照射的剂量不超过规定的相应限值。

由于X线的生物损伤效应，为减少辐射线对被检者的损害，摄影中应采取缩短曝光时间、增加摄影距离、屏蔽非照射部位等措施，在确保影像质量的前提下尽量减少受检部位的受照剂量及非检查部位接受X线的照射。

（六）试述X线摄影的基本操作步骤

1.屏—片摄影系统基本操作步骤

（1）开机

1）闭合外电源开关，并观察外电源电压状态。

2）接通机器电源：调节电源调节器，使设备电源电压指示在标准位置上。

（2）摄影体位的确定和设计

1）阅读X线检查申请单，核对被检者姓名、性别、年龄，了解其病情及状况，明确检查部位和要求。

2）说明检查过程，请被检者本人或家属帮助去除影响X线检查的服饰，并向被检者说明检查过程，消除紧张情绪，配合检查。

3）放置标记，依据检查要求确定被检者IR，并标明片号、摄影日期和方位（左或右）。

4）设计检查体位，按检查要求进行摄影体位设计，摆放摄影位置时，要考虑被检者实际情况，尽量使其舒适，避免检查期间发生移动，必要时请其家属协助固定被检部位。

5）投射校准，要检查X线管、被检部位中心、IR中心是否在一条直线上，做好中心线的校正、摄影距离的调节、照射野的调整等。

6）呼吸方式训练：某些部位检查，尤其是胸部摄影要进行呼吸方式训练，避免因呼吸运动造成运动模糊。

（3）曝光

1）参数选择，根据检查需要选择技术参数，注意先调节毫安值和曝光时间，再调节电压值。

2）一切准备就绪，即嘱被检者按要求进行呼吸准备，按下手闸进行曝光。曝光时，要观察控制台上指示灯、仪表状态及被检者情况。

3）做好曝光记录，曝光结束后，如实记录曝光参数，操作者签名，特殊检查体位应做体位记录。

（4）图像处理

1）胶片冲洗，曝光后的胶片要经过图像后处理过程，才能得到可见影像。后处理过程通常包括显影、漂洗、定影、水洗和干燥等。其中漂洗仅在手工显影时应用，自动冲洗技术没有漂洗过程。

2）确认照片影像，照片图像满意，达到X线诊断要求时，再让被检者离去。

（5）关机：工作结束，切断机器电源和外电源，将机器恢复到原始状态。

2. CR系统基本操作步骤

（1）开机

1）显示器开机，接通系统电源先打开显示器，正常开启。

2）主机开机，打开扫描主机开关，再按一下机器上方的软件开关，待所有程序进入后方可使用。

（2）使用方法

1）录入被检者基本信息，包括ID号、姓名、性别、年龄、临床诊断、送诊科室等。

2）扫描，进入部位选择界面后如头、颈、胸、乳腺、腹、骨盆、上肢、下肢等，选择被检体位所对应部位，点击OK键，返回原界面，用条码扫描器对IP盒的条码窗口进行扫描。

3）读取信息，将扫描后的IP盒插入扫描主机读取已记录的影像信息。

4）图像标记，扫描每幅图像后，依据所摄部位，添加"左或右"标记。

5）图像后处理，通过计算机对已获取图像进行对比度、翻转等内容的调整。

（3）图像打印

1）调阅图像，打开报告工作站，找到该患者信息，点击选中该患者信息，点击图像调阅。

2）选择打印，根据需要，选择单幅、双幅或多幅和打印张数后进行打印。

3）退出打印，完成全过程后，如重新开始，退出到主界面。

（4）关机

1）关闭登记的电脑，先把开启的软件关掉，再点击电脑左侧下方"开始"，然后点击关闭计算机。

2）关闭扫描图像的电脑，点击相关按钮，点击结束系统（关电脑的时候会先把CR机器的软件关掉）。

3）CR机器关机，等扫描电脑关掉后，CR小屏幕会黑掉，直接关掉电源开关。

4）相机关机，按住相机上面的软件开关，等待小屏幕上出现END后松开，等待小屏幕黑掉后；关闭电源开关。

3. DR系统基本操作步骤

（1）启动系统：为了保障系统操作安全、计算机网络系统顺利登录以及文字报告打印机、胶片打印机的正常运行，系统启动必须严格按以下顺序操作：

1）打开配电柜电源总开关。

2）接通接线板电源；接通X线机控制器电源；接通电脑主机电源。

3）开启技术工作站及其他医生工作站。

4）开启文字报告打印机（激光打印机或喷墨打印机）。

5）开启胶片打印机。

6）系统开始正常工作。

（2）应用系统

1）用户登录：首先在"技师"位置选择自己的名字，并出现对话框，要求输入有效密码并确定，即可使用该系统。目前有的机器优化设置后，在进入上述启动系统后，点击相应图标，便可直接进入应用系统。

2）病历录入与选择：包括患者的姓名、性别、年龄、编号、住院号、病区、床号、临时诊断、检查类型、送诊科室、送诊医师、技师、收费等。

3）核对被检者资料：操作技师应根据被检者的摄影部位设置曝光参数，让被检者进入摄影室内，并仔细查看申请单，确保被检者姓名、摄影体位等准确无误。

4）摄影体位设计及校准中心线：根据被检者实际情况正确摆好摄影体位。如对平板探测器曝光，要调好X线管焦点到摄影床（或摄影架）的距离，并将限束器中的模拟照射野灯打开，调准中心线；如线扫描装置，要调准扫描起始位置。

5）曝光：如对平板探测器进行曝光，曝光时提醒被检者屏气后曝光；如线扫描装置，要点"采集"按钮，进行扫描并获得图像。

6）接受或拒绝：在曝光（或采集）完成后系统会自动读出数据并出现图像。获得图像后，选择适当的参数，如灰度曲线类型，再根据图像质量，选择"拒绝"或"接受"。如果选择"拒绝"则需要被检者配合，重新摄影；如果选择"接受"，表示摄影完成。

7）图像后处理：有时曝光条件及X线影像的大小不一定合适，此时需对图像进行裁剪及窗宽、窗位的调整，或对图像的灰度进行均衡调节，使X线图像达到较满意的效果。

（3）图像处理

主要包括灰阶变换（影像密度、对比度的调节）、黑白反转、图像滤波、影像缩放、数字减影、图像注释、添加标记、噪声抑制等，这些处理过程已编制成软件固化入计算机，操作中点击相应的菜单键即完成相应的处理过程，以上处理完成后即进行图像打印与图像传送。

1）打印胶片：根据诊断需要，可选择单幅或多幅打印。

2）图像发送：点击"病历发送"或"发送"按钮，将已拍摄的图像送入影像管理中心，供诊断医师进行诊断。

（4）关闭系统

1）退出技术工作站软件，关闭技术工作站，让计算机自动关机。

2）退出医生工作站软件，关闭医生工作站，让计算机自动关机。

3）退出病历中心软件，关闭病历中心工作站，让计算机自动关机。

4）关闭报告打印机，按照文字报告打印机操作要求关闭打印机。

5）关闭胶片打印机，按照胶片打印机操作要求关闭胶片打印机。

6）关闭电源，包括关闭X线高压电源、关闭控制柜电源、关闭计算机配电接线板电源、关闭配电柜电源总开关。

第二节 医用物理与X线摄影基础自测试题

一、以下每一道题下面有A、B、C、D、E五个备选答案，从中选择一个最佳答案。

A1型题

1. CR系统的组成中，不包括（　　　）
   A. 影像板　　　　　　　　B. 影像阅读器　　　　C. X线摄影装置
   D. 影像存储系统　　　　　E. 影像处理工作站

2. 关于准分子激光器的描述错误的是（　　　）
   A. 其工作物质是稀有气体及其卤化物或氧化物
   B. 输出波长从红外线到可见光
   C. 波长短
   D. 功率高
   E. 主要用于手术治疗

3. "摄影体位"正确定义为（　　　）
   A. 被检者身体的坐姿　　　　B. 被照体所处的空间位置
   C. 中心线入射被照体时的方向　D. 中心线与胶片间的位置关系
   E. 被照体的解剖学姿势

4. 中心线经被照体的右后方射向左前方的摄影方向称为（　　　）
   A. 矢状方向　　　　　B. 前后方向　　　　　C. 左右方向
   D. 右后斜方向　　　　E. 左前斜方向

5. 有关听眶线的描述，正确的是（　　　）
   A. 外耳孔与同侧眼眶下缘的连线　　B. 外耳孔与同侧眼外眦的连线
   C. 外耳孔与同侧眼眶上缘的连线　　D. 外耳孔与眉间的连线
   E. 外耳孔与同侧口角的连线

6. "胸部后前向"系指（　　　）
   A. 摄影体位　　　　　B. 摄影位置　　　　　C. 摄影方向
   D. 标准姿势　　　　　E. 解剖学姿势

7. 甲状软骨，其后方正对（　　　）
   A. 第二颈椎　　　　　B. 第三颈椎　　　　　C. 第四颈椎
   D. 第五颈椎　　　　　E. 第六颈椎

8. 体表定位标志与个体差异无关的选项是（　　　）
   A. 年龄　　　　　　　B. 体型　　　　　　　C. 性别
   D. 肤色　　　　　　　E. 脂肪发育

9. 下列描述，属于狭长型胸部特点的是（　　　）
   A. 胸围较大　　　　　B. 胸骨较宽　　　　　C. 肋骨近于水平

D. 胸骨下角较大　　　E. 胸骨上凹明显

10. 主动脉弓的最高点相当于体表的（　　　）

A. 胸骨柄　　　　　B. 胸骨角　　　　　C. 胸骨上凹

D. 胸骨柄中分处　　　E. 胸骨体中分处

二、以下提供若干个案例，每个案例下设若干考题。请根据各考题题干所提供的信息，在每题下面的ABCDE五个备选答案中选择一个最佳答案。

A3/A4型题

（11～12题共用题干）

常用的X线摄影学基准标志是按照常用的解剖学基准线来确定的。

11. 关于"冠状面"定义的叙述，正确的是（　　　）

A. 与人体水平面平行的面

B. 将人体纵断为左右等分的面

C. 将人体纵断为左右两部分的面

D. 将人体纵断为前后两部分的面

E. 将人体横断为上下两部分的面

12. 身体侧卧于床面，身体远台侧再向前倾一角度，胶片置于床下，该体位称（　　　）

A. 侧位　　　　　B. 后斜位　　　　　C. 前斜位

D. 俯卧位　　　　　E. 仰卧位

三、以下提供若干组考题，每组考题共同在考题前列出的A、B、C、D、E五个备选答案。请从中选择一个与考题关系最密切的答案，并在答题卡上将相应题号的相应字母所属的方框涂黑。每个备选答案可能被选择一次，多次或不被选择。

B型题

（13～14题共用备选答案）

A. 右前斜位　　　　　B. 左前斜位　　　　　C. 左后斜位

D. 右后斜位　　　　　E. 前弓位

13. 被检者身体左前部靠近IR（冠状面与IR夹角小于90°角），X线中心线从被检者右后方射入至左前方射出的摄影体位称为左前斜位，也称第二斜位。

14. 被检者身体右后部靠近IR（冠状面与IR夹角小于90°角），X线中心线从被检者左前方射入至右后方射出的摄影体位称为右后斜位，也称第四斜位。

第三节　自测试题答案

A1/A2型题

1. C　2. B　3. B　4. E　5. A　6. C　7. D　8. D　9. E　10. D

A3/A4型题

11. D 12. C

B型题

13. B 14. D

（陈学军 胡鹏志 彭 松）

第三章 X线物理与防护

第一节 X线物理与防护问答

一、X线的产生

（一）简述X线的发现

1895年11月8日，德国物理学家威·康·伦琴在维尔茨堡大学的实验室里用研究阴极射线管放电实验时，意外发现用黑纸包着的照相底片感光了，他误认为是阴极射线导致的。为避免再次感光，他用黑纸把阴极射线管包好。当接通电源时，他在黑暗中发现附近一块涂有铂氰化钡的纸屏上发出绿色荧光，关闭电源荧光消失。根据这个现象，伦琴推测从阴极射线管发出的是一种新射线，能使照相底片感光和产生荧光。1895年12月12日伦琴应用其所发现射线得到了人类第一张X线影像—伦琴夫人一只手的X线影像。进一步实验发现这种射线能穿透木板、衣服和书本，但可被铅板遮挡。伦琴将这种射线命名为X线。1901年伦琴因发现X线及对其性质的研究而荣获了诺贝尔物理学奖。1905年第一届国际放射学大会把X线命名为伦琴射线。

（二）简述X线的产生条件与发生装置

1.X线的产生 医用X线的产生，必须包括3个基本条件。

（1）电子源（阴极）：灯丝（一般为钨丝）通过电流加热至一定温度后，即放出电子，这些电子在灯丝周围形成空间电荷，也称电子云。

（2）高速电子流：高速电子流的产生必须具备两个条件：一是有一个由高电压产生的强电场，使电子从中获得高速运动的能量；二是有一个真空度较高的空间，使电子在运动中不受气体分子的阻挡和电离放电而降低能量，也能保护灯丝不因氧化而损坏。

（3）撞击靶面（阳极）：阳极靶面一般都是采用高原子序数和高熔点的钨制成的，能经受起高速电子撞击而发生能量交换。其中大于99%的能量转化为热能，而不到1%的能量转化为X线。

2.X线的发生装置 医用X线机主要由X线管、高压发生器和控制台三部分构成。

（1）X线管：它是一个高度真空的热阴极二极管，杯状的阴极内装着灯丝，阳极由呈斜面的钨靶和附属散热装置组成。

（2）高压发生器：变压器为提供X线管灯丝电源和高电压而设置。一般前者仅需12V以下，为一降压变压器；后者需40~150kV（常用为45~90kV）为一升压变压器。

（3）控制台：主要为调节电压、电流和曝光时间而设置，包括电压表、电流表、时计、调节旋钮和开关等。在X线管、高压发生器和控制台之间以电缆相连。

（三）试述连续X线与特征X线

高速电子在钨靶上损失能量时，依靠两种不同的方式产生X线：一种X线的能谱是连续的，成为连续X线；另一种能谱则是线状的，称为特征X线。X线是由这两类X线组成的混合射线，特征X线只占很少一部分。

1. 连续X线　当一个带负电荷的电子做加速运动时，电子周围的电磁场将发生急剧变化，此时必然要产生一个电磁波，或至少产生一个电磁脉冲。由于极大数量的电子入射到阳极上的时间和条件不可能相同，因而得到的电磁波将具有连续的各种波长，形成连续X线谱。电子将向外辐射而损失能量 ΔE，电磁波的频率由 $\Delta E = h\nu$ 确定。电子的这种能量辐射叫韧致辐射，这种辐射所产生的能量为 $h\nu$ 的电磁波称为连续X线，也称X线光子。它是高速电子与靶原子核相互作用的结果，是电子的动能直接转化而来的。

由于每个高速电子与靶原子作用时的相对位置不同，且每个电子与靶原子作用前具有的能量也不同，所以各次相互作用对应的辐射损失也不同，因而发出的X线光子频率也互不相同。大量的X线光子组成了具有频率连续的X线光谱，即产生了连续X线。

连续X线谱线的强度随波长变化而变化，在某波长上有一个强度极大值，这个极大值所对应的波长称为连续X线的最短波长。连续X线的最短波长仅与管电压有关，管电压越高，产生的X线最短波长越短。连续X线的最短波长对应最大光子能量；最大光子能量的keV值对应管电压的kV值。因此，若测得X线谱中的最大光子能量的keV值，就可以推断管电压的kV值；反之亦然。

2. 特征X线　是叠加在连续X线谱上出现的几个向上突出的尖端，代表一些强度较强、波长为一定数值的X线，它是高速电子与靶原子内层轨道电子发生作用的结果，是电子的动能间接得来的。

靶原子的轨道电子在原子中具有确定的结合能，只有当入射高速电子的动能大于其结合能时，才有可能被击脱造成电子空位，产生特征X线。入射电子的动能完全是由管电压决定。

（四）简述影响X线产生的因素

1. 影响连续X线产生的因素　对连续X线强度的影响因素很多，也很复杂，其中主要影响因素如下：

（1）靶物质：在管电压和管电流相同的情况下，连续X线的强度与阳极靶物质的原子序数成正比。阳极靶物质的原子序数越高，产生的X线强度越大。不同靶物质的X线谱高能端重合，是因为X线谱的最大光子能量只与管电压有关。不同靶物质的X线谱低能端重合，是因为X线管固有滤过和低能成分被管壁吸收的缘故。

（2）管电流：在管电压和靶物质相同的情况下，X线的强度取决于管电流，X线强度与管电流成正比。管电流越大，在X线管中被加速的电子数量越多，产生的X线强度也越大。

（3）管电压：X线束中的最大光子能量等于高速电子碰撞靶物质的动能，而电子的最大能量又取决于管电压的峰值，所以改变管电压也就改变了最大光子的能量，整个X线谱的形状也随之发生变化。且连续X线强度与管电压的n次方成正比。当管电流和靶物质相同的情况下，随着管电压的升高，连续X线谱的最短波长和最大强度所对应的波长均向短波方向移动。

2. 影响特征X线产生的因素 经过研究证明，K系的特征X线的强度（I_K）可用：$I_K=K_i(U-U_K)^n$ 表示。式中i为管电流，U为管电压，U_K为K系的激发电压，K和n均为常数，n等于1.5~1.7。由此可见，K系的特征X线的强度与管电压成正比，管电压大于激发电压时才发生K系特征辐射，并随着管电压的升高K系强度迅速增大。

总之，医用X线主要使用的是连续辐射，但在物质结构的光谱分析中使用的是特征辐射。

二、X线的本质及其与物质的相互作用

（一）简述X线的本质

X线是电磁辐射谱中的一部分，属于电离辐射，其波长介于紫外线和r射线之间，是具有电磁波和光量子双重特征的种特殊物质。其本质与可见光、红外线、紫外线、γ射线完全相同。X线是一种波长很短的电磁波，波长范围为0.001~10nm。目前X线诊断常用的波长范围为0.008~0.031nm（相当于40~150kV时）。在电磁辐射谱中，居γ射线与紫外线之间，比可见光的波长要短得多，肉眼看不见。

1. X线的波动性 X线与可见光一样，具有衍射、偏振、反射、折射等现象，说明X线具有波动性。它是一种横波，其传播速度在真空中与光速相同，可以用波长λ、频率等来表示。

2. X线的粒子性 X线的波动性不能解释X线的光电效应、荧光作用、电离作用等，只能用X线的粒子性做出解释。也就是按爱因斯坦的量子论，把X线束看成为有一个个微粒即X线光子组成的。X线在传播时，突出地表现了它的波动性，并有干涉、衍射等现象。X线与物质相互作用时，则突出表现了它的粒子特征，具有能量、质量和动量。所以说X线具有波粒二象性。X线光子只有运动质量没有静止质量。

（二）试述X线的基本特性

X线的基本特性包括物理特性、化学特性和生物效应特性三个方面。

1. 物理特性

（1）X线属不可见的电磁波，在均匀的且各向同性的介质中沿直线传播。

（2）X线不带电荷，不受外界磁场或电场的影响。

（3）穿透作用：X线波长很短，具有很强的穿透力，能穿透一般可见光不能穿透的各种不同密度的物质，并在穿透过程中受到一定程度的吸收即衰减。X线的穿透力与X线管电压密切相关，电压愈高，所产生的X线的波长愈短，穿透力也愈强；反之，电压低，所产生的X线波长愈长，其穿透力也弱。另一方面，X线的穿透力还与

被照体的密度和厚度相关。X线穿透性是X线成像的基础。

（4）荧光作用：X线能激发荧光物质（如硫化锌镉及钨酸钙等），使产生肉眼可见的荧光。即X线作用于荧光物质，使波长短的X线转换成波长长的荧光，这种转换叫作荧光效应。这个特性是进行透视检查的基础。

（5）电离作用：X线通过任何物质都可产生电离效应。空气的电离程度与空气所吸收X线的量成正比，因而通过测量空气电离的程度可计算出X线的量。

（6）热作用：X线与物质相互作用后，X线有部分能量被物质吸收，最终绝大部分都将变为热能，使物体产生升温。测定X线吸收剂量的量热法就是根据这个原理研究出来的。

2. 化学特性

（1）感光作用：涂有溴化银的胶片，经X线照射后，可以感光，产生潜影，经显、定影处理，感光的溴化银中的银离子（Ag^+）被还原成金属银（Ag），并沉淀于胶片的胶膜内。此金属银的微粒，在胶片上呈黑色。而未感光的溴化银，在定影及冲洗过程中，从X线胶片上被洗掉，因而显出胶片片基的透明本色。依金属银沉淀的多少，便产生了黑和白的影像。所以感光效应是X线摄影的基础。

（2）着色作用：某些物质如铅玻璃、水晶等，经过长期大剂量照射后，其结晶体脱水，导致颜色逐渐发生改变，称为着色作用。

3. 生物效应特性　X线进入生物体内，也能产生电离及激发作用，引起细胞内具有生物活性的大分子发生断裂、解聚，并最终形成生物组织或器官损伤。辐射使人体产生生物学方面的改变，称为生物效应。它是放射防护学和放射治疗学的基础。

（三）试述X线与物质相互作用的过程

1. 光电效应　X线光子与构成原子的内壳层轨道电子碰撞时，将其全部的能量都传给原子的壳层电子，原子中获得能量的电子摆脱原子核的束缚，成为自由电子（光电子）。而X线光子则被物质的原子吸收，这种现象称为光电效应。失去电子的原子变成正离子，处于激发态不稳定，外层电子填充空位，放出特征X线。特征X线离开原子前，又击出外层轨道电子，使之成为俄歇电子，这个现象称为俄歇效应。光电效应的产物，有光电子、正离子、特征放射和俄歇电子。

2. 康普顿效应　当一个光子击脱原子外层轨道上的电子或自由电子时，入射光子损失部分能量，并改变原来传播方向，变成散射光子（散射线），电子从光子处获得部分能量脱离原子核束缚，按一定方向射出，成为反冲电子。这个过程称为康普顿效应。光子入射和散射方向的夹角称为散射角，即偏转角度。反冲电子的运动方向和入射光子的传播方向的夹角称为反冲角。一个光子被偏转以后能保留多大能量，由它的原始能量和偏转角度来决定，偏转的角度越大，能量损失越多，光子波长就越长。

因康普顿效应而产生的散射线向四周各个方向传播，充满机房的任何角落。X线摄影中所遇到的散射线几乎都是来自这种射线。摄影时到达前方的散射线使胶片产生灰雾，到达侧面的散射线对工作人员的防护带来困难。

3. 电子对效应　一个具有足够能量的光子，在与靶原子核发生相互作用时，光子突然消失，同时转化为一对正负电子，这个过程称为电子对效应。

4. 相干散射　射线与物质相互作用，而发生干涉的散射过程称为相干散射。相干散射，包括瑞利散射、弹性散射和德布罗克散射。后两种发生概率极低，可忽略不计，因此相干散射主要是指瑞利散射。相干散射的发生概率与物质原子序数成正比，并随光子能量的增大，而急剧减少。在整个诊断X线能量范围内都有相干散射的发生，其发生概率不足全部相互作用的5%，对辐射屏蔽的影响不大。

5. 光核反应　所谓光核反应就是光子与原子核作用而发生的核反应。这是一个光子从原子核内击出数量不等的质子中子和γ光子的作用过程。对不同物质只有当光子能量大于该物质发生核反应的阈值时，光核反应才会发生。因此，从入射光子能量被物质所吸收的角度考虑，光核反应并不重要。但应注意到某些核素在进行光核反应时不但产生中子，而且反应的产物是放射性核素。

综上所述，X线与物质的相互作用有光电效应、康普顿效应、电子对效应三个主要过程和相干散、射光核反应两个次要过程。在诊断X线能量范围内只能发生光电效应、康普顿效应和相干散射。电子对效应、光核反应不可能发生。光核反应在医学电子加速器等高能射线的放疗中发生率也很低。

三、X线强度、X线量与X线质

（一）简述X线强度、X线量和X线质的概念

1. X线强度　指在垂直于X线传播方向单位面积上，单位时间内通过光子数量与能量乘积的总和。常用X线的量与质的乘积来表示X线的强度。X线强度是X线束中光子数与能量的综合表述，X线强度大，说明射线束光之数量多且每个光子的能量大。

2. X线量　是指单位时间内通过单位截面积的光子数。用间接法来测量，方法是利用X线在空气中产生电离电荷的多少来测定X线的照射量；X线诊断范围内常用管电流与曝光时间乘积（mAs）即管电流量Q来表示。

3. X线质　是指X线光子的平均能量，由X线的波长来决定。能量愈大，穿透力超强，X线质愈硬。X线的质只与光子能量有关，与光子数无关。一般X线束的成分是连续能谱，当它穿透物质后能量分布又有不同变化，完整地描述它的线质比较复杂。常用表示射线穿透能力的半价层来表示X线的质。半价层HVL是使一束X线的强度衰减到其初始值一半时所需要的标准物质的厚度。诊断用X线常用铝作为HVL的物质，HVL愈大表示X线质愈硬。X线诊断中以X线管电压值来近似描述X线的质。kV愈高，电子从电场中得到的能量愈多，撞击阳极靶的力量愈强，产生的X线的穿透本领愈大。kV愈高，也提高了X线的强度。

（二）简述影响X线质和量的因素

1.管电压　X线束中的最大光子能量等于高速电子的最大动能，电子的最大动能又决定于kV的峰值。改变kV也就改变了最大光子的动能，整个X线谱的形式也将发生变化。mA不变时，随着kV的增高，连续X线谱的 λ_{min} 和 λ_{max} 都向短波方向（高能端）移动，X线束中的高能成分增多，X线的质提高。X线强度与kV的平方成正比。

2.靶物质的原子序数　X线量与靶面物质的原子序数（Z）成正比。

3.管电流　电流的大小并不影响X线的质，但在一定的kV下X线的强度决定于毫安。毫安愈大，撞击阳极靶面的电子愈多，产生的X线强度也就愈大。实际X线强度与毫安成正比。

四、X线的吸收与衰减

（一）简述X线吸收与衰减的相关概念

X线在其传播过程中强度的衰减，包括距离和物质所致衰减两个方面。

1. 距离的衰减　设想X线是由点放射源发出并向空间各个方向辐射。在以点源为球心，半径不同的各球面上的射线强度，与距离（半径）的平方成反比，这一规律称射线强度衰减的平方反比法则（此法则在摄影中常用来调节X线量）。距离增加1倍，则射线强度将衰减为原来的1/4。这一衰减称为距离所致的衰减，也称为扩散衰减。平方反比法则在真空中是成立的，在空气中是不成立的。因为空气对X线有少量衰减。但在一般X线摄影时，空气对X线的衰减可忽略不计。

2. 物质吸收的衰减　当射线通过物质时，由于射线光子与物质原子发生光电效应、康普顿效应和电子对效应等系列作用，致使入射方向上的射线强度衰减，这一衰减称为物质所致的衰减。X线强度在物质中的衰减规律是X线透视、摄影、造影及各种特殊检查、X-CT检查和放射治疗的基本依据，同时也是进行屏蔽防护设计的理论根据。

不同类型（单一能谱、连续能谱）的X线通过物质时，其衰减规律也是不一样的。单能窄束X线通过均匀物质层时，X线质不变，其强度的衰减符合指数规律（等比衰减），即 $I = I_0 e^{-\mu x}$。

上面提到的"窄束"并不仅是指几何学上的细小，而主要是指物理意义上的窄束。因为物理学上对窄束的定义是射线束中不存在散射成分。即使射线束有一定宽度，只要所含散射光子很少，都可近似称为窄束。所谓宽束X线，是指含有散射线成分的X线束。

3. 连续X线在物质中的衰减特点　连续X线是指能量从某一最小值到最大值之间的各种光子组合成的混合射线。当连续X线通过物质层时，低能成分衰减快，高能成分衰减慢，衰减后的射线强度减小了，平均能量提高了，能谱宽度变窄了，连续X线的量和质都有变化。可将其衰减特点概括为：强度变小，硬度提高，能谱变窄。

连续X线通过物质之后，低能光子容易被吸收，致使X线束通过物质后高能光子在射线束中所占比率相对变大。连续通过物质之后的平均能量将接近于它的最高能量。实际应用中，可通过改变X线管窗口滤过厚度来调节X线束的线质。

4.影响衰减的因素　X线的衰减与其波长和穿透物质有关，主要因素如下：

（1）射线性质对衰减的影响：一般入射光子的能量越大，X线的穿透力就越强，在10～100keV能量范围内，X线与物质间的作用截面，随着入射光子能量的增加而减小，因此线性衰减系数随着入射光子能量的增大而减小，作为总体效应，不管哪种作用占优势，射线能量越高，衰减越少。

（2）物质原子序数对衰减的影响：光电衰减系数与原子序数Z的四次方成正比，而康普顿衰减系数与原子序数成正比。因此，原子序数愈高的物质，吸收X线也愈多。透射量随入射线能量的增加而增加的规律，对低Z物质是正确的，对高Z物质则不然。当射线能量增加时，透过量还可能突然下降。这种矛盾现象的产生，是由于原子的K边界限吸收造成的，实验表明用能量稍低于88keV的X线照射1mm厚的铝板，测得透过的光子数占12%，然后将能量调至稍高于88keV，测得透过光子数几乎为零，这是因为铅的K结合能是88keV，故发生了边界限吸收所致，在锡的K边界吸收限（29keV）处，其质量衰减系数发生突变并超过了82号元素铅，这一反常现象一直延续到88keV（铅的K边界吸收限），显然，在29～88keV之间，50号元素锡比82号元素铅对X线具有更强的衰减本领。在诊断X线能量范围内，锡比铅具有更好的屏蔽防护性能

（3）物质密度对衰减的影响：X线的衰减与物质密度成正比关系，这是因为密度加倍，则单位体积内的原子、电子数也加倍，故相互作用的概率也就加倍，人体内除骨骼外，其他组织的有效原子相差甚微，但由于密度不同，便形成衰减的差别，而产生了X线影像。

（4）每克电子数对衰减的影响：射线的衰减与一定厚度内的电子数有关，显然，电子数多的物质比电子数少的物质更容易衰减X线。

（二）简述人体组织对X线吸收与衰减规律

人体各组织对X线的衰减按骨、肌肉、脂肪、空气的顺序由大变小，这一差别即形成了X线影像的对比度。

1.人体的构成元素和组织密度　人体骨骼由胶体蛋白和钙质组成，其中钙质占50%～60%。软组织内水占75%，蛋白质、脂肪及糖类占23%，其余2%是K、Na、C、Fe等元素。

人体内除少量的钙磷等中等原子序数的物质外，其余全由低原子序数物质组成。人体吸收X线最多的是由$Ca_3(PO_4)_2$组成的门牙，吸收X线最少的是充满气体的肺。

在研究X线衰减规律时，经常用到有效原子序数（$\overline{Z}$）一词，所谓有效原子序数是指在相同照射条件下，1kg复杂物质与1kg单质所吸收的辐射能相同时，则此单质的原子序数（Z）就称为复杂物质的有效原子序数（$\overline{Z}$）。

人体软组织的密度相当于水,是1g/cm³,人体的构成大部分是由肌肉、脂肪和碳水化合物组成的软组织、骨骼、肺和消化道内的气体组成,有效原子序数为7.43;骨的密度是1.9g/cm³,有效原子序数是14;空气的密度是1.293×10⁻³g/cm³,有效原子序数是7.64。

2. 人体对X线的衰减　人体各组织器官的密度、有效原子序数和厚度不同,对X线的衰减程度各异,一般按骨骼、肌肉、脂肪和空气的顺序由大变小。

X线在人体中,主要通过光电效应和康普顿效应两种作用形式使其衰减(忽略其他效应)。以肌肉和骨骼为例,对不同能量的X线在两种组织中分别发生两种效应的比率。对肌肉组织在42kV时,两种效应各占50%;在90kV时,康普顿效应已占到90%。骨的有效原子序数较高,在骨骼中发生光电效应的概率为肌肉的2倍;在73kV时,骨骼中发生两种作用概率相等。

五、辐射量及其单位

国际上选择和定义辐射量及其单位的权威组织是"国际辐射单位和测量委员会"。国际辐射单位和测量委员会主要为临床放射学、放射生物学、辐射防护学等领域提出电离辐射量和单位的定义,建议这些量的测量和应用方法以及推荐这一领域内最新的数据和知识。

(一)简述照射量X及其单位

1. 照射量　X(γ)射线的光子在单位质量(dm)空气中产生出来的所有次级电子,当完全被空气阻止时,所形成的任何一种符号离子的总电荷量(dQ)的绝对值,即X=dQ/dm。根据照射量的定义可知:dQ并不包括在所考察的空气dm中释放出来的次级电子所产生的轫致辐射被吸收后而产生的电离电量;照射量是从射线对空气的电离本领的角度描述X(γ)射线在空气中的辐射场性质的量,它不能用于其他类型的辐射(如中子或电子束等),也不能用于其他的物质(如组织等)。由于照射量的基准测量中存在着某些目前无法克服的困难,它只适用于射线能量在10keV到3MeV射线。

2. 照射量X的单位　其SI单位为C/kg(库仑每千克),原有单位为R(伦琴)。

$$1R=2.58×10^{-4}C/kg$$
$$1R=10^3mR=10^6\mu R$$

(二)简述照射量率$\dot{X}$及其单位

1. 照射量率　是单位时间内照射量的增量,即时间间隔dt内照射量的增量(dX)除以间隔时间(dt)的商,即$\dot{X}$=dX/dt。

2. 照射量率$\dot{X}$的单位　其SI单位为C/(kg·s)(库仑每千克秒)。专用单位为R/s(伦琴每秒),R/min(伦琴每分钟)等。

(三)简述比释动能K及其单位

间接电离辐射与物质相互作用时,其能量辐射有两个步骤,第一步传递给直接电离粒子；第二步是直接电离粒子在物质中引起电离、激发，直至间接电离辐射能被物质吸收。辐射剂量学中以比释动能描述间接致电离粒子与物质相互作用时，传递给了直接致电离粒子的能量。

1. 比释动能（Kerma，K）　是指间接致辐射与物质相互作用时，在单位质量（dm）的物质中，是间接致辐射所产生的全部带电粒子的初始动能之总和（dEtr），是dEtr除以dm之商，即K=dEtr/dm。可见，比释动能适应于间接致辐射，受照物质可以是任何物质。

2. 比释动能的单位　其SI单位为J/kg（焦耳每千克），又名Gy（戈瑞），曾用单位为rad（拉德）。

$$1J/kg=IGY=10^2cGy=10^3mGy=10^6\mu Gy$$
$$1Gy=100rad$$

（四）简述比释动能率K及其单位

1. 比释动能率$\dot{K}$　间接致电离辐射单位时间在介质中产生的比释动能称为比释动能率。是时间间隔（dt）内的比释动能的增量（dK）。即$\dot{K}$=dK/dt

2. 比释动能率的单位　其SI单位为Gy/s（戈瑞每秒），还有Gy/min、mGy/h等。

比释动能的概念常用来计算辐射场量，推断生物组织中某点的吸收剂量，描述辐射场的输出额等。国际放射防护委员会规定X线机输出额的表示，采用光子在空气中的比释动能率Gy/（mA·min）[戈瑞/（毫安·分钟）]。

（五）简述吸收剂量D及其单位

1. 吸收剂量D　是单位质量的物质吸收电离辐射能量大小的物理量。定义为任何电离辐射授予质量（dm）的物质的平均能量（dE_{en}）除以dm的商，即$D=dE_{en}/dm$。式中dE_{en}为平均授予能。它表示进入介质dm的全部带电粒子和不带电粒子能量的总和，与离开该体积的全部带电粒子和不带电粒子能量总和之差，再减去在该体积内发生任何核反应所增加的静止质量的等效能量。

授予某一体积内物质的平均能量愈多，则吸收剂量愈大。不同物质吸收辐射能的本领是不同的。因此讨论吸收剂量，必须说明是什么物质的吸收剂量。

吸收剂量适应于任何电离辐射及受照的任何物质。

2. 吸收剂量的单位　其SI单位为J/kg（焦耳每千克），专用名称为Gy（戈瑞），与原有单位rad（拉德）换算如下：$1rad=10^{-2}J/kg=10^{-2}Gy$。

（六）简述吸收剂量率及其单位

1. 吸收剂量率$\dot{D}$　表示单位时间内吸收剂量的增量，是时间间隔（dt）内吸收剂量的增量（dD）除以该间隔时间所得之商，即$\dot{D}$=dD/dt。

2. 吸收剂量率的单位　其SI单位为J/（kg·s）（焦耳每千克秒），其专用名称为Gy/s。吸收剂量率的其他单位有mGy/h、Gy/h、Gy/min等。

（七）吸收剂量与照射量的关系

吸收剂量与照射量是两个概念完全不同的辐射量，在相同条件下又存在一定的关系。已知1个电子电量$e=1.6\times10^{-19}C$。在空气中产生一对离子所需要的平均电离能量$\omega=33.85eV$，又$1eV=1.6\times10^{-19}J$，因此，在满足电子平衡的前提下，1库仑/千克的照射量能使每千克标准空气吸收射线的能量为：

$$D_{空气}=\frac{1库仑/千克}{1.6\times10^{-19}库仑/电子电量}\times33.85电子伏/电子电量\times1.6\times10^{-19}焦耳/电$$

子伏$=33.85$焦耳/千克$=33.85$戈瑞

若在空气中已测知某点的X线照射量为X，那么这一点空气的吸收剂量为：

$D_{空气}=33.85\cdot X$

上式中，照射量的单位是C/kg，空气吸收剂量的单位是Gy。

对于X、γ射线，在空气中最容易测得的是照射量，按上面的公式即可计算出空气的吸收剂量$D_{空气}$。

（八）简述当量剂量H及其单位

1. 当量剂量　尽管吸收剂量可以用来说明生物体所受照射时吸收的射线能量，但被吸收的辐射剂量与引起某些已知的生物效应的危险性往往不能等效。这是因为当辐射类型与其他条件发生变化时，某一生物辐射效应与吸收剂量之间的关系也随之改变。因此，必须对吸收剂量进行加权，使修正后的吸收剂量比单纯的吸收剂量能更好地与辐射所致有害效应的概率或严重程度相联系。在辐射防护中，将个人或集体实际接受的或可能接受的吸收剂量根据组织生物效应加权修正，经修正后的吸收剂量在放射防护中称为当量剂量。

对于某种辐射R在某个组织或器官T中的当量剂量HT.R可由下列公式给出：

$H_{T\cdot R}=\omega_R\cdot D_{T\cdot R}$

式中ω_R为与辐射R能量相关的吸收剂量修正因子，也叫作辐射权重因子；$D_{T\cdot R}$为辐射R在组织或器官T中产生的平均吸收剂量。

需要注意在辐射防护中，有较大意义的不是受照体某点的吸收剂量，而是某个器官或组织吸收剂量的平均值。ω_R就是对某器官或组织的平均吸收剂量进行修正的量。

2. 当量剂量的单位　由于ω_R无量纲，因此当量剂量的SI单位与吸收剂量相同，即焦耳/千克（J/kg），其专用名称是希沃特（Sv），曾用单位雷姆（rem）。

$1SV=1J/kg$

$1Sv=10^2cSv=10^3mSv=10^6\mu Sv$

$1Sv=10^2rem$

当辐射场由具有不同ωR值的不同类型和（或）不同能量的辐射构成时，组织或器官T总的当量剂量为各辐射在该组织或器官上形成的当量剂量的线性叠加，即

$$H_T = \sum_R \omega_R \cdot D_{T \cdot R}$$

（九）简述当量剂量率及其单位

1. 当量剂量率 $\dot{H}$　是指单位时间内组织或器官T所接受的当量剂量。若在dt时间内，当量剂量的增量为dHT，则当量剂量率为：

$$\dot{H}_T = \frac{dH_T}{dt}$$

2. 当量剂量率 H 的单位　其SI单位为希沃特/秒（Sv/s）。

（十）简述辐射效应的危险度

受小剂量、低剂量率辐射的人群，引起的辐射损害主要是随机性效应（严重遗传性疾患和辐射诱发的各种致死癌症）。而且假定随机性效应发生的概率与剂量存在着线性无阈的关系，并用危险度因子来评价辐射引起的随机性效应的危险程度。

危险度（或称危险度系数）：是指器官或组织接受单位当量剂量（1Sv）照射引起随机性损害效应的概率。辐射致癌的危险度用死亡率来表示；辐射致遗传损害的危险度用严重遗传疾患的发生率表示。

可见均为1Sv当量剂量，对于不同的器官和组织，辐射效应的危险度是不同的。为了表征不同器官和组织在受到相同当量剂量情况下，对人体导致有害效应的严重程度的差异，引进了一个表示相对危险度的权重因子 ω_T，即不同组织或器官，其危险度权重因子不同。

（十一）简述有效剂量E的计算方法

对放射性工作人员而言，其在工作中身体所受的任何照射一般均涉及多个器官，为了计算所受照射给不同组织造成的总危险度，评价辐射对其所产生的危害，针对辐射产生的随机性效应引进有效剂量E这一概念。

$$\omega_T = \frac{\text{组织T接受1Sv时的危险度}}{\text{全身均匀受照1Sv时的总危险度}}$$

式中，H_T 为组织T受到的当量剂量，ω_T 为组织T的权重因子。

可见，有效剂量是以辐射诱发的随机性效应的发生率为基础，表示当身体各部分受到不同程度照射时，对人体造成的总的随机性辐射损伤。

因为 ω_T 没有量纲，所以有效剂量E的单位与当量剂量H的单位相同。

$$E = \sum_T \omega_T \cdot H_T$$

六、电离辐射对人体的危害

（一）简述放射线产生的生物效应的原理

放射线引起的生物效应是一个非常复杂的过程。射线作用于机体后，以直接作用和间接作用两种方式使细胞分子发生反应，造成其损伤。当人体组织受到射线照射时，处在射线经迹中的重要生物分子，如脱氧核糖核酸（DNA）或具有生物功能的其他分子吸收射线的能量，直接被电离、激发，引起这些大分子损伤，这种效应称为直接作用。而当射线能量通过扩散的离子以及射线作用于机体水分子产生的多种自由基与生物分子作用，引起生物分子的损伤，称为间接作用。

由于机体细胞的含水量很高，一般达到70%以上，细胞内生物大分子存在于含大量水的环境中，故间接作用在引起生物大分子损伤中具有实际意义。

（二）简述辐射生物学效应的两种类型

国际放射防护委员会1990年建议书（60号出版物）将辐射生物效应分为确定性效应和随机性效应两类。

1. 确定性效应 是指辐射诱导的细胞死亡或功能障碍，发生生物效应的严重程度随着电离辐射剂量的增加而增加的生物效应。射线照射人体全部组织或局部组织，若能杀死相当数量的细胞，而这些细胞又不能由活细胞的增殖来补充，则这种照射可引起人类的确定性效应。由此引起的细胞丢失可在组织或器官中产生临床上可检查出的严重功能性损伤。因此，确定性效应的严重程度与剂量呈非线性关系，存在一个阈剂量。低于阈剂量时，因被杀死的细胞较少，不会引起组织或器官的可检查到的功能性损伤，在健康人中引起的损害概率为零。随着剂量的增大，被杀死的细胞增加，当剂量增加到一定水平时，其概率陡然上升到100%，这个剂量称为阈剂量。超过阈剂量后，损害的严重程度随剂量的增加而增加，即受影响的细胞愈多，功能丧失愈严重。

引起男性暂时不育的一次照射的阈剂量约为睾丸吸收0.15Gy的剂量，绝育的阈剂量为3.5～6Gy。女性绝育的阈剂量为急性吸收剂量2.5～6Gy（年长妇女更敏感）。对于有临床意义的造血功能抑制，全部骨髓的吸收剂量的阈剂量约为0.5Gy。

2. 随机性效应 电离辐射的随机性效应被认为无剂量阈值，其有害效应的严重程度与受照剂量的大小无关，其效应的发生概率与照射剂量大小和细胞的DNA损伤有关。当电离辐射使细胞发生了改变而未被杀死，但改变了存活着的体细胞繁殖出来的细胞克隆，经过长短不一的潜伏期后，可能呈现一种恶变的情况，即发生癌。此种随机性效应称为致癌效应。

如果这种损伤发生在具有传递遗传信息功能的细胞上，发生的效应，在种类与严重程度上可以多种多样，将显现在受照射者的后代身上。这种随机性效应称为遗传效应。

（三）试述影响辐射损伤的主要因素

影响电离辐射生物效应的因素主要有两方面：与电离辐射有关的因素、受照机体有关的因素。

1. 与电离辐射有关的因素

（1）辐射种类：在受照剂量相同时，因辐射的种类不同，机体产生的生物效应不同。

（2）吸收剂量：辐射的损伤主要与吸收剂量有关。在一定范围内，吸收剂量愈大，生物效应愈显著。

（3）剂量率：剂量率愈大，生物效应愈显著。这是因为高剂量率的照射使机体对损伤的修复作用不能充分体现出来所致。

（4）分次照射：当总剂量相同时，分次愈多，各次照射时间间隔愈长，生物效应愈小。

（5）照射部位：当吸收剂量和剂量率相同时，机体受照的部位不同，引起的生物效应也不同。

（6）照射面积：其他条件相同时，受照面积愈大损伤愈严重。以同样的剂量照射全身，可能引起急性放射病，而照射局部一般不会出现全身症状。

（7）照射方式：照射方式可分为外照射、内照射和混合照射。外照射可以是单向照射或多向照射，多向照射引起的效应大于单向照射。

2. 与机体有关的因素

（1）种系：不同种系的生物对辐射的敏感性差异很大。总的趋势是种系演化越高，组织结构越复杂，辐射敏感性越高。

（2）个体及个体发育过程：即使是同一种系，由于个体的原因，辐射敏感性也不相同。而同一个体，不同的发展阶段，辐射敏感性也不相同。总的趋势是随着个体的发育过程，辐射敏感性降低，但老年的机体又比成年敏感。

（3）不同组织和细胞的辐射敏感性：同一个体的不同组织、细胞的辐射敏感性有很大差异。

人体对辐射的高度敏感组织有淋巴组织、胸腺、骨髓、胃肠上皮、性腺和胚胎组织等；中度敏感组织有感觉器官、内皮细胞、皮肤上皮、唾液腺和肾、肝、肺的上皮细胞等；轻度敏感组织有中枢神经系统、内分泌腺、心脏等；不敏感组织有肌肉组织、软骨、骨组织和结缔组织等。

（四）胎儿出生前受照效应有哪些？

胚胎或胎儿在不同发育时期受照后出现的效应有所不同，主要包括：胚胎死亡、畸形、智力迟钝、诱发癌症。其中既有确定性效应，也有随机性效应。

1. 胚胎死亡　当胚胎植入子宫壁之前或在其植入之后的即刻，通常称为植入前期（相当于人受孕0～9天）。在宫内发育的其他阶段，受到较高的剂量照射后，也会诱发胚胎或胎儿死亡。

2. 畸形　胚胎在器官形成期（相当于人受孕后9～42天）受到照射，可能引起在照射时正在发育器官的畸形。此效应在性质上属于确定性效应。

3. 智力低下　照射可导致不同程度的智力受损，其严重程度随剂量而增加，直至认知功能严重迟钝。在妊娠8～15周受到照射，即受到1Sv有效剂量的照射，诱发智力低下的概率为40%。因此，在妊娠8～15周内是射线照射引发智力低下最敏感的时期，其次是16~25周。

4. 诱发癌症　受照胎儿在出生后10周岁之内，表现儿童白血病及其他的儿童癌症发病率增高。

（五）试述辐射皮肤效应的表现及处理原则

1. 急性放射性皮肤损伤　身体局部受到一次或短时间（数日）内多次受到大剂量（X、γ及β射线等）外照射所引起的急性放射性皮炎及放射性皮肤溃疡，称为急性放射性皮肤损伤。在医用辐射过程中，放射工作人员进行正常操作，操作者和患者均不会发生急性放射性皮肤损伤。但若违章操作或设备发生故障，或长时间进行局部照射，就可能使患者身体局部受到大剂量照射，而导致急性放射性皮肤损伤。

处理原则：立即脱离辐射源或防止被照区皮肤再次受到照射或刺激。疑有放射性核素染皮肤时应及时予以洗脱、去污处理。

2. 慢性放射性皮肤损伤　由急性放射性皮肤损伤迁延而来，或由小剂量射线长期照射（职业性或医源性）后引起的慢性放射性皮炎及慢性放射性皮肤溃疡，称为慢性放射性皮肤损伤。它是由于局部皮肤长期受到超过剂量限值的照射，年累积剂量一般大于15Gy。受照数年后皮肤及其附件出现慢性病变，亦可由急性放射性皮肤损伤迁延而来。在医用放射工作中，慢性放射性皮肤损伤多发生于早年从事X线透视的放射诊断人员的手部，而且其发生率是比较高的，随着防护条件的改善现已很少见。

（1）临床表现和分度诊断标准

1）Ⅰ度：皮肤色素沉着或脱失、粗糙、指甲灰暗或纵嵴色条甲。

2）Ⅱ度：皮肤角化过度，皲裂或萎缩变薄，毛细血管扩张，指甲增厚变形。

3）Ⅲ度：坏死溃疡，角质突起，指端角化融合，肌腱挛缩，关节变形，功能障碍（具备其中一项即可）。

（2）处理原则：对Ⅰ度慢性放射性皮肤损伤者，应妥善保护局部皮肤避免外伤及过量照射，并做长期观察；Ⅱ度损伤者，应视皮肤损伤面积的大小和轻重程度，减少射线接触或脱离放射性工作，并给予积极治疗；Ⅲ度损伤者，应脱离放射性工作，并及时给予局部和全身治疗。对经久不愈的溃疡或严重的皮肤组织增生或萎缩性病变，应尽早手术治疗。

3. 放射性皮肤癌　是指在电离辐射所致皮肤放射性损害的基础上发生的皮肤癌。

（1）诊断标准

1）必须是在原放射性损伤的部位上发生的皮肤癌。

2）癌变前表现为射线所致的角化过度或长期不愈的放射性溃疡。

3）凡不是在皮肤受放射性损害部位的皮肤癌，均不能诊断为放射性皮肤癌。

4）发生在手部的放射性皮肤癌其细胞类型多为鳞状上皮细胞。

（2）处理原则

1）对放射性皮肤癌应尽早彻底手术切除。

2）放射性皮肤癌局部应严格避免接触射线，一般不宜放射治疗。

3）放射性皮肤癌，因切除肿瘤而需做截指（肢）手术时，应慎重考虑。

（六）试述外照射慢性放射病的临床表现、诊断及处理原则

外照射慢性放射病是指放射工作人员在较长时间内，连续或间断受到超当量剂量限值的外照射，达到一定累积剂量后引起的以造血组织损伤为主，并伴有其他系统改变的全身性疾病。

1. 临床表现　表现为无力型神经衰弱综合征，其症状的消长和脱离、接触射线有关。有出血倾向、皮肤营养障碍、抵抗力下降，甚至出现早衰现象。部分患者有视力减退及晶状体混浊等。造血系统的改变是本病最常见的临床表现。一般外周血的变化早于骨髓的变化，尤其是白细胞总数和分类的变化。

2. 诊断　根据超当量剂量限值的照射史、受照剂量、临床表现和实验室检查并结合健康档案进行综合分析，其分度诊断标准如下：

（1）Ⅰ度：无明显出血倾向，脱离射线恢复较快，WBC持续在4×10^9/L以下，骨髓象增生活跃或低下。

（2）Ⅱ度：较顽固的自觉症状，可有明显出血倾向，脱离射线恢复较慢，WBC持续在3×10^9/L以下，骨髓象增生低下。

3. 处理原则

（1）Ⅰ度：中西医结合对症治疗，暂时脱离射线，加强营养，每年全面复查1次。恢复后再继续观察1年，可逐渐恢复射线工作，并撤销外照射慢性放射病Ⅰ度的诊断。

（2）Ⅱ度：积极治疗并脱离射线工作，全休。必要时进行疗养，定期随访，每2年全面复查1次。根据恢复情况可参加力所能及的非放射性工作。

七、X线的测量

（一）试述照射量的测量方法

照射量是以X（γ）射线在空气中产生的电离电荷的数量来反映射线强度的物理量，在实际应用中是通过空气电离室来实现的。

1. 自由空气电离室　也称标准电离室，是根据照射量的定义设计的，是对照射量进行直接绝对测量的标准仪器。

电离室有两个光栅，射线束从入射光栅射入，从出口光栅射出。标准电离室的工作气体就是空气。电离室有两个极性相反的平行电极，即中间一个收集电极和外侧两个保护电极。收集电极用来收集电离室内产生的某一种符号的离子，它被接到测量电荷的静电计上。保护电极与收集电极相互隔开，但具有相同的电位，用以使收集电极上的电场均匀，保证中间区域的电场线垂直于电极。

X线束通过的正对收集电极的那部分空气体积，也就是需要隔离的且质量已知的那部分空的体积。当X线从X线管焦点发出射入电离室后，在整个电离室内都会产生电离。因此，电离室的电极板与X线束边缘的距离应大于次级电子在空气中的射程，使得电子在其能量耗尽之前不能直接跑到电极，从而保证电子完全阻止在空气之中，其能量全部用于在电离室内引起空气电离。

收集电极相对的体积为"收集体积"，即收集电极上方次级电子产生电离的那部分体积。凡在"收集体积"内产生的离子，其中的一种符号的离子将在电场作用下全部移向收集电极。

在电子平衡条件下，收集电极收集到的一切离子是由"测量体积"内被X线击出的次级电子所形成的，设这些被收集的离子总电荷量为Q（库仑）。"测量体积"内空气的质量为m，有：m = ρ · V。式中ρ为标准状况下（0℃，760mmHg）的空气密度。V为"测量体积"内空气的有效体积。则X线的照射量为：

$$X = \frac{Q}{m} = \frac{Q}{\rho \cdot V}$$

2. 实用型电离室　标准型电离室体积庞大，只能作为标准电离室放置在国家标准实验室内作为次级标准计量仪使用，而不能作为现场测量仪器。如果将"收集体积"外的空气进行压缩，则既能满足"电子平衡"条件，同时又可以大幅缩小电离室体积。压缩的空气壁可用空气等效材料代替，从而可以制成实用型空气等效电离室。电离室室壁材料与空气的有效原子序数愈接近，则实用型电离室与标准电离室的等效性愈好。

（1）实用型电离室室壁：室壁材料与中心电极的有效原子序数与自由空气基本等效。这样可以保证电离室室壁内释放的次级电子的能谱与空气相似。最常用的室壁材料有石墨、电木或塑料。

由于不同能量的X（γ）射线产生的次级电子的射程不同，故应选用不同厚度室壁的电离室。一般常用与空气等效的材料做成不同厚度的平衡罩。当测定较高能X、γ射线时，就需在原来电离室室壁上套上适当厚度的平衡罩。

（2）电离室的校准：实用型电离室可直接用于照射量的测量。条件是：

1）它与空气等效。

2）它的空气腔体积能够准确得知。

3）它的室壁厚度足以提供电子平衡。但实用型电离室很难同时满足上述条件。为此，在实际中，需要用自由空气电离室来对实用型电离室做校准刻度。通过使用两种电离室同时测量已知强度的X（γ）射线源，给出实用型电离室测测量校准因子，用于校正实用型电离室所测照射量值。

电离室在使用一段时间后仍需校准，校正时室温一般为20℃，气压为760mmHg。但在实际应用时，往往偏离校正时的气温和气压，造成测量误差，故对所测的数值应进行温度、气压校正。其校正系数K_{tp}为：

$$K_{tp} = \frac{273.2 + t}{293.2} = \frac{760}{P}$$

其中，t为测量时气温（℃），P为测量时气压（mmHg）。

（3）电离电荷测量：由于X（γ）射线在电离室中产生的电离电荷量非常小，所形成的电离电流在$10^{-15}\sim10^{-6}$A，因此测量如此微弱的电流信号就要求其测量电路要有较强的抗干抗性、较高的输入阻抗和较大的放大倍数。一般情况下，不直接测量电离电流，而是通过一个积分放大器，将电离电流在一个积分电容上充电，通过测量积分电容两端的积分电压来推算积分电荷量。根据运算放大器工作原理，有：

$$U_0 = -\frac{Q}{C}$$

式中，U_0为输出电压，C为积分电容，Q为电离电荷量。

（二）试述吸收剂量的测量方法

根据吸收剂量的定义，为了测量物质中某点的吸收剂量，需要测量射线在介质中该点沉积的能量大小。

1. 吸收剂量的基本测量法　任何一种物质，当受到辐射照射后，其吸收的射线能量将以热的形式表现出来，吸收的能量越大，产生的热量越高。通过测量此热量，就可以定量给出吸收剂量的大小。

在吸收介质内需要测定吸收剂量的部位，放一体积较小的吸收体，作为量热计的敏感材料，它与周围介质必须达到热绝缘。吸收体吸收了射线能量后，温度升高，借助微型测温器件（热电偶或热敏电阻）测出吸收体的温升，计算出吸收体吸收的能量，以求出小块吸收体材料中的吸收剂量D。

$$D = \frac{d\varepsilon}{dm} \approx \frac{dE}{dm}$$

式中，dm为吸收体质量，dε为射线授予该吸收物体的平均能量，dE为以热量形式出现的能量。

在实际测量中，以热量形式出现的能量，并非是直接测量出来的，而是根据导热系统计算得来。其具体做法是：把已知的电能dE_c，通过导线引入电加热丝对吸收体加热，观察其相应的温升dT，这样dE_c/dT_c便表示每单位温升相应的能量吸收。

$$D = \frac{dE_c}{dT_c} \cdot \frac{dT}{dm}$$

在射线照射过程中，若测得吸收体的温升dT，并忽略其他因素的影响，则可利用下式求得吸收体的吸收剂量。

但是，射线照射物质时所产生的热量非常微小。例如，水吸收1Gy的吸收剂量时，其温升只有2.4×10^{-4}℃；量热计常用石墨做吸收体，石墨吸收1Gy的吸收剂量时，温升约1.4×10^{-3}℃。即使在X线治疗中，组织吸收50Gy的吸收剂量时，温度也不过上升0.012℃。如此微小的温度变化，通常很难进行测量，必须借助非常灵敏的微型测温仪器。因此，量热法只能用作测定吸收剂量的标准方法，以校准其他测定吸收剂量的仪器。

2. 电离室测量法　上述量热法测量辐射在介质中的吸收剂量有很多限制，如灵敏度低、使用操作复杂，测量结果不能随时显示。因此，吸收剂量的现场测量大多通过测量照射量，然后换算成介质的吸收剂量。其换算方法是：

（1）将照射量换算成空气的吸收剂量（见吸收剂量与照射量的关系）。

（2）计算任意介质的吸收剂量，即

$$D_{物质} = \frac{(\frac{\mu_{en}}{\rho})_{物质}}{(\frac{\mu_{en}}{\rho})_{空气}} \cdot D_{空气} = f \cdot X$$

其中 $(\frac{\mu_{en}}{\rho})_{空气}$，$(\frac{\mu_{en}}{\rho})_{物质}$ 分别是空气和某种物质的质能吸收系数，X是照射量，单位是C/kg。

吸收剂量的其他测量方法有：热释光剂量计测量法、胶片剂量测量法、半导体剂量仪测量法等。

八、X线的防护

（一）放射防护的基本原则

《放射卫生防护基本标准》提出，放射防护的基本原则如下：

1. 实践的正当化　产生电离辐射的任何实践要经过论证，或确认该项实践是值得进行的，其所致的电离辐射危害同社会和个人从中获得的利益相比是可以接受的。如果拟实施的实践不能带来超过代价（包括健康损害代价和防护代价）的净利益，就不应当采用该项实践。

2. 放射防护最优化　应当避免一切不必要的照射。以放射防护最优化为原则，用最小的代价，获得最大的净利益，从而使一切必要的照射保持在可以合理达到的最低水平。在进行防护设计时，应当谋求防护的最优化，而不是盲目追求无限的降低剂量，否则，所增加的防护费用将是得不偿失，不能认为是合理的。

3. 个人剂量的限制　在实施正当化与最优化两项原则时，要同时保证个人所受照射的剂量不超过规定的限值。这样就可以保证放射工作人员中的个人不致接受过高的危险度。

（二）外照射防护的一般措施有哪些？

外照射防护的一般措施有时间防护、距离防护和屏蔽防护。

1. 时间防护　是指在不影响工作质量的前提下，尽量缩短人员受照射的时间。因为受照剂量与时间成正比，缩短受用时间，即可达到降低剂量的目的。为此，一切人员都应减少在辐射场内停留的时间。普通X线透视，要求医生应充分做好眼睛的暗适应，以缩短观察时间。有条件的单位应尽量采用带影像增强的电视系统检查，诊断更加准确，也缩短了照射时间。X线摄影应优选投照条件，不出或少出废片，以减少重复照射。

2. 距离防护　是指在不影响工作质量的前提下，尽量延长人员到X线管和散射体的距离。对于点状源，若不考虑空气对射线的吸收，X线按平方反比法则衰减，可见距离防护是十分有效的。

3. 屏蔽防护　欲减少人员的受照剂量，单靠时间防护和距离防护是不够的，往往还需要采用屏蔽防护。屏蔽防护是指在放射源和人员之间，放置能有效吸收放射线的屏蔽材料，从而衰减或消除射线对人体的危害。

（三）简述外照射的屏蔽防护的基本要求

在屏蔽防护中的基本要求是屏蔽材料的选择和屏蔽厚度的确定。

1. 对屏蔽材料的要求　在选择屏蔽防护材料时，必须从材料的防护性能、结构性能、稳定性能和经济成本等方面综合考虑。常用的屏蔽材料有铅、铁、砖、混凝土和水等。

（1）防护性能：主要是指材料对辐射的衰减能力，以及材料在衰减射线的过程中产生贯穿性的次级辐射的问题。它包括材料的屏蔽性能和散射性能。防护性能好是指衰减射线的能力强，产生的散射线少。

（2）结构性能：主要是指材料的物理形态、力学特性、机械强度和加工工艺等。结构性能好就是材料易于成为某种构造的一部分。

（3）稳定性能：主要是指材料防护效果的持久性。稳定性能好就是材料具有抗辐射的能力，且当材料处于水、汽、酸、碱、高温环境时，能抗腐蚀、耐高温，保证屏蔽效果不随时间和环境的改变而降低。

（4）经济成本：要求成本低、来源广泛、易加工，且安装、维修方便等。

2. 屏蔽材料的厚度

（1）铅当量：把达到与一定厚度的某屏蔽材料相同屏蔽效果的铅层厚度，称为该一定厚度屏蔽材料的铅当量，单位是毫米铅（mmPb）。屏蔽材料的铅当量不是固定不变的，它不仅随射线的能量、材料的厚度面变化，还与照射野的大小有关。凡谈到防护材料的铅当量，必须说明是什么材料、多大厚度、在多大时线能量下的铅当量。材料的屏蔽性能还可以用比铅当量表示，比铅当量是指单位度（mm）防护材料的铅当量。

（2）确定屏蔽厚度的依据：确定屏蔽材料的厚度，应考虑当量剂量限值和最优化、屏蔽用途和距离、屏蔽材料的防护性能、工作负荷（W）、居留因子（T）、利用因子（U）六个因素。

（3）屏蔽厚度的计算方法

1）透射量计算法。

2）查表法：初、次级防护屏厚度的确定也可用查表法得到。条件是已知管电压、周剂量限值及防护屏到辐射源的距离，再查表得到铅和混凝土的初、次级防护厚度。

X线诊断机房的主防护应有3mm铅当量的厚度，副防护应有2mm铅当量的厚度。一般24cm厚的实心砖墙，只要灰浆饱满，不留缝隙，可达到2mm铅当量。

（四）简述放射工作人员的剂量限值、工作条件分类及控制原则

1. 放射工作人员的剂量限值　放射工作人员的年当量剂量（rem/年），是指一年工作期间所受到的外照射的当量剂量与这一年内摄入放射性核素所产生的待积当量剂量二者之和。为防止发生确定性效应，放射工作人员的当量剂量限值是眼晶状体150mSv/年（15rem/年），其他组织500mSv/年（50rem/年）。为限制随机性效应的发生概率，使其达到可接受水平，放射工作人员（全身照射）的当量剂量限值是连续五年内平均不超过20mSv/年（2rem/年），单独一年内不超过50mSv/年（5rem/年）。

2. 放射工作条件的分类

（1）甲种工作条件：年照射的有效剂量有可能超过15mSv/年的为甲种工作条件，要对个人剂量进行监测，对场所经常性的监测，建立个人受照剂量和场所监测档案。

（2）乙种工作条件：年照射的有效剂量很少可能超过15mSv/年，但可能超过5mSv/年的为乙种工作条件，要建立场所的定期监测，个人剂量监测档案。

（3）丙种工作条件：年照射的有效剂量很少超过5mSv/年的为丙种工作条件，可根据需要进行监测，并加以记录。

3. 控制原则

（1）未满18岁者不得在甲种工作条件下工作，未满16岁者不得参与放射工作。

（2）从事放射的育龄妇女，应严格按均匀的月剂量率加以控制。

（3）在一般情况下，连续3个月内一次或多次接受的总剂量当量不得超过年当量剂量限值的一半（25mSv）。

（4）对事先计划的特殊照射，其有效剂量在一次事件中不得大于100mSv，一生中不得超过250mSv。

（5）放射专业学生教学期间，其剂量限值遵循放射工作人员的防护条款；非放射专业学生教学期间，有效剂量不大于0.5mSv/年，单个组织或器官当量剂量不大于5mSv/年。

（五）简述对被检者的防护要求及公众的个人剂量限值

1. 对被检者的防护要求

（1）提高国民对放射防护的知识水平。

（2）正确选用X线检查的适应证。

（3）采用恰当的X线质与量。

（4）严格控制照射野。

（5）非摄影部位的屏蔽防护。

（6）提高影像转换介质的射线灵敏度。

（7）避免操作失误，减少废片率和重拍片率。

（8）严格执行防护安全操作规则。

2.公众的个人剂量限值

（1）公众个人所受辐射照射的年当量剂量规定全身应低于1mSv（0.1rem）。

（2）任何单个组织或器官应低于50mSv（5rem）。

（3）眼晶状体应低于15mSv（1.5rem）。

（六）简述CT的辐射特点和常用辐射剂量

1.CT的辐射特点　CT检查与普通X线检查比较，虽然它们所使用的成像能源都是X线，但在X线的质和量以及能量转换方式方面有明显区别。

（1）CT检查为窄束X线，窄束X线比宽束X线散射线少。

（2）CT检查用的管电压一般在120kV以上，产生的X线波长短，线质硬，穿透性大，吸收量少。

（3）CT检查用的辐射转换介质为灵敏度很高的探测器，不仅对X线能量损失少，而且还有放大作用。

（4）CT机X线管的滤过大，波长较长的软X线被吸收了，进入扫描野的X线几乎被看作单能射线，减少了软射线对皮肤的损伤。

2.CT的常用辐射剂量

（1）局部剂量：是与球管的毫安秒大小有关的人体软组织某一点的当量剂量，单位是μSv/100mAs。局部剂量通常以球管电流流量100mAs为准值，其大小与被照射物体的散射大小、扫描层的厚薄、mAs和kV值有关，物体的散射越小、层厚越薄、mAs和kV值越小，局部剂量越低。

（2）个人剂量：是与射线曝光有关的人体表面软组织某一点的当量剂量，单位是μSv。

（3）全身剂量：是假定全身各处的照射量一致时，各部位和器官当量剂量的平均值，单位是μSv。

（4）有效剂量：是相关器官或组织由一加权数相乘后，平均当量剂量的总和，单位是μSv。

（七）CT检查的个人防护注意事项

1.CT检查要做到实践的正当化，尽可能避免一些不必要的CT检查。

2.在不影响诊断的情况下，扫描中尽量缩小扫描野，能少扫的不要多扫，能厚扫的不要薄扫，能不增强的就不增强，做到最优化检查。

3.做好扫描前与受检者的沟通及训练工作，取得其合作，减少不必要的重复扫描。

4.扫描时尽可能让陪伴人员离开，必要时应让陪伴人员穿上铅防护衣，并尽可能离球管远一些。

5.对被检查的患者，应做好扫描区以外部位的遮盖防护。

6.定期检测扫描机房的X线防护和泄漏等情况。

第二节　X线物理与防护自测试题

一、以下每一道题下面有A、B、C、D、E五个备选答案，从中选择一个最佳答案。

A1/A2型题

1. 伦琴发现X线的日期是（　　　　）
   A. 1895年11月8日　　　B. 1895年8月11日　　　C. 1901年11月8日
   D. 1901年8月11日　　　E. 1985年11月8日

2. 对X线吸收与衰减的叙述，错误的是（　　　　）
   A. X线强度与距离平方成反比
   B. X线与物质相互作用被吸收而衰减
   C. X线透过物质后，质和量都有改变
   D. 透过物质后的射线平均能量降低
   E. 透过物质后的平均能量接近它的最高能量

3. 关于辐射遗传效应的叙述，错误的是（　　　　）
   A. 使受照者后代发生的遗传性异常
   B. 遗传效应是确定性效应的表现
   C. 遗传疾病分为单基因遗传病
   D. 遗传疾病分为染色体畸变病
   E. 遗传疾病分为多因素病

4. 可使物体产生电离的波或线是（　　　　）
   A. X线　　　　　　　　B. 声波　　　　　　　　C. 可见光
   D. 超声波　　　　　　　E. 无线电波

5. 有关连续放射的叙述，错误的是（　　　　）
   A. 连续放射又称轫致放射
   B. 连续放射是高速电子与核外电子作用的结果
   C. 连续放射是一束波长不等的混合线
   D. 连续放射，X线光子能量与电子能量有关
   E. 连续放射，X线光子能量与核电荷多少有关

6. K特征X射线的产生，管电压必须在（　　　　）
   A. 50kVp以上　　　　　B. 60kVp以上　　　　　C. 70kVp以上
   D. 80kVp以上　　　　　E. 90kVp以上

7. X线光子不具有的特征是（　　　　）
   A. 光速　　　　　　　　B. 波长　　　　　　　　C. 能量
   D. 动质量　　　　　　　E. 静止质量

8. X线剂量单位戈瑞（Gy）指的是（　　　　）
   A. 照射量　　　　　　　B. 照射量率　　　　　　C. 吸收剂量

D. 剂量当量　　　　　　E. 吸收剂量率

9. 生物体受X线照射后产生细胞坏死，此变化发生在生物效应的（　　　）

A. 物理阶段　　　　　　B. 化学阶段　　　　　　C. 生化学阶段

D. 生物学阶段　　　　　E. 物理化学阶段

10. 人体对X线照射高感受性的腺体是（　　　）

A. 汗腺　　　　　　　　B. 肾腺　　　　　　　　C. 唾液腺

D. 生殖腺　　　　　　　E. 甲状腺

二、以下提供若干个案例，每个案例下设若干考题。请根据各考题题干所提供的信息，在每题下面的A、B、C、D、E五个备选答案中选择一个最佳答案。

A3/A4型题

(11～13题共用题干)

放射工作人员的年当量剂量（rem/y），是指一年工作期间所受到的外照射的当量剂量与这一年内摄入放射性核素所产生的待积当量剂量二者之和。为防止发生确定性效应，放射工作人员的当量剂量限值是眼晶状体150mSv/y（15rem/y），其他组织500mSv/y（50rem/y）。为限制随机性效应的发生概率，使其达到可接受水平，放射工作人员（全身照射）的当量剂量限值是连续五年内平均不超过20mSv/年（2rem/y），单独一年内不超过50mSv/y（5rem/y）。

11. 年照射的有效剂量有可能超过多少为甲种工作条件，要对个人剂量进行监测，对场所经常性的监测，建立个人受照剂量和场所监测档案。

A. 5mSv/y　　　　　　　B. 10mSv/y　　　　　　C. 15mSv/y

D. 20mSv/y　　　　　　E. 25mSv/y

12. 参加放射工作人员的最小年龄限定为（　　　）

A. 15岁　　　　　　　　B. 16岁　　　　　　　　C. 17岁

D. 18岁　　　　　　　　E. 19岁

13. 严格按均匀的月剂量率控制的对象是（　　　）

A. 已从业的放射工作人员　　　　　B. 刚从业的放射工作人员

C. 从业放射的育龄妇女　　　　　　D. 放射专业学生教学期间

E. 非放射专业学生教学期间

（14～16题共用题干）

影响电离辐射生物效应的因素主要有两方面：与电离辐射有关的因素、受照机体有关的因素。

14. X线剂量单位戈瑞指的是（　　　）

A. 照射量　　　　　　　B. 照射量率　　　　　　C. 吸收剂量

D. 剂量当量　　　　　　E. 吸收剂量率

15. 与影响辐射损伤无关的因素是（　　　）

A. X线剂量   B. 健康情况   C. 照射方式

D. 照射部位   E. 球管散热方式

16. 人体对X线照射低感受性的组织是（　　　）

    A. 造血组织   B. 淋巴组织   C. 神经组织

    D. 口腔黏膜   E. 毛细血管

三、以下提供若干组考题，每组考题共同在考题前列出的A、B、C、D、E五个备选答案。请从中选择一个与考题关系最密切的答案，每个备选答案可能被选择一次，多次或不被选择。

B型题

(17～18题共用备选答案)

    A. 相干散射   B. 光电效应   C. 康普顿效应

    D. 电子对效应   E. 光核作用

17. 在诊断X线能量范围内发生概率不足全部相互作用的5%的是（　　　）

18. X线摄影中的散射线几乎都是来自（　　　）

第三节　自测试题答案

A1/A2型题

1. A   2. D   3. B   4. A   5. B   6. C   7. E   8. C   9. D   10. D

A3/A4型题

11. C   12. B   13. C   14. C   15. E   16. C

B型题

17. A   18. C

（陈学军　周高峰　司徒卫军）

第四章 数字X线成像基础

第一节 数字X线成像基础问答

一、数字图像的特征

（一）什么是模拟信号和数字信号？两者之间是如何转换的？数字图像与传统的模拟图像相比有哪些优势？

1. 模拟信号 在信息科学中，能够计数的离散量称为数字信号，不能计数的连续量称为模拟信号。模拟是以某种范畴的表达方式如实地反映另一种范畴。在我们日常生活中有很多这种现象，例如，地球围绕着太阳不停地旋转，地球与太阳之间的距离随时间而连续地变化；温度与时间；电源的频率、电压和电流的变化等，这些信息量的变化是随着时间和距离改变而发生连续的变化。我们把这种连续变化的信号称为模拟信号或者模拟量。

在X线摄影范围内，照片记录或显示的是从几乎完全透明到几乎不透明（黑色）的一个连续的灰阶范围。它是X线透过人体内部器官的投影，这种不同的灰度差别即为某一局部所接受的辐射强度的模拟。传统X线透视荧光屏影像、普通X线照片以及CT多幅相机照片均是由模拟量构成的图像，属于模拟影像。这些图像画面中像点的位置在二维坐标系中是连续变化的，同时其密度（或亮度）值也是无限稠密和连续的。换句话说，模拟图像在水平和垂直方向上的像点位置变化，以及每个像点位置上的密度（或亮度）变化都是连续的。

2. 数字信号 若在一个正弦或非正弦信号周期内取若干个点的值，取点的多少以能恢复原信号为依据，再将每个点的值用若干位二进制数码表示，这就是用数字量表示模拟量的方法。把连续的模拟量（如电压、电流、频率、相移、脉宽、位移、转角等）通过采样转换成离散的数字量，该过程就称为数字化。转换后的数字信号送入计算机图像处理器进行处理，重建出图像，该幅图像称之为数字化图像。数字化图像完全是以一种规则的数字量的集合来表示的物理图像。

数字影像是将模拟影像分解成有限个小区域，每个小区域中影像密度的平均值用一个整数表示。也就是说，数字化图像是由许多不同密度的点组成的，点与点之间的位置关系相对固定，点与点之间的密度是一均值。

3. 模拟信号与数字信号之间的互相转换 模拟信号可以转换成数字信号，同样数字信号也可以转换成模拟信号，两者是可逆的：

（1）将模拟量转换为数字信号的介质为模/数转换器。即把连续的模拟信号分解成彼此分离的信息，并分别赋予相应的数字量级，此过程为模/数转换。

（2）将数字信号转换为模拟量的介质为数/模转换器。即把二进制数字影像转变为模拟影像，即形成视频影像显示在显示器上，此过程为数/模转换。

同一幅图像或一种信号可以有两种表现形式，即模拟方法或数字方法。例如，检测电压时，用指针式万用表检测到的电压值是个连续量，而用数字万用表检测到的电压值是个离散量；测量重量时，用杆秤称出的是连续量，用电子秤称出的是离散量。

4.数字图像与传统的模拟图像相比，数字图像具有以下优势：

（1）数字图像密度分辨力高：图像的灰阶等级或灰阶水平由2^N决定，N是二进制的位数，位数越大，信息量越大，量化的精度越高。屏片组合系统的密度分辨率只能达到2^6灰阶，数字图像的密度分辨率可达到$2^{10\sim12}$，甚至2^{16}灰阶。虽然人眼对灰阶的分辨能力有一定的限度，但因数字图像可通过变化窗宽、窗位、转换曲线等技术，将全部灰阶按观察要求进行分段显示，从而扩大了密度分辨力的信息量。

（2）数字图像可进行后处理：图像后处理是数字图像的最大特点。只要保留原始数据，就可以根据诊断需要，并通过软件功能，如图像增强、参数测量、特征抽取、图像识别及图像重建等，有针对性地对图像进行处理，从而提高正确诊断率。

（3）数字图像的存储、调阅、传输或拷贝更加方便：数字图像可以存储于磁盘、磁带、光盘及各种记忆卡中，并可随时进行调阅、传输。影像数据的存储和传输是PACS系统建立的最重要部分，为联网、远程会诊、实现无胶片化等奠定了良好基础。

（二）矩阵、像素和体素的定义？简述矩阵、像素、图像三者之间的关系

1.矩阵（matrix）　矩阵是一个数学概念，表示一个横成行、纵成列的数字方阵。矩阵有影像矩阵和显示矩阵之分。影像矩阵是指CT重建得到的影像或CR、DR采集到的每幅影像所用的矩阵。显示矩阵是指显示器上显示的影像矩阵。为了保证显示图像的质量，显示矩阵一般等于或大于影像矩阵。通常为512×512或1024×1024。

2.像素（pixel）　像素又称像元，是组成图像矩阵中的基本单元。像素是一个二维概念。像素的大小可由像素尺寸表征，如100μm×100μm。

3.体素（voxel）　图像实际上包含有人体某一部位的一定厚度，将其代表一定厚度的三维空间的体积单元称为体素。体素是一个三维的概念。

像素实际上是体素在成像时的表现。

4.矩阵与像素的关系　数字图像是用数字阵列表示的图像，该阵列中的每一个元素称为像素，像素是组成数字图像的基本元素。数字图像是由有限个像素点组成的，构成数字图像的所有像素构成了矩阵。矩阵大小能表示构成一幅图像的像素数量多少。矩阵与像素大小的关系，可由下述公式表示：

像素大小=视野大小/矩阵大小

当视野大小固定时，矩阵越大，像素尺寸越小；矩阵不变时，视野增大，像素尺寸随之增大；一幅图像需要的像素量是由每个像素的大小和整个图像尺寸决定的；像素数量与像素大小的乘积决定了视野大小。

5.矩阵、像素与图像之间的关系　数字图像是将原来连续变化的灰度值形成的一幅图像分成有限个被称为像素的小区域，每个像素中的灰度值用一个整数来表示。图像矩阵是一个整数值的二维数组。一幅图像中包含的像素数量等于图像矩阵行与列的乘积。

像素尺寸多为正方形，若像素边长减小一半，则像素的总数量就要增加4倍，数据量增加，计算机内存占据加大，图像处理速度减慢。图像矩阵的大小一般根据具体的应用和成像系统的容量决定，不能片面盲目的追求过高的像素。

构成图像的像素数量少，像素尺寸大，可观察到的原始图像细节较少，图像的空间分辨率低；反之，像素数量多，图像的空间分辨率高。在空间分辨率一定的情况下，图像大比图像小需要的像素多，每个单独像素的大小决定图像空间分辨率。若图像矩阵大小固定，视野增加时，图像空间分辨率降低。

（三）什么是原始数据和影像数据？简述重建和重建时间

1. 原始数据（raw data）　由探测器即X线接收器直接接收到的信号，信号经放大后通过模/数转换得到的数据称为原始数据。

2. 影像数据（image data）　是指重建后某幅图像的数据。对CR、DR而言，是构成图像的矩阵中每一个像素点的值；对CT而言，是层面影像各像素的CT值。

3. 重建（reconstruction）　用原始数据经计算而得到影像数据的过程称之为重建。重建的处理过程是一个相当复杂的数学过程。重建能力是计算机功能中一项重要指标，重建一般采用专门的计算机—阵列处理器来完成，它受主控计算机的指挥。

4. 重建时间（reconstruction time）　是指计算机中阵列处理器用原始数据重建成影像数据矩阵所需的时间。重建时间与重建矩阵的大小和比特值有关，重建矩阵或比特值越大，所需的重建时间越长。同时，重建时间又受计算机的运行速度与内存容量的影响。计算机的运算速度快、重建时间短；内存容量大，相对也能缩短重建时间。

（四）简述噪声、信噪比、伪影三者的概念

1. 噪声（noise）　在X线数字成像中，影像上观察到的亮度水平中随机出现的波动称为噪声。表现在图像上大致分为两种典型的图像噪声。

（1）椒盐噪声：噪声的幅值大小相同，但出现的位置随机。

（2）高斯噪声：图像中的每一点都存在噪声，但噪声的幅值大小是随机分布的。噪声是无处不在，不能完全消除，原始图像的噪声含量可采用增加曝光量的方式，当曝光量增加4倍时，噪声水平减至1/2。

2. 信噪比　信噪比是信号与噪声之比的简称，是影响图像质量的主要参数之一。在实际的信号中一般都包含有两种成分，即有用信号和噪声，噪声是无处不在的。用来表征有用信号强度同噪声强度之比的参数称为"信号噪声比"。信噪比值越大，噪声对信号的影响越小，信息传递质量就越高，图像质量就越好；反之，信噪比值越小，说明噪声对有用信号的干扰比较大，信息传递质量就越差，图像质量

就越差。

3. 伪影（artifact）　是指在成像过程中产生的错误图像特征。伪影是附加在正常图像上的异常图像，它会干扰对正常图像的判读，是影响图像质量的重要因素之一。有金属伪影、运动伪影、设备伪影等。

（五）简述空间分辨率和密度分辨率的概念

1. 空间分辨率（spatial resolution）　又称高对比度分辨率，是成像系统的性能描述，即能分辨出的细节好坏，是影响图像质量的重要参数。通常用每厘米内的线对数（LP/cm）来表示，或用可辨别最小物体的直径（mm）来表示。

对CR系统而言，成像板的空间分辨率取决于几个因素。其中，物理因素包括成像板的结构和厚度、激光点尺寸、荧光体散射、预采样引起的信号损失等。CR系统中荧光体接收器的特性影响着空间分辨率的最大值，即极限分辨力。

DR系统中，影响极限分辨率的主要是单个像素区域的大小。

数字图像的空间分辨力是由像素的大小（尺寸）决定。实际工作中，可根据X线影像中诊断信息的适当可见性来确定像素的合理尺寸及合理的位数。

2. 密度分辨率（density resolution）　又称低对比度分辨率，是影响图像质量的另一个重要参数。指在影像中区分低对比信号的能力，用百分数表示，如某设备的密度分辨力为0.35%，表示两物质的密度差大于0.35%时，该设备能将他们分辨出来。主要依赖于固有物体对比度、噪声量、影像观察条件、观测者辨别小尺寸低对比区域信号的能力。

灰度级数影响着数字图像的密度分辨率。计算机处理和存储数字图像采用的是二进制数，模/数转换器将连续变化的灰度值转化为一系列离散的整数灰度值，量化后的整数灰度值又称为灰度级或灰阶。量化后灰度级的数量由2^N决定，N是二进制数的位数，称为位深，位深又可称为比特（bit），用来表示每个像素的灰度精度。

（六）简述影像科室中所指的硬件和软件

1. 硬件　是指成像设备的机械部件和计算机以及电子部分的元器件。例如，平板探测器、球管、诊断床、主板、内存、硬盘、电源、显示器等，计算机中的所有硬件都需要驱动软件支持才能正常使用。

2. 软件　是用于控制计算机运算过程的程序，程序由计算机语言写成，它是能被计算机识别的系列数字。软件包括系统软件、应用软件、诊断软件、管理程序、数据获取程序、数据处理程序以及显示程序等。

（七）简述灰阶的定义

灰阶是指在照片或显示器上所呈现的黑白图像上的各点表现出不同深度灰色。把白色与黑色之间分成若干级，称为"灰度等级"，表现的亮度（或灰度）信号的等级差别称为灰阶。

为适应人的视觉的最大等级范围，灰阶一般只有16个等级，灰阶的每一等级内又有4级连续变化的灰度，故共有64个连续的不同灰度的过渡等级。

（八）简述比特（bit）的概念

比特（bit）是信息量的单位。在二进制中，一位二进制所包含的信息量称为1比特。比特值越大，表示信息量越大，量化的精度越高；比特值越小，量化精度越低。同一幅图像用不同的比特值量化，会获得不同的密度分辨力。

比特值的大小决定着图像的密度分辨率，比特值越大，密度分辨率越高，但不是唯一因素。密度分辨率还受信号强度、噪声大小、信噪比、X线对比度等影响。

一幅8比特的图像由256个灰阶组成，一幅12比特图像由4096个灰阶组成。一般使用12比特进行图像的数字化。

（九）简述量子检出效率的概念

量子检出效率（detective quantum efficiency，DQE）是综合评价数字摄影系统性能的重要指标，是成像系统对信号从输入到输出传递能力的表达，以百分比表示。量子检出效率描述了与空间分辨率相关的信息探测效率，与图像质量成正比，与患者所受的辐射剂量成反比。量子检出效率高的数字化探测器在相同的影像质量下辐射剂量可以大大降低；当剂量相同时，图像质量优化。

量子检出效率受X线吸收量、信号曲线的幅度或强度、噪声等影响。

（十）什么是动态范围？

动态范围是指包含有诊断信息的曝光量范围，通过原始影像数据分析来加以识别，通常使用直方图分析。对光电转换器而言，亮度响应并非从零水平开始，也不会持续至无限大的亮度，其响应的有用的最大与最小亮度值之比即为动态范围。

探测器能线性地将X线转换为电信号，此电信号的最高值与最低值之比即为该探测器的动态范围。DR的动态范围可达$1:10^4$，相对于传统的屏/片成像系统，数字化成像系统具有很高的曝光宽容度。动态范围的扩大意味着可以检测和记录下更多的影像信息，提高诊断的准确度。

（十一）什么是滤波函数？

滤波函数又称重建算法，是指图像重建时所采用的一种数学处理方法。其运算方法有多种，如反投影法、卷积投影法、傅立叶变换法、滤波反投影法等。不同的数字成像设备采用的运算方法也各不相同。实际应用中，采用的算法不同，所得到的图像效果亦不同，比如高分辨算法是一种突出轮廓的算法，在图像重建时扩大对比度，提高空间分辨力，但是图像噪声相应也增加；软组织算法则是采用一种使图像边缘平滑的算法，图像的对比度下降，噪声也下降，密度分辨率提高，软组织层次清晰。

二、数字图像的形成

数字X线影像的形成大体都要经过信息采集、量化、转换和图像显示四个过程，四个过程连续进行，难以截然分开。

1. 数字图像信息采样　信息采集的第一步是X线曝光或扫描，透过被照体的载有影像信息的X线被辐射接收器件（成像板、平板探测器、CCD阵列等）接收，将接收到的模拟信号通过模/数转换器转换成数字信号，与此同时并将图像分割成若干个小单元，这种处理称为空间采样，简称采样。采样实质上就是指按一定间隔将图像位置信息离散的取出过程，也就是对输入的模拟信号在一定时间方向上按一定间隔取出的振幅值。采样将模拟信号分解成离散分布的样本值信号。

采样间隔是指相邻两个采样点之间的间隔。对大小相同的图像而言，采样间隔越小，图像的像素越多；同时，单个像素面积越小，图像空间分辨率越高，越能准确表现原图像，但信息容量也增加。当采样间隔＞采样点大小时，采样点排列不连续，图像噪声增加；当采样间隔＜采样点大小时，图像噪声特性得以改善，但模糊度增加。

图像采样的空间像素矩阵大小必须保证采样后得到的数字图像能不失真地反映原始图像信息。对原始图像信息进行等间隔采样时，所用的采样频率必须为原始图像信息中所包含的最高频率的2倍以上，称之为采样定理。如果不能满足采样定理，采样后信号的频率就会重叠，即高于采样频率一半的频率成分将被重建成低于采样频率一半的信号，这种频谱的重叠导致的失真称为混叠伪影，而重建出来的信号称为原信号的混叠替身，因为这两个信号有同样的样本值。

例如，对含10kHz频率成分的信号，采样频率必须在20kHz以上，否则就会出现混叠伪影，数字信号就不能忠实地反映原始图像信息。

2. 数字图像的量化　量化是指将连续变化的灰度或密度等模拟信息，转化成离散的数字信息的过程，也就是在振幅方向上用适当的间隔将被样本化的信号分配到邻近规定值中的过程。采样将图像分解成时间、空间上离散分布的像素，但像素的值仍是连续值。量化后的信号数值为整数值，其所取的数值精确的对应于像素的原点并且决定了数字图像的灰度值，并且与原始信号的强度成正比，灰度值的总和称为灰阶。

对灰阶显示程度的要求是以人眼分辨微小密度差别的能力为根据的，通常要求噪声小、信噪比高的成像系统能达到12bit（4096灰阶）。

量化的级数越多，数字化的过程带来的误差就越小，信号表现能力越高，但图像数据量增加。反之，量化的级数越少，数字化过程的误差越大，可出现伪轮廓（pseudo contour）状伪影。

3. 数字图像转换　模/数转换器是实现图像数字化的核心部件。采样与量化都需要借助模/数转换器完成。X线探测器读取后的图像信号比较微弱，需首先经过放大增益，再输入到模/数转换器进行信号转换。模拟信号经采样与量化处理后被转换为数字信号，采样过程决定了数字图像的空间分辨率，量化过程决定了数字图像的密度分辨率。

4. 数字图像的显示　采样与量化是将模拟信号转换成离散的整数值的数字信号。

数字信号存储于计算机硬盘中，硬盘容量决定了存储数据的多少。硬盘中的数字信号可根据需要多向传输，如在显示器上显示；或保存至图像存储与传输系统（Picture Archiving and Communication System，PACS）；或传输至激光打印机打印出胶片。

数字信号要在显示器上显示，必须通过数/模转换器将数字信号转换成模拟信号，才能在显示器上显示出与原始信号强度相对应灰度不同的黑白图像。显示器性能影响了图像显示的清晰度与准确性。

三、数字图像的处理

（一）简述医学图像处理技术

医学图像处理技术是综合利用计算机图形学和图像处理技术，把由CR、DR、CT、MRI、PET等数字成像技术所获得的人体信息图像进行不同方式的处理，例如窗口技术、组织均衡技术、多平面重组技术、表面阴影显示、最大强度投影、容积再现、仿真内镜技术等。

医学图像处理技术能够弥补医学影像设备在成像上的不足，把影像在计算机上直观地表现出来，以满足医疗诊断和治疗上的需要。由于不同的医学成像技术获取图像信息的方式和图像重建原理不全相同，因此并非每一种医学图像处理技术都适用于所有的医学影像设备。

（二）什么是窗口技术？简述窗宽和窗位对图像质量的影响

1. 窗口技术　利用医学影像对人体正常组织或病变大小、位置、范围、毗邻关系的判断是基于图像分析得出的，而图像显示效果又是由窗口技术来调节的。以观察正常组织或病变组织为目的的图像密度、对比度调节技术称为窗口技术，包括窗宽和窗位。

2. 窗宽的概念及窗宽对图像质量的影响　窗宽是指显示图像时所选用的灰度级范围，即一张影像中所见到的密度范围。窗宽大小直接影响图像对比度和清晰度。窗宽窄，显示的灰阶范围小，图像对比度强，适应于显示组织密度差别较小的组织；反之，当窗宽大，则适用于显示组织密度差别大的结构。

在CT图像中，窗宽是图像中CT值显示范围，CT值范围内组织以不同模拟灰度显示为影像，CT值范围外组织则显示为白色或黑色。人体组织的CT值范围是2000个HU单位，即人体组织的CT图像是用2000个灰度值表示的，而人眼通常只能分辨出16个灰度等级。若将2000个灰度等级划分为16个灰阶，则每个灰阶所能分辨的CT值为2000HU÷16=125HU。此时，只有相邻组织CT值至少相差125HU，人眼才能将两者区分开来。

3. 窗位的概念及窗位对图像质量的影响　窗位是指对应灰度级的中心位置。窗口技术中，窗宽不变，窗位变大，则图像变暗；窗位不变，窗宽增大，则图像对比度下降。

确定窗宽和窗位后，CT值显示范围=窗位±（窗宽/2）

4. 实际工作中窗口技术的应用　窗位设置以欲观察组织的平均CT值为参考，设置窗口技术时应先根据欲观察组织的CT值确定窗位；根据欲观察组织与周围组织的对比以及整幅图像显示要求设置适合的窗宽。

例如，人脑组织CT值约为35HU，因此，观察脑组织的CT图像窗位应选择35HU左右。如果将窗宽设置为80HU，则此时每个灰阶所能分辨的CT值为80HU÷16=5HU（因为人眼通常只能分辨出16个灰度等级），图像中CT值显示范围为35±（80HU/2）即-5HU±~75HU。图像中CT值小于-5HU的所有组织全部显示为黑色，CT值大于75HU的组织全部显示为白色。

（三）组织均衡技术及其机制是什么？

1. 组织均衡化技术　是将DR图像分解成不同密度区域的图像进行数字化处理，然后再将分别处理的图像进行加权整合，得到一幅新的图像。组织均衡功能可以使我们在一次曝光中获取被照体组织部位的大量信息，无须调整窗宽、窗位，组织均衡功能使整个视野内高密度组织和低密度组织同时得到良好的显示。

平板探测器（digital radiography，DR）宽的动态范围是组织均衡化的基础，从对X线的最低反应阈值到X线最高饱和阈值的照射量范围分别≤60μR与≥13000μR。

2. 组织均衡化的机制　DR为数字化X线摄影，其对X线曝光量具有较大的取值范围以及较高的量子检出率。但人眼所能分辨的影像灰阶有限，在同一曝光区域若要观察低密度组织，则高密度区域内组织间灰度差别会显示不清；反之，要观察高密度组织，则低密度组织之间的灰度差别显示受限。对于密度差或者厚度差较大的X线摄影成像区域，常规DR摄影时容易出现曝光不足或者曝光过度现象。例如，颈椎下段和胸椎上段的侧位、胸腰段侧位、股骨颈侧位、跟骨轴位等X线摄影影像。

不同的设备组织均衡技术的调节参数并非完全相同，同时，应根据受检者年龄、体型、摄影部位和体位以及诊断要求选择合适的调节参数。

（四）简述多平面重组技术

1. 多平面重组（multi-planar reformation，MPR）　是通过薄层的容积采集获取数据，经计算机处理获得多方位、多平面影像。多平面重组的方法是在断层扫描基础上，将一组横断面图像的数据通过后处理使体素重新排列，使其显示为任意断面方向的二维影像。

多平面重组在一定程度上弥补了CT不能按任意角度扫描的缺憾，其图像与横断面图像结合观察可以丰富空间立体关系的观察效果。适用于显示全身各个系统组织器官的形态学改变以及病灶大小、病灶形态、毗邻关系等，可以得到组织器官或病灶的三维立体效果。

多平面重组属于三维图像处理，可以提供的断面图像有轴位平面、矢状位平面、冠状位平面、斜面、曲面，比如，腹部冠状位重组、脊柱矢状位重组、气管与支气管倾斜冠状位重组等。通过多平面重组后可以得到三维立体效果的图像，但重组图像的显示方式仍为二维。

2. 曲面重组 是多平面重组的一种特殊形式，可以在一个指定的参照平面上，由操作者沿感兴趣器官画一条曲线，并沿该曲线做三维曲面图像重组，从而获得曲面重组图像。

曲面重组可以使弯曲的器官拉直、展开，显示在一个平面上，解决多平面重组受感兴趣器官角度影响不能全程显示的问题，使观察者能够看到某个器官的全貌。例如，沿冠状动脉走行勾画的曲面重组，可以显示管腔内部结构及血管邻近结构，反映血管全程的展开图像，评估病变在血管全程的具体部位，并且可以观察管壁增厚、钙化，判断斑块性质及管腔的狭窄程度。沿输尿管走行的曲面重组图像可以显示输尿管内的结石等占位性病变，也可以明确周围病变与输尿管的毗邻关系。但曲面重组对于所勾画曲线的准确与否依赖性很大，有时会造成人为伪影，同时由于存在变形操作，曲面图像不能真实、准确地反映器官的空间位置和毗邻关系。

（五）简述表面阴影显示技术及其优缺点

1. 表面阴影显示（shaded surface display，SSD） 是在三维容积数据中包含的物质表面上，依照光学模型确定的算法，给物质表面附加明、暗不同的阴影，再将三维物体沿视线呈现在二维平面上，其图像富有立体感、真实感，可逼真地显示被照体的空间解剖结构。

2. 表面阴影显示的技术方法 是采用阈值法成像，指定上、下限的一对阈值设定后，表面阴影重建时阈值外组织结构将被舍去，只对阈值内结构进行成像，图像显示的准确性受图像处理中分割参数即阈值的影响。选择的阈值过低，则图像噪声增加，使靶器官显示受到影响；选择的阈值过高，又会造成细小管腔的假性狭窄征象。即使阈值合适，在有狭窄的部位，部分容积效应还会进一步降低狭窄段的CT值，使得在三维图像上狭窄率被夸大。因此，为了减少部分容积效应，在采集图像时应尽可能使用薄层，在后处理阶段，为了减少部分容积效应带来的负面影响，应仔细调节阈值、阻光度、窗宽、窗位等调节参数。

3. 表面阴影显示的优缺点 表面阴影只能显示物体表面特征，不能显示物体内部结构，也不能提供物体的密度信息和CT值，因此不能区分血管壁上的钙化和碘对比剂。但是，表面阴影显示对于体积、距离、角度的测量准确，可用于制订治疗计划、实施模拟手术等。例如，颅骨的表面阴影显示图像对于颅骨修补术和颌面部畸形的整形手术有帮助。

（六）简述最大强度投影及其应用

1. 最大强度投影（maximum intensity projection，MIP） 是按操作者观察物体的方向做一投影线，以该投影线经过的最大强度体素值作为结果图像的信号强度值，投影图像的重组结果是低密度组织结构都被去除。最大强度投影的投影方向是任意的，通常选择的方位是前后位、上下位、侧位、与上下位垂直的任意角度位。

2. 最大强度投影的应用 最大强度投影的空间分辨率高，组织结构缺失少，可以得到任意层面任意方位的二维图像，临床上常用于相对高密度组织和结构。最大强度投影的技术优势在于可以显示解剖构成复杂的部位、病变侵及范围毗邻关系，能显示血管壁钙化和碘对比剂充盈的血管腔。但是，当钙化围绕血管全周时，可以因遮挡效果而影响血管腔的显示。对有前后物体影像重叠的最大强度投影图像，可以通过多角度投影或旋转将重叠处影像分开，也可以在投影前通过分割处理将邻近的不需要显示的高密度组织或结构切割去除。

例如，冠状动脉CTA图像中，最大强度投影图像可以将不在同一平面的结构可作为一个整体显示，不丢失任何信息，真实反映冠状动脉整体。但是，层厚选择不佳时，病变可能被覆盖，并且血管壁的广泛钙化会影响对管腔的评价。CT肺动脉图像的最大强度投影处理可以用于诊断肺动脉栓塞，明确病变范围和毗邻关系。

（七）简述容积再现技术及其优缺点

1. 容积再现（volume rendering technique，VRT） 是采用扫描容积数据的所有体素，并通过计算机的重组新投影，并以二维图像的形式显示。容积再现技术原理中最常使用的是光线跟踪法，即假定物体按照指定方向投影时，有许多假想光线从物体后方穿过半透明的三维数据到达屏幕上，每一条光线经过的所有体素的阻光度、颜色和梯度进行累计合成，得到最终屏幕上看到的影像效果。

2. 容积再现的优缺点 容积再现法的主要优点是能同时显示被照体组织的空间结构和密度信息，对于肿瘤组织与血管空间关系显示良好。但是，容积再现图像是直接对体素数据进行的显示，不能进行体积和面积测量，并且运算数据量大，显示速度慢。

例如，冠状动脉CTA图像中，容积再现图像可以立体直观地显示冠状动脉起源、走行及大血管的位置关系，可以观察管壁钙化、管腔狭窄、冠状动脉支架形态位置、搭桥术后桥血管位置、走行，VR冠状动脉血管树，还可以充分显示冠状动脉，任意角度旋转，对于诊断、教学以及患者存档有重要价值等。缺点是无法准确评估血管狭窄程度及血管壁病变。

（八）简述仿真内镜技术及其优缺点

1. 仿真内镜（virtual endoscopy，VE） 是在CT采集容积数据后，在受检器官的腔内选择观测者的视点行进路线，由计算机保存这一系列行进路线中的图像，按电影序列回放的图像处理技术。使用该技术观察到的图像效果与使用光线内镜时相仿，故称为仿真内镜技术。从CT扫描到仿真内镜显示有四个主要步骤，即数据采集、图像预处理、三维再现、仿真内镜显示。

采集仿真内镜处理用的数据时，应注意扫描层厚、扫描间隔、螺距、辐射剂量等，既要保证数据量足以支持仿真内镜图像处理，又要避免过度的医疗辐射。图像预处理主要是为仿真内镜的图像显示，预处理内容包括噪声滤过算法、图像分割处理、确定管腔行进路线等。临床常用的有支气管仿真内镜成像，结肠仿真内镜成像、胃肠道中空器官仿真内镜成像等。

2. 仿真内镜技术的优缺点 仿真内镜的技术优势是可以将图像快速连续电影回

放产生如同内镜直视的效果。其缺点是不能观察炎性充血水肿病变，不易发现扁平病变，对渐进性狭窄的观察有局限性，并且扫描前的准备工作对图像质量有决定性影响。

四、数字图像的评价

（一）数字图像质量评价方法有哪些？简述其运用评价方法

1. 数字图像质量评价方法有三种：主观评价、客观评价、综合评价。

（1）主观评价：是指通过人的视觉在信号检出识别过程中，根据心理学规律以心理学水平进行的评价，也称为视觉评价。其评价结果受评价者主观因素影响，不同观察者得到的评价结果可能不尽相同。主观评价结果既可以定量表示，也可以定性表示，对2名及以上评价者参与的主观评价结果应该用统计学方法做一致性分析。主观评价法可以分为对比度清晰度曲线法、模糊数学评价法、观察者操作特性曲线法3种类型。

（2）客观评价：是指对影响影像质量的参数以物理量水平进行的评价。包括调制传递函数、量子检出率。

（3）综合评价：综合评价的概念是1995年欧共体在"放射诊断影像质量标准"中提出的，即以诊断学要求为依据，以物理参数为客观手段，以满足诊断要求的技术条件为保证，同时充分考虑降低辐射剂量的评价方法。

2. 在实际工作中要合理运用评价方法　主观评价和客观评价是从不同角度对影像质量进行分析和评价，两种评价方法各有优劣，适用范围也不全相同，彼此不能互相取代，单纯使用哪种方法都不全面。而综合评价方法可以把主观评价和客观评价结合起来，并将其转换为临床可操作的评价方法。

（二）什么是调制传递函数？

调制传递函数是描绘不同空间频率下成像系统细节分辨力的函数，是成像系统分辨率特性的重要参量。

医学影像学中的空间频率是以每毫米长度上的线对数表示。调制指的是改变一个信号的幅度、强度或量，传递指的是接受介质（例如，胶片、屏/片系统、成像板、平板探测器）将输入信息存储和转换输出的过程，两者之间存在一定的函数关系。信息接收介在某一频率下响应特性的定量表示即为频率响应函数，不同空间频率的响应函数统称为调制传递函数。

调制传递函数可以比较不同成像系统在相同空间频率下的信号响应特性，也可以比较相同信号响应特性时成像系统所能表达的空间频率差别。

调制传递函数的值域为 $[0, 1]$。

（三）什么是量子检出率

量子检出率（detective quantum efficiency，DQE）是指成像系统中输出信号和输入信号之比，也可以解释为成像系统中有效量子的利用率。DQE是不同空间分辨率下衡量图像信噪比的量化指标，可以确定系统在一个空间频率范围内获取信息的好坏程度。DQE涵盖了MTF、噪声、对比度性能，是评价成像系统综合性能的重要参量。

量子检出率在放射学中的适用范围包括CR系统、平板探测器DR系统、CCD探测器DR系统、数字X线影像增强器系统等。例如，非晶硒材料的直接转换型平板探测器中，非晶硒排列成TFT阵列，直接将X线转换成电荷，不发生散射，在高空间分辨率时，DQE值比间接转换型平板探测器高，即在检测细节方面有优势。因此，乳腺数字X线摄影所用平板探测器类型多为非晶硒材料的直接转换型。

影响量子检出率的因素有：X线吸收量、信号曲线（由MTF测量）的幅度或强度以及噪声。

（四）简述观察者操作特性曲线及其检测原理

观察者操作特性曲线也称为ROC曲线，是一种以信号检出概率方式，对成像系统在背景噪声中的微小信号检出能力进行解析与评价的方法。

观察者操作特性曲线的检测原理是，在一幅影像上给观测者两组信息，一组是没有信号的信息，即正常图像，另一组是有信号的信息，即异常图像。观测者对不含信号的图像判断为"没有"，称为真阴性；对含信号的图像判断为"有"，即为真阳性；对不含信号的图像判断为"有"，则为假阳性；对含有信号的图像判断为"没有"，称为假阴性。当然，这个例子只是用"二等级法"即"有"或"没有"判断，而实际上，如果信号比较小、与背景不易区分，则有时无法非常肯定信号的"有"或"没有"，因此，目前医学影像评价中常采用"多等级法"进行判断。

显然，有信号图像即异常图像数量为"真阳性+假阴性"，没有信号图像即正常图像数量为"真阴性+假阳性"。判断为真阳性图像数量与实际有信号图像数量的比值称为真阳性率，也称为敏感度；判断为真阴性图像数量与实际没有信号图像数量的比值称为真阴性率，也称为特异度。以敏感度为纵坐标、特异度为横坐标绘制成的曲线即为ROC曲线，曲线下面积越大，诊断准确率越高。在ROC曲线上，最靠近坐标图左上方的点为敏感度和特异度均较高的临界值。

五、计算机辅助诊断

（一）简述计算机辅助诊断的概念及其发展史

计算机辅助诊断（computer aided diagnosis，CAD）是利用计算机解释医学图像的内涵，弥补影像学科医生凭肉眼观察图像发现异常征象、主观分析影像学表现时做出判断失误的不足，为医生做出正确的影像学诊断提供帮助。CAD技术利用工作站对获得的医学图像进行图像分割、病变特征的提取、模式识别等处理，进而得到有价值的诊断信息。

1966年，Ledley首次提出计算机辅助诊断并应用于临床放射诊断。

20世纪70年代，国外首先将此项技术应用于乳腺疾病的诊断，并进行了大量临床应用方面的技术研究。

20世纪80年代起，美国芝加哥大学又对胸部疾病的CAD技术进行了深入研究，并取得了阶段性的成果。

20世纪90年代以来，数字摄影的迅猛发展，特别是数字乳腺X线摄影（digital mammography，DM）的出现，大大加速了CAD技术的研究和临床应用，尤其在早期诊断技术方面。

（二）简述计算机辅助诊断在乳腺疾病中的应用

1. 计算机辅助诊断在乳腺疾病中的意义　乳腺疾病是妇女的常见病，其中乳腺癌发病率居女性肿瘤的第一位。乳腺癌如果能早期发现并选择有效的治疗方法，其治疗效果令人满意。由于乳腺的腺体组织与肿瘤组织在X线摄影条件下缺乏良好的对比，所以早期体积较小的肿瘤易被放射科医生漏诊。计算机辅助诊断技术主要通过计算机将乳腺摄影影像与计算机数据库中的正常乳腺进行比较，最后计算机将其认为异常的部位勾画出来，提示放射科医生注意可疑的区域，供放射科医生参考，有利于发现早期肿瘤。研究发现，CAD技术对诊断乳腺癌的敏感性高达85%～90%，CAD技术的使用使乳腺癌诊断的正确率提高了近20%。CAD技术对于乳腺癌诊断的敏感性较高，但特异性低，常有假阳性出现。

2. 计算机辅助诊断乳腺疾病的方法

（1）肿块的自动检测：肿块的自动检测和分类的步骤为：原始图像→预处理→特征提取→分类→良性/恶性/正常。

1）预处理模块：主要是增强图像的特征。精确的诊断依赖于鉴别图像中面积较小、对比度低的物体，这对于早期微小癌灶的诊断尤为重要。由于X线装置的分辨力和对比度的限制，许多小病灶被正常的乳腺组织所淹没，不易观察和提取。用增强图像的方法改善视觉效果，为下一步的区域分割提供高质量的图像。一般有两种方法用于增强X线图像的特征，一是增强对比度，二是去除背景噪声。前者主要是基于一组对比度增强函数，采用自适应的邻域法处理图像。后者通过均值滤波和中值滤波达到降低噪声的目的。

2）区域分割模块：将可疑区域和背景区域分离。很多肿块的边缘是模糊的，阈值确定很困难。有的研究先用阈值粗分图像，然后对图像进行多分辨分析，最后利用局部光强均值和方差决定多分辨分析的参数阈值，从而把肿块与背景分离。

3）特征提取模块：对分割得到的区域进行特征参数的计算，所选择的参数应该具有以下几个特点。A. 可识别性：不同类对象的特征值有明显差异。B. 可靠性：同类对象应用相似的特征值。C. 独立性：特征值之间不应有强相关性。D. 数目少：特征参数的数目与模式识别系统的复杂性成正比。

4）选用的特征参数一般可分为几何特征、形态学特征、灰度特征以及纹理特征等几类。有的研究使用面积、致密度、边缘平均梯度（边缘对比度）、平均亮度差（提取的区域与外周部分的亮度差、边缘距离变化（表征区域边缘的圆对称度和平滑度）、光强变化（表征区域的光洁度）6个参数作为区分正常和可疑区域的依据。

5）分类模块：将图像的特征值利用线性划分、启发式规则、统计分类、模糊分类、人工神经网络等方法对征象进行分类。例如，使用决策和贝叶斯分类法将所提取的肿块分为非肿瘤、良性和恶性三类；应用模糊二值决策树将提取的区域分为正常和可疑，为下一步的检查和诊断提供依据。

（2）钙化点的检测分类：钙化是乳腺癌的又一重要特征，在X线片中钙化出现率达40%以上，它是因癌细胞坏死、脱屑和钙盐沉着所致。钙点直径一般小于0.5mm，形状不规则，成丛成簇。因为X线片中的钙点形状和大小的可变性，且可能被致密的乳腺组织所淹没，所以很难被检测出来。为提高视觉效果，一般采用图像增强技术，抑制噪声的同时突出细节的显示。

（三）简述计算机辅助诊断在胸部疾病中的应用

计算机辅助诊断在胸部疾病中的应用主要集中在胸片中的心脏和肺野的自动分析（如心胸比例）、肺结节、气胸的检测、肺间质渗出、肿块和钙化的分类鉴别等方面，尤其肺结节的检出有着特别重要的意义。

肺癌是胸部疾病最常见的恶性肿瘤，其治疗效果很大程度上依赖于早期发现，对肺部癌性结节的检出和诊断是放射医生较困难的任务。早期的结节可能会被周围的解剖结构掩盖，从而导致漏诊，最大可能减少漏诊、误诊是计算机辅助诊断系统的追求目标。

利用图像信噪比处理方法时，先对胸片数字化，然后对所得的数据进行空间平均，得到有效的像素值，形成1024×1024大小的矩阵（如果是数字化摄片，这步可省去），分别将图像信噪比最大化和最小化，并保持背景一致，得到2幅图像，然后再将两幅图像差分处理，再用阈值函数分析可疑结节的面积、周长、增长率等，力图通过消除肺部正常解剖结构影以期达到突出可疑结节的目的。这种方法对周围肺结节检测较好，对中间肺野和侧面肺野效果不佳。

第二节　数字X线成像基础测试题

一、以下每一道题下面有A、B、C、D、E五个备选答案，从中选择一个最佳答案。
A1/A2型题

1. 在信息科学中，能够计数的离散量称为（　　　）

A. 模拟信号　　　　　　B. 数字信号　　　　　　C. 连续信号

D. 指数信号　　　　　　E. 对数信号

2. 在信息科学中，不能计数的连续信号称为（　　　）

A. 模拟信号　　　　　　B. 数字信号　　　　　　C. 连续信号

D. 指数信号　　　　　　E. 对数信号

3. 以某种范畴的表达方式如实地反映另一种范畴称为（　　　）

A. 表达　　　　　　B. 再现　　　　　　C. 复制

D. 克隆　　　　　　E. 模拟

4. 下列关于X线摄影的叙述，错误的是（　　　）

　　A. 照片记录的是连续的灰阶范围

　　B. 照片记录的灰阶差别是对辐射强度的模拟

　　C. 灰度差别是组织结构对射线衰减程度的模拟

　　D. 传统的X线透视荧光屏幕影像是数字量构成

　　E. CT多幅相机照片也是由模拟量构成的

5. 下列关于数字量和模拟量的叙述，正确的是（　　　）

　　A. 不可以用数字量表示模拟量

　　B. 可以用模拟量表示数字量

　　C. DAC可将模拟量转换为数字量

　　D. 将数字量转换成模拟量的过程称为数字化

　　E. 数字化的过程中，取点的个数应当满足一定的条件

6. 下列关于数字信号的叙述不正确的是（　　　）

　　A. 模数转换后的信号可重建出数字化图像

　　B. 数字影像实质是将模拟影像分解成有限个小区域

　　C. 数字图像是由许多不同密度的点所构成的

　　D. 数字图像中点与点间的位置关系一般不固定

　　E. 数字图像中每个点的密度都是整数

7. 关于模拟信号与数字信号的互换叙述不正确的是（　　　）

　　A. 模拟信号可以转换成数字信号　　　　B. 数字信号可以转换成模拟信号

　　C. 模数转换需要ADC　　　　　　　　　D. 数模转换和模数转换是不可逆的

　　E. 同一幅图像既可用模拟信号也可用数字信号表示

8. 从应用的角度讲，数字图像具有的优势不包括（　　　）

　　A. 密度分辨率高　　　　　　　　　　　B. 可进行后处理

　　C. 存储更方便　　　　　　　　　　　　D. 可通过变换窗宽窗位改变原始数据

　　E. 可通过网络实现远程会诊

9. 在数学上表示一个横成行、纵成列的数字方阵的是（　　　）

　　A. 方阵　　　　　　B. 队列　　　　　　C. 矩阵

　　D. 数组　　　　　　E. 行列式

10. 组成数字图像的基本单元称为（　　　）

　　A. 元素　　　　　　B. 体素　　　　　　C. 矩阵

　　D. 像素　　　　　　E. 灰阶

11. 关于矩阵与像素的关系叙述错误的是（　　　）

　　A. 像素即矩阵中的元素

　　B. 像素大小=视野大小/矩阵大小

    C. 当视野一定时，矩阵越大，像素尺寸越小

    D. 矩阵不变时增大视野会减小像素尺寸

    E. 数字图像由有限个像素点构成

12. 关于数字图像的叙述正确的是（　　　）

    A. 如果构成数字图像的像素数量少，则图像质量高

    B. 如果构成数字图像的像素尺寸小，则图像分辨率差

    C. 视野一定时，像素数量多，则图像的空间分辨率高

    D. 矩阵一定时，增大视野可提高空间分辨率

    E. 像素值不一定都是整数

13. 关于灰度级数叙述不正确的是（　　　）

    A. 影响数字图像的密度分辨率

    B. 量化后的整数值称为灰阶

    C. 量化后的灰度级数由每个像素的位数决定

    D. 灰度级数是连续变化的

    E. 灰度级也称为灰阶

14. 由探测器直接收到的信号，经AD转换后形成（　　　）

    A. 原始数据　　　　　B. 重建数据　　　　　C. 数字数据

    D. 影像数据　　　　　E. 灰阶数据

15. 影像数据是指（　　　）

    A. 探测器直接收到的数据　　　　　B. AD转换后的数据

    C. 重建后的数据　　　　　D. CT图像中各像素的CT值

    E. 每个像素的位数

16. 用原始数据经计算得到影像数据的过程称为

    A. 采集　　　　　B. 计算　　　　　C. AD转换

    D. 重建　　　　　E. 滤波

17. 在影像中区分低对比信号的能力称为（　　　）

    A. 空间分辨率　　　　　B. 密度分辨率　　　　　C. 信噪比

    D. 对比度　　　　　E. 信息量

18. 在数字图像中观察到的亮度水平的随机波动称为（　　　）

    A. 伪影　　　　　B. 噪声　　　　　C. 失真

    D. 比特　　　　　E. 误差

19. 关于噪声的叙述不正确的是（　　　）

    A. 是观察到的亮度水平的随机波动

    B. 幅值相同、位置随机的称为椒盐噪声

    C. 幅值大小随机分布且存在于每个点的是高斯噪声

    D. 噪声不能完全消除

    E. 噪声越大，对病变的识别能力越强

20. 关于信噪比的叙述正确的是（　　　）

A. 是噪声与信号之比　　　　　　　B. 其取值越小越好

C. 不影响图像质量　　　　　　　　D. 该值越大，传递的信息质量越高

E. 信噪比属于主观评价参数

21. 信息量的单位是（　　　）

A. 比特　　　　　　　B. 字节　　　　　　　C. 灰阶

D. 效率　　　　　　　E. 流明

22. 在成像过程中产生的错误图像特征称为（　　　）

A. 噪声　　　　　　　B. 伪影　　　　　　　C. 随机性

D. 失真　　　　　　　E. 变形

23. 不是数字图像形成过程中的必需步骤的是（　　　）

A. 信息采集　　　　　　B. 信息量化　　　　　　C. 信息转换

D. 图像显示　　　　　　E. 图像处理

24. 将收集到的信号转换成数字形式并将图像分割成小单元的处理称为（　　　）

A. 采集　　　　　　　B. 分割　　　　　　　C. 量化

D. 采样　　　　　　　E. 转换

25. 关于采样的叙述错误的是（　　　）

A. 实质上是按一定间隔将图像位置信息离散地取出

B. 是将模拟信号分解成离散分布的样本值信号

C. 相邻两个采样点间的间隔称为采样间隔

D. 当采样间隔 > 采样大小时，图像噪声减少

E. 当采样间隔 < 采样大小时，图像模糊度增加

26. 采样定理中，采样频率至少应当是原始图像信息中所包含的最高频率的（　　　）

A. 1倍　　　　　　　B. 2倍　　　　　　　C. 2.5倍

D. 3倍　　　　　　　E. 3.5倍

27. 如果不能满足采样定理，采样后的信号会出现（　　　）

A. 混叠伪影　　　　　　B. 轮廓伪影　　　　　　C. 星状伪影

D. 环形伪影　　　　　　E. 高斯伪影

28. 关于数字图像量化的叙述错误的是（　　　）

A. 是指将连续变化的模拟信号转化成离散的数字信息的过程

B. 量化后的信号数值为整数

C. 量化的级数越多，数字化过程的误差越大

D. 量化的级数越少，图像数据量越小

E. 量化不合适会造成伪轮廓状伪影

29. 下列关于数字图像转换的叙述错误的是（　　　）

A. 采样过程决定了数字图像的空间分辨率

B. 量化过程决定了数字图像的密度分辨率

C. 采样与量化都需借助于模/数转换器

D. 如果信号比较微弱，则首先进行放大增益

E. 增益放大器是实现图像数字化的核心器件

30. 关于数字图像处理技术的叙述不正确的是（　　　）

A. 能够弥补医学影像设备在成像上的某些不足

B. 每种技术都适用于所有的医学影像设备

C. 窗口技术调节图像的显示效果

D. 窗位对应于灰度级的中心位置

E. 窗口技术对观片者视觉感受有影响

31. 关于窗口技术，下列叙述错误的是（　　　）

A. 调节图像的显示效果

B. 是以观察正常组织或病变组织为目的的图像密度、对比度调节技术

C. 所选用的灰度级范围称为窗宽

D. 窗宽窄，图像对比度强

E. 窗位对应于灰度级的最大值

32. 已知脑组织CT值约为35HU，则观察脑组织的CT图像的窗位应当选用（　　　）

A. 20HU　　　　　B. 30HU　　　　　C. 35HU

D. 40HU　　　　　E. 45HU

33. 已知人脑组织CT值约为35HU，设窗宽为80HU，则每个灰阶能分辨的CT值为（　　　）

A. 2.28HU　　　　B. 2HU　　　　　C. 5HU

D. 45HU　　　　　E. 0.4375HU

34. 已知人脑组织CT值约为35HU，设窗宽为80HU，则图像中CT值显示范围是（　　　）

A. 5～45HU　　　B. −5～75HU　　　C. 35～80HU

D. 15～60HU　　　E. 0～80HU

35. 关于多平面重组的叙述错误的是（　　　）

A. 一定程度上弥补CT不能按任意方位扫描的不足

B. 属于三维图像处理技术

C. 曲面重组是其特殊形式

D. 重组后图像的显示方式变为三维

E. 曲面重组受人为因素影响大

36. 关于表面阴影显示的叙述正确的是（　　　）

A. 其图像缺乏立体感、真实感

B. 采用阈值法成像，选择的阈值过低会增加噪声

C. 表面阴影既能显示物体的表面特征，也可显示内部结构

D. 能提供物体的密度信息和CT值

E. 对于体积、距离的测量不够准确

37. 下列关于最大强度投影的叙述不正确的是（　　　）

A. 结果是低密度组织结构都被去除　　　B. 投影的方向不是任意的

C. 空间分辨率高　　　　　　　　　　　D. 组织结构缺失少

E. 临床上常用于相对高密度的组织结构

38. 关于容积再现的叙述错误的是（　　　）

A. 结果仍以二维形式显示　　　　　　　B. 最常使用光线追踪法

C. 运算数据量大，显示速度较慢　　　　D. 能进行体积和面积测量

E. 能同时显示被照体组织的空间结构和密度信息

39. 下列关于仿真内镜的叙述不正确的是（　　　）

A. 包括数据采集、图像预处理、三维再现和仿真内镜显示4个步骤

B. 采集数据时应注意扫描层厚、扫描间隔、螺距、辐射剂量等

C. 不能观察炎性充血水肿病变

D. 易于发现扁平病变

E. 对渐近性狭窄的观察有局限性

40. 在医学影像学中，以空间频率为变量的函数称为（　　　）

A. 均方根值　　　　　B. 威纳频谱　　　　　C. 调制传递函数

D. 量子检出效率　　　E. 观测者操作曲线

41. 关于数字X线成像方法的叙述，错误的是（　　　）

A. 胶片数字化仪不是数字化X线成像方式

B. 计算机X线摄影是数字化X线成像方式

C. 非直接转换技术是数字化X线成像方式

D. 直接转换技术是数字化X线成像方式

E. 硒鼓技术是数字成像技术

42. 下列属于模拟影像的是（　　　）

A. DR影像　　　　　B. DF影像　　　　　C. CR影像

D. CT影像　　　　　E. X线影像

43. 关于影像质量控制标准的描述，错误的是（　　　）

A. 以诊断学要求为依据　　　　　　　　B. 以影像技术要求为依据

C. 应提供重要的影像细节　　　　　　　D. 同时考虑减少影像检查的辐射剂量

E. 以能满足诊断学要求的技术条件为保证

44. 256×256形式表示的是（　　　）

A. 像素　　　　　　　B. 视野　　　　　　　C. 矩阵

D. 像素大小　　　　　E. 视野大小

45. 当视野大小固定时，下列叙述正确的是（　　　）

A. 矩阵越大像素越小　　　　　　　　　B. 矩阵越大像素越大

C. 矩阵变小像素不变　　　　　　　　　D. 矩阵越小像素越小

E. 矩阵越大像素越少

46. 下列叙述正确的是（　　　）

A. 像素数量少则像素尺寸小   B. 像素越大细节越多

C. 像素越小分辨率越高   D. 像素越小图像越大

E. 像素越大图像越小

47. 灰度级数与图像的关系错误的是（   ）

A. 像素位数越多灰度级数越多   B. 像素位数越多图像细节越多

C. 灰度级数越多图像细节越多   D. 灰度级数越少图像质量越高

E. 灰度级数越多图像越细腻

48. 照片或显示器上呈现的黑白图像的各点表现的不同深度灰度称为（   ）

A. 噪声   B. 量化   C. 比特

D. 灰阶   E. 像素

49. 将连续数据转换为离散数据的转换过程称为（   ）

A. 采集   B. 量化   C. 重建

D. 扫描   E. 模数转换

50. 数字图像形成的过程不包括（   ）

A. 信息采集   B. 重建   C. 量化

D. 转换   E. 分割

51. IP是表示（   ）

A. 暗盒   B. 屏片系统   C. 成像板

D. 激光胶片   E. 增感屏

52. 将测量的灰度或密度信息转化成离散的数字信息的过程称为（   ）

A. 采样   B. A/D转换   C. D/A转换

D. 量化   E. 过滤

53. 按一定间隔将图像位置信息离散地取出的过程称为（   ）

A. A/D转换   B. 量化   C. 采样

D. 降噪   E. D/A转换

54. 将图像上的重要内容突出，将不重要内容抑制改善图像质量的方法是（   ）

A. 图像重建   B. 灰度处理   C. 强化处理

D. 均衡处理   E. 频率处理

55. 运用一定的数学方法将含有人体组织信息的一组数据转换为图像矩阵的过程称为（   ）

A. 图像强化   B. 图像重建   C. 灰度处理

D. 频率处理   E. 均衡处理

56. 12位（bit）的成像系统能提供的灰度级数为（   ）

A. 256   B. 512   C. 1024

D. 2048   E. 4096

57. 某成像系统能提供的灰度级数为256，其比特数为（   ）

　　A. 1　　　　　　　　　B. 3　　　　　　　　　C. 8

　　D. 16　　　　　　　　 E. 12

58. 若某图像中的最高频率成分为15kHz，则采样频率至少应为（　　　　）

　　A. 20kHz　　　　　　　B. 7.5kHz　　　　　　C. 15kHz

　　D. 30kHz　　　　　　　E. 45kHz

59. 当采样间隔大于采样点大小时下列叙述错误的是（　　　　）

　　A. 图像噪声增加　　　　　　　　　B. 图像模糊增加

　　C. 采样点排列不连续　　　　　　　D. 采样间隔小图像的像素多

　　E. 采样间隔小于采样点时模糊度增加

60. 影响量子检出率的因素下列叙述错误的是（　　　　）

　　A. X线吸收量　　　　　　　　　　B. 信号曲线（由MTF测量）的幅度

　　C. 信号曲线（由MTF测量）的强度　D. 噪声

　　E. 信噪比

61. 计算机辅助诊断技术对诊断乳腺癌的敏感性为（　　　　）

　　A. 60% ~ 65%　　　　　B. 65% ~ 70%　　　　C. 75% ~ 80%

　　D. 85% ~ 90%　　　　　E. 90% ~ 95%

62. 调制传递函数的值域为（　　　　）

　　A. ［0, 1］　　　　　　B. ［1, 1］　　　　　　C. ［1, 0］

　　D. ［1, 2］　　　　　　E. ［0, 2］

二、以下提供若干个案例，每个案例下设若干考题。请根据各考题题干所提供的信息，在每题下面的A、B、C、D、E五个备选答案中选择一个最佳答案。

A3/A4型题

（63 ~ 65题共用题干）

数字X线影像形成过程复杂，与传统模拟X线影像相比。

63. 数字X线影像的优势下列哪项是错误的（　　　　）

　　A. 可进行后处理　　　　　　　　　B. 可通过网络实现远程会诊

　　C. 密度分辨率高　　　　　　　　　D. 可存储于光盘中

　　E. 是连续的信号量

64. 模拟信号转换为数字信号的核心部件是（　　　　）

　　A. 采样　　　　　　　　B. 变频器　　　　　　C. D/A转换器

　　D. A/D转换器　　　　　E. 量化

65. 显示器上观察到的影像是（　　　　）

　　A. 原始数据　　　　　　B. 重建数据　　　　　C. A/D转换后的数据

　　D. 原始信号　　　　　　E. 数字信号

（66 ~ 67题共用题干）

比特（bit）值的大小影响图像的质量。

66. 在二进制中，一位二进制所包含的信息量称为（　　　）
   A. 5bit　　　　　　　B. 4bit　　　　　　　C. 3bit
   D. 2bit　　　　　　　E. 1bit

67. 比特值的大小决定着图像的（　　　）
   A. 空间分辨率　　　　B. 时间分辨率　　　　C. 密度分辨率
   D. 采样频率　　　　　E. 动态范围

（68～70题共用题干）

数字图像后处理技术能够弥补医学影像设备在成像上的不足。

68. 观察脑组织，CT窗宽设置为80HU，窗位设置为35HU，CT值显示范围为（　　　）
   A. 0HU～80HU　　　　B. 10HU～70HU　　　C. 35HU～80HU
   D. −5HU～75HU　　　E. 1HU～79HU

69. 髋关节侧位影像上股骨头与髋臼重叠处骨质显示不清，可选择哪种后处理方式让影像密度变均匀？（　　　）
   A. 多平面重组　　　　B. 最大强度投影　　　C. 容积再现
   D. 窗口技术　　　　　E. 组织均衡技术

70. 观察输尿管全程可选择（　　　）
   A. 表面阴影显示　　　B. 曲面重组　　　　　C. 矢状位
   D. 冠状位　　　　　　E. 窗口技术

（71～72题共用题干）

数字图像质量评价可分主观评价、客观评价、综合评价

71. 不属于综合评价概念的是（　　　）
   A. 对比度清晰度曲线法　　　　B. 以诊断学要求为依据
   C. 降低辐射剂量　　　　　　　D. 以物理参数为客观手段
   E. 以满足诊断要求的技术条件为保证

72. 影响量子检出率的因素不包括（　　　）
   A. X线吸收量　　　　B. 观察者操作特性　　C. 信号曲线的幅度
   D. 信号曲线的强度　　E. 噪声

三、以下提供若干组考题，每组考题共同在考题前列出的A、B、C、D、E五个备选答案。请从中选择一个与考题关系最密切的答案。

B型题

（73～75题共用备选答案）
   A. 采样　　　　　　　B. 量化　　　　　　　C. 模/数转换
   D. 数/模转换　　　　E. 转换

73. 将模拟信号转换成数字信号的是（　　　）

74. 将探测器收集到的信号转换成数字形式，同时把图像分割为若干个小单元称

为（　　）

75. 将连续变化的灰度或密度等模拟信息转换成离散的数字信息的过程是（　　）

（76～77题共用备选答案）

    A. 矩阵　　　　　　　　B. 像素　　　　　　　　C. 空间分辨率

    D. 时间分辨率　　　　　E. 体素

76. 组成数字图像的基本元素是（　　）

77. 表示一个横成行、纵成列的数字方阵是（　　）

（78～79题共用备选答案）

    A. 比特（bit）　　　　　B. 信噪比　　　　　　　C. 模拟信号

    D. 伪影　　　　　　　　E. 噪声

78. 连续变化的量是（　　）

79. X线成像中影像上观察到的亮度水平随机出现的波动是（　　）

（80～82题共用备选答案）（　　）

    A. 窗位　　　　　　　　　　　　B. 表面阴影显示

    C. 多平面重建　　　　　　　　　D. 最大强度投影

    E. 仿真内镜

80. 观察结肠病变适用于哪种方法（　　）

81. 用于诊断肺动脉栓塞的是（　　）

82. 脊椎骨折适用于哪种方法（　　）

第三节　自测试题答案

A1/A2型题

1. B　2. A　3. E　4. D　5. E　6. D　7. D　8. D　9. C　10. D　11. D　12. C　13. D
14. A　15. C　16. D　17. B　18. B　19. E　20. D　21. A　22. B　23. E　24. D
25. D　26. B　27. A　28. C　29. E　30. B　31. E　32. C　33. C　34. B　35. D
36. B　37. B　38. D　39. D　40. C　41. A　42. E　43. B　44. C　45. A　46. C
47. D　48. D　49. E　50. B　51. C　52. D　53. C　54. C　55. B　56. E　57. C
58. D　59. B　60. E　61. D　62. A

A3/A4型题

63. E　64. D　65. B　66. E　67. C　68. D　69. E　70. B　71. A　72. B

B型题

73. C　74. A　75. B　76. B　77. A　78. C　79. E　80. E　81. D　82. C

（张　超）

第二部分　相关专业知识

第五章 人体影像解剖

第一节 人体影像解剖问答

一、头面部断层影像解剖结构

（一）简述头部横断层常用基线

1. 听眦线 是眼外眦与同侧外耳门中点的连线，脑横断层扫描多以此线为基线。

2. 听眶线（Reid基线） 是眶下缘中点至同侧外耳门中点的连线，又称为人类学基线，头部横断层标本的制作常以此线为准，冠状断层标本的制作也常以该线的垂线为基线。

3. 连合间线 是前连合后缘中点至后连合前缘中点的连线，又称为AC-PC线，现作为标准影像扫描基线。

（二）描述头部境界及分布

头部以下颌体下缘、下颌角、乳突、上项线和枕外隆凸的连线与颈部分界。可分为后上方的颅部和前下方的面部，两者以眶上缘、颧弓、外耳门和乳突的连线相区分。

颅部由颅顶、颅腔和颅底三部分构成，颅腔内容纳脑、脑膜和脑血管等。

面部主要包括眶区、鼻区、咽区（鼻咽和口咽）、腮腺咬肌区和耳区，在下颌支深面尚有颞下窝和翼腭窝等。

（三）简述大脑半球顶部横断面的主要解剖结构

在大脑半球顶部的横断面上，可见左、右大脑半球顶部，断面内侧由前向后可见额内侧回、中央旁沟、中央旁小叶、扣带沟缘支和楔前叶。断面外侧由前向后有额上回、中央前沟、中央前回、中央沟、中央后回和顶上小叶。

两侧大脑半球间结构有大脑纵裂，内有大脑镰，其前、后端可见三角形的上矢状窦。额叶与顶叶之间的分界标志为中央沟，故在此断面上能准确识别中央沟，对确认脑叶、脑沟和脑回具有重要意义。

（四）大脑半球半卵圆中心横断面的髓质成自哪些神经纤维？

此断面经胼胝体上方，大脑镰分隔左、右侧大脑半球，其前、后端仍可见上矢状窦的断面。左、右侧大脑半球的髓质横断面增至最大形似呈半卵圆形，故名半卵圆中心，髓质和皮质分界明显，半卵圆中心的髓质成自三种纤维：

1. 投射纤维 连接大脑皮质和皮质下诸结构，该层面大部分纤维呈扇形放射至各个脑叶，称辐射冠，辐射冠可分为额部、顶部、枕部和颞部。

2. 联络纤维 连接本侧半球各皮质区，人脑的联络纤维多而发达，与投射纤维和连合纤维相比，其数量最大。

3.连合纤维　连接左、右大脑半球的相应皮质区。

（五）描述经胼胝体压部横断层面解剖结构

侧脑室位于断面中部、中线两侧，分前角、中央部和后角，前角呈倒"八"字形向前外伸展，前角外侧壁为尾状核头部，两侧脑室前角之间的区域为胼胝体膝部，两前角后半之间为透明隔，向后经室间孔通第三脑室。透明隔后连穹隆柱，第三脑室呈纵向裂隙状，其后方为胼胝体压部。背侧丘脑呈团块状，位于侧脑室中央部内下方，前端为丘脑前结节，后端为丘脑枕。尾状核和背侧丘脑外侧是"＞＜"形的内囊，内囊外侧是豆状核壳，壳外侧是屏状核和岛叶，岛叶外侧的深沟为外侧沟（裂），其内有大脑中动脉的分支。胼胝体压部后方的小脑幕呈"V"字形，与后方的大脑镰连接呈"高脚杯"状，杯内结构是小脑蚓。

大脑半球内侧面前部可见额内侧回和扣带回，后部可见扣带回峡、楔叶和舌回。大半球外侧面的脑回由前向后依次为额上回、额中回、额下回、中央前回、中央后回、缘上回、角回和枕外侧回。

（六）简述经第三脑室上部层面主要解剖结构

此断面经第三脑室上部和小脑幕上部，主要显示第三脑室与室间孔、基底核与内囊、小脑幕与小脑蚓等。

第三脑室是两侧背侧丘脑之间的矢状位裂隙，它与前方的穹隆和透明隔构成该断面中部的中线，室间孔居穹隆与背侧丘脑前缘之间，连接侧脑室与第三脑室；基底核区由中线向外侧依次是：侧脑室、尾状核头与背侧丘脑、内囊、豆状核、外囊、屏状核、最外囊及岛叶皮质，侧裂池界定岛叶皮质与岛盖，内有大脑中动脉及分支，岛盖由额下回和颞上回构成；胼胝体压部两侧可见三角形的侧脑室三角区，后方出现长"Y"形的小脑幕和幕下的小脑蚓部。

（七）描述经前联合横断层面解剖结构

此断面主要显示基底核区、前联合、中脑、侧脑室下角、海马、小脑幕和小脑等。前联合在断面中部横行越过中线，将前方的大脑纵裂池与后方的第三脑室下部隔开，前联合中部纤维聚集呈束，左右对称，两端分别向前后放散，整体呈"H"形，前联合在MRI图像上是重要的定位标志。大脑外侧沟分隔前方额叶及后方的颞叶，小脑在断面的后方。中脑位居断面中央，其后部左右稍隆起者为上丘，中脑水管形似针孔样位于顶盖前方，黑质颜色较深位于前外，红核位于其后内。侧脑室前角外侧可见尾状核头，尾状核和壳相连，其外侧可见屏状核和岛叶，侧脑室下角位于颞叶内，狭窄并约成弧形，前壁可见尾状核尾，底壁为海马。小脑断面增大呈扇形，中间为小脑蚓，两侧为小脑半球，小脑幕呈"八"字形位于颞叶和小脑之间。

（八）描述经视交叉横断层面解剖结构

此断层中部可见五角形的鞍上池，位于蝶鞍上方，由交叉池、外侧沟池、脚间池或桥池组成，池内有视交叉、垂体柄、鞍背、基底动脉末端和动眼神经，视交叉两侧为颈内动脉，它发出的大脑前动脉和大脑中动脉，并经后交通动脉与基底动脉发出的大脑后动脉吻合形成Willis环。额叶的断面进一步缩小，可见内侧的直回和外侧的眶回。鞍上池两侧可见颞叶，颞叶与额叶间隔以蝶骨小翼和外侧沟。颞叶内可见杏仁体位于钩的深面和侧脑室下角的前方。鞍上池后方为脑桥，脑桥后方为小脑，两者间连以粗大的小脑中脚，其间可见第四脑室断面。小脑与颞叶之间隔以三角形的颞骨岩部和伸向前内的小脑幕。

（九）经垂体的横断层面可见哪些解剖结构

垂体位于断面前份中部，其前方有视神经的末端和视交叉，紧贴视神经两侧的圆形断面为颈内动脉，视神经前方可见额叶断面，嗅束沟内侧的为直回，外侧为眶回。垂体两侧是海绵窦，海绵窦的外侧为颞叶，两者之间隔以海绵窦外侧壁，仍可见侧脑室下角位于颞叶内。垂体前方为垂体柄，垂体后方为鞍背，鞍背后方是脑桥，可见基底动脉行于基底沟内，其两侧为颞骨岩部。

颅后窝内的小脑借小脑中脚连于脑桥，小脑半球内可见齿状核，有不规则的第四脑室位于脑桥和小脑之间，外侧连于横窦与颈内静脉之间的乙状窦，是颅内血液主要回流的途径。

（十）简述经下颌颈横断层面的解剖结构

此断面主要显示鼻咽、上颌骨、上颌窦、延髓和小脑扁桃体。鼻咽居断面中央，前方借鼻后孔与鼻腔相通，鼻咽后方依次可见咽后间隙、椎前筋膜、椎前间隙和椎前肌的断面，后外侧为咽隐窝。咽侧方的咽旁间隙较宽大，呈三角形，位于翼内肌、腮腺、脊柱与咽侧壁之间，上至颅底，下达舌骨平面，呈潜在性漏斗状的疏松结缔组织区域，以茎突及茎突周围肌为界分为咽旁前、后间隙，咽旁后间隙内颈内动脉、静脉及第Ⅸ~第Ⅻ对脑神经等。

上颌骨、上颌窦位于鼻腔两侧，鼻腔与蝶骨大翼、上颌窦内侧之间为翼腭间隙，上颌窦后外侧有翼外肌、颞肌和颧弓，翼外肌的内侧可见翼内肌和咽鼓管软骨的断面，下颌颈和腮腺位于翼外肌的后外侧。颅后窝接近枕骨大孔，可见延髓和小脑扁桃体。

（十一）简述经寰枢正中关节横断面的解剖结构

此断面前部主要由口腔的上颌牙槽突和软腭组成，两侧为颊肌和颊脂体，前方有口轮匝肌的断面；断面中部以鼻咽为中心，鼻咽的前方有软腭，中线两侧横行的肌纤维为腭帆张肌，其外侧为翼内肌和下颌支，下颌支前缘的内侧为颞肌，下颌支的外侧有咬肌，其后方及后内侧有腮腺，靠近腮腺前缘处有颞浅动、静脉和上颌静脉通过，鼻咽的后方及两侧为咽缩肌。咽侧壁与腮腺之间的区域为咽旁间隙；断面后部以寰椎为中心，在中线上有寰枢正中关节，可见枢椎齿突和寰椎的前弓、侧块，寰椎横韧带位于齿突后方，侧块的外侧有横突，两者之间有椎动、静脉通过，寰枢正中关节后方呈新月形，凹面向前的骨为寰椎后弓，两者之间为椎管，内有脊髓及其被膜、椎内静脉丛和神经根，前弓的前方有头长肌和头前直肌，外侧可见两个神经节的断面，前方为迷走神经下神经节，后方为交感神经颈上神经节。

（十二）描述经枢椎体横断面解剖结构

鼻咽居该断面中央，其前部是固有口腔、舌和牙龈，口腔的前方有口轮匝肌，两侧有颊肌、颊脂体、上颌牙槽突和硬腭，固有口腔与鼻咽之间可见软腭、腭垂和扁桃体窝及其内的腭扁桃体；咽后方为咽后壁，两侧有咽旁间隙、翼内肌、下颌支和咬肌，咽旁间隙的前外侧为翼内肌和腮腺，后内侧为椎前筋膜，内侧为咽侧壁，间隙后部有重要的神经、血管通过，鼻咽癌和腮腺肿瘤均可侵犯该间隙的神经、血管，导致相应临床症状；咽后间隙位于咽后壁与椎前筋膜之间，上至颅底，向下通食管后间隙；枢椎体与椎前筋膜之间为椎前间隙，上至颅底，下达胸部，为一潜在性间隙，颈椎结核的寒性脓肿可进入此间隙向下蔓延。

（十三）描述经下颌角的横断层面解剖结构

此断面经第3颈椎椎体，下颌体、下颌角和下颌下腺的断面出现。以口咽为断面中心，其前方为固有口腔，舌的两侧是下颌体和下颌角，其外侧的咬肌和咬肌间隙，内侧的翼内肌和翼下颌间隙断面均明显缩小，下颌骨内侧出现封闭口腔底部的下颌舌骨肌、下颌下腺和二腹肌后腹，在下颌骨与二腹肌前、后腹之间围成的下颌下三角内，有颌下间隙及其内的下颌下腺；断面后部中心为第三颈椎，椎体前方的椎前间隙内有颈长肌和头长肌，头长肌和颈内动脉之间的前方有颈交感干颈上神经节，在胸锁乳突肌的前外侧有颈外静脉，横突的外侧有中斜角肌和肩胛提肌，棘突的两侧有颈半棘肌，该肌后方依次为头半棘肌、头夹肌和斜方肌，在头夹肌与肩胛提肌之间为头最长肌。

（十四）描述大脑正中矢状层面的解剖结构

此层面胼胝体居脑中部，以小脑幕和胼胝体为界分上、下两部分，由于左、右大脑半球发育的不对称性，大脑镰很少处于正中位置，所以该层大脑镰不能完整显示。

1. 上部　为大脑半球内侧面的脑沟、脑叶、脑回和脑血管，可见中央沟、扣带沟、胼胝体沟、顶枕沟和距状沟等，借助脑沟可区分出额上回、中央旁小叶、楔前叶、楔叶、扣带回和舌回等。

2. 下部　又分为胼胝体下部和小脑幕下部。

（1）胼胝体下部：胼胝体分为胼胝体嘴、膝、干和压部，透明隔位于胼胝体与穹隆之间，室间孔位于穹隆柱与背侧丘脑之间，穹隆体沿背侧丘脑和胼胝体之间向后下方延续为穹隆脚，室间孔的前方有前连合，下丘脑沟位于室间孔与中脑水管之间，其上方有丘脑间黏合。前连合前方的胼胝体嘴与视交叉之间的薄板样结构为终板，穹隆体后方的胼胝体与穹隆连合之间的腔隙为穹隆室（第六脑室），第三脑室脉络丛位于背侧丘脑的背侧面与内侧面交界处，大脑内静脉与之相伴行，此静脉起自室间孔，向后越过松果体上方到达胼胝体压部下方，与对侧的大脑内静脉汇合成大脑大静脉，大脑大静脉和松果体周围的腔隙为大脑大静脉池，该池经胼胝体压部下方向前上连通帆间池，向下延续为四叠体池，背侧丘脑和下丘脑内侧面为第三脑室，借下丘脑沟分为上、下部，乳头体的前下方有视交叉、漏斗和灰结节，后方为中脑的大脑脚。乳头体下方至脑桥前上缘之间为脚间池，内有动眼神经及血管，视交叉周围有交叉池，脑桥基底部与枕骨斜坡之间为桥池，内有沿基底沟上行的基底动脉。

（2）小脑幕下部：小脑幕自横窦沟向前到达胼胝体压部后下方，与水平面约呈45°角，大脑镰与小脑幕连接处为直窦，向后下汇入窦汇，小脑位于小脑幕下方，小脑半球前下方的突出部分为小脑扁桃体，小脑扁桃体位置变异较大，可突入枕骨大孔或其以下3mm均属正常范围，枕骨大孔上方的延髓与小脑之间为小脑延髓池，小脑与小脑幕之间为小脑上池，向前上连通四叠体池，四叠体池位于中脑背面的上、下丘后方，脑桥和延髓背侧的凹窝为菱形窝，小脑与菱形窝之间构成第四脑室，向上连通中脑水管，向下连通脊髓中央管，第四脑室的脑脊液借第四脑室正中孔和两个外侧孔通向蛛网膜下腔隙。

（十五）简述经侧脑室下角矢状断面的主要解剖结构

侧脑室下角位于颞叶内，由前下斜上后上，海马位于侧脑室下角的底壁，大脑内出现大片髓质，皮质相对较少，大脑沟与大脑回主要位于半球周缘，中央沟位于半球上缘中份稍偏后，沟内可见壁间回，有与之伴行的中央前、后沟，顶枕沟仍存在是顶叶和枕叶的分界标志，壳后方的白质是内囊后肢，有听辐射经过，侧脑室下角下方的横沟为侧副沟，沟的下方是枕颞内侧回，大脑外侧裂分开额叶和颞叶，裂内有大脑中动脉的分支，颞极深面的白质内有一圆形灰质团块即杏仁体，它向后连尾状核尾，小脑上方隔小脑幕与枕叶相邻，后上方为横窦，前下方为乙状窦。

（十六）简述经外侧裂矢状断面主要解剖结构

此断面可见外侧裂正对蝶骨小翼斜向后上方，外侧裂后上方的脑回为缘上回，缘上回前上方依次可见中央后沟、中央后回、中央沟、中央前回、中央前沟、额中回和额下回，中央沟内可见壁间回，有中央前、后沟与之伴行并且中央前回的髓突粗大，这有助于识别中央沟，颞叶出现颞上、下沟及颞横回和颞上、中、下回。

（十七）简述经胼胝体膝的冠状断面解剖结构

此层面经胼胝体膝和尾状核头冠状切开，两者之间为侧脑室前角，大脑镰及其上端的上矢状窦位于大脑纵裂内，胼胝体膝上方扣带回、扣带沟和额内侧回，下方为直回和眶回，两者借嗅束沟分开，嗅束沟下方为三角形的嗅束断面，端脑内白质为半卵圆中心的前份，它向外上方发出3个髓突，分别进入额上回、额中回和额下回，外侧沟将额叶和颞叶分开。

（十八）简述经视交叉的冠状断面主要解剖结构

大脑纵裂内有大脑镰，其上端连于上矢状窦，下端的两侧有大脑前动脉、扣带回、扣带沟和额内侧回的断面，大脑半球上外侧面自上而下有额上回、额中回、中央前回和中央后回，外侧沟内有大脑中动脉的断面，颞叶上有颞上回、颞中回和颞下回，透明隔两侧呈三角形的腔隙为侧脑室前角，其顶为胼胝体，内侧壁的上部为透明隔，下部为隔核，底部为伏隔核，外侧壁为尾状核头和豆状核壳，两核之间的白质为内囊，在壳与岛叶之间的白质内有屏状核，视交叉与蝶鞍之间的腔隙为鞍上池，池内有颈内动脉前床突上段，颈内动脉向外侧发出大脑中动脉，向前发出大脑前动脉，蝶鞍的上方有垂体，两侧的海绵窦内可见颈内动脉海绵窦段，海绵窦外侧壁自上而下有动眼神经、滑车神经、眼神经和上颌神经穿行，在颈内动脉海绵窦段的外侧有展神经和三叉神经节，此节发出下颌神经向下穿卵圆孔出入颅，蝶鞍下方可见部分蝶窦的断面。

（十九）简述经锥体束的冠状断面主要解剖结构

锥体束为从中央前回、中央旁小叶前部发出经内囊后肢和内囊膝部并经中脑的大脑脚和脑桥基底部下行的纤维束，大脑半球上外侧面借外侧裂分为上方的顶叶、下方的颞叶和内侧的岛叶，外侧裂的上方的脑实质内三个大的髓突分别突入额上回、中央前回和中央后回，该层面是识别中央沟的典型层面，亦是识别脑叶、脑沟、脑回的关键层面，颞叶的外侧面上有颞上回、颞中回和颞下回，颞上回的外侧沟面可见颞横回，为听觉中枢，颞叶的底面由外向内依次可见枕颞外侧回、枕颞沟、枕颞内侧回和海马旁回，侧脑室中央部居胼胝体干下方，借室间孔通连第三脑室，其外下壁可见尾状核体，侧脑室下角位于颞叶内，其上方可见听辐射投射至颞横回，其内下壁上的隆起为海马，豆状核由壳和苍白球组成，其外侧薄层的灰质为屏状核，它将豆状核与岛叶之间的白质分为外囊和最外囊，红核位于上丘平面居底丘脑核和黑质的内侧，小脑幕下外缘附着于颞骨岩部，上内侧缘游离，为小脑幕切迹，恰在中脑大脑脚两侧，其上方为海马旁回，小脑幕下方为颅后窝，内有脑桥。

（二十）描述经胼胝体压部的冠状断面解剖结构

胼胝体压部大致位居该断面中央，于胼胝体压部两侧可见大致呈三角形的侧脑室三角区，视辐射出现于侧脑室三角区外侧，它将胼胝体压部的纤维分为上、下两部分，外侧沟已续为后支，其与中央沟之间为顶叶，表现为中央后回、一部分顶下小叶和缘上回，中央沟与大脑纵裂之间为中央前回上部，其内侧面为中央旁小叶前部，外侧沟下方为颞叶，颞上、中、下回，自上而下依次排列，距状沟前部出现，其与胼胝体沟之间可见扣带回峡，在颞叶底面由内侧至外侧依次可见海马旁回、侧副沟、枕颞内侧回、枕颞沟和枕颞外侧回，小脑幕下方为颅后窝，被小脑所占据。

二、颈部断层影像解剖结构

（一）简述颈部的境界与分区

1. 颈部上方以下颌骨下缘、下颌角、乳突尖、上项线和枕外隆凸的连线与头部分界；下方以胸骨角颈静脉切迹、胸锁关节、锁骨上缘和肩峰至第7颈椎棘突的连线与胸部和上肢分界。

2. 颈部分为固有颈部和项部，两侧斜方肌前缘之间和脊柱颈部前方的部分为固有颈部，即通常所指的颈部；两侧斜方肌前缘与脊柱后方之间的部分为项部。固有颈部又以胸锁乳突肌前、后缘为界，分为颈前区、胸锁乳突肌区和颈外侧区。

（二）简述颈部的重要标志性结构

1. 舌骨　位于颏隆凸的下后方，适对第3、第4颈椎的椎间盘平面。
2. 甲状软骨　上缘约平对第4颈椎，颈总动脉在此处分为颈内动脉和颈外动脉。
3. 环状软骨　环状软骨弓两侧平对第6颈椎横突，是喉与气管、咽与食管的分界标志，也可作为计数气管环和甲状腺触诊的标志。
4. 胸锁乳突肌　位置表浅，斜列于颈部两侧，是颈部分区的重要标志。
5. 胸骨上窝　位于颈静脉切迹上方的凹陷处，是触诊气管的部位。
6. 锁骨上大窝　是锁骨中1/3上方的凹陷，窝底可打到锁骨下动脉的搏动、臂丛和第1肋。

（三）描述经喉咽和会厌的横断层影像解剖结构

1. 支持结构　此断层以舌骨体上缘为标志，经第4颈椎体，占据层面后2/3，可见椎体、椎弓、椎孔、颈髓及附属装置、横突孔和椎动、静脉等结构，椎孔仍呈三角形，但横径较前增大，其前方为颌面结构，后方是上颈部。
2. 颈部脏器　位于层面前部，口咽向下移行为喉咽，喉咽居第4颈椎椎体前方狭长大腔隙，其两侧向前的深谷为梨状隐窝，是异物易滞留的部位，其前方有新月状的会厌，会厌是口咽与喉咽的分界线，口咽是呼吸和消化的共用管道，喉咽向下延续为食管。颈深筋膜包绕颈总动脉（或颈内动脉）、颈内静脉和迷走神经形成的颈动脉鞘上至颅底，下连前纵隔，颈总动脉一般在甲状软骨上缘分出颈内、外动脉，颈动脉鞘的外侧是胸锁乳突肌和下颌下腺，下颌舌骨肌与颏舌肌之间是舌下间隙，内有下颌下腺等，喉咽后外侧有水滴状的舌骨大角、咽后间隙和咽旁间隙，咽后间隙位于咽后壁与椎前筋膜之间，内有咽后淋巴结等，血管神经格和胸锁乳突肌位居第4颈椎两侧，左侧胸锁乳突肌前方的面静脉注入颈内静脉，右侧胸锁乳突肌表面有颈外静脉下行。

（四）简述经甲状软骨中份和喉中间腔的横断层解剖结构

1. 支持结构　第6颈椎体经此断层穿过，会厌软骨和前庭襞消失，杓状软骨、喉中间腔和甲状腺的断面出现，胸锁乳突肌位于颈动脉鞘的外侧，更近中线，斜角肌群增大，颈外静脉移至其后方。
2. 颈部脏器　喉、喉咽和甲状腺侧叶，甲状软骨板前端靠近，后端分开，略呈倒置的"V"形，其前端突出为喉结，甲状软骨后内侧的声门旁间隙断面缩小，前外侧出现甲状腺侧叶的断面。甲状腺由两侧叶和中间的峡部构成，位于喉和气管的前外侧，包裹于颈深筋膜中层形成的甲状腺鞘内，甲状软骨之间为矢状位缩窄的喉中间腔，呈椭圆形，其向两侧壁突出形成喉室，喉中间腔的后外侧可见杓状软骨，后面被喉肌覆盖，喉咽腔呈弧形裂隙状，位于喉的后方；咽的后方是咽后间隙，内有疏松结缔组织充填。

（五）描述经声襞和环状软骨板的横断层影像解剖结构

1. 支持结构　此断层经第6、第7颈椎间盘，椎孔横径孔较上层面增大，横突孔内的椎动、静脉管径较大，胸锁乳突肌后方为颈外静脉，深面有颈动脉鞘，前、中斜角肌之间是斜角肌间隙，内有臂丛等通过。胸锁乳突肌更近前正中线、斜方肌外延并急剧肥厚。

2. 颈部脏器　喉中间腔变窄，其两侧为声襞，左、右侧声襞之间为声门裂，是喉腔中最狭窄的部位，向下通声门下腔，声门裂后端可见环状软骨板，分隔喉腔与咽腔，环状软骨板上缘与杓状软骨底之间构成环杓关节，声门裂黏膜是喉癌的好发部位。喉的外侧为甲状腺侧叶，咽腔较窄，呈横裂隙状，向下续连食管；咽后方的咽后间隙向下延续为食管后间隙。

（六）简述经环状软骨和声门下腔的横断层的影像解剖结构

1. 支持结构　此断层经第7颈椎体，胸锁乳突肌更近前正中线、斜角肌群外延并较上一层更肥厚，喉咽和甲状软骨消失，甲状软骨与环状软骨弓之间有环甲膜，经此穿刺或切开达声门下腔。

2. 颈部脏器　食管和完整的环状软骨及其内的声门下腔的断面出现，声门下腔呈圆形，向下通连气管，且被环状软骨环绕。环状软骨后方的咽腔已延续为食管，环状软骨外侧的甲状腺侧叶体积较大，对称分布。甲状腺前外侧邻接舌骨下肌群，前内侧紧贴喉和气管、咽和食管及喉返神经；后外侧有颈总动脉、颈内静脉和迷走神经通过。

（七）简述经甲状腺峡部的冠状层面解剖结构

该层面可显示喉的全貌。中央纵行不规则的裂隙为喉腔，其中、上部向两侧扩展的腔隙为喉室，喉室上份与喉腔之间可见向喉腔内突出的一对皱襞为前庭襞，喉室下份向喉腔内突出的皱襞为声襞，较前庭襞更明显地突入喉腔内。前庭襞以上部分为喉前庭，喉前庭上宽下窄略呈漏斗状，两侧有甲状软骨板的断面，其外侧有甲状舌骨肌和胸骨舌骨肌的断面；声襞以下为声门下腔，上窄下宽略呈圆锥形，其下部两侧可见环状软骨断面；前庭襞和声襞之间为喉中间腔，其向两侧的突出部即喉室。

甲状腺（峡部）的断面位于声门下腔下方，上邻第1气管软骨、声门下腔和环状软骨，在环状软骨断面外侧可见甲状腺上血管的断面；甲状腺两侧有胸骨甲状肌、胸骨舌骨肌和胸锁乳突肌的断面；下方和下外侧毗邻胸骨甲状肌、锁骨。

（八）简述经颈部的正中矢状面解剖结构

1. 支持性结构　主要为脊柱颈段和胸段上部，层面内凸向前的颈曲十分明显，椎骨后方的椎管和脊髓也与此曲相适应的凸向前，椎管后方的椎弓仅见颈椎棘突。

2. 颈部脏器　下颌骨后方为舌，在舌的后下方有凹面向后的会厌，会厌下方有喉与气管的断面。在喉断面上部有两个皱襞，上方横行的皱襞为前庭襞，下方横行的皱襞为声襞，两襞中间向外侧的凹陷为喉室，两襞前方有甲状软骨前角的断面，两襞后方为杓横肌。声襞下方为声门下腔，前面有环状软骨弓，后面有环状软骨板的断面。喉断面下方为气管的断面，前面可见气管软骨的断面，第1～第2气管软骨环前方有甲状腺峡部的断面，在甲状腺峡部前方有胸骨舌骨肌和胸骨甲状肌。在喉和气管断面的后方，脊柱前方纵行呈窄条状裂隙为喉咽和食管的断面。

三、胸部断层影像解剖结构

（一）胸部境界与分区

胸部位于颈部与腹部之间，上方借颈静脉切迹、胸锁关节、锁骨上缘、肩峰至第7颈椎棘突的连线与颈、项部分界，下界为胸廓下口，底被膈封闭。两侧上部以三角肌前、后缘上份和腋前、后襞下缘与胸壁相交处的连线与上肢分界。

胸部分为胸壁和胸腔脏器两部分，胸腔脏器分为中部的纵隔和两侧的肺及胸膜。

（二）简述胸部标志性结构

1. 颈静脉切迹　胸骨柄上缘中份的切迹，后方平对第2、第3胸椎间盘。

2. 胸骨角　胸骨柄与胸骨体连接处向前微突的角，两侧与第2肋软骨相连，后方平对第4胸椎椎体下缘。

3. 剑突　胸骨的下端，后方平对第9胸椎。

4. 肋弓　由第7～第10肋软骨连接而成，最低点平对第3腰椎。

5. 乳头　乳房中央的隆起，男性位于锁骨中线与第4肋间隙交界处，女性略低并偏外下方。

（三）描述胸膜顶层横断层面解剖结构

在椎体前区，气管位居该横断面的中央，其前方和侧方有甲状腺两侧叶和峡部呈"C"形包绕，左后方是食管。甲状腺侧叶两侧有颈动脉鞘的断面，鞘内颈内静脉居前外，颈总动脉居后内，两者之间的后方是迷走神经，右喉返神经位于气管的右侧，左喉返神经在左气管食管沟内，神经在椎前筋膜深面，前斜角肌前方，斜角肌间隙内有锁骨下动脉和臂丛。在气管及甲状腺侧叶前方有胸骨甲状肌、胸骨舌骨肌和胸锁乳突肌，食管位于气管后方，紧贴气管膜部的后方。在椎体前外侧有颈长肌，颈长肌外侧有前斜角肌，其后方有中、后斜角肌，斜角肌外侧是肩胛舌骨肌下腹。胸膜顶出现于第1胸椎体两侧是此断层的最大特征，胸膜顶外侧和后方分别有第1、第2肋骨及第1肋间隙，前方有锁骨下动脉和臂丛。

（四）简述第三胸椎体横断层面解剖结构

此断面经第3胸椎体横切，上纵隔内紧贴椎体前方为食管，前面恒定地与气管相毗邻，气管多数呈C形，气管的右侧壁与右纵隔胸膜紧贴，左侧则隔以左颈总动脉和左锁骨下动脉，头臂干位于气管的前方，左头臂静脉右下移逐步靠近右头臂静脉，右迷走神经离开右头臂静脉的深面至气管的右侧壁，胸导管位于食管、左锁骨下动脉和左肺之间，紧贴左纵隔胸膜。血管前间隙位于胸骨柄后方、大血管的前方，两侧为纵隔胸膜围成的间隙，胸腺、低位的甲状腺位于此间隙内。

胸膜肺位于纵隔及胸椎椎体两侧，其中分别有右肺和左肺上叶的断面。右肺尖段位于右肺断面的中央，前段和后段较小，分别位于尖段的前方和后方，左肺的尖后段位于左肺断面的中央后部，前方为较小的前段。

（五）描述主动脉弓层面横断层的解剖结构

该断层面通过第4胸椎椎体下部，恰经过主动脉弓，是识别纵隔上部管道结构的关键平面，前方为胸骨柄及第1胸肋结合，在CT图像上，主动脉弓呈"腊肠"状，心包上隐窝位于主动脉弓的右前方，左心包膈血管、左膈神经、左迷走神经位于主动脉弓的外侧，主动脉弓的内侧从前向后依次是上腔静脉、气管、食管。气管食管沟与主动脉弓之间有左喉返神经。食管、主动脉弓和胸椎体之间有胸导管。气管前间隙位于大血管和气管之间，间隙由主动脉弓、上腔静脉、奇静脉弓和气管围成，间隙内有气管前淋巴结和心包上隐窝。

该层面可见左肺上叶、左肺斜裂、左肺下叶上段和右肺下叶上段、右肺斜裂、右肺上叶。

（六）简述经奇静脉弓横断层面的解剖结构

此断层前经胸骨角，后经第5胸椎体，主动脉肺动脉窗由主动脉升部与胸主动脉之间至纵隔左缘围成区域，其范围是指主动脉弓下缘和肺动脉权上缘之间1～2cm的小区域，在CT图像上呈一低密度空隙。左外侧界为左纵隔胸膜，内侧界为气管，前方为主动脉升部，后方为食管和胸主动脉，有动脉韧带、主动脉肺动脉窗淋巴结和左喉返神经，食管与胸主动脉之间为胸导管。纵隔右侧面为奇静脉弓，并从后方行向前，形成平滑向外的隆凸，升主动脉、上腔静脉、奇静脉弓和气管权围成的气管前间隙内是奇静脉弓淋巴结和心包上隐窝。

该层面可见左肺上叶、右肺上叶、右肺下叶，右肺上叶的段支气管和血管出现于肺服门区，为右肺门的第一横断层，奇静脉弓可作为右肺门开始的标志，右肺斜裂出现。

（七）描述肺动脉权横断层面解剖结构

该层面纵隔内胸骨后方与升主动脉之间为血管前间隙，内有三角形的胸腺，平行通过第5胸椎体下部，升主动脉右侧有上腔静脉，左后方为肺动脉干的分权处，肺动脉干分为左、右肺动脉，形成状若"三叶草"形的肺动脉权，在肺动脉权和右肺动脉的后方有左、右主支气管。左肺动脉由前向后外抵达肺门，是左肺门出现的标志。心包上隐窝围绕着升主动脉、肺动脉干的前方和左侧。隆嵴下间隙是指前为肺动脉权和右肺动脉、两侧为左、右主支气管、后为食管所围成的间隙，内有隆嵴下淋巴结。

（八）简述肺门横断层影像解剖结构

肺门区结构将肺内侧面分为纵隔部、肺门区与脊柱部3个部分，将肺与纵隔之间的胸膜腔分为前、后两部，后部伸入食管与奇静脉之间形成奇静脉食管隐窝。

1. 左肺门区的结构　因左主支气管比右主支气管长，故在此断面上左肺门区只有左上肺静脉和肺动脉，呈前后排列。左肺动脉的外侧从前向后是：前段支气管、尖后段支气管和尖后段动脉，其关系较为恒定。

2. 右肺门区的结构　从前向后是右上肺静脉、肺动脉和支气管。右肺动脉的后外侧以前向后是右肺上叶支气管。

（九）简述主动脉窦横断层面解剖结构

该层面水平穿过第6胸椎体上份，纵隔内结构为出入心底的大血管、心包横窦、心包斜窦、左右心耳、食管和胸主动脉。心包横窦位于升主动脉、肺动脉干的根部与左心房之间，肺动脉瓣呈两前一后排列，胸主动脉和奇静脉之间有胸导管穿行。左肺下叶的一部分肺组织呈小舌状伸入胸主动脉与左肺下叶动脉之间，抵达左主支气管的后壁，右主支气管和中间支气管的后外侧壁直接与肺组织相邻，右肺叶间动脉经上腔静脉与中间支气管之间至肺门，其位置关系较为恒定，是CT测量右肺动脉心包段管径的理想部位。

右肺门区结构由前向后依次为右上肺静脉、叶间动脉、中间支气管；左肺门区结构由前向后依次为左上肺静脉、左主支气管及左肺上叶十支气管、左肺下叶动脉。

（十）简述左、右下肺静脉横断层面影像解剖结构

此层面平行第7胸椎，纵隔内可见心的四个心腔，右心房和右心室位于右前方，两者借右房室口相同；左心房和左心室位于左后方，其间为左房室口。左心室壁明显肥厚。房间隔与室间隔相连，呈"S"形，自右后斜向左前，右半心位于房间隔和室间隔的右前方，左半心位于房间隔和室间隔的左后方。左、右下肺静脉汇入左心房，提示两肺门已至下界。在食管前缘与右肺下叶之间有右肺韧带，在胸主动脉前方与左肺下叶之间有左肺韧带。肺韧带内有淋巴结，肺癌时可转移至此处。

纵隔的右侧是右肺中叶和下叶，左侧是左肺舌叶和左肺下叶，右肺中叶支气管和动脉均已分出两个干，右肺下叶支气管和动脉也为两个干，左肺上叶见舌叶支气管和血管分支，左肺下叶支气管为一总干，位于斜裂和左下肺静脉之间，左肺下叶动脉在断面内已分为四支。

（十一）描述经膈腔静脉裂孔横断层面解剖结构

此断面经第8胸椎体，右膈穹出现，其左后方可见腔静脉孔，心呈现左、右心室和右心房三个心腔；纵隔的右侧是右肺中叶和下叶，左侧是舌叶和左肺下叶；后纵隔内有食管、胸主动脉、奇静脉和胸导管。

（十二）简述经升主动脉的冠状断面解剖结构

此断层经过主动脉口和升主动脉平行切开，纵隔区分上纵隔和中纵隔。上纵隔内从左到右可见左头臂静脉、主动脉弓、头臂干和右头臂静脉以及上腔静脉的起始部；中纵隔主要是心和出入心的大血管及其周围的心包和心包腔。心为三腔结构，

右心房和左、右心室位于膈中心腱的上方，并与膈下方的肝左叶和胃底相对，右心室腔仅见一小部分，左心室腔小而壁厚，右心室右上方的空腔为右心房及上腔静脉，后者于右肺中叶和升主动脉之间上行，左心室上方连接升主动脉的根部，可见主动脉口和主动脉瓣，其左侧有粗大的肺动脉瓣，心房和心室之间的冠状沟内有冠状血管。

胸壁由第1～第10肋、肋间肌及其上部浅层的胸大肌、胸小肌等构成，右胸膜肺区内出现斜裂，由水平裂和斜裂分隔右肺的上、中、下叶，上叶呈三角形，中叶呈长方形，下叶呈横行而扁的断面；左胸膜肺区内的斜裂分隔左肺上叶和下叶，左肺上叶与主动脉弓、肺动脉干及左心室相邻，左肺下叶呈三角形，位于膈上方，与膈下方的胃体毗邻。

（十三）简述经肺动脉权的冠状断面解剖结构

此层经肺动脉权纵隔区主要显示上纵隔和中纵隔结构。上纵隔内左到右可见主动脉弓、气管和上腔静脉。主动脉弓位于气管的左下方，常见它发出左颈总动脉或左锁骨下动脉的分支；中纵隔区内为心脏和出入心的大血管及其周围的心包和心包腔。纵隔上方是上腔静脉口，下方为下腔静脉口，其前内方为下腔静脉瓣，直达房间隔的卵圆窝前缘，下腔静脉瓣内侧有冠状窦口及冠状窦瓣。

右侧胸膜肺区内水平裂和斜裂分隔右肺上、中、下叶，右肺尖突入颈根部；左肺内斜裂分隔左肺上叶和下叶，左肺上叶中部及下部可见前段和舌叶支气管；左肺尖伸入颈根部。

（十四）简述经气管权的冠状断面解剖结构

该层面纵隔区内首次出现典型气管权和肺门结构，气管、气管权和左、右主支气管位居纵隔中央，整个形态呈"人"字形，气管权下方、左心房上方，可见数个气管支气管下淋巴结。在左、右主支气管的两侧，肺门诸结构出现，右主支气管较短，进入右肺门立即分出右肺上叶支气管及中间支气管，两者之间为右肺动脉；左主支气管较长，入左肺门分为左肺上、下叶支气管，两者之间为左肺动脉。左、右主支气管上方有气管支气管上淋巴结，在"人"字形的气管权下方可见隆嵴下淋巴结。

胸膜肺区显示基本同上一层。

（十五）描述经左肺门的矢状断面解剖结构

该层面胸腔内显示左肺结构，前上方为左肺上叶，舌叶位于心脏前方，左肺上叶位于斜裂、肺门和心腔后方。其中央有左肺门结构，从前至后依次是上肺静脉、肺动脉和上叶支气管、下叶支气管和下肺静脉。舌叶动脉位于上叶支气管的前下方，上叶支气管与上肺静脉之间有肺淋巴结。下纵隔内大部分是心，由右心室和左心室组成，右心室位于前下方，室壁较薄，左心室位于后上，室壁较厚。左心室上方有左冠状动脉旋支和心大静脉。

在颈根部前为锁骨和前斜角肌之间的间隙，其内为锁骨下静脉和颈静脉弓等；后为前斜角肌、第一肋骨和左肺上叶之间的前斜角肌间隙，其内为左锁骨下动脉和臂丛。

（十六）描述经胸部正中矢状面解剖结构

该层面纵隔前方有胸骨柄、胸骨体，后方有脊柱。右心室位于心的前下部，其上方为右房室口及三尖瓣。在右房室口前上方和升主动脉根部前方有三角形腔隙为右心耳，其后方间隙为左心房，隔心包与后方的食管相邻。升主动脉自右房室口上方直达气管前下方续于主动脉弓，主动脉弓向上的粗大分支为头臂干，头臂干前方壁薄的大血管为左头臂静脉，升主动脉后方的圆形血管为右肺动脉，其下方的近三角形断面为左心房。

气管由前上向后下走行，其上方有环状软骨的断面，环状软骨弓的下方为甲状腺峡部，气管的后壁为膜壁断面，气管下端为气管分叉部，显露出气管隆嵴，气管下方有隆嵴下淋巴结。食管自上而下呈弧形，位于气管、右肺动脉及左心房的后方，脊柱的前方，经食管裂孔进入腹腔。在食管后方、脊柱前方有奇静脉及右肋间后动脉的断面。

（十七）简述经右肺门矢状断面解剖结构

胸腔内右肺断面明显增大，右肺斜裂分隔右肺下叶与上叶，水平裂不明显，右肺上叶与中叶的分界线不清，肺组织有融合，右肺门结构从前至后依次是上肺静脉、上叶支气管和右肺动脉、下叶支气管、下肺静脉，中叶支气管位于右肺动脉的前下方。

颈根部可见锁骨的断面，其上方有胸锁乳突肌及颈内静脉，在锁骨断面后方有一个粗大的血管断面，为右锁骨下静脉汇入右头臂静脉处。在颈内静脉后方有前斜角肌，自上而下走行，其下方有锁骨下动脉及肋颈干的断面。

四、腹部断层影像解剖结构

（一）简述腹部境界和分区

腹部上方借膈与胸部相隔，下方经骨盆上口与盆腔相续、相邻。因腹部结构与胸部、盆部的结构相互重叠与延续，故在断面解剖学中，通常以膈穹平面为腹部的上界，以第5腰椎间盘平面为腹部的下界。

临床上常用两条横线和两条纵线将腹部分为9个区。上横线一般采用肋下平面，即左、右侧肋弓最低点的连线；下横线多采用结节间平面，即左、右侧髂结节的连线；两条纵线为通过两侧腹股沟中点的垂直线。上述4条线将腹部分成9个区：左、右侧自上而下依次为左、右季肋区，左、右腹外侧区（腰区），左、右腹股沟区（髂区）；中间自上而下依次为腹上区、脐区、腹下区（耻区）。另外，还有较简单的四分法：通过脐作横线与垂直线，将腹部分为左、右上腹和左、右下腹4个区。

（二）简述腹部标志性结构

1. 剑突　位于胸骨下端，其后方约平对第9胸椎。剑突上接胸骨体，经两者结合处的水平面称为剑胸结合平面，膈穹居于此平面。

2. 肋弓　为第7～第10肋软骨前端依次连于上位肋软骨形成的弓。通过其最低点的水平面称肋下平面，约平对第3腰椎，为十二指肠水平部的标志平面。

3. 脐　位于腹前正中线上，其后方平对第3、第4腰椎间盘。经脐至剑胸结合连线中点的横断层面称为幽门平面，后方平对第1腰椎椎体下缘，幽门常位于此平面；幽门的右侧有胆囊和肝门静脉，其左侧后方有胰、肾门和肠系膜上动脉的起始部。脐上方约2.5cm平对肠系膜下动脉起始处。

4. 髂嵴　是髂骨翼的弓形上缘。经两侧髂嵴最高点的横断层面称为嵴间平面，约平对第4腰椎棘突，为腹主动脉分叉处的标志平面。

5. 髂结节　髂前上棘后方5～7cm处，髂嵴外唇向外的突起。经两侧髂结节的水平面称结节间平面，约平第5腰椎棘突，回盲瓣多位于此平面。

（三）描述第二肝门的横断层解剖结构

该层经第10胸椎椎体，肝和胃被切开，左、右半肝均显示。第二肝门出现是本断面的重要特征，第二肝门是指肝内左、中、右静脉呈长条形出肝注入下腔静脉处，多出现于第10胸椎体上份水平，肝右静脉出肝后多开口于下腔静脉右壁，肝中间静脉和肝左静脉可共同开口于下腔静脉左前壁。膈穹隆下方和内侧为腹腔，而胸腔则居其上方和外侧。食管左移至胸主动脉前方，于下一断层穿膈食管裂孔。在腹腔内肝占据右侧，肝左外叶和胃底首次出现于膈左穹隆的下内侧。可见肝冠状韧带上层和肝裸区。

（四）简述肝门静脉左支角部的横断层解剖结构

此层面约平第11胸椎椎体，恰经肝门静脉矢状部，腹腔内肝的断面占该断面的右侧半，胃和脾的断面占左侧半，脾首次出现于胃底左后方，呈"新月"状。下腔静脉位于胸椎体右前方与肝尾状叶之间，管径约15mm，肝门静脉在该处分为左支和右支，左支进入肝圆韧带沟内，右支进入肝右叶。肝门静脉左支先出现角部，是本断面的重要特征，稍低水平可见横部的起始部和矢状部，囊部可与矢状部同层或稍低一个层面出现，肝门静脉左支矢状部与静脉韧带裂为左叶间裂，将左半肝分为左内叶和左外叶，肝左静脉本干已被其上下根取代。

（五）描述肝门横断层解剖结构

此断层经过第12胸椎椎体，肝的断面占该层面的右侧半，胃和脾的层面占左侧半，肝门静脉及其右支的出现是肝门的标志。肝门静脉于下腔静脉前方的横沟内分出左支横部和右支主干，有时可见肝门静脉左、右支结成向前外侧开放的"U"形结构，肝门静脉右支行向右后，分出右前支和右后支，分别进入肝的右前叶和右后叶。胆囊出现于肝门静脉右支前方，其左侧可见左、右肝管，右侧可见肝固有动脉右支。经肝门向前，肝圆韧带裂出现，它是肝左叶间裂的天然标志，分开左外叶与左内叶，内含有肝圆韧带，肝中间静脉和肝右静脉已为其属支，断面逐渐变小。

右肾上腺居肝裸区、膈和下腔静脉后壁所围成的三角形空隙内。左肾上腺位于胃后壁、膈角外侧和脾所围成的充满脂肪的三角区内，呈"Y"形或"V"形，开口向后。

（六）描述经腹腔干的横断层解剖结构

此断面的肝断层变小，主要占据腹腔右半。肝圆韧带裂增宽，其左侧为游离的肝左外叶、右侧则为方叶，该裂内可见镰状韧带游离缘及其包含的肝圆韧带。腹腔干常出现于第12胸椎下缘水平，发自腹主动脉走向前下，分为胃左动脉、脾动脉和肝总动脉。小网膜左份为肝胃韧带，连于胃小弯，右份为肝十二指肠韧带，该韧带内，除有数个肝门淋巴结的断面外，可见肝固有动脉居肝门静脉左前方，肝总管和胆囊管下行于肝门静脉右前方，网膜孔出现，其前方为肝门静脉，后方为下腔静脉。脾断面呈三角形，居胃体左后方和首次出现的左肾的外侧。

（七）简述经肠系膜上动脉的横断层解剖结构

此断面的肝断面进一步变小，由左外叶、方叶、右前叶和右后叶组成，肝门右切迹有助于区别右前叶和右后叶，胰尾、体、颈出现，胰尾抵达脾门。于脊柱前方，肠系膜上动脉在第1腰椎及第1腰椎间盘高度发自腹主动脉，肝门静脉与下腔静脉之间的空隙称门腔间隙，其上界为肝门静脉分叉处，下界为肝门静脉合成处。脾动脉左行于胰腺上缘，肝门静脉右侧可见肝总管与胆囊管，于下一断层内两者合成胆总管，胆总管或肝总管走行于肝门静脉与十二指肠上部之间的空隙，小网膜及胃后壁与胰之间可见网膜囊，右肾出现。

（八）简述经肝门静脉合成处的横断层解剖结构

此断面大约在第1腰椎椎体下缘右侧，胰颈的后方由肠系膜上静脉与脾静脉汇合成肝门静脉，或由肠系膜上、下静脉与脾静脉汇合成。胰头的右侧紧邻十二指肠降部，后方有胆总管下行，在腹主动脉和胰腺之间可寻找到肠系膜上动脉（左）和肠系膜上静脉（右），两者之间对应的胰腺为胰腺颈部，伸入到肠系膜上静脉后方的胰腺实质为钩突，正常钩突不应向左越过肠系膜上动脉，胰的前面与胃后壁相邻。脾动、静脉行于胰体后缘，胰体跨越左肾的前面移行为胰尾，胰尾紧邻脾门，左肾静脉于肠系膜上动脉与主动脉之间右行，三者之间的关系较为恒定，左、右膈脚居腹主动脉两侧。

（九）描述经肾门中份的横断层解剖结构

该层约平第2腰椎水平，其右前方有下腔静脉，其左侧有腹主动脉，椎体两侧有腰大肌，腰大肌外侧有左、右肾的断面，肾门与腹主动脉、下腔静脉之间有肾血管相连。右肋膈隐窝消失，左膈脚起于第1、第2腰椎体的前左侧面，右膈脚起于第1~第3腰椎体的前右侧面，右肾静脉粗大，汇入下腔静脉，其长度短于左肾静脉，右肾动脉于其后方走向右肾，十二指肠降部内侧可见胰头，胆总管下行于胰头后缘，下腔静脉的前方，故下腔静脉是在断层影像上寻认胆总管的标志。钩突位于肠系膜上静脉与下腔静脉之间。

该层由右向左还可见十二指肠降部、胰头及胆总管、肠系膜上动、静脉、十二指肠升部和空肠；肠系膜出现于脊柱的左前方，其根部附着十二指肠升部的左侧；胆总管居胰头后缘右端和十二指肠降部之间，向下即穿入十二指肠壁内；肠系膜上动、静脉是胰颈、钩突和左肾静脉的识别标志，又有助于辨识肠系膜根的起始段。

（十）简述经十二指肠水平部的横断层解剖结构

该层约平第2腰椎下方椎间盘，椎体两侧有腰大肌，横突两侧有腰方肌，在该二肌外侧有左、右肾的断面，在腰大肌中部外缘与肾的前内缘相近处有输尿管断面。十二指肠水平部在脊柱的右侧接续十二指肠降部，水平向左走行，横过腰椎前方至其左侧，移行为十二结肠升部，此部位于肠系膜上动脉与腹主动脉之间，如肠系膜上动脉起点过低，可能引起肠系膜上动脉压迫综合征。十二指肠壁厚，于脊柱左前方，腹主动脉已发出肠系膜下动脉，后者的起始平面多位于第3腰椎高度。

（十一）描述经肝门静脉的冠状断面解剖结构

膈下面为肝和胃的断面，肝位于右上部占据大部分空间，肝下缘右侧有胆囊的断面，中部有肝圆韧带裂，胃自左至右横行于腹上部，左侧为胃底、胃体，右侧是幽门部，其下方为横结肠。在胰颈的后方肠系膜上静脉和脾静脉合成肝门静脉，入第一肝门后，肝门静脉左支起始部和右支主干分别走向左前上和右外上。肝门静脉主干的右侧可看到胆囊管和肝总管，肝门静脉主干的左侧可看到肝固有动脉，上述结构均位于肝十二指肠韧带内，肝尾状叶断面增大其左上和右下均是网膜囊。小网膜左部（肝胃韧带）位于静脉韧带裂内。肝中静脉和肝左静脉各自注入下腔静脉，肝门静脉右前支粗大。

（十二）简述经胰的冠状面解剖结构

胰体、胰颈和胰头的断面位于胃体与幽门窦之间，在胰颈下方有肠系膜上静脉及其左侧的肠系膜上动脉，该动脉左下方可见粗大的腹主动脉。腹主动脉与肠系膜上动脉之间夹持的是十二指肠水平部。幽门窦及胃体下方有横结肠的断面。右髂窝内有升结肠断面，左侧部有降结肠和乙状结肠的断面，其余均为小肠的断面。

（十三）简述经腹主动脉和下腔静脉的冠状面解剖结构

断面上方两侧为膈，中间有向下突入的膈脚，膈脚上方可见食管的断面，下方见腹主动脉和下腔静脉的断面。膈脚右则为肝的断面，肝左侧缘有腔静脉窝，内有下腔静脉穿行，位于腹主动脉的右侧，上端右侧有肝右静脉汇入。膈脚左侧有胰体、胃底和脾的断面。胰体紧邻膈脚，自上而下有腹腔干和肠系膜上动脉。

肝的中央近下缘处有肝门静脉右支的断面，其下方有胆囊的断面；肝下方右侧有一大的圆形空腔，周围环绕厚层平滑肌，为幽门管的断面；其内则与胆囊之间有一不规则的肠管断面为十二指肠球部，其内下方与下腔静脉之间有胰头的断面，幽门管下方有横结肠及回肠。右髂窝有盲肠的断面，内下方有髂腰肌。

（十四）简述双肾门在冠状断面解剖结构

肾区右侧膈下肝的右后叶仅剩一小部分。肝的内下方为右肾的冠状断面，肾皮质和肾髓质的界线分明。右肾下方及内上方有三角形的右肾上腺断面，右肾下方有三角形的脂肪垫承托，肾门内侧有腰大肌和腰方肌向外下斜行。左肾紧贴膈下，呈卵圆形，肾皮质和肾髓质界线分明。肾窦内有肾血管、肾盂及脂肪。肾门朝向内下方，与腰大肌和腰方肌相近。左肾上端紧邻膈，下端邻小肠断面，外侧邻膈和腹壁，内下部邻长条形的左肾上腺断面。

（十五）简述经腹部正中矢状层面解剖结构

十二指肠水平部紧贴第3腰椎前方通过是此层面最大特点。膈下方的空间大部分被肝的断面所占据，肝的断面呈楔形，上宽下窄。肝断面上部有粗大的肝左静脉的断面，该静脉后上方有左后缘静脉。肝左外叶下方有胰的断面，在胰断面上方有门静脉及肝总动脉的断面。肝下方有幽门管的断面，其下方有胃网膜右动、静脉和横结肠的断面。横结肠和幽门管的后方有肠系膜的断面，内有肠系膜上动、静脉的断面，静脉比较粗大。肠系膜上动脉在胰的后方起自腹主动脉，越过十二指肠水平部的前方，在肠系膜上静脉的后方下行。

（十六）简述经胰头的矢状断面解剖结构

此层面最大特点是胰位于胆囊、十二指肠、右肾之间。膈下空间全部被肝的断面所占据，肝断面上缘偏右有肝右静脉，其右后方有右后缘支。在肝门处有肝门静脉主干的断面，肝门静脉下方有肝固有动脉和胆总管的断面。肝门静脉主干前上方有肝中间静脉的断面，肝中间静脉是肝正中裂的主要标志。肝右静脉的断面是右叶间裂的主要标志。

肝门下方有十二指肠上部断面，后方有胰头。胰头前方、十二指肠后方有肝固有动脉和胆总管的断面。肝右后叶下方有右肾上部和右肾上腺的断面。右肾上腺断面位于右肾与右肝断面之间，呈长条形。右肾的前下方有相互伴行的右肾动、静脉，部分人存在副肾动、静脉。右肾的上、下极有脂肪囊，右肾下方有腰大肌的断面，面积较大，其前方有十二指肠降部、横结肠及肠系膜的断面，在横结肠与腹前壁之间有自幽门下垂的大网膜断面。

（十七）简述经胆囊的矢状断面解剖结构

十二指肠降部位于右肾前面是此层面最大特点。肝门处有肝门静脉右支及其分出的后叶支，后者斜行向后上方，右支前方有肝门静脉右前叶上、下段支。在肝的上部可见肝右后上缘静脉和肝右静脉，肝门静脉右后叶支下方有呈圆形的肝右后静脉。肝门的前下方有胆囊的断面，胆囊的后方、右肾前方有十二指肠降部断面。右肾断面位于腰方肌前方，肾上端与肝之间有右肾上腺断面。

在腰大肌断面中部前方有阑尾的断面，为小而圆、壁较厚的管状。腰大肌前方与腹前壁之间有横结肠、回肠及肠系膜的断面，横结肠位于十二指肠降都前下方。

五、男性盆部和会阴断层影像解剖结构

（一）简述盆部与会阴境界

盆部及会阴位于躯干的下部，其骨性基础主要为骨盆。盆部前面以耻骨联合上缘、耻骨结节、腹股沟至髂嵴前份的连线与腹部分界；后面以髂嵴后份至尾骨尖的连线与脊柱区分界。会阴是指盆膈以下封闭骨盆下口的全部软组织。在断面解剖学中，男、女性盆部的上界均为第5腰椎间盘平面，而盆部和会阴的下界男性为阴囊消失平面、女性为女阴消失平面。

（二）简述盆腔标志性结构

1. 髂嵴　是髂骨翼的游离缘，经两侧髂嵴最高点的连线约平第4、5腰椎间盘，经此处所作的横断层面称为嵴间平面，是腹主动脉分叉的标志平面。

2. 髂前、后上棘　是髂嵴前、后端的突起，经两侧髂后上棘的连线平对第2骶椎，是蛛网膜下隙终止的标志。

3. 耻骨联合上缘　左、右耻骨联合面之间借助耻骨间盘相连，形成耻骨联合，其上缘为骨盆上口的界标之一。直立时，尾骨尖与耻骨联合上缘在同一水平面上，经此处所作的横断层面是显示精囊的最佳平面。

4. 坐骨结节　是坐骨最低部的粗糙隆起，其内侧缘的深面有阴部管，阴部神经和阴部内动、静脉等结构穿过阴部管。沿坐骨结节向前可触及坐骨下支、耻骨下支和耻骨弓。

5. 尾骨　位于肛门稍后方的正中线上，稍有活动性。

（三）描述经第1骶椎上份横断层面解剖结构

第1骶椎体位居盆部后壁中央，其后方为骶管，骶、尾神经根均位居骶管内。髂骨翼的前面微凹，形成髂窝，背外侧面为臀中肌并可见臀大肌出现，髂肌占据髂窝，在髂腰肌内侧为髂血管、输尿管和腰丛及腰骶干，呈前后方向排列。其中髂总动脉已分为内、外动脉，输尿管于此层面中已跨过髂总动脉行于髂内、外动脉之间，腰丛及腰骶干则位居髂总静脉后方。

（四）简述经第2骶椎上份横断层面解剖结构

第2骶椎椎体与两侧骶骨翼的前缘均变得平直，骶椎和骶骨翼之间可见骶前孔，其内为骶神经前支及脂肪组织。髂骨翼内侧面与骶翼外侧面构成骶髂关节，关节面较上一层面增大。髂腰肌位置相对前移，构成小骨盆的盆缘，以该肌为标志，其前内侧由前外至后内，分别可见股神经、髂外动脉、髂外静脉、输尿管、髂内动、静脉和骶丛等。盆腔内，除左侧份为乙状结肠及其系膜外，余者均为回肠袢。

（五）描述经第3骶椎横断层面解剖结构

由于第3骶椎骶翼缩小，与椎体之间的骶后孔内可见第3骶神经及脂肪组织。骶翼与两侧的髂骨翼（下部）之间为骶髂关节。第3骶椎构成的小骨盆后壁进一步凹

陷，其椎前方出现梨状肌，参与构成小骨盆边界的髂腰肌进一步前移，髂内、外动静脉和输尿管等分别位于髂腰肌和髂骨翼内侧的盆腹膜壁层深面。盆腔内乙状结肠由左前向后转至第3骶椎前方，移行为直肠。盆前壁即腹前外侧壁的下部，主要由腹直肌所构成。

（六）简述经第4骶椎横断层面解剖结构

第4骶椎位居小骨盆后壁，髂骨体呈牛角形，位居盆腔两侧，盆腔侧壁由前向后分别由髂腰肌、闭孔内肌和梨状肌所构成，梨状肌向背外侧穿越坐骨大孔。盆壁血管、神经及输尿管于盆壁肌的内侧下行，盆腔内右前方为回肠袢，左前方为乙状结肠，后方为直肠。

（七）描述髋臼上缘横断层面解剖结构

由髂骨体、耻骨体和坐骨体三者结合构成髋臼，位于盆壁中部两侧，呈向外开放的"C"形，与股骨头形成髋关节。关节前方由内向外依次是髂外静脉、髂外动脉、股神经和髂腰肌，在髂血管前方可见精索起始部。髋臼内侧有闭孔内肌附着，近该肌前缘处可见闭孔血管和闭孔神经；髋臼后方与尾骨之间为坐骨大孔，梨状肌穿越该孔，梨状肌前面为坐骨神经和臀下血管。盆腔前部除回肠袢外，出现膀胱体的顶部，其后方与直肠之间为直肠膀胱陷凹，输尿管由此开始离开盆壁行向膀胱，输尿管盆部经髂血管、腰骶干和骶髂关节前方，跨过闭孔神经血管内侧，在坐骨棘水平转向前内方，在盆底上方的结缔组织内行向膀胱底。男性输尿管向前下内经直肠前外侧壁与膀胱后壁之间、输精管的后外侧，并呈直角与之交叉，然后至输精管的内下方，经精囊顶上方向内下斜穿膀胱壁，最后开口于膀胱三角的外侧角。

（八）描述经股骨头中份横断层面解剖结构

耻骨体及其伸向前内的突起为耻骨上支和坐骨体及其伸向后内的突起为坐骨棘，这两个三角形骨块组成髋臼，其借一薄的骨板相连，构成凹向外侧的髋臼窝，与股骨头形成髋关节。股骨头内侧可见股骨头凹，为股骨头韧带附着处。髋关节前方为髂腰肌，与内侧的耻骨肌之间可见股神经、股动脉和股静脉。股血管的前内侧可见精索于腹股沟管内。髋臼内侧为闭孔内肌，该肌前缘可见闭孔血管和闭孔神经。盆腔内前为膀胱，后为直肠，两者之间是直肠膀胱陷凹，该处为男性直立时腹膜腔的最低点，于膀胱后方出现精囊，其内侧为输精管。

（九）简述经耻骨联合上份横断层面解剖结构

左、右两侧耻骨联合面及其间的耻骨间盘构成耻骨联合，其前方皮下组织内可见精索。在耻骨上支的前外侧，髂腰肌与耻骨肌之间为股神经和股动脉和股静脉。

盆腔内前方为膀胱颈部和前列腺底部，两者紧密相邻，膀胱壁直接延续到前列腺内；后方为直肠，在直肠与前列腺之间可见输精管末端及精囊。在上述脏器周围有丰富的静脉丛。

　　盆侧壁主要由衬贴于髋臼内侧的闭孔内肌所构成，该肌起自耻骨后方及闭孔膜的内面，其前外缘与耻骨上支之间为闭膜管，闭孔血管及神经经此管离开盆腔进入股内侧区；闭孔内肌肌束向后集中成腱，绕坐骨小切迹转至臀区，在其肌腱与臀大肌之间可见坐骨神经；盆后壁为尾骨及尾骨肌，在尾骨肌前方可见肛提肌。

（十）简述经耻骨联合下份横断层面解剖结构

　　耻骨联合位于盆前壁中央，其前方可见阴茎及其两侧的精索。耻骨与其后外方的坐骨结节之间为闭孔，该孔为闭孔膜所封闭，其内、外侧分别为闭孔内、外肌所附着，在闭孔内肌内侧为肛提肌。尿道前列腺部后壁正中为尿道嵴，嵴的最高点为精阜，精阜中央有一小凹，称前列腺小囊，其两侧有射精管的开口。

　　盆腔内可见前列腺及其周围的膀胱前列腺静脉丛。前列腺断面形似板栗，前列腺的大小随年龄变化，其前部有尿道前列腺部通过，与耻骨联合之间为耻骨后隙，其间有静脉丛通过；后部可见射精管穿行，后面平坦，紧邻直肠与肛管交界处，正中可见一浅沟，此即前列腺沟。盆腔内后方为直肠，在直肠两侧，肛提肌、闭孔内肌和臀大肌之间为三角形坐骨直肠窝，其内充满脂肪组织。

（十一）简述男性盆腔正中矢状面解剖结构

　　脊柱断面位居后上部，相邻骶椎体断面之间可见窄条状的椎间盘断面，骶管中有骶神经，断层前缘为腹直肌。肠管断面呈"S"形连续串珠条带状，上段为乙状结肠，下段则为直肠膀胱断面呈圆形，居断面中央，输精管与精囊位于膀胱后方与直肠之间，膀胱、精囊下方及直肠断面下端三者围成区域内可见椭圆形的前列腺断面。膀胱前下方为耻骨断面，其前下方，可见阴茎海绵体和尿道海绵体的条带状断面，靠近断层下缘前端处，有睾丸和阴囊的断面，再向前则有阴茎的弯曲断面。直肠断面下端后下方凹向前上方的弧状弯曲者，为肛提肌，居前上方围绕于直肠断面下端周围者，则为肛门外括约肌。

（十二）简述经股骨颈中份的冠状断面解剖结构

　　该断面中部可见第5腰椎间盘，其两侧与腰大肌之间有髂内动、静脉，下方有乙状结肠和回肠，肠管下方有膀胱及前列腺。前列腺的下方，两耻骨下支之间为尿生殖膈，中间有尿道膜部通过，其下方有尿道海绵体；前列腺的上方有精囊和输精管壶腹；前列腺的外侧有闭孔内肌、闭孔外肌，两肌之间为闭孔膜，闭孔外肌横行向外止于转子窝。断面的外侧部可见髂骨翼、髋臼及股骨头、股骨颈、大转子及股骨干的剖面。髂骨翼内侧有髂肌，右髂肌的上方有盲肠，外侧有臀小肌及臀中肌，左髂肌的上方为降结肠。

六、女性盆部和会阴断层影像解剖结构

（一）简述经第3骶椎下份的横断层面解剖结构

　　此断层为女盆第二段的开始，直肠位于椎体右前方，并与乙状结肠直接相连，

乙状结肠被切为前、后两个断面。子宫底位于断面中央，两侧为子宫阔韧带和卵巢，但子宫和卵巢的大小、形态及位置与年龄、功能状态以及生育史密切相关，变化很大。回肠集中于断面的右前部。

（二）简述经第5骶椎上份的横断层面解剖结构

子宫体居中，左前方为乙状结肠，右前方均为回肠，子宫后方为乙状结肠和直肠，子宫两侧可见含有大小不等卵泡的卵巢断面。输尿管位于子宫断面后外方，其稍外侧有子宫动脉、静脉断面。髂腰肌的前内方自外向内依次为股神经、髂外动脉及髂外静脉。梨状肌前内侧缘贴有腰骶干及1、2、3骶神经，在骶骨前方为椎外静脉丛。

（三）描述经髋臼上缘的横断层面解剖结构

本断层为女盆第三段开始，由前向后依次可见膀胱、子宫和直肠。子宫位于子宫颈阴道部与子宫颈阴道上部之间，内腔即子宫颈管，子宫两侧有细小的子宫阴道静脉丛，后方呈弧形裂隙是阴道穹隆后部。

（四）简述经股骨头上份的横断层面解剖结构

该断层由前至后是膀胱、子宫和直肠。子宫的断面为子宫颈部，其两侧可见输尿管断面以及子宫阴道静脉丛的无数小断面，子宫断面中央有不规则的子宫颈管，其后方可见弧形裂隙状阴道穹隆后部，尾骨前外方直肠两侧有肛提肌。

（五）简述经耻骨联合上份的横断层面解剖结构

此断层为女盆第四段开始，耻骨联合的后方从前向后依次为膀胱、阴道和直肠。正常状态下适度扩张的膀胱壁光滑均匀，其厚度一般不超过2～3mm。膀胱和阴道的周围，可见无数膀胱静脉丛和阴道静脉丛，阴道表现为类圆形软组织阴影，偶见当中的低密度区，代表阴道腔隙及分泌液。直肠已为肛管，呈卵圆形管状结构。两侧肛提肌围成"V"形，绕于脏器的后方和两侧。

（六）简述盆部和会阴正中矢状面解剖结构

经躯干正中矢状面可见子宫和阴道断面呈纵向细长不规则形，夹于膀胱和直肠之间，子宫断面在下，是显现阴道、子宫颈和子宫体的最佳断层。子宫颈矢状面为长4～5cm、厚3～4cm的圆柱状结构。在经右卵巢的矢状断层上，子宫断面呈纵向椭圆形，位居膀胱和卵巢断面的后上方。

（七）简述经髋关节中份的冠状面解剖结构

该断面可见髂骨翼、髋臼、股骨头、股骨头韧带和耻骨下支的剖面。髂骨翼的外侧有臀中、小肌，内侧有髂肌和腰大肌，左侧两肌之间有乙状结肠，右侧两肌之间可见盲肠。腰大肌的内侧可见髂外动、静脉。

盆腔内可见膀胱的剖面，其上方有子宫及输卵管，再上为回肠及肠系膜，膀胱外下方有闭孔内肌和耻骨下支。小阴唇和大阴唇位于耻骨下支下方，耻骨体与耻骨下支之间为闭孔，有闭孔膜封闭，位于该膜的内侧、外侧为闭孔内肌和闭孔外肌，闭孔外肌下方有短收肌、耻骨肌和长收肌。

七、脊柱断层影像解剖结构

（一）简述脊柱境界与分区

脊柱区是指脊柱及其后方和两侧软组织所组成的区域，上起自枕外隆凸和上项线，下至尾骨尖，两侧斜方肌前缘、三角肌后缘上份、腋后襞与胸壁交界处、腋后线、髂嵴后份、髂后上棘至尾骨尖的连线。脊柱区自上而下可分为颈段、胸段、腰段和骶尾段等四部分。

（二）简述脊柱区标志性结构

1. 棘突　位于后正中线上，从枕外隆凸沿后正中线往下触摸，枢椎棘突是第1个被触及的突起，寰椎后弓的后结节一般不能触及，第7颈椎棘突较长，常作为辨认椎骨序数的标志；胸椎棘突斜向后下，呈叠瓦状，第1胸椎有时较第7颈椎明显；腰椎棘突呈水平位；骶椎棘突融合成骶正中嵴。

2. 骶管裂孔　骶管裂孔为骶管的下口，由第4~第5骶椎背面的切迹与尾骨围成的孔，裂孔的两侧向下突起为骶角，在体表易于触及，是骶管裂孔麻醉的进针标志。

3. 尾骨　由4块退化的尾椎融合而成，位于骶骨下方，肛门后方，有肛尾韧带附着，其尖与耻骨联合上缘位于同一水平面上。

4. 髂嵴和髂后上棘　髂嵴为髂骨翼的上缘，是计数椎骨的标志，两侧髂嵴最高点的连线平对第4腰椎棘突。髂后上棘是髂嵴后端的突起，两侧髂后上棘的连线平第2骶椎棘突，左、右髂后上棘与第5腰椎棘突和尾骨尖的连线，构成一菱形区，其上、下角连线的深部为骶正中嵴，其外侧的隆嵴为骶外侧嵴。

5. 肩胛冈和肩胛下角　上肢自然下垂时，第3胸椎棘突位于肩胛冈水平，第7胸椎棘突平肩胛下角。

6. 竖脊肌　在棘突两侧可触及的纵行隆起，该肌外侧缘与第12肋的交角，称为脊肋角，肾位于该角深部，是肾囊封闭常用的进针部位。

（三）描述颈段横断层解剖结构

1. 椎体　寰椎呈环状，无椎体和棘突，主要由前、后弓和两个侧块组成，其余颈椎椎体较小，呈横椭圆形，横径大于矢径，下面大于上面。第3~第7颈椎椎体上面的侧方各有一向上的突起，称为椎体钩，它们与上位椎体下面侧方的斜坡样唇缘构成钩椎关节。钩椎关节与后外的颈神经根和外侧的椎动、静脉相毗邻。

2. 椎弓　椎弓根短，与矢状面约成45°角，椎弓板薄且长而窄，自椎弓根后端伸向后内侧，与椎体、椎弓根形成完整骨性环。第1、第7颈椎横突较长，其余宽短，横突孔位于横突根部椎体的两侧，供椎动静脉通过，横突末端分为前后结节，横突上面的脊神经沟供脊神经前支通过。第1颈椎无棘突，第7颈椎棘突长而不分叉，其余呈分叉状，以第2颈椎的最粗大。关节突粗短，上关节突面向后上，下关节突面向前下，在经关节突关节的横断层上，关节腔呈横位，上关节突在关节腔之前，而下关节突在后。

3. 椎间盘 第1、第2颈椎间无椎间盘，第2～第7颈椎间各有1个椎间盘。上颈段椎间盘的面积较胸、腰椎间盘的面积为小而薄，但厚度介于胸、腰段椎间盘厚度之间，形态与椎体基本一致，其横径较椎体的小。因颈曲的存在，在经椎间盘的横断层内可见椎体的断面，上位椎体在前，下位椎体在后。

4. 椎管及其内容 颈椎管近似一尖端向后的三角形，横径长，矢状径短。寰椎平面的椎管矢状径16～27mm，以下矢径正常范围为12～21mm，平均为18mm，小于12mm则考虑椎管狭窄症。一般第1～第3颈椎段的椎管由上而下逐渐减小，呈漏斗状，第4～第7颈椎段的椎管大小基本相同。硬膜囊约呈横椭圆形，前扁后凸，脊髓位于硬膜囊中央，呈横椭圆形，颈膨大位于第5、第6颈椎平面，其矢、横最大径分别为8.2mm和13.3mm。枢椎以下平面蛛网膜下隙矢径平均为12mm，与脊髓的矢径之比为2：1。硬膜外隙内的脂肪较少。

5. 椎间孔（管）和神经根 颈椎间孔6对，除第1对颈椎间孔位于寰枢外侧关节后方由黄韧带、寰枢后膜、寰椎后弓和枢椎椎弓根构成外，其余的颈椎间孔和颈胸椎间孔的前壁由上位椎体下部、椎间盘和下位椎体的椎体钩组成，后壁主要为上关节突，上、下壁分别为相邻椎骨的椎弓根。椎间孔上部容有椎间静脉和脂肪，下部通过颈神经根，且常低于椎间盘平面。第1对颈神经根在寰椎后弓上方出椎管，第8对颈神经根通过颈胸椎间孔，其余颈神经根分别通过第1～第6对颈椎间孔。

（四）简述颈椎正中矢状面解剖结构

1. 脊柱颈段生理曲度为前凸，顶点在第4～第6颈椎平面。寰椎前、后弓断面为圆形，枢椎齿突与寰椎前弓和寰椎横韧带构成寰枢正中关节。颈椎体呈长方形，第3～第7颈椎椎体自上而下逐渐变宽增大，椎间盘连结相邻颈椎体的上、下面。椎间盘的前高大于后高，为2：1～3：1，与相邻椎体的高度比为1：2～1：4。前纵韧带连于椎体和椎间盘的前断层面，后纵韧带与硬脊膜相贴，与椎体连结疏松，其间隔有椎体后静脉。

2. 椎管和脊髓的弯曲与脊柱颈曲一致。脊髓位于硬膜囊中央，上端在枕骨大孔处连延髓，蛛网膜下隙位于脊髓的前、后方。硬膜外隙前部有椎内前静脉丛，后部椎有少量脂肪。

3. 枢椎棘突较粗，第7颈椎棘突长而厚，其余颈椎棘突短，斜向后下。棘间韧带连结相邻棘突，项韧带位于棘突后方，黄韧带较薄，连接相邻椎弓板。

（五）描述胸段横断层解剖结构

1. 椎体 胸段椎体自上而下逐渐增大，中部椎体的横断面呈心形，前凸后凹，矢径大，横径短，上、下部椎体的形态分别向颈、腰椎过渡。由于脊柱胸曲后凸，在经椎间盘的横断层内可出现椎体断面，上位椎体在前，下位椎体在后。相邻椎体侧面的上、下肋凹及其间的椎间盘与肋头构成肋头关节，但第1、第10～第12对肋的肋头则与相应椎体的肋凹构成肋头关节。

2. 椎弓　胸椎椎弓根短而窄，棘突呈叠瓦状排列。在同一横断层中可见两个棘突断面，上位棘突居后，下位棘突在前，棘突间有棘间韧带相连。关节突扁薄，关节腔呈横位，在同一横断层中，上关节突位前，下关节突在后。横突粗而长，伸向后外上方，除第11、第12胸椎横突外，横突末端前面与同序数肋构成肋横突关节。

3. 椎间盘　胸椎间盘的横断面形态和大小基本与相邻椎体一致，髓核位于中央，第2～第9对肋头依次连于第1～第8胸椎间盘两侧。

4. 椎管及其内容　胸椎管近似圆形，横径与矢径大致相等，第4～第10胸椎平面最小。硬膜囊呈圆形，脊髓位于硬膜囊中央，呈圆形或椭圆形。胸髓最细部的矢、横径分别为6.5mm和7.8mm，腰骶膨大主要在第11、第12胸椎平面，其矢、横径分别为8.3mm和10.3mm，蛛网膜下隙的矢径12～13mm，但第9～第12胸椎平面的略大，硬膜外隙窄，脂肪少。

5. 椎间孔（管）和神经根　胸椎间孔（管）呈横向，前壁为椎体和椎间盘，后壁为上关节突，上、下壁分别为相邻椎骨的椎弓根，胸神经根通过相应椎间孔上部，椎间孔下部容有血管和脂肪，其外侧毗邻肋颈。

（六）描述腰段横断层解剖结构

1. 椎体　腰椎体是所有椎骨中最大的，上位腰椎椎体（右侧3个，左侧2个）的前外侧面在前纵韧带的外侧有膈脚附着，椎体上、下缘的后外侧有腰大肌附着，其横断面呈肾形或椭圆形，横径大于矢径，且自上而下逐渐增大，由于负重的关系，至第5腰椎下部变小，腰椎体的矢、横径中部最小，椎体下面大于上面（第5腰椎除外），椎体前凸，后略凹。

2. 椎弓　椎弓根宽大，较短，位于椎体与椎弓峡部之间，横突自椎弓峡部突向后外侧，横突以第3腰椎为最长，一般腰3椎体横突较平，腰4椎体横突上翘，关节突较粗。胸腰筋膜前层附着于横突尖端，其前方的内侧和外侧分别有腰大肌和腰方肌，棘突从椎弓板中线后伸，棘突呈长方形，水平后伸，其上有胸腰筋膜后层、竖脊肌、横突棘肌、棘突间肌、棘间韧带和棘上韧带等附着。

3. 关节突关节　腰椎关节突关节4对，由相邻腰椎的上、下关节突构成，上关节突在前外，而下关节突居后内。两侧常不对称，上关节突关节面多数呈凹型；下关节突关节面以凸面型和平面型为主，在CT和MRI图像上关节腔间隙正常宽度为2～4mm。

4. 椎间盘　椎间盘的形态与相邻椎体相同，呈肾形或椭圆形，直径为30～50mm，髓核位于中央偏后，因椎间盘前厚后薄，因而常使上面的终板或上位椎体的后部出现于椎间盘层面，腰椎椎间盘在青少年后缘略凹，随年龄增大而变平直，但第5腰椎与第1骶椎之间的椎间盘正常时后缘也可平直或轻微膨出。

5. 椎管及其内容　椎管为完整性骨环，其形状各异，第1、第2腰椎管呈椭圆形，腰椎横径大于或等于矢径，第3、第4腰椎管呈三角形，腰椎平面横径大于矢径，第5腰椎管呈三叶草状。在临床上，当腰椎管矢径小于或等于10mm时或横径小于16mm考虑椎管狭窄。硬脊膜囊位于椎管的中央，脊髓位于硬脊膜囊内，在第1腰椎椎体平面（幼儿在第3腰椎平面）形成圆锥形的末端，腰、骶、尾脊神经根在硬脊膜囊中围绕着脊髓圆锥和终丝的周围均匀分布。MRI图像上，圆锥及其两侧的腰骶神经根呈四足蜘蛛状，终丝和马尾呈分散的小圆形结构，位于硬膜囊的后部。侧隐窝为椎孔的外侧份，是椎管的狭窄部位，其前壁为椎体的后外侧面，后壁由上关节突根部和关节突间部构成，外侧壁为椎弓根的内侧面，内侧以上关节突前内缘为界，其内有腰神经根通过，其前后径正常值为3～5mm，若小于3mm应考虑有可能侧隐窝狭窄，若等于或小于2mm则视为压迫神经根，而大于5mm可排除侧隐窝狭窄。腰椎段椎管的硬膜外脂肪组织较丰富，多分布在硬脊膜囊的前方和前外侧以及侧隐窝内，尤其是在侧隐窝内的硬膜外脂肪组织可厚达3～4mm。

6. 腰神经通道 腰神经根从离开硬膜囊至椎间管外口所经过的一条骨纤维性管道，分神经根管和椎间管两段，称为腰神经通道。此通道任一处的病变均可刺激或压迫神经根，引起腰腿痛。

（1）腰神经根：共5对，通过相应椎间管出椎管，腰神经根呈圆形或椭圆形，直径为2～3mm，两侧对称，在CT及MRI图像上均可清楚显示，椎间盘向一侧突出时可推移同侧神经根。

（2）神经根管：从腰神经根的硬膜囊穿出点至椎间管内口，此通道虽较短，但有几处狭窄：

1）盘黄间隙，位于椎间盘与黄韧带之间。

2）上关节突旁沟，是上关节突内缘的浅沟。

3）侧隐窝。

4）椎弓根下沟，位于椎弓根内下缘与椎间盘之间，在椎间盘侧方膨出时更为明显。

（3）椎间管：腰椎间管和腰骶椎间管的前壁为椎体及椎间盘，后壁为上关节突和黄韧带，上、下壁分别为相邻椎骨的相弓根，腰神经根由内上斜向外下通过椎间管，椎间管分为上、下两部，上部宽，位于椎体和关节突关节之间，有腰神经根通过；下部窄，位于椎间盘与上关节突根部之间。

（七）简述骶、尾段横断层解剖结构

1. 骶骨 骶骨自上而下逐渐缩小，骶骨的岬为骶骨底前缘的突出部分，经岬层面为骶骨的最高层面，自岬斜向后外侧的突出部分为骶骨翼，其外侧为髂骨翼，两者间为骶髂关节间隙，关节间隙宽为2～4mm，其矢径自上而下逐渐增大关节面凹凸不平。在第1骶椎上部层面前凸，在第1骶椎间盘层面平直，以下层面前凹，骶骨盆面中间部与两侧部之间的凹陷为骶前孔，有骶神经前支穿出，骶骨背侧面有5个骨性突起，分别是骶正中嵴及其两侧的骶中间嵴和骶外侧嵴，骶正中嵴位于后正中，骶中间嵴较低，骶外侧嵴较明显，骶中间嵴与外侧嵴之间为骶后孔，有骶神经后支和血管通过。骶管入口在横断层面上为三叶形，矢状径约为14.9 mm，横径约为31 mm，硬脊膜囊紧靠骶管后壁，内有马尾，其外侧有第2骶神经根通过，骶管两侧为侧隐窝，内有第

1骶神经根，神经根外包被的硬脊膜延伸为神经鞘，硬膜外隙中的脂肪组织较丰富。

2. 骶管及其内容　骶管位于骶推体后方，自上而下渐小，形态由三角形变为扁平形，骶管上与腰推管相续，下端以骶管裂孔而终，入口处形似三叶形，骶管两侧借骶椎间孔连通骶前、后孔，骶管后壁可完整、完全开放、部分开放或者有裂口。硬膜囊明显缩小，位于骶管后部，其下端达第2骶椎平面，囊内有终丝，马尾和脑脊液。骶神经根在骶管内呈"V"形排列。骶管内脂肪和静脉丛丰富。

3. 尾骨　自上而下逐渐缩小，其形态由横椭圆形逐渐变为圆形，第1尾椎上部的横径明显大于骶骨尖，这一形态特点是区分骶、尾骨的重要标志。

八、四肢断层影像解剖结构

（一）简述四肢境界和分部

上肢借肩部与颈、胸部和脊柱区相连，以锁骨上缘外侧 1/3 段和肩峰至第7 颈椎棘突的连线与颈部分界，以三角肌的前、后缘上份和腋前、后襞下缘中点的连线与胸、背部分界。按部位上肢可分为肩、臂、肘、前臂、腕和手部。

下肢前面以腹股沟与腹部分界，外侧及后面以髂嵴与腰、骶尾部分界，内侧与会阴相连。按部位下肢通常可分为髋、股、膝、小腿和踝足部。

（二）简述四肢标志性结构

1. 肩峰　为肩部最高的骨性标志，其向后内侧延续于肩胛冈，向前内侧与锁骨相连结。

2. 喙突　居锁骨外侧1/3段下方的锁骨下窝内，向深部可扪及，其下方有腋血管和臂丛通过。

3. 肱骨内上髁和肱骨外上髁　为肘部两侧最突出的骨点，外上髁的下方可扪及桡骨头。

4. 鹰嘴　为尺骨上端的滑车切迹向后上方的突起，居肘关节的后部，伸肘时与肱骨内、外上髁的连线呈一直线；屈肘90°时，此3点呈等腰三角形。

5. 桡骨茎突和尺骨茎突　分别为桡、尺骨下端向下的突起，桡骨茎突低于尺骨茎突约 1cm。

6. 股骨大转子　股骨颈与股骨体连接处上外方的隆起，位于同侧髂前上棘与坐骨结节连线的中点处。

7. 股骨内侧髁和股骨外侧髁　位于膝部股骨下端的两个膨大，外侧髁较内侧髁明显。

8. 胫骨粗隆　胫骨上端前面的隆起，位于髌骨下方3横指处。

9. 内踝和外踝　内踝为胫骨下端的内下方向下的突起，外踝为腓骨下端的膨大部分，分别位于踝关节的内、外侧。

（三）描述肩关节上份横断层解剖结构

此断面经肱骨头、关节盂的上份、肩胛冈及锁骨内侧段。其中关节盂与肱骨头内侧的关节面构成肩关节，关节的前面、外侧及后面被三角肌和冈下肌包绕，在三角肌前部后方及喙突与肩关节之间有肱二头肌长头腱和肩胛下肌腱。作为肌腱袖结构的肩胛下肌肌腱和冈下肌肌腱，在肩关节的前、后方与关节囊相愈合，使关节囊增厚。关节盂内侧伸向前方的突起为喙突，有喙锁韧带附着，喙突内侧可见肩胛上动、静脉和臂丛，臂丛由此移行向腋窝。在锁骨内侧份后方，可见锁骨下动、静脉及其后方的臂丛各股。

（四）简述肩关节下份横断层面解剖结构

在断面外侧部，三角肌呈"C"形由前、外、后三面包裹肩关节。肩胛下肌和小圆肌分别越过肩关节前方和后方终止于肱骨小结节或大结节，肱二头肌长头腱则行于肱骨大、小结节间的结节间沟内。三角肌前缘与胸大肌交界处为三角肌、胸大肌间沟，内有头静脉行走。肩关节与胸外侧壁之间的三角形间隙为腋窝横断面，其前壁为胸大肌和胸小肌；后壁为肩胛下肌；内侧壁为前锯肌及胸壁；外侧壁为肱骨、喙肱肌和肱二头肌。腋窝内可见由锁骨下动、静脉延续而来的腋动、静脉，臂丛各束以及腋淋巴结。

（五）简述臂中份横断层解剖结构

该断面经三角肌粗隆下方，层面结构及形态变化较大。肱骨周围完全被臂肌的前（屈肌）群和后（伸肌）群占据，且两者间有典型的从深筋膜延伸至肱骨骨膜侧面的臂内、外侧肌间隔分隔。臂肌前群的喙肱肌于该平面消失，而肱肌首次出现，肱二头肌长、短头汇合，肱三头肌三个头在该平面已融合成一完整肌腹。正中神经、肱静脉、前臂内侧皮神经、肱动脉、尺神经等以及穿入深筋膜的贵要静脉和发自肱动脉的尺侧上副动脉仍位于肱骨的内侧，行于臂内侧肌间隔中。桡神经及肱深血管已沿肱骨背面的桡神经沟移行至此断面肱骨的外侧，行于臂外侧肌间隔中，肌皮神经已进入肱肌与肱二头肌之间，头静脉位于肱二头肌前外侧的浅筋膜内。

（六）简述肘部肱尺关节横断层解剖结构

经肱骨内、外上髁平面，层面经过肘关节上份。肱骨硕大约为扁平，其内、外侧端的嵴状突起分别为内、外上髁，肱骨内上髁后方为尺神经沟，沟内有尺神经。肱骨切面后缘中部的凹陷为鹰嘴窝，恰对其后方的尺骨鹰嘴，两者形成肱尺关节的一部分，被肘关节囊共同包绕。关节囊两侧有尺侧副韧带和桡侧副韧带，分别附着于肱骨内、外上髁。肱三头肌腱附着于尺骨鹰嘴的后面，其后面的扁囊状腔隙为鹰嘴皮下囊，为肘关节囊滑膜层向后膨出所形成的滑膜囊。肱骨的前方为肘窝，其内侧界为旋前圆肌，外侧界为肱桡肌，底为肱肌。通过肘窝的重要结构由桡侧向尺侧依次为：桡神经及其伴行的桡侧返血管、前臂外侧皮神经、肱二头肌腱、肱动、静脉、正中神经。

（七）简述前臂中份横断层解剖结构

桡骨和尺骨的横断面均呈三角形，两骨的骨间嵴之间有前臂骨间膜附着。前臂肌前群位于桡、尺骨及骨间膜的前方，以浅、中、深三层分布。从桡侧至尺侧，浅层依次为：肱桡肌、桡侧腕屈肌、掌长肌和尺侧腕屈肌；中层为旋前圆肌和指浅屈肌；深层为拇长屈肌和指深屈肌。分布至前臂肌前群的神经与血管伴行，形成四个血管神经束穿行于肌与肌之间的深筋膜中：桡侧血管神经束、正中血管神经束、尺侧血管神经束和骨间前血管神经束。前臂肌后群位于桡、尺骨及骨间膜的后方，分浅、深两层排列。浅层从桡侧至尺侧为：桡侧腕长伸肌和短伸肌、指伸肌、小指伸肌和尺侧腕伸肌；深层从桡侧至尺侧为：旋后肌、拇长展肌和拇长伸肌。

（八）简述手部近侧列腕骨横断层解剖结构

该断面切及舟骨、月骨和三角骨，相邻腕骨之间形成腕骨关节，且骨间有韧带相连。该层面的前臂肌分为前、后两群，前臂前群（屈）肌的肌腱排列于断面的掌侧份，从桡侧向尺侧有：桡侧腕屈肌腱、掌长肌键、9条指屈肌腱及尺侧腕屈肌腱；前臂后群（伸）肌的肌建排列于断面的外侧和背侧份，从桡侧向尺侧依次为：拇长展肌腱、拇短伸肌腱、桡侧腕长伸肌腱、拇长伸肌腱、桡侧腕短伸肌腱、指伸肌腱和示指伸肌腱、小指伸肌腱以及尺侧腕伸肌腱。

桡动、静脉走行于拇长展肌腱周围，正中神经行经掌长肌腱深面，尺动、静脉与尺神经则位于尺侧腕屈肌腱深面。

（九）简述掌骨中份横断层面解剖结构

第1～第5掌骨呈略向后凸的拱形排列，断面呈圆形或椭圆形，相邻掌骨间可见骨间肌。在手背侧，拇长、短伸肌腱位居第1掌骨的背侧，各指伸肌腱向两侧分散，逐渐移向相应指骨。掌骨掌侧的肌分三部分：拇对掌肌逐渐止于第1掌骨掌面；拇长屈肌腱及其腱鞘行于拇收肌与拇短屈肌之间；指浅、深屈肌腱已散开，其间可见蚓状肌的断面，正中神经已分成拇指指掌侧固有神经、示指指掌桡侧固有神经及指掌侧总神经。尺神经亦分为指掌侧总神经及小指指掌尺侧固有神经。3条掌心动脉渐移向三条骨间掌侧肌的表面。尺动脉终末支（或掌浅弓）位居掌腱膜深面。

（十）简述髋部横断层面解剖结构

髋关节位于断层面中心。髋臼前、后端可见髋臼唇加深关节窝，其中部为髋臼切迹及连于其前、后缘的髋臼横切带。股骨头形似满月，其内侧约2/3镶嵌于髋臼内，外侧约1/3被关节囊包绕，股骨头、股骨颈及大转子切面由前内向外后延伸，关节囊的前壁外侧份有髂股韧带，内侧份有耻股韧带，后壁可见坐股韧带。髋关节前方为腰肌和耻骨肌，其前面为股三角，内有股神经、股动、静脉和腹股沟深淋巴结。

（十一）简述髋部冠状断面解剖结构

此断层面经股骨头、股骨颈的后份和大、小转子，其髋臼由上部的髂骨体和内下部的耻骨体构成。髋臼的上、下缘有髋臼唇附着，股骨头向内上突入髋臼内，关节囊强厚。髋关节居断层的中心，关节的外上方为臀肌，外下方为股外侧肌，髋臼内侧为骨盆侧壁，耻骨体的内下方为耻骨下支，两者之间为闭孔，其内、外侧分别可见闭孔内、外肌。关节囊连于髋臼缘与股骨颈的内侧份之间，股骨颈上方的关节囊因坐骨韧带的加入而呈现致密肥厚，下方的关节囊则角薄弱。

（十二）简述股部中份横断层面解剖结构

该层面经腹股沟中点至髌骨上缘中点连线的中点。股骨居中央，其断面近似圆形，骨髓腔相对较小，骨周围被大腿肌环抱，位于肌浅面的阔筋膜在后外侧、内侧及后部深入肌群之间连于股骨形成内、外侧和后肌间隔，各肌间隔与阔筋膜、股骨共同围成前、内侧和后骨筋膜鞘，容纳大腿各肌群。内侧肌间隔中可见在收肌管内下行的股动脉、股静脉和隐神经，在前股筋膜鞘内有大腿前群肌，后股筋膜鞘内有大腿后群肌，其深面可见坐骨神经和股深血管之穿支，此处坐骨神经近似扁圆形。内侧股筋膜鞘内有大腿内侧群肌。股内侧的浅筋膜内有大隐静脉。

（十三）描述经膝部髌骨中点横断层面解剖结构

该层面经股骨内、外侧髁上方约2cm，占居了中央层面的大部。层面的前部为髌骨关节，后部主要为腘窝，股骨断面较大，位于中央，其前面约凹为髌面，后面较平坦为腘平面，两者之间可见狭窄的膝关节腔，翼状襞突入其内侧部。大腿前群肌已变为肌腱附于髌骨前面，后群肌也变小，腓肠肌内、外侧头出现（内大外小），二头之间由浅入深可见股神经、腘静脉和腘动脉，腓总神经位于后外方，腓肠肌外侧头和股二头肌内侧缘后部之间。

（十四）描述膝部中份矢状断层面解剖结构

膝关节由股骨、胫骨及髌骨构成，占据断面的前部，层面经过股骨髁间窝和胫骨髁间隆起。髌骨位于股骨下端前方，其上连骨四头肌腱，下连髌韧带。胫骨上端前面有胫骨粗隆，胫骨髁间隆起明显，其前部附着有前交叉韧带起始部，该韧带向后上方延续抵股骨外侧髁的内侧面；后部有后交叉韧带起始部附着，诊断膝交叉韧带病变，常用MRI矢状图像。髌骨下缘至胫骨粗隆间为髌韧带，髌骨与胫骨之间可见髌下脂肪垫和翼状襞，髌上囊位于髌骨与股四头肌之间，并向上延伸。关节后方为腘窝，内有胫神经、腘静脉、腘动脉。

（十五）描述胫骨体中部横断层面解剖结构

该层经胫骨粗隆和内踝之间的中点，胫腓骨面积缩小，各骨筋鞘膜的面积增大。前骨筋膜鞘中，长伸肌出现，胫前动、静脉及腓深神经在胫骨前肌深面，紧贴小腿骨间膜；后骨筋膜鞘中，主要由小腿三头肌占据，胫后动、静脉及胫神经位于该肌深面，而腓动、静脉居腓骨之内侧；外侧骨筋膜鞘内，腓骨长肌、腓骨短肌呈浅、深配布，腓浅神经已接近小腿前外侧表面。大、小隐静脉分别位于层面内侧和后方的前筋膜内。

（十六）描述踝关节的横断层面解剖结构

该断面经内踝中份水平，主要显示踝关节的构成及其周围韧带。层面中间为矩形肥大的距骨体，其两侧面分别与内、外踝关节面一起构成踝关节。关节的前内侧有内侧韧带加强，外侧被距腓前、后韧带加强，距骨的前面有小腿前群肌腱，深部有胫前动、静脉及腓深神经。内踝前方的浅筋膜内可见大隐静脉，踝管居踝关节的后内侧，是小腿后部与足底的通道，从前至后依次有胫骨后肌腱、趾长屈肌腱、胫神经、胫后血管及踇长屈肌腱。层面最后方可见跟骨及其后方粗大的跟腱。

（十七）简述跖骨中部横断层面解剖结构

该断面由内向外第1～第5跖骨依次排列，骨间为骨间背侧肌，背面为肌腱，足底部可见踇收肌。

（十八）简述踝足部的矢状断面解剖结构

该断面经中间楔骨和第2趾中轴的矢状层面。骨关节区位于层面的上部，由近侧向远侧依次可见胫骨下端、跟骨、距骨、足舟骨和骰骨、中间楔骨和外侧楔骨、第2跖骨及第2趾的各节趾骨，相邻各骨之间以关节相连。足背区位于骨关节区的上方，近侧份有踇长伸肌腱，中份有踇短伸肌，远侧份有第1骨间背侧肌。足府区位于骨关节区的下方，主要为骨骼肌，可分为浅层的近侧有踇展肌，远侧有趾短屈肌，中层有足底方肌、踇长屈肌腱和趾长屈肌腱，深层位于第2跖骨下方，有踇收肌和第1骨间足底肌、蚓状肌、腓骨长肌腱。胫骨后区位于胫骨后方，粗大的跟腱自上而下附于跟骨结节，其浅、深面分别有跟骨皮下囊和跟腱囊，踇长屈肌紧贴胫骨后面。

第二节　人体影像解剖自测试题

一、以下每一道题下面有A、B、C、D、E五个备选答案，从中选择一个最佳答案。

A1/A2型题

1. 鞍上池内不包括下列哪项（　　　）
   A. 颈内动脉　　　　　B. 视束　　　　　　C. 视交叉
   D. 垂体柄　　　　　　E. 丘脑

2. 下列关于脑膜描述错误的是（　　　）
   A. 大脑镰是硬脑膜和蛛网膜向内褶皱形成　　　B. 脑表面有3层脑膜覆盖
   C. 硬脑膜与骨膜结合较致密　　　　　　　　　D. 正常成人大脑镰可出现钙化
   E. 软脑膜紧贴于脑组织表面

3. 正常头颅CT轴位鞍上池呈（　　　）
   A. 五角形或六角形　　B. 长方形或方形　　　C. 三角形或梭形
   D. 圆形或椭圆形　　　E. 梯形或双梯形

4. 内囊的横断层面上不出现（　　　）
   A. 屏状核　　　　　　B. 杏仁体　　　　　　C. 豆状核
   D. 尾状核　　　　　　E. 背侧丘脑

5. 脑池是（　　　）
   A. 软脑膜与硬脑膜之间的间隙　　　　B. 蛛网膜与硬脑膜之间的间隙

C. 软脑膜与脑皮层之间的间隙   D. 软脑膜与骨膜之间的间隙

E. 蛛网膜与软脑膜之间的间隙

6. 与鞍上池前外侧角相连的是（　　　）

A. 环池   B. 脚间池   C. 侧裂池

D. 纵裂池   E. 大脑大静脉池

7. 下列不属于基底节的是（　　　）

A. 杏仁核   B. 丘脑   C. 尾状核

D. 苍白球   E. 壳核

8. 关于大脑半球的描述，正确的是（　　　）

A. 扣带回在胼胝体下方   B. 中央前回属于顶叶

C. 岛叶位于额叶深部   D. 半卵圆中心为灰质结构

E. 额顶叶以中央沟分界

9. 在横断层面上，小脑延髓池两侧的脑组织（　　　）

A. 舌回   B. 枕叶   C. 小脑蚓

D. 小脑半球   E. 小脑扁桃体

10. 半卵圆中心以上的横断层面上不出现的是（　　　）

A. 额叶   B. 顶叶   C. 枕叶

D. 颞叶   E. 楔叶

11. 下列哪项不是胼胝体的组成部分（　　　）

A. 胼胝体中部   B. 胼胝体嘴部   C. 胼胝体体部

D. 胼胝体压部   E. 胼胝体膝部

12. 松果体的常见形态（　　　）

A. 窄条形   B. 长条形   C. 球形

D. 圆形   E. 椭圆形

13. 豆状核与屏状核之间的白质区（　　　）

A. 内囊   B. 外囊   C. 最外囊

D. 视辐射   E. 听辐射

14. 胼胝体干的横断层面上不出现（　　　）

A. 第三脑室   B. 外侧沟   C. 尾状核

D. 顶枕沟   E. 侧脑室

15. 内囊前肢与内囊后肢分界的标志（　　　）

A. 豆状核   B. 苍白球   C. 背侧丘脑

D. 壳   E. 尾状核

16. 在CT图像上，正常双侧内囊对称呈（　　　）

A. 梭形   B. 长方形   C. 方形

D. "><"形   E. 圆形

17. 鞍上池的横断层面上不出现（　　　）

A. 大脑外侧窝池   B. 环池   C. 小脑上池

D. 交叉池   E. 大脑纵裂池

18. 与大脑纵裂池后部直接延续的脑池（   ）

     A. 大脑大静脉池   B. 四叠体池   C. 帆间池

     D. 终板池   E. 交叉池

19. 豆状核与背侧丘脑之间的白质区（   ）

     A. 最外囊   B. 内囊后肢   C. 内囊前肢

     D. 外囊   E. 内囊膝

20. 显示基底核区的最佳横断层面（   ）

     A. 前连合   B. 松果体   C. 胼胝体干

     D. 胼胝体压部   E. 后连合

21. 面神经和前庭蜗神经出入内耳门时所经过的脑池（   ）

     A. 小脑延髓池   B. 环池   C. 小脑上池

     D. 桥池   E. 脑桥小脑角池

22. 大脑外侧裂池走行那条动脉（   ）

     A. 大脑中动脉   B. 大脑后动脉   C. 大脑前动脉

     D. 椎基底动脉   E. 劲内动脉

23. 鞍上池内结构由前向后依次为（   ）

     A. 视交叉、垂体柄、鞍背、基底动脉未端、动眼神经

     B. 视交叉、垂体柄、鞍背、动眼神经、基底动脉未端

     C. 基底动脉未端、垂体柄、动眼神经、视交叉、鞍背

     D. 视交叉、鞍背、垂体柄、基底动脉未端、动眼神经

     E. 动眼神经、垂体柄、鞍背、基底动脉未端、视交叉

24. 豆状核是指（   ）

     A. 苍白球、杏仁核   B. 尾状核、壳核   C. 苍白球、壳核

     D. 杏仁核、尾状核   E. 屏状核、壳核

25. 关于咽旁间隙描述错误的是（   ）

     A. 咽旁前间隙有劲内动脉、颈静脉及第Ⅸ～第Ⅻ对脑神经

     B. 较宽大、三角形

     C. 上至颅底下达舌骨平面

     D. 位于翼内肌、腮腺、脊柱与咽侧壁间

     E. 为潜在性疏松结缔组织区

26. 环状软骨板横断层面不出现（   ）

     A. 颈内静脉   B. 甲状软骨   C. 颈总动脉

     D. 食管   E. 甲状腺

27. 在横断层面上，环状软骨平面不出现（   ）

     A. 咽旁间隙   B. 咽后间隙   C. 喉与气管移行处

     D. 第6颈椎   E. 咽与食管移行处

28. 环状软骨弓横断层面上出现的结构是（　　　）

    A. 气管　　　　　　　B. 第5颈椎　　　　　　C. 声门下腔

    D. 喉前庭　　　　　　E. 喉中间腔

29. 胸锁关节的横断层面上不出现（　　　）

    A. 头臂静脉　　　　　B. 上腔静脉　　　　　　C. 头骨干

    D. 左肺尖后段　　　　E. 右肺尖

30. 上腔静脉起始处的横断层面上不出现（　　　）

    A. 左锁骨下动脉　　　B. 左颈总动脉　　　　　C. 头臂干

    D. 主动脉弓　　　　　E. 胸导管

31. 主肺动脉窗的结构不包括（　　　）

    A. 动脉韧带　　　　　B. 心丛　　　　　　　　C. 左喉返神经

    D. 左迷走神经　　　　E. 动脉韧带淋巴结

32. 主肺动脉窗的横断层面上不出现（　　　）

    A. 右肺尖段　　　　　B. 右肺前段　　　　　　C. 右肺后段

    D. 左肺尖后段　　　　E. 左肺前段

33. 肺动脉杈的横断面上不出现（　　　）

    A. 气管杈　　　　　　B. 心包上隐窝　　　　　C. 奇静脉

    D. 上腔静脉　　　　　E. 隆嵴下淋巴结

34. 肺动脉杈横断层面上的左肺动脉末端勾绕（　　　）

    A. 左主支气管　　　　B. 左上叶动脉　　　　　C. 左上叶静脉

    D. 上叶支气管　　　　E. 左上肺静脉

35. 主动脉弓的横断层面上不出现（　　　）

    A. 上腔静脉　　　　　B. 胸腺　　　　　　　　C. 右肺后段

    D. 左肺前段　　　　　E. 奇静脉

36. 中间支气管的横断面上不出现（　　　）

    A. 叶间动脉　　　　　B. 左主支气管　　　　　C. 奇静脉食管隐窝

    D. 隆嵴下淋巴结　　　E. 右心室

37. 胸骨角平面的后方平对（　　　）

    A. 第2肋骨　　　　　B. 第3胸椎　　　　　　C. 第2胸肋关节

    D. 第4胸椎体　　　　E. 第5胸椎体

38. 位于胸骨角平面以上的结构（　　　）

    A. 气管杈　　　　　　B. 奇静脉弓　　　　　　C. 第二食管狭窄

    D. 肺动脉分杈处　　　E. 胸导管自右侧转向左侧上行

39. 形成影像上肺门和肺纹理的主要结构（　　　）

    A. 支气管　　　　　　B. 肺动脉、肺静脉　　　C. 支气管、血管

    D. 淋巴结　　　　　　E. 神经

40. 在横断层面上,右肺门出现的标志（　　　）

    A. 奇静脉　　　　　　　B. 奇静脉弓　　　　　　C. 上腔静脉

    D. 气管分权　　　　　　E. 主动脉弓

41. 在横断层面上,左肺门出现的标志（　　　）

    A. 升主动脉　　　　　　B. 胸主动脉　　　　　　C. 左肺动脉

    D. 气管分权　　　　　　E. 奇静脉弓

42. 显示肺门区的最佳横断层面（　　　）

    A. 第5～第6胸椎　　　　B. 第7胸椎　　　　　　C. 第5～第8胸椎

    D. 第6～第8胸椎　　　　E. 第8胸椎

43. 奇静脉弓的横断层面上不出现（　　　）

    A. 血管前间隙　　　　　B. 主肺动脉窗　　　　　C. 气管后间隙

    D. 隆嵴下间隙　　　　　E. 气管前间隙

44. 在主动脉弓横断层面上,靠近肺纵隔面的肺段（　　　）

    A. 左肺尖后段　　　　　B. 右肺前段　　　　　　C. 右肺后段

    D. 右肺尖段　　　　　　E. 左肺前段

45. 在横断层面上,出现于主动脉弓以上层面的肺段（　　　）

    A. 右肺上段　　　　　　B. 右肺前段　　　　　　C. 右肺后段

    D. 左肺前段　　　　　　E. 左肺尖后段

46. 在肺门横断层面上,其最下部的结构（　　　）

    A. 肺动脉　　　　　　　B. 主支气管　　　　　　C. 上肺静脉

    D. 下肺静脉　　　　　　E. 支气管静脉

47. 将肝脏分为左、右两叶的是（　　　）

    A. 肝左静脉　　　　　　B. 肝中静脉　　　　　　C. 肝右静脉

    D. 门静脉左支　　　　　E. 门静脉右支

48. 关于肝脏分段的标记,错误的是（　　　）

    A. 以肝静脉为主要分段标记

    B. 肝右静脉将肝分为左、右叶

    C. 肝左静脉将左肝分为内、外两段

    D. 肝右静脉将右肝分为前、后两段

    E. 肝中静脉将肝分为左、右叶

49. 在横断层面上,可作为右肝段间裂的标志结构（　　　）

    A. 肝门静脉分叉处　　B. 肝门静脉左支矢状部　C. 肝门静脉左支

    D. 肝门　　　　　　　　E. 肝门静脉右支

50. 关于肝门部结构的描述,哪项不正确（　　　）

    A. 门静脉由脾静脉和肠系膜下静脉汇合而成

    B. 肝总管在门静脉的前外侧

    C. 肝静脉在第二肝门处汇入下腔静脉

D. 肝动脉位于门静脉前内侧

E. 正常时肝内胆管不显示

51. 第二肝门的解剖结构组成是（　　　）

  A. 门静脉、下腔静脉及胆管　　　　　B. 门静脉及肝静脉

  C. 肝左、肝中、肝右3条静脉　　　　D. 门静脉、肝动脉及胆管

  E. 门静脉、肝静脉及肝门淋巴结

52. 常规观察的肝静脉系统包括（　　　）

  A. 肝右静脉、肝左静脉

  B. 肝右静脉、肝中静脉、肝左静脉

  C. 门静脉、肝右静脉、肝中静脉、肝左静脉

  D. 肝右静脉、肝中静脉

  E. 肝中静脉、肝左静脉

53. 第二肝门的横断层面上不出现（　　　）

  A. 右肺下叶　　　　B. 左肺下叶　　　　C. 左肺上叶

  D. 胸主动脉　　　　E. 腹主动脉

54. 第二肝门横断层面上的肝段不出现（　　　）

  A. 尾状叶　　　　B. 左内叶　　　　C. 左外叶上段

  D. 右前叶上段　　　E. 右后叶下段

55. 肝门的横断层面上不出现（　　　）

  A. 弓状切迹　　　　B. 门腔间隙　　　　C. 肝圆韧带

  D. 静脉韧带裂　　　E. 肝圆韧带裂

56. 在横断层面上，胆囊窝中点至下腔静脉左前壁的连线是（　　　）

  A. 正中裂　　　　B. 背裂　　　　C. 左叶间裂

  D. 右叶间裂　　　E. 左段间裂

57. 胆囊横断层面上的肝段不出现（　　　）

  A. 左内叶　　　　B. 右前叶上段　　　　C. 右前叶下段

  D. 尾状叶　　　　E. 右后叶下段

58. 关于胰腺CT断面解剖论述错误的是（　　　）

  A. 胰腺位于腹膜后肾前间隙中，前为腹膜壁层，后为肾前筋膜

  B. 胰体、尾层面高于胰头、钩突最低

  C. 正常胰头宽径最大范围不应超过同层面上椎体的横径

  D. 胰颈位于胰头、体之间，后缘与肠系膜上动脉相邻

  E. 胰头在十二指肠内呈圆形或分叶状，于下腔静脉前方，是确定胰头的标志

59. 胰腺钩突前面，CT显示两个血管断面，应是（　　　）

  A.（右）门静脉、（左）脾静脉

  B.（右）肠系膜上静脉、（左）脾静脉

  C.（右）肠系膜上动脉、（左）肠系膜上静脉

D.（右）腹腔动脉、（左）门静脉

E.（右）肠系膜上静脉、（左）肠系膜上动脉

60. 胰头的横断层面上不出现（　　）

A. 肝右叶　　　　　B. 脾　　　　　C. 回肠

D. 肾　　　　　E. 十二指肠降部

61. 在胰的横断层面上，一般先出现（　　）

A. 胰头　　　　　B. 胰颈　　　　　C. 胰体

D. 胰尾　　　　　E. 钩突

62. 在横断层面上，确认胰头的重要标志（　　）

A. 肝门静脉　　　　　B. 肠系膜上静脉　　　　　C. 肠系膜上动脉

D. 下腔静脉　　　　　E. 腹主动脉

63. 在横断层面上识别胰尾的标志（　　）

A. 脾　　　　　B. 左肾　　　　　C. 胃

D. 脾动脉　　　　　E. 肾静脉

64. 关于胰头与胰颈分界的CT解剖标志，下述哪项是（　　）

A. 肠系膜上动脉左缘　B. 肠系膜上静脉左缘　C. 肠系膜上动脉右缘

D. 肠系膜上静脉右缘　E. 肠系膜上动脉、静脉之间

65. 胰体后界的标志结构（　　）

A. 下腔静脉　　　　　B. 腹主动脉　　　　　C. 左肾静脉

D. 脾静脉　　　　　E. 脾动脉

66. 左肾上极的横断层面上不能显示的结构是（　　）

A. 左肾上腺　　　　　B. 右肾上腺　　　　　C. 右肾

D. 脾　　　　　E. 胃

67. 在横断层面上，出入肾门的结构由前向后分别为（　　）

A. 肾静脉、肾动脉、肾盂　　　　　B. 肾动脉、肾静脉、肾盂

C. 肾静脉、肾盂、肾动脉　　　　　D. 肾动脉、肾盂、肾静脉

E. 肾盂、肾静脉、肾动脉

68. 膀胱的横断层面上不出现（　　）

A. 直肠　　　　　B. 前列腺　　　　　C. 输精管

D. 输尿管　　　　　E. 肛管

69. 膀胱横断层面上的间隙不出现（　　）

A. 直肠后隙　　　　　B. 骨盆直肠间隙　　　　　C. 直肠膀胱陷凹

D. 膀胱前隙　　　　　E. 膀胱后隙

70. 前列腺的横断层面上不出现（　　）

A. 尿道　　　　　B. 射精管　　　　　C. 直肠静脉丛

D. 前列腺静脉丛　　　　　E. 输精管

71. 耻骨联合的横断层面上不出现（　　　）

    A. 膀胱　　　　　　B. 肛管　　　　　　C. 直肠

    D. 尿道　　　　　　E. 前列腺

72. 精囊的横断层面上不出现（　　　）

    A. 膀胱　　　　　　B. 输精管壶腹　　　C. 直肠膀胱陷凹

    D. 输尿管　　　　　E. 直肠

73. 在横断层面上，位居耻骨联合前方的结构是（　　　）

    A. 精索　　　　　　B. 股动、静脉　　　C. 肛提肌

    D. 闭孔内肌　　　　E. 闭孔外肌

74. 在横断层面上，位于髂腰肌前内侧的结构（　　　）

    A. 髂内动脉　　　　B. 髂外动脉　　　　C. 输尿管

    D. 腰骶干　　　　　E. 闭孔神经

75. 子宫底首次出现的横断层面（　　　）

    A. 耻骨联合　　　　B. 骶髂关节　　　　C. 髋关节

    D. 坐骨大孔　　　　E. 闭孔

76. 在横断层面上，子宫最先出现（　　　）

    A. 子宫底　　　　　B. 子宫体　　　　　C. 子宫颈阴道部

    D. 子宫颈阴道上部　E. 子宫峡

77. 在横断层面上，子宫体两侧横行的韧带（　　　）

    A. 子宫圆韧　　　　B. 子宫阔韧带　　　C. 子宫主韧带

    D. 骶子宫韧带　　　E. 耻子宫韧带

78. 在横断层面上，子宫底与子宫体的分界标志（　　　）

    A. 输卵管　　　　　B. 卵巢　　　　　　C. 子宫角

    D. 子宫峡　　　　　E. 子宫腔

79. 在横断层面上，子宫腔与子宫颈管的分界标志（　　　）

    A. 子宫颈　　　　　B. 子宫角　　　　　C. 子宫底

    D. 子宫峡　　　　　E. 子宫体

80. 在横断层面上，肾窦内的结构不包括（　　　）

    A. 肾盂　　　　　　B. 输尿管　　　　　C. 肾大盏

    D. 肾小盏　　　　　E. 肾血管

81. 第1骶椎的横断层面上不出现（　　　）

    A. 乙状结肠　　　　B. 回肠　　　　　　C. 盲肠

    D. 小肠系膜　　　　E. 直肠

82. 在横断层面上，第1骶椎前方的血管神经不出现（　　　）

    A. 股神经　　　　　B. 髂内动脉　　　　C. 骶正中动脉

    D. 髂外动脉　　　　E. 腰骶干

83. 髋臼上缘的横断层面上不出现（　　　）

    A. 回肠　　　　　　　　B. 直肠　　　　　　　　C. 坐骨神经

    D. 直肠膀胱陷凹　　　　E. 乙状结肠

84. 在脊柱横断层面上呈 "V" 形的韧带是（　　　）

    A. 棘间韧带　　　　　　B. 棘上韧带　　　　　　C. 项韧带

    D. 黄韧带　　　　　　　E. 横突间韧带

85. 在脊柱横断层面上，黄韧带最厚的部位在（　　　）

    A. 颈段　　　　　　　　B. 胸段　　　　　　　　C. 腰段

    D. 骶段　　　　　　　　E. 尾段

86. 棘突呈叠瓦状的椎骨是（　　　）

    A. 颈椎　　　　　　　　B. 胸椎　　　　　　　　C. 腰椎

    D. 骶椎　　　　　　　　E. 尾椎

87. 三叶形的椎管横断面见于脊柱（　　　）

    A. 颈段　　　　　　　　B. 胸段　　　　　　　　C. 上腰段

    D. 下腰段　　　　　　　E. 骶段

88. 在肩关节横断层面上，呈 "C" 形从前、后和外侧包绕肩关节的肌肉是（　　　）

    A. 胸大肌　　　　　　　B. 斜方肌　　　　　　　C. 大圆肌

    D. 三角肌　　　　　　　E. 肩胛下肌

89. 在肩关节横断层面上，腋窝内的结构不出现（　　　）

    A. 腋动脉　　　　　　　B. 腋静脉　　　　　　　C. 腋神经

    D. 腋淋巴结　　　　　　E. 臂丛

90. 在肩关节横断层面上，构成腋窝后壁的结构是（　　　）

    A. 胸大肌　　　　　　　B. 前锯肌　　　　　　　C. 肩胛下肌

    D. 肱二头肌　　　　　　E. 冈下肌

91. 在肱尺关节横断层面上，尺神经居肱骨内上髁（　　　）

    A. 前方　　　　　　　　B. 后方　　　　　　　　C. 内侧

    D. 外侧　　　　　　　　E. 上方

92. 在肩关节横断层面上，肱二头肌长头腱居肱骨（　　　）

    A. 前方　　　　　　　　B. 后方　　　　　　　　C. 内侧

    D. 外侧　　　　　　　　E. 上方

93. 在横断层面上，髁间窝内的结构（　　　）

    A. 交叉韧带　　　　　　B. 半月板　　　　　　　C. 腘窝

    D. 髁间隆起　　　　　　E. 膝横韧带

94. 在横断层面上，构成腕关节的结构不包括（　　　）

    A. 尺骨　　　　　　　　B. 桡骨　　　　　　　　C. 腕舟骨

    D. 月骨　　　　　　　　E. 三角骨

95. 在横断层面上，股骨头位于股骨颈的（　　　）

A. 前方   B. 前内侧   C. 后内侧

D. 内侧   E. 后方

二、以下提供若干个案例，每个案例下设若干考题。请根据各考题题干所提供的信息，在每题下面的A、B、C、D、E五个备选答案中选择一个最佳答案。

A3/A4型题

（96~98题共用题干）

男性，50岁，突发昏迷2小时。既往有高血压病史。

96. 该患者最可能诊断为（   ）

A. 脑星形细胞瘤   B. 脑转移瘤   C. 动脉瘤

D. 脑出血   E. 脑脓肿

97. 对于该患者首选影像学检查方法为（   ）

A. CT平扫   B. MRI常规检查   C. CT增强扫描

D. 超声检查   E. X线平片

98. 该病变最常发生的部位是（   ）

A. 小脑齿状核   B. 基底核   C. 脑桥

D. 小脑皮质   E. 延髓

（99~101题共用题干）

30岁女性，突发剧烈头痛1天，查体无明显阳性体征。患者头颅CT平扫显示鞍上池、外侧窝池及额、颞叶脑沟散在不规则高密度影。

99. 病变高密度影位于（   ）

A. 硬脑膜与颅骨之间   B. 硬脑膜与蛛网膜之间

C. 硬脑膜与软脑膜之间   D. 软脑膜与大脑皮质之间

E. 蛛网膜与软脑膜之间

100. 该患者诊断为（   ）

A. 脑出血   B. 脑梗死   C. 硬膜下血肿

D. 硬膜外血肿   E. 蛛网膜下腔出血

101. 最常见原因为（   ）

A. 毛细血管扩张症   B. 海绵状血管瘤   C. 脑梗死

D. 静脉瘤   E. 动脉瘤

（102~104题共用题干）

60岁，男性，外伤后长期卧床，突发胸痛，既往无吸烟史。影像学检查显示右肺上叶纹理稀疏，透光度增强。

102. 该患者首先考虑诊断为（   ）

A. 中央型肺癌   B. 右侧气胸   C. 肺气肿

D. 肺栓塞   E. 胸膜炎

103. 本病可导致多种影像表现，不包括（   ）

A. 膈肌抬高   B. 肺动脉高压   C. 肺容积可缩小

D. 气管移向患侧   E. 区域性肺血增多

104. 进一步检查应选（　　　　）

    A. 穿刺活检　　　　　B. MRI检查　　　　　C. 肺动脉造影

    D. 纤支镜　　　　　　E. 胸腔镜

（105～107题共用题干）

55岁，女，右侧肢体活动不利2天。既往风湿性心脏病史20年。CT平扫：脑桥左侧低密度灶，脑桥无明显变形。

105. 该患者最可能诊断为（　　　　）

    A. 脑梗死　　　　　　B. 脑脓肿　　　　　　C. 脑干出血

    D. 脑干胶质瘤　　　　E. 海绵状血管瘤

106. 该病变最常发生的部位是（　　　　）

    A. 基底节　　　　　　B. 大脑半球外侧　　　C. 脑桥

    D. 小脑　　　　　　　E. 延髓

107. 可行下列哪种检查进一步明确诊断（　　　　）

    A. 脑CT增强扫描　　　B. 脑电图　　　　　　C. 超声检查

    D. DSA　　　　　　　E. MRI

（108～110题共用题干）

经肩关节下份横断层面解剖　在断面外侧部，三角肌呈"C"形由前、外、后三面包裹肩关节。

108. 则行走于肱骨大、小结节间的结节间沟内为（　　　　）

    A. 锁骨下动脉　　　　B. 喙肱肌　　　　　　C. 头静脉

    D. 肱二头肌长头腱　　E. 肱二头肌腱

109. 肩胛下肌越过肩关节前方终止于（　　　　）

    A. 腋窝横断面　　　　B. 肱骨大结节　　　　C. 肱骨小结节

    D. 肱骨外科颈　　　　E. 肱骨外侧

110. 肩关节与胸外侧壁之间的三角形间隙为腋窝横断面，其后壁为（　　　　）

    A. 胸小肌　　　　　　B. 肩胛下肌　　　　　C. 前锯肌

    D. 喙肱肌　　　　　　E. 肱二头肌

（111～113题共用题干）

第3胸椎体横断层面影像解剖结构　此断面经第3胸椎体横切，上纵隔内紧贴椎体前方为食管，前面恒定地与气管相毗邻，气管多数呈C形，气管的右侧壁与右纵隔胸膜紧贴。

111. 气管的前方紧邻的器官是（　　　　）

    A. 右头臂静脉　　　　B. 左头臂静脉　　　　C. 左颈总动脉

    D. 左锁骨下动脉　　　E. 头臂干

112. 气管的左侧有（　　　　）

    A. 右头臂静脉　　　　B. 左头臂静脉　　　　C. 左颈总动脉

    D. 左锁骨下动脉　　　E. 头臂干

113. 此断面经第3胸椎体，胸椎棘突两侧及后方有竖脊肌、斜方肌和下面哪块肌
（　　　）

    A. 冈下肌　　　　　　B. 冈上肌　　　　　　C. 大菱形肌

    D. 大圆肌　　　　　　E. 小圆肌

三、以下提供若干组考题，每组考题共同在考题前列出的A、B、C、D、E五个备选
  答案。请从中选择一个与考题关系最密切的答案。

B型题

（114～115题共用备选答案）

    A. 肝十二指肠韧带　　B. 十二指肠悬韧带　　C. 肝胃韧带

    D. 肝镰状韧带　　　　E. 大网膜

114. 空肠起始部的标志是（　　　）

115. 由四层腹膜形成的结构是（　　　）

（116～117题共用备选答案）

    A. 投射纤维　　　　　B. 联络纤维　　　　　C. 连合纤维

    D. 内囊　　　　　　　E. 外囊

116. 辐射冠是指（　　　）

117. 走行于尾状核、丘脑和豆状核之间是（　　　）

（118～119题共用备选答案）

    A. 大脑纵裂　　　　　B. 中央后沟　　　　　C. 中央前沟

    D. 顶枕沟　　　　　　E. 中央沟

118. 大脑半球额叶、顶叶的分界为（　　　）

119. 大脑半球顶叶、枕叶的分界为（　　　）

（120～122题共用备选答案）

    A. 大脑外侧窝池　　　B. 脑桥小脑脚池　　　C. 小脑延髓池

    D. 鞍上池　　　　　　E. 环池

120. 围绕中脑大脑脚两侧，连接四叠体池和脚间池的脑池为（　　　）

121. 呈"Y"形，主干延伸至岛叶表面分为前、后支脑池为（　　　）

122. 与第四脑室相连的脑池为（　　　）

（123～125题共用备选答案）

    A. 基底动脉　　　　　B. 前交通动脉　　　　C. 后交通动脉

    D. 大脑前动脉　　　　E. 大脑中动脉

123. 由左、右椎动脉合成的动脉为（　　　）

124. 连接颈内动脉和大脑后动脉的为（　　　）

125. 为颈内动脉的延续，走行于大脑外侧沟的动脉为（　　　）

（126～131题共用备选答案）

    A. 脾动脉　　　　　　B. 腹腔干　　　　　　C. 肝总动脉

D. 胃十二指肠动脉 E. 肠系膜上动脉

126. 十二指肠下动脉起自（ ）

127. 胃短动脉起自（ ）

128. 胃网膜右动脉起自（ ）

129. 肝固有动脉起自（ ）

130. 胃左动脉起自（ ）

131. 回结肠动脉起自（ ）

（132～135题共用备选答案）

　　A. 位于相邻棘突之间 B. 连结相邻两个椎弓板 C. 连结相邻两个椎体

　　D. 位于椎体前面 E. 位于椎体后面

132. 前纵韧带（ ）

133. 后纵韧带（ ）

134. 椎间盘（ ）

135. 黄韧带（ ）

第三节 自测试题答案

A1/A2型题

1. E 2. A 3. A 4. B 5. E 6. C 7. B 8. E 9. D 10. D 11. A 12. E 13. B
14. A 15. B 16. D 17. C 18. B 19. B 20. D 21. E 22. A 23. A 24. C
25. A 26. D 27. D 28. C 29. B 30. D 31. E 32. A 33. A 34. E 35. E
36. E 37. D 38. B 39. B 40. B 41. C 42. C 43. D 44. D 45. E 46. D
47. B 48. B 49. E 50. A 51. C 52. B 53. E 54. E 55. B 56. A 57. E
58. D 59. E 60. E 61. D 62. D 63. B 64. D 65. D 66. C 67. A 68. E
69. C 70. C 71. B 72. D 73. A 74. A 75. D 76. A 77. B 78. C 79. E
80. B 81. E 82. A 83. D 84. D 85. C 86. B 87. D 88. D 89. C 90. C
91. B 92. A 93. B 94. A 95. B

A3/A4型题

96. B 97. A 98. B 99. E 100. D 101. E 102. D 103. E 104. C 105. A
106. A 107. E 108. D 109. C 110. B 111. E 112. D 113. C

B型题

114. B 115. E 116. A 117. D 118. E 119. D 120. E 121. A 122. C
123. A 124. C 125. E 126. E 127. A 128. D 129. C 130. B 131. E
132. D 133. E 134. C 135. B

（伍光春　杜昱铿　梁友发）

第六章　CT和MRI影像诊断基础

第一节　CT和MRI影像诊断基础问答

一、CT影像诊断基础

（一）简述颅脑病变的基本CT表现

1. 密度改变　与正常脑实质密度相比，病变的密度变化可分为以下几种：

（1）高密度灶：密度高于正常脑实质密度，如钙化、血肿、肿瘤等。

（2）等密度灶：密度近似于正常脑实质密度，如亚急性出血、脑肿瘤、脑梗死等。

（3）低密度灶：密度低于正常脑实质密度，如囊肿、脑梗死、陈旧性出血、脑肿瘤等。

（4）混杂密度灶：含两种或两种以上密度的病灶，如颅咽管瘤、畸胎瘤等。

2. 脑室与脑池改变

（1）移位与变形：多由颅内占位及周围水肿等所致。

（2）脑室与脑池扩大：多由脑积水、脑萎缩等所致。

3. 对比增强改变　根据病灶与周围正常组织强化密度差异可分为以下几种：

（1）均匀强化：可见于脑膜瘤、动脉瘤等。

（2）非均匀强化：可见于恶性胶质瘤、血管畸形等。

（3）环形强化：可见于脑脓肿、转移瘤等。

（4）无强化：可见于囊肿、水肿等。

（二）试述颅内血肿的分型及CT表现

颅内血肿根据所在部位可分脑外和脑内血肿，前者又分为硬膜外血肿和硬膜下血肿。

1. 硬膜外血肿　血肿位于颅骨与硬膜之间，CT表现：颅骨内板下双凸形高密度区，血肿密度多均匀，边界锐利，血肿范围一般不超过颅缝，多位于骨折附近。可有占位效应，一般较轻。

2. 硬膜下血肿　血肿位于硬膜与蛛网膜之间，CT表现：颅骨内板下新月形高密度影，硬膜下血肿范围广泛，不受颅缝限制，占位效应较明显。

3. 脑内血肿　血肿位于脑实质内。位置多较表浅，以额颞叶多见。

（三）简述脑梗死分类及CT表现

脑梗死是急性脑血管闭塞引起的脑组织缺血性坏死，常见有脑动脉闭塞性脑梗死和腔隙性脑梗死。

1. 脑动脉闭塞性脑梗死　主要病因是脑的大或中等管径的动脉发生粥样硬化，继发血栓形成，导致管腔狭窄、闭塞。CT表现：

（1）脑组织内的低密度区，24小时内可无阳性发现或仅表现为模糊的低密度区。24小时后可表现为清楚的低密度区，其部位和范围与闭塞血管供血区一致。

（2）占位效应：脑梗死后2~5天为脑水肿高峰期，此时占位效应相对明显。

（3）脑萎缩：一般在脑梗死1个月后出现。

2. 腔隙性脑梗死　是脑穿支小动脉闭塞引起的深部脑组织较小面积的缺血性坏死。CT表现为基底节区或丘脑区类圆形低密度灶，边界清楚，直径在10~15mm，无明显占位表现，可多发。4周左右形成脑脊液样低密度软化灶。

（四）简述颅内动脉瘤CT表现

颅内动脉瘤是指颅内动脉局限性异常扩大。

1. 无血栓动脉瘤　多为圆形稍高密度影，边缘清楚，增强呈均匀强化，CTA三维重建可显示动脉瘤与其载瘤动脉关系。

2. 部分血栓动脉瘤　可呈不均匀等或稍高密度影，增强动脉瘤壁与中心囊腔明显强化，附壁血栓无强化。

3. 完全血栓动脉瘤　可呈等密度影，可伴点状或弧形钙化，增强呈无强化或囊壁环形强化。

（五）简述颅内星形细胞瘤CT表现

星形细胞瘤是原发颅内肿瘤最常见类型，约占60%。肿瘤主要位于白质内，向外可侵及皮质。星形细胞瘤分为Ⅰ~Ⅳ级。

1. 低级星形细胞瘤（相当于Ⅰ、Ⅱ级）　多呈等或低密度灶，可有囊变或呈囊性，坏死少，可有钙化，周围水肿轻，增强扫描呈无或轻度强化。

2. 间变性星形细胞瘤（相当于Ⅲ级）　密度多不均匀，可有囊变、出血，钙化少见，周围水肿较显著，增强扫描呈不均匀或不规则环形强化。

3. 多形性胶质母细胞瘤（相当于Ⅳ级）　多呈密度混杂，易囊变、坏死、出血，周围水肿明显，占位效应重，增强扫描呈不规则或花环样强化。

（六）试述脑膜瘤典型CT表现

脑膜瘤占颅内肿瘤的15%~20%，起源于蛛网膜粒帽细胞。大多位于脑外，但可发生于脑室内。CT多呈均匀稍高密度灶，边界清楚，边缘光滑，多以宽基底与颅骨或硬脑膜相连，可有邻近颅骨增厚或变薄，较大肿瘤周围可伴水肿，10%~20%可出现钙化，增强扫描表现为明显均匀强化。

（七）试述脑血管病所致颅内出血典型CT表现

1. 高血压性脑出血　多由高血压和动脉硬化引起，多见于50岁以上成人。CT表现可分为急性期、亚急性期、慢性期。

（1）急性期：是脑内边界清楚的高密度灶，CT值在50~80HU，灶周可有低密度水肿带，可有占位效应。

（2）亚急性期：血肿密度逐渐减低，灶周水肿逐渐减轻，血肿自周边开始吸收。

（3）慢性期：病灶呈圆形、类圆形或裂隙状，病灶大者呈囊状低密度区。

2. 动脉瘤破裂出血　动脉瘤破裂出血可引起急性蛛网膜下腔出血、脑实质内血肿和破入脑室形成脑室内出血。

3. 蛛网膜下腔出血　CT直接征象为脑沟、脑池密度增高，出血量大时呈铸型。间接征象有脑积水、脑水肿、脑梗死、脑内血肿、脑室内出血、脑疝等。

4. 脑血管畸形出血　脑血管畸形为先天性脑血管发育异常。常见于动静脉畸形和海绵状血管瘤。

（1）动静脉畸形：脑表浅部位不规则形混杂密度病灶，无占位效应，增强扫描呈点状或弧线状血管影。

（2）海绵状血管瘤：常呈等或稍高密度灶，常伴钙化，增强扫描可有轻至明显强化。

（八）简述听神经瘤CT表现

听神经瘤是成人常见的后颅窝肿瘤，占桥小脑角肿瘤的80%。多起源于听神经前庭支的神经鞘，绝大多数为神经鞘瘤。CT表现：

1. 呈等或略高密度的圆形或椭圆形肿块，大部分边界清楚。

2. 与岩骨后缘紧密相连，可引起内听道扩大。

3. 第四脑室可推压移位、变形，形成阻塞性脑积水。

4. 较大肿瘤可有坏死或囊变。

5. 增强扫描多为均匀明显强化，也可有不均匀强化或环形强化。

（九）简述眼眶炎性假瘤与Graves眼病的影像学鉴别要点

1. 两者均可累及多条眼外肌。

2. 前者增厚的眼外肌边缘模糊，累及肌腹及肌腱附着处，肌锥外间隙脂肪影被炎性组织取代而消失，并伴有眼环增厚、泪腺增大、眼睑增厚、视神经周围模糊等征象。

3. 后者以肌腹增粗为主，外形清楚，肌腱附着处正常。

（十）简述视网膜母细胞瘤的CT表现

视网膜母细胞瘤是婴幼儿最常见的眼球内恶性肿瘤，绝大多数为3岁以下。CT表现，眼球壁肿块突入玻璃体，呈类圆形或不规则形；约95%可见钙化，钙化可呈团块状、片状或斑点状，是本病的特征性表现；可伴突破眼环或引起视神经增粗，使神经管扩大。

（十一）简述眶内海绵状血管瘤典型CT表现

CT表现多位于球后肌锥内间隙，呈圆形、椭圆形或梨形，边界光整，密度均匀；可见眶尖"空虚"征，即眶内肿瘤不侵及眶尖脂肪。增强扫描呈特征性"渐进性强化"表现。

（十二）简述急、慢性化脓性中耳乳突炎的CT表现及鉴别要点

1. **急性化脓性中耳乳突炎**　多见于儿童。CT表现为乳突气房密度增高，气腔间隔骨质吸收、密度减低。鼓室、乳突窦气房积脓，表现密度增高，有时可见液平面。

2. **慢性化脓性中耳乳突炎**　病理可分3型，即单纯型、肉芽肿型、胆脂瘤型。CT表现为：

（1）单纯型：鼓膜增厚，鼓室黏膜增厚，气房间隔增粗，密度增高，无明显骨质破坏。

（2）肉芽肿型：可见听小骨破坏，严重者可致听小骨链中断、破碎，上鼓室、乳突窦可见骨壁破坏、模糊、密度增高，为软组织密度影，增强后软组织有强化。

（3）胆脂瘤型：骨质破坏较肉芽肿型严重，可见上鼓室、乳突窦入口及乳突窦内软组织密度影，并骨质破坏，增强后软组织密度影无强化。

（十三）简述鼻咽癌与鼻咽纤维血管瘤的CT表现及鉴别要点

1. **鼻咽癌**　好发于咽隐窝，表现为鼻咽腔变形、不对称，可呈小肿块突入鼻咽腔，一侧咽隐窝变浅、消失；鼻咽侧壁增厚，软组织肿块形成；咽周软组织增厚及间隙闭塞等改变；继发炎症；颅底骨质破坏；颅内侵犯；淋巴转移；远处转移。

2. **鼻咽纤维血管瘤**　好发于青少年男性，本病属良性，但具有侵袭性；平扫呈鼻咽顶部软组织肿块，密度较均匀，与肌肉组织分界不清，鼻咽腔变形，可见周围骨质受压、吸收、破坏；常侵犯翼腭窝，可破坏颅底进入海绵窦，甚至脑内；增强扫描呈显著强化。

（十四）简述喉癌的类型及其CT表现

喉癌是喉部最常见恶性肿瘤，好发于中老年人。早期呈乳头状结节，晚期可向喉外发展。根据部位可分为4种类型：

1. **声门上型癌**　表现为会厌游离缘或杓会厌皱襞软组织增厚或结节样肿块，会厌前间隙和喉旁间隙受侵犯。

2. **声门型癌**　早期局限于声带内，仅见双侧声带不对称，肿瘤易侵犯前联合，然后向对侧声带侵犯，并可向前破坏甲状软骨。

3. **声门下型癌**　极少见，多为声门型癌向下蔓延的结果，若声带下气管与环状软骨间出现软组织块影则提示异常。

4. **贯声门癌**　为喉癌晚期表现，肿瘤累及声门区及声门上区，声带和室带多同时受累，伴周围软组织广泛浸润，颈部淋巴结转移。

（十五）试述颈部神经鞘瘤CT表现

神经鞘瘤是起源于神经鞘膜细胞的良性肿瘤。CT表现为颈动脉间隙内软组织肿块，圆形或椭圆形，边界清楚，小肿瘤密度均匀，大肿块常伴坏死、囊变。肿块向前方推移颈内外动脉，颈内外动脉分叉可扩大。增强扫描肿块呈均匀或不均匀强化。

（十六）简述甲状腺腺瘤的CT表现

甲状腺瘤的CT表现主要是：

1. 一般为直径数厘米大小，偶可见巨大者占位病变。

2. 呈圆形或卵圆形，边界清楚，有完整包膜。

3. 常有出血、坏死、囊性变。

4. 增强扫描不强化或轻度强化。

（十七）简述肺部基本病变的CT表现

1. 肺泡实变　CT检查呈密度增高影，分为肺实变和磨玻璃密度影。形态多不规则，其大小差异较大。较大肺实变可见到充气支气管征。

2. 增殖性病变　病理基础为肺泡内肉芽组织增生。CT表现呈结节、肿块或大片状影像，密度较高，边界清楚，动态变化缓慢。

3. 纤维性病变　纤维化是指肉芽组织被纤维组织包绕或替代。CT表现为局限性纤维化、较广泛纤维化、弥漫性纤维化。

4. 结节与肿块　一般认为肺内结节直径≤3cm，3cm以上则为肿块。CT表现可以观察结节与肿块的边缘、内部结构、邻近结构、强化等信息，从而确定结节与肿块的性质。

5. 空洞与空腔　空洞为肺组织部分性液化坏死，经支气管排出后形成。CT表现分为虫蚀样空洞、厚壁空洞、薄壁空洞。空腔为肺内生理腔隙病理性扩大。

6. 钙化　是肺组织退变或坏死后钙盐沉积所致，是病变愈合的表现。CT表现为边缘清晰锐利的高密度阴影，大小不等、形态不一。常见的钙化形式有：局限性钙化，肺内结核多见；弥漫性钙化、弥漫性细微点状钙化见于肺泡微石征；尘肺则可见多发小结节钙化。

（十八）简述弥漫性肺间质纤维化的HRCT表现

1. 胸膜下弧线影　表现为在胸膜下5mm以内与胸膜平行的线状影。小叶间隔增厚，表现为垂直胸壁的细线影，粗细均匀，无分支。

2. 蜂窝状影　表现为多发的环形影，似蜂窝状，正常肺结构消失。小叶内间质增粗，表现为细线状和网格状影。

3. 支气管血管束异常　表现为粗细不均，形态不规则。

4. 小叶核心增大　位于小叶中心，为小叶支气管及小叶中心动脉周围间质增厚。牵拉性支气管扩张，支气管呈不规则管状或环状扩张。肺磨玻璃样密度影，多为小片状，且呈多发性。

（十九）如何鉴别横膈附近的胸水和腹水

1. 横膈征　膈肌通常呈一薄的弧形软组织密度影，位于膈内侧的为腹水，外侧的为胸水。

2. 膈角移位征　胸水使膈脚向前方移位，而腹水则向后内侧移。

3. 界面征　腹水紧贴肝脾，与肝脾面交界面清楚，胸水与肝脾交界面模糊。

4. 裸区征　肝后部直接附着后腹壁，无腹膜覆盖，属于裸区，阻断腹水不能达到脊柱右侧，而右侧胸水可聚集于脊柱右侧。

（二十）简述慢性支气管炎的病理及CT表现

1. 病理　为支气管黏膜细胞增生，腺体肥大，分泌物增多，支气管壁破坏，纤维组织增生，管腔狭窄、阻塞、扩张。可继发肺源性心脏病。慢性支气管炎的临床诊断标准是慢性进行性咳嗽连续2年以上，每年连续咳嗽、咳痰至少3个月，并除外全身性或肺部其他疾病。

2. CT表现　显示支气管壁增厚，易显示"轨道征"，管腔不同程度狭窄或扩张、肺纹理扭曲。出现肺气肿者显示肺组织密度低而不均匀，小血管影稀疏、细小，胸膜下区常可见肺大泡影，气管呈刀鞘样改变。间质纤维化者可见弥漫性网状阴影。应用HRCT可显示肺间质及肺实质的细微改变。

（二十一）简述大叶性肺炎的病理分期及CT表现

1. 病理改变　分为四期：

（1）充血期。

（2）实变期（含红色肝样变期、灰色肝样变期）。

（3）吸收消散期。

2. CT表现

（1）充血期：肺内局限性磨玻璃密度影及淡薄片状密度影。

（2）实变期：呈大叶性或肺段性分布实变影，密度均匀，可见空气支气管征，实变的肺叶体积通常与正常时相等。

（3）消散期：病变范围逐渐减小，密度减低，呈散在的、大小不一的斑片状阴影。

（二十二）简述支气管扩张分型及CT表现

根据其形态，可分为囊状、柱状和静脉曲张型扩张。

1. 囊状支气管扩张　扩张支气管远端直径大于近端，呈囊状膨大，形成葡萄串影，合并感染时可出现囊壁增厚及气液平面。

2. 柱状支气管扩张　扩张支气管远端直径与近端相似。若扩张的支气管走行和CT检查层面平行时表现为轨道状，称为"轨道征"。当和检查平面垂直时则表现为厚壁的圆形透亮影，此时，扩张的支气管与伴行的肺动脉表现为"印戒征"。若扩张支气管内被黏液填充，称为"指套征"。

3. 静脉曲张型支气管扩张　扩张支气管局限性收缩，引起支气管形态不规则，形似静脉曲张。支气管管壁不规则，呈粗细不均囊状改变，可呈串珠状。

（二十三）简述肺脓肿的CT表现

肺脓肿是化脓性菌引起的肺实质化脓性炎症。

1. 急性肺脓肿　表现为较大片状高密度阴影，边缘模糊，多累及一个肺段或两个肺段的相邻部分。病灶可坏死液化，排出坏死物后形成空洞，其内可见气–液平面或液–液平面，新形成的空洞内壁多不规则。

2. 慢性肺脓肿　多呈边界清楚厚壁空洞，内壁清楚，周围可有广泛纤维条索影和胸膜增厚。

（二十四）简述肺结核的分类及CT表现

1. 肺结核分类
（1）原发性肺结核（Ⅰ型）。
（2）血行播散型肺结核（Ⅱ型）。
（3）继发性肺结核（Ⅲ型）。
（4）结核性胸膜炎（Ⅳ型）。

2. CT表现
（1）原发性肺结核：多见于儿童或青年。CT可显示原发病灶、引流的淋巴管炎及肿大的肺门淋巴结。
（2）血行播散型肺结核：急性粟粒型肺结核可显示弥漫性的粟粒型病灶，呈"三均匀"，即病灶大小、密度、分布均匀。亚急性及慢性血行播散型肺结核呈"三不均匀"，病灶的分布不均，以两中上肺野分布较多，大小不均，粟粒结节可相互融合形成大于粟粒的结节，密度不均，部分病灶可见钙化。
（3）继发性肺结核：以浸润为主型肺结核表现为斑片或结节状影，边缘模糊，密度不均；以干酪为主型肺结核表现为干酪性肺炎或结核球；以空洞为主型肺结核表现为空洞伴周围多发索条影。
（4）结核性胸膜炎：可表现为干性胸膜炎或渗出性胸膜炎。

（二十五）简述支气管肺癌的分型及其CT表现

支气管肺癌是起源于支气管的黏膜上皮和肺泡上皮。按发生部位可分为中央型、周围型和弥漫型3型。CT表现如下：

1. 中心型肺癌
（1）直接征象：肺门区肿块影和支气管管壁增厚、管腔狭窄、截断。
（2）间接征象：阻塞性肺气肿、阻塞性肺不张和阻塞性肺炎。
（3）转移征象：肺门及纵隔淋巴结肿大。
（4）增强扫描肺门肿块不均匀强化，可清楚显示肿瘤对血管及周围结构的侵犯。

2. 周围型肺癌
（1）密度改变：病灶分为实性结节、部分实性结节、磨玻璃结节，肺癌的空泡征是指结节内小的透光区。
（2）边缘与邻近结构改变：边缘清楚，多伴分叶征和毛刺征、胸膜凹陷征、血管聚集征。
（3）侵犯和转移表现：可侵犯邻近结构，出现肺门及纵隔淋巴结肿大，癌性淋巴结炎及远处转移。

（4）肺癌的增强：多表现为轻至中度不均匀强化。

3. 弥漫型　可表现为两肺弥漫性分布粟粒性结节，可出现肺段、肺叶实变，其内支气管不规则扭曲，病灶内或周边可见气腔或蜂窝影。

（二十六）简述前纵隔内常见肿瘤及其CT表现

1. 胸内甲状腺肿　分为两类：一是胸骨后甲状腺肿，二是迷走甲状腺肿。CT表现如下：

（1）位置及毗邻：肿瘤多数位于气管前方和侧方，邻近结构受压移位，与颈部甲状腺直接或间接相连。

（2）病变的密度：病变多为稍高密度，可见囊变、出血、钙化等。

（3）强化特点：实质部分持续性明显强化。

2. 胸腺瘤　CT表现多呈类圆形或分叶状，多位于前纵隔中部，少数位置较高。小的胸腺瘤多位于中线一侧，大的胸腺瘤可位于中线两侧。部分胸腺瘤可有囊变，增强扫描肿瘤呈近似均匀强化。恶性胸腺瘤浸润性生长，边缘不规则，侵及胸膜可见胸膜结节形成及胸腔积液。

3. 畸胎类肿瘤　一般分为两个类型，囊性畸胎瘤和实质性畸胎瘤。CT表现呈圆形、椭圆形或多房囊性肿块，密度混杂，含有低密度脂肪成分、软组织成分、高密度钙化、骨质、牙齿等。增强扫描呈不均匀强化。

（二十七）简述纵隔神经源性肿瘤CT表现

纵隔神经源性肿瘤大多数位于脊柱旁沟，CT表现呈类圆形肿块，密度均匀，总体密度比肌肉低，病变侵犯椎管内外时，呈哑铃状形态。恶性者呈浸润性生长，边界不清楚，内部密度不均匀。

（二十八）简述法洛四联征病理改变及CT表现

1. 病理改变　法洛四联征居发绀型心脏病的首位，包括四种畸形：肺动脉狭窄、室间隔缺损、主动脉骑跨和右心室肥厚。其中以肺动脉狭窄和室间隔缺损为主要表现。

2. CT表现　可显示肺动脉狭窄的部位及程度，确定室间隔缺损位置，判断主动脉骑跨程度，评价右室壁增厚程度。

（二十九）简述缩窄性心包炎的病理及CT表现

1. 病理　各种原因引起的心包炎，可致心包脏壁层炎症，纤维素性渗出物沉积，并逐渐机化增厚，导致心脏充盈受限，引起右心房、腔静脉压力增高及心排出量减少。

2. CT表现　缩窄性心包炎最主要的征象是心包增厚，钙化，心包厚度大于3mm提示异常。心包增厚呈弥漫性，但各部位增厚的程度可不均匀，体静脉压力增高，可见上下腔静脉扩张、肝脏肿大，以及胸、腹腔积液。增强扫描可见扩张的左、右心房，而左、右心室则呈管状，室间隔变直、肥厚。

（三十）简述主动脉夹层的CT表现

主动脉CTA是确诊主动脉夹层的首选检查方法，CT表现如下：

1.病变段主动脉管腔增宽，内膜钙化内移。可伴主动脉主要分支血管受累。

2.内膜片　内膜破口定位表现为内膜连续性中断。内膜片是诊断主动脉夹层的直接征象，将管腔分为真腔及假腔。真腔一般较小，假腔一般较大，包饶真腔，不与正常主动脉管腔相连，假腔内可有血栓形成。

3.主动脉夹层发生渗漏和破裂，可造成心包、纵隔和胸腔出现积液、积血征象。

（三十一）简述胃癌的病理及CT表现

胃癌是我国最常见的恶性肿瘤之一。可发生在胃的任何部位，以胃窦、小弯与贲门区常见。CT检查的主要价值在于肿瘤的分期、治疗计划的制定，以及评估疗效与复查随访。

1.病理　癌组织起源于胃黏膜，由黏膜下淋巴网向四周蔓延，侵犯胃壁及邻近器官。晚期可侵入腹腔播散，亦可产生相应淋巴结的转移和腹水。

2.CT表现　病变呈固定于胃壁的大小不等软组织肿块影，常见征象为胃壁增厚且柔韧度消失而呈僵直硬化的改变，可呈凹凸不平或结节状。CT可较好显示肿块向腔外累及和浸润的程度，有无突破浆膜，与邻近脏器的关系，判断有无胃腔外淋巴结肿大及远处转移等。增强扫描呈不均匀明显强化。

（三十二）简述肝细胞癌的分型及CT表现

1.病理分型　肝细胞癌分为3型：巨块型、结节型、弥漫型。

2.CT表现

（1）巨块型和结节型平扫表现为单发或多发、圆形或类圆形肿块，呈膨胀性生长，边缘不清，有假包膜则肿块边缘清晰光滑；弥漫型者结节分布广泛，界限不清。

（2）肿块多为低密度，巨块型可合并坏死、出血而密度不均，有时肿块周围伴小结节子灶形成。

（3）增强扫描呈"快进快出"表现，动脉期出现明显的斑片状、结节状早期增强；门静脉期及延迟期快速廓清。

（4）肝细胞癌易侵犯门静脉和肝静脉而引起血管内癌栓或肝内外血行转移；侵犯胆道引起阻塞性黄疸；淋巴转移可引起肝门及腹主动脉或腔静脉旁等淋巴结增大；晚期可发生肺、骨骼、肾上腺和肾等远处转移。

（三十三）简述肝海绵状血管瘤的CT特点

肝海绵状血管瘤为常见的肝良性肿瘤。

CT平扫表现为肝实质内境界清晰的圆形或类圆形低密度肿块。增强扫描表现为"早出晚归"的特征，动脉期可见肿瘤自边缘开始出现斑片、结节状明显强化灶；门静脉期强化灶相互融合，同时向肿瘤中央扩展；延迟扫描，整个肿瘤均匀增强，高于或等于周围正常肝实质强化密度。

（三十四）简述肝脓肿的分类及CT表现

肝脓肿是肝组织的局限性化脓性炎症。

1. 分类 根据致病微生物的不同分为细菌性肝脓肿、阿米巴性肝脓肿、真菌性肝脓肿、结核性肝脓肿等，以细菌性、阿米巴性肝脓肿多见。

2. CT表现 平扫呈圆形或类圆形低密度病灶，中央为脓腔，密度均匀或不均匀，部分可出现小气泡或气液平面。急性期肝脓肿壁外周可出现环状水肿带，边缘模糊。增强扫描，脓肿壁呈环形明显强化，脓肿和周围水肿带无增强。环形强化的脓肿壁和周围无强化的低密度水肿带构成所谓的"环征"，90%脓肿出现"环征"。脓肿周围肝实质可出现动脉期短暂明显强化。

（三十五）简述肝硬化的病理分型及CT表现

1. 病理分型 肝硬化病理上可分为以下类型。

（1）小结节型：再生结节大小<1cm。

（2）大结节型：再生结节大小为1~3cm。

（3）混合型：大小结节共同存在。

2. CT表现

（1）肝脏大小轮廓改变：早期肝脏可增大，晚期为肝脏缩小，呈结节状或锯齿状轮廓，肝裂隙增宽，肝叶比例失调。

（2）肝脏密度改变：再生结节呈等或稍高密度，肝脏密度不均。

（3）继发性改变：门静脉增粗，门静脉系统侧枝血管建立、增粗、迂曲，以及腹水、脾大等。

（三十六）简述胆囊炎与胆囊癌的CT影像鉴别要点

1. 平扫 厚壁型胆囊癌有时与慢性胆囊炎难以鉴别。胆囊癌胆囊壁增厚不均匀，不规则，厚度多大于5mm，胆囊轮廓不规则；胆囊炎壁厚较均匀，轮廓较规则，厚度多为3~8mm。胆囊癌可出现胆囊阻塞，胆囊炎则很少出现。胆囊癌可出现恶性征象，如侵犯邻近结构，淋巴结转移及远处转移等。

2. 增强 胆囊癌增厚的胆囊壁内壁毛糙不规整，强化明显，并伴持续强化，慢性胆囊炎表现为轻—中度强化。

（三十七）试述先天性胆管囊状扩张的分型

先天性胆管囊状扩张根据其囊肿形态、部位、范围分为5型：

（1）Ⅰ型，胆总管囊肿。

（2）Ⅱ型，胆总管憩室。

（3）Ⅲ型，十二指肠壁内段胆总管囊状膨出。

（4）Ⅳ型，肝内外胆管多发囊状扩张。

（5）Ⅴ型，肝内胆管囊状扩张，即Caroli病。

（三十八）简述急性胰腺炎的分型及CT表现

急性胰腺炎可分为水肿型、出血坏死型。CT表现如下：

1. 水肿型胰腺炎　胰腺弥漫性或局灶性肿大，轮廓清楚，伴有胰周积液者轮廓模糊，胰腺密度轻度减低或正常，增强扫描胰腺均匀强化，无坏死区，个别病例CT可无阳性发现。

2. 出血坏死型胰腺炎

（1）胰腺体积弥漫性增大，轮廓不清。

（2）胰腺实质密度不均，早期表现为低密度，伴有出血坏死时，可见斑片状高密度和更低密度影。

（3）胰腺周围脂肪间隙消失，见多发炎性渗出，胰腺边界模糊不清。

（4）可伴肾前间隙及小网膜囊内积液，肾筋膜增厚及胃肠壁反应性水肿增厚。

（5）伴有并发症时，表现为胰体尾部的蜂窝织炎、胰腺内或腹腔内脓肿及胰腺假性囊肿等。

（三十九）简述胰腺癌的CT表现

胰腺癌发生在胰头部最多，胰体癌其次，胰尾癌更次之。

CT表现：

1. 胰腺局部增大、肿块形成，胰头部增大而胰体尾部萎缩。

2. 胰管扩张，胆总管扩张，胰管和胆总管都受累的所谓"双管征"是诊断胰头癌较可靠的征象。

3. 肿瘤增强扫描呈乏血供。

4. 肿瘤侵犯胰腺周围血管及神经。

5. 肿瘤侵犯周围脏器。

6. 肿瘤远处转移。

（四十）简述肾细胞癌的病理及CT表现

肾细胞癌为最常见的肾脏恶性肿瘤，其次为肾盂癌和肾母细胞瘤。

1. 病理类型　分为透明细胞癌、乳头状细胞癌、嫌色细胞癌等，其中透明细胞癌约占70%。

2. CT表现　肾脏实质内圆形或类圆形肿块，其密度常较肾实质略低；肿块密度可不均匀，有不规则坏死区或点状钙化；边缘不规则，常外侵周围组织；增强扫描肿瘤多有明显不均一增强；肾静脉及下腔静脉常见癌栓；肿瘤向外侵犯肾周脂肪时密度增高、消失和肾筋膜增厚，并可浸润其他脏器；淋巴结转移通常位于肾血管及腹主动脉周围。

（四十一）简述肾血管平滑肌脂肪瘤的病理及CT表现特征

肾血管平滑肌脂肪瘤是肾脏较为常见的良性肿瘤。

1. 病理　肿瘤由平滑肌、血管及脂肪组织所构成，多生长缓慢，因血管破裂可产生瘤内出血。

2. CT表现　具有特征性表现：

（1）肾内单发或多发的肿块影，大小不等，肿瘤呈圆形、类圆形或分叶状，边缘光滑锐利，境界清楚。

（2）肿块内密度不均，其内含有低密度脂肪影，脂肪组织的存在对诊断有重要意义。

（3）增强扫描肿瘤内血管平滑肌成分可增强，而脂肪组织和坏死区无强化。

（四十二）简述肾结核的CT表现

肾结核绝大多数由血源性感染引起，原发病灶主要位于肺。其中90%位于皮质，10%位于髓质。

肾结核CT表现为：

1. 早期检查无阳性发现，病变发展形成干酪脓肿后，CT可见单侧或双侧肾增大，肾实质内单发或多发大小不等，形态不一囊腔，CT值接近水，囊腔内或周边可有钙化斑。

2. 脓肿可压迫肾皮质，使肾皮质变薄，肾形态不规则。

3. 脓肿向内溃破，可致肾盂和输尿管壁增厚，部分肾盏乃至全部肾盏、肾盂扩张，溃破到肾包膜外，可见肾周间隙弥漫性密度增高。

4. 增强扫描脓肿内无强化，周边可见环形增强。

5. 病变部肾盏可有不规则破坏或对比剂充盈不佳。

6. 晚期肾功能丧失，肾萎缩变小，肾脏钙化自截。

（四十三）简述膀胱癌的CT表现

1. 平扫　自膀胱壁突入腔内的软组织密度肿块或膀胱壁局限性增厚，形态不规则，呈结节、分叶、不规则或菜花状；易发生在膀胱三角区和两侧壁，与壁相连基底部多较宽，表面常凹凸不平，可并有溃疡；密度常均一，少数表面可有点状或不规则钙化；若膀胱轮廓不清楚，周围脂肪层消失，提示肿瘤扩展到壁外；累及输尿管时，可致肾积水。

2. 增强　肿块多为均匀强化，偶见坏死无强化低密度灶；延迟扫描呈低密度充盈缺损。

（四十四）简述常见骨基本病变的概念及其CT表现

1. 骨质疏松　是单位体积内骨量的减少，即有机质和无机质都减少，但骨内两者比例仍正常。骨质疏松的CT表现主要是骨密度减低。

2. 骨质软化　是单位体积内骨组织有机成分正常而钙化不足。CT表现骨密度减低，骨小梁模糊、变细，骨皮质变薄，可见假骨折线。

3. 骨质破坏　是原有骨结构被病理组织所取代而造成的骨组织的缺失。CT表现为骨质缺损透光低密度区或软组织密度区，骨皮质可变薄或呈不规则虫蚀样改变。

4. 骨质增生硬化　是单位体积内骨量的增多。CT表现为骨质密度增高，伴或不伴有骨骼的变形，在关节面、脊椎的边缘见骨性赘生物等。

5. 骨膜增生　又称骨膜反应，是因骨膜受到刺激，骨膜内层的成骨细胞活动增加所产生的骨膜新生骨。CT表现为一段长短不等，与骨皮质平行的致密线，常见的有层状或葱皮状、花边状、针状或放射状。

6. 骨质坏死　是指骨组织局部代谢停止，坏死的骨质称为死骨。CT表现为骨质局限性密度增高。

7. 软骨钙化　CT表现为环形或半环形高密度影，有时可融合成片而呈蜂窝状。

8. 骨内矿物质沉积　CT表现为干骺端多条横行的相互平行厚薄不一的致密带，成人不易显示。

（四十五）什么叫骨折？简述骨折的基本类型

骨折是指骨结构连续性和完整性的中断。骨折的断端多表现为边缘锐利而不规则的透亮裂隙，称为骨折线；嵌入性或压缩性骨折断端多呈高密度致密带；儿童青枝骨折表现为骨小梁扭曲或骨皮质部分断裂；骨骺分离表现为骺线增宽，骨骺与干骺端对位异常。骨折可分为三种类型：

1. 创伤性骨折　直接或间接暴力引起正常骨的骨折。根据骨折的程度分为完全性骨折和不完全性骨折；还可根据骨折的时间分为新鲜骨折和陈旧性骨折。

2. 病理性骨折　在已有的骨病基础上发生的骨折称病理性骨折。CT上除有骨折征象外还具有原病变引起的骨质改变。

3. 疲劳性骨折　长期、反复的外力作用于骨的某一部位，可逐渐发生慢性骨折，称为疲劳骨折或应力骨折。好发部位为跖骨、胫腓骨。CT显示骨折线光滑整齐，多发生于一侧骨皮质而不贯穿整个骨干。骨折周围有骨膜反应、皮质增厚、髓腔硬化。

（四十六）描述柯雷斯骨折（Colles骨折）

Colles骨折是指桡骨远端，距离关节面2～3cm内的骨折。骨折远端向背侧移位和向掌侧成角，桡骨前倾角减小或成负角，使手呈银叉状畸形，常伴有尺、桡骨远端关节脱位及尺骨茎突骨折。与Colles骨折的作用力相反，跌倒时手腕掌屈手背触地，使骨折远端向掌侧移位和向背侧成角，称史密斯（Smith）骨折或反柯雷骨折。

（四十七）简述椎间盘突出的CT征象

1. 椎间盘向周围局限性膨隆，膨隆处密度与椎间盘一致，形态不一，规则或不规则。

2. 突出的椎间盘可有钙化，多与椎间盘相连。

3. 髓核游离碎片多位于硬膜外，密度高于硬膜囊。

4. 硬膜外脂肪间隙变窄、移位或消失，硬膜囊前缘或侧方神经根受压移位。CT有助于显示蛛网膜下腔、脊髓及神经根受压征象。

5. 周围骨结构改变，突出髓核周围反应性骨质硬化。

（四十八）简述强直性脊柱炎的CT表现

强直性脊柱炎是一种以中轴关节慢性炎症为主的全身性疾病，好发于10～40岁。

1. 骶髂关节的改变　病变首先侵犯骶髂关节，双侧对称性受累为其特征，是诊断的主要依据。开始骶髂关节面模糊，继而出现虫蚀样破坏，骨质增生硬化，关节间隙变窄，最后骨性融合。

2. 脊柱的改变　病变由脊椎下部开始，向上逐渐累及全部脊柱。早期骨质疏松，脊椎小关节面模糊，关节间隙消失，椎体前缘的凹面呈"方形椎"。由于椎间盘纤维环连同椎旁韧带的广泛钙化、骨化，使脊柱成为竹节状。

3. 周围关节的改变　表现为关节间隙变窄、关节面侵蚀、关节面下囊性变、骨赘增生及骨性强直。

（四十九）简述退行性骨关节病与脊椎退行性变的影像表现

1. 退行性骨关节病　是以关节软骨退变，关节面和其边缘形成新骨为特征的一组非炎症性骨关节病。主要表现为：

（1）关节间隙变窄：为最常见的早期征象。

（2）骨赘形成。

（3）关节软骨下硬化及假囊肿：关节软骨下广泛密度增高。囊变表现为圆形、类圆形透亮区，边缘清楚，常有硬化边。

（4）关节腔游离体。

2. 脊柱退行性变　脊柱生理曲度变直、侧弯，椎间隙变窄，椎体终板骨质增生硬化，边缘骨赘增生，重者可连成骨桥。椎体后缘、椎小关节增生变锐，可压迫和刺激神经根、脊髓等组织。

（五十）简述脊柱结核的CT表现

脊柱结核多见于下胸椎和上腰椎，颈椎次之，可多椎体受累，少数呈跳跃性改变。脊柱结核可分为椎体结核和附件结核，前者又可分为中央型、边缘型和韧带下型。CT表现为：

1. 脊柱结核多起于椎体的前2/3及上下缘，少数侵犯椎弓及附件结构。

2. 椎体结核病灶呈溶骨性和虫蚀状破坏，局灶性病灶境界清晰，密度不均，其内常见点状高密度影，病变进展可使整个椎体破坏。

3. 常于椎前、椎旁形成寒性脓肿，颈椎结核常形成咽后壁脓肿，胸椎寒性脓肿常位于椎前或椎旁，腰椎者常形成单侧或双侧腰大肌脓肿，脓肿密度低于邻近组织。

4. CT增强，病变椎体不均匀强化，寒性脓肿呈边缘性强化。

5. 结核病灶可破入椎管，累及硬膜或蛛网膜下腔，引起硬膜增厚。

（五十一）列表说明良、恶性骨肿瘤的鉴别诊断

良、恶性骨肿瘤的鉴别诊断，见表6-1。

表6-1　良、恶性骨肿瘤的鉴别诊断

项　目	良　性	恶　性
生长情况	生长缓慢，不侵及邻近组织，但可引起邻近组织压迫移位；无转移	生长迅速，易侵及邻近组织、器官；可有转移
局部骨质变化	呈膨胀性骨质破坏，与正常骨界限清晰，边缘锐利，骨皮质变薄、膨胀，保持其连续性	呈浸润性骨破坏，病变区与正常骨界限模糊，边缘不整
骨膜增生	一般无骨膜增生，病理骨折后可有少量骨膜增生，骨膜新生骨不被破坏	可出现不同形式的骨膜增生，且多不成熟，并可被肿瘤侵犯破坏
周围软组织变化	多无肿胀或肿块影，如有肿块，其边缘清楚	长入软组织形成肿块，与周围组织分界不清，其内见钙化或瘤骨

（五十二）简述骨肉瘤的CT表现

骨肉瘤分为成骨型、溶骨型和混合型。肿瘤好发于长骨干骺端，以股骨远端和胫骨近端多见。CT表现如下：

1. 骨质破坏　干骺端中央或边缘部分呈小斑片状骨质破坏，皮质边缘虫噬样骨质破坏。

2. 肿瘤骨　可呈云絮状、斑片状、针状肿瘤骨。

3. 软组织肿块　肿瘤侵犯骨外软组织，肿块多呈圆形或半圆形，境界多不清楚。

4. 骨膜反应和Codman三角。

5. 增强扫描肿瘤实质部分明显强化。

二、MRI影像诊断基础

（一）简述脑梗死的MRI表现

MRI检查是超急性脑梗死首选的影像检查方法，便于判断是否存在可恢复的缺血脑组织，以及观察颈动脉和椎动脉系统的较大血管的异常。MRI表现：

1. 超急性期脑梗死（发病6小时内）　常规MRI表现常无明显改变，MRI弥散加权成像呈高信号，灌注成像呈低灌注改变。

2. 急性期脑梗死（发病6~72小时）　T_1WI呈低号，T_2WI呈高信号。

3. 亚急性期脑梗死（发病3~10天）　MRI表现同急性期，梗死区DWI呈高信号，PWI可呈低灌注。

4. 慢性期脑梗死（发病后第11天起）　T_1WI呈低信号，T_2WI呈高信号，周围增生的胶质呈高信号，DWI呈低信号。

5. 脑梗死占位效应开始不明显，4~7天达高峰，以后逐渐消退。

（二）简述脑出血不同时期的MRI信号变化

1. 超急性期脑出血（4~6小时）　T_1WI可呈高信号，T_2WI呈等信号、不均信号或高信号。

2. 急性期脑出血（7~72小时）　T_1WI呈略低或等信号，T_2WI呈低信号，灶周出现血管源性水肿，占位效应明显。

3. 亚急性期脑出血　可分为亚急性早期脑出血（3~6天）和亚急性晚期脑出血（1~2周）。其中亚急性早期脑出血的血肿中心在T_1WI呈等信号，外周呈高信号，且逐渐向中心扩展；亚急性晚期脑出血的T_1WI和T_2WI均呈高信号，灶周水肿，占位效应逐渐减轻。

4. 慢性期脑出血　可分为慢性期早期脑出血和慢性期晚期脑出血。其中慢性期早期脑出血的血肿在T_1WI和T_2WI均呈高信号，灶周T_1WI呈等信号，T_2WI呈低信号，占位效应和水肿消失；慢性晚期脑出血类似囊肿的T_1WI呈低信号，T_2WI呈高信号，灶周仍可见低信号环。

（三）简述常见星形细胞肿瘤的病理类型及其MRI表现

星形细胞瘤可分为毛细胞型星形细胞瘤、弥漫性星形细胞瘤、间变性星形细胞瘤、胶质母细胞瘤。MRI表现：

1. 毛细胞型星形细胞瘤（Ⅰ级）的实性部分的T_1WI呈低或等信号，T_2WI呈等或稍高信号。增强后呈不均匀明显强化。

2. 弥漫性星形细胞瘤（Ⅱ级）在T_1WI呈低信号，T_2WI呈高信号。少见钙化、囊变，出血及瘤周水肿罕见。一般无强化，出现强化提示向恶性发展。

3. 间变性星形细胞瘤（Ⅲ级）的T_1WI呈混杂等、低信号，T_2WI呈混杂高信号。钙化、出血、囊变可见。可伴局灶性、结节状、均一、斑片状强化。

4. 胶质母细胞瘤（Ⅳ级）的T_1WI呈等、低信号，T_2WI呈高信号伴瘤周中至重度水肿。

（四）简述脑膜瘤的MRI表现

脑膜瘤起源于蛛网膜的帽状细胞，多位于脑实质外，为脑外肿瘤，多为良性，可出现恶变。MRI表现：

1. 脑实质外占位病变，邻近脑实质受压移位，病变与邻近脑组织之间有脑脊液信号环。

2. 肿瘤信号均匀或不均匀，瘤灶T_1WI呈等低信号，T_2WI呈等信号或高信号。

3. 肿瘤内可见局限性钙化或骨样变。

4. 部分肿瘤内可有条状流空血管影。

5. 瘤体呈广基底与颅骨内板、大脑镰、小脑幕相连，邻近颅骨可增厚、破坏或变薄。

6. 瘤周靠近脑组织侧，可有反应性水肿，后者在T_2WI上呈高信号。

7. MRI增强，肿瘤明显强化，强化较均匀。肿瘤邻近增厚的硬脑膜呈窄带样强化，呈"脑膜尾征"改变。

8. 恶性脑膜瘤信号多不均匀，瘤周可见明显水肿，包膜厚薄不一，可侵犯邻近骨质，增强后呈斑片状或环状不均匀强化，术后易复发。

（五）简述椎间盘突出的MRI表现

1. 直接征象

（1）髓核突出：突出于低信号纤维环之外，呈扁平形、圆形或不规则形。信号强度依髓核变性程度而异。髓核突出与未突出部分间有一窄颈相连。

（2）髓核游离：髓核突出于低信号纤维环之外，突出部分与髓核本体无联系，游离部分可位于椎间盘水平，也可移位于相应椎体后缘上下方。

（3）许莫氏结节：椎体上下缘半圆形或方形压迹，其内与同水平椎间盘等信号，周边多环绕一薄层低信号带。

2. 间接征象

（1）硬膜囊、脊髓、神经根受压，硬膜外脂肪间隙变窄或消失。

（2）受压节段脊髓内异常信号，T_1WI呈等低信号，T_2WI呈高信号，为脊髓内水肿或缺血改变。

（3）硬膜外静脉丛受压迂曲，表现为突出层面椎间盘后缘与硬膜囊之间出现短条或弧形高信号。

（4）周围骨结构改变。

（六）简述原发性肝癌的MRI表现

不同类型的癌灶，MRI表现有一定差别：

1. 肝内癌灶T_1加权像呈低或中低信号，少数呈高信号，T_2加权像呈中等或高信号，多数病例信号欠均匀，肿块可弥散受限；巨块型肿瘤周边常有假包膜，而致其境界清晰；假包膜在T_1、T_2加权像呈线状低信号。

2. 肿瘤可合并坏死、出血而信号不均，有时肿块周围伴小结节子灶形成。

3. 增强扫描呈"快进快出"表现，动脉期出现明显的斑片状、结节状早期增强；门静脉期及延迟期快速廓清。

4. 肝细胞癌易侵犯门静脉和肝静脉而引起血管内癌栓或肝内外血行转移；侵犯胆道引起阻塞性黄疸；淋巴转移可引起肝门及腹主动脉或腔静脉旁等淋巴结增大；晚期可发生肺、骨骼、肾上腺和肾等远处转移。

5. 原发性肝癌常伴有肝硬化、门脉高压、腹水等。

（七）简述前列腺癌的MRI表现

MRI对于发现前列腺癌和确定其大小、范围均有较高价值，是前列腺癌分期的最佳影像检查方法。可以确定前列腺被膜有无破坏、精囊腺是否受累，易于检出淋巴结和其他器官、骨的转移。MRI表现：

1. 前列腺癌T_1WI呈较低信号，T_2WI多呈低信号，与正常外周带高信号形成鲜明对比；弥散DWI呈明显高信号结节。

2. 易出现前列腺被膜受累，表现为被膜局部不光整，连续性中断，被膜突出，两侧神经血管丛不对称，前列腺直肠角消失，精囊腺受侵时表现为精囊腺增大，T_2WI信号减低。

3. 增强扫描病灶早期明显强化，部分快速廓清。

（八）简述骨巨细胞瘤的MRI表现

骨巨细胞瘤好发于20～40岁。好发部位为长骨骨端，以股骨远端、胫骨近端最多，桡骨远端次之。MRI表现：

1. 病灶T_1WI表现为等、低信号，T_2WI为不均匀高信号，边缘清楚，周围无低信号环。

2. 发生囊变者呈明显的T_1WI低信号，T_2WI呈高信号，其中位于骶尾椎的病变多膨胀显著伴囊变。

3. 部分病例病灶内出现液-液平面，T_1WI上层相对于下层低信号，T_2WI上层相对于下层高信号。

4. 增强扫描肿瘤实体呈中度至明显强化。

5. MRI易于显示肿瘤周围软组织情况，与周围神经血管关系，关节软骨下骨质的突破，关节腔受累，骨髓侵犯及有无复发等。

第二节　CT和MRI影像诊断基础自测试题

一、以下每一道题下面有A、B、C、D、E五个备选答案，从中选择一个最佳答案。
A1/A2型题

1. 以下CT颅脑平扫不能发现阳性结果的是（　　　）

　　A. 超急性期脑梗死　　　B. 脑出血　　　　　　C. 脑积水

　　D. 硬膜外血肿　　　　　E. 脑萎缩

2. 关于急性硬膜外血肿的CT检查，不正确的是（　　　）

　　A. 颅骨内板下见梭形或半圆形高密度灶

　　B. 多由脑膜血管损伤所致

　　C. 血肿多较局限

　　D. 多位于骨折附近

　　E. 颅骨内板下见新月形高密度灶

3. 脑室系统不包括（　　　）

　　A. 侧脑室　　　　　　　B. 中脑导水管　　　　C. 第四脑室

　　D. 鞍上池　　　　　　　E. 第三脑室

4. 以下属于颅脑疾病的间接影像征象的是（　　　）

　　A. 病灶增强、形态、中线结构移位

　　B. 脑室扩张、脑积水、病灶多发

　　C. 病灶增强、大小及密度特征

　　D. 脑积水、正常结构移位、骨质变薄

E. 病灶侧蛛网膜下腔增宽、病灶钙化、囊变

5. 以下哪项是硬膜下血肿的特点（   ）

  A. 内缘光滑锐利　　　　B. 可越过颅缝　　　　C. 常有骨折

  D. 呈梭形　　　　　　　E. 中线结构移位较轻

6. 患者，男，54岁，头部外伤1小时，CT示顶部新月形高密度，中线结构右移，诊断为（   ）

  A. 脑挫裂伤伴硬膜下血肿　　　　　　B. 硬膜下血肿

  C. 脑挫伤伴硬膜外血肿　　　　　　　D. 脑血肿伴硬膜外血肿

  E. 硬膜外血肿

7. 高血压出血的常见的部位（   ）

  A. 颞叶出血　　　　　　B. 小脑出血　　　　　　C. 基底节区出血

  D. 脑干出血　　　　　　E. 脑室出血

8. 脑梗死后的模糊效应常出现在（   ）

  A. 第1周　　　　　　　B. 第2周　　　　　　　C. 第3～4周

  D. 第4周　　　　　　　E. 第2～3周

9. 关于蛛网膜下腔出血，正确的是（   ）

  A. 蛛网膜下腔出血多见于脑室内

  B. 多见于儿童脑外伤

  C. 蛛网膜下腔出血于7天左右，MRI常发现出血灶的痕迹

  D. 蛛网膜下腔出血于10天左右，CT检查常发现出血灶

  E. 出血多位于大脑纵裂和脑底池

10. 患者，男，35岁，头部外伤4小时。CT示右颞叶前部团块样高密度影，鞍上池右侧变形、变窄，左移。最可能的诊断为（   ）

  A. 右颞叶单纯血肿　　　　　　　　B. 右颞叶急性血肿，钩回疝

  C. 右颞叶急性血肿，大脑镰下疝　　D. 右颞叶血肿，伴脑水肿

  E. 右颞叶血肿，小脑扁桃体疝

11. CT平扫，随时间延续，"脑血肿"密度变化为（   ）

  A. 等密度→低密度→高密度　　　　B. 高密度→低密度→等密度

  C. 高密度→等密度→低密度　　　　D. 低密度→等密度→高密度

  E. 低密度→高密度→等密度

12. 患者，男，20岁，剧烈头痛2天，临床拟诊为急性蛛网膜下腔出血。为明确诊断最适宜的检查方法是（   ）

  A. CT平扫　　　　　　B. 动态CT扫描　　　　C. CT增强扫描

  D. 脑池造影CT扫描　　E. 脑室造影CT扫描

13. 腔隙性脑梗死的好发部位不包括（   ）

  A. 基底节　　　　　　B. 丘脑　　　　　　　C. 小脑

D. 大脑半球皮质　　　E. 脑干

14. 下列关于脑梗死的描述不正确的是（　　　）

A. 增强扫描后各期脑梗死病灶均不强化

B. 梗死灶与病变动脉供血区一致

C. 2～5天后脑水肿最明显

D. 梗死灶常呈楔形或扇形

E. CT表现为低密度或等密度病变

15. 下列关于脑出血的描述不正确的是（　　　）

A. 急性期CT表现为高密度灶，CT值一般在100HU以上

B. 急性期T_1WI和T_2WI上血肿呈等或低信号

C. 血肿强化后可呈靶形

D. 基底节区血肿多呈肾形

E. 慢性期CT图像上呈水样密度

16. 颅内最常见的恶性肿瘤是（　　　）

A. 先天性肿瘤　　　B. 血管网状细胞瘤　　　C. 星形细胞瘤

D. 转移瘤　　　E. 脑膜瘤

17. 星形细胞瘤的CT表现为（　　　）

A. 不规则低密度　　　B. 囊样低密度　　　C. 可强化

D. 可不强化　　　E. 以上都是

18. 颅咽管瘤的钙化多呈（　　　）

A. 散在钙化　　　B. 块状　　　C. 蛋壳样

D. 毛线团样　　　E. 爆米花样

19. 患者，男，40岁，CT示跨越左侧颅中后窝的哑铃状肿块，岩骨尖骨质破坏，增强后明显强化，第四脑室右移，第三及两侧脑室扩张。最可能的诊断为（　　　）

A. 胆脂瘤　　　B. 三叉神经瘤　　　C. 听神经瘤

D. 皮样囊肿　　　E. 脑膜瘤

20. 关于垂体瘤的CT表现的描述，不正确的是（　　　）

A. 鞍底下陷　　　B. 瘤周水肿　　　C. 垂体柄移位

D. 肿瘤有强化　　　E. 蝶鞍扩大

21. 以下不是转移瘤常见CT征象的是（　　　）

A. 无强化　　　　　　　　　B. 多发的结节影

C. 病灶周围水肿明显　　　　　D. 位置较表浅

E. 多发散在的环形等密度影

22. 关于"胶质母细胞瘤"的描述，错误的是（　　　）

A. 增强扫描呈明显强化　　　　　B. 瘤周水肿明显，占位征象显著

C. 平扫密度不均匀　　　　　　　D. 儿童多见

E. 多位于幕上

23. 听神经瘤的好发部位为（　　　）

    A. 侧裂池内　　　　　　B. 桥小脑角池内　　　　C. 大脑大静脉池内

    D. 枕大池内　　　　　　E. 四叠体池内

24. 生殖细胞瘤最常见的部位是（　　　）

    A. 桥小脑角　　　　　　B. 鞍上区　　　　　　　C. 松果体区

    D. 鞍旁　　　　　　　　E. 脑室内

25. 早期鼻咽癌的CT表现为（　　　）

    A. 咽旁肿大淋巴结　　　　　　　　B. 咽隐窝变浅、消失

    C. 咽隐窝加深、扩大　　　　　　　D. 腭帆张肌肿大

    E. 咽旁间隙内移

26. 关于鼻咽癌CT表现的描述，错误的是（　　　）

    A. 同侧鼓室含气消失　　　　　　　B. 两侧咽腔不对称

    C. 一侧咽隐窝变浅　　　　　　　　D. 咽旁间隙向内移位

    E. 一侧腭肌肥大

27. 慢性化脓性鼻窦炎的CT表现是（　　　）

    A. 窦腔透光度减低　　　　　　　　B. 窦腔内积液

    C. 鼻窦黏膜增厚　　　　　　　　　D. 窦壁骨质硬化增厚

    E. 鼻甲肥大

28. 对于上颌窦癌最有价值的CT征象为（　　　）

    A. 窦腔密度增高并骨质破坏　　　　B. 窦腔密度高伴骨壁膨胀

    C. 窦腔密度高伴同侧鼻腔高密度　　D. 窦腔密度高伴气液平面

    E. 窦腔密度高伴骨质增生

29. 腮腺混合瘤的CT特点不正确的是（　　　）

    A. 等密度或稍高密度肿块影　　　　B. 可呈分叶状

    C. 均匀或不均匀强化　　　　　　　D. 肿瘤较大时可压迫、推移邻近软组织

    E. 周边强化伴中心不强化提示恶变

30. 患者，女，42岁，CT显示颈前三角区囊性占位，可见钙化，囊壁有轻度增
    强，颈动脉受压与颈内静脉分离，最可能的诊断为（　　　）

    A. 动脉体瘤　　　　　B. 鳃裂囊肿　　　　　　C. 神经鞘瘤

    D. 颈淋巴瘤　　　　　E. 颌下腺混合瘤

31. 甲状腺恶性肿瘤中，最常见病理类型的是（　　　）

    A. 滤泡状腺癌　　　　B. 未分化癌　　　　　　C. 甲状腺肉瘤

    D. 乳头状癌　　　　　E. 髓样癌

32. 原发综合征的典型表现为（　　　）

    A. 两肺散在斑点密度增高影　　　　B. 有病变区伸向肺门的条索状影

    C. 肺门气管支气管淋巴结肿大　　　D. 位于右侧肺的片状阴影

E. 原发灶、肺门淋巴结及结核性淋巴管炎组成的哑铃状影

33. 中肺野是指上肺野以下至（　　　　）
    A. 第4肋骨下缘的最低点　　　　　　　B. 第4肋骨前端上缘水平线
    C. 第4肋骨前端下缘的最低点水平线　　D. 第4肋骨前端下缘的最低点
    E. 第4肋骨下缘的水平线以上

34. 肺转移瘤最常见的表现形式是（　　　　）
    A. 弥漫蜂窝状影　　　　　　　　　　　B. 多发结节影
    C. 肺内弥漫分布粟粒状影　　　　　　　D. 斑片状影
    E. 孤立性结节影

35. 关于右上叶肺不张的影像表现，错误的是（　　　　）
    A. 右中下叶呈代偿性肺气肿　　　　　　B. 气管可向右侧移位
    C. 叶间裂向上移位　　　　　　　　　　D. 右上叶呈密度增高的大片阴影
    E. 右肺门阴影向下移位

36. 中央型肺癌最常见的类型是（　　　　）
    A. 未分化癌　　　　　B. 腺癌　　　　　　　C. 腺鳞癌
    D. 鳞癌　　　　　　　E. 肺泡癌

37. 以下哪项不是肺内良性肿块的常见特点（　　　　）
    A. 肿块边缘锐利无毛刺　　　　　　　　B. CT增强扫描CT值升高在20HU以下
    C. 肿块直径多在4cm以下　　　　　　　D. 肿块边缘深分叶
    E. 肿块多为圆形，其内密度均匀

38. 以下哪项不是支气管扩张的CT表现（　　　　）
    A. 支气管远端呈葡萄串样阴影　　　　　B. 支气管呈棒状或结节状高密度影
    C. 支气管走行表现为"双轨"征　　　　　D. 支气管断面呈戒指环状
    E. 肺纹理聚拢或稀少

39. 关于气胸，下列哪项是正确的（　　　　）
    A. 单纯性气胸，立位胸片示外高内低致密影
    B. 气胸区域肺纹理稀少
    C. 不同病因气胸的影像特点也不同
    D. MRI对本病价值最高
    E. 张力性气胸，纵隔可向患侧移位

40. 属于大叶性肺炎CT表现的是（　　　　）
    A. 空气支气管征　　　B. 支气管双轨征　　　C. 支气管截断
    D. 支气管壁增厚　　　E. 支气管腔狭窄

41. 肺野内片状致密阴影，边缘模糊，其中心密度减低，形成透亮区，并有液平面，应考虑为（　　　　）
    A. 癌性空洞　　　　　B. 结核性空洞　　　　C. 肺脓肿
    D. 肺囊肿　　　　　　E. 肺包虫囊肿

42. 干酪性肺炎典型的CT表现是（　　　　）

A. 大叶性实变，内见多发小空洞，多有播散

B. 大叶性实变，无空洞

C. 大叶性实变，合并胸腔积液

D. 大叶性实变，肺体积缩小

E. 大叶性实变，无播散

43. 患者，男，25岁，左肺下叶背段见一薄壁空洞，首先考虑下列哪种疾病（　　）

    A. 肺结核　　　　　　B. 周围型肺癌　　　　　　C. 肺包虫病

    D. 急性肺脓肿　　　　E. 单纯肺囊肿

44. 患者，女，46岁，两眼不能完全睁开，全身无力，前纵隔内发现肿块，最可能的诊断是（　　）

    A. 胸内甲状腺肿　　　B. 胸腺瘤　　　　　　　C. 畸胎瘤

    D. 生殖细胞瘤　　　　E. 淋巴瘤

45. 后纵隔常见的肿瘤是（　　）

    A. 畸胎瘤　　　　　　B. 食管囊肿　　　　　　C. 转移瘤

    D. 神经源性肿瘤　　　E. 脂肪瘤

46. 肺源性心脏病最常见的病因是（　　）

    A. 支气管扩张　　　　B. 慢性支气管炎、肺气肿　　　C. 矽肺

    D. 肺结核　　　　　　E. 机化性肺炎

47. 下列哪种急腹症可不行CT检查（　　）

    A. 胃肠道穿孔　　　　B. 肠梗阻　　　　　　　C. 急性胰腺炎

    D. 全腹膜炎　　　　　E. 急性消化道出血

48. 下列哪项属于肠梗阻的基本CT征象（　　）

    A. 肠管显著扩张，其内可见气液平面

    B. 可见U形肠襻

    C. 可见"鸟嘴征"

    D. 肠管呈分层环状改变

    E. 假肿瘤征

49. 胃良性溃疡多发生于（　　）

    A. 胃小弯　　　　　　B. 胃后壁　　　　　　　C. 胃底

    D. 幽门区　　　　　　E. 胃大弯

50. 下列关于酒精性肝病CT特点，哪项不对（　　）

    A. 肝脏密度一致性减低　　　　　　B. 病变早期肝脏体积增大

    C. 病变晚期肝脏体积缩小　　　　　D. 晚期可出现腹水

    E. 属胆汁淤积型肝硬化

51. 典型肝硬化的CT表现（　　）

    A. 脾大，食管、胃底静脉曲张，肝各叶比例正常

    B. 肝各叶比例失调，肝密度不均匀，脾大

C.肝密度增高，各叶比例失调，脾正常大小

D.肝各叶比例正常，密度增高，腹水

E.肝各叶比例失调，密度均匀降低，平扫可见高密度血管影

52.消化系统肿瘤转移至肝脏的主要途径是（　　）

　　A.门静脉　　　　　　B.胆管系统　　　　　　C.肝静脉

　　D.肝动脉　　　　　　E.下腔静脉

53.关于原发性肝癌的CT表现，哪项是错误的（　　）

　　A.可伴肝硬化、脾大　　　　　　B.平扫多为低密度灶

　　C.增强扫描动脉期明显强化　　　　D.局部肝轮廓可隆凸

　　E.增强扫描静脉期明显强化

54.肝脓肿的CT或MRI表现最具有诊断特征的表现是（　　）

　　A.CT表现肝实质低密度病灶

　　B.肝实质病灶表现长T_1长T_2异常信号

　　C.CT可显示病灶边缘有环征，病灶中可有小气泡

　　D.对比增强病灶边缘明显强化

　　E.病灶多发

55.下列哪种改变符合典型肝血管瘤的CT表现（　　）

　　A.整个病灶明显强化并迅速降为低密度

　　B.开始呈低密度并逐渐变为高密度

　　C.病灶始终呈等密度病灶

　　D.周边呈团块状强化并逐渐向中央扩展

　　E.病灶始终呈高密度

56.肝海绵状血管瘤与肝癌在MRI上重要鉴别点是（　　）

　　A.信号均匀

　　B."灯泡征"

　　C.T_1WI呈稍低信号，T_2WI呈高信号

　　D.明显强化

　　E.质子加权像呈高信号

57.CT平扫，下列哪种病变的密度比肝脏高（　　）

　　A.局灶性脂肪肝　　B.肝囊肿　　　　　　C.肝内胆管结石

　　D.血管瘤　　　　　E.肝癌

58.与原发性肝癌比较，下列哪项对诊断肝转移瘤最有价值（　　）

　　A.边界不清楚　　　　B.多发病灶，伴"牛眼征"

　　C.环样强化　　　　　D.动脉期明显强化

　　E.延迟扫描为低密度灶

59.以下不出现强化的是（　　）

　　A.肝癌　　　　　　B.肝脓肿　　　　　　C.肝囊肿

D. 肝血管瘤　　　　　E. 肝局灶性结节增生

60. 急性胆囊炎的CT特征性表现是（　　　）

A. 胆囊大，囊壁水肿，密度低　　　B. 胆囊小，囊壁增厚

C. 胆囊正常大小，肝内胆管扩张　　　D. 胆囊小，囊壁正常

E. 胆囊大，胆总管扩张

61. 关于胆管结石的影像表现，哪项是不正确的（　　　）

A. 位于胆管走行区　　　　　B. 一般不合并胆管壁增厚

C. 结石水平以上胆管扩张　　　D. 可呈圆形、斑点状

E. 单发或多发

62. 下列关于胆囊炎与胆囊癌鉴别，哪项错误（　　　）

A. 胆囊炎——可有胆囊床积液　　　B. 胆囊癌——胆囊壁常表现为局限性增厚

C. 胆囊炎——胆囊壁一致性增厚　　　D. 胆囊癌——胆囊容积明显增大

E. 胆囊癌——可有肝门水平胆管梗阻

63. 关于厚壁型胆囊癌CT特征性表现，下列描述哪项不正确（　　　）

A. 胆囊壁局限性不规则增厚　　　B. 胆囊壁弥漫性不规则增厚

C. 肝门周围常有淋巴结转移　　　D. 增强示局部胆囊壁明显强化

E. 胆囊壁均匀增厚超过3mm

64. 患者，女，60岁，CT示胆总管明显扩张，形态不规则，在胰头上方中断消失，最可能的诊断是（　　　）

A. 胆总管癌　　　B. 胆总管炎性狭窄　　　C. 胆总管结石

D. 胆囊癌　　　E. 胰头癌

65. MRCP显示的双管征最常见于（　　　）

A. 胆管癌　　　B. 胰体尾癌　　　C. 胆囊炎

D. 胆管结石　　　E. 胰头癌

66. 关于急性胰腺炎的CT表现描述不正确的是（　　　）

A. 胰腺肿大，轮廓模糊　　　B. 蜂窝织炎和假囊肿形成

C. 胰腺萎缩　　　D. 吉氏筋膜增厚

E. 合并脓肿

67. 胰腺癌CT的直接征象是（　　　）

A. 肿瘤侵犯血管　　　B. 胰周脂肪消失　　　C. 胰腺肿块

D. 淋巴结转移　　　E. 胰管和胆管扩张

68. 胰腺癌最常见好发部位是（　　　）

A. 胰头　　　B. 胰体　　　C. 胰尾

D. 胰颈　　　E. 整个胰腺

69. 患者，男，40岁，腹痛2年，CT示胰腺萎缩并见较多细小钙化灶，胰管轻度扩张，最可能的诊断是（　　　）

A. 胰腺结核　　　B. 急性胰腺炎　　　C. 慢性胰腺炎

D. 胰腺癌　　　　　　　　E. 动脉硬化钙化

70. 脾最常见的良性肿瘤是（　　　）

    A. 血管瘤　　　　　　　B. 错构瘤　　　　　　　　C. 淋巴管瘤

    D. 淋巴瘤　　　　　　　E. 纤维瘤

71. 患者，男，48岁，诊断慢性淋巴细胞白血病9年。最近上腹部不适行CT检查，脾脏前缘出现大片状低密度区，呈扇形。增强扫描未见强化。根据CT表现，诊断最大的可能是（　　　）

    A. 脾白血病浸润　　　　B. 脾转移瘤　　　　　　　C. 脾结核

    D. 脾梗死　　　　　　　E. 脾脓肿

72. 下列关于脾梗死的描述，哪项说法是不正确的（　　　）

    A. 多发生于脾边缘包膜下　　　　　　B. 梗死灶可出现增强

    C. 大小不等，单或多发　　　　　　　D. 病灶基底部贴近被膜，尖端向脾门

    E. 梗死后可致脾轮廓变形

73. 关于脾囊肿的CT表现中哪项是错误的（　　　）

    A. 脾内圆形低密度区　　　　　　　　B. 边缘光滑，密度均匀

    C. CT值为0±10HU　　　　　　　　D. 少数囊肿可见囊壁弧状钙化影

    E. 增强后边界更清楚病灶明显强化

74. 哪一项不是肾细胞癌的CT表现（　　　）

    A. 平扫多呈等密度或略低密度　　　　B. 较大肾癌密度不均匀

    C. 肾静脉和下腔静脉内可见癌栓　　　D. 增强扫描实质期肿瘤强化不明显

    E. 中心或边缘可见钙化

75. 下列不属于先天性畸形的是（　　　）

    A. 单肾　　　　　　　　B. 马蹄肾　　　　　　　　C. 重复肾

    D. 多囊肾　　　　　　　E. 异位肾

76. 关于肾癌的说法，错误的是（　　　）

    A. 肾区可扪及包块　　　　　　　　　B. 起源于肾小管上皮细胞

    C. 肾透明细胞癌大多数密度均匀　　　D. 多见于中老年人，男性多于女性

    E. CT平扫为略低或等密度肿块

77. 患者，女，62岁，血尿2年余，右腰痛15天余。CT右肾下极52mm×60mm肿块，突出肾外，中心有不规则低密度区，增强扫描早期病灶明显强化，中心低密度区无强化。最可能的诊断为（　　　）

    A. 肾血管平滑肌脂肪瘤　　　B. 肾癌　　　　　　　　C. 肾腺瘤

    D. 肾转移癌　　　　　　　　E. 肾脓肿

78. 患者，男，体检发现肾占位，平扫密度不均，CT值-90HU，增强扫描无明显强化，超声为强回声。应首先考虑（　　　）

    A. 肾囊肿　　　　　　　B. 肾腺瘤　　　　　　　　C. 肾脓肿

D. 肾结核　　　　　　E. 肾血管平滑肌脂肪瘤

79. 下列关于肾盂癌的描述，哪项说法错误（　　　）

　　A. 平扫肾窦内不规则软组织密度肿物

　　B. 增强扫描常掩盖肾盂内肿物

　　C. 侵入肾实质，局部呈低密度肿块

　　D. 肿物周围常有肾窦脂肪包绕

　　E. 需除外肾盂内阴性结石及凝血块

80. 儿童期最常见的肾肿瘤是（　　　）

　　A. 肾细胞瘤　　　　B. 肾母细胞瘤　　　　C. 多囊肝合并多囊肾

　　D. 肾错构瘤　　　　E. 肾畸胎瘤

81. 膀胱癌最好发的部位是（　　　）

　　A. 三角　　　　　　B. 膀胱底　　　　　　C. 后壁

　　D. 顶部　　　　　　E. 侧壁

82. 关于膀胱癌的CT表现，错误的是（　　　）

　　A. 肿瘤可以是带蒂生长

　　B. 肿瘤可以是单发，也可是多发

　　C. 突入膀胱腔内的结节肿物

　　D. 肿瘤累及黏膜下层和肌层表现为膀胱壁增厚

　　E. 可区分肿瘤限于黏膜内或侵入黏膜下层

83. 患者，女，低热，乏力，左腰痛3个月余。CT示左肾影增大，左肾上极密度不均，有斑点样钙化，增强扫描左肾上极有多个囊腔，囊壁中等程度环形强化，临近肾实质受压变薄，肾盏轻度扩大，首先考虑（　　　）

　　A. 左肾盂癌　　　　B. 左肾囊肿　　　　　C. 左肾错构瘤

　　D. 左肾细胞瘤　　　E. 左肾结核

84. 下述肾脏疾病的CT表现中哪项不正确（　　　）

　　A. 输尿管肿瘤——输尿管梗阻端类似肌肉密度的软组织肿块

　　B. 多囊肾——双肾布满多发大小不等圆形或圆卵形水样低密度病变

　　C. 肾盂癌——肾窦区肿块，密度高于尿液而低于肾实质

　　D. 肾撕裂伤——肾脏周围的新月状高密度病变

　　E. 膀胱癌——自膀胱突向腔内肿块和（或）膀胱壁局限性不规则增厚

85. 大多数前列腺癌发生在（　　　）

　　A. 中央带　　　　　B. 周边带　　　　　　C. 移行带

　　D. 尿道周围腺体　　E. 无一定规律

86. 患者，女，35岁，左下腹疼痛2个月。CT左下腹58mm×26mm椭圆形囊性团块，边缘光滑，包膜完整，密度均匀CT值19HU，无强化，病变推移子宫、肠管。最先考虑为（　　　）

　　A. 卵巢囊肿　　　　　B. 卵巢皮样囊肿　　　　C. 卵巢畸胎瘤

D. 卵巢囊腺瘤　　　　E. 卵巢脓肿

87. 下列关于子宫肌瘤的描述，哪项不正确（　　　）

A. 是最常见的女性生殖系统肿瘤　　　B. 多发肌瘤不少见

C. 较大的肌瘤可恶变　　　　D. 以浆膜下肌瘤最常见

E. 恶变者多为绝经后女性

88. 关于子宫肌瘤，下列描述哪项不对（　　　）

A. 是子宫最常见的良性肿瘤　　　B. 子宫单发或多发肿块

C. T_1WI 肌瘤为中等信号　　　D. 瘤内可有出血、坏死、囊变、钙化

E. T_2WI 肌瘤实体部分为较高信号

89. 急性骨髓炎CT扫描最优越处在于（　　　）

A. 显示软组织肿胀　　　　B. 确定死骨的存在

C. 显示小的骨质破坏和小死骨　　　D. 显示骨膜增生

E. 显示骨皮质破坏

90. 软组织内急性血肿的CT表现是（　　　）

A. 高密度　　　B. 低密度　　　　C. 水样密度

D. 混杂密度　　　E. 等密度

91. 肩关节脱位最常见的类型是（　　　）

A. 肩关节前脱位　　　　B. 肩关节后脱位

C. 肩关节脱位合并外科颈骨折　　　D. 肩关节半脱位

E. 肩关节脱位合并肱骨头骨折

92. 易发生椎间盘突出的是（　　　）

A. $T_{12} \sim L_1$ 间盘　　　B. $L_{1\sim2}$ 间盘　　　C. $L_{2\sim3}$ 间盘

D. $L_{3\sim4}$ 间盘　　　E. $L_{4\sim5}$ 间盘

93. 下列不是急性化脓性骨髓炎的特点的是（　　　）

A. 骨质破坏　　　B. 骨膜反应　　　C. 死骨

D. 软组织肿胀　　　E. 骨质增生硬化

94. 关于良性骨肿瘤，不正确的说法是（　　　）

A. 一般无骨膜反应　　　B. 可见病理性骨折　　　C. 可以是多发性病变

D. 浸润性生长　　　E. 压迫邻近组织器官

95. 发生率最高的恶性骨肿瘤是（　　　）

A. 骨肉瘤　　　B. 多发性骨髓瘤　　　C. 软骨肉瘤

D. 转移性骨肿瘤　　　E. 恶性骨巨细胞瘤

96. 化脓性骨髓炎的致病菌多是（　　　）

A. 肺炎链球菌　　　B. 金黄色葡萄球菌　　　C. 白色葡萄球菌

D. 大肠埃希菌　　　E. 铜绿假单胞菌

97. 可确定骨肉瘤肿瘤组织学来源的X线征象是（　　　）

A. 骨质增生　　　B. 骨质破坏　　　C. 软组织肿胀

D. 骨膜反应　　　　　E. 瘤骨形成

98. 脊柱骨转移瘤，CT扫描更重要的是可以明确（　　　）
    A. 有无骨破坏　　　　　　　　B. 有无软组织肿块
    C. 有无骨膜反应　　　　　　　D. 有无压缩性骨折
    E. 是否侵犯椎管和硬膜囊

99. 患儿，男，8岁，右小腿疼痛4个月。CT平扫示胫骨增粗，皮质增厚，骨髓腔变窄，内有不规则密度减低区和不规则游离骨片。诊断为（　　　）
    A. 骨肉瘤　　　　　　　　　　B. 内生软骨瘤
    C. 嗜酸性肉芽肿　　　　　　　D. 慢性骨髓炎
    E. 骨结核

100. 符合骨囊肿的CT表现为（　　　）
    A. 边缘硬化，有液—液平面　　　　B. 无钙化
    C. 无液—液平面、无增强　　　　　D. 有钙化或骨化影
    E. 边缘有硬化，无液—液平面

二、以下提供若干个案例，每个案例下设若干考题。请根据各考题题干所提供的信息，在每题下面的A、B、C、D、E五个备选答案中选择一个最佳答案。

A3/A4型题

（101～103题共题干）

患者，男，60岁，刺激性干咳伴痰中带血丝2个月。体检未发现特殊。考虑中央型肺癌可能。

101. 下列哪一项检查是首选的方法（　　　）
    A. 胸片　　　　　　B. 超声　　　　　C. CT
    D. MRI　　　　　　E. DSA

102. 通常还需要进行下列哪一项检查（　　　）
    A. 胸片　　　　　　B. 超声　　　　　C. CT
    D. MRI　　　　　　E. DSA

103. 确诊一般有赖于下列哪一项检查（　　　）
    A. 胸片　　　　　　B. CT　　　　　　C. MRI
    D. 纤维支气管镜　　E. DSA

（104～105题共题干）

患者，男，34岁，痰中带血。体验双下肺呼吸音增粗。

104. 患者最可能的诊断是（　　　）
    A. 慢性支气管炎　　B. 气胸　　　　　C. 支气管扩张
    D. 肺气肿　　　　　E. 支气管哮喘

105. 下列哪项检查最有助于诊断（　　　）
    A. HR CT　　　　　B. 超声　　　　　C. 胸片
    D. MRI　　　　　　E. DSA

（106～107题共题干）

患者，男，45岁，慢性乙肝活动期伴全身乏力，纳差，尿黄2年余。CT扫描肝左叶外侧段一类圆形稍低密度灶，边界尚清，密度不均匀，内可见更低密度区。增强后动脉期病灶呈明显强化，门脉期强化程度下降，延迟扫描病灶呈低密度。

106. 最可能的诊断是（　　　）

　　A. 肝转移瘤　　　　　B. 肝细胞性肝癌　　　　C. 胆管细胞癌

　　D. 肝脓肿　　　　　　E. 肝海绵状血管瘤

107. 肝肿瘤病灶中心如果见到T1加权高信号灶，最常见的原因是（　　　）

　　A. 肿瘤钙化　　　　　B. 脂肪变性　　　　　C. 肿瘤出血

　　D. 肿瘤坏死囊变　　　E. 肿瘤纤维化

（108～110题共题干）

患者，男，63岁，右髋部肿胀、疼痛，伴活动受限6个月。MRI矢状面可见T_{12}、l_1椎体破坏及楔形变，局部成角畸形后突。

108. 患者最可能的诊断是（　　　）

　　A. 椎间盘突出　　　　B. 脊柱压缩性骨折　　　C. 化脓性脊柱炎

　　D. 脊柱转移瘤　　　　E. 椎体结核

109. 该病变最累及（　　　）

　　A. 颈椎　　　　　　　B. 胸椎　　　　　　　C. 腰椎

　　D. 尾椎　　　　　　　E. 骶椎

110. 病变椎体在MRI上信号多为（　　　）

　　A. T_1WI为低信号，T_2WI为低信号　　　B. T_1WI为高信号，T_2WI高信号

　　C. T_1WI为高信号，T_2WI为低信号　　　D. T_1WI为低信号，T_2WI为高信号

　　E. T_1WI为等信号，T_2WI为高信号

三、以下提供若干组考题，每组考题共同在考题前列出的A、B、C、D、E五个备选答案，从中选择一个与考题关系最密切的答案。

（111～115题共用备选答案）

　　A. 肺结核　　　　　　B. 周围型肺癌　　　　C. 寄生虫囊肿

　　D. 肺脓肿　　　　　　E. 空腔

111. 洞壁内面凹凸不平，有时可见壁结节（　　　）

112. 囊腔内可形成气液面以及内囊塌陷飘浮于液面上的水上浮莲征（　　　）

113. 空洞外壁边界不清，空洞常见液平（　　　）

114. 壁薄而均匀，周围无实变，腔内无液体（　　　）

115. 洞壁为薄层纤维组织，呈圆形、椭圆形或不规则的环形，空洞壁内外光滑清楚，多无液面（　　　）

（116～119题共用备选答案）

　　A. 松果体　　　　　　B. 大脑半球　　　　　C. 小脑

　　D. 第四脑室　　　　　E. 灰白质交界

116. 室管膜瘤好发于（　　　）

117. 儿童胶质瘤好发于（　　　）

118. 生殖细胞瘤好发于（　　　）

119. 转移瘤好发于（　　　）

第三节　自测试题答案

A1/A2型题

1. A	2. E	3. D	4. D	5. B	6. B	7. C	8. E	9. E	10. B
11. C	12. A	13. D	14. A	15. A	16. C	17. E	18. C	19. C	20. B
21. A	22. D	23. B	24. C	25. B	26. D	27. D	28. A	29. E	30. C
31. D	32. E	33. C	34. B	35. E	36. D	37. D	38. E	39. C	40. A
41. C	42. A	43. A	44. B	45. D	46. B	47. E	48. A	49. A	50. E
51. B	52. A	53. E	54. C	55. D	56. D	57. C	58. B	59. C	60. A
61. B	62. D	63. E	64. A	65. E	66. C	67. C	68. A	69. C	70. A
71. D	72. B	73. E	74. D	75. D	76. C	77. B	78. E	79. B	80. B
81. A	82. E	83. E	84. D	85. B	86. A	87. D	88. E	89. C	90. A
91. A	92. E	93. E	94. D	95. D	96. B	97. E	98. E	99. D	100. C

A3/A4型题

101. A　102. C　103. E　104. C　105. C　106. B　107. C　108. C　109. C
110. D

B型题

111. B　112. C　113. D　114. E　115. A　116. D　117. C　118. A　119. E

（游长金　邓　娟　侯启龙）

192

第七章 医学影像设备

第一节 医学影像设备问答

一、普通X线设备

医用X线机分为诊断用X线机和治疗用X线机两大类。用于临床诊断的X线机称为诊断用X线机，用于疾病治疗的X线机称为治疗用X线机。目前诊断用X线机是各级医院的基础影像设备，具有照片、透视和造影功能，尤其对骨骼系统、呼吸系统、胃肠道的检查起着重要和主导作用。本书中所介绍的X线机，若无特殊情况说明皆指诊断用X线机。当前市场上X线机种类繁多，规格不一，但各单元电路的逻辑结构和工作原理基本相同。

（一）简述普通X线机的分类

1. 按结构分类　分为便携式、移动式、固定式等。

2. 按输出功率分类　可分为小型机、中型机和大型机。在我国，常以X线管允许通过的最大管电流来分类。

（1）小型机：最大管电流在100mA以下的X线机。

（2）中型机：最大管电流在200～400mA之间的X线机。

（3）大型机：最大管电流在500mA以上的X线机。

3. 按高压电路工作方式分类　分为直接升压式、逆变式、电容充放电式、工频、中频、高频机等。

4. 按用途分类　通常可以分为综合型和专用型两种。

（1）综合型：具有摄影、透视或特殊检查等多种功能，适应于对患者各部位做多种疾病的检查，是各类医院普遍使用的X线机。

（2）专用型：专为某些部位检查设计的X线机，常配有各类专用的外围装置。如乳腺专用机、泌尿专用机、口腔专用机、胃肠专用机等。

（二）简述X线机的基本结构及各部分的功能

X线机型号不同，结构差异很大，但是其基本结构都是由X线发生装置和外围装置两大部分组成。X线发生装置主要包括主控装置、X线球管装置、高压发生装置；外围装置主要包括机械辅助装置、影像装置和记录装置。

1. X线发生装置　主要任务是产生X线并控制X线的"质""量"和"曝光时间"。

（1）主控装置：由主控面板、主电路和控制电路组成。控制装置的大部分元件和电路集中在控制台内，各种调节旋钮、控制按钮或开关、指示仪表等，则布置在控制台面板上，以方便操作者集中操作和观测。

（2）X线管装置：是X线机产生X线的关键组件，主要由X线管和防电击防散射的管套组成。

（3）高压发生装置：是为X线管产生X线提供直流高压和灯丝加热电压的装置。

2. 外围装置　是根据临床检查需要而装配的各种机械装置和辅助装置。如X线管支架、遮线器、检查台、滤线器、X线影像增强器、X线电视系统、电源与地线等。

（三）X线机的电路应满足哪些基本要求

1. 可调管电流（mA）　能给X线管灯丝提供一个在规定范围内可以调节的加热电压，以调节管电流，达到控制X线辐射强度的目的。

2. 可调管电压（kV）　能给X线管提供一个很高且可以调节的管电压，使X线管灯丝发射的热电子高速运动以轰击阳极靶面产生X线，达到控制X线质的目的。

3. 可调曝光时间（sec）　使供给X线管的高压在选定的时间内接通和切断，以准确控制X线的发生时间。

（四）简述直接升压（工频）式、逆变升压式和电容充放电式的原理和特点

1. 直接升压（工频）式　是用变压器将50Hz的电源直接升压达到机器所需要的工作电压，然后再经整流后供X线管使用。由于工频X线机产生的X线软射线成分多，曝光参量的准确性和重复性差，目前已经基本上被市场淘汰。

2. 逆变式　首先把工频交流电经整流、滤波后变成平稳的直流高压，再由逆变器把它变成几十千Hz的高频交流电压，再通过高压变压器获得的交流高频电压，在经过整流、倍压得到稳定的直流高压，供给X线机的球管。根据变压器的工作原理，变压器初级绕组的匝数和铁芯截面积的乘积，与初级电压和电源频率之间的关系为：

$$NS=E/4.44fB$$

公式中，N为初级匝数；S为铁芯截面积；E为初级电压；f为工作频率；B为磁通密度。由于f越大，NS就越小，因此，变压器的体积和重量可以大幅度减小，所以逆变方式其高压发生器体积小、重量轻。逆变式容易获得平稳直流高压，提高了X线的质，短时间曝光不受电源同步的影响，使控制更为准确。

3. 电容充放电式　将电能存储在充电电池中，需要使用的时候供给X管电源。这种高压发生装置对电源要求较低，X线发生时不会引起电源波动，没有软射线。多用于床边、车载摄影机等。但是受电池容量大小的制约，需要经常充电来保证电池电压的正常。

（五）X线机主电路中按高压整流方式的不同可分为哪几种

X线机主电路中以高压整流方式的不同分为：

1. 单相全波整流。

2. 单相半波整流。

3. 单相自整流。

4. 倍压整流。整流方式决定了X线发生装置输出高压波形的稳定性。

（六）如何调节管电流

管电流控制电路是为X线管灯丝提供加热电压的电路，分为灯丝初级电路和灯丝次级电路。在曝光时间一定的情况下，X线的量由管电流的大小来决定；而管电流的大小取决于灯丝辐射热电子的能力，灯丝辐射热电子的能力由灯丝温度决定；灯丝温度越高，灯丝辐射热电子的能力越强。灯丝温度由X线管灯丝加热电压决定。管电流的调节可通过改变灯丝变压器的初级电压来实现。在实际电路中，多采用调节串联电阻来调节电流，即电阻↑，灯丝初级电压↓，灯丝温度随之↓，管电流↓；反之，管电流↑。

（七）简述空间电荷补偿器的原理

在相同的灯丝电流下，由于X线管中存在空间电荷，就会导致改变管电压的同时会影响灯丝电流的稳定性，致使管电流和管电压不能分开调节。因此，往往会在灯丝电路中加有空间补偿器，在变化电压的时候会同时改变灯丝加热电流，达到稳定管电流的目的。

空间电荷补偿的原理：在升高管电压的同时，相应地减小灯丝加热电压，使管电流降低。如果管电流降低的数值正好等于或者接近因空间电荷效应影响而使管电流增大的数值，此时管电流就会保持不变，实现管电流不随管电压而变化的目的。

（八）描述固定阳极X线管的结构特点

固定阳极X线管顾名思义就是指阳极固定不动的X线管，主要由阳极、阴极和管壳三部分构成。

1. 阳极　主要作用是接受电子撞击产生X线，吸收二次电子并将产生的热量传导出去。阳极由阳极头、阳极帽、阳极柄构成。

（1）阳极头：由靶面和阳极体组成。靶面的作用是承受高速运动的电子束轰击，产生X线，称为曝光。曝光是绝大部分能力（99%）转变成热能，只有不到1%的电子束动能转换成X线能。靶面的材料应具备以下条件：熔点高、热传导率高、X线发生效率高、金属蒸发率低和原子序数大。所以一般采用钨作靶面材料，称为钨靶，但是钨的导热性较差，产生的热量不能很快的传导出去，因此常用真空熔焊的方法将钨焊接到导热率较大的无氧铜制成的阳极体上。这样制成的阳极头不但产生X线效率高，而且具有良好的散热性。

（2）阳极帽：又名阳极罩，固定在阳极头上，并罩在靶面的周围。阳极帽上有两个窗口，正面对着阴极电子束的入口，侧面对着X线辐射通道，通常情况下会在该出口上加装金属铍片来吸收软X线。阳极帽与阳极同电位，所以可以吸收二次电子，并可吸收一部分散乱X线，从而保护X线管和提升成像质量。

（3）阳极柄：主要由铜制成，并与阳极头相连，起到固定X线管的作用，并将曝光产生的热量传导出去。

2. 阴极　主要作用是在X线管中发射电子，并使之聚焦。阴极是由灯丝和集射罩组成。

（1）灯丝：由钨丝制成，一般绕成螺管状，其宽度和长度决定了焦点的形状。灯丝的作用是发射热电子，发射电子的数量决定于灯丝温度的高低。灯丝电压一般为交流5~10V，灯丝电流为3~6A。一般情况下，灯丝点燃时间越长，工作温度越高，钨的蒸发越快，灯丝寿命就越短。X线管阴极中常装有两根长短、粗细不同的灯丝。长、粗的灯丝为大焦点灯丝，其截面积大，加热电压高，发射的热电子数量多，形成的管电流大；短、细的灯丝为小焦点灯丝，其截面积小，发射的热电子数量少，形成的管电流小。这种具有两个焦点的X线管称为双焦点X线管。

（2）集射罩：主要作用是对灯丝发射的热电子进行聚焦，为使电子聚焦成束状飞向阳极，将灯丝安装在直形凹槽或者阶梯凹槽中心，迫使电子束呈一定形状和尺寸飞向阳极，达到聚焦的目的。

3. 管壳　用来固定和支撑阳、阴两极，并保持馆内真空。外壳材料应具备良好的绝缘性、较高的机械强度、热膨胀系数小、能与金属焊接、吸收X线少等条件。

（九）解释实际焦点、有效焦点和主副焦点

1. 实际焦点　是指靶面瞬间承受高速运动电子束轰击的面积。

2. 有效焦点　是指实际焦点在空间各个投射方向上的投影，是用来成像的X线面积。其中垂直于X线管长轴方向的投影面积，称为标称焦点。电子束所轰击的靶面与阳极头横截面之间的夹角称为阳极倾角 θ ，由于阳极倾角的存在，实际焦点的宽等于有效焦点的宽，有效焦点的长等于实际焦点的长 $\times \sin\theta$ 。实际焦点面积要大于有效焦点，从提升成像质量方面来讲，有效焦点越小成像质量越高。减小有效焦点可以通过减小阳极倾角和较小实际焦点的面积来实现，但是旋转阳极管阳极倾角一般在15°~20°，如果阳极倾角太小则X线量也会随之减小，一般最小不能低于12°。

3. 主副焦点　从灯丝正面发射出的电子所形成的焦点称为主焦点，从灯丝侧面发射出的电子形成的焦点称为副焦点。焦点聚集槽与灯丝位置对阴极电子流的流动、焦点的形成会产生重要的影响。

（十）简述旋转阳极X线管的结构特点

旋转阳极X线管，就是产生X线时阳极是旋转的，由旋转阳极、阴极和管壳组成。与固定阳极X线管相比，除了阳极结构明显不同外，其余的相差不大。

旋转阳极X线管的阳极主要由靶面、轴承和转子等组成。

1. 转子　由无氧铜制成，通过钼杆和靶盘连为一体，转子在X线管壳内，定子在壳外，通过旋转磁场使转子带动靶面转动起来。

2. 靶面和靶盘　靶盘是一单凸状圆盘，中心固定在钼杆上，另一端与转子相连，具有良好的运动平衡性。靶面具有一定的倾角，大小在6°~17.5°之间。现在的阳极靶盘基本均采用铼钨合金制成，铼钨合金靶面晶体颗粒细致，龟裂机会少，且靶体质量轻、热容量大，可有效提高X线管连续负荷能力。靶盘的热量主要是通过靶盘的热辐射散发出去，被管外的绝缘油吸收，所以散热较慢。

3. 轴承　由耐热合金钢制成，可以承受较高的工作温度。为了保证轴承的转动

性能，轴承内一般都会加入固体润滑材料，如二硫化钼、银、铅等。转子在高热状态下高速转动，轴承容易变形损坏，为了减少靶盘热量向轴承传递，轴承与靶面的支架制作的很细。

要提高X线管的功率、延长阳极靶面的使用寿命，必须增大高速电子撞击靶面的面积（即大焦点），而要提高成像质量则希望使用小焦点，提高功率与缩小焦点相互制约。旋转阳极X线管较好地解决了这一问题。高速运动的电子束由阴极射出，撞击到转动的靶面时，由于撞击时所产生的热量均匀地分布在转动的圆环面上，使热量分布面积大大增加，因此可有效地提高X线管功率，并通过适当减小实际焦点和靶角，使有效焦点减小。所以和固定阳极X线相比，最大的优点是焦点小，功率大。

（十一）解释旋转阳极启动与保护装置的作用

1. 作用　在曝光之前快速将X线管阳极启动到额定转速，以便能投入使用，如果启动失败，将阻止曝光，达到保护X线管阳极的作用。

2. 阳极制动　制动功能可以在很短的时间内将阳极转速降低到较低的程度，能让其在较短的时间内自己停下来，减少了阳极轴承的磨损，延长了X线管的寿命。其原理是在曝光结束、切断定子电压后，立即提供一个脉冲直流给工作绕组，产生制动力矩，使转动的阳极迅速减速。

（十二）简述X线管常见的电参数和结构参数

X线管常见的电参数包括灯丝加热电压、灯丝加热电流、最高管电压、最大管电流、最长曝光时间、容量、标称功率、热容量等。

X线管的结构参数是指由X线的结构所决定的非电性能的参数或数据都属于结构参数，如阳极倾角、灯丝尺寸、外形尺寸、有效焦点尺寸、冷却和绝缘的方式等。

（十三）简述软X线管与普通X线管的结构区别

当对咽喉等软组织进行X线摄影时，普通X线管得不到满意的效果。为提高X线影像的对比度，需要使用大剂量的软X线。软X线管产生软X线的效率高，与普通X线管相比有以下几点区别：

1. 铍窗　软X线管的输出窗口一般用金属铍制成，软X线容易通过铍窗，可获得大剂量的软X线。

2. 钼靶　软X线管的靶面一般由钼或铑制成，摄影时主要利用钼靶辐射的特征X线，一般要加上0.03mm厚的钼片，钼片对波长0.063nm的稍硬X线进行选择性吸收而使其滤波，同时波长大于0.07nm的较软X线被钼片本身吸收，余下的软X线正好适合于软组织摄影。

3. 极间距离短　普通X线管的极间距离一般为17mm，而软X线管一般为10~13mm。在相同灯丝加热电流的情况下，距离越短则阳极与阴极之间的电场强度越大，软X线管的管电流比一般X线管的管电流要大。

（十四）简述X线管套的结构特点

X线管的管套是放置X线管的特殊容器，X线管实际使用时需要考虑防辐射、防电击、散热等情况。整个管套由薄铜板或铝等金属制成，管套上设有阴极和阳极各装有一只高压插座，X线输出部分设有凹形有机玻璃窗口。其作用是凹入管套内，减薄窗口处的绝缘油层厚度，减少对输出射线的衰减。固定阳极X线管管套与旋转阳极X线管管套基本相同，只是在旋转阳极X线管管套的阳极端内设有旋转阳极启动电机的定子线圈。定子线圈的引线接线柱固定在阳极端内层封盖上，且与高压绝缘，旋转时需要外接电源，所以定子线圈和阳极端盖上设有3根接线柱。

（十五）容量的概念及简述增大容量的途径

1. 容量　由于99%高速电子流的能量会转换成热能，阴极电子轰击靶面的部分温度会迅速升高，当温度超过一定值时，会导致靶面融化而损坏X线管。所以容量是指X线管在安全使用条件下，单次曝光或连续曝光而无任何损坏时所能承受的最大负荷量。

2. 增大容量的途径　主要包括增大焦点面积、增加阳极转速、增大焦点轨道半径、减少靶面倾角、减小管电压波形的波纹系数。容量还与曝光时间有关，曝光时间增长，容量将相应减小。这是因为单次曝光时间越长，阳极所产生的热量就越多不能及时散发出去，X线管的容量也随之越小；多次连续摄影因阳极热量的积累，X线管的容量就更小。另外，容量还与整流方式有关，管电压波形的波纹系数越小，容量就越大；反之越小。

（十六）解释阳极特性曲线、灯丝发射特性曲线和空间电荷的定义

1. 阳极特性曲线　是指灯丝加热电压在某恒定值下，管电压与管电流的关系曲线。阴极灯丝在确定加热温度下，单位时间内从灯丝发射出来的电子数量基本恒定，随着管电压的增加，管电流增加，达到一定管电压后管电流基本趋于稳定。

2. 灯丝发射特性曲线　是指在一定的管电压下，灯丝加热电流与管电流之间的关系。若要获得同一管电流，所需灯丝加热电流在较高管电压时比在较低管电压时低；在同一灯丝加热电流下，在较高管电压时所获得的管电流比较低管电压时高。

3. 空间电荷　灯丝加热后有热电子发射，灯丝前端发射出来的电子，它们在静电场作用下飞往阳极，这部分的电子运动几乎不受阻力；灯丝侧面发射的电子，在空间发生交叉后飞向阳极，它们的运动受到一定的阻力；灯丝后端发射出来的电子由于电子之间相互排斥和灯丝的屏蔽作用，致使电场作用力很弱，因此，滞留在灯丝后端形成空间电荷，随着管电压的升高才逐渐飞向阳极。

（十七）简述高压发生装置的基本结构及其作用

1. 高压发生装置的基本结构　由高压变压器、高压整流器、灯丝变压器、高压交换系统、高压插座、高压电压和电流检测、绝缘变压器油、方或圆形耐油容器等组成。

2. 高压发生器的作用　产生并输出灯丝加热电压；产生并输出直流高压，如配有两只或以上的X线管，还可切换X线管、完成对交流高压的整流。

（十八）简述高压变压器的结构与特点

高压变压器的工作原理与一般的变压器基本相同，是将低压交流电转化为高压交流电。主要由铁芯、初级线圈、次级线圈、绝缘套筒等组成。其特点如下：

1. 次级输出电压高　诊断用X线发生器的高压变压次级输出的电压为30～150kV。治疗X线电压可达200～300kV或更高。因此，高压变压器需浸在绝缘油中使用，绝缘油具有很好的绝缘能力和流动性，既能起到绝缘的要求，又能达到散热的目的。

2. 连续负载小，瞬间负载大　曝光时瞬间负载大，管电流可以达到数百毫安以上，但曝光时间短；透视时管电流很小，负载小，一般不会超过5mA。

3. 设计容量小于最高输出容量　由于诊断用X线发生器的瞬间负载大，连续的负载小，所以高压变压器容量就可按同容量的一般电力变压器容量1/3设计。

4. 次级中性点接地　高压变压器次级线圈的中性点接地，可降低绝缘性的要求，减小高压变压器的体积。中性点接地为零电位，可把测试管电流的毫安表串联在中性点，在控制台上检测。

（十九）简述高压整流器及其结构特点

高压整流器是一种将交流高压电整流为直流高压的电子元件。

高压变压器次数输出的交流高压直接接在X线管的两端时，当处于正向电压半周时，阴极发射的电子飞向阳极，产生X线；如处于逆向电压半周时，阳极电位比阴极电位低，发射的电子飞不到阳极，则不能产生X线。很显然这种自整流形式不能充分发挥X线管的效能。同时，因逆向电压时无X线产生，逆电压很高，容易导致高压电缆等一系列元器件击穿损坏。现代X线机都设有高压整流电路，利用高压整流器产生的直流高压直接加到X线管两端，使X线管始终保持阳极为正，阴极为负。这样无论处于哪一个半周时，X线管都能产生X线。

目前市面上的高压整流器基本上都采用高压硅半导体整流器。因为X线高压发生器用的整流器要求能适应特定的高压环境，其反向耐压性能应能承受X线管工作用的高电压。半导体整流器的优点是体积小、寿命长、内阻小、不需要灯丝加热系统。确定是具有温度特性，温度上升导致反向电流增加。在过电压、反向过电流下容易损坏。

（二十）简述单相全波整流、单相自整流和倍压整流的工作原理

1. 单相自整流　自整流方式X线管是一种阳极特殊的二级真空管。X线管自身具有单相导电性，在交流电的正半周阳极为正、阴极为负时有管电流通过，X线发生；在负半周，X线管被施加反向电压，管电流截止，不发生X线。

2. 单相全波整流　使用四只整流器的单相桥式整流电路，是变压器输出的正负半周都得到利用，提高了输出功率，且整流输出电压峰值与变压器输出交流电的峰值相等。

3. 倍压整流　使用高压整流器和高压电容可以造成倍压整流电路，可以获得变压器输出电压两倍的稳定直流电压，多用于逆变方式高压发生器中。

（二十一）简述灯丝变压器的结构和特点

1. 灯丝变压器的结构　灯丝变压器是为X线管灯丝提供加热电流之用的降压变压器，主要由铁芯、初级绕组和次级绕组构成。

（1）铁芯：一般用涂漆硅钢片以交错叠片的方法制成"口"字形或者"C"字形，有的铁芯还将有绕组的一臂叠成阶梯形。

（2）初级绕组：因流过初级绕组的电流很小，所以采用一般线径为0.19～0.93mm的漆包线，分数层绕在用黄蜡绸或绝缘纸包好的阶梯形臂上，层间用绝缘纸绝缘，总匝数为1000匝左右。灯丝变压器的次级与高压电路连接，所以其初次级线圈间要有适合高压环境的绝缘要求。

（3）次级绕组：因流过次级绕组的电流比较大，所以多采用直径为2mm左右的纱包或者玻璃包圆铜线，分几层绕制，总匝数多为数十匝。初级和次级之间多采用绝缘强度较高的绝缘筒作绝缘材料。

2. 灯丝变压器的特点

（1）由于灯丝变压器必须连续负荷工作，所以灯丝加热变压器容量要足够大，这样才能给X线管提供稳定持久的灯丝加热电流。

（2）因为灯丝变压器次级绕组一端与高压变压器的次级相连，所以次级绕组的电位很高，所以必须要求初、次极要有很好的绝缘，而且绝缘强度不能低于高压变压器最高输出电压的一半。

（二十二）简述高压电缆的作用及其结构

大、中型X线机的高压发生器和X线管是分开组装的，两者之间通过两根特制的电缆线连接在一起，即为高压电缆。

高压电缆是一种防电击式的安全电缆，将高压发生器产生的脉动直流高压输送到X线管两端，同时把灯丝加热电压送到X线管的阴极。

高压电缆主要由导电芯线、高压绝缘层、半导体层、金属屏蔽层、保护层组成。高压电缆的主要参数是耐压值，高压电缆最大允许耐压值与管电压的波形有关，波形系数越大，最大容许耐压值就越小。在高压次级中心接地时，两绕组对称，高压电缆对地电压为管电压的一半。

（二十三）简述滤线栅的功能及其规格指标

1. 滤线栅的功能　滤线栅也叫滤线板，主要用于滤除摄影时人体产生的散射线。因为X线透过人体时，一部分因与人体组织产生康普顿效应，使其传播方向改变从而形成散射线。当散射线作用于胶片上时，会使胶片产生灰雾，图像模糊，从而降低图像质量。

2. 滤线栅的规格指标　主要是包括焦距、栅比、栅密度。

（1）焦距：即焦点到滤线栅中心的垂直距离，也称作半径。通常滤线栅的焦距有80cm、90cm、100cm、120cm等。

（2）栅比：指栅板铅条的高度与栅条之间的间隙之比，一般来说栅比越大，滤线栅射线的效果就越好，对原发射线的吸收率也随之增加。

（3）栅密度：栅板在每厘米宽度范围内含有的铅条数为栅密度。

（二十四）简述滤线栅在使用时的注意事项

1. 滤线栅的位置应该位于胶片和人体之间。

2. X线焦点应置于滤线栅铅条的会聚线上，X线的中心线可沿铅方向倾斜，尽量不要横向偏离滤线栅的中心线。这样X线辐射方向与铅条方向一致，原发射线最大可能地透过滤线栅。

3. 摄影时，应根据滤线栅的焦距来确定焦片距，其改变不应大于或小于焦距25%。对于活动式滤线器，其滤线栅的运动时间应至少长于曝光时间的1/5。

4. 由于滤线栅会吸收部分原发射线，所以要适当地增加曝光条件。

（二十五）简述影像增强器的构造和工作原理

影像增强器由影像增强管、管套和电源组成。增强管是影像增强器的核心部件。

1. 影像转换过程　X线穿过人体被检部位后，由于被检部位各组织的密度、厚度不同，对X线的吸收程度也不一样，因而形成一个强度受密度、厚度调制的X线图像。输入屏把接收到的X线对比信息转换成可见光信号，并由光电阴极转换成电子像。光电子在管内加速、聚焦电场共同作用下，在输出屏形成缩小并增强了的电子像，在由输出屏转换成可见光像。

2. 增强原理　输入屏把X线对比信息转换成的可见光像是很暗淡的，能在输出屏得到光亮较高影像，由以下两种增益形成。

（1）缩小增益：增强器的输入屏面积大，输出屏面积较小。较大面积上亮度聚集在较小面积上，是亮度得到提高，称缩小增益。

缩小增益=输入屏有效面积/输出屏有效面积=（输入屏有效半径）^{2}/（输出屏有效半径）^{2}。

（2）流量增益：在增强管内由于阳极电位的加速，光电子获得较高能量，撞击输出屏可激发多个光子，光电子能量越大，激发出的光子数目越多，这种增益称为流量增益。增强器的总增益等于以上两种增益的乘积。总增益一般为$10^3 \sim 10^4$之间。增益过大时会影响图像质量。

（二十六）电源内阻包括哪些，并简述减少电源电阻的有效方式

1. 电源内阻主要包括变压器内阻和电源线电阻。

2. 减少电源电阻的有效方式有

（1）使用容量充分的电源变压器。

（2）电源变压器安装在使用科室附近。

（3）使用截面积足够的铜质电源线。

（4）量缩短电源线的长度。

（二十七）简述X线机接地要求及意义

1. X线机接地装置由接地电极网和连接导线组成，接地电阻要求<4Ω，接地干线线径不小于16mm²。

2. X线机接地有两重意义：

（1）是工作接地，即高压次级中心点接地，这降低了高压部件的绝缘要求。

（2）是保护接地，即将设备不带电的各种金属外壳即机柜接地。一旦出现电器绝缘失效或高压击穿使外壳带电，由于人体电阻远大于接地装置电阻，漏电流可通过地线流入大地，避免人体受到电击。

二、CR与DR设备

计算机X线摄影（computed radiography，CR）设备和数字化X线摄影（digital radiography，DR）设备都属于数字化X线设备，数字X线设备是指把X线图像数字化并进行图像处理，再转化成模拟图像显示的一种X线设备。

（一）CR按使用与结构可分为哪几种，CR主要由哪些单元组成

1. CR按照使用与结构的不同大致可以分为

（1）普通型（暗盒式）。

（2）专用型（无暗盒式）。

2. CR组件　CR采用影像记录板作为载体进行数字化X线摄影，影像记录板接收X线照射后形成潜影，然后将其放入读取设备中，通过激光扫描将影像记录板荧光层中存储的信号转换成光信号，再由光电转换器转换成电信号，经过模数转换器转换后经计算机处理，最后获得高质量的数字影像。

CR组件主要包括4个相对独立的单元

（1）X线发生单元（普通X线机）。

（2）X线采集单元（影像记录板）。

（3）图像读出单元（影像阅读器）。

（4）信息/图像处理单元（图像工作站）。

（二）简述影像记录板的使用注意事项

影像记录板是CR成像系统的关键元件，市面上影像记录板的分类有很多种，无论哪一类在使用过程中都应该注意以下几点：

1. 影像记录板可以反复使用，在装卸影像记录板的时候应戴好手套，轻拿轻放，避免刮擦和污染。

2. 当影像记录板再次使用时，最好重做一次激光照射，以消除可能存在的任何潜影。

3. 由于影像记录板上荧光物对放射线的敏感度高于X线胶片，所以在经行摄影前后以及未读取前都要求有很好的屏蔽。

4. 摄影后的影像记录板在读取前的存储期间，潜影信息会产生消退。因此在摄

影后8小时内要读出影像记录板内的潜影信息。

（三）DR按照X线曝光方式可分为哪几种

按X线曝光方式分类，DR可分为面曝光成像技术和线扫描成像技术。

1. 面曝光成像技术　主要特点是采用大面积的面阵探测器，也称为平板探测器。在X线曝光的瞬间，一次性同时采集到被检人体的区域信息。目前，使用面曝光方式的探测器包括非晶硒平板探测器、非晶硅平板探测器、CCD探测器三种成像板。

2. 线曝光成像技术　采用线阵成像方法。X线曝光时，X线照射野呈扇形方式垂直于人体并沿人体长轴方向，以均匀的速度扫描人体被检查部位。线阵探测器与X线管同步移动，透过人体的X线按照时间顺序不断地被线阵探测器采集，然后经过数字转换和处理，传到计算机经行数据重建，形成X线图像。目前，使用线曝光方式的探测器主要有：多丝正比室气体探测器、闪烁晶体/光电二极管线阵探测器、固态半导体/CMOS线阵探测器。

（四）DR主要由哪些单元组成

DR组件主要包括4个相对独立的单元：

1. X线发生单元。
2. X线采集单元。
3. 摄影架/床单元。
4. 信息图像处理单元。

（五）简述非晶硅型X线探测器和非晶硒型X线探测器的特点及工作原理

1. 非晶硅型X线探测器

（1）两种类型：一种是以碘化铯晶体材料作为X线转环介质；另一种是以硫氧化钆作为X线能量转换介质。非晶硅探测器具有成像速度快、良好的空间及密度分辨率、高信噪比、数字输出等优点。主要结构由保护层、反射层、闪烁晶体层、探测元阵列层、信号处理电路层和支撑层组成。

（2）工作原理：X线光子在穿透被检查部位后，照射到非晶硅FPD上，由闪烁晶体层将X线图像转换成荧光图像，再由探测器矩阵转换成信号电荷不同的图像，再经A/D转换后，获得数字信号经图像处理器处理后在显示器上显示出来。

2. 非晶硒型X线探测器

（1）组成：主要由基板、集电矩阵、硒层、电介层、顶层电极和保护层等构成。集电矩阵由按矩阵阵列的接收电极和薄膜晶体管组成。

（2）工作原理：入射X线光子产生电子-空穴对，在顶层电极和集电极矩阵外加高压电场的作用下，电子和空穴向相反方向移动，形成信号电流，被相应单元的接收电极所收集，形成信号电荷，存储在电容中。利用光导半导体材料俘获入射的X线光子，直接将接收到的X线转换成电信号，再由二维排列的薄膜晶体管阵列将产生的电信号读出即可获得数字化的X射线影像。

三、乳腺和口腔设备

（一）数字化乳腺摄影机主要哪些部分组成

数字化乳腺摄影机主要由控制台、立柱和影像工作站组成。根据实际工作需要，还可以增配独立的计算机辅助诊断系统或者活检系统。

（二）口腔摄影设备是如何分类的

1. 按照用途分类　主要分为断层片摄影、投影片摄影和视频图像摄影。

2. 按照成像方式分类　分为传统屏/胶成像和数字成像。数字成像一般为CCD探测器模式，也可以采用CR模式，采用IP代替屏/胶暗盒接受摄影即可。

四、CT设备

（一）简述各代CT扫描机的主要特点

1. 第一代CT　采用平移加旋转扫描方式，由一只X线管和一个闪烁晶体探测器组成，X线束被准直成如同铅笔芯粗细的线束，故称为笔形束扫描装置。

2. 第二代CT　采用与第一代CT相同的T/R扫描方式，在第一代的基础上，将其单一笔形X线束改为5°～20°窄形线束，所以称为窄扇形束CT设备。

3. 第三代CT　采用旋转加旋转扫描方式，X线管和探测器作为整体共同围绕视野做旋转运动来进行数据采集。

4. 第四代CT　扫描方式是探测器静止而只有X线管旋转，称为静止＋旋转扫描方式。

5. 第五代CT　采用静止＋静止扫描方式，突出特点是X线管和X线探测器都是静止的。

6. 螺旋CT　是滑环技术和高频高压发生装置应用的结果。从某种意义上讲，螺旋CT是第三代CT的往复扫描方式利用滑环技术改成单方向连续扫描方式，配合扫描床的同步位移，获得螺旋状的扫描轨迹，再采用特殊的重建方法建立出断面及三维图像。与传统CT相比螺旋CT在扫描速度上得到了大幅度的提升。

（二）CT的结构主要包括哪些部分

CT的结构主要包括以下几个部分：

1. 投影数据获取装置部分　包括X线发生装置（含X线管、高压发生器、准直器和滤过器）、探测器与数据采集装置（前置放大器、A/D转换器和接口电路）、扫描床和扫描机架等。

2. 计算机和图像重建部分　包括数据存储装置、操作台、计算机和图像重建机等。

3. 图像显示与存储部分　包括图像显示器、图像存储装置等。

（三）简述CT的X线发生装置的组成及其特点

CT的X线发生装置主要包括X线管和高压发生装置，它与普通X线机的X线发生装置基本相同，但对其结构性能、X线辐射强度及稳定性的要求都要比普通X线机的高。

1. X线管　CT上使用的X线管也分固定阳极X线管和旋转阳极X线管两种。通常固定阳极X线管是用在对X线管瞬时功率要求不高的第一、第二代CT上，而第三、第四代和螺旋CT要求选用大功率、高热容量的X线管，这就要求X线管要具备很好的阳极散热率，一般都使用旋转阳极X球管。

2. 高压发生器　CT高压发生器的结构与普通X线机基本相同，主要由高压变压器、灯丝变压器和高压整流器等组成。CT对管电压的稳定性要求很高，现在多采用逆变式高压发生器，这种高压发生器产生的直流高压波形十分平稳，电压波动范围可低于1%。

（四）CT的X线球管阳极散热主要包括哪几种

1. 油循环风冷却散热　现代的X线管常将X线管管套与油循环、风冷却交换器组成一体，采用油循环加分冷却的复合散热模式。管套内直接接受X线管散热的变压器油通过泵排出管套，进入散热器，在通过散热器上的散热风扇冷却后重新在回到管套内，形成一个闭合的回路。大多数CT采用这种散热方式，X线管阳极散热率一般可达到1~1.5MHU/min。

2. 阳极直冷式　这种X线管仍属于旋转阳极X线管，其阳极靶盘朝向阴极的一侧在真空中，而另一侧则浸在变压器油中。工作时整个X线管转动。这种X线管的阳极散热速率可达到4.7MHU/min，即使在最大负荷条件下，阳极仍可以在20秒内冷却下。

3. 阳极接地X线管　阳极接地X线管的阴极对地电压即X线管两端的电压。这增加了高压器件的绝缘要求。可以使阳极做的与金属外壳很近，增加了辐射散热速率，阳极散热率可达1.37MHU/min。

4. 采用"飞焦点"技术的X线管　采用了"飞焦点"技术的X线管，阴极会有两组灯丝，在曝光的时候交替使用，然后利用锯齿电压波形使电子束在撞击阳极靶面时产生瞬时偏移，分别撞击靶面的不同位置，以提高阳极的使用率和X线管的热容量。

（五）简述CT中X线准直器的特点及其作用

CT的准直器类同于X线机的遮线器，呈狭缝状，由高密度金属制成，用以遮挡无用射线，形成扇形X线束。根据位置的不同，准直器可以分为两种：一种靠近X线管端的前准直器；另一种是靠近探测器端的后准直器。

CT中X线准直器的作用包括：

1. 降低受检者表面辐射计量。

2. 减少进入探测器的散射线。

3. 限定成像的空间范围。

（六）简述CT中滤过器的特点及其作用

滤过器位于X线管套窗口前方，窗口与准直器之间，呈马鞍状，是由低原子序数物质制成的吸收体。CT中使用滤过器主要作用包括：

1. 吸收低能X线，减小X线能量变化范围，使X线束平均能量升高。

2. 补偿X线硬化效应，避免测量误差，减小图像伪影。

3. 减少受检者射线受照量。

（七）简述探测器的功能和主要特性

探测器和数据处理装置构成数据采集系统。探测器是一种能将X线能量转换为电信号的装置，它由很多性能相同的探测器排列组合而成，是数据采集系统的重要组件。

探测器最重要的特性，主要有以下几个方面：

1. **检测效率** 是指探测器从X线束吸收能量的百分数。理想情况下探测器检测效率应该为100%，但由于外界因素的影响是不可能达到这么高的效率。影响探测器检测效率的因素有几何效率和吸收效率。

（1）几何效率：是指探测器能获取穿过受检体透射X线光子的能力，它由每个探测器的孔径和相邻探测器所占总空间的比来决定。

（2）吸收效率：是指X线光子进入探测器被吸收的百分率，主要与探测器的类型、探测器接收X线单元的厚度、X线光子的能量等有关。

总检测效率则为几何效率乘以吸收效率，实际使用过程中总检测效率大概维持在50%~80%之间。探测器的效率越高，则在相同图像质量水平下患者受到的辐射剂量就会越小。

2. **稳定性** 是指探测器随时间或环境条件的不同而发生变化的程度及变化后的恢复能力。

3. **响应时间** 是指探测器接受X线照射到输出一个电信号所需要的时间。

4. **准确性** 由于穿过人体的线束强度变化很小，如果测量不够准确的话则很有可能被误为信号的变化，造成图像上的伪影。

5. **一致性** 要求探测器在相同的X线输入时，输出也应该相同。如果不相同的话所获得的检测数据不能准确的表示X线与成像物体之间的关系，会在重建的时候出现伪影。

6. **动态范围** 是指探测器能够测量到的、线性范围内的最大信号与能够识别的最低信号之比。

（八）CT探测器主要分为哪几种类型

CT常用的探测器主要分为气体探测器和固体探测器两种。

1. **气体探测器** 因所用的气体常为高压氙气，又称为氙气探测器。由惰性气体和气体电离室构成。电离室间有小孔沟通，以保证各电离室的气压一致，具备较好的性能一致性。X线光子进入电离室，引起氙气分子电离，离子在极板间电场的作用下形成电离电流，转换成电信号。

气体探测器的主要优点是稳定性高、一致性好、响应时间短、价格便宜；缺点是需要恒温来保证气压稳定、检测效率相对较低。

2. **固体探测器** 对X线的吸收效率高、光电转换率高，但温度稳定性较差。目前固体探测器可分为闪烁探测器和稀土陶瓷探测器。

（九）扫描架由哪两部分构成

扫描的机械运动由扫描架带动X线管和探测器用以完成数据采集的旋转运动。扫描架由旋转部分和固定部分组成：

1. 固定部分　主要由底座、支架、旋转控制电极、主控电路板等组成。

2. 旋转部分　由X线管、准直器、探测器、采集系统、逆变器和高压发生器等组成。

（十）CT的计算机应该具备哪些基本特点

CT的计算机应该具备如下一些基本特点：

1. 要有足够大的内存空间。

2. 大容量的运算能力。

3. 运算精度要高，对收集到的投影数据处理要有较高的精度，保证图像质量。

4. 运算速度要快，能够快速地重建图像，满足图像的实时性要求。

5. 控制效率高，能够高效地完成对成像过程的各个环节控制。

6. 具有一定的通用性，能较好地与外围设备通信。

（十一）解释螺旋扫描的特点

螺旋扫描是20世纪80年代CT技术的重大革新。常规的CT扫描都是一层一层的进行，而螺旋CT扫描是指载有受检者的扫描床匀速直线运动和旋转架匀速连续转动的合成扫描运动。在扫描过程中，旋转架单向连续旋转，扫描床带着患者匀速的通过扫描野，同时扫描系统连续采集数据。螺旋扫描的速度很快，最大的优点就是患者单次屏住呼吸就可完成整个检查，且可以在任意想要的位置上重建图像。

（十二）简述螺旋CT中滑环技术的原理及分类

滑环技术是指用带状封闭环状的导电环和碳刷配合制成的一种导电结构。滑环固定在旋转架上，随着旋转架一起转动，碳刷位于扫描架的固定部分，滑环在转动时一直与碳刷保持良好接触，实现扫描架的固定部分和旋转部分之间的电源输送和信号传递。正是得益于滑环技术，螺旋扫描才能得以实现。

依照滑环上的电压不同，滑环分为低压滑环和高压滑环

1. 低压滑环　是指高压发生器和高压逆变电路置于旋转架上，与X线管一起旋转，通过碳刷和滑环传输高压逆变电路所需的直流电源。

2. 高压滑环　是指扫描架外高压发生器产生的高压，经高压滑环进入X线管。

两种滑环各有优缺点。高压滑环收受体积重量限制，可使发生器功率做得很大，并且不增加旋转机架的质量，但由于电压高易引起高压放电，影响数据采集质量；低压滑环因电压低对绝缘要求不高，安全、稳定，并且工艺要求和制作成本低，但不足之处就是增加了旋转架的重量和体积，对扫描速度有一定的影响。

（十三）解释单层螺旋CT、多层螺旋CT及其层数的含义

1. 单层螺旋CT　是指只有一层探测器，采用扇形X线束，因而X线管旋转一周即

能获得单一层面的图像。

2. 多层螺旋CT　是指采用了多排探测器和多组采集通道，采用锥形X线束，X线管旋转一周即可以获得多层面成像数据。

两者相比较，多层螺旋CT能更好、更快的采集到容积数据。

多层螺旋CT因层数不同而具有多组数据采集通道的多排探测器阵列，可分为等宽型和非等宽型。MSCT的层数取决于探测器数据采集通道的组数。

（十四）CT日常使用中应遵循的原则

CT是价格昂贵的精密仪器，在日常的使用中应严格遵守操作规程，做到正确操作，这样才能最大限度发挥仪器功能，延长仪器寿命。

1. 操作人员必须熟悉机器的性能、原理，具备一定的专业知识。

2. 严格遵守使用说明书规定的操作规程操作。

3. 每日开机后，必须按要求对X线管预热和做空气校准。

4. 扫描过程中要注意操作台和显示器备参数变化。

5. 扫描过程中严禁改变曝光条件和成像参数。

（十五）为什么CT每日开机时要做球管加热和空气校准

1. 球管加热　是指对X线球管进行预热训练，也称作球管训练。球管加热是在扫描视野内没有任何物体的情况下，用空气扫描方式曝光数次，使之逐步加温到工作状态。X球管在工作过程中，剧烈的冷热变化有可能导致靶面破裂，缩短X线管的使用寿命，甚至损坏X线管。在开机运行期间，若3小时内没有扫描曝光，则在曝光前必须在重新对X线管进行加温训练。

2. 空气校准　是指对各成像部件，特别是探测器因环境的变化而引起的误差进行修正，也称为零点漂移校正。如果不做空气校准，则采集数据的准确性会下降。

（十六）为什么CT要做水模图像测试？

用CT扫描水模所获得的图像，称为CT水模图像。做CT水模图像测试的目的是为了判断水模图像的CT值是否在正常范围之内，以此判断CT机是否需要做校正。水模图像检测平均每天需要测试一次。按照国家要求，在验收新机或者机器在大修之后，水模的CT值要求为±4HU。状态检测（每年一次）要求为±6HU；稳定性检测（每月一次）要求与基线值（验收检测合格的参数数值）偏差为±4HU以内。

（十七）CT值均匀性是如何检测的

1. CT值均匀性的定义　是指在扫描野中，匀质体各局部在CT图像上显示出CT值的一致性。

2. 检测方法　将直径20cm的水模放在扫描床上，使模体圆柱轴线与扫描层面垂直，并处于扫描野中心；采用头部和体部扫描条件分别进行扫描获取图像。在图像中心取一个大于100像素点并小于图像面积10%的区域，测出此区域内的CT值和噪声；然后在3时、6时、9时、12时的方向，距模体边缘1cm处的四个位置上取面积等于前述规定面积的区域，分别测出它们的CT值，其中与中心区域CT值差别最大的差值用来表示图像的均匀性。可见，最好的均匀性是0HU。国家对均匀性的验收检测要求为 ± 5HU。

五、DSA设备

DSA是20世纪80年代兴起的一种医学影像学新技术，是由计算机与常规X线血管造影相结合的一种新的检查方法。DSA设备主要由X线发生系统、数字成像系统、机械系统、计算机控制系统、图像处理系统及辅助系统（高压注射器和激光相机）等组成。

（一）DSA对X线发生系统的要求有哪些

1. 大功率X线发生器　X线机在造影时，采集频率高，每幅图像的曝光时间很短，这就要求X线机能在很短的时间内输出足够大的功率，从而获得满意的X线图像。

2. 稳定的高压　由于普遍采用脉冲影像方式，为了保证每幅图像所接受的X线剂量恒定，这就要求高压发生器输出的高压要稳定，且要有较好的重复性。

3. 容量大热容量高的X线管　因为DSA连续透视和曝光采集，要求X线管能有较大的输出功率，并且热容量要大。

（二）DSA常用的成像方式有哪几种？

DSA常用的成像方式有脉冲影像方式、超脉冲影像方式、连续影像方式。

1. 脉冲影像方式　采用间歇X线脉冲来形成掩模像和造影像，每秒摄取数帧图像，脉冲持续时间一般大于视频信号一帧的时间。由于曝光X线脉冲的脉宽较大，剂量较高，所得图像的信噪比较高。它主要用于脑血管、颈动脉、肝动脉等活动缓慢的部位。

2. 超脉冲影像方式　这种方式以每秒6～30帧的速率进入X线脉冲摄像，然后逐帧高速反复减影，具有频率高、脉宽窄的特点，能以实时视频的速度连续观察X线数字图像或减影像，具有较高的动态清晰度。这种方式比较适用于肺动脉、冠状动脉、心脏等脏器，图像的运动模糊小。

3. 连续影像方式　这种方式X线是可以连续的，也可以是脉冲的，得到与摄像机同步的、频率为25帧/秒或30帧/秒的连续图像。因采集图像频率高，能显示快速运动的部位如心脏、大血管等，时间分辨率高。

（三）DSA的配套设备主要包括哪些？

DSA的配套设备主要包括高压注射器、激光相机和图像后处理工作站。

六、MRI设备

磁共振成像设备是由磁体系统、梯度系统、射频系统、图像处理和计算机系统及附属设备等构成。磁共振成像设备有多种分类方式，按照主磁场的产生方式可以分为永磁型、常导型和超导型；根据主强度大小可分为低场（0.1～0.5T）、中场（0.6～1T）、高场（1.5～3.0T）和超高场（3T以上）。

（一）简述主磁体系统的作用和主要性能

主磁体是磁共振成像设备硬件组成中最重要、成本最高的部件。主磁体的作用是产生一个均匀的、稳定的静态磁场，使处于磁场中的人体内氢原子被磁化而形成磁化强度矢量，并以拉莫尔频率沿磁场方向进行自旋运动。

主磁体的性能指标主要包括：

1. 磁场强度　是指磁共振设备中静磁场的强度。确定磁场强度的大小是以图像信噪比、射频对生物的穿透力和人体安全性三个方面综合考虑的。一般而言，磁场强度越高，图像信噪比越高，成像质量越好，但人体对射频能力的吸收也会随之增加，同时增加主磁场强度使设备成本也会增加。现在市面上的主流产品的场强大部分都在1.5～3.0T之间，并不是不能制造强度更好的磁体，而是更高的磁场可能会对人体造成伤害。

2. 磁场均匀性　是磁共振设备的重要指标之一，磁场均匀性是指在特定容积限度内磁场的同一性，即穿过单位面积的磁力线是否相同。磁场均匀度在很大程度上决定了MRI图像质量的好坏。这里的特定容积通常指一定直径、与磁体同心的球形空间，常用10cm、20cm、30cm、40cm、45cm和50cm为半径的球体。在MRI设备中，均匀性是以主磁体的百万分之一作为一个偏差电位来定量表示的，习惯上这样的偏差单位称为ppm。

3. 磁场稳定性　是衡量磁场强度随时间漂移程度的指标，它与磁体类型和设计质量有关，受磁体附近铁磁性物质、环境温度、磁体电源稳定性、匀场电源漂移等因素的影响，其磁场的均匀性或场强值会发生变化，这就是常说的磁场漂移。磁场稳定性下降，就不能保证图像的一致性和可重复性，从而在一定程度上影响图像的质量。磁场的稳定性可以分为时间稳定性和热稳定性两种。时间稳定性指磁场随时间而变化的程度，热稳定性指磁场随温度而变化的程度。

4. 磁体有效孔径　磁体的有效孔径是指梯度线圈、匀场线圈、射频体线圈、内护板隔音腔和外壳等部件安装完毕后，所剩余柱形空间的有效内径。孔径过小容易使被检者产生压抑感，孔径大些可使患者感到舒适，但在一定程度上会影响磁场均匀性。

5. 边缘场空间范围　主磁体周围空间中的磁场称为边缘场，其大小与空间位置有关，随着空间点与磁体距离的增大，边缘场的场强逐渐降低。边缘场是以磁体原点为中心向周围空间发散的，具有一定的对称性，常用等高斯线图来形象地表示边缘场的分布。

（二）简述永磁型磁体和超导磁体的优缺点

1. 永磁型磁体的优缺点　永磁体就是由具有铁磁性的永磁材料构成，永磁材料经外部激励电源一次充磁后，去掉激励电源仍长期保持其磁性，磁场强度衰减极慢。

（1）优点：结构简单并以开放式为主、设备造价低、消耗功率极小、维护费用低、边缘场小、对运动、金属伪影相对不敏感，磁敏感效应及化学位移伪影少。

（2）缺点：热稳定性差，受环境温度影响大、磁场稳定性差、磁场强度低、磁体庞大、笨重。

2. 超导磁体的优缺点　超导体对电流几乎没有阻力，允许在很小的截面积上流过非常大的电流，并且不产生热量，电流一旦开始将无休止地在电路上循环，而不需要电源。超导体磁体就是利用超导体为线圈材料制造的磁体。

（1）优点：超导磁体具有高强度、高稳定性、高均匀性、不消耗电能及容易达到所需孔径等优点。

（2）缺点：超导磁体制造复杂、成本高，日常维护费用高、超导线圈必须浸泡在密封的液氦杜瓦容器中才能工作。

（三）超导磁体主要由哪些部件构成

超导磁体主要由超导线圈、高真空超低温杜瓦容器及其附属部件构成。

1. 超导线圈　采用的材料是铌钛合金，铌占44%～50%，其临界温度为9.2K，临界场强为10T，临界电流密度为$3 \times 10^3 A/mm^2$，机械强度高，做成多芯负荷超导线埋在铜基内。超导线圈整个浸没在液氦中，铜基一方面起支撑作用，一方面一旦发生失超，电流从铜基上流过，使电能迅速释放，保护超导线圈，并使磁场变化率减小到安全范围。

2. 低温杜瓦容器　是超真空、超低温环境下工作的环状容器，内部依次为液氦杜瓦、冷屏和真空容器等。内外分别用高效能绝热材料包裹，为了减少漏热，容器内部各部件间的连接和筋骨均采用绝热性极佳的玻璃钢和环氧树脂材料。为了减少液氦的蒸发，超导磁体一般都配有制冷系统，制冷系统一般包括冷态、压缩机、水冷机组等组成。

（四）什么是励磁和失超

1. 励磁　又叫充磁，是指超导磁体系统在磁体励磁电源的控制下逐渐给超导线圈施加电流，建立预定静磁场的过程。励磁成功后，超导磁体就将不再消耗能量的情况下，提供强大的、高度稳定的均匀磁场。

2. 失超　是指超导体因某种原因突然失去超导性而进入正常态的过程称为失超。失超是电磁能量转换为热能的过程，引起液氦气化。为了避免失超，通过传感器、探测器实时监测磁体的状态，建立失超保护电路和保护措施，设置失超管、氧检测器和应急排风口、紧急失超开关等。

（五）什么是匀场及简述常用的匀场方法

磁场均匀性是MRI设备的重要指标。无论何种磁体由于受设计和制造工艺限制，在其制造过程中都不可能使整个有效空间内的磁场均匀一致。此外，磁体周围环境也对磁场有一定影响，如磁场的屏蔽物、磁体附近固定或可移动的铁磁性物体等。磁体安装完毕后还要在现场对磁场进行物理调整称为匀场。

匀场调整可分为无源匀场调整和有源匀场调整。

1. 无源匀场　是指在匀场过程中不使用有源元件，不消耗能量，因而称为无源匀场。无源匀场是通过在主磁体孔洞内壁上贴补专用的小铁片（也称匀场片），提高磁场均匀性的方法。匀场片本来没有磁性，但将它贴补到磁体内或外壁，就会被主磁场磁化而成为条形磁铁，选择合适尺寸的匀场片、数量和贴补位置，可以达到匀场的目的。

2. 有源匀场　是指通过适当调整匀场线圈阵列中个线圈的电流大小和方向，产生所需补偿的小的磁场，达到减小或消去静磁场的不均匀性。匀场过程中，匀场电源的质量对匀场效果起着重要的作用，如果电源波动，不仅达不到匀场目的，反而使得主磁场的稳定性会变差。所以匀场线圈的电流均由高精度、高稳定度的专用电源提供。

（六）简述梯度系统的构成及其工作原理

梯度磁场系统是为MRI提供满足线性度要求、可快速开关的梯度磁场，以提供MRI信号的空间位置信息，实现成像提速的空间定位。梯度磁场系统是由梯度线圈、梯度控制器、数模转换器、梯度放大器和梯度冷却系统等部件组成。

1. 梯度线圈　MRI设备需要3个互相正交（X、Y、Z方向）的梯度磁场进行空间编码，这三个梯度场分别由X、Y、Z三个方向的梯度线圈提供，每一组线圈要求有一个单独的电源发生器供电，每组梯度线圈由两个电流方向相反的同轴线圈组成，以产生其轴线方向的最大线性梯度磁场。

2. 梯度控制器和数模转换器　梯度控制器按系统主控单元的指令，发出全数字化的控制信号，该控制信号包含有梯度电流大小的代码，由数模转换器接收后，立即转换成相应的模拟电压控制信号，产生梯度放大器输出的梯度电流。

3. 梯度放大器　梯度场是由X、Y、Z方向梯度线圈中流动的电流产生，梯度电流是梯度放大器产生并输出。梯度放大器是整个梯度系统的功率输出级，它具有功率大、开关时间短、输出电流精确、可重复性好、可持续工作时间长、散热系统优良可靠等特点。

4. 梯度冷却系统　常用的冷却方式是水冷，将梯度线圈经绝缘处理后浸于封闭的蒸馏水中散热，再由冷水交换机将热量带出。

（七）梯度磁场的性能指标主要包括哪些

梯度磁场系统产生的梯度磁场，其性能优劣直接影响扫描速度、影像的几何保真度及空间分辨力。其性能指标包括梯度场强度、梯度切换率、爬升时间、梯度线性、梯度有效容积和梯度工作周期。

1. 梯度场强度　是指梯度场能够达到的最大值，用单位长度内梯度磁场强度的最大差表示，单位为mT/m。梯度场强度越高，可得到的扫描层面越薄，像素体积就越小，图像的空间分辨力就越高。

2. 梯度爬升时间　是指梯度由零上升到预设梯度强度所需的时间，单位ms。梯度爬升越快，梯度场上升到预定值的时间就越短，那么可开发出更快速的成像序列，提高扫描速度和图像信噪比。

3. **梯度切换率**　是指在一个成像周期的时间内梯度场工作时间所占的百分数。梯度切换率是单位时间内梯度磁场的变化率，定义为梯度场强度除以爬升时间，单位为T/m/s或mT/m/ms。梯度切换率越高，梯度的开启时间越短，梯度磁场强度爬升越快，扫描速度越快，从而实现快速成像。

4. **梯度线性**　梯度磁场线性是衡量梯度场平稳度的指标。线性越好，表明梯度场越精确，图像质量越好，距离磁场中心越远，线性度越差，梯度线性不佳，图像的边缘可能产生变形，梯度场的非线性不能超过2%。

5. **梯度有效容积**　梯度有效容积又称均匀容积，是指线圈所包容的、其梯度场能够满足一定线性要求的空间区域。这一区域常位于磁体中心，并与主磁场的有效容积同心。梯度线圈的均匀容积越大，可成像区的范围就越大。

6. **梯度工作周期**　在一个成像周期内梯度场工作时间所占的百分比。梯度工作周期与成像层数有关，在多层面成像中，成像层面越多则梯度磁场的工作周期百分数越高。

（八）简述射频线圈的功能及分类方法

射频线圈有发射和接收两个基本功能。发射是指辐射一定频率和功率的电磁波，使被检体内的氢核受到激励而发生共振；接收是指监测被激氢核的进动行为，即获取MRI信号。

射频线圈的种类很多，按不同的方法分类：

1. 按功能分类　可分为发射/接两用线圈和接收线圈。

2. 按适用范围分类　可分为全容积线圈、部分容积线圈、表面线圈、体腔内线圈和相控阵线圈等。

（1）全容积线圈：全容积线圈是指能够整个地包容或包裹一定成像部位的柱状线圈，主要用于大体积组织或器官的大范围成像。

（2）表面线圈与体腔内线圈：表面线圈主要用于表浅组织和器官的成像。体腔内线圈使用时必须置于人体有关体腔内，以便对体内的某些结构实施高分辨成像。

（3）相控线圈：是由两个以上的小线圈组成的线圈阵列。这些线圈可以彼此连接也可以相互分离，每个线圈单元可作为独立线圈应用。

3. 按主磁场的方向分类　因为主磁场有纵向和横向之分，而射频场的方向应该与主磁场相垂直，所以射频场的方向也会随之改变。设计上就需要不同的绕组结构。螺线管线圈和鞍形线圈是体线圈的主要形式，螺线管线圈主要用于横向静磁场的磁体中，它产生的射频磁场方向与人体轴线一致。鞍形线圈用于纵向静磁场的磁体中，它产生的射频磁场方向垂直于受检者轴线。

4. 按使用部位分类　可以按照MRI检查的部位来分类，主要可以分为头部、颈部、头颈部、肩关节、膝关节、眼部线圈等。

（九）简述磁屏蔽的作用及分类

磁屏蔽是用高饱和度的铁磁性材料或通电线圈来包容特定容积内的磁力线，不仅防止外部铁磁性物质对磁体内部磁场均匀性的影响，同时可以大大削减磁屏蔽外部边缘磁场的分布。

磁屏蔽可分为有源屏蔽和无源屏蔽。

1. 有源屏蔽　是指由一个线圈或多个线圈组成的磁屏蔽，这些线圈置于主磁场之外，与工作线圈（内线圈）相比可称为外线圈。磁体的内线圈通以正向电流，以产生所需要的工作磁场。外线圈则通反向电流产生反向的磁场来抵消工作磁场的杂散磁场，从而达到屏蔽的目的。

2. 无源屏蔽　分为两种：一种是在磁体间的四周墙壁、地基和天花板等六面体内镶入4~8mm厚的硅钢板；另一种是在磁体周围安装铁磁材料屏蔽体。

（十）简述射频屏蔽的原理及方法

由于射频发生器的功率高达数千瓦，极容易干扰邻近的无线电设备，所以磁体间必须安装有效的射频屏蔽。射频屏蔽是利用屏蔽体对电磁波的吸收和反射作用，隔断外界与MRI设备之间的电磁场耦合途径，以阻挡或减弱电磁波的相互干扰。

通常多采用不锈钢板或铜板镶嵌在磁体室的四壁、天花板及地板内，构成一个完整的、密封的法拉第屏蔽体，观察窗的玻璃间用铜丝网屏蔽体，地板内的RF屏蔽还需进行防潮、防腐和绝缘处理。所有连接进磁体间的管线、电源线等都必须通过安装在射频屏蔽上的各种滤波器才能进入。所有进出磁体室的送风管、回风口、氧气管及失超管等必须通过相应的波导管才能进入磁体间。整个屏蔽体必须通过一点单独接地，通过MRI系统接地，严禁单独接地，接地电阻小于2Ω，屏蔽体对地绝缘要求大于1000Ω。

（十一）简述水冷机组和空调的作用

水冷机组为了确保MRI设备冷头和梯度系统正常工作而配置的，在磁共振系统中起到的主要作用，对液氦压缩机和梯度线圈进行冷却。MRI设备的冷头是通过氦压缩机经行冷却，氦压缩机在工作的过程中所产生的热量由水冷机组提供的循环冷水经行冷却。梯度系统中梯度放大器和梯度线圈产生的热量也是有水冷机提供的冷水冷却。

由于MRI设备对环境要求比较高，一般要求室温在21℃左右，相对湿度则保持在40%~50%。所以需要配备相应功率的空调来保障MRI工作环境的稳定。

七、显示器

（一）简述阴极射线管显示器构造及优点

阴极射线管型影像显示器由外壳、阴极射线管、高压嘴、显像管电路、偏转装置、视频电路和主电路板等部件构成。

阴极射线管显示器，是实现最早、应用最为广泛的一种显示技术，具有技术成熟、图像色彩丰富、还原性好、全彩色、高清晰度、较低成本和丰富的几何失真调整能力等优点，主要应用于电视、计算机显示器、工业监视器、投影仪等终端显示设备，由于近年来液晶显示器的发展，逐步被液晶显示器所代替。

（二）简述液晶显示器的工作原理及优点

1. 液晶显示器的工作原理　液晶显示器的关键部件是液晶面板。液晶是一种介于固体和液体之间的特殊物质，它是一种有机化合物，常态下呈液态，但是它的分子排列却和固体晶体一样非常规则，因此取名液晶。在电场、磁场、温度、应力等外部条件的影响下，其分子容易发生再排列，使液晶的各种光学性质随之发生变化，液晶这种各向异性及其分子排列易受外加电场、磁场的控制。正是利用这一液晶的物理基础，即液晶的"电—光效应"，实现光被电信号调制，从而制成液晶显示器件。在不同电流电场作用下，液晶分子会做规则旋转90°排列，产生透光度的差别，如此在电源ON/OFF下产生明暗的区别，依此原理控制每个像素，便可构成所需图像。

2. 液晶显示器的优点

（1）机身薄，节省空间。

（2）省电且不会产生高温。

（3）辐射低。

（4）画面柔和不伤眼。

八、高压注射器

（一）高压注射器主要由哪些部件构成

高压注射器主要由注射头、控制台、机架和多向移动臂构成。

1. 注射头　由电机、注射筒、活塞、辅助加热器和指示灯等组成。电机是注射器的主要部件，为对比剂的注入提供动力。注射筒一般的规格有150mL、200mL，用于盛放对比剂和生理盐水。活塞在注射时前进或后退，进行注射或吸液。辅助加热器是对注射筒内对比剂加热并将温度保持在体温附近，降低对比剂黏度，降低不良反应发生率，减小注射压力。

2. 控制台　由注射技术参数、信息显示部分和注射控制等构成。

3. 机架和多向移动臂。

（二）MRI高压注射器应具备哪些功能

MRI高压注射器应具有注射器规格型号检测、压力安全极限、管路堵塞反应、注射量和速率的安全保证等多种功能。

1. 注射器规格检测　当注射器旋转并夹持器卡住时，因注射器的规格不同，对发光二极管的遮挡效果不同，光电耦合电路检测到信号后进行对比获得注射器规格检测结果。

2. 压力安全极限　注射器系统的设计是允许改变造影剂的注射效率。通过自动降低注射效率从而在注射过程中可以限制压力，避免发生危险或连接管路的脱落。

3. 管路堵塞反应 当注射过程中发生堵塞，即为注射效率小于设定的速率10%时，就会失速。如果失速超过3秒以上时，系统会自动停止注射。

4. 注射量和速率保证 为了防止注射量和注射速率超过或不足，会在安全屏幕上有警示，并且会提示操作者核对设定的参数。当编程设定的注射量超过了针筒中的对比剂量，屏幕上会有注射量不足提示，注射过程中系统也会对注射过程中发生故障而产生的过量和过速率进行检测。

第二节 医学影像设备自测试题

一、以下每一道题下面有A、B、C、D、E五个备选答案，从中选择一个最佳答案。

A1/A2型题

1. 固定阳极X线管的阳极靶面一般是由哪项材料制成（   ）
   A. 铁　　　　　　　　B. 铜　　　　　　　　C. 铝
   D. 钨　　　　　　　　E. 镍

2. 固定阳极X线管的主要缺点是（   ）
   A. 瞬时负载功率大、焦点尺寸小　　　　B. 瞬时负载功率大、焦点尺寸大
   C. 瞬时负载功率小、焦点尺寸小　　　　D. 瞬时负载功率小、焦点尺寸大
   E. 以上都不是

3. 阳极帽的主要作用是吸收（   ）
   A. 散射电子　　　　　B. 二次电子　　　　　C. 折射电子
   D. 发射电子　　　　　E. 聚焦电子

4. 非晶态硒型平板探测器中，在收到读出控制信号时，把像素存储的电荷按序输出（   ）
   A. 场效应管　　　　　B. 可控硅　　　　　　C. 三极管
   D. 二极管　　　　　　E. GTO

5. 关于CR、DR的说法不正确的是（   ）
   A. 均是将模拟量转换为数字量
   B. DR信噪比比CR高
   C. DR没有搬运IP的换节，减少故障诱发率
   D. DR探测器像素尺寸都比CR探测器像素尺寸大
   E. CR在价格上一般要比DR便宜

6. 软X线管的输出窗口经常采用的材料是（   ）
   A. 钼　　　　　　　　B. 铝　　　　　　　　C. 铍
   D. 铜　　　　　　　　E. 铌

7. 国家标准规定X线机的接地电阻应等于或小于（   ）
   A. 0.04Ω　　　　　　B. 0.4Ω　　　　　　C. 4Ω

D. 40Ω　　　　　　　　E. 400Ω

8. 靶面倾角是X线管的（　　　）

  A. 电参数　　　　　　B. 容量参数　　　　　　C. 结构参数

  D. 极限参数　　　　　E. 物理参数

9. X线管阴极是（　　　　）

  A. 电子发射器　　　　B. 电子收集器　　　　　C. 靶面

  D. 二极管　　　　　　E. X线管窗口

10. CT气体探测器是（　　　　）

  A. 氙气　　　　　　　B. 氢气　　　　　　　　C. 氦气

  D. 氩气　　　　　　　E. 氧气

11. MRI设备是以什么为信息载体（　　　）

  A. X线　　　　　　　B. 电磁波　　　　　　　C. 超声波

  D. γ射线　　　　　　E. 机械波

12. X线机的分类下列哪项不正确（　　　）

  A. 用于透视、摄影和特殊检查的X线机属于诊断用X线机

  B. 按机械结构和运输方式可分为携带式、移动式和固定式

  C. 用于疾病治疗的属于治疗用X线机

  D. 按机械的体积分为大、中、小型

  E. 按机器应有特点分为综合用X线机和专用X线机

13. 关于X线产生的叙述，错误的是（　　　）

  A. X线管阴极灯丝点燃发散电子

  B. X线管两极间必须施加高电压

  C. X线管阴极端为正电位时产生X线

  D. 高速电子骤然减速发生能量转换

  E. 98%的阴极电子动能转换为热能

14. 不属于CT设备接地目的的是（　　　）

  A. 保证运行稳定　　　B. 保证人身安全　　　　C. 减少涡流损失

  D. 防止静电影响　　　E. 降低外界干扰

15. 阳极特性曲线指（　　　）

  A. 管电压一定时，灯丝加热电流与管电流的关系曲线

  B. 管电压为一定值时，灯丝电流与管电流的关系曲线

  C. X线管在不同负载条件下积累在阳极上的热量与负载时间之间的关系曲线

  D. 恒定灯丝加热电压下，管电压与管电流的关系曲线

  E. 灯丝加热电压为一定值时，灯丝温度与管电流的曲线

16. 千伏补偿的目的是（　　　）

  A. 补偿电容电流对mA的影响　　　　B. 补偿电源电压的变化

  C. 使KV表指示值与实际管电压一致　　D. 使mA不随KV变化

E. 补偿KV对电容电流的影响

17. X线产生中，电子从阴极射向阳极所获得的能量，其决定因素是（　　　）

    A. X线管灯丝的加热电压　　　　　　　　B. 两极间的管电压

    C. 靶物质的原子序数　　　　　　　　　　D. 管电流

    E. 阴极灯丝焦点大小

18. X线管套的功能不包括（　　　）

    A. 散热　　　　　　　　B. 美观　　　　　　　　C. 防辐射

    D. 防电击　　　　　　　E. 固定

19. 高压电缆结构从内到外分（　　　）

    A. 芯线、绝缘层、保护层

    B. 芯线、绝缘层、半导体层、金属网层、保护层

    C. 芯线、保护层、半导体层、金属网层、绝缘层

    D. 芯线、半导体层、绝缘层、金属网层、保护层

    E. 芯线、半导体层、绝缘层、保护层、金属网层

20. 在MRI性能参数中，mT/m/ms表示的是下列哪项参数的单位（　　　）

    A. 梯度切换率　　　　B. 梯度场强　　　　　　C. 射频切换率

    D. 梯度线性度　　　　E. 主磁场强度

21. 在MRI性能参数中，mT/m表示的是下列哪项参数的单位（　　　）

    A. 梯度场线性　　　　B. 梯度场强　　　　　　C. 梯度场切换率

    D. 磁场均匀性　　　　E. 磁场强度

22. 下列操作不属于射频屏蔽的是（　　　）

    A. 磁体间的天花板和四壁及地板用铜板或不锈钢板密封安装

    B. 操作间与磁体间的观察窗口要用铜网制作成屏蔽体

    C. 所有进出磁体间的管道、电源线、信号线等，必须通过波导板或波导管

    D. 磁体中额外放置一个线圈，其内通以与静磁场线圈电流方向相反的电流

    E. 磁体间的门与墙壁要密切贴合

23. X线管靶面上电子轰击的面积称为（　　　）

    A. 小焦点　　　　　　　B. 大焦点　　　　　　　C. 双焦点

    D. 有效焦点　　　　　　E. 实际焦点

24. 磁体的主要性能指标不包括（　　　）

    A. 磁场的切换率　　　　B. 磁场强度　　　　　　C. 磁场的均匀度

    D. 磁场的稳定度　　　　E. 磁体孔径大小

25. CT设备中，滤过器的目的是（　　　）

    A. 吸收低能X线　　　　B. 发射X线　　　　　　C. 探测X线

    D. 吸收高能X线　　　　E. 以上都不是

26. X线管内保持高度真空的目的是（　　　）

    A. 保护靶面

    B. 保护灯丝

C. 形成高压回路

D. 防止电子与空气分子冲击而减速

E. 防止电子与空气分子冲击而产生化学反应

27. CT机的前准直器位于 （   ）

    A. 探测器前　　　　　　B. 探测器后　　　　　　C. X线管左侧

    D. X线管右侧　　　　　E. X线管窗口

28. 对于非晶硅平板探测器的说法正确的是（   ）

    A. 它使用光电二极管来接收可见光信号，两个二极管相当于一个像素

    B. 该平板探测器在影像的转换过程中，没有产生可见光

    C. 与非晶态硒平板探测器最大的区别就是在影像的转换中有可见光产生

    D. 同样使用薄膜晶体管来接收电信号

    E. 以上都对

29. 核磁设备中主磁体重量大，由天然材料构成，不需要消耗电能的磁体是指（   ）

    A. 永磁体　　　　　　　B. 射频磁场　　　　　　C. 常导磁体

    D. 梯度磁场　　　　　　E. 超磁导体

30. 若管电压为100kVp，则高压电缆对地电压为（   ）

    A. 100 kVp　　　　　　B. 50 kVp　　　　　　C. 60 kVp

    D. 70 kVp　　　　　　　E. 200 kVp

31. 有效焦点与实际焦点的关系是（   ）（ θ 为靶角）

    A. 有效焦点=实际焦点× $\sin\theta$　　　　　　B. 有效焦点=实际焦点× $\cos\theta$

    C. 有效焦点=实际焦点× $\tan\theta$　　　　　　D. 有效焦点=实际焦点× $\sec\theta$

    E. 以上都不是

32. 磁场均匀度是以主磁场的多少作为一个偏差单位来定量表示的 （   ）

    A. 千分之一　　　　　　B. 万分之一　　　　　　C. 十万分之一

    D. 百万分之一　　　　　E. 千万分之一

33. CT验收时的平均CT值正常波动范围不超过 （   ）

    A. ±1HU　　　　　　　B. ±2HU　　　　　　　C. ±3HU

    D. ±4HU　　　　　　　E. ±5HU

34. 滑环式CT扫描机与传统CT机比较，改变的是（   ）

    A. X线的曝光方式　　　B. 数据采集方式　　　　C. 图像重建方式

    D. 图像显示方式　　　　E. 运动方式

35. 关于准直器的作用，错误的是（   ）

    A. 决定像素的长和宽　　　　　　　　B. 大幅减少散射线的干扰

    C. 决定扫描层的厚度　　　　　　　　D. 减少患者的辐射剂量

    E. 提高图像质量

36. CT值定标为-1000HU的组织是（   ）

    A. 脂肪　　　　　　　　B. 骨　　　　　　　　　C. 空气

D. 脑组织　　　　　　　E. 水

37. CR的全称是（　　　）
    A. 计算机扫描摄影　　　B. 直接X线摄影　　　　C. 计算机X线摄影
    D. 计算机体层摄影　　　E. 计算机横断体层扫描

38. 旋转阳极X线管，阳极启动的定子线圈安装在（　　　）
    A. 管套内阴极端　　　　B. 管套外阴极端　　　　C. 管套内阳极端
    D. 管套外阳极端　　　　E. 控制器内

39. 第五代CT是采用（　　　）扫描方式
    A. 平移加旋转　　　　　B. 旋转加旋转　　　　　C. 静止加旋转
    D. 静止加静止　　　　　E. 平移加平移

40. 灯丝变压器工作时，次级是（　　　）
    A. 电压低，电流小　　　B. 电压低，电流大　　　C. 电压高，电流小
    D. 电压高，电流大　　　E. 以上都不对

41. 高压电缆的叙述，以下错误的是（　　　）
    A. 阳极侧的电缆与阴极侧相同
    B. 阳极侧的电缆与阴极侧电缆在任何时候不能互换使用
    C. 输送高压　　　　　　D. 输送灯丝加热电压
    E. 双焦点X线需选用三芯高压电缆

42. 单相全波整流X线机，高压整流器的个数是（　　　）
    A. 4　　　　　　　　　　B. 6　　　　　　　　　　C. 12
    D. 2　　　　　　　　　　E. 8

43. 关于空间电荷补偿器的作用，正确的是（　　　）
    A. 随管电流的变化，稳定管电压
    B. 随管电流的变化，稳定电流电压
    C. 随管电压的变化，稳定管电压
    D. 随管电压的变化，稳定管电流
    E. 随管电压的变化，稳定电源电压

44. X线管防止较长时间再次使用前，需要做的工作是（　　　）
    A. 老化训练　　　　　　B. 冷高压实验　　　　　C. 管电流测试
    D. 管电压测试　　　　　E. 空间电荷抵偿测试

45. 下列因素与电源质量无关的是（　　　）
    A. 电源电压　　　　　　B. 电源电阻　　　　　　C. 电源频率
    D. 电源变压器容量　　　E. 高压整流方式

46. 高压发生器的作用不包括（　　　）
    A. 产生并输出高压　　　　　　　　B. 产生并输出控制电路所需的各电压
    C. 产生并输出灯丝加热电压　　　　D. 完成X线管管位交换

E. 完成对交流高压的整流

47. 横向弛豫是指（　　　　）

A. T1弛豫

B. 自旋-自旋弛豫

C. 自旋-晶格弛豫

D. 氢质子顺磁场方向排列

E. 氢质子逆磁场方向排列

48. 下列关于射频屏蔽材料的描述正确的是（　　　　）

A. 电导率和磁屏蔽越低，屏蔽性能越好

B. 电导率大的材料在射频屏蔽中以反射衰减为主

C. 磁导率大的材料在射频屏蔽中以反射衰减为主

D. 屏蔽高频射频波时，应采用高磁导率的铁作为屏蔽材料

E. 在常见材料中，铁和镍合金的电导率相对较高

49. 关于梯度切换率的描述，错误的是（　　　　）

A. 梯度切换率是指单位时间及单位长度内的梯度磁场强度变化量

B. 梯度切换率越高表面梯度磁场变化越快

C. 常用每秒每长度内磁场强度变化的毫特斯拉量表示

D. 梯度切换率越高，表示梯度线线圈通电后梯度磁场达到最大值需时间越长

E. 梯度切换率等于梯度场预定强度除以时间

50. 关于梯度磁场，不正确的是（　　　　）

A. 梯度系统主要包括梯度放大器及X、Y、Z三组梯度线圈

B. 梯度磁场越高，则成型层面越薄

C. 梯度磁场的高速切换率会产生强大的涡电流

D. 梯度磁场的强度比主磁场强度小

E. 梯度系统工作时，不产生任何声音

51. 关于超导磁体的特点，下列说法不正确的是（　　　　）

A. 电流负荷大，可产生强大的磁场

B. 产生的磁场均匀、稳定

C. 强大磁场消耗大量电能

D. 必须为超导线圈提供超导条件

E. 必须有相应的失超开关

52. 水模测试正常CT值标准偏差范围应在（　　　　）

A. 1 ~ 7HU之间　　　　　B. 2 ~ 7HU之间　　　　　C. 3 ~ 7HU之间

D. 4 ~ 7HU之间　　　　　E. 5 ~ 7HU之间

53. 螺旋CT的突出优点是（　　　　）

A. 提高扫描速度　　　B. 提高图像质量　　　C. 提高X线管利用率

D. 提高对比例利用率　　E. 采用内插法重建

54. 栅比是指滤线栅的铅条（　　　　）与间歇之比

A. 长度　　　　　　　　B. 高度　　　　　　　C. 宽度

D. 体积   E. 重量

55. 核磁设备中主磁体重量大，由天然材料构成，不需要消耗电能的磁体是指（   ）

    A. 永磁体   B. 射频磁场   C. 常导磁体

    D. 梯度磁场   E. 超磁导体

56. X线机中设置容量保护电路的目的是（   ）

    A. 防止一次性超负荷曝光，保护X线管

    B. 防止摄影时灯丝未加热而曝光，保护X线管

    C. 防止超热容量指标曝光，保护X线管

    D. 防止X线管过热状态下曝光，保护X线管

    E. 防止一次性超负荷曝光，保护高压变压器

57. X线管外壳材料应具备的条件不包括（   ）

    A. 吸收X线少   B. 能承受高真空压力   C. 热膨胀系数小

    D. 延展性好   E. 良好的绝缘性

58. 超导冷却剂（–270℃）用的是（   ）

    A. 氮   B. 氧   C. 氙

    D. 氩   E. 氦

59. 乳腺X线机的特点下列哪项不正确（   ）

    A. kV较低   B. 使用钼靶X线管

    C. 焦点较大   D. 配用乳腺摄影专用支架

    E. 产生软X线

60. MRI对下列哪种组织不敏感（   ）

    A. 骨   B. 脑组织   C. 软组织

    D. 水   E. 灰质

61. 在X线管灯丝，由热放射的全部电子都离开阴极向阳极运动，这种情况称为（   ）

    A. 空间电荷效应   B. 热点放射效应   C. 温度描记效应

    D. 饱和电流   E. 受激态

62. 若X线机可用220V也可用380V供电时，选380V供电的原因是（   ）

    A. 降低对电源容量的要求   B. 降低对电源电压的要求

    C. 降低对电源频率的要求   D. 降低对电源电阻的要求

    E. 降低对自耦变压器的要求

63. 关于X线机的基本组成，错误的说法是（   ）

    A. X线机主要由主机和外部设备组成   B. X线机控制台属于主机设备

    C. X线管装置属于外部设备   D. 高压发生器属于主机设备

    E. 影像增强系统属于外部设备

64. 下列哪项属于电源内阻（   ）

A. 专用供电变压器内阻   B. 自耦变压器内阻

C. 灯丝变压器内阻   D. 高压变压器内阻

E. 其他电器内阻

65. 不属于X线管组件散热方法的是 （   ）

A. 密封管套，自然散热   B. 密封管套，风扇散热

C. 闭路油循环风冷散热   D. 管套内冷水循环散热

E. 空调散热

66. 关于高压电缆的叙述，下列错误的是 （   ）

A. 阳极侧的电缆与阴极侧相同

B. 阳极侧的电缆与阴极侧电缆在任何时候不能互换使用

C. 输送高压

D. 输送灯丝加热电压

E. 双焦点X线需选用三芯高压电缆

67. 不属于机房屏蔽目的是 （   ）

A. 减少受检者的辐射伤害   B. 减少工作人员的辐射伤害

C. 减少候诊人员的辐射伤害   D. 降低对周围环境的辐射影响

E. 减少对其他科室的辐射影响

68. CT扫描前不做空气校准，会造成 （   ）

A. 工作效率提高   B. 机器工作稳定

C. 图像质量得到保证   D. 采集数据的准确性下降

E. 节省X线管，延长寿命

69. 多层螺旋CT的主要改进器件是（   ）

A. 探测器   B. 滑环   C. 准直器

D. A/D转换器   E. D/A转换器

70. 多层螺旋CT的层数密切相关因素，正确的是 （   ）

A. 探测器数   B. 床移动的速度   C. 锥形X线束

D. 采集通道数   E. 计算机的速度

71. 下列不属于X线管电参数的有（   ）

A. 最高管电压   B. 最大管电流   C. 有效焦点尺寸

D. 最长曝光时间   E. 最大允许功率

72. 对单相全波整流X线机，下列说法正确的是 （   ）

A. 流过X线管的电流是脉动直流，流过高压变压器次级中心的电流是交流电

B. 流过X线管的电流是交流电，流过高压变压器次级中心点的电流是脉动直流

C. 流过X线管的电流和流过高压变压器次级中心点的电流都是交流电

D. 流过X线管的电流和流过高压变压器次级中心点的电流都是脉动直流

E. 在单相全波整流电路的次级中心点可以直接传入直流毫安表来测量管电流

73. 显示器所表现的亮度信号的等级差别称为 （   ）

A. CT值标度   B. 窗宽   C. 灰阶

D. 窗位　　　　　　　E. 矩阵

74. 下列有关有源屏蔽的描述正确的是（　　　）

　　A. 屏蔽线圈与超导主线圈中电流方向相同

　　B. 屏蔽线圈需要使用超导材料制作

　　C. 有源屏蔽的重量大于无源屏蔽

　　D. 有源屏蔽的屏蔽效能低于自屏蔽

　　E. 有源屏蔽线圈不需要浸泡在液氦中

75. 下列对电容电流的描述正确的是（　　　）

　　A. 电容电流对自整流X线机管电流测量电路有影响

　　B. 在半波整流电路中，电容电流对管电流测量有影响

　　C. 在单相全波整流电路中，电容电流对管电流测量没有影响

　　D. 在摄影时，电容电流对单相全波整流电路管电流测量影响较大

　　E. 在透视时，电容电流对单相全波整流电路管电流测量影响较大

76. 灯丝一般选用金属钨，下列哪个不是钨的特点（　　　）

　　A. 蒸发率低　　　　　　　B. 钨丝寿命与工作温度无关

　　C. 容易拉丝成型　　　　　D. 在高温下有一定的电子发射能力

　　E. 熔点高

77. 滤线栅的主要参数不包括（　　　）

　　A. 焦距　　　　　B. 半径　　　　　　C. 栅比

　　D. 密度　　　　　E. 焦点

78. 半波整流电路的优点，下面叙述哪项不正确（　　　）

　　A. 具有单向导电性，使X线管免受逆电压的作用

　　B. 将交流变成直流，供给X线管以提高X线机的效率

　　C. 高压电缆不至于因在较高的逆电压作用下被击穿

　　D. 可免除交流电压作用于电缆上，使其耐压降低而被击穿的结果

　　E. 可免除通过高压电缆的交流电容电流

79. 梯度系统不包括的硬件是（　　　）

　　A. 梯度线圈　　　　B. 模数转换器　　　　C. 梯度放大器

　　D. 数模转换器　　　　E. 梯度控制器

80. 不属于机房屏蔽目的的是（　　　）

　　A. 减少受检者的辐射伤害

　　B. 减少工作人员的辐射伤害

　　C. 减少候诊人员的辐射伤害

　　D. 降低对周围环境的辐射影响

　　E. 减少对其他科室的辐射影响

二、以下提供若干个案例，每个案例下设若干考题。请根据各考题题干所提供的信息，在每题下面的A、B、C、D、E五个备选答案中选择一个最佳答案。

A3/A4型题

（81～84题共用题干）

X线管也称为球管，其作用是产生X线用以穿透人体，被特殊接收位置接收后观察人体影像。按照阳极形式分类可以分为固定阳极X线管和旋转阳极X线管。旋转阳极X线管与固定阳极X线管相比，除了阳极结构有明显不同外，其余的相差不大，都由阳极、阴极和玻璃壳三部分组成。

81.浸泡在变压器油中，将曝光过程产生的热量传导出去的是（　　　）

 A.靶面   B.阳极头   C.阳极帽

 D.阳极体   E.阳极柄

82.下列不属于固定阳极X线管部分的是（　　　）

 A.阳极体   B.阳极帽   C.可伐圈

 D.阳极柄   E.聚焦罩

83.能够吸收二次电子的是 （　　　）

 A.阳极头   B.靶面   C.阳极帽

 D.轴承   E.聚焦罩

84.承受电子轰击产生X线的是 （　　　）

 A.靶面   B.阳极柄   C.可伐圈

 D.阳极头   E.聚焦罩

（85～86题共用题干）

高压发生装置又称为高压发生器。它是X线发生装置的重要组成部分。高压发生装置的作用是将普通电压整流、滤波后变成脉动直流高压输送给X线管两端，作为驱动电子流高速运动的动力高压源。

85.不属于高压部件的是（　　　）

 A.灯丝变压器   B.高压整流器   C.自耦变压器

 D.高压变压器   E.高压交换闸

86.属于高压变压器的特点是 （　　　）

 A.瞬间负载大，连续负载小   B.次级输出电压高

 C.次级中心点接地   D.设计容量小于最高输出容量

 E.以上都是

（87～90题共用题干）

X线计算机体层成像设备简称为CT，它成功的应用计算机及其网络技术，解决了X线投影成像的重叠难题，并实现了医学图像的数字化，使图像更清晰，视觉效果更好。CT设备和技术发展突飞猛进，已先后发展了从头颅CT到超高速CT等第五代CT，以及现在应用最多的多层螺旋CT。

87.螺旋CT的基本结构属于 （　　　）

 A.第一代CT机   B.第二代CT机   C.第三代CT机

D. 第四代CT机　　　　E. 第五代CT机

88. 螺旋CT扫描和非螺旋CT扫描最大的不同是　（　　　）

　　A. 曝光参数　　　　　B. 被检查者体位　　　　C. 模数转换方式

　　D. 数据采集方式　　　E. 图像的后处理

89. 滑环式CT扫锚机与传统CT机比较，改变的是　（　　　）

　　A. X线曝光方式　　　B. 数据采集方式　　　　C. 图像重建方式

　　D. 图像显示方式　　　E. 运动方式

90. 多层螺旋CT的层数密切相关因素，正确的是　（　　　）

　　A. 探测器数　　　　　B. 床移动的速度　　　　C. 采集通道数

　　D. 锥形X线束　　　　E. 计算机的速度

（91～94题共用题干）

　　梯度系统是为MRI设备提供快速切换的梯度场，对MRI信号进行空间编码，实现成像体素的空间定位和层面的选择，在梯度回波和其他一些快速成像序列中，梯度场对激发后自旋质子进行聚相、扰相等特殊作用，在成像系统没有独立匀场线圈的磁体系统，梯度线圈还用于对磁场的非均匀性校正。

91. 下列哪一项不属于梯度系统部分　（　　　）

　　A. 梯度线圈　　　　　B. 模数转换器　　　　　C. 梯度控制器

　　D. 梯度功率放大器　　E. 梯度冷却系统

92. 下列哪一项不属于梯度系统的性能指标（　　　）

　　A. 梯度切换率及爬升时间　　　　　B. 梯度场强度

　　C. 梯度均匀性　　　　　　　　　　D. 梯度线性

　　E. 梯度工作周期

93. 关于梯度磁场，不正确的是　（　　　）

　　A. 梯度系统主要包括梯度放大器及X、Y、Z三组梯度线圈

　　B. 梯度磁场越高，则成型层面越薄

　　C. 梯度磁场的高速切换率会产生强大的涡电流

　　D. 梯度磁场的强度比主磁场强度小

　　E. 梯度系统工作时，不产生任何声音

94. 梯度系统的性能直接关系到成像直流，应特别注意其　（　　　）

　　A. 梯度场启动时间　　B. 均匀容积　　　　　　C. 梯度场强与变化幅度

　　D. 线性　　　　　　　E. 以上都是

三、以下提供若干组考题，每组考题共同在考题前列出的A、B、C、D、E五个备选答案。每个备选答案可能被选择一次，多次或不被选择。

B型题

（95～96题共用备选答案）

　　A. 灯丝　　　　　　　B. 灯丝变压器　　　　　C. 电容电流补偿变压器

　　D. 集射罩　　　　　　E. 空间电荷补偿变压器

95. 在X线管中用于发射电子的是（   ）

96. 摄影时用于补偿管电压变化引起的管电流变化的是（   ）

（97～98题共用备选答案）

    A. 主电路工作方式   B. 高压整流方式   C. 电源相数

    D. 逆变式   E. 电容充放电式

97. 能够减小高压变压器体积的主电路工作方式是（   ）

98. 决定X线高压发生装置输出高压波形的是（   ）

（99～101题共用备选答案）

    A. 影像增强器   B. 遮线器   C. 滤线器

    D. X线管支架   E. 高压发生装置

99. 属于X线发生装置的是（   ）

100. 用于屏蔽不必要原发射线的装置是（   ）

101. 能够吸收摄影时人体产生的散射线是（   ）

（102～103题共用备选答案）

    A. 电源变压器   B. X线管   C. 控制装置

    D. 高压发生装置   E. X线管支架

102. 属于X线机附属装置的是（   ）

103. 灯丝变压器位于（   ）

第三节　自测试题答案

A1/A2型题

1. D	2. D	3. B	4. A	5. D	6. C	7. C	8. C	9. A	10. A
11. B	12. D	13. C	14. C	15. D	16. C	17. B	18. B	19. B	20. A
21. B	22. D	23. E	24. A	25. A	26. D	27. C	28. C	29. A	30. B
31. A	32. D	33. D	34. E	35. A	36. C	37. C	38. C	39. D	40. B
41. B	42. A	43. C	44. A	45. B	46. B	47. B	48. B	49. D	50. E
51. C	52. B	53. A	54. B	55. A	56. A	57. D	58. E	59. C	60. A
61. D	62. D	63. C	64. A	65. E	66. B	67. A	68. D	69. A	70. D
71. C	72. A	73. C	74. B	75. D	76. B	77. E	78. B	79. B	80. A

A3/A4型题

81. E	82. E	83. C	84. A	85. C	86. E	87. C	88. D	89. E	90. C
91. B	92. C	93. E	94. E						

B型题

95. A	96. E	97. D	98. B	99. E	100. B	101. C	102. E	103. D

（李　杰　杨　军）

第八章　图像存储与传输系统技术

第一节　图像存储与传输系统技术问答

一、图像存储与传输系统的发展与组成

（一）何谓图像存储与传输系统，基于什么因素促进了PACS概念的提出

PACS（picture archiving and communication system，图像存储与传输系统）是应用在医院影像科室的信息系统与临床信息系统（clinical information system，CIS）、放射学信息系统（radiology information system，RIS）、医院信息系统（hospital information system，HIS）、实验室信息系统（laboratory information system，LIS）等同属于医院信息系统。PACS的主要任务是把医学影像以数字化的方式保存起来，当需要的时候能够快速调取浏览和使用，并同时具有图像诊断和图像管理功能。

20世纪80年代，基于以下两个因素促进了PACS概念的提出。

1. 以CT、MRI为代表的数字化影像采集设备的临床应用。与传统X线片的不同，在CT、MRI的成像过程中使用了计算机技术，CT、MRI图像从获取开始就已经是数字化的图像了，使得图像以数字化方式进行存储、传输成为可能。

2. 计算机科学与技术的快速发展，使得大容量的数字信息进行存储、传输、展示能得以实现。

（二）简述PACS系统的组成及其功能

PACS系统的基本组成部分包括：数字影像采集、通讯和网络、医学影像存储、医学影像管理、各类工作站五个部分。

现代PACS系统的功能包括七个方面：图像采集、储存、管理、调用、后期技术处理、图像压缩处理及通信等功能。

（三）简述PACS系统根据其规模大小的类型

PACS系统根据其规模大小可划分为：

1. 基于影像科室或某个部门的小型PACS系统。

2. 将影像服务扩展到医院的院级大型PACS系统。

3. 通过将某个地区的医疗资源应用信息网络技术整合在一起的区域PACS系统。

（四）PACS系统的软件构架有哪些形式及各有什么特点

目前PACS系统的软件架构选型上，主要有C/S和B/S两种形式。

1. C/S架构　即Client/Server（客户机／服务器）架构，将运算任务合理分配到客户机端和服务器端，降低了整个系统的通讯开销，可以充分利用两端硬件环境的优

势。C/S架构的PACS系统中，客户机（如医学影像显示工作站）需要安装应用程序，才能查询数据，调取影像。C/S架构常用在局域网内，因此信息安全性更高，由于客户端运算内容较多，因此减少了网络数据的传输，运行速度较快，界面更佳灵活友好。但是所有客户端必须安装相同的操作系统和软件，不利于软件升级和随时扩大应用范围。

2. B/S架构　即Browser/Server（浏览器／服务器）架构，在这种结构下，用户界面完全通过万维网浏览器实现，一部分运算在客户端的浏览器上实现，但是主要运算是在服务器端实现。在B/S架构的PACS系统中，医学影像显示工作站只需要打开万维网浏览器（如IE）就可以查询数据和调取影像了。B/S架构常用在广域网内，因此信息安全性较弱，但有利于信息的发布。客户端只要有浏览器就可以使用，因此通常不限定操作系统，不用安装软件，对客户端计算机性能要求较低，软件升级要容易。

（五）简述典型PACS的工作流程

在典型数字化医院里PACS的工作流程，一般包括6个程序：

1. 入院办卡。
2. 开具申请单。
3. 安排检查预约登记PACS/RIS。
4. 图像采集。
5. 图像管理和储存。
6. 图像阅览／诊断。

（六）PACS是借助何种形式的网络进行图像传输的

初期的PACS使用一种异步的传输方式——同轴电缆，现在已经被淘汰了。目前的PACS主要借助于使用TCP/IP协议的局域网进行通讯。局域网的特点是网络构成成本低，网络成熟稳定，网络传输速度快。

（七）简述医学影像的储存方式及各种储存方式的特点

医学影像的存储方式有三种：在线高速主存储设备、近线存储设备及备份存储设备构成。

1. 高速在线主存储设备　用于保证医院对大容量、高速度、高可靠的数据短期（约3年）存储要求。数字化的医学影像都会保存在PACS系统的本地存储器上，以便进行图像的调取。

2. 近线存储设备　存取速度没有在线存储设备高，但是价格相对低廉，以满足数据长期存储的需要。近线存储通常会保存整个PACS系统的所有影像，当需要调取不常用的长期历史数据。且高速在线主存储设备中已经删除时，PACS系统会从近线存储设备中调取。

3. 备份存储设备　通常情况下，在PACS系统建立时就会同步建立一套完整的图像备份存储。备份存储设备分为在线备份存储设备和离线备份存储设备。在线备份存储是将影像数据备份到硬盘阵列、磁带库或光盘塔中，不需要人工更换存储媒介即可读取图像数据。离线备份存储设备制作的光盘、磁带已经从设备上移除，读取其中数据则需要人工更换这些存储媒介。

二、PACS的运行

（一）简述PACS系统管理的内容

PACS的日常管理涉及硬件、软件、网络、数据、用户等方面，系统管理的目的就是保证数据的可用性、完整性和机密性。PACS的具体管理内容包括：

1. PACS软硬件管理。
2. 储存管理。
3. 数据管理。
4. 医学设备管理。
5. 安全性管理。
6. 统计分析管理。

（二）简述远程放射学的概念及远程放射学的意义

远程放射学是指放射检查影像通过网络从患者检查所在的医院传送给位于远端的放射诊断专家，使其能快速根据影像进行诊断，并将诊断结果通过网络返回给患者检查所在的医院。

远程放射学的意义：远程放射学能将符合诊断要求的图像无损失地传送给放射诊断专家，提高诊断效率，缩短了从生成图像到获得诊断结果的周期，提高诊断准确率。由于影像学又细分为更多的子学科，因此，诊断医生通过远程放射学可以参考更多、更专业的专家诊断意见，可以节省医疗卫生的成本，减少各医疗机构放射学诊断医生的数量。

（三）简述PACS的医学影像数据安全管理需要遵循的原则

PACS的影像数据安全是系统安全中的重点，对于医学影像的管理需要遵循以下几个原则：

1. 以患者为中心的医疗记录。
2. 确保影像数据的安全性。
3. 数据内容可以被复制，但是不可以被随意更改。
4. 数据内容未经授权不可被随意获取。
5. 数据内容不可以被删除。
6. 数据内容一旦被修改，应当保留下修改痕迹。

（四）简述HIS系统的概念

医院信息系统（hospital information system，HIS）：是利用电子计算机和通信设备，为医院所属各部门提供患者诊疗信息和行政管理信息，具有收集、存储、处理、提取和数据交换的能力，是满足授权用户所需功能的平台。

（五）简述PACS系统日常维护工作及系统故障时的应急方案

PACS系统日常维护管理工作主要包括硬件管理、软件维护、数据管理、用户及权限管理等几个方面。

遇到PACS系统或上游信息系统（HIS或RIS）故障时，应及时采取应急方案，包括及时判断、统一调度、病患疏导、事后处置等。

三、国际标准和规范

（一）简述HL7的概念及其目的

Health Level Seven （简称为HL7），中文意译为"标准化医学信息传输协议"。HL7标准是一系列在医院各信息系统之间传递临床及管理信息的国际标准。这些标准将关注点集中在"应用层"，也就是信息技术领域内的开放式系统互联参考模型（Open System Interconnection，OSI）的第七层，因而得名HL7。

HL7的目的：开发和研制医院数据信息传输协议和标准，规范临床医学和管理信息格式，降低医院信息系统互连的成本，提高医院信息系统之间数据信息共享的程度；规范了医疗机构之间；医疗机构与患者、医疗管理机构和其他单位之间，不同的信息系统进行医疗数据传递的标准。

（二）简述医学数字成像与通信的概念

医学数字成像与通信的英文全称是Digital Imaging and Communications in Medicine，英文简称为"DICOM"。DICOM标准同时也是国际标准：ISO 12052。

为规范医学影像及其相关信息的交换，美国放射学会和美国国家电子电器制造商协会联合推出DICOM。目前的DICOM 3.0标准已经由1993年发布之初的9部分扩展到2007年的18部分，涵盖了医学影像的采集、存储归档、传输通信、显示、打印、工作表、成像工作流程及查询等几乎所有信息交换的协议，结构化地定义了制造厂商的兼容性声明。医院在采购影像成像设备时必须要求设备配置DICOM Storage（存储）、Send/Recive（发送／接收）、Query/Retrieve（查询／检索）、Work list（工作列表）、Print（打印）、MPPS（设备执行程序步骤）等功能，以方便其顺利接入PACS系统。

（三）简述DICOM标准的组成

DICOM3.0标准的文本极为庞大、复杂，因为它经历了ACR-MEMA1.0和ACR-NEMA2.0的版本到目前的DICOM3.0版本，标准的组成也在不断地加以补充。目前DICOM3.0DE图像文件格式由13个基本部分和扩充部分组成。其内容包括：引言和概述，一致性，信息对象定义，服务类规范，数据结构和编码规定，数据字典，信息交换，信息交换的网络通信支持，信息交换的点对点通讯支持，便于数据交换的介质储存方式和文件格式，介质储存应用框架，便于数据交换的储存方案和介质格式，打印管理的点对点通讯支持等。

（四）简述医疗机构信息集成规范

医疗机构信息集成规范（integrating the healthcare enterprise，IHE），不同于 DICOM、HL7，IHE是一份面向场景提供解决方案建议的规范文档；通过提高已有通讯标准（如DICOM和HL7）之间的协同使用水平，优化医疗信息系统之间信息共享能力，实现为患者提供最佳服务。因此，IHE所描述的规范内容，对于制造商、使用者都没有强制性，即：参考性大于强制性。

四、PACS的临床应用

（一）简述院级大型PACS系统必须具备的功能及其存在的意义

院级大型PACS系统必须能够囊括整个医院的影像信息，满足放射、超声、核医学、内镜、病理等多个影像科室的工作流程和需求，提供不同临床科室，尤其是心脏科、骨科等大量应用影像的科室专用的解决方案，以经济、有效的方式将影像资料和相关信息发布到医疗机构内外。

院级大型PACS系统不是简单地将放射科应用的系统覆盖至全院，而是不但能够将影像检查及相关信息快速、有效、安全和经济地发送至医疗机构的各个角落，而且满足不同临床科室的应用需求，提供基于影像的分析、处理、操作和记录工具，帮助临床医生更好、更快地为患者提供优质、节省的医疗服务。

（二）简述传统病历与电子病历的差别

传统病历是指文字书写的报告和有关医疗设备提供的图片结果。其缺点是信息共享差，耗费时间精力，不利于提高医疗质量。

电子病历是利用计算机技术管理患者信息。其优点是信息来源广、准确，信息量大，种类多，查询方便。

五、PACS的进展与应用评价

（一）简述PACS系统的发展方向

移动化和远程诊断是PACS发展的两个热门方向。

移动化是指借助于手持移动设备（如智能手机、平板电脑），使用无线网络连接（4G/5G、WIAN）技术，进行图像浏览的技术实现方式。当前的手持移动设备具有待机时间长、运算性能高、便于携带等特点，借助于无线网络技术的进步，可以随时与PACS系统进行互联互通，不但可以起到弥补工作流程空隙的作用，更可以成为移动浏览医学影像的终端。

远程诊断的实现，则依赖于虚拟专网等安全技术的普及。放射医师可以在家中通过家庭宽带、虚拟专网技术实现在家出具诊断报告。远程诊断的开展，还有赖于电子签章技术的使用。由于诊断的过程在远程实现，电子签章技术实现了医师身份认证、数据传输加密、数据篡改失效等必要功能。

（二）阐述PACS系统对影像科医技人员工作带来的好处

PACS的发展让放射科的医师、技师及辅助岗位的工作人员从繁重体力工作中解脱出来了，例如，医师不再需要手写报告，可以使用报告模板来提高报告的书写效率，可以使用系统自动提醒来避免报告中的文字错误；技师则不再需要冲印胶片、整理胶片、配送胶片；而辅助岗位不需要用卡片进行放射检查登记，也不用在医院库房中荐放和整理胶片。随着放射学诊断和检查技术的发展，放射检查的数量、种类也有了很大的提升。

第二节　PACS技术自测试题

一、以下每一道题下面有A、B、C、D、E五个备选答案，从中选择一个最佳答案。

A1/A2型题

1. PACS中C的意思是（　　　）
   A. 控制　　　　　　　B. 编码　　　　　　　C. 传输
   D. 连接　　　　　　　E. 成本

2. 下列表示临床信息系统的是（　　　）
   A. HIS　　　　　　　B. CIS　　　　　　　C. RIS
   D. LIS　　　　　　　E. PIS

3. 下列表示医院信息系统的是（　　　）
   A. HIS　　　　　　　B. RIS　　　　　　　C. CIS
   D. LIS　　　　　　　E. PAS

4. 放射科信息系统的英文简称是（　　　）
   A. HIS　　　　　　　B. LIS　　　　　　　C. PACS
   D. RIS　　　　　　　E. EIS

5. 实验室信息系统的英文简称是（　　　）
   A. RIS　　　　　　　B. HIS　　　　　　　C. LIS
   D. CIS　　　　　　　E. PIS

6. 关于PACS的组成及架构叙述不正确的是（　　　）
   A. 基本组成部分不包括医学图像管理
   B. 系统的软件架构选型主要有C/S和B/S模式
   C. B/S模式常用在广域网中
   D. C/S模式常用于局域网中
   E. B/S模式信息安全性较强

7. 关于C/S架构模式的叙述不正确的是（　　　）
   A. 即客户机／服务器架构
   B. 信息安全性高

C. 客户机需要安装程序

D. 不利于软件升级和随时扩大应用范围

E. 运算在服务器端完成

8. 关于B/S架构模式的叙述不正确的是（　　　　）

　A. 即浏览器／服务器架构　　　　　　B. 主要运算在服务器端完成

　C. 常用于局域网中　　　　　　　　　D. 信息安全性较弱

　E. 软件升级容易

9. 下列关于典型的数字化医院的工作流程叙述错误的是（　　　　）

　A. 患者首先办理就诊卡或住院登记

　B. 临床医生开具检查申请单

　C. 影像科进行检查

　D. 由技师采集图像

　E. 生成的图像首先自动发送到医生工作站

10. PACS解决的问题不包括（　　　　）

　A. 影像获取　　　　　B. 影像显示　　　　　C. 患者管理

　D. 影像存储　　　　　E. 网络传输

11. 不是PACS基础的是（　　　　）

　A. 数字成像技术　　　B. 计算机技术　　　　C. 网络技术

　D. 数字图像显示技术　E. 数字加密技术

12. 从整体结构上PACS不包括（　　　　）

　A. 影像存储管理系统　B. 影像采集系统　　　E. 影像工作站系统

　D. 网络及通信系统　　E. 影像软拷贝输出系统

13. 影像采集系统的功能不包括（　　　　）

　A. 从各种影像设备采集数字图像　　　B. 将图像送往PACS服务器

　C. 提供PACS与HIS/RIS接口　　　　D. 负责图像的存储、归档、管理

　E. 对图像进行预处理

14. PACS的核心是（　　　　）

　A. 影像采集系统　　　　　　　　　　B. 影像存储管理系统

　C. 影像工作站系统　　　　　　　　　D. 影像硬拷贝输出系统

　E. 网络及通信系统

15. PACS的中文名称是（　　　　）

　A. 图像存储系统　　　B. 图像传输系统　　　C. 图像网络信息

　D. 图像通信系统　　　E. 图像存档与传输系统

16. 关于影像存储管理系统的叙述，以下错误的是（　　　　）

　A. 是PACS的核心

　B. 不能向临床医生提供各种类型的图像查询／提取服务

　C. 将图像自动发送至临床医生图像诊断工作站

　D. 负责图像的存储、归档、管理与通信

E. 主要功能是控制PACS图像数据流程

17. 关于PACS的网络及通信系统叙述错误的是（　　　）

A. 目前较多采用的是星形总线结构

B. 网络传输协议标准是TCP／IP，DICOM

C. DICOM通讯是基于TCP/IP基础之上的

D. TCP／IP是可跨平台通信协议

E. 网络及通信系统主要基于广域网

18. 由某种传输介质所连接的一组计算机和其他设备称为（　　　）

A. 网络 　　　　　　B. 网关 　　　　　　C. 服务

D. 连接 　　　　　　E. 通信

19. 关于医学图像存储的叙述，下列错误的是（　　　）

A. 高速在线存储用于对大容量、高速度、高可靠的短期数据存储要求

B. 近线存储价格相对低廉

C. 备份存储设备分为在线备份存储和离线备份存储

D. 目前通常采用磁盘阵列进行图像存储

E. 光盘、磁带的优点是读取速度慢，数据不易出错

20. 下列不是PACS系统管理内容的是（　　　）

A. 软硬件管理 　　　　B. 存储管理 　　　　C. 安全性管理

D. 统计分析 　　　　　E. 非医学设备管理

21. 不是PACS的影像数据安全管理原则的是（　　　）

A. 以患者为中心的医疗记录 　　　　B. 确保影像数据安全性

C. 数据内容不可随意更改 　　　　　D. 对数据内容的修改应当留下修改痕迹

E. 当存储空间不足时可以删除部分数据内容

22. 不是积极主动的应急方案要点的是（　　　）

A. 及时判断 　　　　　B. 统一调度 　　　　C. 病患疏导

D. 事后处置 　　　　　E. 统计分析

23. OSI模型的第7层是（　　　）

A. 网络层 　　　　　　B. 传输层 　　　　　C. 应用层

D. 数据链路层 　　　　E. 会话层

24. HL7中7的意思是（　　　）

A. 包括7部分内容 　　B. 标准的第七版 　　C. 标准的第七部分

D. OSI模型的第七层 　E. 共有7种功能

25. DICOM的中文名称是（　　　）

A. 医院信息通讯标准 　　　　　B. 医学信息对象标准

C. 医学数字存储标准 　　　　　D. 医学数字成像与通信

E. 医学数字图像与传输

26. IHE的中文名称是（　　　）

A. 医疗机构信息规范   B. 集成医疗机构规范

C. 集成医院企事业规范   D. 医疗机构信息集成规范

E. 集成保健企事业

二、以下提供若干组考题，每组考题共用考题前列出的A、B、C、D、E五个备选答案。请从中选择一个与问题关系最密切的答案。

B型题

（27～29题共用备选答案）

A. 核心层服务器   B. PACS汇聚层服务器

C. 存储系统   D. 接入层设备和工作站

E. 影像数据采集处理服务器

27. 哪项不是PACS的子系统 （　　　）

28. 影像科室DE1部门级PACS、RIS服务器及住院部和门诊部影像前置服务器构成的是 （　　　）

29. 数字化医学影像成像设备属于PACS的哪个子系统（　　　）

第三节　自测试题答案

A1／A2型题

1. C	2. B	3. A	4. D	5. C	6. E	7. E	8. C	9. E	10. C
11. E	12. E	13. D	14. B	15. E	16. B	17. E	18. A	19. E	20. E
21. E	22. E	23. C	24. D	25. D	26. D				

B型题

27. E   28. B   29. C

（邓文超　周　明）

第九章　图像质量控制

第一节　图像质量控制问答

一、图像质量管理

（一）解释图像质量管理的几个基本概念

1. 质量（quality）广义地讲是指"决定产品的适用性的性质"或"为达到产品的使用的应具备的性质"。对医学影像诊断来说，质量就是"影像本身或该项检查固有的、决定是否能满足临床诊断目的、作为评价对象的性质的总和"，良好的影像质量是诊断质量的保证。

2. 质量保证（quality assurance，QA）是一个整体性概念，是质量管理的主要内容，包含制定的所有管理实践，即通过有计划的系统活动，力求在尽可能减少X线辐射剂量和医疗费用的同时，不断改进医学影像技术，以获得最佳影像质量来满足临床诊断的需要。

3. 质量控制（quality control，QC）是质量保证的一个完整部分，是一系列独立的技术步骤，以确保影像质量的满意。即通过特定的方法和手段，对影像诊断设备及其附属设备的各项性能指标进行检测和维修，以及对影像制作过程进行监测和加以校正，从而保证获得高质量的影像。QC要求建立一套设备运转允许的参数范围，当测量参数超出该范围，修正措施开始执行，只要参数在正常范围内，就无须采取措施。QC适用于如设备验收检测、日常的维护、X线设备的防护等。

4. 质量管理（quality management，QM）质量保证和质量控制是医学影像质量管理的两个重要组成部分，它们既有一定的分工，又有密切的联系。

其主要包括下面几个方面的组织协调活动：

（1）以最低的辐射剂量获得最好的影像质量。

（2）获得能充分满足临床诊断需要的符合质量标准的影像。

（3）引进高质量的成像设备。

（4）全员参与并同时努力开展的QA、QC的活动。

5. 全面质量管理（total quality management，TQM）所谓医学影像全面质量管理就是全员参与，充分发挥组织管理和专业技术的作用，建立一整套严密完整的质量保证体系和质量控制技术，以达到合理的最低辐射剂量和最低医疗费用，确保影像质量、机器设备质量、放射防护质量、人员工作质量以及成本管理等处于最佳运行状态。

对于医学影像，全面质量管理的重要意义在于树立全员的质量意识，明了影像质量既是影像学科全员的存在价值，又是患者的期望。质量等于用户（患者）的利益，其结果是质量提高，本部门的利益也会得到提高和发展。

6. 持续质量改进（continuous quality improvement，CQI）指通过过程管理及改进工作使产品得以满足被服务对象的需要。它是在全面质量管理基础上发展起来的，更注重过程管理和环节质量控制的一种新的质量管理理论。它具有先进的系统管理思想，强调建立有效的质量体系，目的是使患者及其家属满意和获得好的效果。质量改进的必然效果是降低成本，减少浪费。质量改进是一种持续性的研究，探索更有效的方法，使质量达到更优、更高的标准。

（二）简述图像质量管理的必要性

1. 能够规范技术操作、提升影像学检查质量 规范化技术操作强调成像过程，以医学影像达到一定质量标准为目的，根据现有设备和仪器条件，规定相应的操作规范及检查方法，提高疾病的诊断率，减少漏、误诊。同时操作技术的规范化也可以使医学影像工作者在医疗实践中做到有章可循，减少医疗纠纷的发生。

2. 可以降低电离辐射对人体的危害 影像检查实施质量管理的目的之一，就是尽可能以最小的曝光剂量获得满足临床诊断要求的影像，最大限度地减少电离辐射对人体的危害。

3. 能够保障设备正常运转，发挥设备最大效能 保证影像质量和控制辐射剂量的首要任务是保证影像学检查设备的质量，加强医学影像质量管理是势在必行。

4. 可以提升影像学检查质量，保证对疾病的正确诊断 进行医学成像的质量控制，建立一套系统的质控标准，是保证医院和患者共同受益的重要手段。

（三）简述质量管理的目标

质量管理的最终目的就是体现代价、危害、利益三方面的最优化。具体要达到以下四个目的：

1. 提高影像科全体人员的专业技术及管理水平。

2. 达到全面质量管理达成共识。

3. 建立健全各项影像学检查技术的标准化、规范化及评价方法。

4. 通过代价、危害、利益分析，以经营者的观点管理影像科。

（四）简述质量管理程序的具体内容

1. 首先应建立一个由管理者共同参与的组织架构（或成立QC小组）。

2. 制定质量管理制度、通过各种形式进行质量教育、开展质量监测。

3. 选定质量存在的问题点，管理者与全员要对所选问题点采用科学的方法对现状分析、原因分析、对策探讨、对策实施、效果确认、标准化的制定、评估、总结和反馈。

4. 达成共识，按一定的管理程序开展QC工作。

（五）简述质量管理体系的建立

1. 成立组织机构 质量管理组织人员应包括科室行政管理者、影像诊断医师、影像技师、工程师和医学影像物理师等。

2. 建立质量信息系统　质量信息是质量保证体系的基础，据此做出决策，组织实施，并通过质量控制，达到提高影像质量的目的。

3. 制订质量保证计划并达到以下目的

（1）改善影像诊断信息，确保影像质量符合临床诊断要求的标准。

（2）在达到医学诊断目的的情况下，确保受检者和工作人员的辐射剂量达到规定的最低水平。

（3）有效地利用资源，节约医疗费用，获得较好的经济效益。

（4）确保有关影像技术质量管理及放射防护的各项法令、法规严格执行。

4. 实行管理工作的标准化、程序化

（1）科室全体人员参与，根据岗位责任制的内容，明确各级各类人员的责任分工及职位和权限。

（2）对各类诊断设备及其附件必须实行质量控制，包括质量参数的选定及参数的评价标准、测试方法和频率、使用测试工具和记录表格等。

（3）购买新设备的程序及验收要求。

（4）对设备使用期间的检测和维修计划。

（5）技术资料档案的保存和各种数据的收集与汇总分析、规定各类专业人员的培训与考核。

（6）对检测结果的评价及采取的行动。

（7）制定相关影像质量标准与被检者的辐射剂量限值。

（8）对质量保证计划实施情况的检查和效果的最终评价。

（六）试述质量管理的管理方法

1. 优化检查工作程序，有效地提高了工作效率，缩短患者检查及等候报告时间。X线、CT及MRI检查流程规范化和标准化，坚持执行最优的检查流程，并结合放射科数字化摄影技术、影像及报告传输系统。

2. 严格执行质量记录和技术记录的管理程序，有效改进和不断减少工作中的不足和失误。针对技术人员和诊断人员日常工作中的失误，及时记录、存档，并改进。

3. 规范诊断报告审核程序，提高诊断准确性。诊断报告依据规范化的国内外通用诊断报告格式书写，三级医生审核签字，有效保证诊断报告的规范化，提高诊断准确性，减少失误。

4. 不断改善、持续改进影像检查各个环节，包括登记室、各个检查室、诊断报告书写与审核等各个环节的不足和失误，有效保证放射科各项工作满足患者和临床需要。

（七）简述主观评价法的常用评价方法及其优缺点

1. 分辨力评价法　是以人的视觉感觉到的能分辨清楚的影像细节评价影像质量的方法。优点是简便易行，操作方便；缺点是因人而异，不够全面。

2. 模糊数学评价法。

3. ROC曲线法 又称受试者操作特性曲线，ROC曲线是研究观察者水平的理想手段，因此将ROC曲线应用于医学影像领域，并已成为一种广泛使用的评价分析方法。ROC曲线的主要用途：

（1）不同成像方法效能的比较。

（2）对不同的测试者运用同一成像方法的技能比较。

（3）对不同的成像条件运用相同观测者的效果比较。

（4）用ROC曲线的面积大小比较CR、DR等数字成像系统后处理功能不同参数的作用。

（八）简述客观评价法的常用评价方法

1. 均方根值和维纳频谱评价法 均方根值是描述X线影像噪声特征的物理量，对模拟系统是描述不同增感屏与不同胶片系统结合产生噪声大小的物理参量。维纳频谱也称噪声功率谱，它是描述X线影像中噪声能量随空间频率变化的特性，因而表示了噪声和空间分辨力的关系。

2. 调制传递函数评价法 调制传递函数是描述成像系统分辨率特性的重要参量。

3. 等价量子数和量子检出效率评价法 等价量子数和量子检出效率是20世纪90年代用于评价天体物理摄影系统成像质量的物理量。

（九）什么叫综合评价法及其评价标准是什么

以诊断学要求为基础，用物理参数作客观评价手段，再以满足诊断要求所需的摄影技术条件为保证，三者有机结合，同时充分考虑减少患者受照射剂量的综合评价影像质量的方法。它尽可能地将主观评价和客观评价相结合，使观察者对已形成的影像能够加以客观、定量的分析和评价。

影像质量综合评价标准：

（1）影像显示标准：指在影像上能显示的解剖结构和细节，用可见程度来表示其性质，可见程度的表示可分三级。

1）隐约可见：解剖结构可探知，但细节未显示，只有特征可见；

2）可见：解剖结构的细节可见，但不能清晰辨认；

3）清晰可见：解剖结构的细节能清晰辨认，从而有助于做出准确的诊断。

（2）影像画面：质量高，位置正确，符合诊断学要求，影像画面布局合理，无人为阴影及其他弊病。

（3）成像技术参数：影像设备、标称焦点、管电压、总滤过、滤线栅比、摄影距离、照射野大小控制、曝光时间、防护屏蔽等。

（4）受检者辐射剂量限值：影像综合评价标准同时给出各种摄影类型的标准体型下，患者体表入射剂量的参考值。

（5）影像密度值范围：不同部位特定解剖点的密度值范围，是作为定量评价照片影像质量标准的参考值。

（十）简述标准影像的评判标准

（1）影像显示能满足诊断学要求。

（2）影像注释完整，无误。

（3）无任何技术操作缺陷。

（4）胶片尺寸合理、照射野控制适当。

（5）影像整体布局美观，无影像图像的变形。

（6）对检查部位之外的辐射敏感组织和器官应加以屏蔽。

（7）影像显示锐利度好，噪声水平适度，曝光指数在推荐范围内。

二、数字X线摄影图像质量控制

（一）CR图像质量控制主要受哪些因素影响

1. 空间分辨率。

2. 对比度分辨率。

3. 量子检出效率。

4. 影像显示。

5. 影像的伪影。

（二）简述CR伪影产生的来源

CR影像上的伪影可以来源于硬件、软件、成像体等诸多方面因素。

1. 硬件伪影

（1）IP污染沾染造成的伪影。

（2）IP保养不当造成的伪影。

（3）IP裂隙造成的伪影。

（4）阅读器机械故障造成的伪影。

（5）IP边角分层所致伪影。

（6）摄影条件偏低所致伪影。

（7）摄影条件偏高所致伪影。

（8）紫外线、X线的散射线所致伪影。

（9）成像板老化造成的伪影。

2. CR信息转换的伪影

（1）激光扫描操作不当产生的伪影。

（2）激光扫描灰层产生的伪影。

（3）辊轴紧密度不适造成的伪影。

（4）阅读器擦洗未干造成的伪影。

（5）光电倍增管匹配伪影。

（6）影像读取（image reader）伪影。

3. 软件伪影　处理菜单的不适当选择导致直方图标准化、动态范围定标和输出照片密度的偏差，是软件伪影的主要原因。

4. 物体伪影　通常是由于被照体摆位错误、扫描线与滤线栅形成的明显干涉图、偶尔信息丢失或高通频率处理引起的。

5. 照片伪影　灰雾、压痕、静电、药液或显（定）定影的不正确冲洗、在激光打印机中胶片上下颠倒放置以及类似的失误，会导致照片伪影的形成。

6. 其他伪影　打印机中的多棱镜灰尘等。

（三）简述CR的定期维护措施

CR定期质量控制检测，对于检查系统性能和维持最优化影像质量是必需的。每天、每周、每月、每年的推荐检测步骤都是执行QC程序的一部分。

1. 操作人员的应用培训　物理师应该关注处理算法功能，指导自己如何去调整影像外观和创建检查算法。医院工程人员应该接受简单预防性维护任务和恢复最低程度错误的培训。

2. 每天的维护　视察系统的运行情况，包括阅读仪、ID终端和影像观察监视器；制作激光成像感光测量胶片条并测量照片密度；检查胶片供给；检查激光相机运行状态。

3. 每周的维护清洁　CR系统和激光相机的过滤器和通风孔、擦除所有很少使用或没有流通的成像板、视察暗盒和成像板等。

4. 每月的维护　执行量化QC模体分析（如低对比、空间对比度、信噪比等的"抽查"）检查照片重拍率，概观曝光指数，确定不可接受影像的产生原因；检查QC数据库，确定问题的原因并执行校正措施；对所有成像板执行线性/感度测试；视察/评估影像质量；抽查影像处理算法的适用性；执行验收检测步骤以确定和重新建立基准值；检查重拍现象、患者曝光量趋向、QC记录和设备维修记录。

（四）简述DR图像质量的评价方法

1. 数字成像的客观评价及主观评价　传统上对模拟成像进行评价的指标包括：客观评价中的调制传递函数（反映系统固有空间分辨率）和噪声功率谐（反映噪声水平）；主观评价中的受试者操作特性曲线解析法（代表检出的信息量）。或使用对比度细节体模来进行测试，可对低对比度下图像细节的可见度进行量化，并提供对比度细节曲线、低对比度分辨力、空间分辨力等影像信息。

2. 数字成像主、客观结合的综合评价　图像质量评价时为使影像检查的物理参量和成像技术条件与放射诊断具体要求相联系，有必要将主观和客观两种方法有机结合进行定量分析，这样得到的综合影像质量评价结果更具说服力。

英国放射学会制定的放射学质量评价6级标准则为：

（1）技术水平。

（2）诊断水平。

（3）诊断效果。

（4）治疗效果。

（5）患者结局。

（6）资源利用的最优化（最佳利用率）。

（五）DR图像质量评价的参数有哪些

1.探测器调制传递函数 它是用于衡量系统如实传递和记录信息的能力。

2.噪声功率谱与空间频率响应 对于数字图像系统来说，系统的噪声水平是影响最终成像质量的关键因素，因此对探测器噪声及其相关因素的分析和控制，亦成为系统设计及质量评价的重要指标。

3.量子检测效率 DQE也叫量子检出效率，定义为输出信噪比的平方与输入信噪比的平方之比，通常用百分数来表示，用以表征探测器对于图像信噪比的传递性能。

4.整板设计 多板拼接虽然更容易制造生产，但拼接会在图像中央留下300μm宽的盲区，各拼合板的固有性能存在差异，很难达到一致，影响成像质量。

5.探测器尺寸 探测器的尺寸只需满足临床使用要求即可。

6.像素大小和空间分辨率 临床使用时像素尺寸的选择应该是最优的而不是最小的。临床研究表明，对于胸片X射线摄影，0.2mm像素间（2.5 LP/mm，大约一行2000个像素）已经足够。

7.动态范图 动态范围是指平板探测器所能检出的最强信号和最弱信号之间的范围，动态范围越大，表明探测器所能检出的信息越多。

8.平板感光度 表示探测器对信号的敏感程度。

9.填充因子 单个像素中非晶硅面积与像素总面积的比值（填充因子）越大，可见光信号转换成电信号的比例越大，信号损失越小。

10.探测器的其他品质因素

（1）灵敏度（sensitivity）：非晶硅探测器的灵敏度由四个方面的因素决定：X射线吸收率、X射线–可见光转换系数、填充系数和光电二极管可见光电子转换系数。

（2）线性（linearity）：探测器的线性通常用以下两个参数来表示：最大的线性剂量（X ray maximum linear dose）；非线性度（non–linearity）。

（3）记忆效应（memory effect）：表示图像残留的参数。

（4）探测器图像获取时间：由探测器预备时间、曝光等待时间、光窗口、图像读出时间四部分构成。

（5）探测器的温度稳定性（stability）。

（六）简述X射线数字图像形成基本过程对DR成像的影响

数字化对于成像过程的影响，在图像获取的过程中增加了取样及量化的环节。

1.不同的设备所采用的X射线影像探测器形式各不相同，如Ⅱ+CCD数字摄像机、IP板+CR扫描定仪、多丝正比电离室、非晶Se平板探测器、非晶Si平板探测器等。

2.基本的数字图像获取过程是相同的。都经历了X光—电信号—采样—量化的过程，将空间上及密度上连续的X射线图像信息转换为离散的数字信息，以满足图像存储及处理的需要。

3.正是这种取样及量化的过程给X射线图像质量评价引入了新的内容。由于数字信息可以方便地进行存储及再现，使得图像信息的获取与表达可以成为完全独立的两个环节，图像后处理技术提升了图像信息表达的能力。

（七）简述数字图像后处理对于图像质量的影响

主要来源于它对图像表达效果的提升，作为灰度图像，传统的X射线图像主要利用灰阶变化来表现图像的细节，所以图像的对比度及细节分辨率一直作为图像质量评价的两个主要因素，并且将成像各环节对这两个因素的影响作为对成像环节品质评价的重要依据。

1.调制传递函数是最重要的系统指标。在数字图像系统中，图像的后处理可以通过适当的算法来提升图像的对比度及边缘锐利程度，从而达到改善图像效果的目的。同时数字图像处理还使得利用图像的轮廓线条来表达图像信息成为可能。

2.数字图像后处理现已可同时应用图像的灰度域和空间频率域变换来改善图像的表达效果。利用图像的窗宽/窗位调整，非线性变换及局部对比度优化等技术使得图像的输出更适合人的观察，从而使图像信息充分地表现出来。

3.图像的空间频域处理，如图像边缘增强，空间频谱优化等技术（边缘增强是一种高通空间频率滤波方式）。其技术实质为通过构造特定的空间频率滤波器，使得系统的空间率响应优化到适合观察的形式。

4.图像的点阵化采样对于图像质量的影响。在数字图像系统中经常采用图像点阵的大小（一定的视野下）表示图像的分辨率，实际上起决定作用的是像元的大小及像元间距。

5.探测器点阵模型对成像的影响主要表现在以下三个方面：

（1）像元的扩散函数为空间频率响应系统函数的一个部分。

（2）采样频率对于图像的调制效应取决于探测器的填充系数且通常并不为0，所以图像信息中高频率部分将受到调制效应的调制而出现采样伪影。

（3）因为实际的图像信号在位置上存在不同的相位差，对于实际的成像过程仅仅引入相位修正函数来修正系统空间频率响应是不充分的。

（八）简述X线机的性能对DR成像的影响

1.X线机共有的X线管焦点大小、机器结构的精度等因素影响图像质量，对于数字式图像的质量则又与矩阵大小、图像基础模糊度、位深及噪声有直接关系。

2.图像矩阵小，数字图像的分辨率低；反之，矩阵大，分辨率高。

3.构成图像矩阵的单元是像素，像素数量少、尺寸大，观察到的原始图像细节就少；像素尺寸小，观察的图像细节就多。像素尺寸小于图像基础模糊度时，图像模糊度超出标准。

4.像素中结构的平均密度决定其灰度值，而相邻灰阶间的密度差决定着图像的对比分辨率。

5. 噪声无处不在，它限制着图像的对比分辨率，故提高机器的信噪比（signal-to-noise ratio，S/N）就是降低噪声，提高数字图像质量的重要指标之一。

（九）简述X线摄影体位对DR成像的影响

X线摄影体位的控制是通过正确的体位操作使被摄体成为可见的影像，被摄体的解剖结构、形态和细节等征象在影像上的再现是高质量影像的首要条件，这些征象的可见性决定了X线诊断的可靠性。

1. 应使影像能在显示器上显示被摄体的解剖组织的形态、大小、外形的二维性，能显示被摄体的重要影像细节大小。

2. 能显示与诊断有关的关解剖结构的影像特征。

3. 要求观察的解剖部位组织影像必须全部在显示器上显示。

4. 临床重点观察的解剖组织结构必须界限清楚而无其他非观察组织阴影重迭，即使有不可避免的组织重迭，也应清晰显示。

5. 被摄的组织影像显示应符合正常解剖投影而无失真变形。

6. 被摄体应能显示解剖方位和结构的序列。

（十）简述DR成像后处理技术对DR成像的影响

1. 亮度和对比度调节　图像本来具有1024个灰阶，但在显示器上仅能显示为256个灰阶。为了避免更多的信息丢失，图像的窗宽、窗位需要调至最佳，仅仅在显示器上降低为56个灰阶，而原始数据是完好无损的，所有信息都会在打印胶片时表达出来。

2. 调整锐利度　锐利度调节使图像上非常细小的细节得到增强，利用不同的锐利度曲线抑制特定区域从而避免噪音的增加。

3. 调整对比度　平衡经过DR技术处理的图像可以在不改变图像整体效果的情况下使细小的结构显示清楚。大的动态范围及对比度平衡会使细小结构有良好的对比度表达，与传统放射中的屏幕补偿具有相同的效果。利用DR技术，在影像细节上达到对比度平衡，例如，在足部的曝光中，踝关节比脚趾的密度高，利用DR处理技术，踝关节处的细节将会变暗而脚趾的细节将会变亮。使用了对比度平衡后，更多灰阶变得可见从而可以更好地显示细节。

4. 组织均化　在某些应用中，要成像的部位既有较厚区域又有较薄区域。通常相关的主要区域将被充分显现，而身体部位的其余部分则可能透光不足或透光过度。组织均化算法用在保持相关主要区域的适当对比度的前提下，提高厚薄区域的对比度。要充分显示密集区域中的信息，必须使用充分的剂量。

5. 其他　如黑白翻转、放大、缩小、蒙片、选择等。根据图像诊断的需要，调节相应的内容，以荧屏图像主观评价为依据，调整到最佳状态再进行胶片打印。

（十一）如何减少激光打印对DR图像的影响

要想保证所获得图像与荧屏图像有良好的一致性，应该做到以下两点：

1. 严格进行调试运用激光打印机内标准的灰阶测试图样及X线机内的QA（质量

保证）标准图进行严格的测试与调整，使数字X线机显示影像的灰阶值与激光打印机打印的灰阶值相匹配，调整到最佳效果。并经临床实际验证后，确定出标准图样中各级密度值及分辨率，作为日常工作中的质量控制管理指标。

2. 加强管理也是保证胶片质量的重要环节。在日常工作中，必须制定出一套可行的管理方法和措施，进行质量控制。每次更换胶片后，都要进行测试，确保达到管理指标，一定会受到良好效果。

（十二）数字成像系统探测器的固有缺陷

由于数字成像系统是以大规模固体探测器阵列为图像获取器部件，因此不可避免地会遇到探测器坏点（defect point）、漂移（offset）、空间非均匀性、非线性响应等固体探测器阵列固有的缺陷。

（十三）简述造成探测器成像不均匀的主要原因

1. 虽然在线性曝光剂量范围内探测器单个像元的X射线响应是线性的，但不同像元的X射线响应系数并不完全一致，从而导致图像不均匀。

2. 行驱动电路、读取放大器、AD转换器等外国电路的不一致，导致图像不均匀。入射X射线本身固有的空间分布不均匀性，也导致图像不均匀。

（十四）什么是探测器的漂移

影响探测器工作的环境因素如温度、湿度、气压、电磁环境等随时间的变化，都会导致探测器的输出变化，这些变化称为探测器的漂移。

（十五）简述乳腺摄影内外斜位影像显示标准

1. 左、右乳腺照片影像对称放置呈菱形。
2. 腺体后部的脂肪组织充分显示。
3. 胸大肌显示充分，其下缘能延续到乳头后线或以下。
4. 乳腺无下垂，乳头是切线位显示。
5. 乳腺下皱褶展开，且能分辨。
6. 无皮肤皱褶。

（十六）简述乳腺摄影头尾位影像显示标准

1. 双侧乳腺CC位照片相对放置呈球形。
2. 包含乳腺的后内侧缘，能显示胸大肌边缘。
3. 充分显示腺体后的脂肪组织。
4. CC位与MLO位摄影的乳头后线长度差，须在1cm范围之内。
5. 乳头位于切线位，不与腺体组织重叠。
6. 无皮肤皱褶。

（十七）简述乳腺影像质量标准

1. 背景最大密度（D_{max}）>4.0。

2.影像密度1.0～3.0。

3.影像质量能显示0.2mm的细小钙化。

4.对比度良好、锐利度清晰、噪声适度、无伪影、无模糊。

5.平均腺体剂量3mGy。

（十八）影响乳腺影像质量的相关因素

1.压迫 可减少腺体厚度，从而减少剂量、散射线和影像模糊。

2.曝光 曝光不足是导致光学密度低的主要原因，致使照片对比度降低，影响微小钙化和低对比病变的显示。

3.对比度 X线照片对比度可定义为照片上相邻区域间光学密度的差异，适中的对比度能观察到乳腺中的微小差异。

4.清晰度 清晰度良好的乳腺图像能捕获微小细节结构，如针状结构的边缘。在乳腺影像中，模糊度通过微小线性结构边缘、组织边缘和钙化的模糊表现出来。

5.噪声 或称照片斑点，降低了识别钙化等微细构的能力。在大多数乳腺摄影照片中，噪声的主要产生原因就是量子斑点。曝光不足、延长冲洗时间和高速的影像接收器都与噪声的增加有关。

6.伪影 是指各种原因导致的障碍影，在影像中没有反映物体真正衰减差异的任何密度的改变。它的存在说明质量控制不到位。

7.准直 光野指示应与实际X线照射野一致，并准直在胶片的胸壁缘。

（十九）观察乳腺X线影像对显示器或观片灯有什么要求

1.对显示器的要求

（1）显示器分辨力满足乳腺图像观察要求，应用5M显示器。

（2）最小亮度、最大亮度、灰度特性符合标准.

（3）使用环境条件符合要求，靠近显示器附近的照度应在50lx以下。

2.对观片灯的要求

（1）高亮度型观片灯，亮度应在3500cd/m²以上。

（2）为了使各密度范围易于观察，应有亮度调节功能。

（3）具有遮光功能；光源色温、亮度、均匀度等条件符合国家标准。

（4）使用环境条件符合要求，靠近观片灯附近的照度应在50lx以下。

（二十）DR图像采集工作站的组件有哪些

DR图像采集工作站的组件应包括：

1.一套带内置硬盘单元（用于存储系统软件及图像）的计算机装置。

2.一个监视器。

3.一个数字字母键盘、鼠标及鼠标垫。

4.一个带有内置式3.5英寸软盘驱动器。

5.CD-ROM驱动器的计算机机架。

三、CT图像质量控制

（一）简述影响CT图像质量的因素

影响CT图像质量的因素有很多，主要有以下5个方面：

1. 噪声　是指单位体积（体素）之间光子量不均衡，导致采样过程中接收到的某些干扰正常信号的信息，表现为图像的呈颗粒性、均匀性差，密度分辨率显著下降。CT的噪声主要来自于投照的X线光子密度在时间和空间的随机变化，这种噪声又称为量子噪声。

影响噪声水平的因素有：扫描条件、层厚、肢体大小、螺距，还有算法、重建矩阵、重建范围等。

2. 空间分辨率　空间分辨率是指CT图像在高对比度条件下分辨两个距离很近的微小组织或病灶的能力。

影响空间分辨力的因素有：

（1）焦点大小：焦点小，测量精度高，重建的影像空间分辨率高。

（2）探测器单元：尺寸越小，重建的影像空间分率高。高端CT机有的设有高分辨率，在高分辨率扫描时进入探测器前方。

（3）重建范围和重建矩阵：重建范围和重建矩阵共同影响着像素大小。用较大的矩阵重建较小的范围，像素对应的实体尺寸小，空间分辨率高。

（4）扫描层厚：随着层厚减薄，体积单元减小，部分容积效应降低，CT值准确度高，影像空间分率高。特别对重组的影像的空间分率提高明显。

（5）螺距：在中低端CT，螺距增大层厚膨胀明显，Z轴空间分辨率降低。

（6）重建算法：分骨算法、软组织算法、标准算法及若干中间算法。骨算法空间分辨率高，但密度分辨率会降低；软组织算法密度分辨率高，但空间分辨率降低。应根据不同影像效果需要，选择相应算法。

3. 密度分辨率　密度分辨率又称为对比度分辨率，是指影像中能显示的最小密度差别，通常用能分辨的最小对比度的数值表示。

影响密度分辨率的因素有：

（1）剂量：剂量影响噪声，进而影响密度分辨率。

（2）层厚：层厚越薄，图像的空间分辨率越高，但由于探测器所获得的X线光子数减少，CT图像的密度分辨率下降。增加层厚，探测器所获得的X线光子数就增多，密度分辨率提高，而空间分辨率下降。

（3）体素：影像像素对应的体素大，密度分辨率高；反之降低。

（4）重建算法：软组织算法提高密度分辨率，但空间分辨率降低。

4. 伪影　是指原本扫描物体并不存在而在CT图像上却出现的各种形态的影像。伪影可表现为环状伪影、条状伪影、放射状伪影、网格状伪影等。

常见伪影大致可分为两类：

（1）与患者有关的伪影：

1）运动所致伪影：扫描过程中患者某些自主或不自主运动所造成，如呼吸运动、心跳、胃肠蠕动等，患者不能配合的其他运动。

2）人体内结构（或物质）所致伪影：颅底和后颅窝高密度骨质结构、腹部低密度气体、体内高密度金属异物等，均可致各种伪影。

（2）与设备有关的伪影：CT机部件故障、校准不够及算法误差等因素均可致伪影。

5. 部分容积效应 CT图像像素的CT值仅代表相应体素中各种组织的平均密度。当同一体素中含多种不同密度的组织时，CT值不能真实地反映其中某一组织的CT值，这种现象称为部分容积效应。体素越大部分容积效应越明显。

减少部分容积效应的方法：

（1）正确设置标准的体位。

（2）对小于层厚的病灶，必须采用薄层扫描。

（3）力求在病灶中心测量CT值，感兴趣面积要小。

（二）简述CT图像质量控制的内容

1. 诊断学标准 包括解剖学影像标准和物理学影像标准。影像解剖学标准必须满足临床提出的诊断学要求，这些标准可通过解剖特征的"可见度"和"清晰显示"来表述。对于以解剖学标准为依据的CT影像质量评价，还应考虑对病理改变的探查和检查区域的解剖结构与不同组织之间对比状况。物理学影像标准是采用客观方法对CT影像质量进行测试，CT影像质量可用物理参数来表述，如一致性、线性度、层厚、空间分辨率、对比度分辨率、伪影和噪声等。它依赖于CT设备的技术性能和扫描参数。CT影像质量可通过体模测试对以上参数进行量化测定，通过伪影的显现来评估。为了保证在整个使用期间CT设备性能的一致性，需要对以上参数进行常规定期测试同时还应对CT设备的CT值进行校准。

2. 成像技术条件 包括层厚、层距、视野、曝光参数、重建算法、窗技术、检查体积、机架倾斜角度等。

3. 临床及相关性能的参数 临床和相关的性能参数（clinical and relative function indexes）包括CT检查应回答临床的问题、受检者准备（包括合作、交流、禁食、体位、运动、对比剂的服用、防护屏蔽等）、检查技术方法、影像观察条件、照片打印等。临床和相关的性能参数在CT检查的正当化和成像最优化方面起着重要的作用。这些参数是为了确保CT检查正当的进行，并在合理的辐射剂量下提供满意的诊断质量。

4. 患者辐射剂量标准 CT是一种辐射剂量较高的影像检查设备，在不影响图像质量及终端要求的前提下，受检者的辐射剂量应该低于正常参考值。

（三）简述CT图像质量控制的方法

1. 提高空间分辨力 提高空间分辨率，即提高每厘米内的线对数。提高空间分辨率方法有：

（1）探测器的孔径要尽量窄，探测器之间的距离要尽量小，探测器的数量尽量多。

（2）在扫描视野不变的情况下，增加矩阵，减小层厚。

（3）在图像重建中采用特殊的滤波函数，如边缘增强或骨算法，使图像边缘更加清晰锐利。

2. 增加密度分辨力　密度分辨率主要取决于每个体素所接受的X线光子的量，既探测器吸收的X线光子数。增加密度分辨率的方法有：

（1）增加X剂量。

（2）增大像素，增加层厚，使单位体积的光子量增加。

（3）采用特殊的过滤方法，提高信噪比，相对降低噪声。

3. 降低噪声　噪声大小受层厚、X线剂量大小和重建算法等因数的影响。降低噪声的方法有：

（1）减小层厚，提高CT值的测量精度。

（2）提高X线的曝光条件，增加曝光量。

（3）增大像素，提高单位体积的光子质量。

（4）提高探测器的质量。

（5）采用恰当的滤波函数进行图像重建，如标准的数学算法或软组织算法。

4. 消除伪影　减少因被检者因素造成的运动影（motion artifact），避免因设备因素和扫描条件不当造成的伪影。

（1）探测器及电路的稳定性好，探测器的几何尺寸及间隙尽量小。

（2）CT设备安装好后，必须进行调试、空气校准及定期维护保养。

（3）匹配的外部环境，如专用稳压电源、合适室内温度、湿度等。

（4）人为因素造成的伪影，必须找到原因加以消除。

5. 减少部分容积效应的影响　对较小的病灶尽量采用薄层扫描，扫描层厚为被扫病灶一半时，可以最大限度地避免部分容积效应的影响。

（四）简述X线剂量对CT图像质量的影响

X线剂量（X-ray dose）在CT扫描过程中，对不同患者及同一患者的不同部位，应根据组织的厚度和密度选择不同的X线剂量，X线的剂量主要是通过改变管电流和扫描时间来决定。管电流大，扫描时间长，相应的X线剂量大；相反，管电流小，扫描时间短，相应的X线剂量小。

选择剂量大小的原则是：在保证图像质量的前提下，尽可能降低患者所接受的X线剂量。对于密度较大的组织或微小的结构显示，为了保证图像质量，必须加大剂量，以提高图像的密度分辨力和空间分辨力。

（五）简述扫描层厚对CT图像质量的影响

层厚（slice thickness）是指断层图像所代表的实际解剖厚度，它是影响图像质量的重要因素。

第九章　图像质量控制

1. 层厚越薄，图像的空间分辨率越高，此时探测器所获得到的X线光子数减少，CT图像的密度分辨力下降。

2. 增加层厚，探测器所获得到的X线光子数就增多，密度分辨力提高，而空间分辨率下力。

3. CT扫描层厚的大小主要根据组织和病变的大小而定，小病灶和微小结构的显示，必须采用薄层扫描或薄层加重叠扫描，同时要适当增加X线剂量；大病病灶或组织范围较大的部位，应选择厚层扫描，层厚和层间距尽量相等；但对病灶内部结构及细微信息的显示，必须进行薄层扫描，以利观察细节和测量CT值，帮助病变定性。

（六）简述视野对CT图像质量的影响

1. 视野即观察的范围，可分为扫描观察范围和显示观察范围。扫描观察范围即根据观察部位的大小选择合适的扫描野，显示观察范围应根据病变所处部位、大小和性质而定，使重建图像显示更清楚，突出病灶的细微结构。

2. 通常情况下，都是通过改变显示野的范围或选择不同的矩阵的形式来提高图像的显示分辨力，但图像重建像素的大小受CT扫描机本身固有分辨力的限制。

3. 重建像素、显示野和矩阵三者的关系是重建像素（reconstruction pixel）＝显示野／矩阵（Matrix）。上式可以看出，如果显示野的范围不变，重建像素随矩阵的变化而变化，矩阵大，重建像素值就小，图像分辨力就高，但图像重建时间延长。如果矩阵大小固定不变，在不影响图像质量的前提下，减小显示野的范围，也可以获得较小的像素值，从而提高图像的空间分辨力，图像重建时间也大大缩短。

（七）简述重建算法对CT图像质量的影响

1. 图像重建过程中采用算法有：标准数学算法、软组织数学算法和骨细节数学算法3种算法。

2. 标准数学算法使图像的密度分辨力和空间分辨力相均衡，是对分辨力没有特殊要求的部位而设定的重建算法，常用于脑和脊柱的重建。

3. 软组织数学算法在图像处理上更强调图像的密度分辨力，常用于观察密度差别不大的组织，使图像显示柔和平滑，如肝、脾、胰、肾和淋巴结等。

4. 骨细节数学算法在图像处理上更强调图像的空间分辨力，主要适用于骨细节的显示和密度相差很大的组织，使图像显示边缘锐利、清晰，如内耳、肺和骨盆等的显示。

（八）简述扫描时相对CT图像质量的影响

1. 扫描时相的影响　CT增强扫描是CT中重要的发现病变手段之一，利用螺旋扫描速度快的优势，准确显示不同时相组织器官及病灶的供血特点，提高病灶的检出率和定性能力。

2. 除涉及对比剂总量和注射流率外，其中最重要的因素为如何定扫描时相，即最佳的增强扫描延迟时间—动脉期及静脉期。

· 251 ·

3. 各检查序列的扫描时相与脏器血液循环时间有关，检查中要根据部位的不同，综合考虑各种因素，灵活选定扫描时相，以期获得最佳的图像质量，冠脉扫描时对时相的把握尤为重要。

（九）简述CT图像重组的方式

CT图像重组较为成熟和常见的方式有：

1. 二维多层面重组（multi-planar reconstruction，MPR），包括曲面重组（curved multi-planar reformation，CMPR）以及三维重组。

2. 最大密度投影（maximum intensity projection，MIP）。

3. 最小密度投影（minimum intensity projection，MinIP）。

4. 表面阴影显示（shaded surface display，SSD）。

5. 容积再现（volume rendering，VR）和仿真内镜（virtual endoscopy，VE）等。

四、数字减影血管造影图像质量控制

（一）简述影响数字减影血管造影图像质量的因素

数字减影血管造影（digital subtraction-angiography，DSA）的图像质量是DSA检查与治疗的关键，影响DSA图像质量的主要因素有机器设备、成像方式、操作技术、造影方法及患者本身等方面因素。

1. 设备因素

（1）X线球管：是DSA设备的关键部件，为DSA提供优质的X线源，DSA的图像在以每秒几帧至几十帧之间快速形成，这就要求具有产生高剂量、短脉冲和恒定输出的高压发生器和大容量的X线球管。80万HU以上、具有大小焦点和大功率的X线球管；并配置功能完善的遮线器和X线滤过装置。

（2）影像探测器：DSA的影像探测器有影像增强器（image intensifier，II）或数字平板检测器（flat panel detector，FPD）2种，是决定图像质量的主要部件。应具有每秒30帧以上的显像能力、理想的光敏度、适宜的亮度、较高的影像分辨率和最小的失真度，有适应不同部位使用的可变输出野。

（3）电视摄像系统：电视摄像系统有较高的动态范围，具有较高的影像分辨率和最适宜的图像合成时间，确保输出屏上1毫伦X线产生的微弱荧光都能无遗漏地采集到；系统动态幅度大；每帧图像的水平稳定度差异要小于1%。防止图像信息递减丢失，从而获得精确的影像信息。

2. 成像方式和操作技术因素

（1）成像方式的影响：目前DSA设备采用脉冲方式获取蒙片和充盈像，用于实时减影的有四种成像方式：脉冲成像（PI mode）、超脉冲成像（SPI mode）、连续成像（CI mode）和时间间隔差成像（TID mode）方式。PI方式单位时间内摄影帧频低，每帧图像接受的X线剂量大，图像对比分辨率较高；CI方式则恰相反。因此，造影时应根据受检部位和诊断要求选择相应的成像方式，以获取优质的减影像。

（2）操作技术的影响：

1）伪影：是指病变及机体自身之外的高密度物质，影响DSA的图像质量和诊断。

2）摄影条件：X线剂量与密度分辨率成正比。DSA设备的曝光参数常设有"自动曝光"和"手动曝光"两种。一般而言，对密度高且体厚的部位选用自动条件比较理想，而对密度低且体薄的部位采用手动条件，并经曝光测试后选择最适宜的曝光条件，以避免过度曝光或曝光不足。

3）摄影体位：DSA图像不仅要有很好的密度分辨率，还要有合适的体位。因此DSA检查技术中常把正、侧位视为基本体位，必要时加上一些特殊体位。

4）其他摄影技术因素：合理应用遮光器和密度补偿装置以使影像密度均衡；正确选择照射野、焦点至人体距离、人体至探测器距离和焦点至探测器距离，可防止图像放大失真和模糊，采用过滤技术可减少辐射剂量，同时提高图像质量。

5）后处理技术：充分利用再蒙片、图像配准、图像合成、边缘增强和窗口技术等多种后处理技术来消除伪影、减少噪声、提高兴趣区信噪比，以改善DSA图像质量。

3.造影方法和对比剂

（1）造影方法：动脉DSA可明显减少对比剂浓度和用量，提高影像密度分辨率和空间分辨率，缩短曝光时间，获取少重叠和信噪比高的图像，以选择性DSA和超选择性DSA成像尤佳。除了穿刺后经导管直接在静脉血管内注射对比剂造影外，其他经静脉注射对比剂到体循环和肺循环再观察动脉系统，图像质量基本上难以达到要求。

（2）对比剂：DSA信号是感兴趣区（region of interest，ROI）的对比剂团注到达之前采集的蒙片，与对比剂充盈最佳时获得的造影片相减后，分离出的对比剂的差值信号。此差值信号随血管内碘浓度和血管直径的增加而增加，而血管显影所需的对比剂最低碘含量又与血管直径成反比。因此，使用对比剂时，应根据不同的造影方法和部位、注射速率和持续时间、导管的大小与先端位置等情况选择所用对比剂浓度和用量。换言之，对比剂浓度和用量与DSA图像质量直接相关。

4.患者本身因素　在DSA检查过程中，患者本身自主和不自主的移动、心脏跳动、吞咽、呼吸或胃肠蠕动等，可形成运动性伪影。为此，术前对患者要进行训练，争取配合；对意识差或无意识的患者，应给患者本身因素予镇静剂或适当麻醉，并对受检部位施行附加固定等，并正确把握曝光时机，以避免DSA图像模糊。

（二）简述DSA图像质量控制内容

1.DSA设备运行的质量控制

（1）设备条件：DSA设备是一个比较贵重的医疗设备，对外部环境要求较高，必须提高合格的电源配置和良好的接地要求。同时，DSA是个电子产品，环境的干扰对DSA的成像有很大的影响。

（2）设备环境：对DSA设备的内部环境应保持一定的温度，尤其是设备控制室的温度应在22℃左右，湿度应在45%～60%。DSA设备也是X线辐射装置，也应按辐射防护的要求对机房、操作室进行有效的辐射安全防护。

（3）机器的维护与保养：DSA检查是一种有创的检查，机器能否正常运行是受检者检查的基础。一般要求技术人员在行手术之前必须检查设备的运行情况，发现问题及时报告，并停止检查。设备要有专人负责，定期对设备进行维护与保养，建立设备的维修保养制度，建立维修档案与日志。

2.设备操作的质量控制

（1）技术人员知识结构：DSA的操作具有一定的专业特点，技术人员必须是放射技术的专业人员，掌握一定的X线设备、X线摄影及计算机等相关知识。同时应有医学影像诊断的基础和DSA检查的专业知识。

（2）熟悉设备性能、操作流程及注意事项：DSA设备比较复杂，功能较多，每次不准确的操作都会影响整个检查的顺利完成，因此，技术人员必须对设备性能进行了解，对各功能操作准确掌握，才能保证检查的质量。熟悉操作流程及注意事项，时刻保证设备的安全运行。

（3）附属设备的正确使用：附属设备是与DSA设备运行密切相关的，准确地使用能确保DSA检查的顺利进行，使图像质量得到保证。DSA的附属设备有很多，其主要的有高压注射器、后处理工作站、激光相机等。

3.人员操作的质量控制

（1）规范化操作是受检者安全的核心：DSA检查是一种创伤较小的手术，整个检查需要医师、技术人员及护理人员的共同配合才能完成，但总体的思想是以受检者为中心。每个工作人员必须具有相应的资质才能上岗。

（2）辐射防护是检查的根本：DSA检查是一种X线检查，尤其是检查的医师必须在机房内进行操作，辐射防护尤为重要，对受检者的防护也应值得重视。

（3）严谨的操作确保图像质量：根据不同部位、检查项目及检查要求进行相应的操作，充分做好检查前的准备工作。

（三）简述改善DSA图像质量措施

1.术前与患者说明检查过程和注意事项，争取患者术中相应配合，尽可能地减少运动性伪影的产生。

2.定期做好设备质控检测，保证设备处于良好状态。

3.根据X线摄影学原理和诊断要求，选择最佳摄影体位。

4.根据病变部位结构特点，选择恰当的造影检查方式和参数。

5.正确使用遮线器、密度补偿器以减少空间对比，防止饱和伪影的产生。

6.合理应用曝光测试方法，减少不必要的照射。

7.充分利用DSA设备的图像后处理功能，使影像符合诊断要求。

8.正确匹配相机，并定期检测。

五、MRI图像质量控制措施

（一）简述MRI图像质量的评价指标

1. 对比度　指物质的不同物理性质的差别在图像中形成的灰度或亮度的差别。在MRI成像中，一般是指在人体相邻的组织间的T_1、T_2、质子密度、流动特性、磁敏感特性及水分子扩散特性等差别，得到具有一定组织对比度的图像。

2. 噪声　指图像视野内叠加在信号上的随机信号，是图像信号的统计学差异。

3. 信噪比　指平均信号强度与平均噪声强度的比值，是衡量图像质量最重要的指标。

4. 对比度—噪声比　只有信噪比不同的相邻组织才能表现出良好的对比度。

5. 空间分辨率　指单个组织体素大小，反映了图像细节可分辨能力，体素大空间分辨率低。

6. 伪影　指磁共振成像过程中，由于种种原因不能正确反映组织解剖位置和组织特性或图像中出现不属于被成像体解剖组织的虚假信息，又称为鬼影，它可导致图像质量下降，影响诊断的正确率。

（二）简述MRI成像参数对图像质量的影响

1. 脉冲序列是控制对比度强有力的工具，在不同的脉冲序列中，通过选择TR、TE、TI等参数得到某种特性的加权图像。

2. 流动组织的对比度与其流动形式（层流、涡流）、流度及流向有关，可通过选择不同的脉冲序列产生不同对比度的"黑血"及"白血"图像。

3. 对比剂具有缩短组织T_1、T_2时间的作用，注射不同类型的对比剂可起到不同的作用，如顺磁性对比剂可缩短T_1值，而超顺磁性化合物微粒可缩短T_2值。

4. 成像体素的大小决定了图像的空间分辨率，体素的大小是由视野、层面厚度及矩阵大小决定的。在二维成像中，矩阵大小分别由相位编码和频率编码方向上的数值决定。

5. MRI信号强度主要是体素中的质子密度决定，根据质子在组织中所形成的化学键不同，其信号强度会产生很大的变化。

（三）试述MRI图像伪影分类及控制措施

伪影是指MRI图像中与实际解剖结构不相符的信号，表现为图像变形、重叠、缺失、模糊等。根据伪影产生的原因不同，可将伪影分为图像处理相关的伪影、患者相关的伪影、操作相关的伪影。

1. 图像处理相关的伪影

（1）卷叠伪影

1）特点：频率、相位方向均可出现，视野一侧视野以外的信号叠加在另一侧的视野内，最后一层可叠加到第一层。3D成像也可出现在层面选择方向。

2）解决办法：表面线圈包绕整个身体，增加视野，过采样，频率过采样用于消除在频率编码方向上的采样不足所造成的卷叠，通过增加相位编码梯度的数量实现相位过采样。应用饱和脉冲饱来自视野以外的信号，如果在3D成像中，在层面选择方向上出现此伪影，放弃开始及最后几层即可。

（2）化学位移伪影

1）特点：出现在频率编码方向上，在较低频率的方向出现一条亮带而较高频率的方向出现一条暗带。化学位移伪影多见于眼眶、椎体终板、肾和其他任何脂肪结构与水结构相邻的部位。

2）解决办法：一是使用脂肪抑制去除脂肪信号，没有脂肪信号就没有了化学位移；二是通过视野保持不变而降低采集次数，从而使像素大小增加，这里以降低空间分辨率为代价；三是使用长TE，造成更多的失相位，脂肪信号降低；四是增大带宽；五是交换相位编码和频率编码方向。

（3）截断伪影

1）特点：相位编码方向更常见，出现在高对比度界面（颅骨/脑、脊髓/脑脊液、半月板/液体等）并形成交替的亮带和暗带。

2）解决办法：增加采样时间（减小带宽）以减小波纹；降低像素大小（增加相位编码数或减小视野）。

（4）部分容积伪影

1）特点：同一像素中显示多种组织，易对临床诊断造成混淆。

2）解决办法：降低层厚。

（5）伪影

1）特点：往往出现在相位编码方向。由于患者运动的伪影只出现在运动的部位，而系统原因的伪影可在整个视野中出现伪影。

2）解决办法：患者制动；请工程师帮助检修。

2.患者相关的伪影

（1）运动伪影

1）特点：周期性运动。伪影出现在相位编码方向，等距地出现，伪影信号可高可低，取决于搏动结构相位相对于背景相位的关系（同相位则亮，反相位则暗）。随机运动。图像较模糊，也可能在相位编码方向得到很多平行条带。血液/脑脊液流动效应。病灶有时候类似一个病变。

2）解决办法：改变扫描参数，缩短扫描时间；采用心电/呼吸门控；患者制动、镇静、止痛；更快速的扫描序列；流动补偿。

（2）金属伪影

1）特点：是图像变形或明显异常高/低/混杂信号，在不同层面上伪影位置往往改变，是"会走动的伪影"。

2）解决办法：去掉患者身上或磁体洞内的金属物品，尽量使用FSE序列。

（3）磁敏感性伪影

1）特点：在组织空气和组织/脂肪交界面（包括鼻旁窦、颅底、蝶鞍等部位）出现异常信号。

2）解决办法：扫描时尽量避开这些部位，增加层厚、层间隔，减小人为的磁化界面，可加局部匀场。

3.操作相关的伪影

（1）交叉伪影

1）特点：交叉部位（或有饱和脉冲的部位）低信号或信噪比非常低。

2）解决办法：定位时注意层面交叉避开要观察的部位，视野内预置饱和带时，注意手动调整位置，避开要观察的部位。

（2）ASSET伪影

1）特点：类似卷褶伪影，但多出现在图像中心。图像中心条带状伪影，信噪比明显降低。常见伪影为半弧形伪影、校准不当伪影和线圈错位伪影。

2）解决办法：ASSET是种并行空间采集技术，只适用于空间对称排列的相控阵线圈，此技术可以减少扫描时间，提高空间分辨率，减少回波链长度进而减少模糊伪影。ASSET技术要求正式扫描前必须进行校准扫描。

（四）简述MRI图像质量控制的检测方法

磁共振原理复杂，目前图像质量控制检测没有国际通用标准，参考美国放射学院对MRI专用水模公布的水模测试指南及美国电气制造业协会对MRI系统的质量控制及保障给出了最具体的测试方法，参照这些方法对图像质量主要性能指标进行测试评价。

1.信噪比　是MRI最基本的品质参数。信噪比是指图像的信号强度与背景噪声比值，在信噪比测量中，磁共振信号一般定义为产生均匀信号水模感兴趣区内像素信号的平均值减去像素信号的偏移，噪声定义为像素强度的随机变量。进行信噪比测试的水模为均匀模，必须由产生均匀信号的材料构成，且其最小的成像平面不得小于10cm或者不得小于视野的80%，通常采用自旋回波序列进行扫描，每次进行测量时一定要确保扫描参数一致，才有可比性。信号测量在图像中央覆盖图像75%~80%区域的信号平均值，噪声为周围无伪影背景区域信号强度的标准偏差，信噪比=信号平均值/噪声标准偏差。以生产厂家给出的信噪比为依据，以该值作为标准进行比较。

2.高对比空间分辨率　是在没有大的噪声干扰下测量成像系统对物体的分辨程度的能力，通常使用专用可观测评估的水模进行测试。用于可观测评估高分辨率的专用水模是由棒状或孔状阵列组成，产生信号的阵列截面是圆形或者是长方形，有信号与无信号区域由等宽的棒或孔间隔分开，且相邻两个有信号区域中心之间的宽度是孔直径的两倍。水模层面选择方向上的厚度至少是扫描层厚的两倍。任何典型的多层扫描序列（层厚3~10mm）都能用于分辨率的测量，水模要垂直于扫描平面放置，如果需要分别得到相位及频率编码方向上的分辨率，必须进行两次单独的扫描。成像分辨率的组成决定于最小的阵列个体，对要观察的阵列所有5个信号区及4

个间隔区是分开的，且用最窄的窗宽观察有一定差别，用长方形棒状水模时，分辨率表示为最小的阵列个体的尺寸。测量高对比分辨率应该在相同扫描序列下进行，其分辨率等于像素尺寸大小。

3. 低对比度分辨力　是指磁共振成像设备对信号大小相近物体的分辨能力，是重要的质量控制参数，对早期病变的诊断起着重要的作用。使用专用水模，通常采用自旋回波序列进行扫描，可目测低对比度分辨力，判断能否区分性质相近物质所填充图像的对比差异。

4. 图像均匀性　指MRI系统在整个均匀扫描体产生恒定信号的能力。图像均匀性测试使用均匀水模，测量图像均匀性时必须使信噪比达到一定值。测量图像中包含中心区域75%水模面积的像素信号平均值的最大值与最小值，注意感兴趣区域不要选择包括边界伪影的区域，信号的平均值为$S=(S_{max}+S_{min})/2$，差值为$\triangle=(S_{max}-S_{min})/2$，则图像整个均匀性为$[(S-\triangle)/S]\times100\%$，视野越大其图像均匀性越差，整体均匀性应大于80%，最好在轴、矢、冠三个层面图像上进行测量。

5. 空间线性　是描述任何MRI系统所产生图像几何变形程度的参数。MRI中产生几何变形的原因有主磁场不均匀、梯度场的非线性、信号采集不理想等。用于测量空间线性的水模为柱形或球形均匀体模，采用自旋回波脉冲序列，使用大视野及最大成像矩阵，可用多方向多层面对3个相互垂直面进行成像。变形测量应该在视野内任意两个点中进行，如采用球形水模进行的，测出几个直径与已知直径相比较，变形程度为$GD=(D_{max}-D_{min})/D$真。

第二节　图像质量控制自测试题

一、以下每一道题下面有A、B、C、D、E五个备选答案，从中选择一个最佳答案。
A1/A2型题

1. 下列叙述错误的是（　　　）
   A. 影像质量是对诊断的价值
   B. TQM是指质量管理
   C. 质量管理是指制订质量计划并为实现该计划所开展的一切活动的总和
   D. 质量管理包括QA和QC一切活动的全部过程
   E. 管理是指导和控制各组织的相互协调活动

2. 与质量管理的目标无关的是（　　　）
   A. 实现代价、危害、利益三方面的最优化
   B. 改善专业人员培训水平
   C. 改善人员间的横向联系，达到全面质量管理共识
   D. 建立标准化及评价方法标准
   E. 达到全面的组织管理

3. 全面质量管理简称（　　　）

 A. QM   B. QA   C. QC

 D. TQM   E. CQI

4. 关于ROC的说法错误的是（　　　）

 A. 是一种主观评价法的公式   B. 最初用于雷达信号的分析

 C. 是研究观察者水平的理想手段 D. 已应用于医学影像领域

 E. 指受试者操作特性曲线

5. 依靠观察者的个人判断进行的评价方法是（　　　）

 A. 模糊数学评价法 B. 综合评价法   C. 主观评价法

 D. 客观评价法   E. ROC法

6. 不属于成像技术参数的是（　　　）

 A. 标称焦点   B. 摄影设备   C. 总滤过

 D. 管电压   E. 体位设计

7. 不是标准影像必须遵守的规则的是（　　　）

 A. 无任何技术操作缺陷

 B. 对检查部位之外的辐射敏感组织和器官加以屏蔽

 C. 影像显示能满足诊断学要求

 D. 影像注释完整、无误

 E. 影像诊断密度值范围应控制在2.0～2.5之间

8. 成像系统中输出侧与输入侧的SNR的平方之比的是（　　　）

 A. DQE   B. WS   C. ROC

 D. NEQ   E. MTF

9. 乳腺影像质量标准中AGD为（　　　）

 A. 5mGy   B. 4mGy   C. 3mGy

 D. 2mGy   E. 1mGy

10. 以下说法错误的是（　　　）

 A. 刃边法适合于测量DR的预采样MTF

 B. 成像板影像提供的对比探测能力等同于屏-片系统

 C. 刃边法适合于测量DR的预采样MTFCT中采用薄层面可提高Z层面空间分辨力

 D. 对比剂浓度和用量与DSA图像质量直接相关

 E. 增加TE可增加组织的T1对比度

11. CT扫描前不做空气校准，会造成（　　　）

 A. 采集数据的准确性下降   B. 节省X线管，延长寿命

 C. 图像质量得到保证   D. 工作效率提高

 E. 机器工作稳定

12. 水模CT值标准偏差测试的兴趣区应置于（　　　）

 A. 水模的上方 B. 水模的中心   C. 水模的右方

 D. 水模的左方 E. 水模的下方

13. 与水模CT值标准偏差测试无关的是（　　　）

A. 扫描方式　　　　　B. 兴趣区扫描　　　　　C. 射线剂量

D. 重建算法　　　　　E. 冲洗胶片

14. 与图像质量无关的CT技术性能指标是（　　　）

A. X线管焦点　　　　B. 重建时间　　　　　C. 扫描时间

D. 探测器数目　　　　E. 重建矩阵

15. 下列哪项不是主观评价的方法（　　　）

A. JND　　　　　　　B. 分辨力　　　　　C. 对比度-细节图

D. 信噪比　　　　　　E. 以上都不是

16. 人眼观察到的影像模糊的空间频率并不是理论上的极限分辨力，而是MTF值等于（　　　）所对应的空间频率

A. 0.05　　　　　　　B. 0.02　　　　　　C. 0

D. 0.1　　　　　　　E. 1.0

17. MTF值降为0.05时对应的空间频率称为（　　　）

A. 对比度分辨力　　　B. 鉴别力　　　　　C. 空间分辨力

D. 极限分辨力　　　　E. 细节分辨力

18. 如果两条ROC曲线面积相同，则（　　　）

A. 两种检查的性能完全相同　　　　B. 两种检查的总性能相同

C. 这两条ROC曲线一定完全相同　　D. 以上都对

E. 以上都不对

19. 下述哪项不是影响屏-片组合系统噪声的因素（　　　）

A. X线量子波动　　　B. 胶片的粒状性　　　C. 增感屏的增感率

D. 增感屏的结构　　　E. 胶片的感光性能

20. 下述哪项不是描述成像系统噪声特性的（　　　）

A. RMS　　　　　　　B. ACF　　　　　　C. OTF

D. DQE　　　　　　　E. WS

21. WS的单位是（　　　）

A. m^2　　　　　　　B. mm　　　　　　C. m

D. mm^2　　　　　　E. cm

22. 关于WS的说法正确的是（　　　）

A. WS的单位是LP/mm　　　　　B. WS描述分辨力特性

C. WS表示面积　　　　　　　　D. WS是系统自相关函数的傅立叶变换

E. 以上都不对

23. 关于RMS的说法不正确的是（　　　）

A. 测量RMS需要显微密度计　　　B. 描述噪声特性

C. RMS可以评价照片斑点　　　　D. RMS越大，系统噪声越小

E. 可以用于比较不同屏-片组合的噪声特性

24. 关于MTF的说法不正确的是（　　　　）
    A. 描述成像系统的信噪比特性　　　　B. 是空间频率的函数
    C. 属于客观评价方法　　　　D. MTF不考虑相位移动
    E. 理想的MTF为1.0

25. 下列哪项是客观评价的方法（　　　　）
    A. JND　　　　B. 对比度-细节图　　　　C. 分辨力
    D. 信噪比　　　　E. 以上都不是

26. MTF值降为0时对应的空间频率称为（　　　　）
    A. 极限分辨力　　　　B. 细节分辨力　　　　C. 对比度分辨力
    D. 空间分辨力　　　　E. 鉴别力

27. 极限分辨力对应的MTF值为（　　　　）
    A. 0　　　　B. 0.25　　　　C. 0.6
    D. 1.0　　　　E. 2.5

28. 鉴别频率对应的MTF值为（　　　　）
    A. 1.0　　　　B. 0.6　　　　C. 0.25
    D. 0.05　　　　E. 0

29. 下述哪项是描述成像系统噪声特性的（　　　　）
    A. LSP　　　　B. LP/mm　　　　C. PSF
    D. OTF　　　　E. DQE

30. 关于ROC解析的说法，错误的是（　　　　）
    A. ROC可以用于评价不同系统的性能
    B. ROC源于信号检出理论
    C. ROC是一种统计分析方法
    D. ROC的单位是LP/mm
    E. ROC不是评价系统的分辨力的

31. 下列叙述错误的是（　　　　）
    A. 影像质量是对诊断的价值
    B. 管理是指导和控制各组织的相互协调活动
    C. 质量管理是指制订质量计划并为实现该计划所开展的一切活动的总和
    D. 质量管理包括QA和QC一切活动的全部过程
    E. TQM是指质量管理

32. 与质量管理目标无关的是（　　　　）
    A. 实现代价、危害、利益三方面的最优化
    B. 改善专业人员培训水平
    C. 达到全面的组织管理
    D. 建立标准化及评价方法标准
    E. 改善人员间的横向联系，达到全面质量管理共识

33. 全面质量管理简称（　　　）
　　A. TQM　　　　　　　　B. QA　　　　　　　　C. QC
　　D. QM　　　　　　　　E. CQI

34. 关于ROC的说法错误的是（　　　）
　　A. 指受试者操作特性曲线
　　B. 最初用于雷达信号的分析
　　C. 是研究观察者水平的理想手段
　　D. 已应用于医学影像领域
　　E. 是一种主观评价法

35. 依靠观察者的个人判断进行的评价方法是（　　　）
　　A. 主观评价法　　　　B. 客观评价法　　　　C. 模糊糊数学评价法
　　D. 综合评价法　　　　E. ROC法

36. 不属于成像技术参数的是（　　　）
　　A. 摄影设备　　　　　B. 标称焦点　　　　　C. 管电压
　　D. 总滤过　　　　　　E. 体位设计

37. 不是标准影像必须遵守的规则的是（　　　）
　　A. 影像显示能满足诊断学要求
　　B. 影像注释完整、无误
　　C. 无任何技术操作缺陷
　　D. 对检查部位之外的辐射敏感组织和器官加以屏蔽
　　E. 影像诊断密度值范围应控制在2.0～2.5之间

38. 信噪比是（　　　）
　　A. NEQ、DQE　　　　B. MTF　　　　　　　C. RMS、WS
　　D. ROC　　　　　　　E. SNR

39. 改善DSA图像质量措施不包括（　　　）
　　A. 正确匹配相机，并定期检测
　　B. 充分利用DSA设备的图像后处理功能，使影像符合诊断要求
　　C. 争取患者家属的配合
　　D. 正确使用遮线器、密度补偿器
　　E. 定期做好设备质控检测

40. 从最低辐射剂量，获最高像质，为诊断提供可靠依据，是质量管理的最终（　　　）
　　A. 目的　　　　　　　B. 方式　　　　　　　C. 方法
　　D. 程序　　　　　　　E. 标准

41. 放射科质量管理的目标，就是要体现在（　　　）
　　A. 巨大的社会效益　　　　　　B. 巨大的经济效益
　　C. 代价—危害—利益的最优化　　D. 提供出高质量的图像
　　E. 为临床诊断提供可靠的依据

42. 英文缩写"QA"系指（　　　）

    A. 质量　　　　　　　　B. 管理　　　　　　　　C. 质量控制

    D. 质量保证　　　　　　E. 全面质量管理

43. 与质量管理目标无关的是（　　　）

    A. 达到全面的组织管理　　　　　　B. 达到TQC共识

    C. 体现代价—危害—利益的最优化　　D. 改善培训水平

    E. 建立标准化

44. 放射技术人员将管理控制通常用于（　　　）

    A. 废片率的统计　　B. 工作量的统计　　C. 照片质量的管理

    D. 摄影参数的管理　　E. 自动冲洗机药液管理

45. 关于影像质量评价的叙述，错误的是（　　　）

    A. 清晰度——影像重建组织细节的可见度

    B. 分辨率是清晰度测定方法之一

    C. MTF=0，表示影像能完全重建

    D. 响应函数——测量不同空间频率大幅度的衰减

    E. 量子斑点是X线照片斑点产生的最大因素

46. 对X线照片颗粒性测量的叙述，错误的是（　　　）

    A. 主观性颗粒质量——肉眼观察获得的颗粒状况

    B. 客观性颗粒质量——物理学检查的颗粒状况

    C. 常用的检测方法有RMS的测量

    D. 常用的检测方法有维纳频谱的测量

    E. MTF用来测量颗粒度

47. 关于X线影像分析与诊断的叙述，错误的是（　　　）

    A. X线影像形成的技术条件应满足诊断的要求

    B. 应首先观察病灶本身

    C. 区分正常与异常

    D. 观察病灶分布、数量、形态、密度与邻近组织关系

    E. X线影像的分析与诊断必须结合临床

48. 质量保证的英文缩写是（　　　）

    A. QA　　　　　　　B. CEC　　　　　　　C. ISO

    D. QC　　　　　　　E. TQC

49. X线管焦点的调制传递函数的叙述，错误的是（　　　）

    A. 是描述焦点产生的模糊使影像质量受损的函数

    B. MTF的最大值为0，最小值为1

    C. H（w）=1表示影像的对比度与射线对比度一致

    D. H（w）=0表示影像的对比度=0，影像消失

    E. 焦点的MTF测试方法为狭缝照相法

50. 质量管理活动开展的程序，不包括（　　）

    A. 对策实施　　　　　　　　B. 效果确认

    C. 标准化　　　　　　　　　D. 遗留问题和今后的改善方法

    E. 领导决策

51. 质量管理方法不包括（　　）

    A. 集体思维　　　B. 主次因素图　　　C. 组织管理图

    D. 管理控制图　　E. 因果关系图

52. 英文缩写"TQM"系指（　　）

    A. 质量　　　　　B. 管理　　　　　C. 质量控制

    D. 质量保证　　　E. 全面质量管理

53. 下列组合正确的是（　　）

    A. 质量管理＝quality control　　　　B. 质量管理＝quality management

    C. 质量管理＝quality assurance　　　D. 质量管理＝quality circle

    E. 质量管理＝total quality management

54. 关于影像质量控制标准的描述，错误的是（　　）

    A. 以诊断学要求为依据

    B. 以影像技术要求为依据

    C. 以能满足诊断学要求的技术条件为保证

    D. 同时考虑减少影像检查的辐射剂量

    E. 应提供重要的影像细节

55. 20cm水模中心测得的CT值标准偏差范围应是（　　）

    A. 2~3HU　　　　B. 2~7HU　　　　C. 7~12HU

    D. 12~18HU　　　E. 19~30HU

56. 与质量管理的目标无关的是（　　）

    A. 体现代价、危害、利益3个方面的最优化

    B. 改善专业人员培训水平

    C. 达到全面的组织管理

    D. 建立标准化及评价方法

    E. 改善人员间的横向联系，达到全面质量管理共识

57. 质量管理活动开展的最后一个程序是（　　）

    A. 总结　　　　　B. 标准化制定　　　C. 效果的确认

    D. 对策的实施　　E. 对策的探讨

58. 不属于质量管理"现状分析"的内容是（　　）

    A. 进行现状分析要从零状态开始　　B. 要注意工作中不适应性

    C. 要注意材料的浪费　　　　　　　D. 要注意质量与作业的不稳定

    E. 要探索深层次的真正原因

59. 与影像质量管理目标无关的是（　　）

    A. 体现代价、危害、利益三方面的最优化

B. 改善专业人员培训水平

C. 达到全面质量管理共识

D. 创建三级甲等医院

E. 建立标准化及评价方法

60. 影响图像质量的几何因素, 不包括（　　　）

A. 焦点尺寸　　　　　　B. 球管电压　　　　　　C. 探测器孔径大小

D. 扫描层厚　　　　　　E. 采样间距

61. 关于颅脑扫描的准备工作, 哪项与图像质量无关（　　　）

A. 摘掉头上金属饰物　　B. 利用头颅固定设备　　C. 做好碘过敏试验

D. 采用药物镇静　　　　E. 结束患者扫描恐惧心理

62. 不影响重组图像质量的因素是（　　　）

A. 扫描层面的多少　　　B. 扫描层面的薄厚　　　C. 同一的层厚与间隔

D. 同一的重建时间　　　E. 同序列的连续扫描

二、以下提供若干个案例, 每个案例下设若干考题。请根据各考题题干所提供的信息, 在每题下面的A、B、C、D、E五个备选答案中选择一个最佳答案。

A3/A4型题

（63～68题共用题干）

X线影像诊断的正确性, 相当程度上依赖于X线影像的质量, 而影像形成过程中的每个环节都可能导致影像质量下降。影像质量评价是对影像形成过程中的各个环节的性能进行评价, 从而确定所成影像的质量好坏及是否符合诊断要求。影像质量下降的后果是使诊断信息丢失, 影响正确的诊断。

63. 影像质量评价方法有（　　　）

A. 主观评价　　　　　　B. 客观评价　　　　　　C. 综合评价

D. 以上都是　　　　　　E. 以上都不是

64. 属于主观评价方法的是（　　　）

A. NEQ　　　　　　　　B. DQE　　　　　　　　C. SNR

D. MTE　　　　　　　　E. ROC

65. 属于客观评价方法的是（　　　）

A. QA和QC　　　　　　　　　　　　　　B. 对比度清晰度曲线图法

C. 模糊数学评价法　　　　　　　　　　　D. ROC曲线法

E. MTF

66. 用测定构成影像的物理属性评价影像质量的方法是（　　　）

A. 综合评价法　　　　　B. 客观评价法　　　　　C. 主观评价法

D. ROC法　　　　　　　E. MTF法

67. 描述噪声和空间分辨力的关系的是（　　　）

A. DQE　　　　　　　　B. NEQ　　　　　　　　C. ROC

　　　D. MTE　　　　　　　E. WS

68. 关于主观评价方法和客观评价方法下列叙述错误的是（　　　）

　　A. 主观评价方法比客观评价方法好　　　B. 两者各有优缺点

　　C. 两者相辅相成　　　　　　　　　　　D. 单纯应用哪一种都是不全面的

　　E. 两者相互补充

三、以下提供若干组考题，每组考题共同在考题前列出的A、B、C、D、E五个备选
　　答案。每个备选答案可能被选择一次，多次或不被选择。

B型题

（69～71题共用备选答案）

　　A. NEQ、DQE　　　　　　B. MTF　　　　　　　C. RMS、WS

　　D. ROC　　　　　　　　　E. SNR

69. 信噪比是（　　　）

70. 描述成像系统分辨率特性的重要参量是（　　　）

71. 描述X线照片斑点特征的物理量是（　　　）

（72～74题共用备选答案）

　　A. ROC　　　　　　　　　B. MTF　　　　　　　C. RMS

　　D. WS　　　　　　　　　　E. DQE

72. 具有面积的单位但是不表示单位的是（　　　）

73. 以统计决策评价成像系统性能的是（　　　）

74. 量子检出效率是（　　　）

第三节　自测试题答案

A1/A2型题

1. B　2. E　3. D　4. A　5. C　6. E　7. E　8. A　9. C　10. E　11. A　12. B　13. E
14. B　15. D　16. A　17. B　18. B　19. C　20. C　21. D　22. D　23. D　24. A
25. D　26. A　27. A　28. D　29. E　30. D　31. E　32. C　33. A　34. E　35. A
36. E　37. E　38. E　39. C　40. A　41. C　42. D　43. A　44. E　45. C　46. E
47. A　48. A　49. B　50. E　51. C　52. E　53. B　54. B　55. B　56. C　57. A
58. E　59. D　60. B　61. C　62. D

A3/A4型题

63. D　64. E　65. E　66. B　67. E　68. A

B型题

69. E　70. B　71. C　72. D　73. A　74. E

（沈宏荣　黎建宇　李石柱）

第三部分　专业知识

第十章　各种影像设备成像理论

第一节　各种影像设备成像理论问答

一、X线成像基本原理

（一）简述X线影像的形成过程

由X线管焦点射出的X线穿过人体被照射部位后，受到被检体各组织的吸收、散射而发生衰减，透过后的X线强度呈差异性分布，再到影像接收器（屏–片系统、成像板或探测器），接收器接受的衰减信号经过处理（屏–片系统经过化学处理形成二维分布的X线胶片影像；成像板经过光激励扫描后形成数字X线影像；探测器接受的数据经过数据读取、放大、转换等过程形成数字X线影像）形成X线影像。

（二）简述X线影像信息的传递过程

X线影像和通过一般光学系统所形成的影像有着本质的区别。当X线透过被检体后，受到被检体不同组织的吸收差异，使透过后的X线强度分布呈现表达了被检体信息的差异，从而形成X线影像。X线诊断的过程就是一个信息传递与转换的过程，它包括5个阶段。

1. 第一阶段　X线对被检体进行照射后，透过的X线强度分布含有被检体信息成分的强度差异。此阶段信息形成的质量取决于被检体的原子序数、密度、厚度，以及X线的质和量等。

2. 第二阶段　将分布不均匀的X线强度信息，通过影像接收器转换成二维的光强度分布，并形成可见光影像。此阶段是把含有衰减信息的X线影像转换成可见的密度差异影像环节。

3. 第三阶段　借助观片灯或显示器将密度及色彩分布转换成可见光的空间分布，并投射到人的视网膜。此阶段的信息质量取决于观片灯或显示器的亮度、色温及影像观察环境等。

4. 第四阶段　通过视觉中枢形成视觉影像。

5. 第五阶段　阅读者通过对影像的识别、判断做出评价或诊断。此阶段的信息传递取决于医师的知识、经验、综合判断能力。

其中，第一阶段是X线信息的产生过程；第二阶段是X线信息的转换过程；第三、四、五阶段是影像的阅读过程。

（三）评价X线影像的要素有哪些

评价X线影像的五大要素是：密度、对比度、锐利度、颗粒度及失真度。前四项是构成影像的物理因素，是体现在光学密度基础上的照片因素。失真度是评价影像的几何因素。优质的X线影像除了符合诊断学的要求外，应具备适当的密度、鲜明的对比度、良好的锐利度、较少的噪声（颗粒感不严重）及较小的失真度。

（四）解释透光率、阻光率和光学密度的概念

1. 透光率　是指照片上某处的透光程度，在数值上等于透过光线强度I与入射光线强度I_0之比，用T表示：$T=\dfrac{I}{I_0}$，T值的定义域为$0<T<1$，透光率表示照片透过光线占入射光线的百分比，T值的大小与照片的黑化程度成反比关系。

2. 阻光率　是指照片阻挡光线的能力，在数值上是透光率的倒数，用O标示：$O=\dfrac{1}{T}=\dfrac{I_0}{I}$，O的定义域为：$1<O<\infty$。

3. 光学密度　就是阻光率的对数值，又称黑化度，实际上是表示透过密度值，它是一个对数值，无量纲。可以借助光学密度仪直接读出照片影像的密度值。照片的密度值应控制在人眼最适宜的范围$0.2\sim2.0$。

（五）简述影响X线照片密度值的因素

影响照片密度值的因素包括6个方面：

1. 照射量　在正确的曝光条件下，照射量与密度值成正比（屏–片系统中胶片特性曲线的直线部），过度曝光或严重不足，相对应的密度变化较照射量的变化小。

2. 管电压　管电压增加时X线穿透力增强，到达影像接收装置的射线量增加，照片的密度值增加。这是由于X线胶片的感光效应与管电压的n次方成正比。

3. 摄影距离　X线强度的衰减与距离的平方成反比，所以胶片密度与摄影距离的平方成反比。

4. 探测器（屏–片系统）　在相同的摄影条件下，探测器的感光效率越高，影像密度越大；探测器的量子检测效率越高，影像密度越大。

5. 被检体厚度与密度　照片密度随被检体的密度、厚度增加而降低。

6. 胶片打印相机（照片冲洗因素）　受胶片打印相机密度值的设定（照片显影加工条件与密度有密切关系）。

（六）解释X线对比度、肢体对比度、胶片对比度和X线照片对比度的概念

1. X线对比度　X线到达被检体之前是强度分布基本均匀的一束射线，当X线照射被检体时，由于被检体对X线的吸收差异及散射作用使透过被检体的X线形成了强度分布差异，这种X线强度的差异称为X线对比度，又称射线对比度。

影响X线对比度的因素有：X线吸收系数μ、被检体厚度d、人体组织的原子序数Z、人体组织的密度ρ、X线波长λ。

2. 肢体对比度　是被检体对X线吸收系数的差异，是被检体所固有的，是形成X射线对比度的基础。

3. 胶片对比度　是X线胶片对射线对比度的放大能力。由于X线对比度所表示的X线信息影像不能为肉眼所识别，只能通过某种介质的转换才能形成可见的影像。

4. X线照片对比度　是X线照片上相邻组织影像的密度差。照片对比度是被检体不同组织对X线吸收差异产生的X线对比度，以及胶片对比度对X线对比度的放大结果的总和。

（七）简述影响X线照片对比度的因素

影响X线照片对比度的因素包括以下3个方面：

1. 胶片因素　胶片的反差系数（γ值）直接影响照片对比度，γ值越大，获得的照片对比度越大。反映照片对比度与X线对比度之比，是X线胶片对X线对比度的放大能力。

2. X射线因素

（1）X线质的影响：在高千伏摄影时，被检体组织间对X线的吸收差异减小，获得的照片对比度降低；反之在低千伏摄影时，获得的照片对比度增加。

（2）X线量的影响：一般mAs对X线照片的对比度不产生直接影响，但随着X线量的增加，照片密度过高时，照片上低密度部分影像对比度将有明显好转；反之密度过高时，减少X线量，照片对比度将得到改善。

（3）灰雾度对照片对比度的影响：由于光的散射作用，当原发射线照射到人体及其他物体时，会产生许多不同的散射线，使照片的整体灰雾度增加，造成对比度下降。

3. 被检体组织因素

（1）原子序数：在诊断范围内，X线与被检体发生的效应主要是光电效应，光电吸收随物质原子序数的增加而增加，照片对比度增加。

（2）被检体密度：被检体组织密度越大，对X线吸收能力越强，组织的密度差越大，组织间的对比度越大。

（3）被检体厚度：当被检体组织密度、原子序数相同时，组织越厚，对X线的吸收能力越强，照片的对比度越大。

（八）什么是X线照片的锐利度及试述影响锐利度的因素

1. 锐利度　照片上两个相邻的组织或器官对X线吸收差异不同，它们在影像界限的清晰程度称为锐利度。若两组织的密度分别为D1和D2，其密度差值为K，组织密度从D1移行到D2的距离为H，则锐利度的计算公式为S=（D2-D1）/H=K/H。

2. 影响锐利度的因素包括以下3个方面：

（1）几何学模糊：X线管焦点的尺寸、被检体与探测器的距离，以及X线管焦点与探测器的距离是影响几何投影中半影大小的三大要素。X线管焦点尺寸越大，半影越大，影像锐利度越差。当焦点尺寸、被检体与探测器距离固定时，焦点与探测器距离越大，半影越小，影像越锐利；反之，焦点与探测器距离越小，半影越大，影像锐利度越差。当焦点尺寸、焦点与探测器距离固定时，被检体与探测器的距离越大，半影就越大；反之被检体越贴近探测器，半影就越小，影像就越锐利。

（2）运动模糊：包括设备移动和被检体的运动。被检体的运动又包括生理性运动如呼吸、心脏搏动等，以及自主运动。减少运动模糊的方法包括：固定被检体、选择运动小的机会曝光、缩短曝光时间、把被检体尽量贴近探测器、尽量增加焦点与探测器的距离。

（3）使用屏/片系统时，屏/片系统也能影响照片的锐利度。

（九）什么是X线照片的模糊度

模糊度是表示影像密度从一个组织过渡到相邻另一组织的幅度，用长度（mm）衡量。两密度移行幅度越大，组织边界越模糊。影像的锐利度与模糊值成反比，物体越小，照片对比度越低，模糊值越大，锐利度越差。

（十）什么是照片的颗粒度及试述影响照片颗粒度的因素

1. 照片颗粒度　近距离观察照片时，影像是由许多小的密度颗粒组成，当密度颗粒较大时，视觉上会呈现沙砾状效果叫颗粒性，其物理测定值为颗粒度。

2. 影响照片颗粒度的因素　主要包括X线量子斑点（噪声）、胶片卤化银颗粒的尺寸和分布、胶片对比度、屏–片系统，还包含增感屏荧光体的尺寸和分布。

（十一）什么是X线感光效应及影响它的因素有哪些

X线感光效应是指X线通过被检体后使感光系统感光的效果。用公式表示如下：

$$E = K \cdot \frac{V^n \cdot I \cdot T \cdot S \cdot f \cdot z}{r^2 \cdot B \cdot D_a} \cdot e^{-\mu d}$$

公式中，V^n代表管电压，I代表管电流，T代表摄影时间，S代表增感率，f代表胶片的感度，z代表焦点物质的原子序数，r代表摄影距离，B代表曝光倍数，D代表照射野的面积（cm^2），e是自然对数的底，μ代表吸收系数，d代表被检体的厚度（cm），各参数均是影响感光效应的因素。

（十二）什么是高千伏摄影及试述选择高千伏摄影时应具备的技术条件

1. 高千伏摄影　是指用120kV以上管电压产生较大能量的X线，获得层次丰富，对比度较低的X线照片影像的一种摄影方法。

2. 选择高千伏摄影时应具备以下技术条件：

（1）X线机能平稳输出120～150kV管电压。

（2）选用高栅比的滤线栅吸收散射线，用以提高X线照片的对比度，一般常用栅比12∶1。当肢—片距为20cm以上时，空气间隙效应可以代替滤线栅的作用。

（3）使用屏片系统时应选用高反差系数的胶片。

（4）选用3mm铝或0.3mm铜过滤，提高对低能X线的吸收，加强对患者的防护。

（十三）简述高千伏摄影的优缺点

1. 摄影千伏的提高，组织间的对比度下降，但层次增加，改善低透过区组织的对比，将获得低对比，层次丰富的X线照片。

2. 增加管电压，缩短曝光时间，可以降低肢体运动引起的运动模糊，提高X线照片的清晰度。

3. 选用高千伏值，可降低管电流，降低X线管产生的热量，延长X线管的使用寿命。

4. 使用高千伏，可降低管电流值，使小焦点摄影的应用范围增加，同时提高X线照片的锐利度。

5. 高千伏摄影时X线量减少，组织吸收剂量减少，有利于患者的防护。

6. 高千伏摄影时散射线较多，影像灰雾度增加，需选择更高栅比的滤线栅吸收散射线。

（十四）简述自动曝光控时的流程、种类及原理

X线透过被照体后，自动曝光控时探测器受到X线照射，当曝光剂量达到影像所需的感光剂量时自动切断高压，所以自动曝光控时实质是控制着mAs。分为以荧光效应控制的光电管自动曝光控制和以X线对空气的电离效应为基础的电离室自动曝光控制。

1. 光电管自动曝光控时原理　利用可见光的光电效应达到控制目的。当摄影或透视时首先通过"光电拾光器"将影像增强器输出屏的荧光导入光电倍增管，它的输出信号经放大后变成控制信号。这种信号的强度与影像增强器所接受的X线剂量成正比，当它达到某一设定值时，门控制器给出曝光结束信号，切断高压，达到自动剂量控制。

2. 电离室自动曝光控时原理　利用X线能电离气体的物理效应达到控制目的。电离室由两个平行金属板电极，中间为气体，两个电极之间加上直流高压。当X线照射时，气体被电离成正负离子，在强电场作用下形成电流，此电流作为信号输入到控制系统。电离电流的大小与X线辐射强度成正比，控制信号放大积分后送入门控制器，当曝光剂量达到设定值时，门控制器给出曝光结束信号，切断高压，达到自动剂量控制。

（十五）什么是影像的放大及其影响因素有哪些

在X线摄影中，X线束是以焦点为顶点的圆锥形放射线束，当被照体置于焦点与探测器之间时，因几何投影关系，被检体的影像大小要比实际尺寸大。其影像的放大率为：

$$M = \frac{S}{G} = (a+b)/a = 1 + (b/a)$$

公式中，M为影像放大率，S为被检体尺寸，G为被检体影像尺寸，a为焦点到被检体距离（焦—肢距），b为被检体与探测器距离（肢—片距）。

影像放大对影像质量的影响要小于影像的变形，焦—片距与肢—片距是影响影像放大的两个主要因素：

1. 焦—片距一定时，物体的影像放大率取决于肢—片距，肢—片距越大，放大率越大。

2. 肢—片距一定时，焦—片距越大，影像的放大率越小。

（十六）什么是影像的变形及试述影像变形的种类和控制方法

1. 影像的变形　在X线摄影过程中，被检体的影像比实际尺寸变大，同时形态上还有差异，就称为影像的变形。影像的放大与变形总称为失真，即与实物不相符。

2. 影像变形的种类　可分为放大变形、位置变形、形状变形。

（1）放大变形：当被检体与探测器不平行时，被检体各部分的放大率也不一致，近探测器侧放大率小，远离侧放大率大，从而造成影像的失真。

（2）位置变形：被检体不同组织离焦点距离不同时，不同组织影像的放大率不同，空间位置的投影关系发生变化，而引起影像中不同组织的位置关系发生变化。靠近中心线与探测器的组织位置变形最小，远离的变形大。当摄影中心线发生变化时也可以造成位置的变形。

（3）形状变形：当被检体组织不在焦点的正下方，而处于焦点的斜下方，从而出现影像与实际组织形态产生了差异。如球形的病灶在焦点正下方投照时影像是圆形，但处于斜照射时则是椭圆形。X线中心线的投射方向与角度的改变，对被照体的变形影响最大。一般要求X线摄影的中心线应垂直通过被检部位的中心，且垂直于探测器。

3. 变形的控制　影像的放大与变形主要取决于X线投影过程中的几何因素，焦点、被照体与探测器三者的位置关系与中心线的投射角度。为防止影像的变形，应遵循以下几点：

（1）被检体平行探测器。

（2）将焦点置于被检体中心的正上方。

（3）缩短被检体与探测器的距离。

（4）延长焦点到探测器的距离。

（十七）试述影像的模糊阈值及焦点的允许放大率

在X线摄影中，实际上X线焦点是有一定面积，在物体投影时将产生半影。国际放射学界公认：当照片上的半影模糊值<0.2mm时，人眼观察影像无模糊感；当半影模糊值≥0.2mm时，人眼开始有模糊之感。即0.2mm的半影模糊值就是模糊阈值。在实际的X线摄影中，焦点的尺寸、焦—片距、肢—片距的选择使用不能使半影模糊值大于0.2mm。焦点允许放大率公式为：

$$M=1 + 0.2/F$$

公式中，M是焦点所允许的最大放大率，F是焦点的尺寸。

（十八）试述X线管的有效焦点及其标称值

在X线束的照射野上，实际焦点的投影，在不同方位上大小和形状不一样，这些不同的实际焦点的投影影像称之为有效焦点。X线管的焦点越小，获取的影像半影越小，影像质量就越好。有效焦点的标称值是一个无量纲数字，如0.6、1.0、2.0等数字表示有效焦点的大小，这些数字称为有效焦点标称值，常用针孔照相法来测量焦点的大小。

（十九）简述焦点的方位特性

在X线管的长轴方向上，近阳极端有效焦点小，X线量少；近阴极端的有效焦点大，X线量多。这一现象称为焦点的方位特性。在X线管短轴上，有效焦点的大小是对称相等的，X线量的分布也对称相等。

（二十）简述焦点的散焦值

X线管焦点的散焦值是X线管焦点的成像特征之一，它随着管电流的增大而变化。在X线管管电压较低时，焦点的大小随管电流的增大而变大，焦点的极限分辨率下降。焦点的这一特性称为焦点的散焦值，它对X线成像质量有一定的影响。一般焦点的散焦值B≥1，当B越接近1时，焦点的大小受负荷影响就越小。

（二十一）简述影像的重叠

被检体组织是一个三维空间的立体结构，而得到的X线影像是二维空间的平面重叠影像。因此，组织结构在X线影像中有3种重叠情况：

1. 大物体密度小于小物体密度　当两者密度相差很大时，在重叠的影像中可以明显地看到小物体的影像，如腹部平片中看到腰椎的骨质影像。

2. 大小两物体组织密度基本相等　当两者都比较高时，两者重叠的影像中小物体影像隐约可见，但两者之间的对比较低，如膝关节正位中的髌骨影像。

3. 大小两物体密度相差很大　当大物体密度大于小物体密度时，重叠的影像中基本看不到小物体的影像，如头颅正位中的眼眶内软组织影像。

（二十二）简述散射线、散射线含有率及影响含有率的因素

1. 散射线　X线管发出的原发射线照射到被检体或其他物体表面，使原射线能量减低，方向改变向四周分散，这种辐射称为散射线或是二次射线。在X线摄影的能量范围内，从X线管发射的原发射线一部分透过被检体组织，成为能量减弱的带有被检体信息的射线，另一部分能量因为光电效应被吸收和康普顿散射，从而减弱原发射线的强度。在X线摄影中的散射线几乎全部来自康普散射。

2. 散射线含有率　透过被检体组织作用于感光材料上的X线量，是来自X线管发出的被人体组织减弱的原发射线与散射线之和。作用于感光材料上全部X线量中散射线所占的比率称为散射线含有率。

影响散射线含有率的因素包括以下几点：

（1）管电压：散射的含有率随管电压的升高而增大。散射线的光子能量随着管电压的升高而增大，而且原发射线的能量越大，所产生的散射线光子的散射角度越小，与原发射线越靠近，对照片对比度影响越大。但当X线能量在80~90kV以上时，散射线的含有率将趋向平稳。

（2）被检体厚度：在相同管电压及照射野下，散射线含有率随被检体厚度的增

加而大幅度增加。被检体厚度产生的散射线对照片影像效果产生的影响要比管电压产生的影响大得多。

（3）照射野：是产生散射线的重要因素，当照射野增大时，散射线的含有率大幅度上升，不仅影响照片质量，同时对被检者及摄影工作人员的身体健康也造成一定的影响。当照射野面积达到 $600 \sim 700 cm^2$ 时，散射线的含有率将达到饱和。

（二十三）试述除去散射线的方法

散射线在X线摄影时，不仅对被检者与摄影工作人员造成辐射损伤，同时也会增加影像的灰雾度，导致照片对比度的下降。去除散射线的方法包括抑制散射线的产生和消除已产生的散射线。

1. 散射线的抑制　利用多叶遮线器控制照射野，从而减少被检体的照射面积减少散射线的产生。

2. 散射线的消除　将已产生的散射线在到达探测器之前消除，包括空气间隙法和滤线栅。

（1）空气间隙法：利用X线衰减与距离的平方成反比的规律，增加肢—片距减少到达探测器散射线的方法。通过这种方法增大了几何学模糊，在实际X线摄影工作中应用较少。

（2）滤线栅：是直接吸收散射线最有效的设备。

（二十四）简述滤线栅的构造及工作原理

1. 滤线栅的构造　将厚度为 $0.05 \sim 0.1mm$ 相互平行或按一定斜率排列的铅条夹在 $0.15 \sim 0.35mm$ 厚的纸或铝之间，形成有一定厚度的铅栅板。根据构造特点分为聚焦式、平行式和交叉式；按运动功能分为固定式和运动式。

2. 滤线栅的工作原理　在X线摄影时，将滤线栅置于探测器与被检体组织之间，摄影距离与滤线栅焦距相等，X线投照方向与铅条排列方向一致。这样从X线管发出的原发射线因与滤线栅的铅条平行，大部分能穿过铅条间隙到达探测器，而散射线的投射方向因与铅条成角，不能通过铅条间隙，故大部分被吸收掉。

（二十五）简述滤线栅的主要技术参数

1. 栅比（R）　滤线栅铅条高度与两铅条之间的间隔比。表示一个滤线栅清除散射线的能力，栅比越高，清除散射线的能力越强。在X线摄影中，选用较高管电压的同时应选用相对应栅比的滤线栅，如使用120kV的高千伏摄影时，应选用12：1的滤线栅。

2. 栅密度（n）　滤线栅表面单位距离（1cm）内，铅条与其间距形成的线对数，常用线/cm表示。栅比相同时，栅密度越大，吸收散射线的能力越强；栅密度相同时，则栅比越大吸收散射线的能力越强。

3. 滤线栅的焦距（f_0）　聚焦式滤线栅的铅条倾斜排列，沿铅条倾斜的方向延长，可聚于空间一条直线上，此直线上的任何一点到滤线栅的垂直距离都相等，这个距离就称为滤线栅的焦距。

4. 焦栅距离界限（f_1–f_2） 在使用聚焦式滤线栅时，若X线管焦点与栅焦距有一定差距，滤线栅边缘所接受的X线大部分会被吸收，造成了照片影像边缘密度降低，若透射量在原发射线60%时，焦点至滤线栅间距离的最小值f_1与最大值f_2则是滤线栅的焦栅距离界限。栅比小的滤线栅f_1–f_2范围大，反之，f_1–f_2范围小。在X线摄影时，摄影距离要在滤线栅允许的焦栅距离界限内，否则将出现滤线栅的切割效应。

5. 滤线栅的曝光倍数（B） 在照片上获得相同密度影像时，使用滤线栅与不使用滤线栅时曝光量之比，也称滤线栅因子。B值越大，使用滤线栅时曝光量增加得越多，患者接受的X线越多。滤线栅的栅比越高，栅密度越大，B值越大。

（二十六）滤线栅的切割效应有哪几种

滤线栅的切割效应是指使用滤线栅时铅条的侧面吸收了原发X线，一般是误操作引起，包括四种类型。

1. 聚焦式或交叉式滤线栅反置使用 照片呈对称性中心密度高，两边或四周密度逐渐减低。

2. 侧向倾斜 X线投射中心与角度偏离了滤线栅的焦距，表现为影像两侧密度不一致，包括两种情况：

（1）中心线垂直滤线栅，但向滤线栅一侧整体偏离，离开了滤线栅中心。

（2）中心线与栅平面不垂直，倾斜的方向与铅条排列方向不一致。

3. 偏离焦栅距离 X线摄影距离超出滤线栅允许的f_1–f_2值。近栅焦距离引起的切割效应对原发射线的吸收要远大于远栅焦距离。

4. 双重偏离 既有侧向倾斜，同时又超出焦栅距离，上、下偏离栅焦距，常造成影像密度不均，影像密度两边不对称。

（二十七）简述使用滤线栅时的注意事项

1. 使用聚焦式或交叉式滤线栅时，不能将滤线栅反置。

2. X线中心要对准滤线栅中心，左右偏移不要超过3cm。

3. 倾斜X线管时，倾斜方向只能与铅条方向平行。

4. 焦点至滤线栅的距离要在允许的焦栅距离界限f_1–f_2范围内。

5. 要求去除散射线率高时，可选用栅比大的滤线栅；使用交叉式滤线栅不能倾斜X线管。

二、数字X线摄影成像原理

（一）简述CR的工作流程

CR系统用IP代替传统的屏/片系统进行X线影像的获取，它的成像过程包括以下几个部分：

1. 信息采集 CR系统用成像板来接收透过人体的X线模拟信息，对IP进行曝光的过程就是信息采集的过程。

2. 信息转换　将存储在IP上的模拟信息转化成数字信号的过程。IP在接收X线照射后形成的潜影在受到激光阅读仪中激光扫描时受到第二次激发产生荧光，荧光的强弱与IP受X线照射形成潜影的能量精确成正比，再经光导器分离导入光电倍增管转换成电信号，放大转换成数字信号。

3. 信息处理　使用不同的影像处理技术，如谐调处理、空间频率处理等，使影像质量达到最优化，从而满足临床诊断需要。

4. 信息的存储与输出　影像信息以数字化形式存储在硬盘、光盘中，或以模拟信号的胶片形式打印。

（二）简述CR成像原理

1. 在CR成像系统中，用IP代替传统的屏/片系统成为影像记录的载体。成像板上涂有一层氟卤化钡的"光激励荧光体"，它们具有"光激励发光"的特性，如 $BaFBr: Eu^{(2+)}$。

2. 微量的 Eu^{2+} 混杂在光激励荧光体中，用以改变它的结构和物理特性，当受到X线照射后，在光激励发光体的晶体中产生电子/空穴对，一个电子/空穴对将一个 Eu^{2+} 跃迁到激发态 Eu^{3+}，以俘获的形式存储能量而形成潜影。

3. 曝光后的IP在信息读取装置内，经过低能高聚焦和放大的红色激光扫描后，形成潜影的 Eu^{3+} 返回到基态 Eu^{2+} 时，将俘获的能量以可见光的方式释放出来，释放的能量强度与形成潜影时吸收的X线光子的数量成正比。蓝色的光激励发光信号从红色激光中分离，并被导入光电倍增管。

4. 光电倍增管接收到的光信号被转换成电信号，通过放大、转换、采样和量化，最终形成原始数据，以矩阵的方式存储。

5. 信息处理系统按照用户设定的参数对原始数据分析处理，重建成灰阶影像，最后以显示器或胶片形成输出影像。

6. 影像信息读取完后，IP中残留的数据通过强光照射消除，以备下次重复使用。

（三）简述激励光信号的衰减和自发荧光消退

1. 激励发光信号的衰退　各种荧光物质的荧光衰减时间长短不一，用衰减时间常数表示，当激励光停止后，光激励发光的信号由强变弱，直至消失，这个过程称之为激励发光信号的衰减。这个衰减的时间限制了激光束扫描IP的速度。

2. 自发荧光消退　成像板曝光后形成的潜影，即使不马上读取，仍会在IP中保存一段时间，但是随着时间的推移，形成潜影的 Eu^{3+} 会呈指数规律逐渐回到基态 Eu^{2+}，这种现象被称为自发荧光消退。自发荧光消退在读取IP后表现为曝光不足，因此在实际工作中对曝光后的成像板要及时进行数据读取，以避免自发荧光消退对信号强度的影响，从而影响影像质量。

（四）简述数字化X线摄影系统使用的探测器种类

1. 直接转换平板探测器　使用非晶硒平板探测器。

2. 间接转换平板探测器　使用如碘化铯非晶硅平板探测器。

3. 电荷耦合器成像系统　使用电荷耦合器探测器，多用于DSA和胃肠X线机和低端的数字成像X线系统。

4. 多丝正比电离室X线成像系统　它的探测器由多丝正比电离室和数据采集系统组成，是一种狭缝扫描装置，主要用于胸部X线摄影。

（五）简述直接转换平板探测器的工作原理

探测器利用非晶硒为光导半导体材料，俘获入射的X线光子后，直接将接收到的X线光子转换成电信号。

当X线透过被检体照射到平板探测器非晶硒层时，激发出电子-空穴对，在探测器外加偏置电压形成的电场作用下，电子-空穴对反向运动形成电流。电流的大小与入射X线光子能量大小成正比，这些电流信号被存储在非晶硒层下方的薄膜晶体管之间的电容上，每个薄膜晶体管形成一个像素。在读出控制信号的操控下，存储在电容内的像素信号被逐一按顺序读出、放大、转换，变成数字信号处理重建成数字化图像。由于直接转换平板探测器直接将X线能量转换成电信号，所以该类探测器的图像失真度小，空间分辨率高，动态范围广，量子检测效率高。

（六）简述间接转换平板探测器的工作原理

间接转换型探测器一般使用碘化铯+非晶硅或硫氧化钆+非晶硅等材料。在X线影像信息转换成电信号的过程中，先将X线光子转换成可见光再经过光电转换之后形成电信号。

位于探测器顶层的碘化铯或硫氧化钆等闪烁晶体将入射的X线转换成可见光，可见光再激发其下方的非晶硅光电二极管阵列，使光电二极管产生电流，从而将可见光转换成电信号，再将信号放大、转换，变成数字信号处理重建成数字化图像。间接转换平板探测器在图像的生成过程中经历了从X线到可见光再转换成电信号，最后形成数字图像的过程，由于生成可见光，就会产生散射、反射，所以它与非晶硒探测器相比，X线感度与空间分辨率要低。

（七）简述电荷耦合器探测器的工作原理

电荷耦合器探测器主要由荧光板、反光板、电荷耦合器摄像机、计算机控制及处理系统组成。

X线透过被检体组织后，含有影像信息的X线光子到达荧光板，激发荧光，荧光经过一组透镜反射进入电荷耦合器摄像机，采集后的视频图像信号经模/数转换成数字信号，最后处理重建得到数字图像。

（八）简要评价直接与间接转换平板探测器的优缺点

非晶硅与非晶硒平板探测器是目前数字化成像设备中使用最多的类型。

1. 非晶硒平板探测器

（1）X线光子直接转换成电信号，无转换可见光的中间环节，没有因可见光的散射、反射而引起的图像模糊效应。

（2）非晶硒光导材料空间分辨率、灵敏度高，量子检测效率DQE和调制传递函数MTF高，图像动态范围大，层次丰富，影像质量好。

（3）非晶硒探测器对工作环境要求较高，探测器需要加载较高的偏置电压，曝光后存在的潜影滞后，刷新速度相对较慢，动态摄影速度受到一定的影响。

2. 非晶硅平板探测器

（1）与非晶硒平板探测器相比，因有将X线光子转换成可见光的过程，在这一过程中就会发生光的散射和反射现象，从而使图像出现模糊效应，降低了影像的锐利度和空间分辨率。

（2）非晶硅抗辐射能力强，图像刷新速度快，动态摄影速度高。

（3）与非晶硒探测器相比对环境要求相对较低。

（九）简述数字合成体层成像工作原理

在体层摄影过程中，X线管受脉冲控制进行曝光，在整个照射角内，平板探测器在不同位置上得到多角度投照，几十个单投影的图像数据被采集后，通过计算机将几十次的投影图像数据按顺序叠加在一起。由于中心线倾斜的原因，聚焦层面上下不同高度的组织结构具有不同的投影位置，在聚焦层面上所有组织的投影位置不变，根据不同层面组织投影位置的不同，距聚焦面远，投影位置偏移大，反之，偏移小，即可重建不同层面的影像。

（十）简述曝光角、体层厚度、体层运动轨迹的概念

1. 曝光角　体层摄影时X线曝光期间，X线中心线转动形成的夹角。

2. 体层厚度　曝光角度固定时，远离断层层面的组织因运动被抹除，最后在照片上成像的只有指定层附近一定厚度组织的X线影像，该层组织的厚度被称为体层厚度。曝光角度越大，组织被抹除的能力越强，体层厚度越薄。

3. 体层运动轨迹　体层摄影X线曝光过程中，X线管焦点移动平面的投影称为体层运动轨迹。根据不同的运动轨迹可分为直线、圆、椭圆等，具有两种以上运动轨迹的体层摄影装置称为多轨迹体层装置。

三、乳腺摄影成像原理

（一）简述乳腺X线摄影的物理基础

1. 人体结构中，相邻两组织在密度、厚度、原子序数等方面存在一定的差异，从而对X线吸收的不同是形成影像对比的基础。

2. 射线对比度的大小取决于被检体组织X线吸收系数的差异，X线吸收差异除与构成被检体物质的有效原子序数有关外，还与被检体物质的密度及X线波长有关。

3. 管电压越低，X线与被检体物质的康普顿效应逐渐减少，光电效应增加，显著改善肌肉与脂肪的组织对比，影像对比度增强。

4. 当X线波长在0.062~0.093nm范围时，肌肉和脂肪之间能获得的对比度值最大。

（二）简述乳腺结构特点及乳腺摄影的工作原理

1. 人体组织结构主要由气体、脂肪、肌肉、骨骼组成。构成乳腺的主要组织是皮肤、脂肪、腺体组织等，它们全部为软组织结构，彼此间密度差异小，缺乏天然对比。为了增加组织间的X线吸收差异，获得良好对比的乳腺组织结构影像，必须选用软X线摄影。

2. 乳腺X线摄影机使用钼作为阳极靶面材料，当管电压在35kV左右时，钼能产生K系特征辐射，所释放的X线波长约0.063nm，恰好是软组织摄影能获得最大X线对比的理想波长。

3. 为保证乳腺摄影质量，X线摄影系统还应具备以下特征：

（1）X线管焦点应控制在0.5以下，减小影像半影，提高影像的锐利度。

（2）窗口滤过常用0.03mm钼或0.025mm铑，以适应不同密度乳腺摄影的选择。

（3）选用80LP/cm或高穿透单元滤线栅。

（4）加压后摄影。

（三）简述数字乳腺X线摄影系统的特殊要求

1. 为适应不同类型乳腺组织摄影，一般采用双靶面X线管，如钼和钨、钼和铑等。

2. 对于100～200μm的细微钙化灶应显示清晰，探测器像素尺寸应控制在50～100μm之间。

3. 典型的乳腺X线影像应具备3100个灰度水平，系统应提供14bit以上的动态范围，以获得更好的影像对比。

4. 乳腺组织结构与厚度各不相同，为保证摄影质量，减少重拍率、降低辐射剂量，系统应具备自动曝光控制。

5. 探测器应具备较高的DQE与MTF。

四、数字减影成像原理

（一）简述数字减影成像基本原理

使用影像增强器或平板探测器采集未注入对比剂的数字图像存储在存储器1内作为蒙片，再把采集到注入对比剂的数字图像存储在存储器2内，称为造影像。然后经过计算机处理使两幅图像对应像素进行相减，骨骼和软组织影像被消除，仅留下含有对比剂的血管影像，最后经显示器显示呈现减影像。

（二）简述决定数字减影血管强度的因素

数字减影（digital subtraction angiography，DSA）在血管造影期间一般进行两次曝光，一次是在对比剂到达感兴趣区血管之前，一次是在对比剂到达感兴趣区血管并达到最大浓度时。在整个X线曝光过程中患者保持体位不移动，则两幅图像之间唯一的差别就是含有对比剂的血管，这个差值就是DSA成像的基础。它的强度决定于对比剂浓度与血管直径。

（三）简述数字减影方式的主要分类

DSA的减影方式基本上分为3种：时间减影、能量减影和混合减影。

1. 时间减影　是DSA最常用的减影方式。在对比剂注入之前将一帧或多帧图像作为蒙片，与按时间顺序出现的含有对比剂充盈的图像一一进行相减，这样两帧相同的背景组织影像被消除，只留下含有对比剂的血管影像。因造影影像和蒙片两者之间获取的时间先后不同，故称为时间减影。又可分为多种方式：

（1）常规方式：蒙片与充盈像各取一帧进行相减，可手动或自动选择。

（2）脉冲方式：每秒进行数帧的摄影，在对比剂未注射之前和到达感兴趣区对比剂逐渐消退的过程中对X线图像进行采集和减影，最后得到一系列连续间隔的减影图像。此方法适用于运动较少的颅脑、四肢等部位的减影成像。

（3）超脉冲方式：每秒进行6～30帧高速度的X线脉冲摄影，然后逐帧减影，具有频率高，脉冲宽度窄的特点。具有动态显示能力强，图像运动模糊小的特点，主要用于运动频率高的组织器官，如心脏、冠脉、主动脉等。

（4）连续方式：X线设备连续发出X线，获取25～50帧/秒的连续影像，与超脉冲方式类似。用于观察连续的血管造影或动态操作过程。这种方式图像帧数高，运动模糊小，能显示快速运动的心脏、大血管，但辐射剂量大。

（5）时间间隔差方式：蒙片像不固定，顺次选取帧间图像作为蒙片，再与其后一定时间间隔的图像进行减影处理，可获得一个动态更新的减影图像。适当选择时间间隔方式减影能够消除因患者自主或脏器的生理性运动出现的相位差造成的图像运动伪影，常作为图像后处理方式。

（6）心电触发脉冲方式：X线管发射脉冲射线的时间点与心脏大血管的搏动节律相匹配，以保证系列中所有的图像与心脏节律同相位。X线管发射射线的时间点是变化的，以获取最小运动的心血管影像。主要用于心脏大血管的DSA检查。

（7）路标方式：透视时先注射少量对比剂后摄影存储作为蒙片，再与透视下的插管图像进行减影，形成一幅减影的血管图像。之后的透视图像就可清晰地显示导管的走向和尖端投影在血管的具体位置，正确的指引操作者进行插管。

2. 能量减影　也称K缘减影或是双能量减影。在进行感兴趣区血管造影时，同时用两个不同的管电压采集两帧图像进行减影。它是利用碘与人体组织对X线的衰减系数在不同能量下有明显差异的这一特点进行的。碘在33keV时，其衰减曲线具有锐利的不连续性，此临界水平称K缘。将含有骨骼、软组织、空气和微量碘的组织分别用略低于和略高于33keV的X线能量（70kV和120～130kV）曝光，则后一帧图像比前一帧图像的碘信号大约减少80%，骨信号大约减少40%，气体基本不变。将130kV状态采集的影像由1.33的因数加权后与低能量级的图像进行减影后就能很好地消除软组织及气体影，仅留下较少的骨信号及明显的碘信号。

3. 混合减影　是能量减影与时间减影相结合的技术。注射对比剂前先进行双能量减影获取少量骨组织信号图，注射对比剂后再进行一次双能量减影获取少量骨组织与碘剂血管图，再将两组图像减影处理，得到完全的血管图像。混合减影经历了两个阶段，先消除软组织，再减除骨组织，最后仅留下血管影像。

（四）简述DSA成像方式的种类及优缺点

DSA的成像方式分为静脉性血管减影和动脉性血管减影。静脉血管减影分外周静脉法和中心静脉法；动脉血管减影分选择性动脉减影和超选择性动脉减影。

1. 静脉血管减影　最初DSA的动机是希望通过静脉注射方式显示动脉系统，它的主要缺点如下：

（1）静脉内注射的对比剂到达感兴趣区动脉之前会被稀释20倍，兴趣区血管内碘浓度的峰值与对比剂注射的总量有关，与注射速率无关。

（2）需要高浓度和大剂量的对比剂。

（3）显影血管相互重叠对小血管显示不满意。

（4）并非无损伤性，特别是中心静脉法DSA。

2. 动脉血管减影　目前应用广泛，使用的对比剂浓度低。DSA显示血管的能力与血管内碘对比剂浓度和曝光量平方根的乘积成正比。

（1）对比剂用量少，可使用稀释的低浓度对比剂进行超选择造影。

（2）稀释的对比剂减少了患者的不适，从而减少了检查过程中的运动伪影。

（3）选择性血管造影，血管相互重叠少，显著改善了小血管的显示。

（4）使用灵活，便于介入治疗，无明显损伤。

五、CT成像原理

（一）简述CT成像的基本原理

CT是利用高度准直的X线束对人体一定厚度的组织器官进行旋转扫描，透过该层面的X线强度因不同组织的吸收差异而发生衰减，透过的X线被探测器接受后，转变成电信号，信号的强弱与透过X线的强度成正比，信号经模/数转换经计算机处理重建等即构成CT图像。

（二）CT图像与普通X线影像相比有什么特点？

1. CT图像是由一定数目不同灰阶的像素按矩阵排列而成的图像，空间分辨率不如普通X线摄影图像高。

2. CT图像的密度分辨率比普通摄影X线图像高。

3. CT图像采集的是横断面图像，经重组后可显示冠状面与矢状面影像，而X线图像是重叠图像。

4. CT新的成像技术条件下，能进行能谱成像，评判物质的成分。

（三）简述X线的衰减和衰减系数

X线的衰减是指射线通过物体后强度的减弱，其中一些光子因光电效应被吸收，而一些光子因康普顿效应发生散射，衰减的强度大小通常与物质的原子序数、密度、每克电子数和原射线的能量大小有关。

根据Lamber-Beer吸收定量，单一能谱的X线通过均质物体后的光子与原射线呈指数关系。其衰减公式为：

$$I = I_0 e^{-\mu d}$$

I是通过物体后X线的强度，I_0是入射射线的强度，e是Euler's常数，μ是线性吸收系数，d是物体厚度，这是单一能谱X线通过均匀物质的强度衰减规律，是经典的均值物体线性衰减系数公式。

单一能谱射线与多能谱射线的衰减不一样。CT成像中以多能谱射线为主，多能谱射线通过物体后的衰减并非指数衰减，而是既有质的改变也有量的改变。经过衰减后的光子数目减少，射线的平均能量增加，并使通过物体后的射线硬化。

（四）简述CT数据采集的方式

现在使用的CT机一般有逐层扫描采集法、容积数据采集法两种。

1. 逐层扫描采集法　X射线管围绕人体旋转360°，探测器同时采集数据，然后扫描机架停止旋转，检查床移动到下一个扫描层面，重复进行下一次扫描，每一次旋转只扫描一个层面，直到全部预定的层面扫描完成。

2. 容积数据采集法　是螺旋CT扫描时采用的方法。扫描机架单向连续旋转X线管持续曝光，检查床同时不停单向移动并采集数据，采集的是一个扫描区域的容积数据。

（五）简述CT数据采集过程中的注意事项

1. X线管与探测器是一个精确的准直系统，发射与接收的X线强度的精度决定了影像的质量。

2. X线管和探测器围绕人体旋转是为了采集数据，不管是逐层扫描采集还是容积数据采集，都是采集的人体断面数据。

3. X线管产生的射线是经过有效滤过，在减少辐射的同时，提高影像质量。

4. 射线束的宽度是根据层厚大小设置严格准直，限定扫描层厚的同时，减少层面外射线对扫描层面的干扰。

5. 探测器接受的是透过人体后的衰减射线，衰减的射线含有人体组织信息。

6. 探测器将接收到的衰减射线转换成电信号，信号的强弱与X线强度成正比。

（六）简述CT成像的基本过程

CT扫描成像的基本过程是由X线管发出的X射线经准直器准直后，以窄束的形式透过人体被探测器接收，并由探测器进行光电转换后送给数据采集系统进行逻辑放大，然后通过模数转换器转换成数字信号，经过校正、检验的数据由信号传送器送给计算机做图像重建，重建后的图像以不同的灰阶形式在显示器上显示，或以数字形式存入计算机硬盘，或送到激光相机拍摄成照片供诊断使用。

（七）什么是CT值

CT值表示的是一种相对密度，它以某种物质的衰减系数与纯水的衰减系数相比较而得出，单位是HU，公式如下：

$$CT值 = \frac{\mu_{组织} - \mu_{水}}{\mu_{水}} \times 1000$$

其中$\mu_{组织}$是被检体组织的吸收系数，$\mu_{水}$是水的吸收系数，其中骨皮质的吸收系数设定为2.0，空气的吸收系数设定为0，水的吸收系数设定为1.0，1000为分度因素。一般来说，软组织的μ值接近水的μ值，肌肉的μ值约比水μ值高5%，而脂肪的μ值比水的μ值低10%，脑灰白质间的μ值相差约0.5%，比水的μ值高约3.5%，骨的μ值约为水的两倍。

（八）什么是窗口技术、窗宽、窗位

1. 目前的DR、CT、MRI等数字化图像的灰阶多为12比特（212=4096个灰阶），无论是显示器还是胶片或是人眼的分辨能力，都无法在一幅图像上同时显示全部的灰阶，因此，在限定范围内显示诊断所感兴趣区部分灰阶的方法称为窗口技术或窗宽窗位调节。它是通过调节窗宽和窗位来实现的。

2. 窗宽　表示显示信号强度值的范围。窗宽越大，图像层次越丰富，组织间图像对比度降低；窗宽越小，图像层次越少，组织间图像对比度增加。

3. 窗位　指图像显示过程中代表图像灰阶的中心位置。窗宽一定时，窗位越高，图像越黑；窗位越低，图像越白。

（九）什么是准直宽度、层厚与有效层厚

1. 准直宽度　是指CT机球管侧和患者侧所采用的准直器宽度，在非螺旋和单层螺旋扫描方式中，所采用的准直器宽度决定了层厚的宽度，即层厚等于准直器宽度。

2. 在多层螺旋扫描方式中，相同的准直器宽度，若使用的探测器排数不同，层厚也不同，其扫描层厚等于准直器宽度除以扫描中接收信号的探测器排数。在新型的CT设备中，通过高端的球管双焦点和Z轴双倍采样技术，每排探测器可通过两个CT数据采集系统（data acquistion system，DAS）获取两层图像，从而提高图像的Z轴精度，则扫描层厚还与每排探测器的DAS有关。

3. 有效层厚：是指实际扫描所得的层厚。由于设备制造的精确性原因，一般实际层厚与标称层厚都存在一定误差，误差范围在10%~50%，层厚越小，误差越大。

（十）简述纵向分辨力、密度分辨力、空间分辨力及时间分辨力

1. 纵向分辨力　指扫描床移动方向或人体长轴方向的图像分辨力，它表示了CT设备多平面和三维成像的能力。纵向分辨力的高低决定了涉及人体长轴方向有关的图像质量，如矢状面与冠状面的多平面重组图像的质量。

2. 密度分辨力　又称低对比分辨力，是指在低对比度下，图像对两种组织之间最小密度差的分辨能力，以百分数表示。

3. 空间分辨力　又称高对比分辨力，指当密度分辨率大于10%时，图像对组织结构空间大小的鉴别能力。常用每厘米或毫米的线对数表示。

4. 时间分辨力　主要是指扫描机架旋转一周的时间。在多层螺旋CT中，它还与

扫描覆盖范围和重建方式有关，是影像设备的性能参数之一。并且与每帧图像的采集时间、重建时间以及连续成像的能力有关。时间分辨率的高低决定了CT设备在动态扫描应用的适应性和范围。

（十一）什么是层厚敏感曲线？

层厚敏感曲线是指CT扫描设备沿长轴方向通过机架中心测量的点分布函数的长轴中心曲线。与非螺旋CT相比，螺旋CT的层厚敏感曲线增宽，其半值宽度也相应增加，即螺旋扫描的实际层厚增加。理想的层厚敏感曲线应为矩形，非螺旋CT的层厚敏感曲线接近矩形，而螺旋CT的层厚敏感曲线呈铃形分布曲线。在螺旋扫描中，层厚敏感曲线可以通过减小螺距，采用180°线性内插改善曲线的形状。

（十二）什么是部分容积效应与周围间隙现象？

1. 部分容积效应　是指在同一扫描层面内，含有两种或两种以上不同密度的组织时，其所测得的CT值是它们的平均值，而不能真实的反映其中任何一种组织的真实CT值。可以通过减薄层厚来减轻部分容积效应。

2. 周围间隙现象　相邻两个不同密度组织的交界部分如处于同一扫描层面内的垂直方向上时，CT图像上显示的这两种组织交界处CT值会失真，同时这两种组织的分界变得模糊不清，这种由于射线衰减吸收差异引起的图像失真和CT值改变，称为周围间隙现象。周围间隙现象实质上也是一种部分容积效应。

（十三）什么是线性内插法重建？

螺旋CT扫描是在检查床移动中进行数据采集，这种数据运用传统的反投影重建会出现严重的运动伪影。为了消除伪影，必须先将数据预处理，从螺旋扫描数据中合成平面数据，这种数据预处理方法被称为线性内插法。螺旋扫描数据段的任意一点，可以采用相邻两点扫描数据通过插值，然后再采用非螺旋CT扫描的图像重建方法重建图像。常用的有360°线性内插与180°线性内插。

1. 360°线性内插　采用扫描数据向外的两点通过内插形成一个平面数据，在螺旋扫描早期使用的方法。这种方法主要的缺点是层厚敏感曲线增宽，图像质量有所下降。

2. 180°线性内插　采用靠近重建平面的两点扫描数据，通过内插形成新的平面数据。它与360°线性内插最大的区别是，180°线性内插采用了第二个螺旋扫描的数据，并使第二个螺旋扫描数据偏移180°的角，从而能够靠近被重建的数据平面，这种方法能够改善层厚敏感曲线，提高图像的纵向分辨率，从而改善重建图像的质量。

（十四）简述多层螺旋CT图像重建预处理的方法

多层螺旋CT扫描采用的射线束已超越扇形束的范围，被称为锥形束。重建预处理方法主要包括扫描交叠采样的修正、Z轴滤过长轴内插法、自适应多平面重建、加权超平面重建和Feldkamp重建算法。

（十五）什么是心电触发序列扫描及回顾性心电门控螺旋扫描

1. 心电触发序列扫描　是指根据心电监控预设的扫描时机，在患者心电图R波的间期触发序列扫描，触发方式既可选择R-R间期的百分比，也可以选择触发延时的绝对值毫秒。这种方式又被称为前瞻性心电门控触发扫描。

前瞻性心电门控触发扫描的优点是被检者接受的辐射剂量较小，缺点是对于心律不齐的患者很难正确选择扫描时机，由于采集心动周期的相位不一致，不能做心脏功能的评价。

2. 回顾性心电门控螺旋扫描　是指在记录心电监控信号的同时，采集一段时间内全部心动周期的扫描数据，再采用回顾性图像重建的方法将心动周期舒张期的图像重建。回顾性心电门控图像重建分两个步骤完成：

（1）采用多层螺旋扫描180°内插，修正扫描时床移动的影响。

（2）根据所需图像的位置，采用一周扫描的部分数据重建图像，提高心脏扫描的时间分辨率。

为了提高心脏图像质量，回顾性心电门控螺旋扫描可采用单个或多个扇区重建心脏图像。一般在心率较慢时常采用单扇区重建，在心率较快时采用2个扇区或多扇区重建，主要是为了改善冠状动脉CT检查的时间分辨力。

（十六）简述滤过反投影法数据重建的过程

滤过反投影法（filtered back projection，FBP）也称卷积反投影法，是影像重建中应用最广泛的一种算法。就是在对所有数据反投影之前进行卷积滤过，使图像更清晰，不出现"星月状"伪影。反投影重建算法的缺点是会产生"星月状"伪影，即原图像中密度为零的点，重建后不一定为零，会使图像失真。要除去反投影算法的"星月状"伪影，在反投影重建前把投影数据先修正（滤波）再把修正后的投影数据进行反投影运算而算出无伪影的图像，步骤大致分成3个过程：

1. 获取全部的投影数据并作预处理，经过预处理的数据又称为原始数据。

2. 将所得数据的对数值与滤波函数进行卷积，通常高分辨率的算法可使解剖结构的边缘得到增强并改善分辨率，但图像噪声相应增加。

3. 根据选择的矩阵大小，经滤过后的原始数据被反投影成像并通过显示器显示，图像的亮度则与X射线通过物体后的衰减程度有关。

（十七）什么是螺距

单层螺旋CT的螺距等于X线管旋转一周检查床移动的距离与扫描层厚的比值。在多层螺旋CT中，层厚与X线束的宽度无直接关系，而与被使用的探测器排数相关，MSCT的螺距等于X线管旋转一周床移动的距离与X线束总准直器宽度的比值。

（十八）试述多层螺旋CT与单层螺旋CT相比在临床应用中的优点

1. 扫描速度快　X线管旋转一周仅需0.27～0.35秒，可以扫描4～320层，X线球管旋转一周扫描覆盖范围广，时间分辨率提高。

2. 图像空间分辨率高　使用更薄更宽的探测器，在相同的扫描时间内能获得更大范围和更薄层面的扫描数据，甚至是各向同性的容积数据，有利于重建更高质量的各解剖方位图像。

3. CT透视定位更准确　球管单次旋转能采集更多层面的影像数据，在CT引导下穿刺不仅能实时显示针尖位置，还能更好的观察邻近层面的情况。

4. 提高了X线的利用率　提高了Z轴方向上扫描层面两侧X线的利用率，减少了X线管的负荷，降低了X线管的损耗。

（十九）简述320层螺旋CT的优点

320层螺旋CT使用更宽的探测器，覆盖范围更广，全身大部分脏器可在X线管旋转一周完成扫描，它的扫描分为步进容积扫描和螺旋容积扫描两种。与其他MSCT相比，有以下优势：

1. 对于扫描范围小于160mm的器官，X线管旋转一周即可完成扫描，获得各向同性同时的图像，图像质量明显提高。

2. 一次心动周期扫描完成全心动态功能成像。

3. 实现全器官灌注成像和器官的多期相增强成像。

4. 显著提高了动态显示器官运动的时间分辨力。

5. 射线的利用率进一步提高，实际曝光时间缩短，患者接受照射辐射的时间减少。

（二十）简述双源CT的优点

1. 时间分辨力提高　对于心率快的患者进行心脏检查时无须干预心率即可获得较高的图像质量。

2. 可获得双能量CT数据　两套X线管可分别采用不同的能级，一次扫描中获得两套成像数据，进行能谱成像。

3. 心脏检查辐射剂量低　由于时间分辨力提高，图像采集速度快，避免多扇区重建技术必须采用的大剂量扫描，从而降低扫描辐射剂量。

（二十一）什么是CT灌注成像及一般用哪些灌注参数来评价

CT灌注成像是指将碘对比剂经静脉快速注入人体，经左心室到达靶组织，通过CT动态扫描获得碘对比剂首次通过该靶组织的时间-密度曲线，根据曲线来计算各种灌注参数。主要的灌注评价参数是：

1. 组织血流量（blood flow，BF）　单位时间内流经某一体积组织的血容量，单位为mL/min。

2. 组织血容量（blood volume，BV）　指某一体积组织内血液的含量，单位是mL。单位体积的含血量称为相对组织血容量，常以百分数表示。

3. 平均通过时间（mean transit time，MTT）　指血液流过毛细血管床所需要的时间。组织的血容量除以平均通过时间即为组织血流量。

灌注组织强化的程度主要取决于组织的富血管化程度、血管壁对对比剂的通透性及细胞外液量。

六、MRI成像原理

（一）简述原子的结构

原子由原子核和周围轨道中的核外电子组成。原子核位于原子中心，由带正电荷的质子和不带电荷的中子组成。通常质子数量与核外电子数量相同，以保持原子的电中性。原子核中的质子数也称该元素的原子序数，它决定原子的物理特性，原子核中的质子和中子的数目决定了原子核的质量，它们的数目可有不同。电子在核外快速运动，有轨道运动和自旋运动，自旋运动产生具有一定大小和方向的磁化矢量。

（二）简述原子核的自旋特性及符合磁性原子核的条件

原子核具有一定的大小和质量，不停地围绕自身轴进行旋转，正电荷附着于质子，并与质子一起以一定的频率旋转，称为"自旋"。质子自旋产生磁矩时，具有方向和大小，称之为磁化矢量。但并非所有的原子核自旋均能产生磁矩，原子核内的中子与质子的数目决定了该原子核是否为磁性原子核。如果原子核内的质子与中子数均为偶数，则这种原子核自旋不能产生磁矩，称这种原子核为非磁性原子核。

磁性原子核应符合以下条件之一：

1. 中子和质子均为奇数。

2. 中子为奇数，质子为偶数。

3. 中子为偶数，质子为奇数。

总之，磁性原子核的中子数和质子数至少要有一项为奇数。氢原子核内只有一个质子，不含有中子，所以氢原子核也称为氢质子。自旋能产生磁矩的原子核有一定的质量和大小，所以原子核还具有自旋角动量，它是磁性强度的反映，角动量大，磁性就强。一个质子的角动量约为1.41×10^{-26}Tesla，磁共振就是利用这个角动量的物理特性来进行激发、信号采集和成像。

（三）为什么选择氢质子作为磁共振成像的对象

选择氢质子作为磁共振成像的对象并不是毫无理由的，原因如下：

1. 氢质子是人体中最多的原子核，约占人体内总原子核数的2/3以上。

2. 氢质子的磁化率在人体磁性原子核中是最高的，可以产生更强的磁共振信号。

3. 氢质子存在于人体的各种组织中，具有显著的生物代表性。

（四）简述氢质子在外加磁场中的自旋变化

当人体处于强大的外磁场中时，氢质子的角动量方向将受到外加磁场的影响，处于低能级的氢质子与外加磁场方向相同，处于高能级的氢质子与外加磁场方向相反。处于低能级的氢质子比高能级的氢质子仅多出数个ppm（1ppm为百万分之一），它构成了角动量之差的净值。这个净值是所有质子角动量方向的总和，我们称之为磁矩，它的方向与外加磁场的方向一致。

进入外加磁场后，低能级氢质子比高能级氢质子多出的量受温度、主磁场强度影响。在实际情况中，温度相对稳定，因此低能级氢质子比高能级多出的量主要受外加磁场强度的影响，随着外加磁场强度的升高，多出的氢质子的量几乎成比例增多。这就是在相同的成像参数下，高场强磁共振较低场强磁共振能获得更高信噪比的原因。

（五）什么是进动与进动频率

氢质子处于主磁场中时，除了自旋运动外，还绕着主磁场轴进行旋转摆动，我们把氢质子的这种旋转摆动称为进动。

进动是磁性原子核自旋产生的小磁场与主磁场相互作用的结果，我们把氢质子绕主磁场旋转摆动的频率称之为进动频率，它明显低于自旋频率，进动频率也称 Larmor（拉莫）频率。外加主磁场的大小决定了进动频率，B_0 越大，进动频率越高，氢原子在 1.0 Tesla 的磁场中的进动频率为 42.58MHz。

（六）什么是磁共振现象

质子在一定的磁场强度中，它的磁矩以 Larmor 频率做旋进运动，进动频率是由主磁场强度决定的。当在 B_0 作用下以某一恒定频率进动的磁矩，在受到另一个磁场（B_1）的重复作用时，当 B_1 的频率与 Larmor 频率一致，方向与 B_0 垂直，进动的磁矩将吸收能量，增大旋进角度，B_1 强度越大，进动角度改变越快，但频率不会改变，以上发生的共振现象被称之为磁共振现象。

（七）什么是弛豫、纵向弛豫、横向弛豫、T_1 值、T_2 值

1. 弛豫　原子核在外加射频脉冲（radio frequency，RF）作用下产生共振，吸收了能量，使处于低能级的质子获得能量跃迁到高能级，磁矩旋进角度变大，从外加的 RF 消失开始到原子核恢复至发生磁共振前的磁矩状态为止，整个过程的变化叫作弛豫。弛豫是一个复杂的能量转变过程，是磁共振成像的关键部分，它分为纵向弛豫与横向弛豫。

2. 纵向弛豫　是组织的宏观纵向磁化矢量从零恢复到最大值的过程。磁矩具有方向和大小，当人体进入 B_0 中后，将形成一个与 B_0 方向一致的净磁矩，我们称之为宏观纵向磁化矢量。在外加 RF 作用下，这个净磁矩将发生偏转，B_0 方向上的磁矩将减少，当 RF 终止后，纵轴（B_0 轴）上的分磁矩又将逐渐恢复，直至到 RF 作用之前的状态，这个过程称为纵向弛豫。外加 RF 脉冲关闭后，某组织的宏观纵向磁化矢量从最小值开始恢复为起点，直至到最大纵向磁化矢量的 63% 时，所需要的时间称为该组织的 T_1 时间，也叫 T_1 值。它反映组织纵向弛豫恢复快慢的物理指标。T_1 弛豫是处于高能级状态的质子释放能量给周围的分子回到低能级状态的过程，质子周围分子的自由运动频率与质子的进动频率越接近，能量的释放传递越快，因此纵向弛豫又称为自旋-晶格弛豫。

3. 横向弛豫　是组织的宏观横向磁化矢量从最大值衰减到零的过程。在外加 RF

作用下，纵向磁矩发生了偏转，横向上出现了一个分磁矩。当RF终止后，横向（XY平面）上的分磁矩又将逐渐减少，直至恢复到RF作用前的零状态，这个过程就叫作横向弛豫，所需要的时间为横向弛豫时间。外加RF关闭后，以某组织宏观横向磁化矢量达到最大值为起点，直至衰减到最大值的37%时所需要的时间称为该组织的T_2时间，也叫T_2值。它反映组织横向弛豫恢复快慢的物理指标，与纵向弛豫同时发生。T_2弛豫的能量传递发生于质子群内部，即质子群周围磁场微环境的随机波动造成宏观横向磁化矢量的衰减，因此T_2弛豫也称自旋-自旋弛豫。

（八）简述自由感应衰减信号、自旋回波信号、梯度回波信号

1. 自由感应衰减信号　当组织接受如90° RF激发后，组织中将产生宏观横向磁化矢量，RF关闭后组织中的宏观磁化矢量由于受T_2弛豫和主磁场不均匀性的双重影响，而以指数形式较快衰减，称之为自由感应衰减。如果利用磁共振接收线圈记录这种横向磁化矢量的变化得到的磁共振信号就是自由感应衰减信号。自由感应衰减信号受到组织本身的质子密度、T_1值、T_2值、磁敏感特性等因素的影响。

2. 自旋回波信号　当组织接受如90° RF激发后，组织中将产生宏观横向磁化矢量，RF关闭后组织中的宏观横向磁化矢量由于受T_2弛豫和主磁场不均匀性的双重影响发生自由感应衰减，这不能真正反映组织的T_2弛豫。采用180° 聚焦脉冲纠正主磁场的不均匀性引起的质子失相位，从而使采集到的宏观横向磁化矢量衰减信号能真正反映组织的T_2弛豫，用接收线圈记录的这一回波信号被称之为自旋回波信号，所产生的回波称为自旋回波。

3. 梯度回波信号　当组织接受RF激发后，在读出方向上先施加一个离相位梯度场，该梯度场与主磁场叠加后造成频率编码方向上的磁场强度差异，该方向上质子的进动频率随之出现差异，从而加快质子的失相位，使组织的宏观横向磁化矢量很快衰减到零。此刻再立即在频率编码方向上施加一个强度相同、方向相反的聚相位梯度场，原来在离相位梯度场作用下质子的失相位将逐渐恢复，经过与离相位梯度场作用相同的时间后，组织的宏观横向磁化矢量恢复到信号幅度的最高值，利用接收线圈记录宏观横向磁化矢量的变化过程得到的回波信号称为梯度回波信号。因这种信号的产生仅利用读出梯度场切换产生，因此被称为梯度回波。

（九）什么是梯度磁场

梯度磁场是在主磁场基础上外加的一种磁场，使成像时感兴趣区人体组织受到的磁场强度出现微小的差别。根据拉莫定律，组织在不同的磁场强度下，共振频率会不同，这就形成了根据梯度磁场的变化达到空间定位的理论和实际应用基础。磁共振信号的三维空间定位利用横断轴（Gz）、矢状轴（Gx）和冠状轴（Gy）三套梯度线圈产生的梯度磁场来实现，完成层面和层厚的选择、频率编码、相位编码。

（十）简述K空间的概念、特性及填充轨迹

1. K空间　也称傅里叶空间，是带有空间定位编码信息的MRI信号原始数字数据的填充空间，是根据原始数据中的相位和频率两种坐标组成的虚拟空间位置排列矩

阵，它不是图像矩阵中的实际空间位置。对K空间的数据进行傅立叶转换，就能对原始数字数据中的空间定位编码信息进行解码，分解出不同频率、相位和幅度的MRI信号，从而重建出MRI图像。

2.K空间的特性　主要表现为：

（1）K空间中的点阵与图像的点阵不是一一对应的，K空间中每一点包含有扫描层面的全层信息。

（2）K空间在KX和KY方向上都呈现镜像对称的特性。

（3）填充K空间中央区域的MRI信号主要决定图像的对比度，填充K空间周边区域的MRI信号主要决定图像的解剖细节。

3.K空间常用的填充轨迹　包括对称填充轨迹、迂回填充轨迹、螺旋状填充轨迹、放射状填充轨迹等。

（十一）什么是二维傅立叶图像重建法

二维傅立叶变换法是MRI特有且最常用的图像重建方法。K空间排列的原始数据含有相位、频率和幅度的信息，傅立叶转换技术就是将以上的K空间信息逐行、逐点地解析和填充到真正的空间位置上去，不同的频率和相位代表不同的空间位置，幅度代表MRI信号的强度，通过解析就形成很多幅反映信号强度的MRI图像。不同频率和相位结合的每个体素在图像矩阵中有其独特的位置，计算每个体素的灰阶值就形成了一幅MRI图像。

（十二）简述磁共振的脉冲序列及其构成和表达方式

1.脉冲序列　我们把RF、梯度场和信号采集时间等与成像相关参数的设置及其在时序上的排列称为磁共振的脉冲序列（pulse sequence）。

2.脉冲序列的构成　包括3个方面：

（1）RF：是指具有一定宽度、一定幅度的电磁波，它是磁共振信号的激励源，在任何脉冲序列中至少必备一个射频脉冲。它的调整主要包括带宽、幅度、施加时间以及持续时间等。

（2）梯度磁场：主要在层面选择、频率编码及相位编码等过程中起关键作用，是磁共振信号空间定位必不可少的部分。它的调整主要包括梯度场施加的方向、梯度场场强、施加时间及持续时间等。

（3）信号采集：是脉冲序列的最终目的，它的调整主要包括采集的时相，接受的带宽等。

3.脉冲序列的表达方式　主要有2种：

（1）时序图：是最直观、最常用的脉冲序列表达方式。它采用不同的波形符号来分别描述RF、梯度磁场（层面选择梯度、相位编码梯度、频率编码梯度）和信号采集，以及它们之间的时间对应关系。

（2）流程表达式：是用公式来表示射频激励脉冲、梯度磁场、信号和各种延时时间的先后顺序。

（十三）简述磁共振脉冲序列的分类

1. 按检测信号分类

（1）自由感应衰减信号：直接测定FID信号序列。

（2）施加聚焦脉冲产生自旋回波信号：自旋回波序列。

（3）梯度场切换采集梯度回波信号：梯度回波序列。

2. 按用途分类

（1）通用序列：自旋回波序列、快速自旋回波序列、反转恢复脉冲序列等。

（2）应用于特定组织器官、组织特性、特定功能的专用序列：电影成像序列、弥散成像序列、磁敏感序列等。

3. 按扫描速度分类

（1）普通成像序列。

（2）快速成像序列。

（十四）磁共振脉冲序列的基本参数有哪些

1. 重复时间（repetition time，TR）　是指第一个射频脉冲出现到下一个周期同一个射频脉冲再次出现时的间隔时间。TR越长，氢质子就有更长的时间恢复纵向弛豫，纵向磁化矢量恢复就越完全。TR主要决定图像的T_1对比，TR越大，T_1权重越小，反之TR越小，T_1权重越大。对于图像的信噪比而言，TR越大，图像的信噪比越高，但序列时间越长。

2. 回波时间（echo time，TE）　是指射频脉冲的中点到回波信号中点的间隔时间。TE主要决定了图像的T_2对比，TE时间越短，氢质子横向磁化矢量衰减得越少，所获得的图像T_2权重就越小，但图像的信噪比越高；反之TE越长，T_2权重越大，但图像信噪比下降。在自旋回波与梯度回波序列中，TR和TE共同决定了图像的信噪比、对比度以及图像的权重。长TR，长TE反映组织间横向弛豫的差别；短TR，短TE反映组织间纵向弛豫的差别。

3. 反转时间（inversion time，TI）　在反转恢复脉冲序列中，180°反转脉冲中点与射频脉冲中点的间隔时间称为反转时间。选用不同的TI时间可以获得不同组织对比的图像。在1.5T场强的磁共振扫描序列中：选用较短的TI时间（160ms左右）进行扫描可以对脂肪信号实施抑制；选用较长的TI时间（2200ms左右）进行扫描可以对自由水信号进行抑制；在颅脑的T_1WI扫描序列中，为改善脑组织灰白质的T_1对比，可选用中等长度的TI值进行扫描。

4. 矩阵（matrix）　分为采集矩阵与显示矩阵。采集矩阵是指行列方向数据采集点的多少。它对应磁共振图像层面内的相位编码和频率编码步数。频率编码方向的像素多少并不直接影响图像采集时间，相位编码方向上的编码步级数则直接影响图像的采集时间，相位编码数目越多，图像采集时间越长。采集矩阵与成像像素一一对应，在其他成像参数不变的情况下，采集矩阵越大，成像像素越小，图像层面内的空间分辨力越高，但信噪比下降。图像的显示矩阵是指图像显示时所用的矩阵大小。

5. 视野　是指实施扫描的解剖区域，即图像区域在相位编码与频率编码方向上的实际尺寸，是一个面积概念，又称扫描野。磁共振成像中视野的大小受磁场均匀度、梯度场及使用线圈的有效范围限制。在矩阵不变的情况下，视野越大，成像的像素值越大，图像层面内的空间分辨力越低，但图像的信噪比越高。

6. 层面厚度（slice thickness）　指被RF激发的被检组织厚度。在二维成像中，层面越薄，图像在层面选择方向的空间分辨力越高，但由于体素值变小，图像的信噪比降低。因此在选择层厚的时候既要考虑Z轴的分辨力也要考虑图像的信噪比。磁共振的层厚是由层面选择梯度场强度和射频脉冲的带宽共同控制。在射频带宽一定的情况下，梯度场强越大，层厚越薄；在梯度场强一定的情况下，射频带宽越小，层厚越薄。

7. 层间隔（slice gap）　又叫层距，是指相邻两个成像层面之间的距离。是指没有被成像的组织厚度。由于受到梯度场的线性、RF频率特性的影响，在成像层面内组织氢质子被激励的同时，扫描层面附近的氢质子往往也会受到RF的激励，这样就会造成层面之间信号的相互影响，这一现象被称为层间干扰或层间污染。为了减少上述现象的发生，在磁共振二维成像中往往需要设置一定的层间距。

8. 翻转角（flip angle）　又称射频激励角，是指在RF的激励下，层面内组织的宏观纵向磁化矢量偏离静磁场B_0的方向，与B_0间形成的偏转角度称为翻转角。翻转角的大小取决于RF的能量，RF能量越大偏转角越大。RF的能量由脉冲的强度和作用时间共同决定。射频脉冲激发时通过改变射频强度与作用时间，来改变磁化矢量的翻转角度。

9. 激励次数（number of excitations，NEX）　又叫信号平均次数或信号采集次数，它是指每个相位编码步级中信号采集的次数。NEX增加有利于增加图像信噪比，但同时也增加了图像的采集时间。激励次数增加一倍，图像信噪比为原来的$\sqrt{2}$倍，但扫描时间增加一倍。

10. 回波链长度（echo train length，ETL）　回波链长度是快速成像序列的专用参数，是指射频脉冲激发后所采集的回波数目。在快速自旋回波序列中，每个TR时间内进行多次相位编码，采集多个回波信号，填充多行K空间，从而可加快序列的扫描速度，在其他成像参数不变的情况下，具有回波链的快速成像序列的采集时间缩短为原来的1/ETL。因此，回波链也被称为快速成像序列的快速因子。

11. 有效回波时间（effective echo time，ETE）　在快速自旋回波序列或快速反转恢复脉冲序列中，一次射频脉冲激发后有多个回波链的存在，每个采集的回波信号具有不同的TE。有效回波时间是指处于K空间中心区域的回波信号的TE，因为K空间中心区域的信号数据决定了图像的对比度。

12. 回波间隔（echo spacing，ESP）　是指快速自旋回波序列中相邻两个回波中点之间的时间间隔。每个回波信号具有不同的TE，导致所采集的信号在幅度上存在一定的差异，因此ESP的缩短将有助于减小这种差异，进而降低由此造成的图像边缘模糊伪影。另外ESP的大小还会影响序列有效回波时间的长短，在回波链长度相等的条件下，ESP越小，有效回波时间越短。

（十五）什么是图像的加权

所谓加权就是"重点突出"的意思。一幅磁共振图像会受到组织的T_1、T_2、质子密度等多种特性的影响，我们可以通过对脉冲序列中TR、TE、翻转角等参数的调整，使MRI图像主要反映组织某方面的特性，而尽量抑制组织的其他特性对MRI信号强度的影响，这就是"加权"成像。

（十六）什么是T_1图像对比、T_1加权成像

纵向弛豫时间T_1值是组织的固有属性之一。在相同的场强下，不同的组织有着不同的T_1值；同一组织在不同的场强下T_1值也表现不同，随着场强的提高，组织的T_1值会延长。组织的T_1值越短，纵向磁化矢量恢复的速度就越快，在MRI图像上表现为高信号；反之，T_1值长的组织，纵向磁化矢量恢复的速度就慢，在MRI图像上就表现为低信号，这就形成了T_1对比的原理。

T_1加权成像是指图像的对比主要来自组织间的T_1差别。采用短TR短TE进行扫描时，脂肪等短T_1组织可以充分弛豫表现为高信号，而脑脊液等长T_1组织在设定的TR时间内纵向磁化矢量不能充分恢复，表现为低信号，两者在图像上表现出显著的T_1对比；同时短TE的应用又使采集的信号更少的受到组织T_2弛豫的影响。但在反转恢复脉冲序列中，T_1的对比主要受到T1值的影响，梯度回波序列中还会受到翻转角的影响。

（十七）什么是T_2图像对比、T_2加权成像

横向弛豫时间T_2值是组织的固有特征之一。在相同的场强下，不同的组织有着不同的T_2值。组织的T_2值越短，横向磁化矢量就衰减得快，在MRI图像上表现为低信号；反之，T_2值长的组织，横向磁化矢量衰减的慢，在MRI图像上表现为高信号，这就形成了T_2对比的原理。

T_2加权成像是指图像的对比主要来自组织间的T_2差异。采用长TR的作用是使所有成像组织的纵向磁化矢量充分得到恢复，所采集的信号中尽量减少T_1效应；采用长TE的目的是为了增大组织的T_2效应，提高T_2值对图像对比度的影响，突出液体脂肪等T_2较长组织的信号。

（十八）什么是质子密度对比、质子密度加权成像

成像体素内的氢质子数量决定了组织宏观纵向磁化矢量M_0的最大值，质子密度越大，M_0值就越大。如果图像的对比主要反映不同组织间氢质子的密度差，那么该对比度称为质子密度对比度。反映组织质子密度差异的图像称为质子密度加权像，该权重的图像应尽可能减少组织T_1值和T_2值对图像对比度的影响。扫描序列中选用较长的TR是为了让组织的纵向磁化是尽可能完全恢复，减少组织T_1对信号的影响。纵向磁化矢量的差别主要由组织氢质子密度的差异引起，当射频脉冲激发结束后产生的横向磁化矢量的差异主要来源于纵向磁化矢量的差别，选用短TE主要是为了减小

横向弛豫对图像的影响。

（十九）什么是自旋回波序列，它的优点有哪些

1. 自旋回波是磁共振成像中最基本的脉冲序列，它是以90° RF激励组织产生最大宏观横向磁化矢量后，再施加180° 聚相位脉冲并获得回波信号。

2. 自旋回波序列的优点：

（1）序列结构比较简单，信号的变化容易解释。

（2）与梯度回波相比，图像具有较高的信噪比，图像的组织对比好。

（3）对磁场的不均匀性敏感低，磁化率伪影轻。

（4）化学位移伪影较梯度回波序列少。

（二十）什么是快速自旋回波，它的优缺点有哪些

1. 在90° RF激励组织产生最大宏观横向磁化矢量后，再施加多个180° 聚相位脉冲获得多个具有不同相位编码的回波信号，填充到同一个K空间中，从而加快序列的扫描速度。如果采用5个回波链长的快速自旋回波序列扫描时间是单个回波序列时长的五分之一，由此可见，快速自旋回波序列能使扫描速度成倍提高，回波链越长，扫描速度越快。

2. 快速自旋回波序列的优点：

（1）成像速度快。

（2）对磁场不均匀性不敏感。

（3）磁敏感伪影减少。

（4）运动伪影减少。

3. 快速自旋回波序列的缺点：

（1）T_2加权像上脂肪信号高于SE序列的T_2WI，且ETL越长，ESP越小，脂肪信号增加越明显。

（2）多个回波信号的幅度不同将导致图像模糊。

（3）每个回波信号的TE不同，与SE序列相比，图像对比度下降，一般情况下ETL越长，图像的组织对比度越低。

（4）因采用了多个180° 聚相位脉冲，引起人体射频能量的沉积增加，特殊吸收率增加，可引起体温升高等不良反应。

（5）由于对磁场不均匀性不敏感，不利于一些能够增加磁场不均匀的病变（如出血）的检查。

（二十一）简述半傅立叶采集单次激发快速自旋回波的优缺点

为了进一步加快快速自旋回波的采集速度，将ETL设置的更长，可以在一次90°射频激励后，采用连续多个180° 重聚脉冲采集完填充K空间所需的所有回波信号，称之为单次激发快速自旋回波（single shot-fast spin echo，SSFSE）。根据K空间数据的呈镜像对称的特性，SSFSE常与半傅立叶采集技术结合，形成半傅立叶采集单次激发快速自旋回波。该序列应用于体部成像时，即使不屏气也可获得无明显呼吸

运动伪影的图像，在人体内能量的沉积减少；因为只填充了K空间一半多的信息，理论上图像信噪比有所下降，由于ETL很长，有效TE延长，所获得的图像T_2权重增加，同样由于ETL太长，图像的模糊效应增加。

（二十二）什么是梯度回波序列及它的特点有哪些

梯度回波是在RF激发后，在频率编码方向上先施加一个离相位梯度场，加快质子的失相位，组织的宏观横向磁化矢量很快衰减到零，然后再在频率编码方向上施加一个强度相同、方向相反的聚相位梯度场，这样由于离相位梯度场造成的质子失相位将逐渐得到纠正，组织的宏观横向磁化矢量逐渐恢复，经过与离相位梯度场作用相同的时间后，组织的宏观横向磁化矢量恢复到峰值。由于这种回波的产生是利用梯度场的方向切换产生，因此称为梯度回波（gradient recalled echo，GRE）。

梯度回波序列有如下几个特点：

1. 小角度激发，成像速度快。在实际应用中，我们通常称小角度脉冲为α脉冲，α角常介于10°到90°之间。

2. 采用梯度场切换采集回波信号进一步加快了数据的采集速度。

3. GRE序列是反映组织的T_2弛豫信息，GRE序列中的聚相位梯度场只能剔除离相位梯度场造成的质子失相位，并不能剔除主磁场不均匀造成的质子失相位，因而获得的是组织的T_2弛豫信息，而不是组织真正的T_2弛豫信息。

在GRE序列中组织中质子的失相位是由以下3个原因引起：

（1）组织真正的T_2弛豫。

（2）主磁场不均匀性。

（3）离相位梯度场造成的不均匀性。

4. GRE序列固有信噪比较低　组织的T_2^*弛豫明显快于T_2弛豫，在相同的TE下，GRE序列得到的回波幅度明显低于SE序列；另一方面，GRE序列常采用小角度激发，射频脉冲所产生的最大横向磁化矢量就比SE序列小。

5. GRE序列增加了对磁场不均匀的敏感性　这一特点使在成像过程中在组织与气体界面容易出现磁敏感伪影；同时，如出血等能引组织起局部磁场不均匀的病变易于检出。

6. GRE序列中血流常呈现高信号　利用这一特性可以实现对流动血液的成像。

（二十三）简述小角度激励的优点

1. 产生宏观横向磁化矢量的效率较高　与90°脉冲相比，30°脉冲的能量仅为90°脉冲的1/3左右，但产生的宏观横向磁化矢量达到90°脉冲的1/2左右。

2. 脉冲的能量较小，SAR值降低。

3. 纵向弛豫恢复的时间明显缩短　小角度射频脉冲激发后，组织残留较大的纵向磁化矢量，因而纵向弛豫恢复所需要的时间较短。可以选用较短的TR，从而明显缩短扫描时间，这也是梯度回波序列相对SE序列能够加快成像速度的原因。

（二十四）什么是扰相梯度回波和稳态梯度回波

由于梯度回波的TR会小于组织的T_2值，在当次射频激发产生的横向磁化矢量残余将会对下一周期的回波信号造成较大的影响，从而导致图像出现带状伪影。在下一次射频激发之前，处理好残余横向磁化矢量对于成像质量是很有必要的，根据图像权重不同的要求，通常用相位破坏与相位重聚两种方法来减少残余横向磁化矢量的影响。

α脉冲的MRI信号采集后，至下一个激励脉冲到来之前从三个梯度方向同时施加扰相位梯度场，人为地增加磁场不均匀性，加快了质子失相位，从而消除这种残余的横向磁化矢量。这样，在下一次α脉冲出现时就不会有相干信号的存在，消除了对下一个回波信号的影响。

另一种处理办法是在α脉冲的MRI信号采集后，至下一个激励脉冲到来之前在相位编码和频率编码两个方向施加适当的反向梯度使相位重聚，使其对以后的梯度回波信号做出贡献，相应的脉冲序列称为稳态梯度回波。

（二十五）什么是反转恢复序列和快速反转恢复序列及其各自特点有哪些

1. 反转恢复序列　使用180° RF对组织进行激发，使组织的宏观纵向磁化矢量偏转180°，即偏转到与主磁场相反的方向上，该180°脉冲称为反转脉冲。把具有180°反转脉冲的序列统称为反转恢复脉冲序列。

反转恢复脉冲序列实际上是在自旋回波序列前施加了一个180°的反转脉冲，即在反转脉冲之后再依次施加90° RF和180°聚焦脉冲，并采集一个回波信号。由于180°反转脉冲延长了组织的T_1弛豫时间，该序列增加了组织间的T_1对比。180°反转脉冲中点至90° RF中点的时间间隔称为反转时间；90°脉冲中点至回波中点的间隔定义为TE；相邻两个180°反转脉冲中点的时间间隔定义为TR。反转恢复脉冲序列用以获得T_1加权图像时，图像的T_1对比主要有TI来决定。

反转恢复脉冲序列具有以下特点：

（1）组织纵向磁化弛豫延长，组织间的纵向弛豫差别增大，即T_1对比明显优于自旋回波序列。

（2）180°反转脉冲激励关闭后，组织的纵向磁化矢量从负值最大逐渐恢复达到最大纵向磁化矢量。当某种组织的纵向磁化矢量恢复到零点时，此时再给予90°射频脉冲激发，该组织由于无宏观纵向磁化矢量，也就无法产生横向磁化矢量，则该组织将无法产生回波信号，通过此种方法可以达到选择性抑制特定T_1值组织信号，如临床上常用的脂肪抑制与自由水抑制。

（3）一次反转脉冲后序列仅采集一个回波信号，而且TR时间很长，导致扫描时间很长，因此在实际应用中很少，目前已基本被快速反转恢复脉冲序列所代替。

2. 快速反转恢复序列　为了加快反转恢复脉冲序列的成像速度，在180°反转脉冲之后紧随一个快速自旋回波序列从而构成快速反转恢复脉冲序列。TE时间与快速自旋回波序列TE时间相同；两次180°反转脉冲中点的时间间隔为TR。

快速反转恢复脉冲序列具有以下特点：

（1）成像速度较反转恢复脉冲序列快，在其他成像参数不变的情况下，扫描时间缩短的倍数等于回波链的长度。

（2）由于回波链的存在，氢质子在弛豫过程中T_2的影响增大，应用于T_1加权图像时效果不如反转恢复序列，但优于快速自旋回波序列。

（3）由于回波链的原因，相应的TE为有效TE，图像会出现快速自旋回波序列相同的模糊效应。

（4）由于施加了180°反转脉冲，快速反转脉冲T_1WI序列的T_1对比较快速自旋回波序列好。

（5）通过选择不同的TI可选择性抑制相应T_1值的组织信号。在保证TR足够长的情况下，抑制某种组织信号的TI值等于该组织T_1值的69.3%。

（二十六）简述快速反转恢复脉冲序列的临床应用

1. 短反转时间反转恢复序列（short TI inversion recovery，STIR） 脂肪组织在T_1与T2加权图像上均呈现为高信号，而许多病变组织在T_2加权图像上同样表现为高或稍高信号，这样就会引起信号判别的相互干扰。STIR在临床应用中可用于抑制高信号的脂肪组织信号，以便能更清晰地显示病变，另一方面用于判别高信号组织中是否含有脂肪成分。主要特点有：

（1）STIR对于脂肪的抑制不具有磁场强度的依赖性，适用于任何不同场强的磁共振系统，而且对磁场的不均匀性不敏感，脂肪抑制效果好。

（2）能与梯度回波、EPI等相结合用于脂肪抑制。

（3）成像时间较长，图像信噪比相对于自旋回波序列有一定的下降，相较于其他的脂肪抑制序列图像信噪比也相对较低。

（4）如果某组织的T_1值与脂肪组织相近（如亚急性出血、对比剂强化的组织等），其信号同样会在STIR序列被抑制。

2. 液体抑制反转恢复脉冲序列（fluid attenuated inversion recovery，FLAIR） 在T_2加权图像上更高信号的自由水信号同样会影响周边组织信号的判别。在颅脑T_2WI序列中将脑脊液的信号加以抑制，能更好地显示脑室旁或被脑脊液掩盖的病变。液体抑制反转恢复脉冲序列又称黑水序列。

3. 快速反转恢复T_1WI序列 又称T_1FLAIR，主要是利用反转恢复序列可以增加图像T_1对比的特性。该序列在临床上主要用于脑实质的T_1加权成像，改善脑灰白质间的T_1对比度。

（二十七）什么是平面回波成像序列及其分类有哪些

1. 平面回波成像序列（echo planar imaging，EPI） 是目前最快的MRI信号采集方式。它是在梯度回波的基础上发展而来，从成像技术本身而言采集到的MRI信号也是属于梯度回波信号，实质上是一种信号的采集技术。不同的是，梯度回波在一次小角度射频脉冲激发后，利用读出梯度场的一次正反向切换产生一个梯度回波，而

EPI是在一次RF激发后，利用读出梯度场的连续正反向切换产生多个梯度回波，采用一种迂回轨迹的填充方式，填充到K空间不同的相位编码线上。

2. EPI序列的分类 按射频激发次数与EPI准备脉冲类型分类

（1）射频激发次数：按完成一幅图像需要进行的射频激发次数分为单次激发EPI（single-shot EPI，SS EPI）和多次激发EPI（multi-shot EPI，MS EPI）

（2）EPI准备脉冲类型：EPI严格意义只能算是MRI信号的一种采集方式，并不能称作真正意义序列，它需要结合一定的准备脉冲才能成为真正的成像序列。准备脉冲有GRE和SE，相应的就分为：梯度回波EPI序列、自旋回波EPI序列和反转恢复EPI序列。

（二十八）简述螺旋桨（刀锋）技术的原理、特点及临床应用

1. 螺旋桨（刀锋）技术 是采用一种K空间数据放射状填充方式，从而校正运动伪影的一种成像技术。在一个TR期间按一定数量的回波链采集回波，每个回波分别进行频率编码和相位编码后，作为一组数据平行地填充到某一角度相应的多行K空间线，形成螺旋桨的一个叶片或刀锋。在下一个TR期间，旋转一定角度后再采集另一组回波链，同样平行填充于K空间的一定区域，形成螺旋桨的另一个叶片。这样K空间填充轨迹是平行填充与放射状填充的结合，平行填充轨迹使K空间周边区域在较短的采样时间内具有较高信号密集度，保证图像的空间分辨率；放射状填充轨迹则使K空间中心区域有较多的信号重叠，提高了图像的信噪比并减少了运动伪影。

2. 螺旋桨（刀锋）技术的特点

（1）K空间中心区域有大量的信息重叠，图像有较高的信噪比，同时也为数据的校正提供了更多的信息。

（2）运动伪影不再沿相位编码方向重建，而是沿着放射状的方向被抛射到视野以外，运动伪影明显减轻。

（3）该技术常与FSE、FIR序列组合，对磁场的不均匀影响较小；与EPI序列相比不易产生磁敏感伪影。

3. 主要的临床应用

（1）与FSE T_2WI 组合成像：图像信噪比高，运动伪影明显减轻，在临床上主要用于颅脑检查，也可用于腹部成像或其他无法控制的自主运动的磁共振检查项目中。

（2）与 T_2 FLAIR组合成像：与常规 T_2 FLAIR相比具有更高的信噪比和更少的运动伪影。

（3）与 T_1 FLAIR组合成像：减少 T_1WI 图像的运动伪影，增加图像对比度。

（4）与DWI组合成像：可明显减轻磁敏感伪影，有利于额叶底部、颞叶底部、小脑及脑干等部位病变的显示，对于义齿或其他手术植入物能明显减轻金属伪影。

第二节　各种影像设备成像理论自测试题

一、以下每一道题下面有A、B、C、D、E五个备选答案，从中选择一个最佳答案。

A1/A2型题

　1. 下列与X线影像信息的形成无关的是（　　　）

　　A. 被照体厚度　　　　　B. 被照体原子序数　　　C. 被照体面积

　　D. X线的质　　　　　　E. 散射线

　2. 关于X线影像信息的形成叙述错误的是（　　　）

　　A. X线受到被检体各组织衰减而出现差异

　　B. X线照片中记录的是透过被检体的X线光子

　　C. 透过被检体后的X线强度差异称为X线对比度

　　D. 探测器将X线转换成为影像信号

　　E. 胶片经过定影处理形成二维光学密度分布

　3. 评价X线照片的要素，不包括（　　　）

　　A. 密度　　　　　　　　B. 宽容度　　　　　　　C. 锐利度

　　D. 颗粒度　　　　　　　E. 失真度

　4. 关于X线信息的传递叙述错误的是（　　　）

　　A. 探测器是信息的载体

　　B. 被照体可作为信息源

　　C. 被照体因素包括组织器官的厚度、密度等

　　D. 信息的质与量取决于被照体因素及射线因素

　　E. 增感屏可将X线转换成荧光分布

　5. X线穿过人体后，强度分布出现差异，称为（　　　）

　　A. 物体对比度　　　　　B. 天然对比度　　　　　C. 吸收对比度

　　D. 影像对比度　　　　　E. X线对比度

　6. 下列不属于评价X照片物理因素的是（　　　）

　　A. 密度　　　　　　　　B. 颗粒度　　　　　　　C. 对比度

　　D. 失真度　　　　　　　E. 锐利度

　7. 照片上某处的透光程度称为（　　　）

　　A. 阻光率　　　　　　　B. 光学密度　　　　　　C. 透光率

　　D. 对比度　　　　　　　E. 黑化度

　8. 下列哪项是影响X线照片的几何因素（　　　）

　　A. 密度　　　　　　　　B. 失真度　　　　　　　C. 对比度

　　D. 颗粒度　　　　　　　E. 锐利度

　9. 关于光学密度叙述正确的是（　　　）

　　A. 照片上某处的透光程度称为阻光率

B. 照片阻挡光线的能力称为透光率

C. 光学密度是阻光率的倒数

D. 光线密度是透光率的对数

E. 光学密度是阻光率的对数

10. 影响X线照片密度的因素不包括哪一项（　　　）

A. 照射量　　　　　　B. 管电压　　　　　　C. 摄影距离

D. 焦点大小　　　　　E. 摄影时间

11. 关于公式$Kx=e^{-\mu d}$说法错误的是（　　　）

A. 表示X线透过物质后的分别差异　　B. μ为吸收系数

C. d为X线传播的距离　　　　　　　D. Kx与物质的特性无关

E. μ随管电压升高而降低

12. X线信息影像传递过程中，作为信息源的是（　　　）

A. X线　　　　　　　B. 探测器　　　　　　C. 胶片

D. 被检体　　　　　　E. CCD摄像机

13. 光学密度的单位是（　　　）

A. M　　　　　　　　B. m^{-1}　　　　　　　C. mm

D. g/m^2　　　　　　　E. 无量纲

14. 关于X线对比度叙述错误的是（　　　）

A. 是透过物质后X线强度的差异　　　B. 符合对数规律

C. 受X线吸收系数的影响　　　　　　D. 与人体吸收有关

E. 对比剂可改变对比度

15. X线透过被照体后形成的强度差异称为（　　　）

A. 人工对比度　　　　B. 天然对比度　　　　C. 胶片对比度

D. 显示对比度　　　　E. X线对比度

16. X线通过人体后，透射线强度与原发射线的关系是（　　　）

A. 指数衰减　　　　　B. 对数衰减　　　　　C. 线性衰减

D. 与摄影距离成反比　E. 与照射面积成反比

17. 影响X线对比度的因素不包括（　　　）

A. X线吸收系数　　　B. 被照体厚度　　　　C. 被照体原子序数

D. 管电压　　　　　　E. 焦点大小

18. 下列说法正确的是（　　　）

A. 被检体对比度是形成射线对比度的基础

B. 射线对比度只与管电压相关　　　C. 照片对比度不能累加

D. 照片的密度与摄影距离成正比　　E. 射线对比度与被检体无关

19. 关于散射线因素对照片对比度的影响叙述错误的是（　　　）

A. 高千伏时对比度增加　　　　　　B. 增加mAs可以改善对比度

C. 照片灰雾可使照片对比度降低　　D. 散射线会降低对比度

E. 康普顿效应会影响对比度

20. 决定照片对比度最大的因素是（　　　）

    A. 探测器因素　　　　B. X线系统因素　　　　C. X线质的因素

    D. 被照体因素　　　　E. 显示器因素

21. 关于mAs的叙述正确的是（　　　）

    A. 管电流与管电压的乘积

    B. 密度过高时，适当减少mAs

    C. 密度过低时，增加mAs与KV对影像的效果相同

    D. mAs对影像的效果没有明显影响

    E. 增加mAs主要改善的是照片的对比度

22. 关于照片灰雾度的叙述正确的是（　　　）

    A. 主要来自光电效应　　　　　　　　B. 主要来自康普顿效应

    C. 主要来自电子对效应　　　　　　　D. 对照片对比度无影响

    E. 产生对诊断有意义的附加密度

23. 照片上相邻组织间影像界限的清楚明了程度称为（　　　）

    A. 照片对比度　　　　B. 组织对比度　　　　C. X线对比度

    D. 灰雾度　　　　　　E. 锐利度

24. 影响锐利度的因素不包括（　　　）

    A. KV　　　　　　　　　　　　　　　B. 几何学模糊

    C. 移动模糊　　　　　　　　　　　　D. 非直接探测器的光扩散

    E. X线管焦点尺寸

25. 关于几何学模糊的叙述不正确的是（　　　）

    A. 焦点越大半影越大　　　　　　　　B. 焦点—探测器距离越大半影越小

    C. 被检体尽量贴近探测器可减少模糊　D. 半影越大，影像的锐利越差

    E. 球管阳极端锐利度低于阴极端

26. 关于运动模糊的叙述正确的是（　　　）

    A. 是由设备的移动导致，与被检体无关

    B. 可通过固定肢体完全消除

    C. 生理性移动不能完全控制

    D. 增加曝光时间有助于减少模糊

    E. 尽量增加肢体到探测器间的距离

27. 在X线照片中主要斑点是（　　　）

    A. 胶片颗粒性斑点　　B. 增感屏结构斑点　　C. 探测器机构斑点

    D. 量子斑点　　　　　E. 统计斑点

28. 引起几何学模糊的主要因素是（　　　）

    A. 焦—片距　　　　　B. 焦—物距　　　　C. 物—片距

D. 灯丝大小　　　　　E. 焦点大小

29. 国际放射学界公认的半影模糊阈值是（　　　）

A. 0.1mm　　　　　　B. 0.2mm　　　　　　C. 0.3mm

D. 0.4mm　　　　　　E. 0.5mm

30. 影响照片密度的因素不包括下列哪项（　　　）

A. 正常曝光时，密度与摄影距离的平方成正比

B. 管电压增加，照片密度增加

C. 管电流增加，照片密度增加

D. 被照体厚度增加，照片密度降低

E. 影像后处理与照片密度相关

31. X线照片模糊的分析，错误的是（　　　）

A. 模糊度主要由密度分辨率低引起

B. 阳极端影像锐利度大于阴极端

C. 物—片距增大，照片模糊度增加

D. 焦点较小时，模糊度相对较小

E. 相邻两组织影像密度过度增加，模糊度增加

32. 防止运动模糊最有效的方法是（　　　）

A. 使用高感探测器　　B. 使用高千伏摄影　　C. 短时间曝光

D. 缩短摄影距离　　　E. 缩短物—片距

33. 在X线摄影中，X线使胶片产生下列哪种效应（　　　）

A. 穿透作用　　　　　B. 荧光作用　　　　　C. 电离作用

D. 感光作用　　　　　E. 生物效应

34. 下列成分对X线的衰减，由小到大的顺序是（　　　）

A. 骨骼、脂肪、肌肉、空气　　　　B. 脂肪、骨骼、空气、肌肉

C. 空气、脂肪、肌肉、骨骼　　　　D. 空气、脂肪、骨骼、肌肉

E. 空气、肌肉、脂肪、骨骼

35. 关于X线管焦点叙述错误的是（　　　）

A. 有效焦点为长方形

B. 有效焦点的单位为mm

C. 灯丝电子撞击的面积为实际焦点

D. 实际焦点在像面上的投影为有效焦点

E. 实际焦点由主焦点和副焦点构成

36. 关于有效焦点大小叙述错误的是（　　　）

A. 从灯丝正面发射的电子所形成的焦点

B. 实际焦点在X线管长轴垂直方向上的投影

C. 在X线管靶面下垂直方向上水平投影的大小

D. 有效焦点比实际焦点小

E. 有效焦点为一矩形，大小为a×b sin α

37. 关于焦点极限分辨力叙述错误的是（　　　）

    A. 焦点越大分辨能力越低

    B. 焦点面上X线量分布为双峰时分辨率低

    C. R=2d

    D. 可用星卡测试

    E. 对成像结果影响大

38. 关于焦点的散焦值叙述错误的是（　　　）

    A. 焦点极限分辨力随负荷条件变化而变化

    B. 在较低管电压时，管电流大则焦点大

    C. 是X线管焦点的成像特征

    D. 散焦值越小越好

    E. 散焦值小于1时，焦点的成像性能最稳定

39. 关于H=F×b/a=F×（M−1）叙述错误的是（　　　）

    A. H表示半影模糊　　　　　B. F表示焦点大小　　　　C. b表示物—片距

    D. M表示放大率　　　　　　E. M=1+0.1/F

40. 为防止影像变形，应遵循的原则是（　　　）

    A. 被检体远离中心线　　　　　　B. 被检体远离探测器

    C. 被检体平行于探测器　　　　　D. 增大物—片距

    E. 减小物—焦距

41. 放大摄影能将细小的结构显示清晰，其原因是（　　　）

    A. 小照射野清晰度提高　　　　　B. 将高频信号转换成低频信号

    C. 焦点面积变小　　　　　　　　D. 提高了图像空间分辨率

    E. 提高了图像密度分辨率

42. 防止影像变形的措施，下列哪项错误（　　　）

    A. 被检体靠近探测器　　　　　　B. 被检体平行于探测器

    C. 被检体边缘的显示选用的线位投照　　D. 焦点大小与影像变形无关

    E. 中心线通过被检部中心，并垂直于探测器

43. 几何学模糊形成的最主要的原因是（　　　）

    A. 焦—片距　　　　　　　　B. 焦点面积大小　　　　　C. 中心线方向

    D. 照射野面积　　　　　　　E. 物—焦距

44. 在X线摄影中，使照片产生灰雾的主要原因是（　　　）

    A. 电子对效应　　　　　　　B. 康普顿效应　　　　　　C. 光电效应

    D. 光核效应　　　　　　　　E. 相干散射

45. X线摄影过程中，影像放大与变形的程度总称为（　　　）

    A. 失真度　　　　　　　　　B. 变形度　　　　　　　　C. 扭曲度

D. 误差度　　　　　　　　　E. 衰减度

46. 关于影像变形叙述错误的是（　　　）

　　A. 影像变形受成像几何条件控制

　　B. 物体与探测器不平行时出现放大变形

　　C. 体内不同位置组织距焦点距离不同时，使用垂直投照将不会出现变形

　　D. X线中心线方向和角度对变形有很大的影响

　　E. 被检组织在焦点下方也能引起变形

47. 关于位置变形叙述错误的是（　　　）

　　A. 中心线改变能引起位置变形

　　B. 位置变形主要是由焦点大小不同所致

　　C. 位置变形主要与中心线方向有关

　　D. 靠近中心线的变形小

　　E. 垂直投照的影像同样可出现位置变形

48. 关于形状变形叙述不正确的是（　　　）

　　A. 是由于组织不在焦点的正下方

　　B. 影像上表现为圆形病灶，说明病变就是球形的

　　C. 中心线的方向和角度可影响形状变形

　　D. 球形病灶的影像可显示为椭圆形

　　E. 也称为斜失真

49. 一般要求中心线通过被检体中心的目的是为了（　　　）

　　A. 增加该部位的剂量　　　　　　B. 防止该部位变形

　　C. 避免组织结构的前后重叠　　　D. 减少该部位的灰雾度

　　E. 提高该部位的锐利度

50. 下列叙述错误的是（　　　）

　　A. X线管发射锥形X线束　　　　B. 摄影时应将照射野控制在合理范围内

　　C. 斜射线会增加胶片的灰雾度　　D. 锥形X线束的中心部分为中心线

　　E. 入射于曝光面的大小为照射野

51. 关于高千伏摄影的叙述，下列哪项正确的是（　　　）

　　A. 影像显示层次丰富　　　　　　B. 康普顿效应减少

　　C. 光电效应增加　　　　　　　　D. 影像对比度增加

　　E. 增加了患者的辐射剂量

52. 下列关于高千伏摄影叙述错误的是（　　　）

　　A. 可获得低对比影像　　　　　　B. 降低了照片的清晰度

　　C. 降低了管电流量　　　　　　　D. 散射线增多

　　E. 可更多的使用小焦点摄影

53. 关于高千伏摄影的优缺点叙述错误的是（　　　）

　　A. 可获得低对比层次丰富的影像　B. 可提高照片的清晰度

　　C. 延长球管的使用寿命　　　　　D. 可减少散射线，提高照片清晰度

E. 有利于患者的防护

54. 下列关于高千伏摄影的叙述错误的是（　　　　）

    A. 高千伏摄影需要使用更高栅比的滤线栅

    B. 高千伏摄影获得层次丰富的图像时，增强了对比

    C. 高千伏摄影应注意更换滤过板

    D. 高千伏摄影不是一种能应用于全部部位的摄影方式

    E. 高千伏摄影需选用高反差系数胶片

55. 下列关于高千伏摄影叙述不正确的是（　　　　）

    A. 高千伏摄影增加了管电压

    B. 高千伏摄影减少了肢体运动的概率

    C. 高千伏摄影时组织吸收剂量增加

    D. 高千伏摄影降低了组织对比度

    E. 高千伏摄影减少了管电流

56. 关于电离室自动曝光控制叙述错误的是（　　　　）

    A. 利用可见光的光电效应　　　　　　B. X线强度大时，产生的控制电流大

    C. X线强度大时，曝光时间短　　　　D. 电容充电电流与X线曝光量成正比

    E. X线辐射强度小时，曝光时间长

57. 自动曝光控时的理论依据是（　　　　）

    A. KV高低　　　　　　B. mAs大小　　　　　　C. 曝光时间长短

    D. 胶片感光效应　　　E. 探测器的敏感程度

58. 光电管自动曝光控时利用了（　　　　）

    A. 光电效应　　　　　B. 计时器定时　　　　　C. 气体电离

    D. 电子对效应　　　　E. 光核反应

59. 电离室自动曝光控时利用了（　　　　）

    A. 光电效应　　　　　B. 计时器定时　　　　　C. 气体电离

    D. 电子对效应　　　　E. 光核反应

60. 关于散射线，下列叙述错误的是（　　　　）

    A. 随管电压增大而增多　　　　　　　B. 与被检体厚度无关

    C. 照射野越大，散射线越多　　　　　D. 主要来源于康普顿效应

    E. 与被检体组织原子序数有关

61. 下列关于散射线叙述正确的是（　　　　）

    A. X线波长越长产生散射线越多　　　B. X线强度越小产生的散射线越多

    C. 被检体越薄，产生的散射线越多　　D. 被检体越厚，产生的散射线越少

    E. 散射线降低组织的对比度

62. 在X线摄影能量范围内，散射线几乎全部来源于（　　　　）

    A. 电子对效应　　　　　B. 光电效应　　　　　　C. 康普顿效应

D. 相干散射　　　　　E. 光核反应

63. 关于影响散射线含有率的各种因素中，下列哪项叙述错误（　　　）

A. 一般随着管电压的降低而减少

B. 随被检体的厚度增加而增多

C. 被检体厚度产生的散射线比管电压产生的影响大

D. 散射线的多少与照射野无关

E. 80～90kV 以上时，散射线含有率趋于平稳

64. 消除散射线的最有效方法是（　　　）

A. 增加管电流　　　　B. 利用空气间隙　　　　C. 利用滤线栅

D. 使用滤过板　　　　E. 增大照射野

65. 关于滤线栅栅比的叙述错误的是（　　　）

A. 是滤线栅的几何特征之一　　　　　　　B. 是铅条高度与宽度之比

C. 栅比越高，滤过散射线的能力越强　　　D. 高管电压时选用大栅比

E. 栅比是表示滤线栅清除散射线的能力

66. 使用滤线栅摄影时影像中心呈现一定密度，两侧无密度，最有可能的原因是（　　　）

A. 侧向倾斜　　　　B. 双重偏离　　　　C. 上下偏离栅焦距

D. kV 选择过低　　　E. 聚焦栅反置使用

67. 关于滤线栅使用注意事项的叙述，下列哪项错误（　　　）

A. 将滤线栅置于被检体与探测器之间

B. 摄影距离应在焦栅距离界限范围之内

C. X 线中心对准滤线栅中心

D. 远栅焦距离的切割效应较近栅焦距离的效应大

E. 聚焦栅禁止反置使用

68. 下列物质中哪些可用来制作滤线栅板填充物（　　　）

A. 纸　　　　　　　B. 铜　　　　　　　C. 铁

D. 钨　　　　　　　E. 钢

69. 关于滤线栅叙述正确的是（　　　）

A. 栅比越大，消除散射线的能力越差

B. 栅比为铅条高度与宽度的比值

C. 曝光倍数越小越好

D. 栅密度越小，消除散射线的能力越强

E. 焦栅距离界限越小，摄影距离范围越大

70. CR 使用的 IP 中的核心物质是（　　　）

A. 光电二极管　　　　B. 稀土元素　　　　C. 卤化银

D. 碘化铯非晶硅　　　E. 光激励存储荧光体

71. IP 荧光体中的活化剂是（　　　）

A. Eu^{2+}　　　　　　B. Fe^{2+}　　　　　　C. Al^{2+}

D. Cu^{2+} E. Si^{2+}

72. 擦除IP中的影像可采用（   ）

    A. 施加高电压   B. 施加高电流   C. 强光照射

    D. 激光扫描   E. 机械擦除

73. IP曝光完成后其俘获的信号消退规则是（   ）

    A. 指数   B. 对数   C. 线性

    D. 非线性   E. 自然涨落

74. 直接转换FPD利用的光导半导体材料是（   ）

    A. 非晶硅   B. 非晶硒   C. CCD

    D. CsI   E. PSL

75. 关于数字合成体层的临床应用特点，下列叙述哪项错误（   ）

    A. 可进行重力负荷下的体层摄影   B. 一次采集多层面重建

    C. 辐射剂量相对较小   D. 易产生金属伪影

    E. 可多层面连续观察

76. 关于体层摄影叙述正确的是（   ）

    A. X线管不动，被检体与探测器做反向运动

    B. 体层运动的轨迹有圆、矩形、椭圆等

    C. 具有两种以上轨迹的称为多轨迹体层

    D. 曝光角度越大，对应的体层厚度越大

    E. 体层面是X线管运动轨迹平面

77. 关于乳腺摄影的叙述错误的是（   ）

    A. 光电效应增加   B. 康普顿效应增加

    C. X管阳极靶面材料一般为钼、铑   D. 属于软组织摄影

    E. 管电压一般在40kV以下

78. 为保证乳腺摄影成像效果及质量，下列叙述错误的是（   ）

    A. 焦点应当控制在0.5以下

    B. FPD像素尺寸一般不能超过100μm

    C. 数字乳腺系统应提供的动态范围不小于12位

    D. 滤线栅常用80LP/cm超密纹栅或高穿透单元滤线栅

    E. 应对乳腺施加压迫

79. CT成像中，X线通过人体后的光子与源射线关系是（   ）

    A. 对数关系   B. 指数关系   C. 线性关系

    D. 非线性关系   E. 高斯分布

80. 公式 $I=I_0 e^{-\mu d}$ 中，μ 表示（   ）

    A. 线性衰减系数   B. 人体吸收的X线能量

    C. 入射的X线强度   D. 光子数量

E. 物体厚度

81. 下列关于多能谱X线衰减叙述错误的是（　　　）

    A. 既有质的变化也有量的变化   B. 射线的平均能量增加

    C. 总的光子数减少   D. 符合指数衰减规律

    E. 射线出现硬化

82. 多层螺旋CT的优点叙述错误的是（　　　）

    A. 扫描速度明显提高   B. 图像密度分辨率提高

    C. CT透视定位更加准确   D. 提高了X线利用率

    E. 扫描范围比单层螺旋CT大

83. 关于双源CT的优缺点叙述错误的是（　　　）

    A. 能获得双能量CT数据   B. 时间分辨率提高

    C. 只能采用多扇区的大剂量扫描   D. 降低了心脏检查的辐射剂量

    E. 可以实现心血管斑块的定性

84. 下列关于CT叙述中错误的是（　　　）

    A. CT图像是数字图像   B. CT是多方向多参数的成像系统

    C. CT扫描仍然使用X射线   D. CT扫描层是三维体积

    E. 可以进行能谱成像

85. 下列不属于CT重建方法的是（　　　）

    A. 反投影法   B. 迭代法   C. 滤波反投影法

    D. 傅里叶重建法   E. 360° 内插迭代法

86. 螺旋CT技术的实现主要是因为采用了（　　　）

    A. 使用了多排探测器   B. 采用了迭代算法   C. 采用了电子枪球管

    D. 滑环技术   E. 探测器数据采集通道增多

87. 最早应用CT进行检查的人体部位是（　　　）

    A. 头部   B. 胸部   C. 腹部

    D. 四肢   E. 脊椎

88. DSA需要对两次采集的图像进行怎样的处理（　　　）

    A. 图像相加   B. 图像相减   C. 图像积分

    D. 图像去卷积   E. 图像内插

89. IVDSA的缺点不包括（　　　）

    A. 小血管显示效果欠佳   B. 无损伤

    C. 需要高浓度对比剂   D. 外周静脉显示效果较好

    E. 对比剂到达兴趣区时被稀释严重

90. IADSA的优点不包括（　　　）

    A. 对比剂用量少   B. 血管相互重叠少   C. 便于介入治疗

    D. 小血管显示效果好   E. 可全身成像

91. 混合减影结合了哪两种减影方式（　　　）

A. 时间减影与动脉减影 　　　　　　B. 时间减影与静脉减影

C. 时间减影与能量减影 　　　　　　D. 能量减影与动脉减影

E. 能量减影与静脉减影

92. 碘的衰减曲线具有锐利的不连续性，其临界水平成为K缘的能量是（　　　　）

A. 22keV 　　　　　　B. 33keV 　　　　　　C. 44keV

D. 55keV 　　　　　　E. 66keV

93. 当氢质子放入静磁场后，下列情况正确的是（　　　　）

A. 氢质子磁化矢量都平行于主磁场且方向相同

B. 氢质子磁化矢量都平行于主磁场且方向相反

C. 氢质子磁化矢量都平行于主磁场且能量高的与主磁场方向相同

D. 氢质子磁化矢量都平行于主磁场且能量低的与主磁场方向相同

E. 氢质子磁化矢量不受主磁场影响

94. 梯度磁场的目的是（　　　　）

A. 帮助空间定位 　　　B. 改善磁场的均匀度 　　　C. 进行射频激发

D. 便于采集信号 　　　E. 减少伪影的发生

95. MRI成像的基础是（　　　　）

A. 组织间对射频能量的吸收差异 　　　　B. 组织间密度高低的差异

C. 组织间共振频率的差异 　　　　　　　D. 组织间质子密度和弛豫时间的差异

E. 组织间反射回波信号的差异

96. 关于TR的叙述正确的是（　　　　）

A. TR主要决定图像的T_2对比 　　　　　B. TR越大，T_2权重越大

C. 是脉冲序列执行一次所需要的时间 　　D. TR越大，横向弛豫越充分

E. TR越大，T_1权重越大

97. 关于TE的叙述，下列哪项错误（　　　　）

A. 对于采集一个回波信号的脉冲序列，TE是固定的

B. TE主要决定图像的T_2对比

C. TE越长，组织横向弛豫越充分

D. TE越长，图像T_2权重越大

E. 指RF脉冲开始时到回波信号中点的时间

98. 产生磁共振现象的基础是（　　　　）

A. 电子的自旋 　　　B. 质子的自旋 　　　C. 中子的自旋

D. 电子的共振 　　　E. 中子的共振

99. 氢原子的磁旋比是（　　　　）

A. 21.29MHz 　　　　B. 42.58 MHz 　　　　C. 63.87 MHz

D. 85.16 MHz 　　　　E. 127.74 MHz

100. 关于反转时间的叙述，下列哪项正确（　　　　）

A. 短TI可以实现自由水信号的抑制

B. 长 TI 可以实现脂肪组织信号的抑制

C. 增加脑灰白质的 T_1 对比时，可选用中等长 TI

D. TI 越长，图像 T_2 权重越大

E. 可以用于各器官、各类型的所有成像中

二、以下提供若干个案例，每个案例下设若干考题。请根据各考题干所提供的信息，在每题下面的 A、B、C、D、E 五个备选答案中选择一个最佳答案。

A3/A4 型题

（101～105 题共用题干）

X 线管焦点发出的射线穿过被检体组织后，受到各组织的吸收衰减与散射，使透过被检体组织的 X 线强度出现差异，到达探测器后，经过探测器的接收、采样、转换及一系列处理运算最后形成 X 线数字影像。

101. 决定 X 线"量"的因素主要是（　　　）

A. mAs 　　　　　B. kV 　　　　　C. 焦点尺寸

D. 高压波形 　　　E. 阳极靶物质

102. 影响 X 线对比度的因素下列哪项除外（　　　）

A. 被检体厚度 　　　B. 被检体面积 　　　C. 被检体组织密度

D. 被检体组织原子序数 　　　E. X 线波长

103. 人体对 X 线吸收最少的器官是（　　　）

A. 肺组织 　　　　B. 肝脏 　　　　C. 骨骼

D. 肌肉 　　　　　E. 心脏

104. X 线透过被检体后，强度的分布呈现差异称之为（　　　）

A. 光学对比 　　　B. 组织对比 　　　C. 人工对比

D. 影像对比 　　　E. X 线对比

105. 下列哪种平板探测器属于直接转换类型（　　　）

A. CCD 探测器 　　　B. 非晶硅探测器 　　　C. 非晶硒探测器

D. 光激励探测器 　　　E. 多丝正比电离室探测器

（106～110 题共用题干）

评价 X 线照片影像的五大要素包括：密度、对比度、锐利度、颗粒度及失真度。其中前四项为构成照片影像的物理因素，最后一项为几何因素。

106. 下列影响 X 线照片密度值的因素中，哪项错误（　　　）

A. 管电压 　　　　B. 照射量 　　　　C. 焦点大小

D. 摄影距离 　　　E. 被检体组织的密度

107. 影响 X 线照片锐利度的因素，下列描述哪项正确（　　　）

A. 焦点尺寸越小，半影越小，影像锐利度越差

B. 被检体与探测器距离越近，半影越小，影像锐利度越差

C. 摄影距离越远，半影越大，影像锐利度越高

D. X线管阳极端的影像锐利度小于阴极端

E. 焦点尺寸、物—片距、摄影距离是影响X线照片锐利度的三大几何因素

108. 下列对比度中，哪项是形成射线对比度的基础（　　　）

    A. 光学对比度　　　　　B. 胶片对比度　　　　　C. X线对比度

    D. 肢体对比度　　　　　E. X线照片对比度

109. 在X线照片中主要的斑点是（　　　）

    A. 胶片颗粒性斑点　　　B. 增感屏结构斑点　　　C. 探测器结构斑点

    D. 统计斑点　　　　　　E. 量子斑点

110. 下列叙述错误的是（　　　）

    A. 被检体在焦点正下方垂直投照时不会发生变形

    B. X线中心线的投照方向与角度对于变形的控制有很大的影响

    C. 既有形状的变化也有大小的变化称为失真

    D. 焦点、被检体、探测器之间的投影关系是决定放大变形的三要素

    E. 被检体影像与实际物体具有相同的几何形态，但尺寸变大称为放大

（111～115题共用题干）

20世纪80年代末，CT设备的硬件发生了变革。扫描方式从旋转—平移转变成了扫描架连续单向的旋转，检查床连续移动中同时曝光。螺旋CT的出现使扫描速度有了显著的提高，随着探测器的发展，又有了双层、多层螺旋CT，64层、256层、320层等，螺旋CT极大地提高了扫描速度、射线利用率。

111. 下列哪项是螺旋CT扫描特有的成像参数（　　　）

    A. 矩阵　　　　　　　　B. 螺距　　　　　　　　C. 体素

    D. 窗宽窗位　　　　　　E. 重建函数

112. 多层螺旋CT的层厚由什么决定（　　　）

    A. 准直器的宽度　　　　B. 准直器的个数　　　　C. 探测器排的宽度

    D. 探测器的个数　　　　E. 螺距

113. 当螺距增大时，下列说法错误的是（　　　）

    A. 扫描速度加快

    B. 可扫描大范围病灶

    C. 信息量减少可能漏诊

    D. Z轴分辨力提高，图像质量得到改善

    E. 探测器接收到的X线量减少

114. 螺旋CT扫描方式的概念中，下列叙述哪项错误（　　　）

    A. 层厚与非螺旋扫描一致

    B. 螺旋扫描采集到的是一个容积采集区

    C. 有效扫描层厚增宽

    D. 扫描投影数据产生不一致

    E. 不能采用常规标准方法重建

115. 下列哪项不是多层螺旋CT的优点（　　　）

A. 扫描速度更快　　　B. 提高图像分辨力　　　C. CT透视定位更加准确

D. 提高X线的利用率　　E. 加大了被检者的辐射剂量

（116～120题共题干）

180°反转脉冲激励关闭后，组织的纵向磁化矢量从负值最大逐渐恢复达到最大纵向磁化矢量。当某种组织的纵向磁化矢量恢复到零点时，此时再给予90°射频脉冲激发，该组织由于无宏观纵向磁化矢量，也就无法产生横向磁化矢量，则该组织将无法产生回波信号，通过此种方法可以达到选择性抑制特定T_1值组织信号。

116. 下列叙述正确的是（　　　）

　　A. 题干叙述的是反转恢复序列　　　　B. 产生的回波称为梯度回波

　　C. 组织对比主要由TE决定　　　　　　D. 上述180°脉冲起到聚相位作用

　　E. MRI信号来源于纵向磁化矢量

117. 该序列中第一个180°脉冲作用是（　　　）

　　A. 产生横向磁化矢量　　B. 产生纵向磁化矢量　　C. 反转纵向磁化矢量

　　D. 相位重聚　　　　　　E. 相位离散

118. 该序列中90°脉冲的作用是（　　　）

　　A. 产生纵向磁化矢量　　B. 产生横向磁化矢量　　C. 产生回波信号

　　D. 反转磁化矢量　　　　E. 相位重聚

119. 该序列中会出现第二个180°脉冲，它的作用是（　　　）

　　A. 相位重聚　　　　　　B. 相位离散　　　　　　C. 反转磁化矢量

　　D. 产生梯度回波信号　　E. 产生自由感应衰减信号

120. 该序列的作用下列叙述哪项错误（　　　）

　　A. STIR可以进行脂肪抑制　　　　　　B. FLAIR可以进行自由水抑制

　　C. 可以改善脑实质的T_1对比　　　　　D. 可以进行脑灰白质成像

　　E. 对比增强扫描中能改善组织对比

三、以下提供若干组考题，每组考题共用在考题前列出的A、B、C、D、E五个备选答案。请从中选择一个与考题关系最密切的答案。

B型题

（121～123题共用备选答案）

　　A. 25～40kV　　　　　B. 40～100kV　　　　　C. 100～110kV

　　D. 120～150kV　　　　E. 150kV以上

121. 软组织摄影一般选用的管电压为（　　　）

122. 普通X线摄影通常选用的管电压为（　　　）

123. 高kV摄影一般选用的管电压为（　　　）

（124～127题共用备选答案）

　　A. 影像中心部分密度较高，两侧密度逐渐减低

　　B. 影像两侧密度不一致

　　C. 影像整体密度低、对比差、噪声大

D. 影像中心部分密度低，两侧密度逐渐增高

E. 影像对比度高，密度低

124. 聚焦栅反置（　　　）

125. 侧向倾斜（　　　）

126. 上下偏离栅焦距（　　　）

127. 双重偏离（　　　）

（128～132题共用备选答案）

　　A. 穿透作用　　　　　　B. 感光作用　　　　　　C. 荧光作用

　　D. 电离作用　　　　　　E. 着色作用

128. X线透视与摄影的基础是（　　　）

129. X线使胶片感光是利用（　　　）

130. X线透视是利用（　　　）

131. 放射治疗是利用（　　　）

132. 铅玻璃长期受X线照射后发生的变化（　　　）

（133～136题共用备选答案）

　　A. 长TR（2000～5000ms）短TE（15～30ms）

　　B. 长TR（2000～5000ms）长TE（90～150ms）

　　C. 短TR（300～700ms）短TE（15～30ms）

　　D. 短TR（15～25ms）长TE（90～150ms）

　　E. 超短TR（3～6ms）超短TE（1～3ms）

133. 梯度回波序列（　　　）

134. 自旋回波PDWI（　　　）

135. 自旋回波T_1WI（　　　）

136. 自旋回波T_2WI（　　　）

（137～139题共用备选答案）

　　A. 氢质子密度　　　　　B. 纵向弛豫　　　　　　C. 横向弛豫

　　D. 自由感应衰减　　　　E. 静磁化矢量

137. PDWI主要反映组织的什么差别（　　　）

138. T_1WI主要反映组织的什么差别（　　　）

139. T_2WI主要反映组织的什么差别（　　　）

（140～143题共用备选答案）（　　　）

　　A. FID序列　　　　　　B. 自旋回波序列　　　　　C. 梯度回波序列

　　D. 自旋回波EPI序列　　E. 梯度回波EPI序列

140. 使用90°射频脉冲激发，180°聚焦脉冲聚相位后得到的回波信号（　　　）

141. 使用梯度翻转获得回波信号的序列（　　　）

142. 小角度射频脉冲激发后利用EPI采集技术采集梯度回波链（　　　）

143. 利用自旋回波结构激发，EPI采集回波链（　　　）

（144～147题共用备选答案）

  A. 时间减影   B. 能量减影   C. 混合减影

  D. 体层减影   E. Z-缘减影

144. DSA减影方式中，最常用的是哪种（ ）

145. DSA减影方式中，采用不同时间进行图像采集，并进行减影处理（ ）

146. DSA减影方式中，采用不同曝光能量进行图像采集，并进行减影处理（ ）

147. DSA减影方式中，先采用不同曝光能量进行图像采集并减影，再采用不同时间进行图像采集并减影处理（ ）

（148～150题共用备选答案）

  A. +1000   B. +100   C. 0

  D. -100   E. -1000

148. 空气的CT值是（ ）

149. 致密骨的CT值是（ ）

150. 水的CT值是（ ）

第三节　自测试题答案

A1/A2型题

1. C	2. E	3. B	4. A	5. E	6. D	7. C	8. B	9. E	10. D
11. D	12. D	13. E	14. B	15. E	16. A	17. E	18. A	19. A	20. D
21. B	22. B	23. E	24. A	25. E	26. C	27. D	28. E	29. B	30. A
31. A	32. C	33. D	34. C	35. B	36. A	37. C	38. E	39. E	40. C
41. B	42. D	43. B	44. B	45. A	46. C	47. B	48. B	49. B	50. C
51. A	52. B	53. D	54. B	55. C	56. A	57. D	58. A	59. C	60. B
61. E	62. C	63. D	64. C	65. B	66. E	67. D	68. A	69. C	70. E
71. A	72. C	73. A	74. B	75. D	76. C	77. B	78. C	79. B	80. A
81. D	82. B	83. C	84. B	85. E	86. D	87. A	88. B	89. B	90. E
91. C	92. B	93. D	94. A	95. D	96. C	97. E	98. B	99. B	100. C

A3/A4型题

101. A	102. B	103. A	104. E	105. C	106. C	107. E	108. D	109. E	110. A
111. B	112. C	113. D	114. A	115. E	116. A	117. C	118. B	119. A	120. E

B型题

121. A	122. B	123. D	124. A	125. B	126. A	127. B	128. A	129. B	130. C
131. D	132. E	133. E	134. A	135. C	136. B	137. A	138. B	139. C	140. B
141. C	142. E	143. D	144. A	145. A	146. B	147. C	148. E	149. A	150. C

（黄　锋）

第十一章　医学图像打印技术

第一节　医学图像打印技术问答

一、概述

（一）简述医学图像打印的发展史

医学图像发展历程，从成像技术上来看，基本可能划分为三个阶段：视频多幅照相、湿式激光打印和干式激光打印技术。

20世纪80年代开始，随着CT和MRI的投入使用，大量的人体图像出现在计算机上，单幅的图像浏览不方便医生进行诊断，由此诞生了视频多幅照相机。视频多幅照相机主要是多通过阴极射线管曝光显像，阴极射线管显像管具有明显的缺陷，容易老化，曝光度不易控制，且其分辨率和灰阶度低，无法将CT、MRI图像精准显示，图像质量不尽如人意。

为了提高图像显像的精准度，保持图像质量的一致性，在1984年微光成像技术应用于医学，使用激光扫描成像的激光打印机，并开始承担CT、MRI等数字设备的图像打印。

激光打印机初期仍旧使用感光胶片，激光照射后的胶片要通过暗室技术用显影、定影的方法使图像最终显像，随着人们对环保意识的增强，显影液、定影液的使用必然要被淘汰。从20世纪90年代开始，不要显影、定影技术的干式打印技术被广泛推广和使用，利用激光照射成像和热敏成像的干式打印机逐步取代湿式激光打印机。

近年来，随着CT、MRI、PET技术的进展，大量的彩色图像出现，一种医用多媒质的打印机开始被投入使用。这种打印机不仅可以打印胶片，还可以打印相纸，而且黑白胶片、彩色胶片、彩色相纸可以任意选择，同机打印。

（二）常用的医学图像打印方式和打印介质有哪些

1. 医学图像打印方式　分普通打印和医用专业打印。

（1）普通打印机：其打印分辨率虽然也可以达到很高，但其打印图像的灰阶度不高，成像质量与原始图像差异大。因此。这些打印机打印的图像一般用于报告资料存档，不用于医疗影像诊断。

（2）医用专业打印：是指使用专门的医用打印成像设备，这类设备需要获得国家食品药品监督部门颁布的医疗器械许可证才能在医疗领域销售和使用，其打印精度高，对图像打印分辨率和灰阶度都有特殊要求。医用专业打印包括：湿式激光胶片成像、干式激光胶片成像、热敏胶片成像、喷墨成像等几种方式成像的打印机。

2. 医学图像打印介质　可分为普通打印介质（热敏纸、光面纸、相纸）等和医用专业打印介质（湿式胶片、干式胶片、彩色专业相纸等）。

二、激光成像

（一）什么是激光成像技术

激光成像技术是通过激光束扫描感光胶片实现影像还原的一种成像技术。把影像设备产生的数字图像经主机排版形成一个图像集合拼版，这个图像拼版以数字矩阵方式排列，排列矩阵大小与打印机成像精度一致。矩阵中每个点都以数字的形式送到存储器中，代表原始像素不同的灰度值，这种灰度值经打印机主控计算程序转换成激光强度值，通过激光调整器调整激光束相应强度再通过光学系统聚焦投射到胶片上，使胶片上对应点银盐因吸收光而产生潜影。激光束每扫描完一行，打印机主控程序会控制胶片往前走一行，直到所有行扫描完毕，一幅胶片即打印完毕。带有原始图像信息的潜影经下一程序处理，冲印或者加热后将原始图像潜影还原成可见影像。

（二）试述激光胶片的分类及胶片结构、胶片特点

1. 激光胶片的分类

（1）按照是否需要冲印分为两类。

1）湿式激光胶片：是指必须通过显、定影等暗室处理技术进行冲印方可显像的激光胶片。

2）干式激光胶片：则不需要使用暗室技术冲印，感光和显影在一个流程完成。

（2）按照胶片感应的激光类型分为两类。

1）氦氖激光胶片：感色相对光谱高峰在633nm（纳米）［DuPont氦氖激光胶片在350～500nm（纳米）也敏感］。

2）红外激光胶片：感色相对光谱在730～830nm（纳米）。

2. 激光胶片结构　激光胶片一般分5层，分别为：保护层、乳剂层（也称感光层）、结合层（又称底层）、片基层、防光晕层。

3. 激光胶片特点

（1）分辨率高：由于干银胶片形成最终影像的银源粒子的粒径很小，一般只有0.01～0.05nm，远远小于传统的卤化银感光材料中微晶体的粒径尺寸。因此，在明显低含银量情况下，干银胶片仍然具有很高的成像光学密度和影像分辨率。

（2）感光度高：干银胶片虽然含银比较低，但是在感光度提高上却具有很大的潜力，有望超过传统银盐照相材料的2～5倍。

（3）加工过程耗能低：干银胶片在显影加工过程中所消耗的能量较低，一般只有传统的显影方法的20%左右，有利于节省能源。

（4）形成的影像稳定：在适当的保存条件下，干银胶片的影像制成品，可以完好无损地进时间的保存，有利于影像信息的长期保存。

（5）含银低：干银胶片只是通过少的卤化银感光形成潜影，而最终形成的影像

则靠的生粒径极小的,而遮盖力很高的非感光的银源物质。干银胶片比传统的银盐照相材料耗,一般低30%~40%。

(6)显影加工过程无污染:干银胶片在显影加工时,无须使用或者添加任何的化学加工药,没有污水和其他有害物质的排放,有利于对环境的保护。

(7)成本低:干银胶片不仅制造成本低,而且加工成本也低,因此有较高的产品附加值。

(三)简述激光胶片的成像原理

1. 湿式胶片的成像过程 当胶片被激光扫描后,激光光子进入了胶片的感光层将银离子变成金属银原子而形成潜影。此后,将胶片置于显影液中,因为显影中心呈电中性,显影剂很容易突破其周围的双电层结构,发生快速氧化还原反应,将潜影还原成金属银。由于金属银具有吸光阻光作用,产生致黑的光学密度,不同大小的密度就构成了可见的影像。而未曝光区域的银离子因为不是中性结构,显影剂无法进入,基本不发生氧化还原反应,没有金属银出现,也就没有影像出现。显影处理后的胶片立即转入定影程序,把未经曝光的银离子清离出胶片,否则胶片见光后还会发生反应产生变色,定影处理后还再经过水洗程序,除去残留的显影定影药液,最后经干燥处理,整个影像还原处理过程完成,获得稳定的具有不同灰阶层次图像的胶片。

2. 干银胶片的成像过程 干银胶片经曝光,使得感光成像层中的少量的卤化银感光,从而形成潜影,再经过一定温度和一定时间的加热,在感光成像层中由非感光的银源物质形成永久的银影像。

干银胶片的成像过程实际上是一个催化过程,在干银胶片的成像层中少量的卤化银微晶体,仅在较低能量的光照下便可以形成潜影,这一点是和传统的银盐照相材料是相同的。不同的是干银胶片经过曝光以后,由卤化银形成的潜影中心是被大量的、非感光的有机酸银的极微小的颗粒所包围着,并同与成像层中的还原剂形成催化中心。该催化中心在加热时会促使非感光的有机酸银与还原剂发生氧化还原反应,生成永久的银影像。干银胶片所形成的最初的潜影靠的是少量的对光线敏感的卤化银,而形成最终影像的大部分银源则靠的是非感光的有机酸银盐。

(四)试述激光打印机的分类

1. 根据激光光源分类

(1)氦—氖激光打印机:最先应用于激光相机的是气体氦氖激光器。气体激光器具有衰减慢、性能稳定的优点。氦氖激光束可以被聚焦到原子级,再加上选用特殊的超微粒激光胶片,可获得较高的清晰度图像,且造价低。气体激光(氦—氖)其波长为633nm,接通激光器后至少要预热10分钟,使其达到一定温度后才能运转。

(2)红外激光打印机:红外激光发生器于20世纪80年代起步,它具有电注入、调制速率、寿命长、体积小、效率高,直接调制输出方便,抗震性能较好。红外激光其波长为670~820nm,在红外线范围内,它可将成像所需的数据直接用激光束写在透明胶片上。

2.根据是否需要冲洗胶片分类

（1）湿式激光打印机：这种激光打印机具有较好的成像质量，但由于成像后的胶片需要配备一套胶片冲洗设备（洗片机），经过相应的化学药液来冲洗，图像质量的影响因素较多，且污染环境。

（2）干式激光打印机：是指在完全干燥的环境下，不需要冲洗胶片的化学药液、无须配备供水系统，无须暗室，仅需要配有数字化胶片，就能打印胶片的设备。

（五）简述激光打印机的构造

1.湿式激光打印机的构造

（1）激光扫描系统：是激光打印机的核心部件，包括激光发生器、调节器、发散透镜、多角光镜、聚焦透镜、高精度电机及滚筒等。其功能是完成激光扫描，使胶片曝光。激光发生器是激光成像系统的光源，激光束将输入的信号以点阵扫描方式记录在激光胶片上。

（2）胶片传输系统：包括送片盒、收片盒、吸盘、辊轴、电机及动力传动部件等。其功能是将未曝光的胶片从送片盒内取出，经过传动装置送到激光扫描位置。当胶片曝光后再将胶片传送到收片盒，或直接输送到自动洗片机的输入口，完成胶片的传输任务。

（3）信息传输与存储系统：包括电子接口、磁盘或光盘、记忆板、电缆或光缆，以及A/D转换器、计算机等。它的主要功能是将主机成像装置所显示的图像信息，通过电缆及电子接口、A/D转换器输入到存储器，再进行激光打印。电子接口分视频接口和数字接口，根据成像系统的输出情况不同选择不同的接口，以接收视频和（或）数字图像信息。一台激光打印机一般为多接口配置，可同时满足多台主机设备的图像打印工作。

（4）控制系统：该系统包括键盘、控制板、显示板及各种控制键或旋钮，用于控制激光打印程序、幅式选择、图像质控调节等作用。操作控制键盘外形精小，操作方便，功能齐全。

（5）洗片机：为激光打印机配备的相应的洗片机和冲洗套药。

2.干式激光打印机 医用光热式成像系统主要由数据传输系统、激光光源、激光功率调制系统及扫描/曝光系统、胶片传送系统、加热显影系统及整机控制系统等部件构成。

（六）试述激光打印机的成像原理

1.湿式激光打印机 与以往的阴极射线管多幅照相机相比较，其成像原理发生了质的变化。当激光打印机接通电源后，机器控制系统对中央处理器和传递系统进行自检。自检完成后，机器控制系统送硬件复位指令到图像管理系统，使图像管理系统初始化，在上述程序工作的同时洗片机的红外线加热器对显、定影液进行加热。当Ready指示灯亮时，打印机准备完毕，可以使用。

操作者用遥控器（键盘）存贮按钮存贮每一幅图像，并向多路器送出指令和图像数据，多路器接到指令后，由CPU控制输出编排器。根据操作者的设置，将激光打印机图像编排成行、放大，然后将图像数据从数字转化成模拟形式。当激光发生器工作正常后，图像模拟信号控制激光调制器，用以改变激光束的明暗度。

激光打印机的光源为激光束，激光束通过激光分散透镜系统投射到一个在X轴方向上转动的多角光镜，或电流计镜上再折射，折射后的激光束再通过聚焦透镜系统按"行式打印"在胶片上，这种方式亦称X轴快速扫描。与此同时，胶片在高精度电机的带动下精确地在Y轴上均匀地向前移动，完成整个胶片的"幅式打印"，这称为Y轴慢速扫描。在此过程中，利用光敏探测器从一个固定光束分流镜中连续不断采取信号，反馈到激光发生器，使源激光束保持稳定不变。这样以每秒达600行图像数据的速度准确地复制全部图像。

激光束的强度可由调节器调整，调节器受数字信号控制。成像装置把图像的像素单元的灰度值以数字的方式输入到激光打印机的存储器中，并以此直接控制每一个像素单元的激光曝光强度。如果计算机按顺序输出与激光束在胶片上的位置是同期信号，则可以将顺序不同的电信号作为平面影像由激光照射在胶片上。

胶片由供片的储存暗盒自动提供胶片，在引导轴传送下装载在专用的打印滚筒上，滚筒随即转到打印位置。此时激光束按照计算机及矩阵指令，把图像的像素单元的灰度值的数字化密度传入激光打印机存储器中，直接控制对于每一个像素单元的激光曝光时间，进行强弱改变。激光束通过多棱镜的旋转进行扫描式的打印，在全部曝光过程中滚筒和激光束做精确的同步运动。根据主机成像装置编排的版面和图像尺寸，选择多幅照片的图像取舍和排列，用操作盘来完成。待全部图像打印完后，胶片即被传输到接片盒内或传输到洗片机内自动冲洗。

2. 干式激光打印机　相机先通过数据传输系统将图像数据接收到机器内部的存储器中，然后从片盒中取出胶片，输送到激光扫描曝光的位置，同时控制系统根据图像数据控制激光器功率及光点在胶片上的位置，使胶片正确曝光。每扫描曝光一行后，胶片在传送系统的带动下精确地向前移动一个像素的距离，然后开始下一行的扫描。直到完成整个胶片的"幅式扫描曝光"，最后胶片进入加热鼓中显影，并送至收片盒。

干式激光相机的原理和湿式激光相机在激光扫描的部分都是一样的，都包括了行式打印和幅式打印的过程，只是在最后显像环节不同。干式激光相机是将形成潜影的胶片送到加热鼓进行显影，而湿式激光相机是送到自动洗片机显影。

激光光热式成像所采用的激光二极管具有以下优点：

（1）非常小的光点直径（80/40μm，300/650dpi）。

（2）激光二极管在红外区发射。

（3）光发射源非常稳定。

（4）精确的可调动功率光发射。

（5）宽的动态幅度（不限制灰度级别的数量）。

（6）激光光源寿命长。

（7）快速的成像速度（每秒超过200万点）。

光热化打印技术是用激光束来扫描胶片，保证了影像在处理过程中的精密和一致性。在曝光过程中打印头不接触胶片，避免了打印头和胶片摩擦产生的打印头损耗及对影像的影响。

三、热敏成像技术

（一）简述热敏成像技术的概念及医疗领域中常用的热敏成像技术

1. 热敏成像技术　是通过热敏头直接在胶片上产生"热印"作用实现影像还原的。打印机收到来自影像设备的数字图像信号后，其图像像素按一定的矩阵排列，单个像素的灰度值经打印机主控计算程序转换成热敏头上各加热单元的加热幅度值，胶片对应区受热后产生光学密度，不同的加热温度会形成不同的光学密度，最终构成可见影像。

2. 医疗领域中常用的热敏成像技术

（1）直接热敏成像技术：直接热敏成像技术使用由嵌有线阵热敏电阻的热敏头加热胶片，产生密度差别形成影像的方法。其成像介质是干式胶片，因胶片乳剂层的显影物质不同，热敏成像方式不一样。AGFA使用的是含银盐颗粒，其成像技术称为银盐加热法，而FUJI、SONY使用的是微囊体，其成像技术称为微囊加热法。

（2）染色升华热敏成像技术：染色升华热敏成像利用热感技术使染料从气态到固态、固态到气态互相转化的过程，以"压印"的方式实现图像打印，其成像介质为相纸或胶片。介质内没有成像乳剂，其颜色来源是打印色带，色带加热依靠热敏打印头完成，打印头呈圆柱状长鼓形状，上面密布半导体加热元件，每个加热元件可单独调整温度，温度值来自图像像素灰度值。当圆形打印鼓带动色带旋转时，其内加热元件迅速加热，染料经加热直接升华成气态，喷射到介质上形成色彩。彩色打印分3~4次完成，每旋转一次，仅"压印"一个颜色。

（二）试述直接热敏成像打印机的结构

直接热敏成像打印机的结构主要由5部分组成：开关电源系统、数据传输系统、胶片传送系统、热敏加热显影系统及整机控制系统等部件构成。

开关电源系统为数字胶片打印机各工作单元提供相匹配的电源供应。

数据传输系统是直接热敏成像系统与CR、DR、CT、MRI或其他医疗摄影设备的数据通道，它接收摄影设备的数字图像数据，并输送到系统的存储器中。需要胶片曝光操作时，控制系统直接从存储器中将要打印的图像数据取出。

胶片传送系统包括送片盒、收片盒、辊轴、高精度电机及动力传动部件等。其功能是将要曝光的胶片从送片盒内取出，经过传动装置输送到热敏头，再把已曝光的胶片送到出片口。

控制系统是整个直接热敏成像系统控制中枢，负责系统各部件状态的统筹控制，主要包括热敏头的开启或关闭，热敏电阻的功率调制和高精度电机控制，以及胶片传送系统的运行等等。

（三）试述直接热敏成像打印机的成像原理

直热式成像技术是一种非激光扫描的成像技术，它是将图像数据转换成电脉冲后传送到热敏头，再显现在热敏胶片上。热敏头由排成一列的微小的热电阻元件组成，热电阻元件能将电信号转变成热能。胶片成像时，热电阻元件产生的热量传递到胶片上，胶片热敏层受热发生化学反应，使图像显现。电信号的强弱变化使热电阻元件的温度升高或降低，胶片热敏层根据受热温度的高低，产生相应的像素灰度。这样胶片热敏层的显影剂在温度的作用下显影，温度越高，时间越长，密度就越大，照片越黑。胶片出片的速度取决于热敏头元件的温度响应时间及能力，热敏头元件的响应能力是靠改变电压来控制的。

四、喷墨打印成像技术

（一）什么是喷墨打印成像技术

喷墨打印技术是通过喷头将墨滴喷射到打印介质上来形成图像的一种打印技术。打印主机送来代表图像的代码，经历打印机输入接口电路的处理后送至打印机的主控电路，在控制程序的控制下，产生字符或图形的编码，驱动打印头打印一列的点阵图形，同时字车横向运动，产生列间距或字间距，再打印下一列，逐列执行打印；一行打印完毕后，启动走纸机构进纸，产生行距，同时打印头回车换行，打印下一行；上述流程反复执行，直到打印完毕。

（二）简述喷墨打印机的分类及特点

喷墨打印机根据其喷墨方式可分为两类：

1. 连续喷墨式打印机　这类打印机使用连续循环的喷墨系统能生成高速墨水滴，所以打印速度高，可以使用多种打印介质。优点是不同的打印介质皆可获得高质量的打印结果，还易于实现彩色打印。缺点是这类喷墨打印机结构复杂，打印效率不高，打印图像不精确。

2. 随机喷墨式打印机　随机式喷墨系统中墨水只在打印需要时才喷射，所以又称为按需式喷墨。具有结构简单，成本低，可靠性高的特点。

（三）简述喷墨打印机的结构

喷墨打印机主要由以下几大部分组成：

1. 机壳部分　包含控制面板、接口、托纸架、卡纸导轨、送纸板、出纸板等。

2. 字车（墨盒匣）机构　字车机构中的字车（墨盒匣）是安装喷头的部件。字车在字车机构中传动皮带的拖动下，沿导轨做左右往复的直线间歇运动。因此，喷头便能沿字行方向，自右向左或自左向右完成打印动作。

3. 主/副电机　主电机负责带动传动皮带使字车机构驱动的动力，副电机负责进纸机构和抽墨机构的驱动动力。

4. 进出纸机构　打印机多数采用摩擦式进纸方式的进纸器，这部分由压纸辊、变速齿轮机构及负责进纸器驱动的副电机。副电机在清洗状态时，用于驱动抽墨机构。

5. 感应器　为了检测打印机各部件的工作状态和控制打印机的工作，在喷墨打印机中设置了许多感应器，包括字车初始位置感应器、进纸器感应器、纸尽感应器、纸宽感应器、墨盒感应器。它们分别是检测打印机的各部件工作状态、用于检测喷墨打印机和打印机内部温度感应器及用于检测喷墨打印机中墨水通道压力的薄膜式压力感应器。

6. 供墨机构　包含打印喷头、墨盒和清洁机构。

7. 控制电路　主要由主控制电路、驱动电路、传感器检测电路、接口电路和电源电路组成。

五、照片自助打印设备

（一）什么是照片自助打印机及试述基本结构

1. 自助打印机　是指将胶片和诊断报告打印集成起来，消除时空障碍，实时按需打印，这样可让患者快速地在任意时间任意服务地点获取结果，给患者就诊带来极大方便。

2. 自助打印机的基本结构　主要包含以下几个部分：

（1）存储服务器：可使用PACS服务器，也可单独设立服务器，用以存储电子胶片信息和打印数据库信息。

（2）胶片打印机：为医用胶片打印机，干式打印。

（3）报告打印机：普通激光或喷墨打印机。

（4）读卡器或扫描枪：读取患者就诊卡或检查信息条码。

（5）本地计算机：控制硬件设备，包括胶片打印机、报告打印机、读卡器等。

（二）试述照片自助打印机的工作原理

自助打印机的工作原理主要分为以下几个步骤：

1. 接受电子胶片打印信息　首先建立一个虚拟胶片集中打印服务器，用来接收从不同检查设备发送来的经过排版调窗等后处理操作的待打印胶片，生成"电子胶片"，其中收到的DICOM打印信息仅含胶片打印信息和胶片内容，DICOM胶片打印信息以数据库形式存放。

2. 电子胶片信息与患者检查匹配　对接收到的"电子胶片"进行OCR文本识别，将电子胶片中的患者身份信息，如ID号、检查号、Accession号等信息识别出来，并从RIS系统中获取患者检查信息，软件自动或人工比较，建立关联关系。

3. 电子胶片上传　通过接口从RIS中对识别出的关键字段检索匹配，提取对应患者的检查信息，将其与"电子胶片"合成新的DICOM图像并发送到PACS服务器储存。

4. 电子胶片取回　待患者前来取结果时，在自助取片机上读取患者电子就诊卡，打印服务器将对应该条码的检查结果（胶片和报告）取回至本地磁盘。

5. 结果打印　发送指令至胶片打印机和报告进行实物打印。

六、胶片打印机的质量控制

（一）简述胶片打印机自动影像质量控制系统的主要功能

胶片打印机自动影像质量控制系统，主要为内置标准测试灰阶图样及密度读取仪等，可进行密度监测、自动校准、自动调节打印参数，使打印的胶片质量恒定于标准水平，确保各种输出胶片质量的稳定。

（二）胶片打印机的技术指标有哪些

胶片打印机的技术指标有以下几点：

1. 分辨率　指单位面积内像素的多少，也就是显示精度，目前国际上是计算一英寸面积内的像素多少。

2. 片速　打印胶片的速度，一般以14英寸×17英寸胶片为准，单位张/小时。

3. 像素大小　一般以μm为单位。

4. 图像大小　一般用矩阵表示。

（三）胶片打印机的质量标准有哪些

胶片干式打印机质量标准有以下几点：

1. 应能提供12bit灰阶能力，即能打印12bit图像数据，以满足新型主机设备的影像输出要求。

2. 应能提供胶片边缘的打印，即不可在胶片的两边留下白边，且打印后的干式胶片在灯箱上受热后不应卷曲。

3. 应具有良好的存档特性，即在美国标准协会推荐的贮存条件下保存100年。

4. 应能连接输出信号符合DICOM3.0标准的主机。

5. 应具有强大的联网能力，即能和其他胶片打印机组成打印机阵列互相支援，或能连接到医疗影像PACS网络系统上。

6. 最低密度为0.2～0.22，最高密度为2.8～3.2。

（四）简述胶片打印机的维护与保养

胶片打印机是精密、复杂、昂贵的高科技影像设备，为了保证其正常运行，对胶片打印机的监控和管理十分必要。医用胶片打印机的操作人员应了解装置的工作原理、结构，掌握常见故障的处理方法，定期查看错误信息记录，分析故障原因，及时解决问题，确保胶片打印机发挥其高性能。胶片打印机机房对环境要求比较严格，通常要求温度在18±2℃，湿度在70%±5%，机房空气清净度高，通风情况良好。

第二节　医学图像打印技术自测试题

一、以下每一道题下面有A、B、C、D、E五个备选答案，从中选择一个最佳答案。

A1/A2型题

1. 多幅相机使用的显像装置是（　　　）

　　A. LED　　　　　　　B. LCD　　　　　　　C. TFT

　　D. CRT　　　　　　　E. FPD

2. 关于医用专业打印的叙述不正确的是（　　　）

　　A. 需要获得国家相关部门许可　　　　B. 可为湿式打印

　　C. 可使用热敏纸　　　　　　　　　　D. 湿式不如干式

　　E. 湿式激光打印应用广泛

3. CRT的中文是（　　　）

　　A. 阴极显像管　　　　B. 阴极射线管　　　　C. 对比分辨率测试

　　D. 对比增强　　　　　E. 计算机分辨率

4. 关于激光胶片叙述错误的是（　　　）

　　A. 可分为湿式和干式胶片　　　　　　B. 干式胶片不含银盐

　　C. 湿式胶片的乳剂层有4层　　　　　　D. 湿式激光胶片有5层

　　E. 可分为氦氖激光胶片和红外激光胶片

5. 关于视频多幅相机的叙述错误的是（　　　）

　　A. 实际上是带有移动镜头的相机　　　B. CRT容易老化

　　C. 曝光易于控制　　　　　　　　　　D. 分辨率和灰阶数较低

　　E. 无法精准再现CT、MRI图像

6. 不属于湿式激光胶片乳剂层的是（　　　）

　　A. 非感光银盐　　　　B. 还原剂　　　　　　C. 少量卤化银

　　D. 黏合剂　　　　　　E. 防反射层

7. 关于打印冲印一体机叙述错误的是（　　　）

　　A. 设备构造复杂　　　　　　　　　　B. 胶片行程长，易出故障

　　C. 不受显、定影环节影响　　　　　　D. 不利于图像质量保证

　　E. 容易污染环境

8. 湿式激光胶片与传统卤化银胶片相比的特点，错误的是（　　　）

　　A. 单分散卤化银颗粒呈八面体型　　　B. 无法适应不同的激光光谱

　　C. 适应高温快显　　　　　　　　　　D. 乳剂中加入防静电剂

　　E. 采用低胶银比

9. 关于红外激光打印机叙述不正确的是（　　　）

　　A. 电注入　　　　　　　　　　　　　B. 调制速率高，寿命短

　　C. 抗震性能好　　　　　　　　　　　D. 体积小

E. 波长670~820nm

10. 关于干式激光胶片的结构叙述错误的是（　　　）

  A. 有保护层　　　　　　B. 有感光成像层　　　　C. 有防光晕层

  D. 有片基层　　　　　　E. 有防反射层

11. 下列叙述正确的是（　　　）

  A. 湿式激光打印机污染环境

  B. 干式激光打印机需要暗室处理影像

  C. 湿式激光打印机无须配备供水系统

  D. 湿式激光相机一般使用红外激光器

  E. 干式激光打印机一般使用氦氖激光器

12. 关于干式激光胶片的感光成像层叙述不正确的是（　　　）

  A. 感光物质占总重量的0.75%~15%　　B. 非感光物质占40%~70%

  C. 银离子还原剂占0.2%~5%　　　　　　D. 黏合剂可使用天然树脂

  E. 可以添加促进剂

13. 湿式激光打印机的构造还包括（　　　）

  A. 激光扫描系统　　　　　　　　B. 胶片传输系统

  C. 信息传输与存储系统　　　　　D. CRT曝光控制系统

  E. 洗片机

14. 相对于湿式胶片，干式胶片的特点不包括（　　　）

  A. 分辨率高　　　　　　B. 感光度高　　　　　　C. 加工过程能耗高

  D. 影像稳定　　　　　　E. 含银量低

15. 干式激光打印机的组件不包括（　　　）

  A. 数据传输系统　　　　B. 激光光源　　　　　　C. 胶片传输冲洗系统

  D. 加热显影系统　　　　E. 整机控制系统

16. 激光胶片的使用注意事项不包括（　　　）

  A. 防额外的热源　　　　B. 温度以25℃为宜　　　C. 注意有效期

  D. 防潮　　　　　　　　E. 片盒应立式储存

17. 关于热敏成像技术叙述不正确的是（　　　）

  A. 通过热敏头直接实现影像还原

  B. 分为直接热敏成像和染色升华热敏成像

  C. 以高温阵列式打印取代券光发射器

  D. 需要暗室安装胶片

  E. 成像过程不产生废水、废气

18. 不是氦氖激光打印机特点的是（　　　）

  A. 衰减慢　　　　　　　B. 性能稳定　　　　　　C. 可聚集到原子级

  D. 激光波长670nm　　　E. 需要先预热

19. 干式热敏专用胶片不包括（　　　）

  A. 催化作用的卤化银　　B. 保护层　　　　　　　C. 感热层

D. 吸收层　　　　　E. 背层

20. 下列关于喷墨打印技术的叙述不正确的是（　　　）

    A. 压电喷墨时需要加热　　　　B. 连续喷墨技术以电荷调制型为代表

    C. 气泡喷墨又称为电热式　　　　D. 压电喷墨属于随机式喷墨技术

    E. 固体喷墨打印速度高于液体喷墨

21. 世界上第一台使用激光成像技术的医用激光打印机问世时间是（　　　）

    A. 1982年　　　　　　B. 1983年　　　　　　C. 1984年

    D. 1985年　　　　　　E. 1986年

22. 干式激光胶片的保存环境温度应保持在（　　　）

    A. 0～20℃　　　　　B. 5～25℃　　　　　C. 10～30℃

    D. 15～35℃　　　　E. 35℃以上

23. 干式激光胶片的主要结构组成是（　　　）

    A. 保护层、乳剂层、底层、片基和防光晕层

    B. 感热层、保护层、片基、防光晕层

    C. 感热层、保护层、底层、片基

    D. 感热层、保护层、背层（UV吸收层和无光层）、片基

    E. 感热层、底层、背层（UV吸收层和无光层）、片基

24. 激光打印机根据激光光源分类可以分为（　　　）

    A. 氢—氦激光打印机与红外激光打印机

    B. 氦—氖激光打印机与红外激光打印机

    C. 湿式激光打印机和干式激光打印机

    D. 湿式激光打印机与红外激光打印机

    E. 氦—氖激光打印机与干式激光打印机

25. 激光打印机彻底代替的成像方式是（　　　）

    A. 视频多幅照相技术　　B. 干式成像技术　　　　C. 喷墨成像技术

    D. 热敏成像技术　　　　E. 激光成像技术

26. 氦氖激光胶片与红外激光胶片感色相对光谱的范围是（　　　）

    A. 233nm与330～430nm　　　　B. 333nm与430～530nm

    C. 433nm与530～630nm　　　　D. 533nm与630～730nm

    E. 633nm与730～830nm

27. 热敏成像技术直接在胶片上产生"热印"作用实现影像还原所通过的是（　　　）

    A. 激光　　　　　　　B. 热敏头　　　　　　C. 红外激光

    D. 氦氖激光　　　　　E. X线

28. 直接热敏成像打印机的直热式成像技术是一种非激光扫描的成像技术，它是将图像数据转换成电脉冲后传送到某处，再显现在热敏胶片上，此处是（　　　）

    A. 辊轴　　　　　　　B. 高精度电机　　　　　C. 热敏头

D. 传动装置　　　　　E. 收片盒

29. 集中打印系统的设计和开发基于的标准为（　　　　）

    A. HL7　　　　　　　B. IHE　　　　　　　C. ISO

    D. DICOM　　　　　　E. MPPS

30. 3D打印的主要类型除外（　　　　）

    A. SLA　　　　　　　B. FDM　　　　　　　C. SLS

    D. 3DP　　　　　　　E. SLE

31. 关于光固化立体印刷叙述错误的是（　　　　）

    A. 以金属为打印材料

    B. 应用紫外激光对光敏树脂逐点扫描

    C. 被扫描的光敏树脂薄层产生聚合固化

    D. 未被扫描的光敏树脂保持液态

    E. 需要一层一层进行固化

32. 器官三维模型数据基于（　　　　）

    A. DICOM图像　　　　B. BMP图像　　　　　C. JPEG图像

    D. TIFF图像　　　　　E. JIF图像

33. 属于非数字化技术的影像打印技术是（　　　　）

    A. 视频多幅照相机　　B. 干式胶片技术　　　C. 湿式胶片技术

    D. 热敏纸技术　　　　E. 光面纸

34. 正在趋于被淘汰的影像打印技术是（　　　　）

    A. 热敏纸　　　　　　B. 干式胶片　　　　　C. 光面纸

    D. 湿式胶片　　　　　E. 彩色专业相纸

35. 干式激光成像原理可根据显影、定影方式的不同分成（　　　　）

    A. 光热式成像和激光诱导成像

    B. 光-热式成像和扫描逐点曝光成像

    C. 扫描逐点曝光成像和激光诱导成像

    D. 光式成像和热式成像

    E. 激光成像和诱导成像

二、以下提供若干个案例，每个案例下设若干个考题。请根据各考题题干所提供的信息，在每道题下面的A、B、C、D、E五个备选答案中选择一个最佳答案。

A3/A4型题

（36～38题共用题干）

光-热式成像其工作原理是用红外线激光辐射使光热式胶片形成潜影。

36. 光-热式成像其技术核心是（　　　　）

    A. 激光光子进入了胶片的敏感层将银离子变成金属银原子

    B. 激光光子进入了胶片的敏感层将银原子变成金属银离子

    C. 激光光子进入了胶片的保护层将银原子变成金属银离子

D. 激光光子进入了胶片的保护层将银离子变成金属银原子

E. 激光光子进入了胶片的基层将银离子变成金属银原子

37. 曝光后的胶片再通（　　　）

A. 120℃以上的热鼓进行15s的加热处理

B. 100℃以下的热鼓进行30s的加热处理

C. 120℃以下的热鼓进行15s的加热处理

D. 100℃以上的热鼓进行15s的加热处理

E. 120℃以上的热鼓进行30s的加热处理

38. 通过持续加热这一催化作用过程银原子变成可见的金属银，即形成常见带有不同密度的影像。金属银数量和曝光在胶片上的光子数的关系是（　　　）

A. 没有任何关系　　　　B. 成正比　　　　　　C. 成反比

D. 成平方的关系　　　　E. 成对数的关系

（39～40题共用题干）

直接热敏成像技术是一种非激光扫描的成像技术，它是将图像数据转换成电脉冲后传送到热敏头，再显现在热敏胶片上。

39. 直接热敏成像打印机的结构主要由五部分组成。当胶片通过时，使胶片产生不同密度的灰阶影像的核心部件是（　　　）

A. 数据传输系统　　　　B. 热敏头　　　　　　C. 胶片传送系统

D. 高精度电机　　　　　E. 整机控制系统

40. 热敏成像技术是通过（　　　）

A. 激光直接在胶片上产生"热印"作用实现影像还原

B. 热敏头直接在胶片上产生"热印"作用实现影像还原

C. 红外激光直接在胶片上产生"热印"作用实现影像还原

D. 氦氖激光直接在胶片上产生"热印"作用实现影像还原

E. X线直接在胶片上产生"热印"作用实现影像还原

（41～42题共用题干）

胶片打印机的原理为：用红外线激光辐射使光-热式胶片形成潜影，再通过120C以上的热鼓进行15s的加热处理，使影像显这是胶片中的金属银颗粒密度发生变化造成的。下图是成像原理简图，当光-热式胶片被激光扫描后，激光光子进入了胶片的敏感层将银离子变成金属银原子而形成潜影。

41. 该打印机的类型是（　　　）

A. 喷墨打印机　　　　　B. 热敏打印机　　　　C. 湿式激光打印机

D. 自动洗片机　　　　　E. 干式激光打印机

42. 这类打印机所使用的胶片介质描述正确的是（　　　）

A. 不需要低温保存　　　B. 需要避光保存　　　C. 可以打印彩色胶片

D. 没有污染　　　　　　E. 介质不与打印机绑定

（43～44题共用题干）

为照片自主打印机选择合适的胶片打印机作为胶片介质的输出设备。考虑需要打印彩色图像，摆放空间较小，也比较密闭，需要避免设备产生异味，而且需要不同厂商的产品可以共用同一种打印介质。

43. 需要输出彩色胶片最优的选择为（　　　）

    A. 干式激光打印机　　　B. 热敏打印机　　　　　C. 湿式激光打印机

    D. 喷墨打印机　　　　　E. 自动洗片机

44. 可以自由选择打印介质类型的打印机的最优选择为（　　　）

    A. 干式激光打印机　　　B. 热敏打印机　　　　　C. 湿式激光打印机

    D. 喷墨打印机　　　　　E. 自动洗片机

第三节　自测试题答案

A1/A2型题

1. D	2. E	3. B	4. B	5. C	6. E	7. C	8. B	9. B	10. C
11. A	12. B	13. D	14. C	15. C	16. B	17. D	18. D	19. A	20. A
21. C	22. B	23. D	24. B	25. A	26. E	27. B	28. C	29. D	30. E
31. A	32. A	33. A	34. D	35. A					

A3/A4型题

36. A	37. A	38. B	39. B	40. B	41. E	42. B	43. D	44. D

（蒋仁州　唐陶富）

第十二章　对比剂与心电门控技术

第一节　对比剂与心电门控技术问答

一、X线对比剂

（一）何谓X线对比剂及理想的对比剂应具备的条件

1. X线对比剂　在X线和CT检查中用人工的方法将高密度或低密度物质通过某种途径引入体内，使其改变组织器官及邻近组织的密度差，以显示成像区域内组织器官的形态和功能，这种能够提高人体组织对比度的物质称为X线对比剂（contrast media）。对比剂的引入对于医学影像诊断发挥着重要的作用，扩大了X线的检查范围，为临床影像提供了更多的诊断信息。

2. 理想的对比剂应具备以下条件：

（1）与人体组织的密度对比相差较大，显影效果良好。

（2）无味、无毒性及刺激性，不良反应小，具有水溶性。

（3）黏稠度低，无生物活性，易于排泄。

（4）物理化学性能稳定，能长期储存。

（5）价廉且使用方便。

（二）简述X线对比剂的分类及其理化特性

1. 根据对比剂的密度不同，分为阴性、阳性两大类

（1）阴性对比剂：是指密度低、原子序数低、吸收X线量少的物质，能起反衬效果的对比剂。X线照片上显示为影像密度低或黑色的影像。在X线中最简单的阴性对比剂是气体，如空气、氧气、二氧化碳等，主要用于胃肠道的充盈、关节造影等。

（2）阳性对比剂：是指密度高、原子序数高、吸收X线量多的物质，能使组织本身密度升高的对比剂。X线照片或显示器上显示为影像密度高或白色的影像。常用的有钡剂和碘剂两大类，钡剂应用于胃肠道造影，碘剂广泛应用于各种X线造影检查、DSA和CT增强。

2. 根据对比剂的使用途径不同可分为五类

（1）胃肠道使用对比剂：X线胃肠道检查用的阳性对比剂主要是钡剂，可口服，亦可自肛门注入灌肠。CT主要是标记胃肠道，把胃肠道与其他组织和病变组织区分开来。CT扫描充盈胃肠道可以用碘剂作为阳性对比剂，也可以用水作为阴性对比剂。为了方便图像后处理，阴性对比剂的应用越来越广泛。

（2）血管内注射对比剂：为水溶性含碘制剂，利用碘的高X线吸收的特点，提高组织的对比度。主要是静脉注射用，也可以直接用于动脉注射，是常用于X线造

影、DSA及CT增强的对比剂。

（3）椎管内注射对比剂：穿刺后注入蛛网膜下腔。可由此做椎管及脑池造影，随着磁共振检查的日益普及，目前甚少使用。

（4）腔内注射对比剂：见于膀胱造影、胸膜腔造影等。

（5）胆系对比剂：一种间接显影的碘制对比剂，经口服或静脉注入，排泄到胆管系统（胆管与胆囊）使其成为高密度易于识别，由于MRCP的普及，目前胆系对比剂几乎不用。

3. 依据水溶性含碘对比剂的分子结构不同可以分为两大类

（1）离子型对比剂：溶液中含有离子存在的对比剂，称为离子型对比剂。

1）离子单体：每个分子有3个碘原子，1个羧基，没有羟基。在溶液中每3个碘原子有2个离子（比率为1.5）。常用的甲基泛影葡胺等，离子单体对比剂渗透压高，对比剂副作用的发生率较高。

2）离子二聚体：每个分子内有6个碘原子，1个羧基，1个羟基。溶液中每6个碘原子有2个离子（比率为3）。常用的有碘克酸等，离子二聚体比剂相比离子单体对比剂渗透压大幅降低。

（2）非离子型对比剂：溶液中无离子存在的对比剂，称为非离子型对比剂。

1）非离子单体：呈非离子状态。每个分子有3个碘原子（比率为3），4~6个羟基，没有羧基。常用的有碘海醇、碘佛醇、碘普罗胺（优维显）等，目前CT检查中应用最广泛的是非离子单体对比剂。

2）非离子二聚体：呈非离子状态。每个分子有6个碘原子（比率为6），8个以上的羟基，没有羧基。常用的有碘克沙醇、碘曲仑（伊索显）等，非离子二聚体对比剂为等渗对比剂，对比剂副作用的发生率较低。

4. 根据对比剂渗透压的不同可分为三类：

（1）高渗对比剂：主要是指离子单体对比剂，对比剂基本上浓度都在300mg/mL，渗透压在1500 mOsm/L以上，高渗对比剂的渗透压随着浓度的提高而增加，副作用的发生率较高。

（2）低渗对比剂：主要是非离子单体对比剂和离子二聚体对比剂。当浓度为300mg/mL时，渗透压在500~700 mOsm /L。虽然被命名为低渗对比剂，实际上，是相对高渗对比剂而言，与正常人身体血浆的渗透相比还是要高得多。

（3）等渗对比剂：主要是非离子二聚体对比剂，渗透压在300 mOsm/L左右。由于低渗对比剂命名在先，所以，等渗对比剂的渗透压实际上要比低渗对比剂的渗透压还要低。由于与正常人身体血浆的渗透压基本相同，副作用的发生率最低。

（三）X线对比剂的引入途径有哪些

对比剂的引入途径有直接引入和间接引入两类。

1. 直接引入方法　是通过人体自然孔道或体表穿刺或病理通道等途径，直接将对比剂引入需要显示的组织或器官。一般有3种途径：

（1）口服法：如口服医用硫酸钡消化道造影，如食管、胃、肠道造影等。

（2）灌注法：如钡气双重对比灌肠造影、子宫输卵管造影、瘘管造影、术后胆道造影等。

（3）穿刺注入法：见于PTC、关节腔造影等。

2.间接引入法　是将对比剂通过口服或静脉、动脉给药，经过吸收，利用某些器官的生理排泄功能，使对比剂有选择地聚集到需要显示的部位而形成对比。静脉注药可分为：静脉推注、静脉滴注、高压注射器注入，如尿路造影、胆系造影等。动脉给药指将导管经股动脉插入抵达靶血管，经导管注入对比剂如门脉造影等。

（四）试述碘对比剂不良反应的分类

1.按照发生机制分类

（1）特异性/过敏样反应：这类不良反应与碘对比剂剂量、注入方式和速度无关，其临床表现通常与一种药物或其他过敏原的过敏性反应相同，但是在多数发生反应的患者中无法识别出抗原-抗体反应，因此被归类为过敏样或特异性反应，此类反应难以预防。主要临床表现有荨麻疹、支气管痉挛、呼吸困难，严重者可发生休克、呼吸心搏骤停。

（2）非特异性/类生理反应：这类生理反应不同于过敏样反应，是机体对对比剂的一种生理性应答，常与碘对比剂的剂量、注入方式、速度和理化性质相关，一般表现为对比剂对器官或系统所产生的反应，最常累及的器官或系统为肾、心血管系统、神经系统。

2.按照严重程度分类

（1）轻度：体征和症状具有自限性且无进展依据，可自行减轻。

（2）中度：体征和症状更明显，需给予对症处理。

（3）重度：体征和症状通常会危及生命，需立即抢救。

3.按照发生时间分类

（1）急性不良反应：对比剂注射后1小时内出现的不良反应。

（2）迟发性不良反应：对比剂注射后1小时至1周内出现的不良反应。

（3）晚发性不良反应：通常在对比剂注射1周后出现的不良反应。

（五）碘对比剂不良反应的临床表现有哪些？

1.轻度反应　主要表现为面部红肿、荨麻疹、恶心、头晕、结膜充血，打喷嚏等。

2.中度反应　主要表现为面色苍白、呕吐、胸闷气促、全身大量荨麻疹，轻微喉头水肿、血压一过性下降等。

3.重度反应　很少见，发生率仅为0.01%～0.05%，主要表现为血压明显下降，严重的气管、支气管水肿痉挛，严重的喉头水肿，休克，严重者呼吸、心搏骤停，救治不及时可导致死亡。

（六）怎样预防碘对比剂不良反应？

碘对比剂注入人体后可能产生不良反应，重者可危及生命，因此，应用碘对比剂时要高度关注，做好预防及抢救措施。

1. 一般性预防

（1）使用非离子型碘对比剂。

（2）对比剂使用前加温到37℃。

（3）科学地选择对比剂的注射方式、速率及最佳剂量。

（4）患者注射对比剂后需留观30分钟才能离开检查室。

2. 签署知情同意书　在使用碘对比剂前应与患者或监护人签署知情同意书，同时让患者和家属了解整个造影检查程序，做好解释工作，消除患者紧张情绪，必要时术前半小时肌注地西泮或苯巴比妥，使受检者精神安定、松弛。

3. 原则上不推荐进行碘对比剂过敏试验　因为碘对比剂过敏试验结果呈阴性的患者也可能发生过敏样反应甚至严重过敏样反应，相反，结果呈阳性的患者也不一定会发生过敏样反应，甚至其本身也可以导致严重的不良反应发生。《中华人民共和国药典临床用药须知》从2005版开始已将碘对比剂过敏试验相关内容删除。不同碘对比剂是否需要进行过敏试验请参照各自产品说明书。

4. 正确掌握各种碘对比剂的适应证　详细了解患者有无碘过敏史、甲状腺功能亢进、肾功能不全，以及心、肝、肺功能的异常等状况，以便及早发现高危患者，提前采取预防措施。

5. 检查室内必须装备必要的各种抢救药品　如肾上腺素、阿托品、苯海拉明、毛花苷C、地塞米松等以备随时取用，同时要配备供氧装备和氧气面罩，吸引器、除颤器等急救设备。如遇严重反应，在自己抢救的同时要尽快通知有关科室医师前来协助抢救。

6. 注入对比剂后一定要随时注意观察患者的反应　部分患者当注入大剂量对比剂后可能会突然发生严重不良反应，注射对比剂时要随时观察要患者，一旦出现不良反应立即停止注射，根据不良反应程度采取对应的措施，出现严重不良反应者，立即开始抢救。

7. 建议建立与急诊室或其他临床相关科室针对碘对比剂不良反应抢救的应急快速增援机制，建立抢救应急通道，确保不良反应发生后，临床医师能够及时赶到抢救现场进行抢救。

（七）试述碘对比剂不良反应的处理措施

1. 轻度不良反应　通常无须药物治疗，但是它们有可能进展为更严重的不良反应。因此，对发生了轻度不良反应的患者需要进行严密观察20~30分钟（如有必要需延长时间），观察呼吸血压脉搏，必要时给予肌内或静脉注射地塞米松10mg或肌内注射异丙嗪25mg，确保患者临床状态稳定或恢复正常。

2. 中度不良反应　虽然通常不会立即危及患者生命，但是其可能进展为危及生命的反应。因此，需立即注射地塞米松等抗过敏药，严密监测患者生命体征，建立固定静脉通路，对症处理，给予高流量面罩吸氧，直至此反应完全消退。

3. 重度不良反应　虽然重度不良反应很罕见，但是医务人员必须意识到其具有不可预测性，因此必须严密观察，快速识别和处理。大多数重度不良反应都需要肾上腺素治疗，而合理的治疗取决于每种特定反应的临床表现。医务人员要针对不同程度的不良反应采取相应的治疗处理办法和一系列医疗管理。如果患者表现为无应答或无脉，则按照正规心肺复苏流程进行，及时呼叫急诊科、麻醉科等相关科室医师现场进行抢救。

综上所述，虽然碘对比剂引起的不良反应发生率很低，但可能产生非常严重的后果。这就要求医务人员必须重视并熟悉碘对比剂相关不良反应的预防和处理流程。一旦患者发生不良反应，要进行快速识别，并根据患者的状况给予及时恰当的治疗，避免给患者造成永久或重大的伤害。

二、MRI对比剂

（一）简述MRI对比剂的应用及其主要作用

磁共振检查具有优秀的软组织对比度，然而仍有部分病变天然对比差，因此，引入磁共振对比剂提高组织的对比度，能显著提高诊断的特异性和敏感性，其使用也日渐广泛。目前，国内临床使用的磁共振对比剂均以稀土元素钆（Gd）为基础，通过将其包被在螯合物中，避免钆金属直接沉积于人体产生毒害作用。磁共振对比剂在发现平扫未显示的病变、肿瘤的诊断、明确病灶范围、术后患者的监测，以及血管病变的显示等方面发挥着不可或缺的作用。

磁共振对比剂的主要作用是改变组织MRI特征性参数，缩短T_1和（或）T_2弛豫时间。增强病理组织的信号强度，从而改善病变和正常组织之间的对比度，MRI对比剂可分为T_1弛豫对比剂和T_2弛豫对比剂。

（二）试述MRI对比剂的分类及常用对比剂

1. 根据对比剂在体内的分布不同分为两类

（1）细胞外液对比剂：是目前临床最常用的对比剂，从血管进入人体内非特异性分布，可在血管内或细胞外间隙自由通过，引起组织中靠近对比剂的水分子有较大的净磁化矢量M，T_1WI图像中产生高信号。扫描时需要把握好时机，方可获得最佳的组织强化对比。目前临床应用最常用、最广泛的细胞外液对比剂是钆-二乙烯三胺五乙酸（gadolinium diethyl triamine-pentoacetic acid，Gd-DTPA）。

（2）细胞内液对比剂：主要以体内某一组织或某一器官的一些细胞作为靶来分布，它从静脉进入人体后，立即从血中廓清并与目标靶器官组织结合，摄取对比剂的组织和不摄取的组织之间产生高低信号对比。临床常用的种类有肝细胞特异性对比剂，网状内皮系统对比剂，血池对比剂等。

2. 根据对比剂磁敏感性的不同分为3类：

（1）顺磁性对比剂：一般由顺磁性金属元素组成，如Gd，Mn；它们所含的外层电子是不成对的，具有较大的磁矩，磁化率较高，呈顺磁性，在磁场中会被磁化，在磁场外，其磁性消失，其化合物溶于水，常用其T1效应作为T_1WI像中的阳性对比剂，如Gd-DTPA。

（2）超顺磁性对比剂：指由磁化强度界于顺磁性和铁磁性之间的各种磁性微粒或晶体组成的对比剂，这类物质在磁场中极易磁化，但在磁场外，其磁性消失，如超顺磁性氧化铁（super paramagnetic iron oxide，SPIO）。

（3）铁磁性对比剂：它是由铁磁性物质组成的紧密排列的原子或晶体；这类物质一次磁化后，没有外加磁场仍带有一定磁性，如枸橼酸铁铵（ferric ammonium citrate，FAC）。

3. 对比剂从血管进入人体后可以被体内的某种组织吸收、并在其结构中停留较长时间，称为这种组织或结构的特异性。根据对比剂特异性的不同分为四类：

（1）肝特异性对比剂：对比剂通过多肽蛋白载体进入肝细胞内，造成吸收对比剂的正常肝脏组织高信号，而病变肝脏组织不能摄取对比剂为低信号，从而形成高低信号的反差对比图像。此类对比剂可分为肝细胞摄取的钆塞酸二钠（Gd-EOB-DTPA）和钆贝葡胺（Gd-BOPTA），以及网状内皮系统的摄取的超顺磁性氧化铁颗粒（SPIO）等。

（2）血池对比剂：用于MRI血管造影、心肌缺血时心肌生存率的评价；肿瘤血管性能和肿瘤恶性度评价。

（3）淋巴结对比剂：体内淋巴结有特异性摄取的对比剂，用于观察淋巴结的改变。

（4）其他组织特异性对比剂：胰腺、肾上腺对比剂等。

（三）钆离子在人体内有何毒副作用

目前临床最常用的MRI对比剂是钆类对比剂。正常人体内钆离子含量极低。少量自由钆离子进入人体内，便可产生毒副作用。钆离子进入血液后，与血清蛋白结合形成胶体，这些胶体被网状内皮系统吞噬后分布于肝脏、脾脏、骨髓等器官，引起这些器官的中毒反应。钆中毒严重时可表现为共济失调、神经抑制、心血管及呼吸抑制等。

（四）钆离子与DTPA络合形成螯合物合物有何生物学特点

自由钆离子与螯合态钆有明显不同。自由离子钆与DTPA络合形成螯合物后，其毒性大为减小，与血浆蛋白结合少，不经过肝脏代谢，很快以原形态由肾脏排除，所以钆的毒性大大降低。有时钆的螯合物聚集会引起一定程度的神经细胞代谢改变，会引起轻微的头痛、不适、恶心呕吐等，反应较轻，呈一过性。Gd-DTPA发生严重毒副反应的概率很低，为1/45万～1/35万。发生严重毒副反应的患者常有呼吸道哮喘及过敏史。一般表现为呼吸急促，喉头水肿、血压降低、支气管痉挛、肺水肿等。由于肾脏代谢螯合物可能导致肾小球滤功能下降，对于肾功能不全的患者需慎用。对于癫痫患者，可能诱发癫痫发作。孕妇不宜使用，哺乳期妇女在用药后24小时内禁止哺乳。

（五）试述我国常用MRI对比剂安全性、适应证及用量

目前我国常用MRI对比剂安全性较高，国内常见对比剂钆喷酸葡胺及国产制品具有相似的弛豫率、浓度、适应证及安全等级（表12-1）。因此，在临床实践中常规钆对比剂可以交替使用，操作人员应了解钆对比剂各种毒副反应的临床表现，能熟练处理所发生的毒副反应。

表12-1　我国现常用MRI对比剂适应证及用量

名　称	适应证	儿童用药	批准剂量	禁忌证
钆特醇	中枢神经、全身及血管	2岁以上	0.2mL/kg	钆螯合物过敏者禁用 不建议孕哺期
钆贝葡胺	中枢神经血管、肝胆	2岁以上	0.2mL/kg	钆螯合物过敏者禁用 不建议孕哺期
钆喷酸葡胺	中枢神经、全身及血管	2岁以上	0.2mL/kg	钆螯合物过敏者禁用 不建议孕哺期 肾功能严重不全者禁用 钆螯合物过敏者
钆布醇	中枢神经系统、血管	2岁以上	0.1mL/kg	不建议孕期，哺乳期用后 至少停止哺乳24小时
钆塞酸二钠	肝脏	18岁以上	0.1mL/kg	钆螯合物过敏者禁用 孕哺期不确定
钆双胺	中枢神经、全身	2岁以上	0.2mL/kg	对钆双胺过敏者不能使用 肾功能严重不全者禁用 肝移植围术期禁用
钆特酸葡胺	中枢神经系统和MRA	2岁以上	0.2mL/kg	对钆盐有过敏史的患者， 孕乳期医师指导

（六）试述Gd-DTPA的对比增强原理

Gd-DTPA是一种顺磁性物质，Gd离子具有7个不成对电子，其不成对电子与质子一样为偶极子，具有磁矩。电子质量很轻，但其磁矩约为质子的657倍。在无顺磁性物质的情况下，组织的T_1、T_2弛豫是由质子之间的偶极子—偶极子相互作用，形成局部磁场波动所引起的。在有不成对电子的顺磁性物质存在时，由于电子的磁化率约为质子的657倍，从而产生局部巨大磁场波动。此时，大部分电子的运动频率与Larmor频率相近，从而使邻近质子的T_1、T_2弛豫时间缩短，引起所谓质子弛豫增强，其结果造成T1和T2弛豫时间缩短。临床主要应用的是其T1效应。

（七）哪些因素可影响顺磁性对比剂缩短弛豫时间

顺磁性对比剂缩短T_1或T_2弛豫时间与下列3种因素有关：

1. 顺磁性物质的浓度　在一定浓度范围内，浓度越高，顺磁性越强，对T_1和T_2弛豫时间的影响就越明显。随着浓度的增加，T_2缩短效应越明显，当浓度大大高于临床剂量时，T_2弛豫时间缩短显著，以致T_2的增强作用掩盖了T_1的增强作用，当T_2WI或T_2^*WI成像时，含对比剂的组织显示为低信号，这种情况下高浓度Gd-DTPA称为阴性对比剂。

2. 顺磁性物质的磁矩　顺磁性物质的磁矩受不成对电子数的影响，不成对电子数越多磁矩就越大，顺磁性作用就越强，对T_1和T_2弛豫时间影响就越明显。

3. 顺磁性物质结合水的分子数　顺磁性物质结合水的分子数越多，顺磁作用就越强。磁场强度、环境温度等对弛豫时间有影响。

（八）超顺磁性和铁磁性对比剂相比顺磁性对比剂有何特点

超顺磁性和铁磁性对比剂的磁矩和磁化率显著高于顺磁性对比剂，T_2和T_2^*弛豫时间缩短明显，增强后T_2WI和T_2^*WI成像信号呈黑色低信号。此类对比剂的T_1效应较弱，所以增强时使用T_2WI成像。

（九）简述对比剂在中枢神经系统MRI增强的应用方法

中枢神经系统MRI增强原理是由于病灶破坏了血脑屏障，通过血脑屏障后的钆剂在病灶中逐渐累积所致。为了获得较好的颅脑增强图像，通常在注射对比剂5分钟后开始进行增强扫描。为了缩短每个部位MRI检查的总时间，可以把T_2WI检查序列移到注入对比剂后进行。即注射钆对比剂后，先扫描T_2WI序列，再进行T_1WI增强扫描。注射对比剂的方式可用手推，若使用高压注射器，速度不宜超过2mL/s。特殊的是对比剂用量脑转移瘤增强为双倍剂量，垂体动态增强为半剂量。中枢神经系统MRI增强可广泛用于肿瘤、炎症、脱髓鞘、血管畸形等病变。

（十）试述对比剂在增强型磁共振血管成像（CE-MRA）的应用方法及优点

CE-MRA的原理为高浓度的对比剂显著缩小血液T_1值，短于人体其他组织，在快速重T_1WI图像上显示为高信号，其他组织显示为低信号。在采集血管信号时，需要确保血管内有恒定的对比剂团注。磁共振血管成像序列的扫描时间较长，使用较慢的注射速度可以避免扫描末端出现伪影。对比剂注射时间应超过扫描时间的一半，使用高压注射器的注射速度不超过2mL/s。目前较新的磁共振血管成像，主要采用TWIST等快速序列先行Time-resolve 动态成像，再采用高分辨率的3D序列完成高清静态图像的采集。

CE-MRA对血管腔的显示比非增强MRA更为可靠，出现血管狭窄的假象明显减少，血管狭窄程度的反映比较真实，与CTA类似，其可靠性与传统DSA血管造影非常接近。与DSA相比，CE-MRA具有无创、无电离辐射，对比剂更为安全、对比剂用量少、价格便宜等优点。

（十一）试述对比剂在腹部实质脏器MRI增强成像的应用方法

肝脏MRI增强检查包括动脉期、门脉期和平衡期的三期动态扫描。对比剂注射速率通常为2mL/s，过高的注射速率可能遗漏某些在动脉晚期增强较好的病灶，而过低的注射速率则难以区别开三期的图像。肝脏MRI造影剂分为四大类：

1. 分布于细胞外间隙的，如Gd-DTPA。

2. 分布于网状内皮细胞系统的，如SPIO。

3. 肝细胞选择性的，如钆塞酸二钠 （Gd-EOB-DTPA）和钆贝葡胺（Gd-BOPTA）。

4. MRI血池造影剂如USPIO。

两种肝特异性对比剂钆贝葡胺和钆赛酸二钠均具有被肝细胞特异性摄取的能力，从而使无肝细胞功能的病灶出现负增强，对肝癌的检出有辅助作用。但值得注意的是，两种肝特异性对比剂均有自身的一些缺陷，如钆贝葡胺的肝胆期延迟时间较长（钆贝葡胺40~120分钟，钆赛酸二钠20分钟），而钆赛酸二钠由于批准剂量仅为其他钆剂的1/4，动态三期增强效果较弱，且有研究报道钆赛酸二钠有造成患者急性呼吸暂停，难以屏气完成动脉期扫描。

（十二）简述颈部、鼻咽部MRI增强成像的临床意义

颈部、鼻咽部对比增强适用于：良性恶性肿瘤、血管性病变、囊肿性病变、肉芽肿性病变、淋巴结肿大等，能明确病变范围、部位、大小及浸润的深度，显示转移或用于治疗后复查。

（十三）简述胸部MRI增强成像的临床意义

胸部MRI增强主要使用多时相动态增强扫描，对于纵隔肿瘤、占位性病变特别是乳腺良性恶性肿瘤的诊断具有非常重要的地位。心脏磁共振心肌灌注与延迟增强检查可评价心肌梗死，对了解心肌灌注情况具有重要作用。

三、心电门控技术

（一）何谓心肌细胞膜极化状态和等电位线

心肌细胞膜是半透膜，静息状态时，膜外排列一定数量带正电荷的阳离子，膜内排列相同数量带负电荷的阴离子，膜外电位高于膜内，称为极化状态。静息状态下，由于心脏各部位心肌细胞都处于极化状态，没有电位差，电流记录仪描记的电位曲线平直，即为体表心电图的等电位线。

（二）何谓除极与除极波及除极波有哪些

心肌细胞在受到一定强度的刺激时，细胞膜通透性发生改变，大量阳离子短时间内涌入膜内，使膜内电位由负变正，这个过程称为除极。对整体心脏来说，心肌细胞从心内膜向心外膜顺序除极过程中的电位变化，由电流记录仪描记的电位曲线称为除极波，即体表心电图上心房的P波和心室的QRS波。

（三）何谓复极与复极波及复极波有何特点

在心电过程中，心肌细胞除极完成后，细胞膜排出大量阳离子，使膜内电位由正变负，恢复到原来的极化状态，此过程由心外膜向心内膜进行，称为复极。心肌细胞复极过程中的电位变化，由电流记录仪描记出称为复极波。由于复极过程相对缓慢，复极波较除极波低。心房的复极波低，且埋于心室的除极波中，体表心电图不易辨认。心室的复极波在体表心电图上表现为T波。

（四）简述心肌细胞全部复极后状态

整个心肌细胞全部复极后，心肌细胞膜外排列一定数量带正电荷的阳离子，膜内排列相同数量带负电荷的阴离子，膜外电位高于膜内，再次恢复极化状态，各部位心肌细胞间没有电位差，体表心电图记录到等电位线。

（五）如何安放心脏电极和记录12导联心电图

心脏是一个立体的结构，为了反映心脏不同面的电活动，在人体不同部位放置电极，以记录和反映心脏的电活动。心脏电极的安放部位，见表12-2，在行常规心电图检查时，通常只安放4个肢体导联电极和$V_1 \sim V_6$ 6个胸前导联电极，记录常规12导联心电图。

表12-2　体表电极名称及安放位置

电极名称	电极位置	电极名称	电极位置
LA	左上肢	V_5	第5肋间隙左腋前线上
RA	右上肢	V_6	第5肋间隙左腋中线上
LL	左下肢	V_7	第5肋间隙左腋后线上
RL	右下肢	V_8	第5肋间隙左肩胛下线上
V_1	第4肋间隙胸骨右缘	V_9	第5肋间隙左脊柱旁线上
V_2	第4肋间隙胸骨左缘	V3r	V1导联和V4r导联之间
V_3	V2导联和V4导联之间	V4r	第5肋间隙右锁骨中线上
V_4	第5肋间隙左锁骨中线上	V5r	第5肋间隙右腋前线上

（六）详述各心电图导联的组成和连接方法

心电图两两电极之间或电极与中央电势端之间组成一个个不同的导联，通过导联线与心电图机电流计的正负极相连，记录心脏的电活动（表12-3）。两个电极之间组成了双极导联，一个导联为正极，一个导联为负极。双极肢体导联包括Ⅰ导联，Ⅱ导联和Ⅲ导联；电极和中央电势端之间构成了单极导联，此时探测电极为正极，中央电势端为负极。aVR、aVL、aVF、V_1、V_2、V_3、V_4、V_5、和V_6导联均为单极导联。由于aVR、aVL、aVF远离心脏，以中央电端为负极时记录的电位差太小，因此负极为除探查电极以外的其他两个肢体导联的电位之和的均值。由于这样记录增加了aVR、aVL、aVF导联的电位，因此这些导联也被称为加压单极肢体导联。

表12-3　心电图各导联连接示意图

导联名称	正极	负极
Ⅰ	LA	RA
Ⅱ	LL	RA
Ⅲ	LL	LA

续表

导联名称	正极	负极
aVR	RA	1/2（LA+LL）
aVL	LA	1/2（RA+LL）
aVF	LL	1/2（LA+ RA）
V_1	V_1	中央电势端
V_2	V_2	中央电势端
V_3	V_3	中央电势端
V_4	V_4	中央电势端
V_5	V_5	中央电势端
V_6	V_6	中央电势端

（七）简述心电图导联分组方法

肢体导联系统反映心脏电位投影在矢状面情况。包括 I 、 II 、 III 、aVR、aVL 和aVF导联。胸前导联系统反映心脏电位投影水平面情况，包括： V_1 、 V_2 、 V_3 、 V_4 、 V_5 、 V_6 导联。进一步将这些导联分组，以反映心脏不同部位的电活动（表12-4）。

表12-4　心电图导联的分组图示

I 高侧壁导联	aVR	V_1 前间壁导联	V_4 前壁导联	V_7 正后壁导联	V_{3r} 右室导联
II 下壁导联	aVL高侧壁导联	V_2 前间壁导联	V_5 左侧壁导联	V_8 正后壁导联	V_{4r} 右室导联
III 下壁导联	aVF下壁导联	V_3 前壁导联	V_6 左侧壁导联	V_9 正后壁导联	V_{5r} 右室导联

（八）简述心电图P波的形成，波形特点和意义

P波是心房除极波，代表左右两心房的激动。正常心脏的电激动从窦房结开始。由于窦房结位于右心房与上腔静脉的交界处，所以窦房结的激动首先传导到右心房，通过房间束传到左心房，形成心电图上的P波。P波代表了心房的激动，前半部代表右心房激动，后半部代表左心房的激动。P波时限为0.12秒，高度为0.25mV。当心房扩大，两房间传导出现异常时，P波可表现为高尖或双峰的P波。分析P波对心律失常的诊断与鉴别诊断具有重要意义。

（九）简述心电图P-R间期的形成和意义

P-R间期是指在心电图中代表心房开始除极到心室开始除极的时间。心电激动由心房沿前中后结间束传导到房室结。由于房室结传导速度缓慢，形成了心电图上的PR段，也称P-R间期。正常P-R间期在0.12~0.20秒。当心房到心室的传导出现阻滞，则表现为PR间期的延长或P波之后心室波消失。

（十）简述心电图QRS波群的形成、特点和意义

QRS波群反映左、右心室除极电位和时间的变化，心电激动由房室结向下经希氏束、左右束枝同步激动左右心室形成QRS波群。QRS波群代表了心室的除极，激动时限小于0.11秒。当出现心脏左右束枝的传导阻滞、心室扩大或肥厚等情况时，QRS波群出现增宽、变形和时限延长。

（十一）什么是心电图J点

J点是心电图中QRS波结束，ST段开始的交点。它标志着心室除极的结束，复极的开始，通常J点上下偏移不超过1mm，大多在等电位线上。

（十二）简述心电图ST段的形成和意义

心电图ST段，由QRS波群结束到T波开始的平线，心室肌全部除极完成，复极尚未开始的一段时间。此时各部位的心室肌都处于除极状态，细胞之间并没有电位差。因此正常情况下ST段应处于等电位线上。当某部位的心肌出现缺血或坏死的表现，心室在除极完毕后仍存在电位差，此时表现为心电图上ST段发生偏移。

（十三）简述心电图T波的形成、特点和意义

正常心电周期中心室的复极形成T波。正常T波升支长、降支短，波峰圆钝。在QRS波主波向上的导联，T波应与QRS主波方向相同。心电图上T波的改变受多种因素的影响。例如心肌缺血时可表现为T波低平倒置。T波的高耸可见于高血钾、急性心肌梗死的超急期等。

（十四）简述心电图U波的意义

心电图中较小的波，某些导联上T波之后可见U波，是在T波后0.02～0.04秒出现宽而低的波。目前认为与心室的复极有关。血钾不足，甲状腺功能亢进和强心药洋地黄类等都会使U波加大。

（十五）简述心电图QT间期形成、计算方法和意义

QT间期代表了心室从除极到复极的时间，代表心室去极化和复极化过程的总时程，正常QT间期为0.44秒。由于QT间期受心率的影响，因此引入了矫正的QT间期的概念。其中一种计算方法为QTC=QT/RR。QT间期的延长往往与恶性心律失常的发生相关，对预报恶性心室律失常和心脏性猝死有重要意义。

（十六）简述心电门控技术原理及分类

对于心脏成像，由于心脏有规律的搏动，数据采集的时间分辨率是提高影像质量的关键。在进行冠状动脉CT检查和心脏磁共振检查时，为减小心脏搏动形成的伪影，均需采用心电监控同步扫描技术，在心脏运动最小时进行成像。心电门控技术通常分为前瞻性和回顾性两种。

（十七）简述前瞻性心电门控技术的原理和应用

前瞻性心电门控技术是利用扫描前预先采集的心电图波形预先标定R波后延时触

发扫描，使数据采集时相落在指定的某一时相上，达到减小搏动伪影和降低扫描剂量的双重目的。受检者的心律整齐，心率＜70次/分时，一般可采用前瞻性心电门控技术进行冠脉CTA检查。前瞻性心电门控患者所受辐射剂量相对较少。

（十八）简述回顾性心电门控技术的原理和应用

回顾性心电门控技术是心电图采集与CT扫描同时进行，使心脏解剖数据与搏动资料同步扫描完成后，可根据同步记录的心电图任意选取心动周期中的所需时相进行重建、获取不同时相的图像。由于冠脉依附于心脏表面，除本身搏动外，还随心动周期摆动，并且冠状动脉各分支的运动模式也各有特点，特别是受检者的心率较快，心律失常时，其运动更难以预计。因此，冠状动脉CTA检查时特别是心率较快，心律失常时，一般采用回顾性心电门控技术，成功率高。回顾性心电门控患者所受辐射剂量相对较多。

（十九）详述心电编辑技术的原理、实现方法及应用

在冠脉CT扫描中，如果产生意外的心电图变化，如多次期外收缩或心率不规则，这种变化可能导致检查失败。为了满足不同心率情况下心脏成像的需要，多排螺旋CT可采用心电编辑技术进行数据采集。心电编辑技术主要应用于回顾性心电门控扫描，它是通过修改触发的位置来获得希望得到的某一时相的图像。使用者可以通过移动、去除、插入触发位置来实现。

1. 移动触发位置　可以通过移动R波的触发位置，然后放在需要的位置，心率会根据触发位置移动的情况自动重新重组图像。

2. 插入触发位置　可选择两个心动周期，并在R-R波之间插入一个触发位置，从而得到一个很规律的重新计算过的心率。存在心动过缓、心电信号在采集过程中丢失或强度不够大时，可采用插入触发点。

3. 去除触发位置　碰到心律失常时，可在两个不规则心动周期的R-R波之间去除一个触发位置，从而心率规整，可获得较好的冠状动脉图像。期前收缩、房颤、心律失常等异常波形导致错误采用了原始数据时，可采用这种方法。

4. 按R波后选定的毫秒重建　患者在扫描过程中若出现心律失常，可采用计算患者收缩期R波后一定时间（ms）进行编辑。有研究表明，当患者心律失常时，心脏收缩期的时间差别并不大，差别大的在于心脏舒张期时间的不一致。若此时再采取按固定时相重建，图像各个心搏周期的数据不匹配，会出现错层等现象。若采用R波后一定时间的收缩期，则由于去了舒张期时间长短不一的影响，图像质量则相对比较好。

（二十）列表说明前瞻性心电门控与回顾性心电门控基本参数的区别

前瞻性心电门控与回顾性心电门控的基本参数比较（表12-5）。

表12-5　前瞻性心电门控与回顾性心电门控基本参数比较

比较内容	回顾性心电门控	前瞻性心电门控
适用范围	心律较为规整，心率<90次/分	心律齐，最好<70次/分（患者有潜在检查失败风险时不建议使用该模式）
曝光方式	连续进床过程中连续曝光	进床曝光交替进行
曝光时间（心脏）	7～13s	曝光脉冲宽度为200ms或380ms，一般为5～8个脉冲
管电压的选择	根据患者体重指数调整，一般为100kV或120kV	根据患者体重指数调整，一般为100kV或120kV
管电流的选择	260～400mA	260～500mA
重建时相	最佳舒张中期（70%～75% R–R间期）或最佳收缩末期（35%～45% R–R间期）	预选择时相：收缩末期（心率>70次/分）舒张中期（心率<70次/分）
螺距值	0.2～0.4（根据心率的增加而增加）	轴位扫描（step and shoot）
辐射剂量	较高	较低

（二十一）列表说明前瞻性心电门控与回顾性心电门控临床应用的区别

前瞻性心电门控与回顾性心电门控临床应用比较，其不同点（表12-6）。

表12-6　前瞻性心电门控与回顾性心电门控临床应用比较

比较内容	回顾性心电门控	前瞻性心电门控
检查技术成功率	可以选择不同时相重建，成功率高，98%以上	须严格选择适应证95%以上
曝光方式	连续进床过程中连续曝光	进床曝光交替进行
冠脉图像质量	能够满足诊断	严格选择适应证，能够满足诊断
冠脉节段的可评估率	95%以上冠脉节段可满足诊断	95%以上冠脉节段可满足诊断
管电流的选择	260～400mA	260～506mA
诊断的准确性（与CAG对照）	93%（采用双源CT以冠脉节段水平评估）	94%（采用双源CT以冠脉节段水平评估）
心功能评估	可评估患者心功能情况	不能评估患者心功能情况

第二节　对比剂与心电门控技术自测试题

一、以下每一道题下面有A、B、C、D、E五个备选答案，从中选择一个最佳答案。

A1/A2型题

　　1. 理想的X线对比剂应具备的条件不包括（　　　）

A. 与人体组织的密度对比大，显影效果良好

B. 无味、无毒，具有水溶性

C. 无生物活性

D. 理化性能稳定

E. 可与人体某些组织发生反应，以形成高对比

2. 阴性对比剂不符合（　　）

  A. 密度低　　　　　　B. 原子序数低　　　　　C. 吸收X线多

  D. 比重小　　　　　　E. 在影像上显示为黑色

3. 阳性对比剂的特点不包括（　　）

  A. 密度高　　　　　　B. 原子序数低　　　　　C. 吸收X线多

  D. 比重大　　　　　　E. 使组织密度升高

4. 下列论述不正确的是（　　）

  A. 胃肠道—钡剂　　　　　　　　B. 血管内注射水溶性碘制剂

  C. 椎管内注射进入蛛网膜下腔　　D. 膀胱造影使用腔内注射对比剂

  E. 胆系对比剂不可口服

5. 碘海醇属于（　　）

  A. 离子单体　　　　　B. 离子二聚体　　　　　C. 非离子单体

  D. 非离子二聚体　　　E. 阴性对比剂

6. 碘克酸属于（　　）

  A. 离子单体　　　　　B. 离子二聚体　　　　　C. 非离子单体

  D. 非离子二聚体　　　E. 阴性对比剂

7. 甲基泛影葡胺属于（　　）

  A. 离子单体　　　　　B. 离子二聚体　　　　　C. 非离子单体

  D. 非离子二聚体　　　E. 阴性对比剂

8. 碘克沙醇属于（　　）

  A. 离子单体　　　　　B. 离子二聚体　　　　　C. 非离子单体

  D. 非离子二聚体　　　E. 阴性对比剂

9. 优维显属于（　　）

  A. 离子单体　　　　　B. 离子二聚体　　　　　C. 非离子单体

  D. 非离子二聚体　　　E. 阴性对比剂

10. 碘佛醇属于（　　）

  A. 离子单体　　　　　B. 离子二聚体　　　　　C. 非离子单体

  D. 非离子二聚体　　　E. 阴性对比剂

11. 碘曲论属于（　　）

  A. 离子单体　　　　　B. 离子二聚体　　　　　C. 非离子单体

  D. 非离子二聚体　　　E. 阴性对比剂

12. 高渗对比剂主要是指（　　）

    A. 离子单体　　　　　B. 离子二聚体　　　　　C. 非离子单体

    D. 非离子二聚体　　　E. 阴性对比剂

13. 等渗对比剂主要是（　　　　）

    A. 离子单体　　　　　B. 离子二聚体　　　　　C. 非离子单体

    D. 非离子二聚体　　　E. 阴性对比剂

14. 下列叙述正确的是（　　　　）

    A. 直接引入对比剂不可采用口服法　　　B. 灌注属于间接引入法

    C. 穿刺注入属于直接引入法　　　　　　D. 静脉推注属于直接引入法

    E. 高压注射器注入属于直接引入

15. 碘对比剂不良反应的临床表现不包括（　　　　）

    A. 皮肤发红、荨麻疹　B. 恶心、头晕　　　　　C. 血压升高

    D. 喉咙发热、发痒　　E. 气管、支气管水肿痉挛

16. 碘对比剂不良反应的预防，错误的是（　　　　）

    A. 使用非离子型对比剂　　　　　　　　B. 对比剂冷却到25℃

    C. 科学选择注射方式、速率及剂量　　　D. 注射对比剂后观察30分钟

    E. 掌握适应证

17. 目前临床常用的MRI对比剂是（　　　　）

    A. 钆类　　　　　　　B. 锰类　　　　　　　　C. 铁类

    D. 铜类　　　　　　　E. 钠类

18. Gd-DTPA的毒副反应不包括（　　　　）

    A. 呼吸急促　　　　　B. 喉头水肿　　　　　　C. 血压骤升

    D. 肺水肿　　　　　　E. 支气管痉挛

19. 颅脑增强MRI扫描一般在注射对比剂（　　　　）分钟后开始行增强扫描

    A. 2　　　　　　　　　B. 3　　　　　　　　　　C. 4

    D. 5　　　　　　　　　E. 10

20. CE-MRA使用静脉注射对比剂的常规用量不能超过（　　　　）

    A. 0.1mmol/kg　　　　B. 0.6mmol/kg　　　　　C. 0.25mmol/kg

    D. 0.2mmol/kg　　　　E. 0.3mmol/kg

21. 正常心脏的电激动从（　　　　）开始

    A. 房室结　　　　　　B. 窦房结　　　　　　　C. 二尖瓣

    D. 右心房　　　　　　E. 希氏束

22. 关于前瞻性心电门控叙述错误的是（　　　　）

    A. 利用预先采集的心电图波形标定R波　　B. 目的是减小搏动伪影

    C. 降低剂量　　　　　　　　　　　　　　D. 冠脉CTA可用该技术

    E. 受检者心律失常，在75次/分以上、CTA时采用

23. 关于回顾性心电门控叙述错误的是（　　　　）

A. 心电图采集与CT扫描先后进行

B. 心脏解剖数据与搏动资料同步

C. 可任意选取重建时相

D. 可获取不同时相的图像

E. 当心率较快、心律失常时冠脉CTA可采用该技术

24. 正常心电图的P波时限为（   ）

A. 0.1秒　　　　　　　　B. 0.11秒　　　　　　　　C. 0.12秒

D. 0.13秒　　　　　　　　E. 0.14秒

25. 正常心电图QRS波群的激动时限小于（   ）

A. 0.1秒　　　　　　　　B. 0.11秒　　　　　　　　C. 0.12秒

D. 0.13秒　　　　　　　　E. 0.14秒

26. 理想的对比剂应具备的条件，以下错误的是（   ）

A. 与人体组织的密度对比相差较大，显影效果良好

B. 无味、无毒性及刺激性和不良反应小，具有水溶性

C. 浓度高，生物活性好

D. 理化性能稳定，久贮不变质

E. 价廉且使用方便

27. P波代表（   ）

A. 窦房结的激动　　　　B. 心房的激动　　　　　　C. 房室结的激动

D. 心室的激动　　　　　E. 希氏束的激动

28. 属于肝特异性对比剂的是（   ）

A. Gd-DTPA　　　　　　B. 碘曲仑　　　　　　　　C. Gd-BOPTA

D. 优维显　　　　　　　E. FAC

29. 属于低渗对比剂的是（   ）

A. 渗透压在1500mOsm/L的对比剂　　　　B. 渗透压在1200mOsm/L的对比剂

C. 渗透压在1000mOsm/L的对比剂　　　　D. 渗透压在500mOsm/L的对比剂

E. 渗透压在300mOsm/L的对比剂

30. 关于腹部实质脏器MRI增强成像，下列错误的是（   ）

A. 肝脏MRI增强检查常规包括动脉期、门脉期和平衡期等三期动态扫描

B. 两种肝特异性对比剂钆贝葡胺和钆赛酸二钠均具有被肝细胞特异性摄取的能力，从而使无肝细胞功能的病灶出现增强高信号，对肝癌的检出有辅助作用

C. 对比剂注射速率通常为2mL/s

D. 有研究报道钆赛酸二钠有造成患者急性呼吸暂停，难以屏气完成动脉期扫描

E. 过低的注射速率难以区别开三期的图像

二、以下提供若干个案例，每个案例下设若干考题。请根据各考题题干所提供的信息，在每题下面的A、B、C、D、E五个备选答案中选择一个最佳答案。

A3/A4型题

（31～35题共用题干）

患者，男，62岁，体重62kg，主诉进行性消瘦，B超提示肝脏占位，肝血管瘤可能性大，原发性肝癌不除外，实验室检查：谷丙转氨酶28U/L，肌酐192μmol/L，血糖15mmol/L。申请肝脏CT加增强扫描。

31. 适用于该患者的最佳的造影剂为（   ）
    A. 碘佛醇　　　　　　　B. 碘克酸　　　　　　C. 碘海醇
    D. 碘克沙醇　　　　　　E. 优维显

32. 该患者最佳扫描方案为（   ）
    A. 三期扫描　　　　　　B. 两期扫描　　　　　C. 三期扫描+延时扫描
    D. 两期扫描+延时扫描　E. 延时扫描

33. 该患者对比剂的使用量应为（   ）
    A. 10～20mL　　　　　　B. 30～40mL　　　　　C. 40～60mL
    D. 80～100mL　　　　　E. 180～200mL

34. 肝血管瘤强化特征正确的是（   ）
    A. 向心性强化　　　　　B. 快进快出　　　　　C. 慢进慢出
    D. 边缘强化　　　　　　E. 不强化

35. 原发性肝癌的强化特征为（   ）
    A. 向心性强化　　　　　B. 快进慢出　　　　　C. 延时强化
    D. 慢进慢出　　　　　　E. 快进快出

（36～40题共用题干）

患者，女，56岁，乙肝病史10年，B超提示肝硬化，查AFP为1100μg/L，申请肝脏磁共振平扫加增强扫描。

36. 由于过低的对比剂注射速率难以区别开三期的图像，所以该患者对比剂注射速率应为（   ）
    A. 1mL/s　　　　　　　B. 2mL/s　　　　　　C. 4mL/s
    D. 5mL/s　　　　　　　E. 6mL/s

37. 如果该患者使用造影剂SPIO增强，最好使用哪种序列扫描（   ）
    A. $T_1WI-FSE$　　　　　B. $T_1WI-GRE$　　　　C. $T_1WI-FSE$抑脂
    D. $T_2WI-FSE$　　　　　E. $PdWI-FSE$

38. 如果该患者使用造影剂Gd-DTPA增强，Gd-DTPA属于哪种造影剂（   ）
    A. 分布于细胞外液的造影剂　　　　　B. 布于细胞内液的造影剂
    C. 肝细胞选择性的造影剂　　　　　　D. 血池造影剂
    E. 分布于网状内皮细胞系统的造影剂

39. 如果该患者使用造影剂钆赛酸二钠增强，那么肝胆期应延时（   ）

A. 5分钟　　　　　　　B. 20分钟　　　　　　　C. 40分钟

D. 60分钟　　　　　　　E. 120分钟

40. 如果该患者使用造影剂钆贝葡胺增强，钆贝葡胺属于哪种造影剂（　　　）

　A. 超顺磁性造影剂　　　　　　　　B. 铁磁性造影剂

　C. 肝细胞选择性的造影剂　　　　　D. 血池造影剂

　E. 分布于网状内皮细胞系统的造影剂

三、以下提供若干组考题，每组考题共用在考题前列出的A、B、C、D、E五个备选
答案。请从中选择一个与考题关系最密切的答案。

B型题

（41～45题共用备选答案）

　A. 1500mOsm/L以上　　B. 500～700mOsm/L　　C. 300mOsm/L

　D. 200mOsm/L　　　　　E. 100mOsm/L

41. 等渗对比剂（　　　）

42. 高渗对比剂（　　　）

43. 低渗对比剂（　　　）

44. 离子单体对比剂（　　　）

45. 非离子单体对比剂（　　　）

（46～50题共用备选答案）

　A. 甲基泛影葡胺　　　B. 钆贝葡胺　　　　　C. 碘克酸

　D. 碘海醇　　　　　　E. FAC

46. 铁磁性对比剂（　　　）

47. 非离子单体对比剂（　　　）

48. 离子单体对比剂（　　　）

49. 肝特异性对比剂（　　　）

50. 离子二聚体对比剂（　　　）

（51～55题共用备选答案）

　A. 心房激动　　　　　　　　　　B. 心室除极

　C. 心室肌细胞全部除极完毕　　　D. 房室传导时间

　E. 心室复极

51. T波（　　　）

52. PR间期（　　　）

53. QRS 波群（　　　）

54. J点（　　　）

55. P波（　　　）

（56～60题共用备选答案）

　A. V_4电极安放于　　　B. V_5电极安放于　　　C. V_6电极安放于

　D. V_7电极安放于　　　E. V_8电极安放于

56. 第5肋间隙左腋中线上（　　　）

57. 第5肋间隙左肩胛下线上（　　　）

58. 第5肋间隙左腋后线上（　　　）

59. 第5肋间隙左锁骨中线上（　　　）

60. 第5肋间隙左腋前线上（　　　）

（61～65题共用备选答案）

A. 第4肋间隙胸骨左缘　　　　　　　B. 第4肋间隙胸骨右缘

C. 第5肋间隙右腋前线上　　　　　　D. 第5肋间隙右锁骨中线上

E. 第5肋间隙左脊柱旁线上

61. V1电极安放于（　　　）

62. V2电极安放于（　　　）

63. V4r电极安放于（　　　）

64. V5r电极安放于（　　　）

65. V9电极安放于（　　　）

第三节　自测试题答案

A1/A2型题

1. E	2. C	3. B	4. E	5. C	6. B	7. A	8. D	9. C	10. C
11. D	12. A	13. D	14. C	15. C	16. B	17. A	18. C	19. D	20. A
21. B	22. E	23. A	24. C	25. B	26. C	27. B	28. C	29. D	30. B

A3/A4型题

31. D	32. C	33. D	34. A	35. E	36. B	37. D	38. A	39. B	40. C

B型题

41. C	42. A	43. B	44. A	45. B	46. E	47. D	48. A	49. B	50. C
51. E	52. D	53. B	54. C	55. A	56. C	57. E	58. D	59. A	60. B
61. B	62. A	63. D	64. C	65. E					

（周光华　何海波　廖云杰）

第四部分　专业实践能力

第十三章　常规X线检查技术

第一节　常规X线检查技术问答

一、常用X线摄影体位及其标准影像所见

（一）简述鼻骨侧位X线摄影体位设计、中心线及标准影像所见

1. 体位设计　被检者俯卧于摄影床上，头颅侧转，呈标准的头颅侧位，鼻骨置于探测器中心。摄影距离75～100cm，嘱被检者平静呼吸下屏气时曝光。

2. 中心线　经鼻骨中心垂直射入。

3. 标准影像显示　显示鼻骨侧位影像，鼻骨显示在眼眶前方，呈条形，密度较淡，上缘可见鼻额缝。

（二）简述鼻窦瓦氏位X线摄影体位设计、中心线及标准影像所见

1. 体位设计　被检者坐于立式摄影架前或俯卧于摄影床上，下颌颏部紧贴床面，头颅正中矢状面与床面垂直，并与探测器中线重合。头部后仰，听眦线与床面呈37°角。摄影距离90～100cm，嘱被检者平静呼吸下屏气时曝光。

2. 中心线　经鼻尖垂直射入。

3. 标准影像显示　瓦氏位显示上颌窦、额窦、后组筛窦等结构影像，是鼻窦常用摄影位置。要求两侧上颌窦对称显示于眼眶之下，呈倒置的三角形，颞骨岩部投影于上颌窦影的下方，额窦及后组筛窦显示良好。

（三）简述鼻窦柯氏位X线摄影体位设计、中心线及标准影像所见

1. 体位设计　被检者俯卧于摄影床上，前额及鼻尖紧贴床面，使头部正中矢状面和听眦线均垂直床面，正中矢状面与探测器中线重合，鼻根部对探测器中心。摄影距离90～100cm，嘱被检者平静呼吸下屏气时曝光。

2. 中心线　向足侧倾斜23°，经鼻根部射入。

3. 标准影像显示　柯氏位显示额窦、前组筛窦、眼眶及眶上裂等结构影像，是鼻窦常用摄影位置。要求两侧眼眶显示于照片的中部，两侧对称，其内可见眶上裂影，眶缘骨质清晰。额窦投影于眼眶的内上方，前组筛窦显示于两眼眶影之间，影像清晰。

（四）简述常规胸部后前位X线摄影体位设计、中心线及标准影像所见

1. 体位设计　被检者站立于摄影架前，双足稍分开，前胸紧贴探测器，身体正中矢状面与探测器中线垂直并重合。头稍后仰，双肩放松下垂，上臂及肘部尽量内旋（将肩胛骨外移，避免与肺野重叠），肘部弯曲，双手背放于髂部。探测器上缘

超出双肩约3cm，下缘包括两侧肋膈角，两侧包括胸壁皮肤。摄影距离150～180cm，嘱被检者深吸气下屏气时曝光。

2. 中心线 通过第5胸椎～第6胸椎水平射入探测器。

3. 标准影像显示 胸部后前位片显示双侧肺野、纵隔、横膈及肋骨的正位影像，是胸部X线摄影常规位置。两胸锁关节对称显示上部4个胸椎清晰可见，肩胛骨投影于肺野之外，肺门阴影结构可辨，肺纹理清晰可见，乳腺和左心影内可见肺纹理，膈肌包括完全且边缘清晰，肋膈角锐利，心脏纵隔边缘清晰锐利。

（五）简述常规胸部侧位X线摄影体位设计、中心线及标准影像所见

1. 体位设计 被检者侧立于摄影架前，被检侧紧贴探测器，两臂上举，交叉抱头，身体正中矢状面与摄影架面板平行。探测器上缘平第7颈椎，下缘包括肋膈角，前后缘包括前胸壁及后背皮肤。摄影距离150～180cm，嘱被检者深吸气下屏气时曝光。

2. 中心线 经第5～第6胸椎水平侧胸壁中点射入探测器。

3. 标准影像显示 显示胸部侧位影像，是胸部X线摄影常规位置。照片包括肺尖、膈肌及前后胸壁，胸骨及胸椎呈侧位像。膈肌前高后低，从颈部到气管分叉部，能连续追踪到气管影像，心脏大血管居中偏前，心前、后间隙肺野清晰，食管吞钡显影时位于心影后方。

（六）简述胸骨后前位X线摄影体位设计、中心线及标准影像所见

1. 体位设计 被检者站立于摄影床一侧，俯身使胸骨紧贴摄影床，身体正中矢状面与床面长轴垂直，胸骨中点置于床面中线上。颌部前伸紧贴床面，支撑头部，两臂内旋180°置于身旁，保持身体稳定。摄影距离50～60cm，嘱被检者均匀缓慢连续浅呼吸时曝光。

2. 中心线 向左侧倾斜20°，经胸骨中点射入探测器，目的是避开心脏重叠。

3. 标准影像显示 显示胸骨倾斜的正位影像，胸骨位于照片中央，不与胸椎重叠，胸骨边缘锐利，骨质和关节间隙清晰，肋骨影像模糊。

（七）简述胸骨侧位X线摄影体位设计、中心线及标准影像所见

1. 体位设计 被检者侧立于摄影架前，身体正中矢状面与探测器平行，胸部前挺，两肩尽量向后，探测器上缘超过胸骨颈静脉切迹，下缘超过剑突。摄影距离150cm，嘱被检者平静呼吸下屏气时曝光。

2. 中心线 经胸骨颈静脉切迹与剑突连线中点水平射入探测器。

3. 标准影像显示 显示胸骨侧位影像，全部胸骨不与肺组织及肋骨重叠，胸骨前后缘骨皮质显示清晰，胸锁关节重叠，胸前壁软组织清晰可见。

（八）简述膈下肋骨前后位X线摄影体位设计、中心线及标准影像所见

1. 体位设计 被检者仰卧于摄影床上，身体正中矢状面与床面中线垂直并重合。探测器上缘超过肩胛下角，下缘超过脐。摄影距离90～100cm，嘱被检者深呼气下屏气时曝光。

2. 中心线　向头端倾斜10°～15°角，经剑突与脐连线中点射入探测器。

3. 标准影像显示　显示胸部膈下肋骨正位影像，肋骨清晰可见。

（九）简述仰卧腹部前后位X线摄影体位设计、中心线及标准影像所见

1. 体位设计　被检者仰卧于摄影床上，身体正中矢状面与床面或探测器正中线重合并垂直。两上肢放于身体两侧或上举放于头的两侧，两下肢伸直，保持身体平稳。探测器上缘（头端）平胸骨剑突，下缘（足端）包括耻骨联合，两侧包括侧腹壁皮肤。摄影距离100～120cm，嘱被检者深呼气后屏气曝光。

2. 中心线　经剑突至耻骨联合连线中点处垂直射入。

3. 标准影像显示　显示腹部正位影像，是腹部X线摄影常规位置。要求显示双侧膈肌、腹壁软组织及骨盆呈对称性地投影于照片内，椎体棘突位于片正中；膈肌边缘锐利，肾、腰大肌轮廓，腹壁脂肪线及骨盆阴影显示清晰。

（十）简述站立腹部前后位X线摄影体位设计、中心线及标准影像所见

1. 体位设计　被检者背向（面向）摄影架站立，双足分开，保持身体平衡；正中矢状面与摄影架面板或探测器正中线重合并垂直。探测器上缘平剑突（以包括全部膈肌），下缘超过耻骨联合。摄影距离100～120cm，嘱被检者深呼气后屏气曝光。

2. 中心线　经剑突与耻骨联合连线中点水平射入。

3. 标准影像显示　腹部站立正位影像。要求显示双侧膈肌、腹壁软组织及骨盆呈对称性地投影于照片内，椎体棘突位于片正中；膈肌边缘锐利，胃内液平面及可能出现的肠内液平面、膈下游离气体均应辨认明确；肾、腰大肌轮廓、腹壁脂肪线及骨盆阴影显示清晰。

（十一）简述倒立腹部侧位X线摄影体位设计、中心线及标准影像所见

1. 体位设计　倒立位摄影时，由医护人员或婴儿家属用一手提住婴儿两腿，另一手托住婴儿头部，使患儿呈倒立姿势，身体保持平稳。摄影时探测器应包括前腹壁、臀部和背部。患儿侧腹壁紧贴摄影架面板，正中矢状面与探测器平行。探测器上缘应超过相当肛门上方3～4cm，在相当肛门处贴一高密度金属物作标记。摄影距离100cm。

2. 中心线　水平投射，经耻骨联合上缘垂直射入探测器中心。

3. 标准影像显示　倒立腹部侧位影像。要求能显示臀部皮肤，可见扩张的肠曲；金属标记影显示清晰，可以测定直肠盲端内气体距肛门皮肤表面金属标记间的距离。

（十二）简述第1/2颈椎张口位X线摄影体位设计、中心线及标准影像所见

1. 体位设计　被检者仰卧于摄影床上，头颈部正中矢状面垂直并重合探测器中线，头稍后仰，使上颌切牙咬合面与乳突尖连线垂直摄影床。上、下颌切牙连线中点对探测器中点。曝光时嘱患者口尽量张大并发"啊……"声，也可用软木塞咬于上、下颌咬面间。摄影距离70～100cm，嘱患者平静呼吸下屏气曝光。

2.中心线 经上、下颌切牙连线中点垂直射入。

3.标准影像显示 显示第1、第2颈椎正位影像。第1、第2颈椎及寰枢关节清晰地显示在上、下牙列之间。第2颈椎位于照片正中,齿突显影清晰。寰椎对称显示。

(十三)简述第3~第7颈椎前后位X线摄影体位设计、中心线及标准影像所见

1.体位设计 被检者站立于摄影架前,双足稍分开,颈背部紧贴摄影架,正中矢状面垂直并重合摄影架中线,头稍后仰,使听鼻线垂直摄影架。探测器上缘超外耳孔上3cm。摄影距离100cm,嘱患者平静呼吸下屏气曝光。

2.中心线 向头倾斜10°角,通过甲状软骨射入。

3.标准影像显示 显示第3~第7颈椎正位影像。第3~第7颈椎与第1胸椎显示于照片正中。颈椎棘突位于椎体正中,横突左、右对称显示。颈椎骨质、椎间隙与钩椎关节显示清晰。

(十四)简述颈椎侧位X线摄影体位设计、中心线及标准影像所见

1.体位设计 被检者侧立于摄影架前,双足稍分开,人体正中矢状面平行摄影架,头稍后仰,使听鼻线平行地面,双肩自然下垂。探测器上缘超外耳孔上3cm。摄影距离150cm,嘱患者平静呼吸下屏气曝光。

2.中心线 经甲状软骨平面,颈部前后缘连线的中点垂直射入。

3.标准影像显示 全部颈椎侧位像。椎体呈前弓形居中排列,各椎骨左、右缘重叠,关节间隙显示清晰。

(十五)简述颈椎后前斜位X线摄影体位设计、中心线及标准影像所见

1.体位设计 被检者站立于摄影架前,双足稍分开,左前(或右前)靠近摄影架,使身体冠状面与摄影架成45°角,头稍后仰,使听鼻线垂直摄影架。探测器上缘超外耳孔上3cm。摄影距离100cm,嘱患者平静呼吸下屏气曝光。

2.中心线 向足倾斜10°角,通过甲状软骨平面斜位的颈部中点射入。

3.标准影像显示 显示颈椎斜位影像。第1~第7颈椎显示于照片正中。近胶片侧椎间孔、椎弓根显示清楚。诸椎体骨质清晰,椎间隙清晰。

(十六)简述胸椎前后位X线摄影体位设计、中心线及标准影像所见

1.体位设计 被检者仰卧于摄影床上,身体正中矢状面垂直并重合探测器中线。两臂置于身旁,下肢伸直或屈髋屈膝两足平踏床面。探测器上缘平第7颈椎,下缘包括第1腰椎。摄影距离100cm,嘱患者平静呼吸下屏气曝光。

2.中心线 经第6胸椎垂直射入。

3.标准影像显示 胸椎正位影像。椎体、两侧横突、椎弓根对称显示。各椎间隙清楚,椎骨结构清晰。

(十七)简述胸椎侧位X线摄影体位设计、中心线及标准影像所见

1.体位设计 被检者侧卧于摄影床上(胸椎侧弯畸形者凸侧靠近床面)。两臂上举抱头,头枕于近床侧的手臂上,下肢屈髋屈膝,使身体冠状面与床面垂直。脊柱长轴与床面长轴平行（腰部过细者在腰下垫棉垫，使中心线与胸椎长轴垂直）。探测器上缘达第7颈椎，下缘达第1腰椎。摄影距离100cm，嘱患者平静呼吸下屏气曝光。

2. 中心线 经第7胸椎垂直射入。

3. 标准影像显示 显示胸椎侧位影像。第3～第12胸椎呈侧位显示于照片正中，椎间隙显示清楚，各椎体及附件结构清晰显示。膈顶平面上下的胸椎分别与胸、腹部组织重叠，组织密度差异较大。

（十八）简述腰椎前后位X线摄影体位设计、中心线及标准影像所见

1. 体位设计 被检者仰卧于摄影床上，身体正中矢状面垂直并重合探测器中线。两臂置于身旁或放胸前，下肢屈髋屈膝，两足平踏床面。探测器上缘达第12胸椎，下缘达上部骶骨。摄影距离100cm，嘱患者深呼气下屏气曝光。

2. 中心线 经第3腰椎垂直射入。

3. 标准影像显示 显示腰椎正位影像。第1～第5腰椎、腰骶关节及两侧腰大肌对称显示在照片中。椎体棘突居于照片正中，两侧横突、椎弓根对称显示。

（十九）简述腰椎侧位X线摄影体位设计、中心线及标准影像所见

1. 体位设计 被检者侧卧于摄影床上，两手抱头，下肢屈髋屈膝。身体冠状面与床面垂直。腰细者在腰下垫棉垫，使脊柱与床面平行。探测器上缘达第12胸椎，下缘达部分骶骨。摄影距离100cm，嘱患者深呼气下屏气曝光。

2. 中心线 经第3腰椎垂直射入。

3. 标准影像显示 显示腰椎侧位影像。下部胸椎、各腰椎及腰骶关节侧位影像显示于照片中，椎体两侧缘重合无双边影。椎体骨质、椎间孔、椎间隙清晰显示。

（二十）简述骶尾骨前后位X线摄影体位设计、中心线及标准影像所见

1. 体位设计 被检者仰卧于摄影床上，身体正中矢状面垂直并重合探测器中线。两臂置于身旁或放胸前，下肢伸直。探测器上缘达下部腰椎，下缘达耻骨联合。摄影距离100cm，嘱患者深呼气下屏气曝光。

2. 中心线 向头倾斜15°～20°经两髂前上棘连线的中点与耻骨联合上缘连线中点射入。

3. 标准影像显示 显示骶骨正位影像。骶中嵴位于照片正中，诸椎骨骨质结构清晰。

（二十一）简述骶尾骨侧位X线摄影体位设计、中心线及标准影像所见

1. 体位设计 被检者侧卧于摄影床上，两手抱头，双下肢屈曲。身体冠状面与床面垂直。腰细者在腰下垫棉垫，使脊柱长轴与床面平行。骶后嵴垂线置于探测器中线后约3cm处。探测器上缘达下部腰椎，下缘达尾骨。摄影距离100cm，嘱患者深呼气下屏气曝光。

2. 中心线 经骶骨中部垂直射入。

3. 标准影像显示 显示骶骨侧位影像；腰骶关节、骶骨和尾骨显示清晰。

（二十二）简述骶髂关节前后位X线摄影体位设计、中心线及标准影像所见

1. **体位设计** 被检者仰卧于摄影床上，身体正中矢状面垂直并重合探测器中线。两臂置于身旁或放胸前，下肢伸直。探测器上缘达下部腰椎，下缘达耻骨联合。摄影距离100cm，嘱患者深呼气下屏气曝光。

2. **中心线** 向头倾斜15°～20°通过耻骨联合上缘射入。

3. **标准影像显示** 显示骶髂关节正位影像。两侧骶髂关节对称显示，骶骨位于照片正中，骶髂关节的耳状面的边缘显示清晰，诸骨结构显示清晰。

（二十三）简述骨盆前后位X线摄影体位设计、中心线及标准影像所见

1. **体位设计** 被检者仰卧于摄影床上，身体正中矢状面与床面垂直并重合探测器中线，双下肢伸直，两足拇指相对成八字形。探测器上缘超出髂嵴最高点上2cm，下缘达耻骨联合下缘下5cm。摄影距离100cm，嘱患者深呼气下（或平静呼吸下）屏气曝光。

2. **中心线** 通过双侧髂前上棘连线中点与耻骨联合上缘连线中点垂直射入。

3. **标准影像显示** 显示骨盆正位影像。骨盆诸骨对称显示。两侧髂骨翼、耻骨的骨结构显示清晰。

（二十四）简述手后前位X线摄影体位设计、中心线及标准影像所见

1. **体位设计** 被检者侧坐于摄影床旁或床末端，被检侧上肢外展，肘部弯曲，掌心向下平放于探测器上，5指伸直略分开，第3掌骨头置于成像野中心。如摄取双手对比像时，患者可将双手同时置于探测器上，双手5指均匀分开。摄影距离90～100cm。

2. **中心线** 经第3掌骨头垂直射入探测器；若同时摄取双手影像，中心线经两手间的中点垂直射入探测器。

3. **标准影像显示** 全部掌指骨及腕关节包括在照片内，第3掌指关节位于照片正中；5个指骨以适当的间隔呈分离状显示；第2～5掌指骨呈正位，拇指呈斜位投影；掌骨至指骨远端，骨纹理清晰可见，并能呈现出软组织层次。

（二十五）简述手后前斜位X线摄影体位设计、中心线及标准影像所见

1. **体位设计** 被检者侧坐于摄影床旁或床末端，被检侧上肢外展，肘部弯曲，将小指和第5掌骨靠近探测器外缘，手掌向内倾斜，使手掌面与探测器成45°角，各指均匀分开。摄影距离90～100cm。

2. **中心线** 经第3掌骨头垂直射入探测器。

3. **标准影像显示** 第2～5掌、指骨呈斜位像，掌骨的基底部有不同程度的重叠，第1掌、指骨呈侧位像；掌、指骨的前、内缘及后、外缘的骨皮质呈切线位像；大多角骨与第1掌骨关节间隙清楚。

（二十六）简述腕关节后前位X线摄影体位设计、中心线及标准影像所见

1. **体位设计** 被检者坐于床旁或床末端，被检侧上肢外展，肘部弯曲，腕关节置于成像野中心，手呈半握拳状，拳面向下，使腕部掌面与探测器紧贴。摄影距离90～100cm。

2. 中心线　经尺、桡骨远端茎突联线中点垂直射入探测器。

3. 标准影像显示　腕关节各骨位于照片正中，呈正位显示，掌腕关节及桡腕关节间隙显示清晰；软组织影对称，对比良好，骨纹理清晰。

（二十七）简述腕关节侧位X线摄影体位设计、中心线及标准影像所见

1. 体位设计　被检者坐于床旁或床末端，将前臂侧伸，使肘部弯曲成90°，腕关节置于成像野中心，掌心面内旋，使腕部及手部转呈侧位，腕关节内侧与探测器紧贴，力求肩、肘和腕关节处于同一水平面。摄影距离90～100 cm。

2. 中心线　经桡骨茎突垂直射入探测器。

3. 标准影像显示　腕骨、掌骨近端、尺桡骨远端的侧位影像，腕关节呈侧位显示，位于照片正中，月骨及桡腕关节清晰显示，其余互相重叠，软组织影对称，对比良好，骨纹理清晰。

（二十八）简述腕关节尺偏位X线摄影体位设计、中心线及标准影像所见

1. 体位设计　被检者坐于床旁或床末端，将前臂伸直，掌面向下并尽量外展偏向尺侧，腕关节中点置于探测器中心，腕关节远端用棉垫垫高20°。摄影距离90～100cm。

2. 中心线　经尺、桡骨远端茎突联线中点垂直射入探测器。

3. 标准影像显示　腕骨、掌骨近端、尺桡骨远端像，舟骨呈长轴像，与相邻腕骨重叠少，并与其他骨的邻接面清晰显示清晰。

（二十九）简述前臂前后位X线摄影体位设计、中心线及标准影像所见

1. 体位设计　被检者坐于摄影床一侧，被检侧前臂外展，掌心向上，前臂伸直，背侧紧贴暗盒，将肩部放低，确保整个被检侧上肢处于同一水平面，成像野内包括腕关节和肘关节，前臂中点置于探测器中心。摄影距离90～100 cm。

2. 中心线　经前臂中点垂直射入探测器。

3. 标准影像显示　为前臂尺、桡骨的正位影像并呈弯曲显示，桡骨头、桡骨颈及桡骨粗隆与尺骨有少量重叠，并可显示部分腕、肘关节间隙，骨皮质和骨小梁显示清楚，周围软组织对比良好。

（三十）简述前臂侧位X线摄影体位设计、中心线及标准影像所见

1. 体位设计　被检者坐于摄影床一侧，被检侧前臂外展，肘部弯曲成直角，手掌内旋，尺侧向下紧靠探测器；将肩部放低，确保整个被检侧上肢处于同一水平面，成像野内包括腕关节和肘关节，前臂中点置于探测器中心。摄影距离90～100 cm。

2. 中心线　经前臂中点垂直射入探测器。

3. 标准影像显示　尺骨、桡骨呈侧位像，轴关节屈曲成90°～100°角，尺骨、桡骨平行，近端与远端有部分重叠，骨皮质和骨小梁显示清楚，周围软组织对比良好。

（三十一）简述肘关节后前位X线摄影体位设计、中心线及标准影像所见

1. 体位设计　被检者侧坐于摄影床旁，被检侧前臂外展，肘关节伸直，掌心向

上；尺骨鹰嘴置于探测器中心；肩部放低，力求肘、肩关节位于同一水平面。摄影距离90~100cm。

2. 中心线 经肱骨内、外上髁连线中点垂直射入探测器。

3. 标准影像显示 照片包括肱骨远端及尺桡骨近端，其关节间隙位于照片正中显示；肘关节面呈切线位显示，明确锐利；鹰嘴窝位于肱骨内、外踝正中稍偏尺侧；骨皮质和骨小梁显示清楚，周围软组织对比良好。

（三十二）简述肘关节侧位X线摄影体位设计、中心线及标准影像所见

1. 体位设计 被检者侧坐于摄影床旁，被检侧前臂外展，肘关节屈曲约呈90°角，手掌内旋，尺侧在下；肱骨内上髁置于照射野中心；肩部放低，力求肘、肩关节位于同一水平面。摄影距离90~100cm。

2. 中心线 经肱骨外上髁垂直射入探测器。

3. 标准影像显示 肱骨远端与尺桡骨近端呈90°角；尺骨与肱骨的关节间隙显示明确，锐利；肱骨外上髁重叠，呈圆形投影；骨皮质和骨小梁显示清楚，周围软组织对比良好。

（三十三）简述肱骨前后位X线摄影体位设计、中心线及标准影像所见

1. 体位设计 被检者仰卧摄影床上，被检侧上肢伸直稍外展，手掌向上；肱骨长轴与探测器长轴平行。成像野包括肩关节、肘关节及全部肱骨，并将肱骨中点置于探测器中心。摄影距离90~100cm。

2. 中心线 经肱骨中点垂直射入探测器。

3. 标准影像显示 照片包括整个肱骨、肩关节和肘关节，均呈正位像显示；长轴与成像野长轴平行；肱骨大结节投影于外侧，肱骨头与关节盂少量重叠；骨皮质和骨小梁显示清楚，周围软组织对比良好。

（三十四）简述肱骨侧位X线摄影体位设计、中心线及标准影像所见

1. 体位设计 被检者仰卧于摄影床，被检侧上臂稍外展，肘关节呈侧位并屈曲90°角放在腹前；成像野包括肩关节及肘关节，胶片长轴与肱骨长轴平行。肱骨中点置于照射野中心。摄影距离90~100cm。

2. 中心线 对准肱骨中点垂直射入探测器。

3. 标准影像显示 肘关节呈90°~120°角；尺骨与肱骨的关节间隙显示明确，锐利；肱骨外上髁重叠，呈圆形投影；骨皮质和骨小梁显示清楚，周围软组织对比良好。

（三十五）简述肩关节前后位X线摄影体位设计、中心线及标准影像所见

1. 体位设计 被检者站立于摄影架前或仰卧于摄影床上；被检侧上肢稍外展，掌心向前，健侧肩部向患侧倾斜或垫高20°~30°，使被检侧肩部背面紧贴暗盒，暗盒上缘超出肩部软组织3cm；肩胛骨喙突置于探测器中心。摄影距离90~100cm。嘱患者平静呼吸下屏气。

2. 中心线 经肩胛骨喙突垂直射入探测器。

3. 标准影像显示 包括肩关节诸骨，其关节位于照片正中或稍偏外显示；肩关节盂前后重合，呈切线位显示，不与肱骨头重叠，关节间隙显示清晰明了；肱骨小结节位于肱骨头外1/3处显示；肱骨头、肩峰及锁骨纹理显示清晰，周围软组织层次可辨。

（三十六）简述锁骨后前位X线摄影体位设计、中心线及标准影像所见

1. 体位设计 被检者俯卧于摄影床上，被检侧锁骨中点对探测器中点，头部转向对侧，使锁骨与台面紧贴，肩部下垂，使肩部与胸锁关节相平。摄影距离90~100cm。嘱患者平静呼吸下屏气。

2. 中心线 经锁骨中点垂直射入探测器。

3. 标准影像显示 一侧完整的锁骨正位像，锁骨呈横"S"状，中段位于胶片正中位置，内侧为胸骨端，外侧为肩峰端，胸锁关节和肩锁关节显示清楚。

（三十七）简述足前后位X线摄影体位设计、中心线及标准影像所见

1. 体位设计 被检者坐于摄影床上；被检侧膝关节屈曲，足底部紧贴探测器；上缘包括足趾，下缘包括足跟，第3跖骨基底部置于探测器中心。摄影距离90~100cm。

2. 中心线 经第3跖骨基底部垂直射入探测器。

3. 标准影像显示 照片包括跖骨、趾骨及跗骨，第3跖骨基底部位于照片正中；跗骨到趾骨远端密度适当，骨纹理清晰可见；舟距关节与骰跟间隙清晰可见。

（三十八）简述跟骨侧位X线摄影体位设计、中心线及标准影像所见

1. 体位设计 被检者坐于摄影床上，身体侧转，使被检侧足部外踝紧贴探测器，被检侧内踝下2cm置于探测器中心。摄影距离90~100cm。

2. 中心线 经内踝下2cm垂直射入探测器。

3. 标准影像显示 照片包括距骨、踝关节及跗骨，跟骨位于照片正中，呈侧位显示；距骨下关节面呈切线位显示，其关节间隙清晰可见；跟骨纹理显示清晰。

（三十九）简述跟骨轴位X线摄影体位设计、中心线及标准影像所见

1. 体位设计 被检者坐于或仰卧于摄影床上，被检侧下肢伸直，足尖向上稍内旋；用布带等牵拉足前部，使踝关节极度向足背侧屈曲，足跟紧贴探测器并置于探测器中点。摄影距离90~100cm。

2. 中心线 向头侧倾斜35°~45°，经内、外踝向足底连线的中点入射。

3. 标准影像显示 从跟骨粗隆至距跟关节前方在内的跟骨全部显示，跟骨长轴位于照片正中，无偏曲和旋转，内缘的载距突显示清楚，骨皮质和骨小梁对比良好，并与足底软组织形成一定的对比。

（四十）简述踝关节前后位X线摄影体位设计、中心线及标准影像所见

1. 体位设计 被检者坐于摄影床上；被检侧下肢伸直且稍内旋10°~15°，足尖向上；内、外踝连线中点上1cm置于探测器中心。摄影距离90~100cm。

2. 中心线　经内、外踝连线中点上1cm垂直入射。

3. 标准影像显示　踝关节位于照片下1/3中央，关节面呈切线位，其间隙清晰可见；胫腓联合间隙不超过0.5cm；踝关节诸骨纹理清晰锐利，周围软组织层次可见。

（四十一）简述踝关节侧位X线摄影体位设计、中心线及标准影像所见

1. 体位设计　被检者侧卧摄影台，下肢腓侧在下，外踝紧贴探测器或床面，对侧小腿屈曲置于被检侧大腿后方。摄影距离90～100cm。

2. 中心线　对准内踝上1cm垂直射入探测器。

3. 标准影像显示　距骨滑车面内外缘重合良好；腓骨小头重叠于胫骨正中偏后；踝关节位于照片下1/3正中显示；踝关节诸骨纹理及周围软组织清晰可见。

（四十二）简述胫腓骨前后位X线摄影体位设计、中心线及标准影像所见

1. 体位设计　被检者坐于摄影床上；被检侧下肢伸直且稍内旋10°～15°，足尖向上；探测器上包括膝关节，下包括踝关节；摄影距离90～100cm。

2. 中心线　经腓胫骨中点垂直射入探测器。

3. 标准影像显示　为胫、腓骨正位影象，胫骨在内，腓骨在外，两者平行排列，胫骨、腓骨近端及远端部分稍有重叠。

（四十三）简述胫腓骨侧位X线摄影体位设计、中心线及标准影像所见

1. 体位设计　被检者侧卧于摄影台上，腓侧紧贴探测器或床面，对侧小腿屈曲置于被检侧大腿后方；探测器上包括膝关节，下包括踝关节。摄影距离90～100cm。

2. 中心线　经腓胫骨中点垂直射入探测器。

3. 标准影像显示　为小腿侧位影像，胫骨在前、腓骨在后，两者平行排列，胫骨、腓骨近端、远端部分稍有重叠。

（四十四）简述膝关节前后位X线摄影体位设计、中心线及标准影像所见

1. 体位设计　被检者仰卧或坐于摄影床上；被检侧下肢伸直且稍内旋，足尖向上，腘窝靠近探测器；髌骨下缘置于照射野中心；小腿长轴与探测器长轴平行。摄影距离90～100cm。

2. 中心线　经髌骨下缘垂直射入探测器。

3. 标准影像显示　照片包括股骨两髁，胫骨两髁及腓骨小头，其关节面位于照片正中；腓骨小头与胫骨仅有少许重叠；膝关节诸骨纹理清晰可见，周围软组织层次可见。

（四十五）简述膝关节侧位X线摄影体位设计、中心线及标准影像所见

1. 体位设计　被检者侧卧于摄影床上；被检侧下肢屈膝约呈135°角，外侧靠近探测器；髌骨下缘与腘窝皮肤皱褶连线的中点置于照射野中心；对侧下肢可置于患肢前方。摄影距离90～100cm。

2. 中心线　经髌骨下缘与腘窝连线中点垂直射入探测器。

3. 标准影像显示　膝关节间隙位于照片正中，股骨内外髁重叠良好；髌骨呈侧位显示，其与股骨间隙分离明确，关节面边界锐利，无双边；股骨与胫骨平台重叠极小；膝关节诸骨纹理清晰可见，周围软组织可以辨认。

（四十六）简述髌骨轴位X线摄影体位设计、中心线及标准影像所见

1. **体位设计** 被检者俯卧于摄影台上，用布带牵拉踝部使患肢膝关节极度弯曲，股骨下端前方紧贴探测器或床面，髌骨置于探测器中心下1/3处；摄影距离90～100cm。

2. **中心线** 向头端倾斜一定角度经髌骨下缘向髌骨上缘射入探测器（球管倾斜度视膝关节屈曲程度而定）。

3. **标准影像显示** 髌骨呈三角形，髁间窝显示照片正中；髌骨内侧缘呈切线位，无双边影，与股骨间隙呈倒"人"字形显示；髌骨纹理清晰可见，并与周围软组织形成一定的对比。

（四十七）简述股骨前后位X线摄影体位设计、中心线及标准影像所见

1. **体位设计** 被检者仰卧于摄影台上，下肢伸直，足尖稍内旋，股部背面紧贴探测器或床面，成像野上缘包括股骨头，下缘包括膝关节。摄影距离90～100cm。

2. **中心线** 经股骨中点垂直射入探测器。

3. **标准影像显示** 股骨及相邻关节的正位影像；股骨和胫骨内、外侧髁形态对称；股骨远端内侧缘可见髌骨模糊轮廓。

（四十八）简述股骨侧位X线摄影体位设计、中心线及标准影像所见

1. **体位设计** 被检者侧卧摄影台上，股骨外侧紧靠探测器或床面，膝关节弯曲呈135°；成像野上缘包括髋关节，下缘包括膝关节。摄影距离90～100cm。

2. **中心线** 经股骨中点垂直射入探测器。

3. **标准影像显示** 为股骨及膝关节的侧位影像，膝关节弯曲适度，股骨内、外侧髁重叠良好，长轴与成像野长轴平行。

（四十九）简述髋关节前后位X线摄影体位设计、中心线及标准影像所见

1. **体位设计** 被检者仰卧于摄影床上；双下肢伸直，足跟分开，足尖向上，并稍内旋20°，使两足拇趾接触并拢；被检侧髂前上棘与耻骨联合上缘连线中垂线5cm处置于探测器中点。摄影距离90～100cm。

2. **中心线** 经被检侧髂前上棘与耻骨联合上缘连线中垂线5cm垂直射入探测器。

3. **标准影像显示** 照片包括髋关节、骶骨近端1/3，同侧耻坐骨及部分髂骨翼；股骨头大体位于照片正中，或位于照片上1/3正中，大粗隆内缘与股骨颈重叠1/2，股骨颈显示充分；股骨颈及闭孔无投影变形，申通氏线光滑锐利，曲度正常；髋关节诸骨纹理清晰锐利，坐骨棘明显显示，周围软组织也可辨认。

（五十）简述髋关节水平侧位X线摄影体位设计、中心线及标准影像所见

1. **体位设计** 被检者仰卧于摄影床上；臀部稍垫高，被检侧下肢伸直稍外并内旋20°，对侧髋部与膝部弯曲，并用手抱住对侧膝部将其固定，探测器侧立于患侧髂嵴外上方，并与被检侧股骨颈平行。摄影距离90～100cm。

2.中心线　经患侧腹股沟，被检侧股骨大粗隆水平高度垂直射入探测器。

3.标准影像显示　为股骨头、颈及髋关节侧位象；髋臼轮廓清晰，股骨颈远端与大转子重叠，小转子大部分重叠，仅少量显示；周围软组织与髋关节具有一定对比。

二、X线造影技术

（一）静脉肾盂造影的适应证和禁忌证有哪些?

1.适应证

（1）泌尿系结石、结核、肿瘤、囊肿、慢性炎症、先天畸形。

（2）原因不明的血尿及脓尿。

（3）尿路损伤，需了解损伤程度和范围及门静脉高压症被检者做脾肾静脉吻合术的术前检查者。

（4）尿道狭窄，不能插入导管或做膀胱镜检查者。

（5）了解腹膜后包块与泌尿系的关系。

（6）肾血管性高血压的筛选检查。

2.禁忌证

（1）碘过敏或严重的甲状腺功能亢进。

（2）严重的肾功能不良。

（3）急性泌尿系感染。

（4）严重的心血管疾病或肝功能不良。

（5）妊娠或疑有早期妊娠。

（二）试述静脉肾盂造影的术前准备、检查方法及注意事项

1.术前准备

（1）患者准备

1）造影前2～3日吃少渣及不易产气食物，禁服高原子序数的药物。

2）检查前1日服缓泻剂（口服蓖麻油20～30mL或泡服番泻叶5～10g），以利于肠道内容物排泄。

3）造影当天禁食、禁水。

4）造影前行腹部透视，若肠腔中仍积聚大量肠内容物，应做清洁灌肠，或皮下注射垂体加压素0.5mL或新斯的明0.25mg，促使肠腔内粪便或气体的排出。

5）做碘过敏试验，并要求被检者或家属签写知情同意书。

6）造影前需排尿、排便，使肠道和膀胱空虚。

（2）器械准备：腹部压迫带、椭圆形压迫器等。

（3）药品准备：60%～76%复方泛影葡胺，成人用量一般为20mL，少数肥胖者用40mL，儿童用量以0.5～1.0mL/kg体重计算，6岁以上即可用成人量。必要时可选用非离子型对比剂，如碘海醇、碘普罗胺等。

2. 检查方法

（1）首先摄取全尿路平片。

（2）被检者仰卧于摄影床，将两个椭圆形压迫器（如圆柱状棉垫或纱布卷）呈"倒八字"形置于两髂前上棘连线水平（相当于输尿管进入骨盆处），将连以血压计的气袋放在压迫器上，用腹带将压迫器、血压表气袋连同被检者腹部一起束紧。

（3）静脉注入对比剂1~2mL后减慢注入速度，观察2~3分钟，如被检者无不良反应即将对比剂在2~3分钟内注完。若有明显不良反应，应立即做相应处理后方可继续注药。注射完毕后即给血压计气袋充气加压到11~13kPa（80~100mmHg）压迫输尿管，阻止对比剂进入膀胱以利于肾盂充盈显示。

（4）注药完毕后大约7分钟、15分钟及30分钟各摄肾区片1张。若肾盂肾盏显影良好，即可解除压迫带，摄全尿路片。若30分钟肾盂肾盏仍显影淡或不显影，膀胱内又无对比剂，应解除压迫带，待1~2小时后重摄肾区片和全尿路平片。疑有肾下垂者可采取站立位摄取全尿路片。

3. 注意事项　被检者腹部有巨大肿块、肥胖及腹水，压迫输尿管有困难时，可采用倾斜摄影床面的方法，即使被检者呈头低足高呈30°位以减缓对比剂流入膀胱。若被检者因腹部加压过大而出现迷走神经反应或下肢血供不足时，应降低压力或暂时松解压迫带，症状较重者应进行对症治疗。

（三）简述逆行肾盂造影的适应证和禁忌证

1. 适应证

（1）不适于做静脉肾盂造影者（如心、肝、肾功能差的被检者）。

（2）静脉肾盂造影不能达到诊断目的（如严重的肾盂积水、肾结核及先天性多囊肾等）。

（3）多次静脉肾盂造影无法将肾盂、肾盏显影满意者。

（4）了解肾、输尿管病变与邻近器官的关系，观察有无受累情况。

（5）证实尿路结石部位等。

2. 禁忌证

（1）尿道狭窄及其他禁做膀胱镜检查者。

（2）肾绞痛、严重血尿及泌尿系感染者。

（3）严重心血管疾病及全身性感染者。

（四）试述静脉肾盂造影的检查方法及注意事项

1. 检查方法　主要检查步骤如下：

（1）首先摄取全尿路平片。

（2）被检者仰卧于摄影床，将两个椭圆形压迫器（如圆柱状棉垫或纱布卷）呈"倒八字"形置于两髂前上棘连线水平（相当于输尿管进入骨盆处），将连以血压计的气袋放在压迫器上，用腹带将压迫器、血压表气袋连同被检者腹部一起束紧。

（3）静脉注入对比剂1~2mL后减慢注入速度，观察2~3分钟，如被检者无不良反应即将对比剂在 2 ~ 3 分钟内注完。若有明显不良反应，应立即做相应处理后方可继续注药。注射完毕后即给血压计气袋充气加压到 11 ~ 13kPa（80 ~ 100mmHg）压迫输尿管，阻止对比剂进入膀胱以利于肾盂充盈显示。

（4）注药完毕后大约 7 分钟、15 分钟及 30 分钟各摄肾区片 1 张。若肾盂肾盏显影良好，即可解除压迫带，摄全尿路片。若 30 分钟肾盂肾盏仍显影淡或不显影，膀胱内又无对比剂，应解除压迫带，待 1 ~ 2 小时后重摄肾区片和全尿路平片。疑有肾下垂者可采取站立位摄取全尿路片。

2. 注意事项　被检者腹部有巨大肿块、肥胖及腹水，压迫输尿管有困难时，可采用倾斜摄影床面的方法，即使被检者头低足高呈 30°位，以减缓对比剂流入膀胱。若被检者因腹部加压过大而出现迷走神经反应或下肢血供不足时，应降低压力或暂时松解压迫带，症状较重者应进行对症治疗。

（五）简述子宫输卵管造影的适应证和禁忌证

1. 适应证

（1）子宫输卵管病变（如炎症、结核、积水、肿瘤等）。

（2）子宫输卵管畸形，子宫位置或形态异常。

（3）确定输卵管有无阻塞及阻塞原因和位置。

（4）绝育术后观察输卵管情况。

（5）疏通轻度粘连的输卵管。

2. 禁忌证

（1）生殖器官急性、亚急性炎症。

（2）子宫出血、月经前期和月经期。

（3）妊娠期、分娩后 6 个月内、刮宫后 1 个月内。

（4）子宫恶性肿瘤。

（5）碘过敏者。

（6）严重全身性疾病不能忍耐手术者。

（六）试述子宫输卵管造影的术前准备、检查方法及注意事项

1. 造影前准备

（1）患者准备

1）术前 3 日做碘过敏试验。

2）一般在月经干净后的 7 ~ 10 日内检查；对于月经不规律的被检者可以适量延迟到 10 日；闭经的被检者可以随时做，但必须排除妊娠的可能。

3）造影前一日晚上服缓泻剂，必要时可清洁灌肠。对神经紧张者，术前给镇静剂。

4）造影前排清大小便，消毒外阴、阴道和宫颈。

（2）器械准备：准备 1 个造影包，内有纱布半块，通液器 1 个，孔巾 1 块，窥阴器 1 个，小药杯 1 个，宫颈钳 1 把，卵圆钳 1 把，包布 2 块，棉球 5 个。

（3）药品准备：常用60%或76%复方泛影葡胺10mL，也可用40%碘化油或30%乙碘油5~8mL。

2. 检查方法

（1）被检者仰卧于摄影床，取截石位，局部消毒。

（2）用窥阴器扩张阴道，暴露子宫颈，探查子宫深度。

（3）常规插管。将金属导管（在离导管远端1.5cm处固定橡皮塞）或双腔导管插入宫颈内口合适深度，为避免将空气气泡注入宫腔，应先将对比剂充满导管。

（4）用金属导管锥形橡皮塞堵紧子宫外口或向双腔导管球囊宫腔注液体或气体，固定导管并堵紧宫颈外口以防使对比剂外溢。

（5）注射器抽入对比剂后接通导管，在透视下向子宫内缓慢注入对比剂，边注入边观察，至子宫输卵管均充盈即摄片或点片。

如使用复方泛影葡胺，则连摄2片（充盈时摄1张，10~15分钟后再摄1张）。若使用碘化油，则摄完第1张片观察后，再酌情摄第2张片，待24小时后再摄取盆腔平片一张，观察对比剂有否进入腹腔，以确定其通畅情况。

3. 注意事项

（1）造影后2周内禁盆浴及性生活，可酌情给予抗生素预防感染。

（2）有时因输卵管痉挛造成输卵管不通的假象，必要时重复进行。

（3）造影检查后1周内有少量阴道出血如无其他不适属正常现象。

（4）造影检查后最好避孕3个月，以减少X线照射有可能产生的影响。

三、乳腺摄影与口腔X线摄影检查

（一）简述乳腺侧斜位X线摄影体位设计、中心线及标准影像所见

1. 体位设计　被检者立于摄影机前，根据其身体的矮胖、高瘦等状况将摄影机机架调整为30°~60°侧斜位，受检侧乳腺置于摄影架上，探测器置于乳腺外侧，调整乳腺置放位置，使胸大肌走行尽量与探测器平行，乳腺组织完全包括在探测器范围内，受检侧腋下组织也应尽量包括在内，向上向外提升乳腺使其离开胸壁以避免组织影像的相互重叠。调整压迫器，避免皮肤皱褶，将乳腺呈侧斜位缓慢压平。一般摄影焦片距为50~65cm。

2. 中心线　X线呈30°~60°，经乳腺内上侧向外下射入。

3. 标准影像显示　显示乳腺侧斜位像。胸大肌、乳腺下角、头侧乳腺组织、腺体后脂肪组织等均应清晰显示，乳头呈切线位显示，乳后间隙可见。

（二）简述乳腺头尾位X线摄影体位设计、中心线及标准影像所见

1. 体位设计　被检者立于摄影机前，摄影机机架调整为上下轴位。受检侧乳腺置于摄影架上，探测器置于乳腺下方，调整乳腺置放位置，使乳腺组织完全包括在探测器范围内，牵拉乳头使其暴露在腺体组织外。调整压迫器，将乳腺呈轴位缓慢压平，避免出现皮肤皱褶。

2. 中心线　X线呈轴位自上而下，经乳腺上方垂直射入。

3. 标准影像显示　显示半球形乳腺侧斜位像。胸大肌、乳腺下角、头侧乳腺组织、腺体后脂肪组织等均应清晰显示，乳头呈切线位显示，乳后间隙可见。

（三）简述乳腺导管造影的适应证和禁忌证

1. 适应证　除分泌性溢乳外，所有的病理性（含血性、浆液性、黄色和清水样等）乳头溢液患者。

2. 禁忌证

（1）急性乳腺炎症患者。

（2）孕期及哺乳期患者。

（3）造影剂过敏患者。

（四）试述乳腺导管造影的术前准备及检查方法

1. 检查前准备

（1）常规采集乳腺侧斜位及头尾位图像。

（2）特制钝头穿刺针。

（3）造影剂1～2mL。

（4）向患者宣教检查的过程、方法、注意事项及术中可能出现的情况，以便在检查过程中得到患者的最佳配合，尽量减少在操作过程中出现意外的可能性。

2. 检查方法　患者取坐位，挤捏患侧乳腺后方，将乳导管内分泌物尽量挤出，以免堵塞针头或稀释造影剂。同时亦应避免挤捏过重造成乳头水肿影响针头插入。清除乳头分泌物，常规消毒乳头及周围皮肤，消毒半径为5cm。一手固定乳头并轻微上提，将针头垂直对准溢液乳孔缓慢捻动、抖动探入。当穿刺针插进乳孔后继续进针约1cm后固定，一般不超过1cm。多孔溢液时选择溢液量大或血性溢液乳管，必要时分次逐个乳孔造影。应缓慢持续不间断注入造影剂后拔出针头。单孔注入量一般为0.1～0.8mL，以术者感到压力增大及患者感到胀痛时终止推注造影剂。擦净溢出造影剂并在乳孔处放置一棉球。造影剂推注完毕即行侧斜位及头尾位顺序采集。加压不宜过大，避免造影剂受压溢出。摄影条件应略高于平片。摄影完毕并观察图像效果满意后，嘱患者挤压乳房使造影剂尽量挤出。记录检查参数，以备复查时参考。

（五）简述口腔全景曲面体层X线摄影的检查方法

检查前去掉受检者头部、颈部装饰物，投照时受检者取立位或坐位颈椎呈垂直状态或稍向前倾斜，下颌颏部至于颏托正中，双手握住扶手以保持身体稳定，用前牙切缘咬在咬合块槽内，头矢状面与地面垂直，调整机架高度使听眶线与听鼻线的分角线与地面平行，用额托和头夹将头固定。层面选择在颏托标尺零位。选择适当的管电压、管电流、嘱受检者保持身体静止，按下曝光钮完成曝光。

四、数字摄影操作技术

（一）简述CR操作的5个步骤

CR操作的5个步骤分别为：

1. 体位设计。

2. 曝光准备。

3. 影像处理参数设计。

4. IP影像读取。

5. X线影像显示与储存。

（二）试述DR操作技术的准备、操作步骤及注意事项

1. 操作前准备　摄影室应清洁防尘，温度应保持在18～22℃，湿度不超过70%～80%。每次开机后，应按要求预热。

2. 操作步骤　登录、输入信息（或直接调取），选择部位及拍片条件，曝光，图像处理、储存。

3. 注意事项　有些DR设备具有自动跟踪功能，X线中心能够自动追踪对准平板探测器中心，其技术核心为高精度电子追踪仪。有些DR设备，当X线倾斜一定角度时无法使用自动跟踪功能。另外，DR摄影时不需要根据摄影部位大小选择不同的平板探测器，但仍需要根据被X线摄影部位大小适度调整照射野。

第二节　常规X线检查技术自测试题

一、以下每一道题下面有A、B、C、D、E五个备选答案，从中选择一个最佳答案。
A1/A2型题

1. 一般肢体摄影时，焦片距应为（　　　）

    A. 75～100cm　　　　　B. 70～90cm　　　　　C. 70～100cm

    D. 80～95cm　　　　　E. 65～110cm

2. 成人心脏摄影时，焦片距应为（　　　）

    A. 150～180cm　　　　B. 180～200cm　　　　C. 160～180cm

    D. 170～200cm　　　　E. 200～220cm

3. 平静呼吸不屏气，不能用于的摄影部位是（　　　）

    A. 手　　　　　　　　B. 前臂　　　　　　　C. 下肢

    D. 躯干　　　　　　　E. 肺部

4. 呼气、吸气在X线摄影运用中错误的是（　　　）

    A. 平静呼气不屏气，用于四肢　　　　B. 平静呼吸下屏气，用于颈部

    C. 深吸气后屏气，用于肺部　　　　　D. 深吸气后屏气，用于肺上肋骨

E. 缓慢、连续浅呼吸，用于膈下肋骨

5. 呼气、吸气在X线摄影运用中错误的是（　　　）

　　A. 深呼气后屏气，用于膈下肋骨　　　　B. 深呼气后屏气，用于腹部

　　C. 平静呼吸下屏气，用于头部　　　　　D. 深吸气后屏气，用于膈上肋骨

　　E. 深吸气后屏气，用于心脏

6. 平静呼吸不屏气，不能用于的摄影部位是（　　　）

　　A. 手　　　　　　　　B. 前臂　　　　　　　　C. 下肢

　　D. 颈部　　　　　　　E. 躯干

7. 有关头颅各连线及各线之间角度错误是（　　　）

　　A. 听眶线：外耳孔与同侧眼眶下缘的连线

　　B. 听眶线与同侧听眦线呈12°角

　　C. 听鼻线：为外耳孔与同侧鼻翼的连线，与听眦线呈20°角

　　D. 听口线：为外耳孔与同侧口角的连线

　　E. 听口线与同侧听眦线呈35°角

8. 关于水平面的叙述错误的是（　　　）

　　A. 水平面为将人体横断为上、下部分的断面

　　B. 水平面与腹背轴平行

　　C. 头颅的水平面为经过两眼外眦及外耳孔上缘的平面

　　D. 水平面与矢状面相互垂直

　　E. 头颅的水平面为经过两眼外眦及外耳孔下缘的平面

9. 有关摄影体位的叙述错误的是（　　　）

　　A. 顶颌位：被检者下颌下缘贴紧胶片，X线自头顶向颌下照射大胶片

　　B. 顶颌位又称为上下轴位

　　C. 右前斜位又称为第一斜位

　　D. 右前斜位：被检者身体右前部分靠近胶片，X线自身体左后方经右前方射至胶片

　　E. 心脏右前斜位摄影时，身体的冠状面与暗盒呈60°～65°角

10. 有关摄影方向的叙述错误的是（　　　）

　　A. 中心线与地面垂直称为垂直投射

　　B. 中心线与地面平行则为水平投射

　　C. X线自头部射向尾部时称上下方向透照

　　D. 中心线与矢状面平行透照时称为水平投照

　　E. X线自被检者背后射向腹前称为后前方向投照

11. 手掌后前斜位主要检查（　　　）

　　A. 第1掌骨　　　　　　　B. 第1、第2、第3掌骨

　　C. 第3掌骨　　　　　　　D. 第4、第5掌骨

E. 全部掌骨

12. 怀疑舟骨骨折，应选择的最佳摄影体位（　　　）

    A. 腕部后前位   B. 腕部前后位   C. 腕部侧位

    D. 腕部尺偏位   E. 腕部轴位

13. 肘关节标准侧位摄影时，肘部应屈曲（　　　）

    A. 30°   B. 45°   C. 90°

    D. 120°   E. 135°

14. 欲显示尺骨鹰嘴突清晰影像，应选择的摄影体位（　　　）

    A. 肘关节斜位   B. 肘关节前后位   C. 肱骨下端侧位

    D. 肘部轴位   E. 肘关节侧位

15. 患者仰卧，上臂外展与躯干成直角，肘部屈曲90°，使前臂上举，中心线对准喙突下方4～5cm处与暗盒垂直，此位置主要是（　　　）

    A. 检查肩关节的病变   B. 检查肩胛骨的病变

    C. 检查肩锁关节的病变   D. 检查肱骨上端病变

    E. 检查锁骨病变

16. 关于上肢摄影注意事项中，错误的是（　　　）

    A. 应包括上、下两个关节   B. 婴幼儿骨关节常规摄取双侧

    C. 长骨的长轴应平行于胶片长轴   D. 必须加滤线设备

    E. 胶片尺寸应包括被检部位的软组织

17. 手摄影诸位置中，中心线不经过第3掌骨头射入的是（　　　）

    A. 手前后位   B. 手侧位   C. 手掌下斜位

    D. 手掌上斜位   E. 手前后位

18. 腕部尺偏位摄影时，应使暗盒远端抬高的角度（　　　）

    A. 15°   B. 20°   C. 25°

    D. 18°   E. 30°

19. 手及前臂摄影应选用的呼吸方式（　　　）

    A. 平静呼吸下屏气   B. 平静呼吸下不屏气   C. 深吸气后屏气

    D. 深呼气后屏气   E. 缓慢连续的浅呼吸

20. 上臂摄影时，应选用的呼吸方式（　　　）

    A. 平静呼吸下屏气   B. 平静呼吸下不屏气   C. 深吸气后屏气

    D. 深呼气后屏气   E. 缓慢连续的浅呼吸

21. 有关前臂及肘部摄影时错误的（　　　）

    A. 前臂后前位，一般包括上、下两个关节

    B. 前臂和肘部侧位摄影，均屈曲90°

    C. 胶片应包括软组织

    D. 肘关节正位时（肘伸直），中心线垂直内、外上髁连线中点射入胶片

E. 肘部轴位时，中心线经鹰嘴突下3cm处垂直射入胶片

22. 前臂及肘部摄影，中心线投照中错误的是（　　　）

A. 前臂正位，中心线垂直前臂中部射入胶片

B. 前臂侧位，中心线经桡骨外侧面中点，垂直射入胶片

C. 肘部侧位，中心线经肱骨外上髁下方与桡骨小头关节面垂直射入胶片

D. 肘部伸直正位，中心线垂直内、外上髁连线中点射入胶片

E. 肘关节部分僵直，中心线垂直屈曲关节皱褶之中点射入胶片。

23. 肩关节前后斜位摄影时，中心线应经过的部位（　　　）

A. 肩部上缘　　　　　B. 肩部上缘内　　　　　C. 肩部上缘内下方各5cm

D. 肩部中点　　　　　E. 肩部上缘内5cm

24. 肩胛骨喙突前后位摄影时，中心线应（　　　）

A. 向头侧倾斜15°～30°，对准喙突上方2cm

B. 向足侧倾斜15°～30°，对准喙突

C. 向足侧倾斜15°～30°，对准喙突下方2cm

D. 向头侧倾斜15°～30°，对准喙突下方2cm

E. 对准喙突垂直照射

25. 锁骨上下斜位摄影时，中心线应（　　　）

A. 向头侧倾斜10°～15°　　　　　B. 向足侧倾斜10°～15°

C. 向背侧倾斜25°～30°　　　　　D. 向头侧倾斜25°～30°

E. 向足侧倾斜25°～30°

26. 肩锁关节后前位，中心线射入点（　　　）

A. 向足侧倾斜15°，经第2胸椎射入胶片

B. 向头侧倾斜15°，经第3胸椎射入胶片

C. 水平照射，经第3胸椎射入胶片

D. 水平照射，经第2胸椎射入胶片

E. 向头侧倾斜，经第2胸椎射入胶片

27. 足正位摄影时，下列诸项中错误的是（　　　）

A. 被检足底平踏于暗盒上

B. 胶片必须包括足趾

C. 中心线对准舟骰关节垂直射入胶片

D. 中心线对准第3跖骨基底部之间垂直射入胶片

E. 中心线对准第3跖骨基底部之间，向足跟部倾斜15°角射入胶片

28. 足内斜位摄影时，足底与暗盒所成夹角为（　　　）

A. 25°～30°　　　　　B. 30°～45°　　　　　C. 40°～50°

D. 45°～55°　　　　　E. 40°～55°

29. 足外斜位摄影时，足底与暗盒所成角度为（　　　）

A. 30°～45°　　　　　B. 25°～30°　　　　　C. 40°～50°

D. 45°~55°　　　　　E. 40°~55°

30. 下列摄影体位的叙述，错误的是（　　　）

A. 踝关节正位，足尖向上并内旋10°~15°

B. 踝关节正位，中心线对准内、外踝连线中点射入胶片

C. 小腿前后位，足尖向上并内旋10°~15°

D. 膝关节侧位摄影，膝关节应屈曲135°

E. 膝关节正位，中心线对准髌骨下缘垂直射入

31. 膝关节侧位摄影时，屈曲的角度应（　　　）

A. 120°　　　　　B. 125°　　　　　C. 130°

D. 135°　　　　　E. 140°

32. 下列摄影体位中，有关中心线投射的叙述，错误的是（　　　）

A. 踝关节正位，中心线对准内、外踝连线的中点上1cm处垂直射入胶片

B. 踝关节侧位，中心线对准内踝垂直射入胶片

C. 膝关节前后位，中心线对准髌骨下缘垂直射入胶片

D. 膝关节后前位，中心线对准腘窝折线中点垂直射入胶片中心

E. 小腿前后位，中心线对准其中部垂直射入胶片

33. 全足正位摄影时，其体位错误者（　　　）

A. 被检足轻踏于暗盒上　　B. 胶片包括跟骨　　　C. 胶片包括趾骨

D. 足底始终不动　　　　　E. 身体始终不动

34. 不能完全清晰显示跟骨影像的摄影位置（　　　）

A. 全足正位　　　　　B. 足正位　　　　　C. 跟骨侧位

D. 跟骨轴位　　　　　E. 足侧位

35. 跟骨底根轴位摄影时，中心线应（　　　）

A. 向头侧倾斜30°~40°，经内、外踝连线中点射入胶片

B. 向头侧倾斜30°~45°，经内、外踝连线中点上1cm处射入胶片

C. 向头侧倾斜35°~45°，经内、外踝连线中点射入胶片

D. 向足侧倾斜35°~45°，经内、外踝连线中点射入胶片

E. 向足侧倾斜35°~45°，经内、外踝连线中点上1cm处射入胶片

36. 足功能位摄影的位置（　　　）

A. 足正位　　　　　B. 全足正位　　　　　C. 足负重侧位

D. 足侧位　　　　　E. 足斜位

37. 观察近端胫、腓关节的最佳位置（　　　）

A. 膝关节正位　　　　　B. 膝关节侧位　　　　　C. 膝关节髁间凹后前位

D. 膝关节内斜位　　　　E. 膝关节外斜位

38. 膝关节诸摄影位置中，中心线投射错误的是（　　　）

A. 正位：中心线经髌骨下缘垂直射入胶片

B. 侧位：中心线对准腘窝折线中点垂直射入胶片

C. 髁间凹后前位：中心线经髌骨外缘垂直射入胶片

D. 内斜位：中心线经髌骨外缘垂直射入胶片

E. 外斜位：中心线经髌骨内缘垂直射入胶片

39. 有关膝关节髁间凹后前位摄影的叙述错误的是（　　　）

A. 被检者俯卧于摄影床上

B. 被检者下肢屈膝，小腿与胶片呈60°角

C. 髌骨下缘对胶片中心

D. 中心线经腘窝折线中点，垂直射入胶片

E. 中心线向足端倾斜35°，经腘窝折线中点射入胶片

40. 股骨颈仰卧水平侧位摄影的叙述错误的是（　　　）

A. 用于股骨颈骨折检查

B. 常规位置

C. 暗盒横向侧立于被检髂嵴外上方

D. 暗盒与正中矢状面约成45°角

E. 中心线水平照射

41. 有关髋关节定位点的正确叙述（　　　）

A. 同侧髂前上棘与耻骨联合上缘连线中垂直，交点外下5cm处

B. 同侧髂前上棘与耻骨联合上缘连线中垂线，交点外下5cm处

C. 同侧髂前上棘与耻骨联合下缘连线中垂线，交点外下5cm处

D. 同侧髂前上棘与耻骨联合上缘连线中垂线，交点外下与腹股沟相交处

E. 同侧髂前上棘与耻骨联合下缘连线中垂线，交点外下2cm处

42. 关于髋关节摄影的说法，错误的是（　　　）

A. 小儿常规摄影双侧

B. 蛙形位，常用于小儿髋关节脱位检查

C. 后前斜位，用于股骨头向后脱位情况检查

D. 常规位，必须摄影双侧

E. 侧斜位，用于股骨头前后移位的检查

43. 髋关节摄影时，中心线投照方式及入射点中错误的是（　　　）

A. 前后位，中心线经定位点垂直射入胶片

B. 蛙形位，中心线经定位点垂直射入胶片

C. 侧卧位，中心线向头端倾斜25°~30°，经被检侧大转子射入胶片

D. 后前斜位，中心线经大粗隆内5cm处垂直射入胶片

E. 双侧同时摄片，中心线经两侧定位点连线中点垂直射入胶片

44. 胸骨后前位摄影错误的是（　　　）

A. 宜采用均匀缓慢的呼吸方式

B. 常采用中心线斜射法以免与脊柱重叠

C. 中心线倾斜角度应为20°

D. 可采用近距离摄影

E. 中心线由左右射入时，会与心影重叠

45. 胸锁关节后前位摄影错误的是（　　　）

    A. 取俯卧位　　　　　　　　　B. 胸骨角对胶片的中心

    C. 平静呼吸中曝光　　　　　　D. 近距离摄影中心线对第3胸椎

    E. 胸锁关节对称显示于胶片正中

46. 膈上肋骨摄影时应采用的呼吸方式（　　　）

    A. 深吸气后屏气曝光　　　　　B. 深呼气后屏气曝光

    C. 平静呼吸下曝光　　　　　　D. 平静呼吸下屏气曝光

    E. 以上都不是

47. 膈下肋骨摄影时采用的呼吸方式（　　　）

    A. 深吸气后屏气曝光　　　　　B. 深呼气后屏气曝光

    C. 平静呼吸下曝光　　　　　　D. 平静呼吸下屏气曝光

    E. 以上都不是

48. 下列说法错误的是（　　　）

    A. 第5胸椎可用C5表示　　　　B. 颈椎骨有7块

    C. 胸椎生理弯曲凸向后　　　　D. 脊柱可作旋转活动

    E. 脊柱侧面观有4个生理弯曲

49. 下列组合错误的是（　　　）

    A. 第1颈椎—上颚同一平面　　B. 第5颈椎—甲状软骨同一水平

    C. 第7颈椎—剑突同一平面　　D. 第3腰椎—脐上3cm同一平面

    E. 第2骶椎—髂前上棘连线中点同一平面

50. 第3～第7颈椎前后位摄影中心线（　　　）

    A. 向头侧倾斜20°角　　　　　B. 向头侧倾斜10°

    C. 垂直投射　　　　　　　　　D. 向足侧倾斜20°

    E. 向足侧倾斜10°角

51. 第3～7颈椎前后位摄影应使（　　　）

    A. 听眉线垂直于床面　　　　　B. 听眦线垂直于床面

    C. 听眶线垂直于床面　　　　　D. 听鼻线垂直于床面

    E. 听口线垂直于床面

52. 关于第1、第2颈椎张口位摄影的说法错误的是（　　　）

    A. 观察寰椎与枢椎正位情况　B. 一般取前后位

    C. 使听口线垂直于床面　　　　D. 上下切牙连线中点对胶片中心

    E. 中心线垂直投射

53. 颈椎侧位摄影嘱患者手持重物是为了（　　　）

    A. 使肩部下垂　　　　　　　　B. 使肩部重合

    C. 使患者舒适　　　　　　　　D. 减少放大率

E. 减小颈椎生理弯曲

54. 颈椎斜位摄影中，中心线的投射方向（　　　）

    A. 向足侧倾斜5°~10°角　　　　　　B. 向足侧倾斜15°~20°角

    C. 垂直投射　　　　　　　　　　　　D. 向头侧倾斜5°~20°角

    E. 向头侧倾斜15°~20°角

55. 胸椎前后位摄影中心线应对准（　　　）

    A. 颈静脉切迹　　　　B. 胸骨角　　　　　　C. 胸骨中点

    D. 剑突　　　　　　　E. 以上都不是

56. 肋骨病变检查一般不采用的摄影体位（　　　）

    A. 正位　　　　　　　B. 侧位　　　　　　　C. 前后斜位

    D. 后前斜位　　　　　E. 切线位

57. 第一腰椎水平的体表标志（　　　）

    A. 剑突末端　　　　　B. 剑突与肚脐连线中点　　C. 脐上3cm

    D. 肚脐水平　　　　　E. 脐下3cm

58. 与甲状软骨同一平面的是（　　　）

    A. 第3颈椎　　　　　B. 第4颈椎　　　　　　C. 第5颈椎

    D. 第6颈椎　　　　　E. 第7颈椎

59. 关于脊柱摄影错误的是（　　　）

    A. 使X线与椎间隙相切，避免椎体影像重叠

    B. 脊柱损伤，搬动患者应谨慎

    C. 尽量利用X线管的阳极效应

    D. 为减少曝光条件，降低辐射量尽量不用滤线器

    E. 应注意用防护衣物保护性腺

60. 寰枢关节侧位，中心线应对准（　　　）

    A. 外耳孔　　　　　　B. 外耳孔下2cm　　　　C. 下颌角

    D. 乳突尖　　　　　　E. 下颌角后方1cm

61. 腰椎前后位摄影中心线应对准（　　　）

    A. 剑突　　　　　　　B. 脐上3cm　　　　　　C. 脐

    D. 脐下3cm　　　　　E. 两髂脊连线中点

62. 腰椎侧位摄影，棘突后缘应置床面中线外的距离（　　　）

    A. 1cm　　　　　　　B. 3cm　　　　　　　　C. 5cm

    D. 7cm　　　　　　　E. 9cm

63. 显示颈椎椎间孔的最佳摄影位置（　　　）

    A. 正位　　　　　　　B. 侧位　　　　　　　C. 斜位

    D. 张口位　　　　　　E. 轴位

64. 上段胸椎斜位摄影，身体冠状面与暗盒成的夹角是（　　　）

    A. 30°　　　　　　　B. 35°　　　　　　　　C. 40°

D. 45°　　　　　　　　E. 70°

65. 腰椎斜位身体冠状面与床面呈（　　　）

　　A. 30°角　　　　　B. 35°角　　　　　　C. 40°角

　　D. 45°角　　　　　E. 50°角

66. 腰椎斜位摄影时一般将棘突后缘的垂线置床面中线外为（　　　）

　　A. 1cm处　　　　　B. 2cm处　　　　　　C. 3cm处

　　D. 4cm处　　　　　E. 5cm处

67. 在腰椎斜位影像上椎体后部结构呈"小狗状"形态，椎弓峡部形成（　　　）

　　A. "狗嘴"　　　　　B. "狗眼"　　　　　　C. "狗颈"

　　D. "狗耳"　　　　　E. "狗腿"

68. 腰骶关节前后位摄影中心线的投射方向（　　　）

　　A. 向足侧倾斜30°～35°　　　　　B. 向头侧倾斜30°～35°

　　C. 向足侧倾斜15°～20°　　　　　D. 向头侧倾斜15°～20°

　　E. 垂直投射

69. 骶骨前后位中心线应（　　　）

　　A. 向足侧倾斜30°～35°　　　　　B. 向头侧倾斜30°～35°

　　C. 向足侧倾斜15°～20°　　　　　D. 向头侧倾斜15°～20°

　　E. 垂直投射

70. 骶骨侧位摄影骶骨后缘置床面中线外（　　　）

　　A. 2cm　　　　　　B. 4cm　　　　　　　C. 6cm

　　D. 8cm　　　　　　E. 10cm

71. 骶髂关节前后斜位摄影的体位应是（　　　）

　　A. 前后位　　　B. 健侧抬高15°～20°　　C. 患侧抬高15°～20°

　　D. 健侧抬高40°～45°　E. 患侧抬高40°～45°

72. 骶髂关节前后位中心线投射方向（　　　）

　　A. 垂直投射　　　　　　　　　B. 向头侧倾斜10°～25°

　　C. 向头侧倾斜25°～35°　　　　D. 向足侧倾斜10°～25°

　　E. 向足侧倾斜25°～35°

73. 髋骨是指（　　　）

　　A. 髂骨　　　　　B. 坐骨　　　　　　　C. 耻骨

　　D. 以上三者总称　　E. 以上都不对

74. 骨盆前后正位摄影，中心线投射方向是（　　　）

　　A. 垂直投射　　　　　　　　　B. 向足侧倾斜10°～20°

　　C. 向头侧倾斜10°～20°　　　　D. 向足侧倾斜20°～30°

　　E. 向头侧倾斜20°～30°

75. 骨盆前后位中心线入射点（　　　）

　　A. 脐下3cm

B. 髂前上棘连线中点

C. 耻骨联合中点

D. 两侧髂前上棘联线中点至耻骨联合上缘连线的中点

E. 股骨头连线中点

76. 髂骨前后斜位的摄影体位是（　　　）

A. 取仰卧前位　　　　　　　　　　B. 取仰卧位，患侧抬高10°~15°

C. 取仰卧，患侧抬高30°~45°　　　D. 取仰卧，健侧抬高10°~15°

E. 取仰卧，健侧抬高 30°~45°

77. 心后前位摄影，曝光时间应不超过的数值（　　　）

A. 0.05秒　　　　　　B. 0.01秒　　　　　　C. 0.1秒

D. 1.0秒　　　　　　E. 0.2秒

78. 胸部侧位摄影时胶片所应包括的范围（　　　）

A. C_6~L_1　　　　　　B. C_6~TI_2　　　　　C. C_7~L_1

D. C_7~TI_2　　　　　E. 胸骨角~剑突

79. 小儿胸部肺充气像的摄影应选择的曝光时机（　　　）

A. 吸气初，呼气末　B. 吸气末，呼气初　C. 平静呼吸屏气

D. 深呼气屏气　　　E. 深吸气动作

80. 胸部半坐后位摄影时，中心线入射点是（　　　）

A. T_5　　　　　　　B. T_6　　　　　　　C. T_7

D. 胸骨柄上缘　　　E. 胸骨柄下缘

81. 胸部右侧卧后前位摄影主要观察的病变是（　　　）

A. 肺实质病变　　　B. 肺间质病变　　　C. 胸膜病变

D. 右侧气胸　　　　E. 右侧少量胸腔积液

82. 胸部前凸前后位摄片时，胸部冠状面与暗盒构成的角度应是（　　　）

A. 35°　　　　　　　B. 45°　　　　　　　C. 55°

D. 40°　　　　　　　E. 50°

83. 胸部后前方向前凸位摆位时，暗盒上缘应超出肩部的数值（　　　）

A. 4~5cm　　　　　　B. 5~6cm　　　　　　C. 6~7cm

D. 7~8cm　　　　　　E. 8~9cm

84. 肺尖侧位摄影时，中心线倾斜角度应是（　　　）

A. 向头侧倾斜20°角　　　　　　　B. 向头侧倾斜30°角

C. 向足侧倾斜20°角　　　　　　　D. 向足侧倾斜30°角

E. 水平投射

85. 胸部右后斜位应用于支气管造影时，主要显示部位（　　　）

A. 右侧支气管　　　B. 左侧支气管　　　C. 主支气管

D. 右肺近前部的病灶　E. 左肺近背部的病灶

86. 气管在下列哪处分为左右主支气管（　　　）

A. T_2　　　　　　　B. T_4　　　　　　　C. T_6

D. T₈   E. TI₂

87. 青春期前未退化的胸腺的位置是（   ）

    A. 心的前方　　　　　　B. 心的前下方　　　　　C. 心的前上方

    D. 心的上方　　　　　　E. 心的下方

88. 胸部后前位摄影时，患者两手背的方法（   ）

    A. 置于腰部向内翻转180°　　　　　　B. 置于髂骨上向内翻转90°

    C. 至于髂嵴上向内翻转180°　　　　　D. 置于腰部向外翻转180°

    E. 置于髂嵴上向外翻转180°

89. 心脏摄影时，中心线应通过的部位（   ）

    A. T_5　　　　　　　　B. T_6　　　　　　　　C. T_7

    D. $T_5 \sim T_6$　　　　　E. $T_6 \sim T_7$

90. 胸部后前位，胶片上缘及下缘应包括的范围是（   ）

    A. 锁骨上3cm至T_{12}　　　　　　　B. 锁骨上5～6cm至T_{12}

    C. 锁骨上4cm至T_{12}　　　　　　　D. 锁骨上5～6cm至L_1

    E. 锁骨上5～6cm

91. 胸部肺像应采用的正确呼吸方式（   ）

    A. 平静呼吸屏气　　　B. 深吸气后屏气　　　　C. 深呼气后屏气

    D. 缓慢连续浅呼吸　　E. 平静呼吸不屏气

92. 心脏摄影曝光时进行口服硫酸钡使食管显影，其目的为观察（   ）

    A. 左心房及右心室形态　　　　　　B. 左心房及左心室

    C. 右心房及右心室形态　　　　　　D. 右心房及左心房

    E. 左心房及右心房形态

93. IP是哪项的英文缩写（   ）

    A. 暗盒　　　　　　　B. 屏片体系　　　　　　C. 影像板

    D. 激光胶片　　　　　E. 增感屏

94. 对IP使用的描述，错误的是（   ）

    A. IP应装在暗盒内使用　　　　　　B. IP潜影消除后可重复使用

    C. IP潜影未消除时可重复读取　　　D. IP只要不损伤可无限期使用

    E. IP外观像似增感屏，使用时有正反之分

95. IP中记录X线能量的物质是（   ）

    A. 荧光物质　　　　　B. 感光物质　　　　　　C. 发光物质

    D. 辉尽性荧光物质　　E. 卤化银

96. 激发IP潜影发光所用的光是（   ）

    A. 红外线　　　　　　B. 紫外线　　　　　　　C. 激光

    D. 白光　　　　　　　E. X线

97. CR摄影中X线量的变化引起的噪声是（   ）

    A. 光量子噪声　　　　B. 量子噪声　　　　　　C. 固有噪声

D. 结构噪声　　　　　E. A/D转换噪声

98. 应用非晶硒和薄膜晶体管阵列技术制成的探测器是（　　　）

    A. 硒鼓检测器　　　　　　　　　B. IP成像转换器

    C. 直接转换平板探测器　　　　　D. 间接转换平板探测器

    E. 多丝正比室检测器

99. 直接转换型DR，转换介质是（　　　）

    A. 影像板　　　　B. 增感屏　　　　C. 碘化铯

    D. 非晶硒　　　　E. 非晶硅

100. DR系统所用射线剂量（　　　）

    A. 比屏/胶系统多　　　　　　　B. 比普通摄影剂量小

    C. 与普通摄影剂量相同　　　　　D. 不能确定

    E. 以上都不是

二、以下提供若干个案例，每个案例下设若干个考题。请根据各考题题干所提供的信息，在每道题下面的A、B、C、D、E五个备选答案中选择一个最佳答案。

A3/A4型题

（101~104题共用题干）

心脏X线摄影是检查心脏病变的重要手段。

101. 关于心脏摄影的叙述，下列错误的是（　　　）

    A. 常规取站立后前位　　　　　　B. 右前斜位应服钡

    C. 摄影距离200cm　　　　　　　D. 侧位常规取左侧位

    E. 深吸气末屏气曝光

102. 心脏右前斜位摄影，身体冠状面与胶片夹角为（　　　）

    A. 15°~20°　　　　B. 25°~35°　　　　C. 35°~40°

    D. 45°~55°　　　　E. 55°~65°

103. 心脏右前斜位摄影，服钡的目的是观察（　　　）

    A. 右心房压迫食管情况　　　　　B. 右心室压迫食管情况

    C. 左心房压迫食管情况　　　　　D. 左心室压迫食管情况

    E. 全心压迫食管情况

104. 心脏摄影的呼吸方式为

    A. 深吸气后屏气　　B. 深呼气后屏气　　C. 连续缓慢浅呼吸

    D. 平静呼吸　　　　E. 平静呼吸屏气

（105~108题共用题干）

患者，男，32岁，右小腿车祸伤1小时。查体：右小腿中下段皮肤破损，右踝关节、右膝关节活动略受限。

105. 患者首选影像学检查方法为（　　　）

    A. 右小腿X线片　　B. 右小腿CT检查　　C. 右小腿MRI检查

    D. 右小腿超声检查　　E. 右小腿DSA检查

106. 该患者检查原则错误的是（　　　）

    A. 包括胫腓骨正侧位　　　　　　　　B. 包括右小腿周围软组织

    C. 包括膝关节　　　　　　　　　　　D. 包括踝关节

    E. 检查左小腿以对比

107. 若患者可疑右踝关节撕脱骨折，则进一步检查应选择（　　　）

    A. 右踝关节X线片　　B. 右踝关节CT检查　　C. 右踝关节MRI检查

    D. 右踝关节超声检查　E. 右踝关节DSA检查

108. 若患者可疑交叉韧带损伤，则进一步检查应选择

    A. 右膝关节X线片　　B. 右膝关节CT检查　　C. 右膝关节MRI检查

    D. 右膝关节超声检查　E. 右膝关节DSA检查

（109～110题共用题干）

足前后位摄影是临床经常使用的摄影位置。

109. 足前后位摄影中心线应对准（　　　）

    A. 第3跖骨头　　　　B. 第3跖骨基底部　　　C. 第3跖趾关节

    D. 内、外踝连线中点　E. 距骨中点

110. 足正位影像可以清晰显示的关节（　　　）

    A. 踝关节　　　　　　B. 舟距关节　　　　　C. 桡腕关节

    D. 指间关节　　　　　E. 跟距关节

（111～113题共用题干）

某患者右髋疼痛1个月，需进行髋关节摄影检查。

111. 有关髋关节前后位摄影的叙述，正确的是（　　　）

    A. 双足内收

    B. 双足外旋

    C. 双足尖垂直向上

    D. 双下肢稍外展，足尖内旋并拢

    E. 双足跟并拢，足尖自然外旋

112. 有关髋关节前后位摄影的叙述正确的是（　　　）

    A. 髋关节定位点：是髂前上棘与耻骨联合上缘连线中点向内下作垂线5cm处

    B. 股骨颈及闭孔无投影变形

    C. 申通线不能显示

    D. 双下肢稍外旋

    E. 患者屈髋屈膝

113. 检查小儿髋关节脱位、复位情况的体位是（　　　）

    A. 髋关节前后位　　B. 髋关节侧位　　　　C. 髋关节侧斜位

    D. 髋关节蛙形位　　E. 髋关节后前斜位

（114～115题共用题干）

颈椎张口位是显示寰枢椎的摄影位置。

114. 颈椎张口位照片显示，以下错误的是（　　　）

　　A. 寰枢椎显示于上、下齿列之间

　　B. 上中切牙牙冠与枕骨底部相重叠

　　C. 齿突与寰椎两侧块间隙对称

　　D. 寰枕关节成切线位显示

　　E. 第3、第4颈椎亦可显示于口中

115. 颈椎张口位片影像显示齿突与枕骨重叠，摄影体位不当之处是（　　　）

　　A. 下颌过仰　　　　　B. 下颌过收　　　　　C. 下颌稍微过收

　　D. 下颌投影放大　　　E. 摄影体位正确

（116～117题共用题干）

某患者外伤临床怀疑椎弓峡部断裂。

116. 为诊断椎弓峡部断裂，正确的摄影体位是（　　　）

　　A. 腰椎正位　　　　　B. 腰椎侧位　　　　　C. 腰椎双斜位

　　D. 腰骶部斜位　　　　E. 腰骶部侧位

117. 照片显示的是哪一侧的椎弓峡部（　　　）

　　A. 左侧　　　　　　　B. 右侧　　　　　C. 靠近摄影台面侧

　　D. 远离摄影台面侧　　E. 双侧

（118～120题共用题干）

在X线摄影中，使用对比剂可以增加组织间的对比，有助于形成影像。

118. 逆行肾盂造影时，对比剂用量是一侧注射（　　　）

　　A. 2mL　　　　　　　B. 5～7mL　　　　　C. 8～15mL

　　D. 20mL　　　　　　 E. 80～100mL

119. 静脉尿路造影时检查前12小时禁食、水的原因是（　　　）

　　A. 不需要

　　B. 减轻体重

　　C. 防止过敏反应时呕吐造成窒息

　　D. 防止对比剂与食物发生化学反应

　　E. 防止干扰对比剂显示影像

120. 肝肾功能严重受损不能进行静脉尿路造影检查的原因不是（　　　）

　　A. 不能正常显影　　　　　　　B. 损伤肝肾功能

　　C. 必然发生过敏反应　　　　　D. 不能正常排泄对比剂

　　E. 机体抵抗力低下

（121～124题共用题干）

患者，男，24岁，突发腹痛半小时就诊。既往胃溃疡、肾结石病史2年。查体：腹肌紧张，压痛、反跳痛。

　　121. 该患者首先考虑（　　　）

A. 肠梗阻　　　　　　B. 肾结石　　　　　　C. 胃溃疡穿孔

D. 急性胰腺炎　　　　E. 胆囊结石排入胆总管

122. 该患者首选的影像学检查为（　　　）

A. 肾、输尿管及膀胱平片　　　　B. 腹部立位平片

C. 腹部倒立侧位片　　　　　　　D. 上腹部CT检查

E. 上腹部超声检查

123. 影像检查的中心线或定位线是（　　　）

A. 经剑突至耻骨联合连线中点

B. 腹部正中部

C. 照片下缘包括耻骨联合，中心线适当调整

D. 照片上缘包括膈肌，中心线适当调整

E. 以剑突为定位线

124. 关于该患者检查标准影像的描述，下列错误的是（　　　）

A. 照片上缘需包括膈肌

B. 腰椎序列投影于照片正中并对称显示

C. 肾、腰大肌、腹膜外脂肪线显示清晰

D. 腹壁软组织及骨盆对称显示在照片内

E. 可见直肠气体末端距肛门处金属标志的距离

（125～128题共用题干）

患儿，男，8岁，感冒后头疼、歪头10天。查体：颈部活动受限，不能平卧。

125. 首先考虑的诊断是（　　　）

A. 喉炎　　　　　　　B. 支气管肺炎　　　　C. 寰枢椎关节半脱位

D. 斜颈　　　　　　　E. 心肌炎

126. 首选的影像学检查为（　　　）

A. 心脏超声　　　　　B. 寰枢椎张口位片　　C. 胸部正位片

D. 颈椎正位片　　　　E. 颈部MRI检查

127. 影像检查的中心线或定位线是（　　　）

A. 两嘴角连线中点

B. 头端倾斜10°～15°，经甲状软骨射入

C. 经第6胸椎垂直射入

D. 经甲状软骨平面、颈部前后缘连线中点

E. 足侧倾斜10°角，经甲状软骨平面颈部中点

128. 关于该患儿检查标准影像的描述，下列正确的是（　　　）

A. 上、中切牙牙冠与枕骨底部相重，枢椎齿突不与枕骨重叠

B. 肺门阴影结构可辨

C. 从颈部到气管分叉部能连续追踪到气管影像

D. 各椎体前后缘均无双缘现象

E. 椎间孔呈卵圆形，边缘锐利

三、以下提供若干组考题，每组考题共同在考题前列出A、B、C、D、E五个备选答案。请从中选择一个与考题关系最密切的答案。

B型题

（129～131题共用备选答案）

A. 浅呼吸末屏气　　　B. 深呼气末屏气　　　C. 深吸气末屏气

D. 平静呼吸屏气　　　E. 腹式呼吸屏气

129. 心脏摄影，采用的呼吸方式为（　　　）

130. 后肋膈上肋骨摄影，采用的呼吸方式是（　　　）

131. 腹部摄影，采用的呼吸方式是（　　　）

（132～135题共用备选答案）（　　　）

A. 肱骨头　　　B. 喙突　　　C. 喙突下2cm

D. 喙突下5cm　　　E. 对侧腋下

132. 肩关节前后位摄影，中心线应对准（　　　）

133. 肩胛骨前后位摄影，中心线应对准（　　　）

134. 肩锁关节后前位摄影，中心线应对准（　　　）

135. 肩关节穿胸侧位，中心线应对准（　　　）

（136～137题共用备选答案）

A. 硫酸钡　　　B. 碘化钠　　　C. 二氧化碳

D. 优维显　　　E. 碘化油、超液化碘油

136. 子宫输卵管造影用（　　　）

137. 静脉肾盂造影用（　　　）

（138～140题共用备选答案）

A. 暂停或减慢注射，必要时口服异丙嗪25mg或肌注地塞米松10mg

B. 皮下注射1‰肾上腺素0.5～1.0mL，或氨茶碱0.25mg加10%葡萄糖10mL注射

C. 静脉或肌内注射盐酸苯海拉明20mg，或肌内注射异丙嗪25mg

D. 加大剂量注射

E. 换用其他种类对比剂

138. 对比剂轻度过敏反应的处理是（　　　）

139. 对比剂过敏反应循环衰竭的处理是（　　　）

140. 对比剂过敏反应血管神经水肿的处理是（　　　）

（141～144题共用备选答案）

A. 28°　　　B. 30°　　　C. 42°

D. -15°　　　E. -5°

141. 上颌切牙球管足侧倾斜（　　　）

142. 上颌第2、第3磨牙球管足侧倾斜（　　　）

143. 下颌切牙球管头侧倾斜（　　　）

144. 下颌第2、第3磨牙球管头侧倾斜（　　　）

（145~148题共用备选答案）

    A. 第3腰椎

    B. 足侧倾斜15°角，耻骨联合上3cm

    C. 头侧倾斜20°~25°角，两髂前上棘连线中点

    D. 两髂前上棘连线中点下方3cm

    E. 髂前上棘与脐连线中点

145. 骶髂关节前后位中心线为（　　　）

146. 骨盆前后正位中心线为（　　　）

147. 腰椎正位中心线为（　　　）

148. 腰椎侧位中心线为（　　　）

第三节　自测试题答案

A1/A2型题

1. A	2. B	3. E	4. E	5. E	6. D	7. C	8. E	9. E	10. D
11. B	12. D	13. C	14. D	15. D	16. D	17. B	18. B	19. B	20. B
21. E	22. E	23. C	24. D	25. E	26. C	27. C	28. B	29. A	30. B
31. D	32. B	32. E	34. B	35. D	36. C	37. D	38. B	39. D	40. D
41. B	42. D	43. B	44. C	45. B	46. A	47. B	48. A	49. C	50. B
51. D	52. C	53. A	54. D	55. A	56. B	57. B	58. C	59. E	60. E
61. B	62. D	63. C	64. D	65. D	66. D	67. C	68. D	69. C	70. C
71. B	72. D	73. C	74. D	75. E	76. E	77. D	78. D	79. B	80. D
81. E	82. B	83. C	84. C	85. A	86. B	87. C	88. B	89. C	90. B
91. B	92. A	93. C	94. B	95. A	96. C	97. A	98. D	99. C	100. B

A3/A4型题

101. E	102. D	103. C	104. E	105. A	106. E	107. B	108. C	109. B	110. B
111. D	112. B	113. D	114. E	115. A	116. C	117. C	118. C	119. C	120. C
121. C	122. B	123. D	124. C	125. C	126. B	127. A	128. A		

B型题

129. D	130. C	131. B	132. B	133. D	134. B	135. E	136. E	137. C	138. A
139. B	140. C	141. C	142. A	143. D	144. E	145. C	146. D	147. A	148. A

（乐　浩　蒋仁州　唐陶富）

第十四章　CT检查技术

第一节　CT检查技术问答

一、基本概念和术语

（一）简述CT的空间分辨力、密度分辨力和时间分辨力的概念

CT分辨力是评价CT性能、图像质量的重要指标，是指CT图像对被检物体的分辨能力，包括密度分辨力、空间分辨力和时间分辨力。

1. 密度分辨力　是指能分辨两种组织之间的最小密度差异的能力，用百分比表示。密度分辨力受扫描层厚、噪声、光子数量、物体大小和探测器灵敏度等影响，其中噪声是主要影响因素。

2. 空间分辨力　是指能够分辨物体最小空间几何尺寸的能力，用线对数（LP/cm）表示。

3. 时间分辨力　又称动态分辨力，是指系统对运动器官的瞬间成像能力，时间分辨力越高对运动器官的成像就愈清晰。时间分辨力是影响心脏图像质量的重要因素，高的瞬间分辨力能将运动的心脏"冻结"在特定的时相，减少运动伪影对诊断的影响。

（二）简述CT值的概念

CT值是测定人体某一局部组织或器官密度大小的一种计量单位，通常称享氏单位（Hounsfield unit，HU）。CT值代表X线穿过组织被吸收后的衰减值。为了定量衡量组织对于X线的吸收率，Hounsfield定义了一个新的标度"CT值"。CT值的计算为某物质的CT值等于该物质的衰减系数与水的衰减系数之差，再与水的衰减系数之比后乘以1000。

（三）何谓部分容积效应？

部分容积效应是指在同一扫描层面内，CT图像上各个像素的数值代表相应单位组织全体的平均CT值，它不能如实地反映该单位内任何一种组织本身的CT值。在CT扫描中，凡小于层厚的病变，其CT值受层厚内其他组织的影响，所测出的CT值不能代表病变的真实的CT值，如在低密度组织中的较小的高密度病灶，其CT值偏低，反之在高密度组织中较小的低密度病灶，其CT值偏高。

（四）窗宽和窗位是指什么？

1. 窗宽（window width，WW）是指CT图像上的显示灰阶所包含的CT值范围。窗宽内的组织构按其密度高低从白到黑分为16个灰阶供观察对比。窗宽的大小直接影响图像的对比度和清晰度。

2. 窗位（window level，WL） 又称窗中心，是指窗宽的中心位置。在固定窗宽下，窗位的变化也会影响图像CT值的变化范围，类似于坐标原点，表示CT值浮动的中心值。

（五）何谓噪声与信噪比？

1. 噪声 表现为均匀物体影像中各像素的CT值参差不齐，图像呈颗粒状，使密度分辨力下降，包括扫描噪声和组织噪声。扫描噪声是因为探测器接受的X线光子量存在统计学上的随机波动造成的，当X线光子量不足时尤其明显。组织噪声是有各种组织平均CT值差异所造成，即同一组织的CT值常在一定范围内变化，而不同组织亦可具有同一CT值。

2. 信噪比 即组织的信号与噪声的比值，是客观评价图像的指标之一。

（六）CT伪影是指什么？其形成的原因有哪些？

伪影是指在扫描过程中由于设备或患者的原因而产生的一些与被扫描的组织结构无关的异常影像。

1. 设备原因 可导致环状、条状、点状、同心圆状等伪影。产生的主要原因是探测器、数据转换器损坏或传输电缆工作不稳定及电缆接口的某部分松脱等。

2. 患者原因 主要有运动伪影和组织间密度差异较大引起的伪影。运动伪影是扫描中患者心脏搏动、胃肠蠕动、移动、呼吸运动等引起，多表现为与扫描方向一致的条状低密度影，严重者图像模糊不能用于诊断。

（七）何谓体素、矩阵和像素？

1. 体素 即体积单位。在CT扫描中，根据体层设置的厚度、矩阵的大小，能被CT扫描的最小体积单位。

2. 矩阵 是像素以二维方式排列的阵列，它与重建后图像的质量有关。目前常用的矩阵为512×512，例外还有256×256和1024×1024。

3. 像素 又称像元，是构成CT图像最小的单位。它与体素相对应，体素的大小在CT图像上的表现，即为像素。

（八）何谓原始数据和显示数据？

1. 原始数据 是CT扫描后由探测器接收到的信号，经模数转换后传送给计算机，期间已转换成数字信号经预处理后，尚未重建成横断面图像的这部分数据称为原始数据。

2. 显示数据 原始数据经由重建系统处理形成的图像即为显示数据。

（九）什么是阵列处理机？

阵列处理机由许多微处理器组成，并按一定顺序并行工作，互不干扰。每一个微处理器都有自己的指令存储器、数据存储器和运算器等，并按照同样的工作原则，完成图像重建的一部分工作，再通过重建控制器将各部分总和在一起构成完整的重建结果，并将结果统一存入图像存储器中。

（十）何谓CT重建和重组？

CT重建是指利用原始数据得到横断面图像。CT重组是指利用横断面图像得到多平面和三维的图像。

（十一）什么是扫描间距？

CT扫描分为非螺旋扫描和螺旋扫描。

非螺旋扫描的间距为上一层面的上缘与下一层面的上缘之间的距离，可以小于、等于或大于层厚，若小于层厚为重叠扫描。

螺旋扫描的间距指被重组的相邻图像间长轴方向（Z轴）的距离，通过采用不同的间距来确定重组图像层面的重叠程度，若重组间距小于层厚即为重叠重组。重组间距的大小与重组图像的质量有关，重组间距减小可改善图像质量。

二、检查方法

（一）CT扫描方法有哪些？

1. 普通扫描　又称为平扫或非增强扫描，是指血管内不注射对比剂的CT扫描。常采用横断面扫描，有时也可做冠状面扫描。普通扫描的层厚和重建间隔一般采用10mm，但随着CT检查设备的进展，采用5mm或3mm甚至1mm层厚的扫描，重建也很常见。

2. 增强扫描　是经静脉内注入对比剂后的CT扫描，称为增强扫描。目的是使血供丰富的组织和器官以及富血流供应的病灶内碘含量增高，而使血供较少组织或病灶内的碘含量降低，从而增加正常组织与病灶间的密度差，动态观察不同脏器或病灶中对比剂的分布与排泄情况，来发现平扫难以发现的小病灶、等密度病灶或显示不清的病灶，以及观察血管结构和血管性病变。根据不同病灶的强化类型、时间和特点，以及病灶大小、形态、范围与周围组织间的关系，有助于病变的定位、定量和定性诊断。

3. 能谱成像　是利用物质在不同X线能量下产生不同的吸收系数来提供影像信息，通过单球管高低双能的瞬时切换（<0.5ms能量时间分辨率）获得时空上完全匹配的双能量数据，在原始数据空间实现能谱解析，可提供双能量减影、物质分离、物质定量分析、单能量成像、能谱曲线及有效原子序数等功能分析。通常使用最低电压（80kVp）和最高电压（140kVp）来达到最大能量分离以最大限度的区分不同的物质。

4. 造影扫描　对某一器官或结构直接或间接注入对比剂后，再进行扫描的方法，称为造影扫描。它的特点是利用阳性和阴性对比剂的成像，可以更清楚地显示器官和组织结构，以利于病灶的发现。造影扫描可分为血管造影和非血管造影。血管造影是指选择性地注入某脏器或组织所属动脉或静脉，提高该脏器或组织病变的检出率和定位定性的诊断。非血管造影是指对比剂到达所要显示的某一脏器或结构内或周围，然后再进行扫描的一种方法。

5. 低剂量扫描　是指在保证诊断要求的前提下，降低螺旋CT的扫描参数，其既降低了X线管的消耗，降低了患者的X线的剂量，又满足了临床诊断的需求。该方法主要用于肺癌的高危人群的筛查、小儿颅脑病变、眼眶及鼻窦病变的检查。

6. 血管成像　指经周围静脉快速注入水溶性有机碘对比剂，在靶血管对比剂充盈的高峰期，用螺旋CT对其进行快速容积数据采集，由此获得的容积数据再经计算机后处理，即利用3D成像技术对血管进行重组，通常采用MIP、SSD和VR，重组成3D血管影像，为血管性疾病的诊断提供依据。CTA实质也是一种增强扫描，主要不同点是在靶血管对比剂充盈的高峰期扫描并采用了3D成像技术。CTA是一种微创性血管造影术，可清楚显示较大血管的主干和分支的形态；清晰地显示血管与肿瘤的关系；从不同角度观察动脉瘤的形态、大小、位置、蒂部和血栓等情况，血管的3D重组图像立体结构清楚。尤其是64层及以上螺旋CT设备，Z轴空间分辨力明显提高，图像后处理功能更强大，扫描速度明显加快，使CTA图像质量更好，血管的立体观察效果更逼真，临床应用范围得到进一步扩大，优势更明显，并可进行大范围的CTA检查。

7. 灌注成像　CT灌注成像的原理是经静脉团注对比剂后，在对比剂首次通过受检组织的过程中对选定层面进行快速、连续扫描，而后利用灌注软件测量所获得图像像素值的密度变化，并采用灰度或色彩在图像上表示，最终得到人体器官的灌注图像。

8. CT导向活检　在常规CT扫描基础上，确定出病灶位置，然后在病灶区所对应的体表表面，标记进针的体表定位标志，并在此区域选定适当的层厚和重建间隔平扫几层，找出病灶的中心层面所对应的体表标志的进针点。根据CT图像的长度标尺，确定进针的深度和角度，随后按此深度和角度进针，进针完毕后，还需在进针点再扫描1~2层，以观察针尖是否到位，最终完成穿刺活检。

9. 特殊扫描

（1）薄层扫描：是指扫描层厚小于5mm的普通CT（非螺旋扫描）扫描，一般采用1~5mm。目的是减少部分容积效应，观察病变内部细节以及用来发现一些小病灶；另外对于某些需要重建和后处理的特定部位，如鞍区、眼眶等，原则上也应采用薄层扫描，以利于重建和后处理。

（2）重叠扫描：指普通CT（非螺旋扫描）层间距小于层厚，使相邻的扫描层面部分重叠的CT扫描。目的是减少部分容积效应和提高小病灶的检出率。其缺点是过多的重叠，扫描层面数会增加，受检者接受X线量加大，不利于受检者的防护。

（3）延迟扫描：指注射对比剂后，等待数分钟甚至数小时后再行CT扫描的方法。延迟扫描的时间因不同组织和病变的性质而定。其根本原因在于碘对比剂在体内不同的组织和病变的代谢不一致。

（4）目标扫描：即只对感兴趣区进行扫描，而对其他非感兴趣区不进行扫描的一种方法。特点是感兴趣区的组织器官放大，而图像的空间分辨率不降低。主要用于组织结构小的器官或病灶，如垂体、内耳、肾上腺和肺内的孤立结节等。

（5）动态扫描：指静脉团注对比剂后，在极短的时间内对某组织器官进行快速连续扫描，扫描结束后再重建图像的方法。

（6）高分辨CT扫描：指通过薄层或超薄层、高的输出量足够大的矩阵、骨算法和小视野图像重建，获得良好的组织细微结构极高的图像空间分辨率的CT扫描方法。主要用于小病灶内部结构的细微变化。高分辨力CT必须具备以下几个基本条件：全身CT机的固有空间分辨率小于0.5mm；采用超薄层扫描，层厚在1.0~1.5mm；图像重建采用高空间分辨率算法，即骨算法；矩阵为512×512采用高电流（200~220mA）和高的管电压（120~130kV），降低图像噪声；扫描时间应尽量短，一般为1~2秒。其图像特征：空间分辨率高，图像的细微结构清晰，边缘锐利度高，组织对比度好，噪声大，较多的伪影，如条状影及双边影。

（7）定位扫描：主要用于体部扫描，特殊部位（垂体）扫描、定位、穿刺等方面。根据会诊单上的病史及特征，确定扫描范围，然后根据检查部位选择适当的扫描场，获取正位或侧位的平面像，再根据定位片的显影部位和粗略影像信息，有目的、有步骤地选择扫描范围。

（二）什么是CT常规增强扫描？说明常用对比剂的使用方法？

1. 常规增强扫描　经静脉内注入水溶性有机碘对比剂后按普通扫描的方法进行扫描的CT扫描称为常规增强扫描。目的是使血管增强和增加组织与病灶间的影像对比度。增强扫描能动态观察不同脏器或病灶中对比剂的分布与排泄情况，发现平扫难以发现的小病灶、等密度病灶或显示不清的病灶，以及观察血管性病变。

2. 对比剂用量及使用方法　造影剂用量与CT机的扫描速度有关，一般按1.5~2mL/kg计算，儿童用量酌减。流速2.5~4mL/s，CT血管造影一般使用含碘量较高的造影剂，流速4~5mL/s。常用的注射方法有以下两种：

（1）团注法：即以3~4mL/s的流速将对比剂快速注入，注射过程中或注射完后开始行增强扫描。其特点是血管增强效果明显，常用于螺旋CT的多期扫描。

（2）静脉快速滴注法：即以1.5~2mL/s的流速将对比剂快速滴注，当注入一半左右时开始扫描。它的特点是血管对比剂浓度维持时间长，但强化效果差，不利于时相的选择和微小病变的显示。

（三）什么叫动态增强扫描？进一步分为哪两类？

动态增强扫描是指静脉团注法注射对比剂后在短时间内对感兴趣区进行快速连续扫描。

根据不同的检查目的和CT机性能，动态扫描又分为进床式动态扫描和同层动态扫描两种。前者扫描范围包括整个被检查器官，以发现病灶为重要目的；后者是对同一感兴趣层面连续进行多次扫描，获取时间密度曲线。

三、检查前准备

（一）CT检查前设备需要做哪些准备？

1.检查开始前半小时要先对球管进行预热，检查机器并保证机器的正常运转。

2. 检查CT室内空气的温度和湿度。

3. 检查增强所用高压注射器是否正常。

4. 检查机房内供设施是否正常。

5. 备齐铅衣、铅内裤、铅围脖等防辐射用品。

（二）CT检查前患者如何准备？

1. 对于一般常规检查，要去除相应部位存在的金属物品，例如头部的发卡、耳环等。

2. 对于腹部检查，要进行肠道的准备，胸腹部检查时要训练患者屏气。

3. 心脏检查患者要进行屏气训练。

4. 儿童或不能合作的患者，需采用镇静或麻醉的方法后方能开始检查，对于危重患者需临床相关科室人员陪同，对病情的变化进行实时监护和处理。

（三）CT对比剂及急救物品的准备有哪些？

1. 准备增强扫描的患者，首先要了解是否有碘过敏史，了解患者肾功能情况。

2. 对于无增强扫描禁忌证者，应请患者或家属签署增强扫描知情同意书。

3. 建立静脉通道，必要时对患者做碘过敏试验，碘过敏试验结果需要患者及其家属签字。

4. 保持高压注射器内碘对比剂温度等于或接近于37℃。

5. 对于泌尿系统增强检查，碘过敏试验最好提前1天进行或平扫后再作碘过敏试验。

6. CT机房内要准备抢救车，以防碘过敏的发生，抢救车内必须包含肾上腺素、地塞米松、除颤仪等常用抢救药品和材料。

（四）CT检查前操作者要做哪些准备？

1. 认真核对患者信息，查看患者检查部位和检查要求，查看已有的实验室检查和相关检查资料，了解患者情况。

2. 根据临床要求的检查部位和目的制订扫描计划，向患者解释检查过程，有憋气扫描的提前对患者做憋气训练，并告知检查出现异常情况时如何通过对讲系统与操作人员联系。

3. 摆位时对非检查部位的重要器官如甲状腺和性腺用专用防护用品遮盖，尤其应注意对儿童和女性患者性腺区的保护，减少不必要的辐射。

四、人体各部位CT检查技术

（一）简述头部CT检查技术

1. 头颅CT的适应证　CT最早用于颅脑检查，对颅脑疾病具有很高诊断价值。适用于颅脑外伤、脑血管意外、脑肿瘤、新生儿缺氧缺血性脑病、颅内炎症、脑实质变性、脑萎缩、术后和放疗后复查以及先天性颅脑畸形等。

2. 头颅CT相关准备　主要包括：

（1）CT增强患者应严格掌握适应证。

（2）对比剂依据患者情况及说明书应用。

（3）受检者应去除佩戴的金属饰物。

（4）必要时给予药物镇静。

（5）操作者向受检者交代检查须知。

（6）做好解释工作，消除患者紧张情绪，取得患者配合。

（7）受检者体位保持不动。

3. 头颅CT扫描技术　常规扫描有平扫、增强扫描；特殊扫描有CT脑血管造影和脑血流灌注等。扫描方式常规检查一般用非螺旋扫描方式，特殊检查用螺旋扫描。检查体位除横断位外，还可采用冠状位。

横断位也称轴位，扫描基线有听眦线、听眉线和听眶线。听眦线是外耳孔与同侧眼外眦的连线，头部CT扫描常以此线作为扫描基线；听眉线是眉上缘的中点与同侧外耳孔的连线，经该线扫描的图像对显示第四脑室和基底节区组织结构较好；听眶线是眶下缘与同侧外耳孔的连线，用此线扫描，断面经过眼窝、中颅凹和后颅凹上部。

（1）横断位扫描：为常规扫描。

1）扫描体位：患者仰卧于扫描床上，头置于头架中，下颌内收，头和身体正中矢状面与台面中线垂直，两外耳孔与台面等距。特殊患者的扫描体位根据需要作适当调整。

2）扫描基线：听眦线。

3）扫描范围：从听眦线平面连续向上扫描至头顶。

4）扫描参数：层厚5~10mm，扫描范围可在定位像上设定。

5）重建参数：视野25cm，重建间距（增量）5~10mm，根据需要确定重建算法。

（2）冠状位扫描：患者体位有顶颏位和颏顶位。

1）顶颏位：是患者俯卧于扫描床上，两手平放于胸侧，两腿伸直，头置于头架内，下颌尽可能前伸，并紧靠床面，头颅后仰，两外耳孔与台面等距，正中矢状面与台面中线重合。

2）颏顶位：是把扫描头架换成冠状位头架，患者仰卧于扫描床上，肩背部垫高，两手置于身体两侧，两膝屈曲，头部下垂，并尽可能后仰，使听眦线与台面趋于平行，正中矢状面与床面中线重合。X线与被检部位垂直，扫描范围包全被检部位，层厚与重建间隔，视被检部位情况选择2~5mm。头皮下软组织病变，首选冠状位扫描。病变较小时，可在病变处用胶布固定一小橡皮用于定位，避免遗漏病灶。

（3）增强扫描技术：颅脑增强扫描分为平扫后增强扫描和直接增强扫描两种方法。平扫后增强扫描是在平扫基础上加做的增强扫描。直接增强扫描是注入对比剂后的逐层连续扫描。增强后的扫描时间依据病变的性质而定。与血管有关的病变，如脑血管畸形、动脉瘤等，可在注射对比剂50mL时开始扫描；颅内感染、囊肿等，可在注射对比剂60秒后开始扫描；颅内转移瘤、脑膜瘤等，可在注射对比剂6~8分钟后开始扫描。头部增强扫描可用平扫的参数，也可只对病变部位进行薄层扫描。

4. 头颅CT后处理　根据疾病诊断的需要，灵活选用窗宽、窗位。颅脑CT图像常用脑窗摄影。窗宽80～100HU，窗位35HU左右。颅底、内听道病变，颅脑外伤，颅骨病变，或颅内病变侵犯颅骨，必须加摄骨窗。骨窗的窗宽1000～1400HU，窗位300～500HU。耳鸣及疑桥小脑角区病变者应调节窗口技术，以观察内听道有无扩大，并根据需要对局部进行放大。头皮下软组织病变，用软组织窗摄影，窗宽300～400HU，窗位35～60HU。

（二）简述鞍区CT检查技术

1. 适应证　鞍内肿瘤、颅脑外伤累及鞍区、鞍区肿瘤术后复查、鞍区先天发育异常、鞍区骨源性疾病、鞍区血管性疾病、鞍区感染等。

2. 相关准备

（1）CT增强患者应严格掌握适应证。

（2）对比剂依据患者情况及说明书应用。

（3）受检者应去除佩戴的金属饰物。

（4）必要时给予药物镇静。

（5）操作者向受检者交代检查须知。

（6）做好解释工作，消除患者紧张情绪，取得患者配合。

（7）受检者体位保持不动。

3. 扫描技术

（1）横断位扫描：鞍区CT检查一般需作增强扫描。静脉注射对比剂60～100mL，流速2.5～3mL/s，扫描延迟时间20～25秒。患者体位同颅脑轴位，扫描基线可用听眶线，扫描层厚与重建间距可用3～5mm，扫描范围从听眶线至鞍区上缘。横断位影像显示主要有蝶骨、岩骨尖、枕骨。

（2）冠状位扫描：可用颅脑颏顶位或顶颏位。先摄取头颅侧位定位像，扫描层面尽可能与鞍背平行或与鞍底垂直，层厚和重建间距视蝶鞍大小选择2～3mm，扫描范围包括整个鞍区。冠状位影像显示主要有蝶窦、前颅窝、前床突、垂体窝、后床突。

（3）垂体微腺瘤放大动态扫描：能清楚地观察微腺瘤及其与周围组织结构的关系。在增强扫描的早期阶段，在增强的垂体组织内微腺瘤呈局限性低密度影，边界多数清楚；在晚期阶段，微腺瘤可呈等密度或高密度病灶。总之，动态扫描可观察微腺瘤血供的全过程，有利于对微腺瘤的诊断。

4. 后处理技术　根据不同的部位和病变灵活选用窗宽和窗位。若病变和周围组织密度接近时，可适当调窄窗宽；若伪影较多或需观察局部组织的丰富层次，可调低窗位，并适当调宽窗宽。鞍区CT图像常用软组织窗和骨窗，骨窗窗宽2000～3500HU，窗位500～700HU；软组织窗宽90～100HU，窗位35～50HU。常规软组织窗显示不良，可根据病变性质调整窗宽窗位，参考值为窗宽200～300HU，窗位50～100HU。

（三）简述眼部CT检查技术

1. 适应证　眼部CT检查可显示眼部软组织和骨结构。对诊断球内和眶内肿瘤、炎性假瘤和血管性疾病有特殊价值，对诊断眼外伤、眶内异物及先天性疾病具有较高临床意义。

2. 相关准备

（1）CT增强患者应严格掌握适应证。

（2）对比剂依据患者情况及说明书应用。

（3）受检者应去除佩戴的金属饰物。

（4）必要时给予药物镇静。

（5）操作者向受检者交代检查须知。

（6）做好解释工作，消除患者紧张情绪，取得患者配合。

（7）受检者体位保持不动。

3.扫描技术

（1）横断位扫描：

1）患者扫描体位为仰卧，下颌稍上抬，听眶线与床面垂直，正中矢状面与床面中线重合，两外耳孔与床面等距。

2）扫描基线：听眶线。由于听眶线与视神经的走向大体一致，使用该基线扫描，显示视神经和眼外肌较好，故常用听眶线为扫描基线。

3）扫描范围：一般从眼眶下缘到上缘。病变较大时，可根据需要扩大扫描范围。

4）扫描参数：层厚用3~5mm。

5）重建参数：重建间距与层厚相同。

（2）冠状位扫描：CT冠状位扫描可清晰显示病变与眼部各解剖结构的关系。扫描体位可用颏顶位或顶颏位，听眶线与床面平行。扫描范围从眼球前部至海绵窦。层厚与重建间距3mm。

（3）增强扫描：怀疑眶内肿瘤、炎症、血管性病变及眶内肿瘤向眶外侵犯时，需作增强扫描。增强扫描可使血管、肌肉和有血供的病变清楚显示，有利于对病变的定性。对比剂使用同颅脑增强。延迟扫描时间为50秒。临床怀疑血管性病变者，还可用动静脉双期扫描。对比剂用量60~100mL，流速2.5~3mL/s，扫描延迟时间为动脉期20~30秒，静脉期60~65秒。扫描参数同平扫。

4. 后处理技术　一般进行放大摄影，但放大的CT图像应包括完整的眼部解剖结构和适当的邻近组织，避免病变定位困难而失去诊断价值。眼眶图像的显示和摄影常用窗宽350~70HU，窗位35~40HU。但眼部外伤、钙化或病变侵犯眶壁时，则需增加骨窗，窗宽1200~1300HU，窗位250~300HU。

（四）简述耳部CT检查技术

1.适应证　耳部适用于CT检查的常见病有耳部外伤、外耳道炎性病变、眩晕症、周围性面神经疾病、听力障碍、耳部占位性疾病及人工电子耳蜗植入术的术前评估等。

2.相关准备

（1）CT增强患者应严格掌握适应证。

（2）对比剂依据患者情况及说明书应用。

（3）受检者应去除佩戴的金属饰物。

（4）必要时给予药物镇静。

（5）操作者向受检者交代检查须知。

（6）做好解释工作，消除患者紧张情绪，取得患者配合。

（7）受检者体位保持不动。

3.扫描技术　耳部重要结构大都隐藏在颞骨内，其结构细微复杂，在行CT扫描前应详细了解临床资料和检查要求，选择合适的扫描角度、程序和参数。

（1）横断位扫描

1）受检者扫描体位为仰卧于检查床，头部置于近扫描孔一侧内，头部稍抬起，使听眶线垂直于检查床面，避免受检区域组织重叠；双侧外耳孔与床面等距，以保证检查区域居中、对称。扫描基线定于眶下缘，冠状线与外耳孔齐平。双手交叉置于上腹。保持身体和头部不移动。

2）扫描范围：从外耳道下缘至岩骨上缘。

3）扫描方式：螺旋或非螺旋扫描。

4）扫描参数：中内耳结构的层厚与间距用1～2mm，内听道的层厚与间距用3～5mm。

5）重建参数：重建间距与层厚相同。

（2）冠状位扫描

1）扫描体位视患者具体情况或病情，选用颏顶位或顶颏位。

2）扫描角度：冠状扫描常用70°与105°断面。70°冠状位扫描，其断面平行于枕骨下坡长轴方向，X线与听眶线夹角呈70°，可较好显示上鼓室、鼓室盖、耳蜗、颈动脉管、颈静脉孔、面神经水平段等结构。105°冠状扫描，其断面平行于上颌窦后缘或垂直于蝶骨平板，扫描平面与听眶线夹角呈105°，可较好显示面神经鼓室段、垂直段、前庭窗与镫骨的关系、锥隆起、鼓室窦及耳蜗神经等结构。

3）扫描范围：从下颌髁状突后缘至岩锥后外侧，包括颞颌关节后缘至乙状窦，也可根据病变大小适当调整扫描范围。

4）扫描参数：层厚1mm，间距1mm。小儿扫描剂量为120kV，40～60mAs。

5）重建参数：重建间距与层厚相同。

（3）增强扫描：由于耳部器官多为骨和软骨组成，一般CT普通平扫即可进行诊断，如耳部肿瘤或软组织发生病变时可考虑增强扫描。增强扫描方法：经肘正中浅静脉注射对比剂。注射方法采用团注：留置针采用18～20G，对比剂总量0.8～1.0mL/kg，注射速率2.5～3.0mL/s，扫描延迟时间设为25～30秒，软组织占位性病变时可加扫静脉期60～70秒。

4. 后处理技术　耳部图像需单侧局部放大或重建放大后摄影。外耳道闭锁的放大图像，应包括全耳部皮肤。增强扫描图像用软组织窗摄影。HRCT图像用特殊的窗口技术，窗宽3000~4000HU，窗位350~450HU。观察听骨链和内耳情况，使用仿真内镜及3D重建软件，对螺旋扫描图像进行处理。

（五）简述鼻与鼻窦CT检查技术

1. 适应证　鼻与鼻窦CT能清楚地显示鼻骨骨折、鼻窦癌和其他恶性肿瘤和转移瘤、良性肿瘤、鼻窦黏液囊肿、鼻腔息肉等。可显示上颌窦、筛漏斗开口的部位和形态、先天异常等情况。

2. 相关准备

（1）CT增强患者应严格掌握适应证。

（2）对比剂依据患者情况及说明书应用。

（3）受检者应去除佩戴的金属饰物。

（4）必要时给予药物镇静。

（5）操作者向受检者交代检查须知。

（6）做好解释工作，消除患者紧张情绪，取得患者配合。

（7）受检者体位保持不动。

3. 扫描技术

（1）横断位扫描：常规采用仰卧位，头部置于托架内，嘱受检者下颌尽量内收，使听眦线垂直检查床面，避免受检区域组织重叠；双侧外耳孔与床面等距，正中矢状面垂直并居中于检查床，冠状线与外耳孔上缘齐平，以保证受检区域图像居中、对称，以利于受检区域显示；双手交叉置于上腹部，以免检查床移动夹伤手指，检查过程中，受检者需保持体位一致。扫描层厚5mm，重建间距5mm。

（2）冠状位扫描：鼻窦冠状位图像能整体观察鼻腔、鼻窦及其周围的详细结构，对鼻窦病变的上下关系能清晰显示。

1）扫描体位：头部颏顶位或顶颏位。

2）扫描基线：扫描层面平行于上颌窦后缘或与听眦线垂直。

3）扫描范围：从蝶窦后壁起至额窦前壁止。

4）扫描参数：层厚5mm，临床怀疑脑脊液鼻漏者可用层厚1~2mm，以寻找和显示漏口。重建间距与层厚相同。

（3）螺旋扫描：鼻与鼻窦CT常规检查用非螺旋扫描方式即可。但若要使用仿真内镜观察鼻腔及各鼻窦内情况时，必须采用螺旋扫描。患者体位与扫描范围同横断位扫描，单螺旋CT扫描层厚1mm，间距1mm，螺距为1；多层螺旋CT的准直器宽度为0.5~0.75mm，层厚1mm，间距0.7~1mm。

4. 后处理技术　鼻窦图像可放大摄影，窗技术用软组织窗350~400HU，窗位40~45HU。当外伤或肿瘤侵犯骨组织时需加照骨窗像。观察蝶窦、筛板及额窦有无分隔时需调至窗宽2000~3000HU，窗位-200~100HU。螺旋扫描图像可在图像工作站上利用仿真内镜软件进行处理。

（六）简述口腔颌面部CT检查技术

1. 适应证　颌面部CT多用于口腔颌面部病变的检查，如肿瘤及放疗后复查、鼻咽癌和腮腺肿瘤等；炎症如化脓性腮腺炎；外伤，如颌面部骨折和整形、颜面部的美容整形等。

2. 相关准备

（1）CT增强患者应严格掌握适应证。

（2）对比剂依据患者情况及说明书应用。

（3）受检者应去除佩戴的金属饰物。

（4）必要时给予药物镇静。

（5）操作者向受检者交代检查须知。

（6）做好解释工作，消除患者紧张情绪，取得患者配合。

（7）受检者体位保持不动。

3. 扫描技术

（1）平扫横断面扫描：一般采取侧位定位像。鼻咽部扫描时，定位像扫描基线与硬腭平行，扫描范围从鞍底至口咽部；腮腺扫描时，定位像以听眦线为基线，扫描范围从外耳孔至下颌角支；颌面部三维扫描时，定位像以听眦线为扫描基线，扫描范围从眉弓至舌骨平面；牙齿三维扫描时，从上牙床上缘1cm至下牙床下缘1cm。腮腺扫描层厚2~3mm；鼻咽部扫描层厚5mm。重建间隔与层厚相同。

（2）增强扫描：颌面部血管病变、肿瘤，以及了解有无转移时，需作增强扫描。增强扫描时，静脉注射对比剂60~100mL，流速2.5~3mL/s，扫描延迟时间动脉期20~25秒，静脉期60~70秒，扫描范围、层厚及重建间隔同颌面部平扫。扫描方式可用连续扫描或螺距为1的螺旋扫描。

4. 后处理技术　面部图像的显示和摄影，常用软组织窗，窗宽300~400HU，窗位35~40HU。鼻咽部图像的显示和摄影需加摄骨窗，窗宽2000~3000HU，窗位400~700HU，以观察颅底有无骨质破坏。3D重建在工作站上进行，并旋转3D图像，进行多角度观察。牙齿三维重建可适当调节阈值，并去除牙齿以外的骨组织。

（七）简述咽喉部CT检查技术

1. 适应证　咽喉部CT检查适用于咽喉部肿瘤、腺样体肥大、鼻息肉、外伤及放疗后的损伤和随访等。

2. 相关准备

（1）CT增强患者应严格掌握适应证。

（2）对比剂依据患者情况及说明书应用。

（3）受检者应去除佩戴的金属饰物。

（4）必要时给予药物镇静。

（5）操作者向受检者交代检查须知。

（6）做好解释工作，消除患者紧张情绪，取得患者配合。

（7）受检者体位保持不动。

（8）检查时嘱咐患者禁止做吞咽动作。

3. 扫描技术

（1）平扫：常规采用仰卧位，该体位受检者舒适易配合。具体方法：受检者仰卧于检查床，头部置于托架内，嘱受检者下颌尽量内收，使听眦线垂直检查床面，避免受检区域组织重叠；扫描基线分别与咽部、喉室平行，正中矢状面垂直并居中于检查床，冠状线与外耳孔上缘齐平，以保证受检区域图像居中、对称，以利于受检区域显示；双手交叉置于上腹部，以免检查床移动夹伤手指，检查过程中，受检者需保持体位一致。扫描参数：层厚用5mm，小病灶可用2～3mm。重建间距与层厚相同。

（2）增强扫描：咽喉部肿瘤或血管性病变需作增强扫描，对比剂用量60～100mL，静脉注射的流速2.5～3mL/s，扫描延迟时间动脉期25～30秒，静脉期60～70秒。

4. 后处理技术　咽喉部图像的显示和摄影一般用软组织窗，窗宽300～350HU，窗位35～40HU，外伤患者须加摄骨窗，窗宽1000～1500HU，窗位350～400HU。占位病变应测量其增强前后CT值的变化。

（八）简述颈部CT检查技术

1. 适应证

（1）占位性病变，如甲状腺肿瘤及颈部各种肿块等。

（2）各种原因引起的淋巴结肿大。

（3）血管性病变，如颈总动脉狭窄或扩张、颈动脉体瘤、动脉畸形及大血管栓塞等。

（4）外伤，确定颈部外伤后有无血肿和骨折等。

（5）茎突疾患、茎突过长。

2. 相关准备

（1）CT增强患者应严格掌握适应证。

（2）对比剂依据患者情况及说明书应用。

（3）受检者应去除佩戴的金属饰物。

（4）必要时给予药物镇静。

（5）操作者向受检者交代检查须知。

（6）做好解释工作，消除患者紧张情绪，取得患者配合。

（7）受检者体位保持不动。

3. 扫描技术

（1）平扫

1）扫描体位：受检者采用头先进仰卧位，听眦线垂直于台面。双侧外耳孔与床面等距。

2）扫描范围：摄取颈部侧位定位像，在定位像上选择从胸腔入口至下颌角区域进行扫描；甲状腺扫描范围从第5颈椎下缘至第1胸椎。

3）扫描参数：颈部扫描层厚5mm；甲状腺的扫描层厚可用5mm，重建间距与层厚相同。

4）扫描方式：螺旋或非螺旋均可。

（2）增强扫描：通常是在平扫发现病灶的基础上进行的。颈部软组织如肌肉、筋膜、淋巴结及血管等，在CT平扫中多呈现中密度，不易区分，增强扫描可区别颈部淋巴结与丰富的颈部血管，了解病变的侵犯范围，协助对占位性病变的定位和定性。选择层厚3~5mm，重建间距3~5mm的薄层扫描。对比剂用量60~100mL，静脉注射的流速2.5~3mL/s，延迟扫描时间动脉期25~30秒，静脉期60~70秒。

（3）颈部血管造影

1）患者仰卧，头后仰，使下颌支与扫描床面垂直。

2）扫描范围：在颈部侧位定位像上，设定从胸腔入口至颅底的扫描区域。

3）扫描方式：单层或多层螺旋。

4）扫描参数：单层螺旋的扫描层厚2~3mm，间距1~1.5mm；多层螺旋的扫描层厚0.75~1mm，重建层厚1mm，间距0.7~1mm。

5）对比剂：静脉注射对比剂60~80mL，流速4~5mL/s，扫描延迟时间15~18秒。

（4）甲状腺CT灌注

1）平扫定位：层厚与重建间距为5mm，扫描范围只包括甲状腺，以确定甲状腺有无病变。

2）灌注扫描：对比剂50mL，流速≥6mL/s，扫描层厚5mm，注射对比剂后立即扫描。

3）常规增强扫描：扫描范围包括全颈部，层厚与重建间距可用5~8mm。

4. 后处理技术　颈部图像常用软组织窗，窗宽250~300HU，窗位30~50HU。若病变侵犯骨组织时，须加摄骨窗像，窗宽1000~1500HU，窗位500~700HU。甲状腺CT灌注图像须用特殊的灌注软件进行处理，方法同头部CT灌注图像的处理。通常对茎突常规扫描图像进行三维重建。颈部CTA可进行血管容积重建、最大密度投影、曲面重建及多平面重组。

（九）简述胸部CT检查技术

1. 适应证

（1）纵隔肿瘤：能准确地显示病变的性质、大小及范围。可发现有无淋巴结的肿大，显示病变与周围结构的关系。

（2）肺脏：肺内的良性和恶性肿瘤、结核、炎症和间质性、弥漫性病变等。对肺门的增大，可以区分是血管性结构还是淋巴结肿大。

（3）胸膜和胸壁：能准确定位胸膜腔积液和胸膜增厚的范围与程度，鉴别包裹性气胸与胸膜下肺大泡，了解胸壁疾病的侵犯范围及肋骨和胸膜的关系，了解外伤后有无气胸、胸腔积液及肋骨骨折等情况。

（4）心脏与心包：明确心包积液、心包肥厚及钙化程度。

2. 相关准备

（1）CT增强患者应严格掌握适应证。

（2）对比剂依据患者情况及说明书应用。

（3）受检者应去除佩戴的金属饰物。

（4）必要时给予药物镇静。

（5）操作者向受检者交代检查须知。

（6）做好解释工作，消除患者紧张情绪，取得患者配合。

（7）受检者体位保持不动。

3. 扫描技术

（1）平扫：

1）患者仰卧、头先进，两臂上举抱头，身体置于床面正中，侧面定位线对准人体正中冠状面。有时为了区别少量胸水与胸膜肥厚，可以改为俯卧位，驼背患者或不宜仰卧者也可改为俯卧位。

2）定位像：常规扫描一个胸部前后正位像，既可作为定位扫描用，又能给诊断提供参考。

3）扫描基线：扫描基线从肺尖开始。

4）扫描范围：从肺尖开始，一直扫描到较低侧肋膈角下2cm。

5）扫描参数：常规胸部CT扫描采用螺旋扫描，层厚5~10mm，重建间距5~10mm。

（2）增强扫描：通常是在平扫发现病灶的基础上进行的，常规增强扫描对胸膜、纵隔病变及肺内实质性病灶的诊断及鉴别诊断有重要意义，还能显示胸片上不能发现的肺大疱、支气管扩张等，使用对比剂主要目的是显示血管和评价软组织强化情况，可以明确纵隔病变和心脏大血管的关系，有助于病变的定位和定性诊断，尤其对良性和恶性病变的鉴别有很大的帮助。增强扫描时，可静脉团注对比剂60~100mL，流速2~2.5mL/s，扫描延迟时间动脉期30~35秒，静脉期60~70秒。扫描范围和扫描参数同平扫。

（3）高分辨率扫描：对于肺的弥漫性、间质性病变，特别是怀疑支气管扩张时可采用高分辨率扫描模式，常规将层厚和间距均设为1mm，采用高分辨率算法重建。

4. 后处理技术　胸部图像的显示和摄影常规用双窗技术，即肺窗和纵隔窗。纵隔窗：窗宽300~500HU，窗位30~50HU。肺窗：窗宽1000~1500HU，窗位-800~-600HIU。对于外伤患者，应观察和摄影骨窗：窗宽1000~1500HU，窗位250~350HU。对肺部的片状影、块状影及结节病灶，可由肺窗向纵隔窗慢慢调节，选择最佳的中间窗观察和摄影。

（十）简述冠状动脉CTA检查技术

1. 适应证　CTA检查应严格掌握适应证。

（1）根据临床症状，可疑冠状动脉狭窄及血流动力学异常者。

（2）可疑冠心病，但运动试验结果不确定者。

（3）可疑冠状动脉存在解剖变异者。

（4）长期不明原因胸痛，其他检查无异常者，可行主动脉、肺动脉、冠状动脉联合CTA检查。

（5）药物治疗后或PCI术前斑块、冠状动脉管径、距离等分析测量，以及冠状动脉搭桥、支架术后再狭窄的评价。

2. 相关准备

（1）嘱患者检查前至少禁食4小时，扫描前12小时不饮用含咖啡因类物品，如茶、咖啡等。

（2）患者至少提前半小时达到检查室，静坐以稳定心率。

（3）放置心电监护电极前，患者双臂应举至头部两端，将电极放置在清洁、干燥的皮肤处，保证电极于皮肤连接处的导电胶没有失效。

（4）检查时患者心率最好降至65次以下，如果患者心率过快可给予β受体阻滞剂，对于心率较慢且相对稳定的患者，可在检查前1～2分钟予以舌下含服硝酸甘油以扩张冠状动脉，达到最好的检查效果。

（5）导联电极连接后，应对患者进行超过15秒的屏气训练，并在此期间注意观察患者的心率变化。如果患者的心率变化在10秒内超过5次，可予患者2～4L/min纯氧。

3. 扫描技术

（1）平扫

1）常规患者仰卧，头先进，两臂上举抱头，身体至于床面正中，侧位定位线至于人体正中冠状面。

2）定位像：为确定扫描基线和扫描范围应摄取正位和侧位定位像。

3）扫描基线：在定位像上设定，以胸锁关节为扫描基线。

4）扫描范围：常规冠状动脉CTA扫描从气管隆嵴下到心底，包括整个心脏。CABG术后复查，搭静脉桥的扫描范围从主动脉向下到心底，包括整个心脏大血管。CABG术后复查有动脉搭桥的，扫描范围需要从锁骨向下到心底，包括整个胸骨和心脏大血管。

5）扫描参数：冠状动脉扫描采用标准或软组织模式，用螺旋扫描，采用小于等于1.0mm层厚，1.0mm间距。

（2）冠状动脉CTA扫描：冠状动脉CTA由于需要扫描不停运动中的心脏，所以需要较高的时间分辨率来"冻结"运动的心脏和冠状动脉，由于心脏是根据ECG进行的有节律的重复运动，所以根据ECG可以有效相对静止的心脏时来进行扫描。常规方式有两种，ECG前瞻门控扫描（序列扫描）和ECG回顾门控扫描（螺旋扫描）技术来完成检查。

前瞻性门控扫描技术：采用步进扫描的 step-and-shot 模式。高端CT可以在进行前门控采集收缩期进行曝光，在进行前门控扫描的过程中，如果患者意外心律失常或者期前收缩，可自动打开智能心律失常补偿系统，机器将会自动跳过这次异常期前收缩，到下次正常心率再进行曝光，但是如果期前收缩过于频繁，采集时间将会延长，对比剂在血管内的浓度将会降低。前瞻性门控螺旋扫描时间较短，它是通过对前3个R-R间期时间的算术平均值作为扫描时的R-R间期，在心率较低时，通常在舒张期进行图像采集，预设60%作为起始层面进行扫描，Flash模式要求患者的心律一定要整齐，否则预设的触发时相将会变动导致检查失败。

回顾性门控扫描技术：根据心率可选择3种扫描方式： Snap Shot Segment（单扇区）、Snap Shot Segment Burst（双扇区）、 Snap Shot Segment Burst Plus（四扇区）。回顾性门控扫描技术通过心电图和CT扫描装置联合同步采集技术，获得连续的螺旋扫描数据和心脏运动的同步资料，扫描完成以后根据同步记录的心电图选择心动周期中所需的R-R间期任意时相进行重建，因此当心率过高、心律失常时可以通过回顾性门控重建更多的信息，它的可重复性大于前瞻性门控扫描。

对比剂注射方法均采用静脉内团注法，对比剂用量60~80mL，流速4~5mL/s。然后以5.0mL/s的速度注入30mL生理盐水。在主动脉根部层面选取感兴趣区，间隔1秒扫描1次，当感兴趣区的CT值大于120HU时，延迟5秒后自动开始扫描。选择舒张中期（75%R-R间期时相）的图像用于观察，若该时相图像不佳，则按照10%的间隔重建，再选出能满足诊断要求的最佳时相的图像。

3. 后处理技术　由于冠状动脉走行不规律，所以三维重组对于冠状动脉的诊断非常重要。常规三维重组的方法有：

（1）整个心脏冠状动脉的VRT重组，用于显示冠状动脉的开口、起源和大体解剖并帮助对冠状动脉进行命名。

（2）冠脉树的VRT和MP，观察冠状动脉的走行狭窄以及钙化，也可使用薄层MP来进行重组。

（3）曲面重组，这是观察冠状动脉狭窄情况的主要方法，配合横断位以及长轴位可以较准确的评估狭窄的程度。特别是对于>50%的狭窄，与DSA相比，其准确性达到98%。

（十一）简述腹部CT检查技术

1. 适应证

（1）肝脏、胆囊：包括肝肿瘤、肝囊肿、肝脓肿、脂肪肝、肝硬化、胆道占位、胆管扩张、胆囊炎和胆结石等。

（2）脾脏： CT能确定脾脏的大小、形态、内部结构和先天变异等，并能区分肿瘤、炎症及外伤引起的出血等。

（3）胰腺：CT可显示胰腺炎症渗出的范围以及有无假性囊肿形成和并发症，为外科治疗提供依据。对于慢性胰腺炎可显示微小的钙化、结石，为内科保守治疗或手术后作随访观察。能确定有无肿瘤，肿瘤的来源、部位和范围。

（4）肾和肾上腺：CT确定肾脏有无良恶性肿瘤及其大小、范围，有无淋巴结转移等。确定有无肾脏的炎症、脓肿及结石的大小和位置。肾动脉CT血管造影可显示有无血管狭窄及其他肾血管病变。显示外伤后有无肾损伤及出血情况。确定肾上腺有无良、恶性肿瘤的存在。

（5）腹部及腹膜后腔：观察有无腹部肿瘤及腹膜后腔的淋巴结转移、炎症和血肿等。

（6）先天性变异：腹部实质脏器（肝脏、脾脏、肾脏等）的缺损、移位、畸形等；先天性肝内外胆管的各种变异，如胆管囊肿。下段乳头脱垂及Caroli病等。

2. 相关准备

（1）检查前应尽可能食用少渣饮食，特别不能服用含有金属的药品或进行消化道钡剂造影等。

（2）患者检查前空腹。

（3）患者应携带其他影像学资料及其他临床相关检查资料。

（4）CT增强患者应严格掌握适应证，必要时做好碘过敏试验。

（5）患者检查前应提前3~4小时口服500~800mL纯净水，检查前口服200~300mL，使得胃部和膀胱充盈。

3. 扫描技术

（1）平扫

1）患者采用仰卧位，头先进，身体矢状面平行定位激光中心线并置于扫面床中心，冠状面平对定位激光水平线，双手上举抱头。

2）定位像：为确定扫描基线和扫描范围应摄取一个正位定位像。

3）扫描基线：在定位像上设定，肝脏和脾脏以膈顶为扫描基线，胆囊和胰腺以肝门为扫描基线，肾和肾上腺以肾上极为扫描基线，腹膜后腔以肝门为扫描基线。

4）扫描范围：肝、脾从膈顶扫描至肝右下角；胆囊及胰腺从肝门直至胰腺扫描完整；肾从肾上极扫描到肾下极；肾上腺从起始扫描到肾脏中部；腹膜后腔从肝门扫描到髂前上棘。

5）扫描参数：腹部扫描采用标准或软组织模式，用螺旋扫描，肝、脾扫描采用5~10mm层厚，5~10mm间距；胆道扫描采用3mm层厚，3mm间距；肾脏扫描采用5mm层厚，5mm间距；肾上腺采用3mm层厚，3mm间距；腹膜后腔扫描采用5~10mm层厚，5~10mm间距。

（2）增强扫描：腹部脏器的CT检查，一般均应做增强扫描。增强扫描通常在平扫后进行，便于发现病变并做出定性诊断。腹部增强扫描的对比剂注射方法均采用静脉内团注法。对比剂用量：成人70~100mL（1.5~2mL/kg），儿童50~70mL（1~1.5mL/kg），流速3~3.5mL/s。肝脏、脾脏增强通常采用三期扫描，动脉期扫描延迟时间25~30秒，门脉期扫描延迟时间60~70秒，实质期扫描延迟时间85~90秒。若怀疑肝血管瘤，则实质期的扫描延迟时间为3~5分钟或更长，直至病灶内对比剂充满为止。胰腺增强扫描通常采用"双期"，动脉期扫描延迟时间35~40秒，静脉期扫描延迟时间65~70秒。肾脏增强扫描通常应扫描皮质期、髓质期和分泌期，皮质期扫描延迟时间25~30秒，髓质期扫描延迟时间60~70秒，分泌期扫描延迟时间2~3分钟。

（3）腹部血管造影：腹部CT血管造影通常用于腹主动脉及其大分支的血管成像，可用于诊断腹主动脉夹层、腹主动脉瘤、肝血管异常及肾动脉狭窄等。检查前不宜口服对比剂，以免干扰血管的显影。对比剂总量80~120mL，流速3.5~4.5mL/s，扫描延迟时间通常为15~20秒，或通阀值触发扫描层厚1~2mm，间距1~2mm。

4.后处理技术

（1）腹部CT图像的显示和摄影，一般用腹窗和软组织窗，同时根据观察脏器和病变情况，适当调节窗宽和窗位，以便更好显示图像。肝胆、胰、脾、肾及腹膜后腔的扫描图像，一般用腹窗：窗宽100~200HU，窗位30~50HU；肾上腺一般用软组织窗：窗宽200~300HU，窗位30~50HU。

（2）CTA及图像重组：将肝脏螺旋采集的动脉期或门脉期原始数据，以较薄的采集层厚（0.625~1.25mm），重叠40%~50%的重建间隔（0.3~0.5mm），软组织函数FC10重建，其影像数据常以MPR、CPR、VRT及MIP等后处理重组。MPR及CPR为二维成像，MPR能实时反映肝动脉及其分支或门静脉及其属支的空间构象或某一段血管壁及管腔情况，CPR适于走形复杂，不在同一平面的扭曲血管；VRT可以多方位立体显示肝血管的空间结构，MIP利于增强血管的密度差的显示，尤其是小血管。

（十二）简述盆腔CT扫描检查技术

1.适应证　盆骨外伤导致的各种骨折，骨瘤、骨软骨瘤、骨髓瘤、转移瘤、骨肉瘤、尤文氏瘤等各种良恶性骨肿瘤和肿瘤样病变。

2.相关准备

（1）CT增强患者应严格掌握适应证。

（2）对比剂依据患者情况及说明书应用。

（3）受检者应去除佩戴的金属饰物。

（4）必要时给予药物镇静。

（5）操作者向受检者交代检查须知。

（6）做好解释工作，消除患者紧张情绪，取得患者配合。

（7）受检者体位保持不动。

3.扫描技术

（1）平扫

1）患者仰卧位，足先进，双足向内倾斜10°~15°，双手上举抱头，盆腔置于床面正中，侧位定位线对准盆腔正中冠状面。

2）定位像：盆腔正位定位像。

3）扫描范围：从双髂嵴上缘至耻骨联合下缘平面。

4）扫描参数：用标准或软组织模式，用螺旋扫描。主要扫描膀胱和前列腺时采用5mm层厚，5mm间距。若为扫描整个盆腔观察肿块大小时可采用5~10mm层厚，5~10mm间距。

（2）增强扫描：对盆腔占位病变进行定性，并确定其部位、大小和范围，以及是否引起盆腔淋巴结转移等，必须作增强扫描。增强扫描常规用静脉内团注法，对比剂总量80~100mL，流速3~4mL/s。

4. 图像后处理　图像显示以软组织窗为主，子宫或前列腺平扫图像其窗宽为300~350HU，窗位为40~50HU；增强图像其窗宽为300~350HU，窗位为45~55HU；乙状结肠或直肠窗宽为350~450HU，窗位为40~55HU。若有外伤、盆骨本身病变、盆腔病变紧邻盆骨等情形，应调节为骨窗，其窗宽为1200~1500HU，窗位为500~700HU。

（十三）简述脊柱CT扫描技术

1. 适应证

（1）各种原因引起的椎管狭窄及椎管内占位性病变。

（2）椎间盘变性或病变。

（3）椎骨外伤，如骨折、脱位、滑脱等，特别是观察碎骨片的情况和金属异物的位置以及脊髓的损伤情况。

（4）椎骨骨病，如结核、良性和恶性肿瘤，以及椎旁肿瘤对椎骨的侵犯情况。

（5）椎骨及脊髓的先天性畸形等。

2. 相关准备

（1）CT增强患者应严格掌握适应证。

（2）对比剂依据患者情况及说明书应用。

（3）受检者应去除佩戴的金属饰物。

（4）必要时给予药物镇静。

（5）操作者向受检者交代检查须知。

（6）做好解释工作，消除患者紧张情绪，取得患者配合。

（7）受检者体位保持不动。

3. 扫描技术

（1）平扫

1）患者仰卧于检查床上，身体置于检查床中间。颈椎扫描：患者头部略垫高，使椎体尽可能与床面平行，双臂置于身体两侧，并尽量往下沉肩。胸椎扫描：双手抱头。腰椎扫描：使用专用的腿垫，把患者的双腿抬高，这样可以使腰椎的生理弧度尽可能与床面平行。

2）定位像：颈椎和腰椎常规扫描侧位定位像，便于设计扫描角度；胸椎可以根据具体情况扫描正位或侧位定位像。

3）扫描基线：若是以观察椎体和椎旁组织为主，则扫描基线应平行于椎体；若是以观察椎间盘为主，则扫描基线应平行相应的椎间盘。

4）扫描范围：颈椎椎体扫描应扫描全部颈椎，颈椎椎间盘扫描则把所有椎间盘扫描完；胸椎扫描应扫描全部椎体及椎间盘；腰椎和骶尾椎扫描应包含所有的椎体；腰椎间盘扫描常规扫描L2/3、L3/4、L4/5、L5/S1四个椎间盘。

5）扫描参数：层厚和重建间距以扫描椎体大小而定。颈椎椎体扫描采用5mm层厚，5mm重建间距；颈椎椎间盘扫描采用2mm层厚，2mm重建间距；胸椎扫描采用5mm层厚，5mm重建间距。腰椎椎间盘扫描采用3mm层厚，3mm重建间距。腰椎及骶尾椎椎体扫描采用5mm层厚，5mm重建间距。以上扫描均采用非螺旋扫描，标准扫描模式。

（2）增强扫描：脊柱常规不作增强扫描，若平扫发现占位性病变，可行增强扫描以确定病变性质、范围、大小以及与周围结构的关系和血供情况。对比剂用量60~100mL，流速3~3.5mL/s，开始注射对比剂后40~45秒开始扫描，静脉期延迟时间为60~70秒。

4. 后处理技术　脊柱的显示和摄影，需同时采用软组织窗和骨窗。软组织窗：窗宽 300~350HU，窗位 40~45HU。骨窗：窗宽1200~1500HU，窗位为500~700HU；椎间盘摄影时需使用软组织窗观察。

（十四）简述骨关节及软组织CT检查技术

1. 适应证

（1）四肢关节骨折：可以显示骨折碎片及位移情况，同时还能显示血肿、异物以及相邻组织关系。

（2）骨肿瘤：CT平扫及增强可观察和显示肿瘤病变的部位、形态、大小、范围及血供等情况，有助于对肿瘤进行定性诊断。

（3）其他骨病：如骨髓炎、骨结核、骨缺血性坏死等。

（4）半月板的损伤：如膝关节的CT扫描可显示半月板的形态、密度等，有助于对半月板损伤的诊断。

2. 相关准备

（1）CT增强患者应严格掌握适应证。

（2）对比剂依据患者情况及说明书应用。

（3）受检者应去除佩戴的金属饰物。

（4）必要时给予药物镇静。

（5）操作者向受检者交代检查须知。

（6）做好解释工作，消除患者紧张情绪，取得患者配合。

（7）受检者体位保持不动。

3. 扫描技术

（1）扫描体位：四肢关节的摄影体位通常上肢选择头先进，下肢选择足先进。扫描四肢骨折占位时以病变部位为中心，扫描范围应包括相邻的一个关节。

1）双手及腕关节的扫描：采用俯卧位，头先进，双臂上举平伸，双手间隔5cm，手指并拢，手心向下，两中指末端连线与检查床中轴线垂直。

2）双肩关节、胸锁关节及锁骨、肘关节及上肢长骨的扫描：采用仰卧位，头先进，双上臂自然平伸置于身体两侧，双手手心向上，身体置于床面正中。

3）双髋关节及股骨上段的扫描：采用仰卧位，头先进，双足跟略分开而足尖向内侧旋转并拢。双上臂抱头，身体躺平。

4）双膝关节、踝关节和下肢长骨的扫描：采用仰卧位，足先进，双下肢伸直并拢，足尖向上，双足跟连线与检查床中轴线垂直，双上臂抱头。

5）双足扫描：应仰卧，足先进，双下肢弯曲，双足平踏于检查床面，双足纵轴相互平行且均平行于检查床纵轴，双足间隔约5cm，双足跟连线垂直于检查床中轴线。

（2）定位像：四肢关节的扫描均需扫描定位像，定位像应包含关节及相邻长骨，必要时正位加侧位定位像。

（3）扫描范围：在定位像上确定扫描范围，关节的扫描还应包括相邻长骨的近关节端，长骨的扫描也应包括相邻的关节。

（4）扫描参数：双手及腕关节的扫描常规采用2～3mm层厚，2～3mm间距；肘关节扫描采用2～3mm层厚，2～3mm间距；肩关节及髋关节采用5mm层厚及间距；膝关节常规为5mm层厚及间距；观察半月板则应采用1mm层厚，1mm间距；踝关节及双足为2mm层厚及间距。以上扫描常规为螺旋扫描方式，标准算法。若为观察骨骼的详细结构，可采用高分辨率算法。如需做三维重建，则可用1～2mm层厚及间距。

（5）骨关节及软组织的增强扫描：主要是为了了解肿瘤病变的血供情况以及周围血管动脉瘤的位置和形态。此外，还可以显示骨骼、肌肉内肿块与邻近动静脉血管的关系。增强扫描常规用静脉内团注法，对比剂总量60～100mL，流速3～4mL/s，扫描延迟时间25～35秒，实质期延时扫描时间为60～70秒。

4. 图像后处理　四肢骨关节的显示和摄影须同时采用骨窗和软组织窗。根据扫描的部位不同和病变的情况选择合适的窗宽、窗位。软组织窗：窗宽200～400HU，窗位40～50HU；骨窗：窗宽1000～1500HU，窗位300～400HU。图像摄影时应双侧同时摄影，以便对比。图像排版打印时需含有定位线和无定位线的图像各一幅。

第二节　CT检查技术自测试题

一、以下每一道题下面有A、B、C、D、E五个备选答案，从中选择一个最佳答案。

A1/A2型题

1.关于听眶线的描述，正确的是（　　　）

　A.外耳孔与鼻前棘的连线　　　　　　B.外耳孔与眼外眦的连线

　C.外耳孔与眼眶下缘的连线　　　　　D.外耳孔与眉弓的连线

　E.外耳孔与鼻尖的连线

2.关于CT分辨力的说法，下列错误的是（　　　）

　A.分辨物体最小空间几何尺寸的能力

　B.包括空间分辨力、密度分辨力和时间分辨力

　C.评价CT性能说明图像质量的重要指标

D. 对被检物体的分辨能力

E. CT基本概念

3. 关于CT密度分辨率的说法，下列正确的是（   ）

   A. 分辨物体最小空间几何尺寸的能力　　B. CT值的范围

   C. 对运动器官的瞬间成像能力　　　　　D. X线的吸收系数

   E. 分辨两种物质之间最小密度差异的能力

4. CT值表示（   ）

   A. 分辨物体最小空间几何尺寸的能力　　B. X线的吸收系数

   C. 对运动器官的瞬间成像能力　　　　　D. CT值的范围

   E. 分辨两种物质之间最小密度差异的能力

5. CT部分容积效应是指（   ）

   A. 分辨物体最小空间几何尺寸的能力

   B. 分辨两种物质之间最小密度差异的能力

   C. 同一扫描层面内两种或以上组织重叠时的、CT测得CT平均值不能代表任何一种组织的真实CT值的现象

   D. 对运动器官的瞬间成像能力

   E. CT值的范围

6. CT窗宽是指（   ）

   A. CT值的范围

   B. 分辨两种物质之间最小密度差异的能力

   C. 对运动器官的瞬间成像能力

   D. 同一扫描层面内两种或以上组织重叠时的、CT测得CT平均值不能代表任何一种组织的真实CT值的现象

   E. 分辨物体最小空间几何尺寸的能力

7. 关于CT噪音和信噪比的说法，下列错误的是（   ）

   A. 噪声包括扫描噪声和组织噪声

   B. 噪声使CT密度分辨力下降

   C. 组织噪声是各种组织平均CT值差异所造成

   D. X线光子量不足时，组织噪声尤其明显

   E. 信噪比是组织CT值与噪声的比值，客观评价图像的指标之一

8. 关于CT伪影的说法，下列说法错误的是（   ）

   A. 组织CT值与信噪比的比值，客观评价图像的指标之一

   B. 可由患者原因造成

   C. 扫描范围内组织间的密度差异较大时，可引起线束硬化伪影

   D. 设备原因可导致环状、条状、点状等伪影

   E. 可由设备原因造成

9. 下列哪项不是CT的扫描方法？（   ）

    A. 普通扫描　　　　　B. 增强扫描　　　　　C. 重叠扫描

    D. 目标扫描　　　　　E. 动感扫描

10. 关于CT扫描方法的描述，下列说法错误的是（　　　）

    A. 高分辨率CT扫描：通过薄层或超薄层、高的输出量、足够大的矩阵、骨算法和小视野图像重建，获得良好的组织细微结构及高的图像空间分辨率的CT扫描方法

    B. 动态扫描：指静脉团注对比剂后，在极短的时间内对某一组织器官进行快速的连续扫描，扫描结束后再重建图像的方法

    C. 目标扫描：又称靶扫描或放大扫描，是对兴趣区进行扫描的一种方法

    D. 重叠扫描：是指层间距小于层厚，使相邻的扫描层面部分重叠的CT扫描

    E. 薄层扫描：是指扫描层厚小于3mm的扫描，一般采用1~2mm

11. 关于CT扫描方法的描述，下列说法错误的是（　　　）

    A. 低剂量扫描：指在保证诊断要求的前提下，降低螺旋CT的扫描参数，降低了患者的X线的剂量

    B. 目标扫描：又称靶扫描或放大扫描，是对兴趣区进行扫描的一种方法

    C. 动态扫描：指静脉团注对比剂后，在极短的时间内对某一组织器官进行快速的连续扫描，扫描结束后再重建图像的方法

    D. 延迟扫描：指注射对比剂后等待数分钟甚至数小时再行扫描的一种CT扫描方法

    E. 重叠扫描：是指层间距小于层厚，使相邻的扫描层面部分重叠的CT扫描

12. 关于CT增强扫描的描述，下列错误的是（　　　）

    A. 对比剂用量2~5mL/kg计算，儿童用量酌减

    B. 目的是使血管增强和增强组织与病灶间的密度差

    C. 发现平扫难以发现的小病灶、等密度或显示不清楚的病灶

    D. 经静脉内注入对比剂后的CT扫描

    E. 常用注射方法有团注法和静脉快速滴注法

13. 关于CT动态增强扫描"两快一长增强扫描"的描述，下列错误的是（　　　）

    A. 注射对比剂速度快

    B. 起始扫描时间快

    C. 检查时间足够长

    D. 对感兴趣区或病变层面单次扫描

    E. 主要用于海绵状血管瘤、肝内胆管细胞型肝癌

14. 下列哪项不是CT的特殊扫描（　　　）

    A. 低剂量扫描　　　B. 灌注成像　　　　C. 血管成像

    D. 能谱或能量成像　　　E. 目标扫描

15. 下列哪项不是CT血管成像常用后处理技术（　　　）

    A. MPR　　　　　　B. CPR　　　　　　C. MIP

　　　　D. SSD　　　　　　　　E. VR

16. 下列哪项不是CT能谱或能量成像的方法（　　　）

　　A. 单球管高电压螺旋扫描实现双能减影

　　B. 单球管高低电压两处扫描实现双能减影

　　C. 双球管高低电压不同向扫描实现双能减影

　　D. 单球管双能瞬时切换实现能量成像

　　E. 相同管电压、双侧探测器实现能量成像

17. CT检查前患者的准备工作，下列错误的是（　　　）

　　A. 检查并去除备检部位的金属物品

　　B. 增强患者不必做碘过敏试验

　　C. 胸腹部检查训练患者屏气

　　D. 心脏检查患者要求闭气训练

　　E. 儿童或不能合作的患者需要采取镇静或麻醉

18. CT对比剂及急救物品的准备，下列说法错误的是（　　　）

　　A. 准备增强者，首先了解是否有碘过敏史，了解患者肾功能情况

　　B. 请患者签署增强扫描知情同意书

　　C. 保持碘对比剂温度于低温状态

　　D. 建立静脉通道

　　E. CT机房内准备抢救车

19. 下列不是CT扫描注意事项的是（　　　）

　　A. CT室应配备常规急救器械和药品，在发生对比剂过敏或意外情况时急救

　　B. 确定扫描参数根据病变部位、病变性质和临床要求确定扫描参数

　　C. 根据病情的轻、重、缓、急和本部门工作情况合理安排患者的检查时间

　　D. 认真阅读审查申请单

　　E. 不合作患者，拒绝CT扫描

20. 下列不适合CT扫描的是（　　　）

　　A. 颅脑外伤　　　　　　　　　　B. 脑肿瘤

　　C. 新生儿缺氧缺血性脑病　　　　D. 精神分裂症

　　E. 脑实质变性

21. 关于颅脑扫描基线和应用，下列错误的是（　　　）

　　A. 听眦线　　　　　　　　　　　B. 常以听眶线作为扫描基线

　　C. 听眶线　　　　　　　　　　　D. 听眉线

　　E. 经听眉线扫描的图像对显示第四脑室和基底节区组织结构较好

22. 关于颅脑扫描基线和应用，下列错误的是（　　　）

　　A. 经听眉线扫描的图像对眼窝、中颅凹和后颅凹上部显示较好

　　B. 头颅CT检查常以听眦线作为扫描基线

　　C. 听眉线是眉上缘的中点与外耳道的连线

　　D. 听眦线是外耳孔与眼外眦的连线

E. 听眶线是眶下缘与外耳道的连线

23. 关于于颅脑冠状位扫描技术的描述，下列错误的是（　　　）

    A. 患者体位有额顶位和顶额位

    B. 额顶位，听眦线与台面趋于平行

    C. 顶额位，正中矢状面与台面中线垂直

    D. 层厚与层间距，视被检部位的大小选择2~5mm

    E. 头皮下软组织病变，首选冠状位扫描

24. 关于颅脑增强扫描的描述，下列错误的是（　　　）

    A. 颅脑增强扫描分为平扫后增强扫描和直接增强扫描两种方法

    B. 平扫后增强扫描是在平扫基础上加做的增强扫描

    C. 直接增强扫描是注入对比剂后的逐层连续扫描

    D. 增强后的扫描时间依据病变的部位而定

    E. 脑血管畸形、动脉瘤等，可在注射对比剂50mL时开始扫描

25. 关于颅脑增强扫描的描述，下列错误的是（　　　）

    A. 颅脑增强扫描分为平扫后增强扫描和直接增强扫描两种方法

    B. 转移瘤、脑膜瘤等可在注射对比剂后即刻扫描

    C. 增强后的扫描时间依据病变的性质而定

    D. 颅内感染、囊肿可在注射对比剂60秒后开始扫描

    E. 脑血管畸形、动脉瘤等，可在注射对比剂50mL时开始扫描

26. 显示颅脑CT图像合适窗宽、窗位是（　　　）

    A. 颅脑CT图像常用脑窗摄影　　　　　B. WW100~150HU，WL35HU左右

    C. WW100~120HU，WL45HU左右　　　D. WW90~120HU，WL40HU左右

    E. WW80~100HU，WL35HU左右

27. 鞍区CT扫描可以诊断的疾病不包括（　　　）

    A. 垂体萎缩　　　　　B. 垂体催乳素微腺瘤　　　　　C. 颅咽管瘤

    D. 脑膜瘤　　　　　　E. 垂体肿瘤

28. 鞍区CT扫描技术不包括（　　　）

    A. 横断位扫描鞍区CT检查一般需作增强扫描

    B. 冠状位扫描最常用

    C. 冠状位扫描先摄取头颅侧位定位像，扫描层面尽可能与鞍背平行或与鞍底垂直

    D. 垂体微腺瘤放大动态扫描无意义

    E. 层厚和层间距视蝶鞍大小选择2~3mm，扫描范围包括整个鞍区

29. 对于垂体微腺瘤CT放大动态扫描特点的描述，下列错误的是（　　　）

    A. 能清楚地观察微腺及其与周围组织结构的关系

    B. 增强扫描早期，在增强的垂体内微腺瘤呈局限性低密度影，边界多数清楚

    C. 晚期阶段，微腺瘤多呈高密度病灶

    D. 晚期阶段，微腺瘤可呈等密度

E. 晚期阶段，腺瘤可呈高密度病灶

30. 鞍区CT扫描后处理技术不包括（　　　）

A. 软组织窗WW80～100HU，WL35HU左右

B. 若病变和周围组织密度接近时，可适当调窄窗宽

C. 若伪影较多或需观察局部组织丰富层次，可调低窗位，并适当调宽窗宽

D. 鞍区CT图像常用软组织窗和骨窗

E. 根据不同的部位和病变灵活选用窗宽和窗位

31. 疑颅内肿瘤侵入鞍区时，CT进一步扫描技术是（　　　）

A. 鞍区横断位扫描　　　B. 常规头部扫描　　　　C. 鞍区冠状位扫描

D. 鞍区增强扫描　　　　E. 调整合适窗宽和窗位

32. 眼及眼眶CT扫描技术适应证不包括（　　　）

A. 结膜炎　　　　　　　B. 炎性假瘤　　　　　　C. 血管性疾病

D. 球内和眶内肿瘤　　　E. 眼外伤

33. 眼及眼眶CT扫描技术不包括（　　　）

A. 横断位扫描，听眶线与床面垂直

B. 横断位扫描，扫描基线为听眶线或听眦线

C. 冠状位扫描，扫描体位可用颏顶位或顶颏位

D. 冠状位扫描，听眶线与床面垂直

E. 冠状位扫描，扫描范围从眼球前部至海绵窦

34. 不属于眼及眼CT增强扫描技术的是（　　　）

A. 疑眶内肿瘤、炎症、血管性病变及眶内肿瘤向眶外侵犯时，需增强扫描

B. 增强扫描可使血管、肌肉和有血供的病变清楚显示，利于对病变的定性

C. 对比剂使用同颅脑增强

D. 延迟扫描时间为50秒

E. 临床怀疑血管性病变者，还可用动静脉、延迟三期扫描

35. 耳部CT扫描的适应证不包括（　　　）

A. 先天性耳道畸形　　　B. 听神经瘤　　　　　　C. 听小骨骨折

D. 化脓性中耳炎　　　　E. 老年性耳聋

36. 耳部CT横断位扫描技术不包括（　　　）

A. 30°轴位扫描时，扫描基线为听眦线

B. 颞骨横断位扫描，常用0°和30°断面

C. 0°轴位扫描时，头稍仰使听眶线与床面垂直

D. 30°轴位扫描时，头稍前屈使听眉线与床面垂直

E. 患者的体位成标准的头颅前后位

37. 耳部CT冠状位扫描技术不包括（　　　）

A. 扫描体位选用颏顶位或顶颏位

B. 105°冠状位扫描平面与听眶线夹角呈150°

C. 70° 冠状位扫描，其断面平行于枕骨斜坡长轴方向，X线与听眶线夹角呈70°

D. 105° 冠状位扫描，其断面平行于上颌窦后缘或垂直于蝶骨平板

E. 冠状位扫描，常用70° 与105° 断面

38. 关于耳部CT后处理技术，下列错误的是（　　　）

A. 耳部图像需双侧对称放大或重建放大后摄影

B. 增强扫描图像用软组织窗摄影

C. HRCT图像用特殊的窗口技术，WW3000～4000HU，WL350～450HU

D. 外耳道闭锁图像应包括全耳部皮肤

E. 观察听骨链和内耳情况使用仿真内镜及3D重建软件

39. 鼻与鼻窦CT扫描技术，下列错误的是（　　　）

A. 横断位扫描患者仰卧，先扫头颅侧位定位像

B. 横断位扫描，扫描层面与硬腭平行

C. 层厚5mm，层间距5mm

D. 冠状位扫描，扫描层面平行于上颌窦后缘或与听眦线垂直

E. 横断位扫描，扫描范围从硬腭至蝶窦

40. 冠状位CT扫描鼻窦技术中错误的是（　　　）

A. 扫描体位为头部颏顶位或顶颏位

B. 层厚5mm，层间距5mm

C. 扫描范围从蝶窦后壁起至窦前壁止

D. 扫描层面平行于上颌窦上缘或与听眦线垂直

E. 用非螺旋扫描方式即可

41. 关于鼻和鼻窦CT后处理技术，下列错误的是（　　　）

A. 螺旋扫描可在图像工作站进行处理

B. 窗技术可用软组织窗

C. 外伤和肿瘤累及骨组织需加摄骨窗

D. 观察蝶窦、筛窦及额窦分隔时，可适当调整窗宽和窗位

E. 鼻窦图像不能放大摄影

42. 颌面部CT扫描技术的适应证不包括（　　　）

A. 腮腺肿瘤　　　　B. 美容整形　　　　C. 颌面部骨折

D. 甲状腺炎　　　　E. 化脓性腮腺炎

43. 颌面部CT扫描技术不包括（　　　）

A. 腮腺，以听眉线为扫描基线

B. 定位像为头部侧位定位像

C. 患者仰卧，头部正中矢状面与床面中线垂直

D. 鼻咽部，从蝶鞍床突上扫描至硬腭上缘

E. 腮腺，扫描层厚2～3mm，层间距2～3mm

44. 颌面部CT增强扫描技术不包括（　　　）

A. 静脉注射对比剂50~60mL

B. 流速2.5~3mL/s

C. 延迟扫描时间20~25秒

D. 扫描范围、层厚及层间距同颌面部平扫

E. 扫描方式可用连续扫描或螺距为1.5的螺旋扫描

45. 咽喉部CT扫描技术的适应证不包括（　　　）

A. 鼻咽癌　　　　　B. 咽炎　　　　　C. 喉癌

D. 喉息肉　　　　　E. 外伤

46. 下面哪一项不是咽喉部CT扫描技术？（　　　）

A. 患者仰卧，使颈部与床面平行

B. 咽部检查从口咽下1cm向上至颅底

C. 咽喉部常规检查，一般以横断位、非螺旋扫描为主

D. 层厚与层间距用5mm，小病灶可用2~3mm

E. 咽喉部正位定位像

47. 颈部CT扫描的适应证不包括（　　　）

A. 甲状腺肿瘤　　　B. 颈部各种肿块　　　C. 腮炎

D. 淋巴结肿大　　　E. 颈动脉体瘤

48. 下面哪一项不是颈部CT扫描适应证？（　　　）

A. 颈总动脉狭窄或扩张　　　　　B. 舌骨骨折

C. 甲状腺肿瘤　　　　　　　　　D. 气管炎

E. 淋巴结肿大

49. 关于颈部CT扫描技术的描述错误的是（　　　）

A. 患者仰卧，颈部与床面平行

B. 摄取颈部侧位定位像

C. 甲状腺扫描范围从第3颈椎下缘至第1胸椎

D. 甲状腺的扫描层厚与层间距可用5mm

E. 扫描方式：螺旋或非螺旋均可

50. 关于颈部CT增强扫描技术错误的是（　　　）

A. 增强扫描协助对占位性病变的定位和定性

B. 选择层厚3~5mm，层间距3~5mm的薄层扫描

C. 对比剂用量60~80mL

D. 静脉注射的流速2.5~3mL/s

E. 延迟扫描时间50秒

51. 关于甲状腺CT灌注扫描技术的描述错误的是（　　　）

A. 摄取颈部侧位定位像　　　　　B. 流速≥6mL/s

C. 对比剂50mL　　　　　　　　D. 扫描范围从C3~T1

E. 层厚与层间距为5mm

52. 关于颈部血管造影的描述错误的是（   ）

    A. 患者仰卧，头后仰，使下颌支与扫描床面垂直

    B. 单层或多层螺旋

    C. 扫描范围为$C_5 \sim T_1$

    D. 多层螺旋的扫描层厚$0.75 \sim 1mm$，重建层厚1mm，间距$0.7 \sim 1mm$

    E. 静脉注射对比剂$60 \sim 80mL$，流速3mL/s，扫描延迟时间$15 \sim 18$秒

53. 下面哪项是胸部CT扫描的适应证（   ）

    A. 气管炎   B. 支气管炎   C. 急性上呼吸道感染

    D. 过敏性哮喘   E. 肺炎

54. 下面哪一项不是胸部CT扫描适应证（   ）

    A. 纵隔肿瘤   B. 过敏性哮喘   C. 肺内良恶性肿

    D. 纵隔淋巴结增大   E. 胸腔积液

55. 下面哪项不是胸部CT扫描的适应证（   ）

    A. 肋骨骨折   B. 包裹性气胸   C. 肋间神经炎

    D. 间质性肺炎   E. 结核

56. 与胸部CT扫描技术无关的是（   ）

    A. 患者仰卧、头先进

    B. 侧面定位线对准人体正中冠状面

    C. 定位像为胸部前后正位像

    D. 扫描基线从膈顶开始

    E. 常规胸部CT扫描采用螺旋扫描，层厚1mm，间隔10mm

57. 下列与胸部CT增强扫描技术不相关的是（   ）

    A. 静脉团注对比剂$60 \sim 70mL$ B. 流速$2 \sim 2.5mL/s$

    C. 延迟扫描时间20秒   D. 扫描范围和扫描参数同平扫

    E. 采用螺旋扫描

58. 与胸部CT后处理技术无关的是（   ）

    A. 摄影常规用双窗技术，即肺窗和纵隔窗

    B. 纵隔窗：窗宽$300 \sim 500HU$，窗位$30 \sim 50HU$

    C. 肺窗：窗宽$800 \sim 1500HU$，窗位$800 \sim 600HU$

    D. 对于外伤患者，应观察和摄影骨窗

    E. 对肺部的片状影、块状影及结节病灶，可选择最佳的中间窗观察和摄影

59. 关于胸部高分辨率扫描的描述错误的是（   ）

    A. 扫描常规层间隔设为5mm

    B. 支气管扩张可采用高分辨率扫描

    C. 常规层厚设为2mm

    D. 采用高分辨算法重建

E. 肺的弥漫性间质性病变可采用高分辨率

60. 关于冠状动脉CTA的适应证错误的是（　　　　）

A. 房性期前收缩

B. 冠状动脉血流动力学异常

C. 可疑冠心病，但运动实验结果不确定者

D. 可疑冠状动脉存在解剖变异者

E. 可疑冠状动脉狭窄

61. 关于冠状动脉CTA相关准备，下列错误的是（　　　　）

A. 检查时心率80～100次效果好

B. 检查前至少禁食4小时，扫描前12小时不饮用含咖啡因类物品

C. 检查前至少提前半小时达到检查室，静坐稳定心率

D. 严格掌握适应证

E. 导联电极连接后，应对患者进行超过15秒的屏气训练，同时注意观察患者心率变化

62. 关于冠状动脉CTA前门控扫描技术错误的是（　　　　）

A. 采用扫描步进的 shot and step 模式

B. 高端CT扫描过程中，患者意外心律失常或期前收缩可自动打开智能心补偿系统，机器将会自动跳过这次异常期前收缩

C. 扫描时间短

D. FLASH模式要求患者心率整齐

E. 通过对前三个R–R间期时间的算术平均值作为扫描时间的R–R间期

63. 关于冠状动脉CTA后门控扫描技术错误的是（　　　　）

A. 可选择三种扫描方式：单扇区、双扇区、四扇区

B. 通过心电图和CT扫描装置联合同步采集技术获得连续的螺旋扫描数据和心脏运动的同步资料

C. 可根据同步记录的心电图选择心动周期中所需的R–R间期任意时相进行重建

D. 心率过快、心律失常可重建更多的信息

E. 可重复性小于前门控扫描

64. 关于冠状动脉CTA扫描错误的是（　　　　）

A. 采用静脉团注法

B. 流速2mL/s

C. 对比剂用量60～80mL

D. 注射对比剂后以4mL/s的速度注入生理盐水30mL

E. 主动脉根部选取感兴趣区预扫

65. 关于冠状动脉CTA后处理技术，下列不常用的是（　　　　）

A. VE　　　　　　　　B. MIP　　　　　　　　C. VR

D. MPR   E. CPR

66. 腹部CT扫描技术的适应证不包括（   ）

   A. 肝肿瘤   B. 肠痉挛   C. 胰腺炎

   D. 肿瘤淋巴结转移   E. 脂肪肝

67. 腹部CT扫描技术的适应证不包括（   ）

   A. 胆管扩张   B. 胆系结石   C. 肾病综合征

   D. 急性胰腺炎   E. 腹膜后淋巴结增大

68. 下面哪项不是腹部CT扫描技术的适应证（   ）

   A. 胃炎   B. 肾结石   C. 肾动脉狭窄

   D. 库欣综合征   E. 慢性胰腺炎

69. 腹部CT扫描前的相关准备不包括（   ）

   A. 检查前不能服用含有金属的药品和消化道钡剂造影

   B. CT增强患者严格掌握适应证，可不做碘过敏试验

   C. 患者应携带其他影像学资料及其他临床相关检查资料

   D. 检查当日空腹

   E. 口服1%～2%的泛影葡胺

70. 腹部CT扫描技术不包括（   ）

   A. 腹膜后腔以肾门为扫描基线   B. 定位像为正位定位像

   C. 肝脏和脾脏以顶为扫描基线   D. 常规为患者仰卧，头先进

   E. 肾和肾上腺以肾上极为扫描基线

71. 关于腹部CT扫描基线错误的是（   ）

   A. 肝以胸骨角为扫描基线   B. 脾脏以膈顶为扫描基线

   C. 胆囊和胰腺以肝门为扫描基线   D. 腹膜后腔以肝门为扫描基线

   E. 肾和肾上腺以肾上极为扫描基线

72. 关于腹部CT扫描范围错误的是（   ）

   A. 肝从膈顶扫描至肝右下角   B. 胆囊和胰腺从肝门直至胰腺扫描完整

   C. 肾从肝门扫到肾下极   D. 腹膜后腔从肝门扫描到髂前上棘

   E. 肾上腺从起始扫描到肾脏中部

73. 关于腹部脏器的CT增强扫描检查技术不合理的是（   ）

   A. 腹部增强扫描的对比剂注射方法均采用静脉内团注法

   B. 对比剂用量60～80mL，流速2～3mL/s

   C. 肝脏、脾脏增强通常采用"三期"扫描

   D. 胰腺增强扫描通常采用"三期"扫描

   E. 肾脏增强扫描通常应扫描皮质期、髓质期和分泌期

74. 下面关于肝脏CT增强扫描检查技术不合理的是（   ）

   A. 肝脏增强通常采用三期扫描

   B. 怀疑肝血管瘤，则实质期的延迟扫描时间为120秒

C. 门脉期延迟扫描时间60～70秒

D. 实质期延迟扫描时间85～90秒

E. 动脉期延迟扫描时间25～30秒

75. 关于腹部CT血管造影技术不合理的是（　　　）

A. 延迟扫描时间通常为20～30秒

B. 检查前不宜口服高密度对比剂

C. 对比剂总量80～100mL

D. 通常用于腹主动脉及其大分支的血管成像

E. 层厚1～2mm，间隔1～2mm

76. 不是盆腔CT扫描技术适应证的是（　　　）

A. 妊娠　　　　　　B. 前列腺增生　　　　　C. 子宫内膜癌

D. 膀胱癌　　　　　E. 卵巢浆液性囊腺瘤

77. 关于盆腔CT扫描范围正确的是（　　　）

A. 从肝门扫描到耻骨联合上缘　　　B. 从脐扫描到耻骨联合下缘

C. 从肾下极到耻骨联合下缘　　　　D. 从脐扫描到耻骨联合上缘

E. 从髂棘扫描到耻骨联合下缘

78. 关于盆腔CT增强扫描检查技术不合理的是（　　　）

A. 常规用静脉内团注法　　　　　B. 对比剂总量60～80mL

C. 延迟扫描时间30～35秒　　　　D. 流速2～2.5mL/s

E. 流速3～5mL/s

79. 不是脊柱CT扫描技术适应证的是（　　　）

A. 椎管狭窄　　　　B. 椎间盘病变　　　　C. 椎骨外伤

D. 脊髓炎　　　　　E. 椎骨先天性变异

80. 关于脊柱CT扫描技术的叙述正确的是（　　　）

A. 患者侧卧于检查床上

B. 颈椎和腰椎常规扫描正位定位像

C. 若是以观察椎体和椎旁组织为主，则扫描基线应平行于椎间盘

D. 若是以观察椎间盘为主，则扫描基线应平行相应的椎间隙

E. 腰椎间盘扫描常规扫描L$_{1～2}$，L$_{2～3}$，L$_{3～4}$，L$_{4～5}$四个椎间盘

81. 关于脊柱CT扫描技术的叙述错误的是（　　　）

A. 腰椎及骶尾椎体扫描采用8mm层厚，8mm层间距

B. 颈椎椎间盘扫描采用2mm层厚，2mm层间距

C. 胸椎扫描采用5～8mm层厚，5～8mm层间距

D. 腰椎椎间盘扫描采用5mm层厚，5mm层间距

E. 颈椎椎体扫描采用5mm层厚，5mm层间距

82. 下列哪项不是四肢骨关节CT扫描技术的适应证（　　　）

A. 白血病　　　　　B. 骨肿瘤　　　　　C. 骨结核

D. 骨折   E. 半月板损伤

83. 关于四肢骨关节及软组织CT扫描技术的叙述错误的是（   ）

    A. 双手及腕关节的扫描采用俯卧位

    B. 双肩关节、胸锁关节的扫描采用仰卧位

    C. 双膝关节、踝关节和下肢长骨的扫描采用俯卧位

    D. 双足扫描时应仰卧

    E. 双髋关节及股骨上段的扫描采用仰卧位

84. CT检查前患者的准备工作不包括（   ）

    A. 被检查患者的家属不能进入CT室

    B. 需要作增强的患者做碘过敏试验

    C. 对患者应做好耐心的解释说明工作

    D. 对于不能合作的患者事先给予镇静剂

    E. 患者须携带有关检查资料

85. 下面哪项不是CT检查前患者的准备工作（   ）

    A. 做盆腔扫描检查的患者，还需提前一天作好口服对比剂的准备

    B. 昏迷的患者，须事先给予镇静剂

    C. 需要作增强的患者，应详细询问有无药物过敏史

    D. 做腹部检查的患者，须根据检查的需要，事先作好口服对比剂或水等的准备

    E. 检查并去除被检部位的金属物品

86. CT扫描注意事项不包括（   ）

    A. 不合作患者，CT扫描前应作镇静或麻醉处理

    B. CT检查患者应先更衣，穿鞋套

    C. 需增强扫描的患者，可以不做碘过敏试验

    D. 扫描参数根据病变部位、病变性质和临床要求确定

    E. 认真阅读申请单，审查申请单

87. 下面哪项不是颅脑CT扫描的适应证（   ）

    A. 头晕   B. 脑血管意外   C. 新生儿缺氧缺血性脑病

    D. 颅脑外伤   E. 脑萎缩

88. 颅脑CT扫描方法不包括（   ）

    A. 平扫   B. 增强扫描   C. CT脑血管造影

    D. 脑血流灌注   E. 立体扫描

89. 颅脑CT扫描的扫描基线不包括（   ）

    A. 听眦线   B. 听眉线   C. 听眶线

    D. 听鼻线   E. 眶耳线

90. 关于颅脑CT增强扫描技术的叙述错误的是（   ）

    A. 分为平扫后增强扫描和直接增强扫描两种方法

    B. 颅内转移、脑膜瘤等，可在注射对比剂后30秒开始扫描

C. 平扫后增强扫描是在平扫基础上加做的增强扫描

D. 直接增强扫描是注入对比剂后的逐层连续扫描

E. 颅内感染、囊肿等，可在注射对比剂后60秒开始扫描

91. 下面对颅脑CT后处理技术应用正确的是（　　）

A. 脑CT图像常用软组织窗摄影

B. 观察软组织时用窗宽400～500HU，窗位30～60HU

C. 骨窗的窗宽1500～2000HU，窗位300～500HU

D. 观察脑时用窗宽80～100HU，窗位35HU左右

E. 疑桥小脑角区病变者用窗宽80～100HU，窗位35HU左右

92. 鞍区CT扫描的适应证不包括（　　）

A. 高血压病

B. 鞍区其他肿瘤，如颅咽管瘤、脑膜瘤等

C. 鞍区骨质破坏、钙化

D. 垂体瘤术后复查

E. 怀疑垂体肿瘤或与垂体内分泌失调有关的疾病

93. 鞍区CT扫描技术不包括（　　）

A. 横断位扫描鞍区CT检查一般需作增强扫描

B. 扫描基线可用听眶线

C. 扫描层厚与层间距可用3～5mm

D. 扫描范围从听眦线至鞍区上缘

E. 疑颅内肿瘤侵入鞍区时，须加作常规头部扫描

94. 鞍区CT扫描后处理技术正确的是（　　）

A. 窗宽和窗位固定不变

B. 若病变和周围组织密度接近时，可适当加大窗宽

C. 若伪影较多或需观察局部组织的丰富层次，可调低窗位

D. 常用脑窗和骨窗

E. 窗宽400～600HU，窗位35～40HU

95. 关于眼及眼眶CT扫描技术的叙述错误的是（　　）

A. 冠状位扫描，扫描范围从眼球前部至鞍底

B. 横断位扫描，扫描基线为听眶线或听眦线

C. 扫描范围一般从眶底至眶顶

D. 冠状位扫描，听眶线与床面平行

E. 横断位扫描，听眶线与床面垂直

96. 关于眼及眼眶CT扫描技术的叙述正确的是（　　）

A. 横断位扫描，听眦线与床面平行

B. 横断位扫描，扫描基线为听眶线或听眦线

C. 扫描范围一般从眶底至额窦

D. 冠状位扫描听眶线与床面垂直

E. 冠状位扫描范围从眼球后部至海绵窦

97. 耳部CT扫描的适应证不包括（　　　）

    A. 先天性耳道畸形　　　　B. 药物性失聪　　　　　　C. 炎症

    D. 肿瘤　　　　　　　　　E. 外伤

98. 关于耳部CT扫描技术错误的是（　　　）

    A. 扫描范围从外耳道下缘至眼上缘

    B. 骨横断位扫描常用0°和30°断面

    C. 0°轴位扫描时，头稍仰，使听眉线与床面垂直

    D. 30°轴位扫描时，头稍前屈，使听眉线与床面垂直

    E. 横断位扫描，两外耳孔与床面等距

99. 关于对耳部CT扫描技术的描述正确的是（　　　）

    A. 冠状位扫描，头冠状面与床面平行

    B. 颞骨冠状位扫描常用0°和30°断面

    C. 扫描范围从外耳道下缘至眼上缘

    D. 30°轴位扫描时，头稍前曲，使听眶线与床面垂直

    E. 0°轴位扫描时，头稍仰，使听眶线与床面垂直

100. 关于鼻与鼻窦CT扫描技术正确的是（　　　）

    A. 横断位扫描患者仰卧，先扫头颅正位定位像

    B. 冠状位扫描，扫描范围从窦后壁起至上颌窦前壁止

    C. 横断位扫描，扫描范围从硬腭至蝶窦

    D. 冠状位扫描对鼻窦病变的上下关系能清晰显示

    E. 必须用螺旋扫描方式扫描

二、以下提供若干个案例，每个案例下设若干考题。请根据各考题题干所提供的信息，在每题下面的A、B、C、D、E五个备选答案中选择一个最佳答案。

A3/A4型题

（101～105题共用题干）

CT窗技术应用非常重要，根据疾病诊断的需要，灵活选用窗宽、窗位。

101. 关于窗技术叙述正确的是（　　　）

    A. 窗技术只是一种显示技术　　　　　B. 窗位代表图像中心

    C. 窗宽表示显示灰阶中心　　　　　　D. 窗位代表显示灰阶的位置

    E. 窗宽代表图像宽度

102. 关于窗技术的应用错误的是（　　　）

    A. 根据不同的部位和病变灵活选用窗宽和窗位

    B. 鞍区CT图像常用软组织窗和骨窗

    C. 伪影较多或需观察局部组织的丰富层次，可调低窗位并适当调宽窗宽

    D. 可用被观察组织或器官的平均CT值为窗位，调整合适窗宽

    E. 病变和周围组织密度接近时，可适当调宽窗宽

103. 显示颅脑CT图像的窗宽、窗位，选择正确的是（　　）

　　A. 颅脑CT图像常用脑窗摄影

　　B. 窗宽100～150HU，窗位35HU左右

　　C. 窗宽90～120HU，窗位40HU左右

　　D. 窗宽80～100HU，窗位35HU左右

　　E. 窗宽100–120HU，窗位45HU左右

104. 若窗宽为100HU，窗位为30HU，则显示较好的CT值范围是（　　）

　　A. 20～80HU　　　　　　B. 70～130HU　　　　　　C. –20～80HU

　　D. –70～130HU　　　　　E. 0～100HU

105. 若窗口技术显示中20～80HU显示良好，则20HU以下和80HU以上各显示为（　　）

　　A. 白色和灰色　　　　　B. 白色和黑色　　　　　C. 灰色和黑色

　　D. 黑色和灰色　　　　　E. 黑色和白色

（106～109题共用题干）

患者女，45岁，突发昏迷半小时。查体：脉搏65次/分，血压150/95mmHg，颈僵硬。既往体健。

106. 该患者最可能昏迷原因是（　　）

　　A. 心脏源性　　　　　　B. 肺源性　　　　　　C. 肝脏源性

　　D. 冠状动脉源性　　　　E. 颅脑源性

107. 患者首选的影像学检查为（　　）

　　A. 颅脑CT　　　　　　B. 胸部X线片　　　　　C. 心脏冠状动脉CTA

　　D. 颅脑MRI　　　　　E. DSA

108. 影像学检查范围是（　　）

　　A. 由支气管分叉到心脏膈面　　　　　B. 以第6胸椎为中心线X线片

　　C. 听眦线平面到头顶　　　　　　　　D. 从膈顶到肝右下角

　　E. 从肺尖到肺底

109. 该患者最可能的诊断是（　　）

　　A. 心肌梗死　　　　　　B. 肺心病　　　　　　C. 脑出血

　　D. 肝硬化　　　　　　　E. 蛛网膜下腔出血

三、以下提供若干组考题，每组考题共同在考题前列出的A、B、C、D、E五个备选答案。请从中选择一个与考题关系最密切的答案。

B型题

（110～111题共用备选答案）

　　A. 听眶线　　　　　　B. 听鼻线　　　　　　C. 听眉线

　　D. 听口线　　　　　　E. 听眦线

110. 与解剖学水平面平行的定位线是（　　）

111. 头部CT检查常用的扫描基线是（　　）

（112～114题共用备选答案）

    A. 重叠扫描   B. 增强扫描   C. 延迟扫描

    D. 动态扫描   E. 灌注扫描

112. 层间距小于层厚，使相邻的扫描层面部分重叠的CT扫描称为（   ）

113. 注射对比剂后等待数分钟甚至数小时后再行扫描的CT检查方法称为（   ）

114. 注射对比剂后立即扫描称为（   ）

（115～118题共用备选答案）

    A. 25～30秒   B. 60～70秒   C. 70～85秒

    D. 85～90秒   E. 3～5分钟或更长

115. 肝脏三期扫描平衡期扫描延迟时间为（   ）

116. 肝脏三期扫描门脉期扫描延迟时间为（   ）

117. 肝脏三期扫描动脉期扫描延迟时间为（   ）

118. 若怀疑肝脏海绵状血管瘤扫描延迟时间为（   ）

（119～123题共用备选答案）

    A. 2～3分钟   B. 35～40秒   C. 60～70秒

    D. 65～75秒   E. 25～30秒

119. 胰腺增强扫描动脉期扫描延迟时间为（   ）

120. 胰腺增强扫描静脉期扫描延迟时间为（   ）

121. 肾脏增强扫描皮质期扫描延迟时间为（   ）

122. 肾脏增强扫描实质期扫描延迟时间为（   ）

123. 肾脏增强扫描分泌期扫描延迟时间为（   ）

（124～128题共用备选答案）

    A. 层厚1mm，间距1mm   B. 层厚2～3mm，间距2～3mm

    C. 层厚2mm，间距2mm   D. 层厚5mm，间距5mm

    E. 层厚10mm，间距10mm

124. 膝关节扫描常规采用（   ）

125. 观察半月板的扫描采用（   ）

126. 肘关节扫描常规采用（   ）

127. 肩关节及髋关节扫描常规采用（   ）

128. 双手及腕关节扫描常规采用（   ）

第三节　自测题答案

A1/A2型题

1. C	2. A	3. E	4. B	5. C	6. A	7. D	8. A	9. E	10. E
11. C	12. A	13. D	14. E	15. A	16. A	17. B	18. C	19. E	20. D

21. B　22. A　23. C　24. D　25. B　26. E　27. A　28. D　29. C　30. A
31. B　32. A　33. D　34. E　35. E　36. A　37. B　38. A　39. E　40. E
41. E　42. D　43. A　44. E　45. B　46. E　47. C　48. D　49. C　50. E
51. D　52. C　53. E　54. B　55. C　56. D　57. C　58. C　59. A　60. A
61. A　62. A　63. E　64. B　65. A　66. B　67. C　68. A　69. B　70. A
71. A　72. C　73. D　74. B　75. A　76. A　77. E　78. E　79. D　80. D
81. A　82. A　83. C　84. B　85. B　86. C　87. A　88. E　89. D　90. B
91. D　92. A　93. D　94. C　95. A　96. B　97. B　98. A　99. E　100. B

A3/A4型题
101. A　102. E　103. D　104. C　105. E　106. E　107. A　108. C　109. E

B型题
110. A　111. E　112. A　113. C　114. E　115. D　116. B　117. A　118. E　119. B
120. D　121. E　122. C　123. A　124. D　125. A　126. B　127. D　128. B

（沈宏荣　沈智豪）

第十五章　MRI检查技术

第一节　MRI检查技术问答

一、MRI检查前准备

（一）简述MRI的临床应用范围

1. MRI适用于任何部位的检查，包括颅脑、耳鼻咽喉、颈部、心肺、纵隔、乳腺、肝脾、胆道、胰腺、肾及肾上腺、膀胱、前列腺、子宫、卵巢、四肢关节、脊柱脊髓、外周血管等。

2. MRI适用于人体多种疾病的诊断，包括肿瘤性、感染性、结核性、寄生虫性、血管性、代谢性、中毒性、先天性、外伤性等疾病。

（二）简述MRI检查在各部位应用的优势

1. MRI在中枢神经系统中颅脑、脊髓的应用最具优势。对于肿瘤、感染、血管病变、白质病变、发育畸形、退行性病变、脑室系统及蛛网膜下腔病变、出血性病变的检查均优于CT。对后颅凹及颅颈交界区病变的诊断具有独特的优势。

2. MRI具有软组织高分辨特点及血管流空效应和流入增强效应，可清晰显示咽、喉、甲状腺、颈部淋巴结、血管及颈部肌肉。

3. 对纵隔及肺门淋巴结肿大，占位性病变的诊断具有特别的价值。但对肺内病变如钙化及小病灶的检出不如CT。

4. MRI根据心脏具有周期性搏动的特点，运用心电门控触发技术，可对心肌、心腔、心包病变、某些先天性心脏病做出准确诊断，且可对心脏功能做定量分析。MRI的流空效应，可直观地显示主动脉瘤、主动脉夹层等大血管疾患。

5. MRI多参数技术及快速和超快速序列在肝脏病变的鉴别诊断中具有重要价值，对鉴别肝脏良、恶性疾病很有帮助。通过水成像技术—磁共振胰胆管造影不需要造影剂即可达到造影目的，对胆囊、胆道及胰腺疾病的诊断有很大的价值。由于胰腺周围脂肪衬托，MRI可显示出胰腺及胰腺导管，MRCP胰腺疾病亦有一定的帮助，在对胰腺病变的诊断中CT与MRI两者具有互补性。

6. 肾与其周围脂肪囊在MRI图像上形成鲜明的对比，肾实质与肾盂内尿液形成良好对比。MRI对肾脏疾病的诊断具有重要价值，MRI不需造影剂即可直接显示尿液造影图像，对输尿管狭窄、梗阻具有重要价值。

7. MRI多方位、大视野成像可清晰地显示盆腔的解剖结构。尤其对女性盆腔疾病具有重要诊断价值，对盆腔内血管及淋巴结的鉴别较容易，是盆腔肿瘤、炎症、子宫内膜异位症、转移癌等病变的最佳影像检查手段。

8. MRI可清晰显示软骨、关节囊、关节液及关节韧带，对关节软骨损伤、半月板损伤、关节积液等病变的诊断具有其他影像学检查无法比拟的价值。对关节软骨的变性与坏死诊断，早于其他影像学方法。

（三）为什么磁共振检查有禁忌证？

MRI是利用磁场与特定原子核的磁共振作用所产生的信号来成像的，MRI系统的强磁场和射频场有可能使心脏起搏器失灵，也容易使各种体内金属性植入物移位，在激励电磁波的作用下，体内的金属还会发热而造成伤害。因此，MRI检查有绝对禁忌证和相对禁忌证。

对MRI检查的安全性，操作者一定要引起重视。检查者必须详细询问，弄清楚是否在禁忌范围，以及禁止将金属物品带入扫描室，以确保患者的人身安全及保证图像的质量。

（四）MRI 检查的禁忌证有哪些？

1. MRI检查的绝对禁忌证　是指会导致被检者生命危险的情况。如装有心脏起搏器者，装有铁磁性或电子耳蜗者，中枢神经系统的金属止血夹。现有部分心脏起搏器已能满足临床MRI检查的要求，检查前请仔细阅读该患者心脏起搏器产品说明书。

2. MRI 检查的相对禁忌证　是指有可能导致被检者生命危险或不同程度伤害的情况，通过接触金属器械后仍可进行检查的情况，以及对影像质量不利的情况。包括：

（1）体内有金属置入物，如心脏金属瓣膜、人工关节、固定钢板、止血夹、金属义齿、避孕环等。

（2）带有呼吸机及心电监护的危重患者。

（3）体内有胰岛素泵等神经刺激器患者。

（4）妊娠3个月以内的早孕患者。

（五）什么是投射效应？

导弹效应又称投射效应，是指铁磁性物体靠近磁体时，因受磁场吸引而获得很快的速度向磁体方向飞行。可对患者和工作人员造成灾难性甚至致命性伤害。因此，应禁止将铁磁性氧气活塞、推车、担架、剪刀、镊子等非MRI兼容性急救设备、监护仪器、呼吸器以及钥匙、硬币、发夹、手机、手表等金属物体带入扫描室内。

（六）MRI检查前应有哪些准备工作？

1. 认真核对MRI检查申请单，了解病情，查阅患者现有的检查资料，明确检查目的和要求。对检查目的要求不清的申请单，应与临床申请医生核准确认。

2. 确认患者有无禁忌证。嘱患者认真阅读检查注意事项，按要求做好准备。凡体内金属置入物（如心脏起搏器、金属关节、固定钢板、钢针、电子耳蜗等）的患者，应严禁做此检查。

3. 进入扫描室前嘱患者及陪同家属、陪同医生去除随身携带的任何金属物品（如手机、手表、刀具、硬币、钥匙、发卡、别针、磁卡、推床、轮椅等）并妥善保管，严禁将其带入检查室。

4. 给患者耐心解释扫描所发出的噪声，给患者提供听力保护帮助；告知患者检查所需大约时间，消除其恐惧心理，争取检查时的合作；嘱患者在扫描过程中不得随意运动；按检查部位要求训练患者呼吸、闭气，或平静呼吸；告知患者若有不适，可通过配备的通信工具与检查人员联系。

5. 婴幼儿、烦躁不安及幽闭恐惧症患者，应给适量的镇静剂或麻醉药物（由麻醉师用药并陪同），提高检查成功率。

6. 急危重患者必须做MRI检查时，应由临床医生陪同观察，所有抢救器械、药品必须齐备在扫描室外就近。

二、MRI特殊检查技术

（一）脂肪抑制成像技术有哪些？

在MRI成像中，为了更好地显示感兴趣区，为病变的检出和诊断提供重要信息，经常采用一些特殊的方法使脂肪或水的信号减小或消失，最常实用的方法就是饱和技术，还有水激励技术。饱和技术包括空间饱和技术、化学位移频率选择饱和技术、化学位移水–脂反相位饱和成像技术。

（二）简述化学位移频率选择饱和技术的原理

同一元素的原子由于化学结构的差异，在相同强度的磁场中其拉莫频率不同，这种频率的差异称为化学位移。由于化学位移效应，脂肪中质子的进动频率要比水分子慢3.5ppm，即约为150Hz/T。在不同场强的设备中其频率不同。

化学位移脂肪饱和抑制技术就是利用这种频率的差异，在成像序列的激发脉冲施加之前，预先发射一个或数个高频率选择性的预饱和脉冲，使脂肪频率的信号被饱和，只留下其他感兴趣组织的纵向磁化，这是脂肪抑制技术的主要手段。

（三）简述化学位移水脂反相位饱和成像技术的原理

由于化学位移效应，水质子较脂肪质子的进动频率稍快，因此，每过若干时间水质子与脂肪质子进动相位就会出现在相反的方向上，这种状态称为水–脂反相位。再过一定时间，如每过水比脂肪快整周所需的时间，水和脂的进动相位又一致，此为水–脂同相位。同相位时水和脂的信号相加，反相位时水和脂的信号相减、抵消，使信号幅度低者（脂肪）消失或降低，因此含有水和脂的部位信号下降明显。这种技术常被用于诊断肝脏的脂肪浸润。

场强不同，水与脂的频率差则不同，获取同相位和反相位图像的回波时间TE则不同。

（四）简述幅度选择饱和法的基本原理

幅度选择饱和法亦即反转恢复序列法，它是针对不同组织具有不同的纵向弛豫时间，在负180°磁化反转脉冲作用下，所有组织的纵向磁化都被转移至Z轴负向，脉冲停止后，各种组织的纵向磁化开始弛豫，负向磁化逐渐缩短，并向0值接近，通过0值后进一步向Z轴正向增长。

由于各种组织的T1值不同，其纵向磁化到达0值的时间也各不相同。如果选择一个特定时间TI进行信号激发与采集，此时某种组织的纵向磁化正好到达0值，则在MRI信号激发与采集时无法产生该组织的信号，即可饱和。通过设定不同的TI可以使各种不同组织被饱和。抑制脂肪组织信号的TI等于脂肪组织的69%。

如TI＝120～150毫秒（约等于脂肪的TI值）时，脂肪组织即被饱和，此为STIR技术；若TI＝2000～2500毫秒（约等于自由水的TI值）时，水即被饱和，此为T_2FLAIR序列。STIR和FLAIR序列都是利用该原理设计的。

（五）为什么STIR序列值得大力提倡？

STIR序列的优点是对场强依赖性低，对磁场的均匀度要求也较低，大FOV扫描也能取得较好的脂肪抑制效果，因此STIR值得大力提倡。

（六）化学位移伪影有何特征？

化学位移伪影主要发生在高场强MRI系统中。0.5T以下装置测量水和脂肪频谱几乎只有一个波峰，1.0T以上MRI系统可出现两个波峰，一个是水，另一个是脂肪。在场强1.5T时质子平均共振频率约63.5MHz，其水与脂肪的进动频率相差约222.25Hz，使同一像素内的水和脂肪在影像上的信号位置彼此分离移位，其在图像上表现为伪影效应。这种因化学位移现象而出现的伪影即为化学位移伪影，伪影的宽度取决于脂肪和水的进动频率的差值和像素在频率编码方向上的宽度。化学位移伪影仅发生在频率编码方向上，位移的距离与射频带宽成反比。

（七）简述化学位移成像的原理

化学位移成像利用化学位移原理获取成像容积中单一化学成分的图像称为化学位移成像（chemical shift imaging，CSI）。

1. Dixon法在自旋回波序列，选用不同的回波时间TE，分别采集水和脂肪的磁化矢量相位一致时（同相位像）和相位相反时（反相位像）的回波信号，然后将这两种信号相加即可得到删除脂肪信号，只有纯水质子信号的图像；如将两信号相减即可得到脂肪质子像。

2. 窄带频率选择法利用水和脂肪的化学位移频率差，直接涉及窄带频率选择性RF脉冲，在不加任何梯度的情况下，激发或饱和一种特定的化学物质（水或脂肪），而产生纯水像或脂肪像。

（1）成像序列开始前选择性激发脂肪，目的是在终像中消除脂肪。

（2）选择性饱和脂肪共振以使它在终像不产生信号。

（3）直接选择水频率激发水质子而产生纯水像，脂肪不被激发，不产生信号。

（八）简述脂肪的选择激发（CHESS法）的原理

脂肪的选择激发（CHESS法）　化学位移选择序列（chemical shift selective sequence，CHESS）以窄带频率选择脉冲开始，首先激发旋转脂肪质子至横平面，之后立即用一个破坏梯度散相脂肪的横向磁化矢量，使之为零。未激发的水质子仍在Z轴，紧接着开始成像序列对水进行成像，产生纯水像。

（九）简述脂肪选择性饱和的基本原理

脂肪的选择性饱和：用一个持续时间较长（几百毫秒）、中心频率在脂肪共振上的低强度矩形选择饱和脉冲加载整个成像体积上，脂肪磁化矢量绕B1场方向旋转很多次，同时伴随T1弛豫，最后脂肪磁化矢量在Z轴分量变为零，达到饱和，此时成像序列脉冲开始对未受激励的水质子进行成像。这种脂肪饱和是真正的饱和，不可能用180°脉冲或梯度反向恢复，只能通过T1弛豫恢复到热平衡值。

（十）简述水选择激发的基本原理

水的选择激发：用一窄带频率选择性脉冲对准水质子共振，只激发水质子不激发脂肪，参数纯水像。在三维梯度回波序列中使用一对RF脉冲把脂肪磁化矢量留在纵向而把水的磁化矢量转到横向平面，然后对水成分在3个空间方向编码稳态运行，回波时间可短到3毫秒，可得到纯水的三维图像。

（十一）什么是MRI水成像？水成像的基本原理是什么？

1. MRI水成像　又称液体成像，是近年来发展迅速的磁共振成像技术之一，它是指使用重T_2WI技术，使实质器官及流动血液呈低信号，而长T_2静态或缓慢流动液体呈高信号，犹如直接注入对比剂后的造影像一样，形成鲜明影像对比图像的MRI成像技术。

2. 水成像的基本原理　磁共振水成像技术主要是利用静态液体具有长T_2弛豫时间，在重T_2加权像上，所采集的图像信号主要来自于胆汁、胰液、尿液、脑脊液、内耳淋巴液等流动缓慢或相对静止的液体，其他组织的信号强度很低甚至几乎没有信号，从而达到显示人体内含水管腔形态的目的。

（十二）MRI水成像技术包括哪些？有哪些优点？

1. 常用的MRI水成像　包括MRI胰胆管成像、MRI尿路造影、MRI脊髓成像、MRI内耳迷路成像、MRI涎腺成像和MRI输卵管成像、MRI泪道造影、MRI脑室系统造影等。

2. MRI水成像的优点　主要是：

（1）为无创伤性技术，无须插管，也无操作技术问题。

（2）安全，不用对比剂，无对比剂不良反应问题。

（3）获得多层面、多方位图像。

（4）适应证广，凡不适于做ERCP、排泄性尿路造影、逆行肾盂造影等患者均可用此方法。

（十三）MRI水成像主要成像序列有哪些？

1. 屏气、2D、多层、HASTE加脂肪抑制序列。

2. 屏气、2D、多层、HASTE IR加脂肪抑制序列。

3. 屏气、2D、多层或薄层、多回波链TSE序列。

4. 3D、高分辨TSE加脂肪抑脂序列。

5. 3D-CISS（STEAM）序列。

（十四）磁共振血管造影技术有哪几种？

磁共振血管造影技术有3种：时间飞跃法MRA、相位对比MRA及对比增强MRA。

（十五）什么是流动效应？

在MRI中，流体具有多种多样的流动特性，流动特性是MRI影像对比度的一种决定因素。在各种不同成像序列或相同序列不同参数下，不同流动特性的流体组织MRI影像呈现不同的信号强度，并且与周围静止组织之间产生不同对比度的现象，就是流动效应。以层流来分析流体的信号表现。血流信号取决于流体的饱和效应和相位效应。

（十六）简述流体的饱和效应

1. 流入相关增强　是指高速流动的自旋流进被饱和的激发容积内而产生比静态组织高的MRI信号，也称流入效应或时间飞跃效应。成像容积内的静态组织经多次激励，而处于饱和状态。成像容积外的流体未受到短TR脉冲序列的反复激励而保持高幅度的纵向磁化，在下一次脉冲激励时，产生很高的MRI信号，因而流体与静态组织形成高对比信号图像。流入相关增强信号的强弱与脉冲序列的TR、成像容积的厚度及流体的速度密切相关。当流速V=层厚/TR时，流体的信号强度最大。

2. 流出效应　与流入相关增强效应相反，高速流动的流体也可产生流出效应，流出效应使流体的信号丢失，称为流空或黑血。程度取决于脉冲序列、血流速度、层面厚度。在SE序列中，流出效应与流速及TE成正比，与层厚D成反比。当流速=2D/TE时，流体信号为0，此时称流空或黑血。

（十七）什么是相位漂移效应？能产生哪两种效应？

1. 相位漂移（phase shift）效应　在梯度磁场中，运动自旋都会产生相位变化，包括相位位移，流动效应及水分子的弥散运动等。这种单个自旋在梯度磁场中相位改变，称相位漂移效应。

2. 相位漂移能产生两种效应。

（1）空间效应：它是由于质子群的质子磁化的相位位于管腔内不同半径位置所致。层流区相位弥散使信号丢失；层流的偶数回波自旋相位重聚，是信号增强。

（2）时间效应：它是相位的相关变化。时间效应与搏动及湍流有关，产生变化的信号强度形成鬼影。

（十八）什么是相位弥散？

相位与信号强度有直接关系，如果同一体素内的自旋具有不同的相位漂移，其信号下降，这种现象称为相位弥散。一个体素的信号随弥散增加而减少，当相位弥散达到或超过360°时则完全消失。任何原因所致的磁场不均匀，都将导致相位弥散及信号下降。梯度磁场是MRI成像中相位相关流动效应的直接原因。

（十九）决定相位移位的因素有哪些？

流动自旋质子发生相位位移，决定的因素如下：

1. 梯度的强度与梯度脉冲的持续时间积分。

2. 双极梯度正反两叶之间的间距时间。

3. 高切变率流速所致的相位弥散。

（二十）什么是流速编码梯度？

在双极梯度脉冲，运动自旋间的净相位与其速度成正比，与梯度面积成正比，与正反梯度间隔时间成正比。因此，可通过净相位大小检测流体的流速。能够使某一特定流速的自旋净相位为180°的梯度称为流速编码梯度Venc，用于相位对比血管造影。单纯使用去相位梯度可使运动自旋的相位弥散达到或超过360°，从而消除流动自旋的信号，用于"黑血"技术。

（二十一）什么是流动补偿？

双极梯度磁动量产生的净相位，可通过一组大小相等的"反向"双极梯度磁动量的"对抗"作用，使流动自旋的净相位为0，这种方法称为流动补偿（flow compensation，FC），又称梯度运动相位重聚。所谓偶数回波效应就是基于这一原理，在首次回波不采集信号，在第二次回波时采集信号，此时流动自旋相位完全重聚，信号达最高水平。

（二十二）简述时间飞跃法的基本原理

时间飞跃法（time-of-flight magnetic resonance angiography，TOF-MRA）基于流体饱和效应中的流入相关增强效应，该技术一般采用TR较短的快速扰相GRE T_1WI序列进行采集，成像容积或层面内的静止组织被反复激发而处于饱和状态，磁化矢量很小，从而抑制了静止的背景组织；而成像容积之外的血液没有受到射频脉冲的饱和，当血液流入成像容积或层面时就具有较高的信号，与静止组织之间形成较好的对比。将这些具有TOF效应的连续层面连接在一起，便可产生血流的整体、连续影像，即为TOF-MRA。

（二十三）提高TOF-MRA流动静止对比的方法有哪些？

1. 减少激励角度，使静态组织信号下降。

2. 减小激发容积厚度，以减小流入饱和效应。

3. 多块容积激发 将一个较大容积分成多个薄块激发，以减小流入饱和效应。

4. 背景信号抑制 用磁化传递抑制技术抑制背景大分子信号，突出流体信号。

5. 信号等量分配技术 又称倾斜、优化、非饱和激发，激发角度随流入层面逐渐增加，以减小流入饱和效应的信号下降。

（二十四）简述2D-TOF与3D-TOF-MRA的比较

1. 2D-TOF流入饱和效应小，对慢流、血流方向一致的血管显示好，背景组织信号抑制较好；3D-TOF流入饱和效应明显，成像块厚受血管流速制约，信噪比好。

2. 2D-TOF空间分辨率差，体素较大，相位弥散强，弯曲血管信号有丢失，容易出现假象；3D-TOF层厚较薄，空间分辨率高，对复杂弯曲血管的信号丢失少。

3. 相同容积2D-TOF较3D-TOF成像时间短。

（二十五）简述相位对比法的基本原理

相位对比法（phase contrast MRA，PC-MRA）的原理是基于流体的相位效应。一组具有流速编码的相位图像与一组具有流动补偿的相位图像的"差图像"，即为表现流体和流向的相位对比图像。

（二十六）简述相位对比法成像的决定因素及2D-PC MRA的临床应用

1. 相位对比法成像的决定因素　当序列的流动敏感度过高时，则流动自旋在两种状态的相位差太小，血管信号强度不足；当序列的流动敏感过低时，目标血管的流动自旋两种状态的相位差超过+180°或小于–180°，称为相位"回卷"，高速流动自旋都表现为低信号。因此PC-MRA成像的位移决定因素是流体的流速。

2. 临床应用　2D-PC MRA常用于慢流静脉及静脉窦成像，及流体的流量分析。

（二十七）简述对比增强磁共振血管造影的原理

CE–MRA就是利用静脉内注射的对比剂，在血管内产生缩短T_1效应，然后利用超快速且权重很重的T_1WI序列来记录这种T_1弛豫差别。

（二十八）如何设定最佳数据采集时间？

根据对比剂到达各级动脉血管的首过时间和各级静脉的循环时间，设定最佳数据采集时间，使目标动脉或静脉与周围组织形成最强对比。

常用循环时间计算法或透视触发技术或自动触发技术，来确定扫描序列的启动。循环时间即对比剂开始注射到目标血管内对比剂达到峰值所需的时间。获得循环时间后，从开始注射对比剂到启动扫描序列的延时时间可以按以下公式计算：

1. 如果是K空间循序对称填充，TD=循环时间–1/4TA

2. 如果是K空间中心优先采集，则TD=循环时间。TA为扫描序列的采集时间。

（二十九）MRA图像的后处理技术有哪些？

MRA图像的后处理技术有最大密度投影，多平面重建，容积再现，表面遮盖显示等，最实用的图像处理方法是MIP。

（三十）MRA的临床应用有哪些优点？

MRA与其他一些临床血管造影检查方法相比，有以下优点：

1. 是一种无损伤的检查技术。

2. 患者无须注射对比剂，特别适用于静脉血管弹性差、肝肾功能障碍的老人。

3. 可做三维空间成像，也能以不同角度成像，360°旋转观察。

4. 可部分替代有创伤性的血管造影检查，相比之下MRA费用低。不足表现为对于垂直大血管走行的分支血管容易产生假象，特别是颈动脉分叉部血管最明显。

（三十一）什么是扩散成像、扩散系数、各向同性扩散及各向异性扩散？

1. 扩散成像　又称弥散成像，是利用扩散运动敏感的脉冲序列检测组织的水分子扩散运动状态，并用MRI图像的方式显示出来。

2. 扩散系数　扩散系数D是以一个水分子单位时间内自由随机扩散运动的平均范围（距离）来量度的，其单位是mm^2/s。

3. 各向同性扩散　在均匀介质中，任何方向的D值都相等，这种扩散称为各向同性扩散。

4. 在非均匀的介质中，各方向的D值不同，这种扩散称为各向异性扩散。扩散系数除反映分子的扩散运动特性外，尚与扩散环境的介质有关。

（三十二）扩散加权的主要用途是什么？

在临床上，扩散加权成像在脑梗死检测中具有重要的临床价值，脑组织在急性或超急性梗死期，在扩散加权上表现为高信号区，而T_1、T_2加权成像变化不明显；也可观察白质束改变，用于肿瘤的评价。现扩散加权在肝胆、胰腺、乳腺、前列腺、直肠等部位也得到了广泛应用。

（三十三）什么是MRI灌注成像？灌注成像有哪几种方法？

1. MRI灌注成像　就是将组织毛细血管水平的血流灌注情况，通过磁共振成像方式显示出来，从磁共振影像角度评估局部的组织活力及功能。MRI灌注成像可以描述血流通过组织血管网的情况，通过测量一些血流动力学参数，来无创地评价组织的血流灌注状态。

2. 灌注成像的方法　灌注成像可以利用外源性示踪剂（顺磁性造影剂）或内源性示踪剂（自身血流）作为扩散示踪物。注射外源性示踪剂产生灌注成像的方法，称对比剂团注示踪法；利用内源性示踪物产生灌注成像的方法称动脉血流自旋标记法。

（三十四）简述对比剂团注示踪法的原理及方法

利用团注磁共振顺磁性对比剂（Gd–DTPA）产生的"质子—电子—电子偶极质子效应"，对比剂瞬间首过时，使成像组织的T_1、T_2值缩短，尤以T_2值缩短明显。同时利用超快速成像方法来获得成像的时间分辨率，观察在静脉团注顺磁性对比剂后微循环周围组织的T_1、T_2^*值的变化率，进一步计算组织血流灌注的方法。

（三十五）简述动脉血自旋标记法的原理

利用自身的动脉血液为示踪剂，这一技术要求到达采集区域的动脉血流处于磁饱和状态。在血流到达脑部之前（颈部），必须进行自旋饱和处理。饱和状态的自旋质子流入脑组织与局部血管床内外质子进行交换，使局部脑组织的信号下降。通过测量兴趣区脑组织影像信号的强度，并研究其是否受动脉血流自旋标记的影响，可以获得局部脑组织的灌注信息。实际上，这些组织磁化强度的改变，依赖于组织的T_1值及局部的血流量。ASL方法中，最基本的问题是要区分流入动脉血液中和感兴趣组织中的水。

（三十六）MRI灌注成像的临床应用有哪些？

用于脑梗死及肝脏病变的早期诊断、肾功能灌注。对比剂引起的T_1增强效应适应于心脏的灌注分析。T_2成像所需要的对比剂剂量通常是标准剂量的1.5～2倍。目前，磁共振Gd-DTPA灌注成像是半定量分析，定量研究还需获得供血动脉内的对比剂浓度变化、Gd-DTPA的组织与血液的分配系数等。

（三十七）什么是磁共振波谱成像？

磁共振波谱成像（magnetic resonance spectrum，MRS）是利用化学位移进行MR波谱扫描，分析生化物质结构及含量的MR成像技术。可无创性观察活体组织代谢及生化变化的技术，对疾病诊断有一定作用。

（三十八）什么是点分辨波谱？

点分辨波谱（point resolved spectroscopy，PRESS）通过使用以水的共振频率为中心发射窄带宽的饱和脉冲使水被饱和，然后再行激发和采集，有利于观察低浓度且与其他化合物重叠的代谢物峰，如谷氨酰胺（Glx）、r-氨基丁酸（GABA）等。

（三十九）MRS在临床上有哪些定位方法？

MRS空间定位技术精确是确保MRS有效性的关键技术。目前临床应用比较广泛的在体MRS定位技术有活体影像选择波谱、激励回波探测法、点分辨波谱法、化学位移成像定位方法等。

（四十）MRS临床应用于哪些方面？

MRS在脑、心脏、肝脏、肾脏、骨骼肌、前列腺等方面的应用都有研究。MRS是目前唯一一种能无创探测活体组织化学特性的方法，对疾病中代谢改变的潜在敏感度很高，故能提供早期病变检测信息；它提供的是定量的化学信息，一般以数值或图谱来表达。

（四十一）简述磁敏感加权成像技术

磁敏感加权成像（susceptibility weighted imaging，SWI）是一个三维采集，完全流动补偿的、高分辨率的、薄层重建的梯度回波序列，它所形成的影像对比可充分显示组织之间内在的磁敏感特性的差别，如显示静脉血、出血（红细胞不同时期的降解成分）、铁离子等的沉积等。

（四十二）简述磁敏感加权成像技术的基本成像原理

与传统的梯度回波采集技术不同，SWI运用了分别采集强度数据（magnitude data）和相位数据（phase data）的方式，在此基础上进行数据的后处理，可将处理后的相位信息叠加到强度信息上，强调组织间的磁敏感性差异，形成最终的SWI图像。

（四十三）磁敏感加权成像技术有哪些临床应用？

由于SWI对去氧血红蛋白等顺磁性成分敏感，因此在小静脉的显示上有其独到的优势。目前临床上主要应用于中枢神经系统，包括脑创伤的检查、血管畸形尤其是小血管及静脉畸形的检查、脑血管病、退行性神经变性病以及脑肿瘤的血管评价等。

三、人体各部位MRI检查技术

（一）简述颅脑MRI成像技术的基本原则

1. **体位** 患者仰卧位，头先进，使人体正中矢状面与床面长轴一致。定位中心对检查部位中心及线圈中心。

2. **线圈** 头颅正交线圈/头颈联合线圈。

3. **平扫常规组合序列** 横断位T_2WI、T_1WI、FLAIR-T_2WI，加矢状位或冠状位T_2WI或T_1WI。

4. **拟增强扫描时**，扫T_1WI或T_1WI+脂肪抑制。3个方位均选，层位置、层厚及层间隔均与平扫保持一致。手推静脉注射MRI对比剂后开始增强序列扫描，剂量0.2mL/kg体重或遵药品使用说明书。

5. **扫描参数的设定**

（1）几何参数：2D序列层厚5～6mm，层间隔≈10%～20%×层厚，FOV 200～250mm，矩阵约等于或大于256×192。空间分辨率像素≤1×1。激励次数≥1。3D序列层厚0.5～2mm，层间隔0，FOV 240mm×240mm，矩阵320×320。具体视其他参数及MRI机型而适当调整。

（2）成像参数：T_2WI序列：TR 2000～6000毫秒，TE 80～130毫秒；T_1WI序列：TR 300～700毫秒，TE 10～30毫秒；FLAIR-T_2WI序列：TR 8000毫秒以上，TE 80～130毫秒，TI 2000毫秒以上；FLAIR-T_1WI序列：TR 1000毫秒以上，TE 10～30毫秒，TI 800～900毫秒；3D-T_1梯度回波序列：TR 8.2毫秒，TE 3.2毫秒，相位编码方向：横轴位取左右方向，矢状位取前后向，冠状位取左右向。具体视其他参数及MRI机型而适当调整。

（二）简述颅脑MRI成像技术要点

1. **成像扫描方位的设定**

（1）横轴面：扫描基线在矢状面像上平行于前—后联合连线（A-P线），在冠状面像上平行于两侧脑底连线。范围包含全脑（枕骨大孔—大脑顶）。

（2）矢状面：扫描基线矢状面平行于大脑矢状裂，范围包含两侧颞叶或以覆盖病变区域为主。

（3）冠状面：冠状面平行于脑干及延髓纵轴，范围包含病变兴趣区或覆盖全脑。

2. **成像序列的选择**

（1）平扫常规组合序列：横断位T_2WI、T_1WI、FLAIR-T_2WI，加矢状位或冠状位T_2WI或T_1WI。

（2）颅脑两侧壁病变如硬膜外出血、脑膜瘤等，平扫可行冠状位扫描替换矢状位。

（3）早期出血、细小出血点可加磁敏感序列。

（4）平扫T_1WI像有高信号病灶时，加T_1WI-脂肪抑制序列（T_1WI-FS）。

（5）早期脑梗死或肿瘤病变或诊断需要时可加弥散加权序列。

（三）简述鞍区MRI成像技术要点

1. 成像扫描方位的设定

（1）矢状面、冠状面扫描基线分别平行于垂体柄长轴，范围包含鞍区及（或）病灶兴趣区，FOV大小至少包含硬腭至胼胝体顶。

（2）扫描方位以冠状面、矢状位为主，辅以横轴位。

2. 成像序列的选择

（1）平扫常规组合序列：矢状位T_1WI及T_2WI，冠状位T_1WI及T_2WI。

（2）鉴别出血或脂肪成分，需加做T_1WI–FS序列。

3. 增强扫描

（1）垂体微腺瘤：快速静脉注射对比剂的同时即开始冠状面动态增强序列扫描，注射速率3mL/s，剂量0.2mL/kg体重（或遵药品使用说明书），再辅以矢状面及冠状面普通增强扫描。

（2）非垂体微腺瘤（大于1cm病变）：一般情况下可行普通增强扫描，即以较慢的速率静脉注射对比剂后再开始普通增强序列扫描，对比剂剂量0.2mL/kg体重（或遵药品使用说明书）。

（四）简述颞叶与海马MRI成像技术要点

1. 成像扫描方位的设定

（1）横轴面：扫描基线在矢状面像上平行于AC –PC线。

（2）矢状面：扫描基线平行于大脑矢状裂，范围包含两侧颞叶。

（3）斜横轴面：扫描基线在矢状面像上平行于海马前后长轴线，范围包含颞叶及海马。

（4）斜冠状面：扫描基线在矢状面像上垂直于海马前后长轴线，范围覆盖颞叶及海马（自颞叶前缘至胼胝体压部后缘）。

2. 成像序列的选择　常规组合序列为横轴T_2WI/T_2–FLAIR，矢状面T_2WI，斜横轴面T_2WI、T_1WI、T_2WI–FLAIR，加斜冠状面T_1WI–FLAIR/3D–T_1WI。

（五）简述脑桥小脑角MRI成像技术要点

1. 成像扫描方位的设定

（1）横轴面：扫描范围包含脑桥上界至延髓枕大孔水平，扫描基线平行A-P线，在冠状位像上平行两侧脑底连线。

（2）冠状面：在矢状位像上平行于脑干及延髓上下长轴线。

（3）矢状面：头颅标准矢状位。

2. 成像序列的选择

（1）横轴面：薄层2D序列T_2WI、T_1WI、T_2–FLAIR，或3D–T_2WI、3D–T_1WI。必要时（如胆脂瘤）T_1WI序列加脂肪抑制技术。

（2）冠状面：T_1WI/T_2WI。

（3）矢状面：T_1WI/T_2WI。

（4）增强扫描时序列选2D-T_1WI-FS，或3D-T_1WI-FS。

（5）对于面听神经病变、内听道病变、颞岩骨病变等，可行脑桥小脑角区薄层高分辨率特殊序列扫描。

3. 对面肌痉挛症等欲观察三叉神经、面神经颅内段与血管襻、比邻关系时，需将各向同性空间分辨率横断面扫描的3D-T_1WI、3D-T_2WI序列图像进行MPR重建及曲面重建，多角度多方位显示血管和神经的比邻关系。

（六）简述颅脑3D-TOF-MRA的成像技术要点

1. 成像序列　3D-TOF-FLASH 快速梯度回波序列。

2. 成像方位　横轴面扫描。以Willis环为中心，上至胼胝体顶，下至延枕大孔，或包含靶血管区域。在矢状面图像上设置扫描层面与多数颅内动脉走行垂直或成角，或与A-P线平行，在冠状面图像上与两侧颞叶底部连线平行，在横断面像上调正视野。

3. 扫描参数　TR选"最短"，TE选"out of phase"，翻转角=15°，带宽35Hz，矩阵320×256，FOV 220mm×220mm，层厚1.2mm，层间距0，3～4个3D块，每块重叠（重叠覆盖1～2mm）衔接扫描。预饱和带设置在扫描区域上方（颅顶），以饱和矢状窦及其引流静脉血流信号（不显影）。运用流动补偿（flow compensation）技术，以增强血流信号及消除流动伪影。应用磁化传递（magnetization transfer，MT）和脂肪抑制（fat suppression，FS）技术，以抑制背景静止组织和脂肪组织信号，提高血管高信号与周围背景静止组织信号的对比。运用并行技术和层面选择方向内插技术，可提高成像速度及层面选择方向的分辨率。

4. 后处理　将所得原始图像进行最大强度投影MIP重建，产生三维血管解剖图。MIP图做任意方位、角度旋转重建；亦可对兴趣区进行靶MIP重建，减少背景噪声，提高兴趣区血管病变的检出率。

（七）简述颅脑2D-TOF-MRIV的成像技术要点

1. 成像序列　2D-TOF-FLASH 快速梯度回波序列。

2. 成像方位　可采用斜矢状面扫描。在横轴位定位像上设置扫描层面与颅脑正中矢状面呈10°～20°夹角，扫描范围覆盖两侧乙状窦外缘。

3. 扫描参数　TR=最短，TE=最短，翻转角=70°，矩阵320×224，带宽31Hz，FOV 220mm×220mm，层厚1.2mm，层间距0，预饱和带设置在扫描区域下方（颌顶部），以饱和动脉血管血流信号（不显影）。运用流动补偿技术、磁化传递技术、脂肪抑制技术、并行采集技术、层内插技术，以提高血管成像质量。

（八）简述颅脑3D-PC-MRA/MRIV的成像技术要点

1. 成像序列　3D-PC 快速梯度回波序列。

2. 成像方位　横轴面扫描。在矢状面定位像上设置3D横断面扫描块，与A-P线平行，在冠状面像上与两侧颞叶底部连线平行。

3. 扫描参数　TR＝最短，TE＝最短，翻转角＝8°，矩阵320×192，带宽62.5Hz，FOV 220mm×220mm，层厚1.2mm，层间距 0。流速编码值0～70cm/s，比预设值流速高的血流产生高信号，比预设值流速低的血流信号降低或消失，运用流动补偿技术、层内插技术，以提高血管成像质量。

（九）PC–MRA与TOF–MRA 比较有哪些优点和缺点？

3D–PC–MRA/MRIV与2D–TOF–MRIV及3D–TOF–MRA比较，有以下优点：

1. 仅血流呈高信号，背景抑制优于后两者。

2. 空间分辨率高。

3. 成像容积内信号均匀一致。

4.有很宽的流速敏感范围，选择不同的流速编码值可显示动脉或静脉，流速编码值10～40cm/s，显示静脉，流速编码值＞70cm/s，显示动脉。

5. 能定量和定性分析　3D–PC–MRA/MRIV可用于分析可疑病变区的细节，检查流量与方向。大量血肿未吸收时，观察被血肿掩盖的血管病变。

缺点：在中、低场磁共振成像时间较长，可根据病情酌情应用，注意流速编码要大于所观测的血流速度。

（十）简述3D–CE–MRA的成像技术要点

3D–CE–MRA主要用于颅脑大面积血管病变。可在不同期相观察到动脉或静脉病变，亦可作减影突出显示血管病变。与上述血管成像方法不同的是，CE–MRA需注射顺磁造影剂。

1. 方法　以19G留置针建立肘静脉通道，以三通连接管分别接钆对比剂Gd–DTPA 0.2～0.4mmol/kg 体重及等量生理盐水。手推或高压注射器团注。先扫蒙片，然后启动透视序列扫描并注药，看到颈内动脉显影后即转入MRA序列扫描，连续扫描2期（动脉期和静脉期）。

2. 后处理　将动脉期和静脉期的图像分别与注射对比剂前的蒙片图像进行减影处理，即得到背景抑制的血管造影像，再将其进行MIP重建即可产生连续的三维血管影像。

（十一）简述脊柱MRI扫描技术要点

1. 患者体位　患者仰卧位，使人体正中矢状面与床面长轴中线一致，固定头部，肩部紧贴线圈，头部不能旋转并用三角垫固定头部，双手置于身体两边。

2.线圈

（1）颈椎：脊柱相控阵线圈或头颈部联合线圈。

（2）胸椎：脊柱相控阵线圈。

（3）腰椎：脊柱相控阵线圈。

3. 定位中心

（1）颈椎：下颌联合下缘。

（2）胸椎：胸骨上窝与剑突连线中点。

（3）腰椎：脐上3cm。

4.扫描方位

（1）矢状位（T_1WI、T_2WI）：外伤、肿瘤、结核、感染性病灶加扫T_2WI+脂肪抑制技术。

1）颈椎扫描中心在颈4水平，频率编码方向为A/P向（选择无相位卷褶），放置前饱和带，使其平行于下颈椎，流动补偿选择频率方向，以减少脑脊液流动及吞咽、呼吸及血管搏动等带来的伪影。

2）胸椎扫描中心在$T_{6\sim7}$水平，频率编码方向为A/P向（选择无相位卷褶），放置前饱和带，流动补偿选择频率方向。

3）腰椎扫描中心在L_3水平，频率编码方向为A/P向（选择无相位卷褶），放置前饱和带，流动补偿选择频率方向。

（2）横断位（T_2WI）：定位线应平行于椎间盘，频率编码方向为左右向并放置前饱和带，流动补偿选择层面方向，以减少吞咽及颈部血管搏动的影像；层面上下也放置饱和带，以减少血流对层面的影像。

（3）冠状位（T_1WI、T_2WI）：寰枢椎畸形及外伤、椎管内占位病变及观察脊神经根时应加冠状位。

（十二）简述MRI脊髓造影成像技术要点

1.相关准备及线圈同脊柱MRI。

2.扫描技术先行脊椎MRI常规检查，根据平扫图像，定位做MRM检查。

3.扫描序列

（1）单次屏气3D块重T_2WI TSE，采集时间仅数秒/幅。

（2）2D多层薄层HASTE序列。

（3）多层薄层HASTEIR FS序列。

4.后处理 最大强度投影重建，删除影像脊髓显示的其他影像（如胃、肠等）。

（十三）简述眼部MRI扫描技术要点

1.患者体位 患者仰卧，使人体及头部长轴与床面长轴一致，患者目视正前方后闭目，嘱患者眼球保持不动。

2.定位中心 对准鼻根部。

3.扫描方位 横轴位、冠状位及斜矢状位。

（1）横轴位（T_1WI、T_2WI）：选用矢状位视神经显示清楚的层面作为定位图像，使定位线与视神经平行，范围包括眼眶上下缘，频率编码方向：A/P向，添加匀场框，T2加脂肪抑制，增强扫描采用T_1WI–FS序列。

（2）冠状位（T_2WI）：选用横轴位图像做为定位像，扫描范围后界要包括视交叉，前界到双眼球后缘，频率编码方向：S/I向，添加匀场框，T_2加脂肪抑制，增强扫描采用横轴位T₁WI–FS序列。

（3）斜矢状位（T₂WI）：取横轴位视神经清楚的层面，扫描线平行于视神经，添加匀场框。

4.眼眶扫描注意事项

（1）眼眶内脂肪丰富，T₂WI像上病变多为高信号，病变容易被脂肪所掩盖，因此T₂WI要加脂肪抑制技术，用以抑制高信号的脂肪。T₁WI一般不加脂肪抑制技术，因为大多数框内占位性病变为长T₁（低信号），有脂肪的衬托有利于对病变的自然显示及观察。如疑为脉络膜黑色素瘤则T₁WI加脂肪抑制，T₂WI不加脂肪抑制，因黑色素瘤在T₁WI上为高信号，T₂WI为低信号。这是由于黑色素瘤细胞内有较多顺磁性物质，使肿瘤的T₂和T₁值缩短，形成与一般肿瘤MRI信号相反的信号特征。

（2）眼眶内血管性病变：如眼眶静脉曲张、颈动脉海绵窦瘘等，除常规扫描外，还要做俯卧检查及血管成像，这对明确病变性质及其部位更有帮助。眼眶静脉曲张在平卧及立位时眼眶压力不高，眼球位置正常或轻度内陷，加压检查后眼球压力增高，突出明显，更能清楚显示病变。颈静脉海绵窦多数为外伤所致，表现为搏动性眼球突出，临床上又称红眼短路综合征。该病变眼球突出，眼上静脉扩张，眼肌增粗等静脉回流受阻表现，同时双侧海绵窦区血管结构紊乱。MRA采用TOF法，范围自枕骨大孔至胼胝体。预饱和带加在扫描范围上侧，以饱和静脉血管。

（3）检查眼肌病变，有时候需要高信号脂肪的衬托，所以不加脂肪抑制技术，有利于对病变的显示。眼肌病变和眼眶内占位性病变均需做GD–DTPA增强扫描。增强扫描T₁WI的所有脉冲序列均加脂肪抑制技术，以去除高信号脂肪对肿瘤增强信号的干扰。

（十四）简述鼻及鼻窦MRI扫描技术要点

1.体位及定位中心　同颅脑体位，定位中心对眉心。

2.扫描方位　横轴位、冠状位及矢状位。

（1）横轴位（T₁WI、T₂WI）：同颅脑横轴位。

（2）冠状位（T₂WI）：选用横轴位图像作为定位像，扫描范围后界要包括视交叉，前界包括上颌窦前缘

（3）矢状位（T₂WI）：取横轴位或冠状位做定位像，范围包括双侧上颌窦外缘。

（十五）简述鼻咽部MRI扫描技术要点

1.体位及定位中心　同颅脑体位，定位中心以鼻尖为中心。

2.扫描方位　横轴位、冠状位。

（1）横轴位（T₁WI、T₂WI）：范围上至垂体，下至软腭下缘，T₂加脂肪抑制。

（2）冠状位（T₂WI）：选用横轴位图像做为定位像，扫描范围后至脊髓前缘，前至前颅凹前缘。

（十六）简述内耳MRI扫描技术要点

1.体位及定位中心　同颅脑体位，定位中心对双侧外耳孔连线。

2.扫描方位　横轴位、冠状位。

（1）横轴位（T_1WI、T_2WI）：以听神经为中心薄层扫描。

（2）冠状位（T_2WI）：选用横轴位有听神经层面的图像做为定位像，扫描范围以听神经为中心，包括耳蜗、前庭、半规管。

（十七）简述内耳水成像的扫描技术要点

内耳水成像是直接显示膜迷路内含液腔，采用FIESTA（CISS）序列，使内耳膜迷路中的液体和周围的骨质间形成较强的信号对比。

1.体位摆放标准同颅脑扫描，所有重建图像标准化。

2.选用头部正交线圈或头颈联合线圈。

3.分别在冠状位和横断面上定位，小FOV、较大矩阵，以提高空间分辨率；多次采集，以提高信噪比。

4.图像后处理原始图像经MIP重建，显示内耳的立体形态。

（十八）简述口咽部MRI扫描技术要点

1.体位及定位中心　同颅脑体位，定位中心对准口唇中心。

2.扫描方位　横轴位、冠状位及矢状位。

（1）横轴位（T_1WI、T_2WI+FS）：范围上自硬腭，下至C_5水平。

（2）矢状位（T_2WI+FS）：在横轴位图像上定位，将舌部两侧包全。

（3）冠状位（T_2WI+FS）：在正中矢状位及横轴位上定位。

（4）口咽部以舌癌为多见，平扫T_2加脂肪抑制，增强扫描三个方位均加脂肪抑制。

（十九）简述喉部MRI扫描技术要点

1.体位定位中心　同颅脑体位，定位中心对准下颌下缘。

2.扫描方位　横轴位、冠状位及矢状位。

（1）横轴位（T_1WI、T_2WI+FS）：范围C_3至C_7水平。

（2）矢状位（T_2WI+FS）：在横轴位及冠状位上定位，将喉部两侧包全。

（3）冠状位（T_2WI+FS）：在正中矢状位及横轴位上定位，范围椎体后缘至颈部前缘。

（4）喉部常常要了解周围的浸润情况，有无颈部淋巴结转移等。矢状位及冠状位要薄层扫描。T_2WI要加脂肪抑制。

（二十）简述颈部MRI扫描技术及注意事项

1.体位及定位中心　体位同颅脑，定位中心对准下颌下缘。

2.扫描方位　横轴位、冠状位。

（1）冠状位（T_2WI+FS、T_1WI）：范围前至颈部前缘，后至椎管后缘。

（2）横轴位（T_1WI、T_2WI+FS）：范围视冠状位图像上病变范围而定。

3.颈部检查的注意事项如下：

（1）甲状腺病变扫描范围上自甲状软骨上缘，下至胸骨柄上缘。以横断面和冠状面为主。T_2WI要加脂肪抑制。T_1高信号病变，要注意加脂肪抑制。

（2）颈部包块扫描方法与喉部相同，但要根据病变大小来决定扫描层厚。T_2WI像均须加脂肪抑制，并且要增强扫描做定性诊断。增强扫描3个方位均加脂肪抑制。

（3）为消除来自颈部搏动血管伪影的干扰，可在扫描范围上、下方使用空间预饱和带并选用流动补偿技术。

（二十一）简述肺/纵隔的MRI扫描技术要点

1. 线圈　采用体部阵列线圈。

2. 体位　受检者仰卧，头先进或足先进。双手上举平放于头两侧或自然伸直放于身体两侧。采用屏气或呼吸门控采集。如采用呼吸门控采集，将呼吸门控感应器绑于或用腹带加压于受检者腹部或胸部随呼吸动作起伏最明显的部位。线圈长轴与人体及检查床长轴一致，并适度绑紧或加压，以使感应器气囊随呼吸产生气压变化，从而在呼吸监控显示器上显示呼吸波。定位线对线圈中心及胸部上下中心。训练受检者吸气或呼气后闭气，嘱受检者在检查过程中勿动及不要咳嗽。

3. 平扫　肺/纵隔MRI常规做横轴面T_2WI及T_1WI-呼吸门控或屏气采集、梯度回波T_2WI及T_1WI-闭气序列；斜冠状面T_2WI及T_1WI-呼吸门控或屏气采集，斜冠状面扫描层面平行于气管及支气管主干；必要时做矢状面成像。

4. 增强扫描　采用梯度回波T_1WI+抑脂-屏气序列，行横、斜冠状面扫描，必要时加矢状面扫描，亦可采用3D-GRE-T_1WI容积成像序列作多期动态扫描。

5. 扫描参数　层厚5～10mm，层间隔为相应层厚的10%～20%，FOV 360～400mm，矩阵200～300×256～400。如采用3D-GRE-T_1WI容积成像，层厚2～4mm覆盖整个肺野。其他参数视具体MRI机型性能而异。

6. 后处理　无须特殊后处理。如采用3D-GRE-T_1WI容积成像，其原始图像可进行时间-信号强度曲线分析、MPR、MIP多期增强血管重建。

7. 扫描范围包含肺尖至两侧肋膈角。

（二十二）简述心脏MRI扫描使用的线圈、体位、常用扫描序列及成像方式

1. 线圈　扫描的线圈有包裹式心脏表面线圈、体部相控阵线圈或体线圈。

2. 体位　受检者仰卧，头先进或足先进。心电门控或心电向量门控粘贴于胸前导联相应位置。或外周门控感应器夹于手指脚趾。若使用呼吸门控感应器，将其绑于或用腹带加压于受检者腹部或胸部随呼吸动作起伏最明显的部位。线圈覆盖于胸前，长轴与人体及检查床长轴一致，并适度绑紧。定位线对线圈中心及两侧锁骨中线第5肋间隙水平连线。训练受检者吸气或呼气后闭气。嘱受检者在检查过程中勿动及不要咳嗽。

3. 扫描序列　心脏大血管MRI检查的脉冲序列更多的以其功能而非组织对比划分，主要是黑血对比和亮血对比两种方式，分别以显示组织信号特征与解剖形态和心脏运动功能为目的。根据检查目的的不同，可选用黑血序列、亮血序列及电影序列等。黑血序列主要是双反转FSE（DIR-FSE）序列及三反转（DIR-FSE-FS）用于鉴

别心肌或心腔富含脂肪病变，对心脏肿瘤、心包和心肌病变的鉴别诊断具有重要意义。亦可采用幅度脂肪抑制反转恢复序列；亮血序列主要是梯度回波序列，以平衡稳态自由进动梯度回波（balance-SSFP）为主要序列，可以单相位成像以显示形态，也可以电影成像方式显示心脏的运动功能。

4.扫描方位

（1）横轴位成像：在冠状位定位像上设定横断面成像层面，与人体上—下轴垂直。扫描范围包含主动脉弓至心尖。相位编码取前后方向。

（2）冠状位成像：在横断面像上设定冠状面成像层面，与受检者前-后轴垂直。相位编码取左—右方向。

（3）矢状位成像：在横断面像上设定矢状位成像层面，使之与受检者前—后轴平行。相位编码取前—后方向。

（4）平行于室间隔的左室长轴位（或称两腔心和垂直长轴位）成像：在最佳显示左右心室及室间隔的横断面图像上，设定扫描层面与室间隔平行一致。相位编码取前—后方向。该方位可观察左心房、左心室、二尖瓣及左室流出道。

（5）四腔心位成像（或称水平长轴位）：先作垂直长轴位成像，在其显示心尖及二尖瓣的层面上设定成像层面，扫描线平行心尖和二尖瓣中心连线。可显示左、右心房、心室。结合电影技术用于显示房间隔、室间隔缺损及二尖瓣、三尖瓣疾患以及左右心室和心房占位性病变。

（6）左室短轴位：先做垂直长轴位和平行长轴位成像，以其为定位像，使成像层面垂直于长轴位，同时垂直于水平长轴即垂直于室间隔。主要显示后侧壁、室间隔、乳突肌，适用于心肌血供的评价及心功能分析。

（7）三腔心位（或称左室流入、流出道位）：在短轴位同时显示左心室和主动脉瓣的层面，扫描线通过左室和主动脉瓣中点并通过主动脉。显示左室流入、流出道，即显示主动脉瓣和二尖瓣的情况，同时可显示左心室最大长轴径线。

（8）主动脉瓣位：在横轴面成像显示主动脉窦的层面，左冠状面成像并通过主动脉瓣，主要显示左室、左室流出道及主动脉瓣和升主动脉情况。

（9）主动脉弓位：在横轴面成像中同时显示升和降主动脉的层面，做斜矢状面，扫描线尽可能同时通过升主动脉、主动脉弓和降主动脉。显示主动脉弓全程的情况，用于主动脉疾病，如主动脉夹层的显示。

（10）肺动脉瓣位：在横轴面成像显示肺动脉主干的层面，扫描线平行肺动脉主干并通过右室流出道，主要显示右室及其流出道和肺动脉瓣的情况。

（二十三）简述心肌灌注和心肌延迟强化配合扫描的临床意义

延迟增强扫描配合心肌灌注成像，可提供组织灌注和细胞膜功能方面的信息，通过曲线拟合和分析换算可以得到微观灌注水平的交换率参数，间接反映心肌结构、细胞连接、细胞完整性、心肌灌注、心室功能。

（二十四）简述心肌灌注MRI成像的原理及方法

检查利用顺磁性造影剂首次通过心肌血管床导致的弛豫增强效应形成的信号变化判断心肌的血流灌注状态。灌注是毛细血管床水平微观运动过程，反映毛细血管床的血流状况，如心肌梗死区域心肌已经死亡，则无灌注；而低灌注区在冠状动脉搭桥或者介入治疗之后功能可以恢复。

现采用磁化准备梯度回波T_1WI灌注序列，一般在两个RR间期完成4～6个层面采集，图像畸变和伪影较少，通过并行采集技术提高时间和空间分辨率。心肌灌注中造影剂给药方式十分重要，建议一般按0.1mmol/kg给药，在5～8秒内注射完毕，然后以15～20mL生理盐水冲洗，以保证在单次循环内完成造影剂注射。

（二十五）简述心肌延迟强化成像的原理和方法

目前多数Gd –DTPA造影剂为细胞外造影剂，在正常心肌内被迅速廓清；当心肌发生凝固性坏死或纤维化时，细胞膜的完整性被破坏，造影剂通过渗透的方式进入梗死的部位并有聚积，其廓清时间较正常心肌慢，当使用T_1WI序列在8～20分钟扫描时，正常与梗死心肌因造影剂的分布差别从而形成T_1WI对比差异。

一般建议的参数是按0.2mmol/kg给药，给药后8～20分钟扫描，TI时间在230～350毫秒，扫描时需要根据图像对比度做出即时的调整。如采用PSIR序列无须根据心率造影剂注射后延迟时间进行调节。

（二十六）心脏扫描的常规参数有哪些？

心脏扫描的常规参数有：心脏扫描层厚5～8mm，层间隔为0或为相应层厚的10%～20%，FOV 300～400mm，采用心电门控或外周门控及呼吸门控技术。如行心功能分析采集短轴位电影图像从心底即二尖瓣口至心尖，等层厚等间距成像。

（二十七）与心电有关的参数选择有哪些？

TR 在多时相中一个时间间隔单时相扫描序列为一个或数个R-R间期。延迟时间（TD）选择"shortest"或"minimum"（最短或最小），或设定于一个R-R间期的特定时间。门控不应期值选择决定于TR，且受心率的影响，门控不应期为（0.7～0.9）× N，N为TR内含R-R间期的个数。心律正常时选0.9×N，心律失常选0.7×N。心率不应期拒绝窗：设定为50%～70%。时相数：GRE中设1～64，SE中设1～8。时间间隔可设置"shortest""longest"（最长）或根据需要设置。

（二十八）简述心电门控技术的原理和临床意义

其基本原理是以心电图R波作为触发点，选择适当的触发延迟时间，即R波与触发脉冲之间的时间，可以获得心动周期任一相位上的图像。在导联心电时应注意勿使导线卷曲，应拉直平行于静磁场。心电电极采用心脏导联贴于胸前，外周门控感应器夹于示指或拇指或脚趾。心脏MRI通常需要安装心电门控触发采集，它是用于心脏制动即减少心血管搏动及血流伪影行之有效的方法。

（二十九）呼吸运动的控制的方法有哪两种？

1. 屏气扫描　可以选择呼气末屏气或吸气末屏气，以最大限度保持膈肌位置的恒定。

2. 呼吸导航回波触发。

（三十）简述呼吸导航回波触发的基本原理

其原理是利用肺-肝界面信号差异触发扫描，在肺-肝界面施加柱状选择性激发脉冲，通过肺（空气）和肝脏的信号差异定位膈肌位置，从而在指定的阈值范围实现选择性触发或者进行图像空间位置编码。利用导航回波触发的自由呼吸采样，有利于提高空间分辨力和改进时间分辨力。

（三十一）心脏MRI功能成像的序列有哪些？能测量哪些功能参数？

用于心脏MRI功能成像的脉冲序列主要是亮血对比序列，包括梯度回波电影成像序列和梯度回波心肌标注电影成像序列。采集获得的短轴位电影图像可进行心功能分析处理，包括左心功能和右心功能，由于左心更容易受疾病影响，对于左心功能的研究比较全面。左室全心功能指左室的泵功能，由心肌的收缩力和负荷状态决定，并遵从左室压力-容积曲线关系。MRI能直接测量的功能参数包括射血分数、每搏输出量、收缩末容积、舒张末容积、左室充盈率、心肌质量。

（三十二）简述心肌灌注图像的后处理

心肌灌注的图像分析同样基于冠状动脉血供分段的解剖特性，因此心肌灌注成像多选择短轴位成像，分析的方法包括定性和定量分析。定性分析通过电影回放的方式从视觉上判断低灌注的区域；定量分析与心肌局部功能分析类似，在描记出心内膜和心外膜的分界和以前室沟划分心肌阶段后，测量每个阶段心肌信号随时间变化的曲线，并通过积分方式计算心肌血流速度、血流量、最大增强斜率和造影剂的平均通过时间等心肌灌注参数。

（三十三）简述心脏MRI形态学平扫的技术要点

形态学平扫可显示心脏大血管形态和MRI信号特征，包括心肌、心腔、瓣膜、心包、血管壁、血管腔等结构。

1. 采用黑血技术　心肌和血管壁呈中等灰色信号强度，心腔和血管腔呈流空黑色信号，如果在双反转FSE序列上心肌呈高信号，或者怀疑心包病变、致心律失常的右室发育不良等，需加增脂肪抑制的三反转FSE序列，此时图像应抑脂均匀。

2. 采用亮血技术　心肌和血管壁仍呈中等灰色信号强度，心腔和血管腔呈白色高信号，应尽量避免由于磁敏感效应和血液流动而产生伪影。以上序列都需适当调节TR和TD时间，使采集窗落在心动周期的收缩末期和舒张中期，相对制动心跳或血管搏动和呼吸运动。

（三十四）简述心脏MRI功能电影成像的技术要点

心脏功能电影成像显示心脏的全心功能和心肌局部功能成像与分析、瓣膜的运动、心脏与心肌的形态学检查。一般采用梯度回波Balance－SSFP序列，也可采用施加网格状脉冲进行心肌标记成像，每个RR周期15~20心动时相。全心功能测量需短轴位6~8mm层厚，连续层面覆盖从心尖到心底房间沟水平，房间沟水平不能省略，因此，层面可以同时显示3~4个心脏瓣膜；心脏运动功能观察还需要补充平行于室间隔的左室长轴位、四腔心位、三腔心位、左室流出道位、右室流出道位，部分复杂疾病状态，心脏发生扭曲转位时，可加扫横轴位帮助解剖结构识别。心脏电影功能成像需患者心律整齐，严重心律失常患者电影图像质量难以控制。

（三十五）试述心肌灌注的MRI技术要点

利用Gd－DTPA造影剂首过效应显示心肌毛细血管床的灌注状态，采用IR－FGRE序列，每两个RR间期完成4~6个层面采集，图像畸变和伪影较少。采用短轴位成像，成像方位从心尖至房室沟。剂量0.1mmol/kg，速率4~6mL/s 30~50时相。短轴位成像标准，亮血信号强度，无呼吸和心脏运动伪影。

（三十六）试述延迟强化的MRI技术要点

利用Gd－DTPA造影剂延迟渗透进入凝固坏死的心肌，显示心肌梗死或纤维化的存在和方位以及心脏肿瘤的增强扫描。采用反转快速梯度回波序列（IR－FGRE）或相位敏感反转梯度回波序列。在心肌灌注后补充造影剂达到0.2mmol/kg，延迟10分钟后开始扫描，以短轴位和四腔位为成像方位，由于注射Gd－DTPA造影剂后影响正常心肌T1值，IR－FGRE序列需要根据造影剂注射后的延迟时间和心率实时调整TI时间以抑制正常心肌信号。PSIR序列无须根据心率造影剂注射后延迟时间进行调节。无呼吸和运动伪影，诊断信息真实可靠。

（三十七）简述胸部大血管MRA技术要点

1. 线圈　体部相控阵线圈或体线圈。
2. 体位　同肺/纵隔MRI成像体位。
3. 成像方位　心脏大血管MRA应在常规MRI形态学成像的基础上施行，一般取冠状面成像。
4. 扫描序列　采用3D-超快速梯度回波序列，如3D-FLASH，3D-FISP等。

（三十八）简述胸部大血管采用CE-MRA的基本原理及临床应用

胸部大血管MRA因受生理运动的影响，通常采用CE-MRA，采用超短TR，超短TE（如TR/TE=5/2毫秒）的三维梯度回波序列，静脉注射对比剂Gd-DTPA后，血液T1值明显缩短，而血管周围背景组织的质子由于短TR而明显饱和，加上脂肪抑制技术，两者形成鲜明的对比。它克服了血液的饱和效应及相位效应引起的信号丢失，不受血流方向的影响。超短TR可采用屏气技术，去除运动伪影，三维成像提高了空间分辨率。适用于先天心脏病、主动脉瘤、主动脉夹层等大血管病变，肺血管畸形、肺栓塞等疾病的检出诊断。

（三十九）简述胸部大血管MRA扫描参数

TR选最短（5~7毫秒），TE选最短（1~6毫秒），激励角20°~45°，激励次数0.5或1次，冠状面成像，FOV 400~480mm（矩形），矩阵100~192×400~512，层厚1~3mm，层间距0，3D块厚及层数以覆盖心脏大血管为准，即包含心脏前缘及降主动脉后缘，脂肪抑制，单次扫描时间14~25毫秒。重复扫描2~4次，获取不同时间的血管造影像，每次间隔5~8秒（供受检者换气）。对比剂Gd-DTPA总用量0.2~0.4mmol/kg体重，高压注射器或手动静脉注射，注射速度3mL/s或前半部3mL/s，后半部1mL/s维持，随后等速、等量或半量注射生理盐水。

（四十）简述胸部大血管MRA的成像方法

以19G穿刺针建立肘静脉通道，用1.2m长的连接管相连，其远端接三通开关，三通的另两端分别接上50mL生理盐水和0.2~0.4mmol/kg体重的对比剂，采用高压注射器，以3mL/s速度注射对比剂后，嘱受检者吸气—呼气后屏气，开始造影扫描，可进行多次（多期）扫描。

1. 在成像过程中，注射对比剂后开始扫描的时间，是CE-MRA成败的关键。这一时间的确定，可用公式计算：

$$TD=TP-TI/2-TA/2$$

TD为开始注射对比剂到开始动态扫描的时间，TP为心脏大血管内对比剂达峰值的时间，TI为注射对比剂时间，TA为单次扫描时间。目的是让血管内对比剂浓度达高峰时的数据采集线置于K-空间中心，以保持最大造影对比。每次扫描嘱受检者吸气—呼气后闭气扫描，各次扫描间隔5~8秒，供受检者换气。

2. 也可采用高级智能血管对比及追踪成像序列。该软件操作者不必估算TD时间，启动造影扫描序列后，开始高压静脉注射对比剂，MRI系统自动探测兴趣区（操作者预先设置）血管对比剂浓度，当浓度达到一定预设值，例如20%血管对比剂浓度时，系统即提示5~8秒开始数据采集。此5~8秒为受检者吸气—呼气—闭气的时间，由操作者预先设定，此时间完毕，系统自动进入血管造影数据采集扫描。

（四十一）冠状动脉MRA扫描技术要点

1. 线圈　线圈同心脏大血管MRI。

2. 体位　同心脏大血管MRI。

3. 扫描序列　可采用二维闭气超快速梯度回波序列或三维自由呼吸导航全心采集快速梯度回波序列。

（四十二）简述采用二维闭气超快速梯度回波序列的扫描方法

1. 该序列主要技术为二维成像、脂肪抑制、心电门控、K-空间分段采集。

2. 该序列成像方位以显示冠状动脉为目的而设置扫描方位。常规做心脏横断位，垂直于室间隔的心脏短轴位和右前斜30°横断位，以及能最大限度显示冠状动脉的任一方位成像。

（1）先行横、冠、矢三平面定位像扫描。

（2）以冠状面显示主动脉根部的层面为定位像，进行横断面成像，可显示左右冠脉起始部及部分做冠状动脉前降支，并于左右心室层面显示室间隔。

（3）以冠状面显示室间隔的层面为定位像，自心右缘至室间隔左缘进行平行于室间隔的斜切面扫描。显示心右缘冠状沟（即房室沟），左冠状动脉前降支。

（4）以（3）中显示冠状沟的图像为定位像，做平行于房室沟的斜切面扫描。可显示左冠状动脉回旋支和右冠状动脉。

（5）以（3）中显示左冠状动脉前降支的层面为定位像，分别作正切于室间隔层面心表面前缘上部和前缘下部的斜切面扫描。显示左冠状动脉前降支大部分。

3. 该序列扫描参数如下：TR选最短（7～10毫秒），TE选最短（1.5～8毫秒），层厚1.0～2.0mm，层间隔0，激励角20°～30°，FOV 280mm，矩阵（128～280）×（256～300），时间分辨率100～158毫秒，平面分辨率（1.6～2.0）×（1.1～1.6）mm，心电R波触发延迟时间400～600毫秒。

（四十三）简述自由呼吸导航快速梯度回波序列的扫描技术

该序列主要技术为自由呼吸导航、脂肪抑制、心电门控、快速梯度回波。其优点是受检者可自由呼吸，呼吸导航可明显减少呼吸运动伪影。可进行二维或三维全心采集。三维采集可提高冠脉的空间分辨率。

（四十四）如何扫描可算出冠脉采集时间心率范围百分比？

1. 先行横、矢、冠三平面定位像扫描。

2. 在冠状位定位像上设定横断面白血序列成像，显示室间隔。

3. 在（2）的横断面像上，进行平行于室间隔的心脏长轴位白血序列成像。

4. 在（3）的心脏长轴位像上，作平行于心尖至二尖瓣中心连线的心脏长轴位白血序列成像。

5. 在（4）的心脏长轴位像上，作垂直于室间隔、平行于房室沟的心脏短轴位白血序列成像。

6. 在（5）的短轴位显示左右心室、室间隔的层面上，作垂直于室间隔的四腔位白血电影序列成像。

7. 在电影回放键慢速回放的四腔位所有图像，确定显示冠脉血流灌注较好的时间段，即舒张早期末至舒张中期的心电周期时间，作为冠脉采集时间。

8. 将（7）选出的2个心电周期时间，代入计算软件，算出冠脉采集时间心率范围百分比（R-R Window），以备冠脉采集序列用。例如，心率为57次/分，心电周期全长1053毫秒，选出的显示冠脉灌注较好的舒张早期末时间（即开始冠脉采集时间）为600毫秒，舒张中期时间（即结束采集时间）为900毫秒，则开始采集时间位于心率的57%处，结束采集时间位于心率的58%处（位于心率后半部15%），采集间期位于57%～85%之间。将57%设为触发窗，15%设为结束窗，作为冠脉采集序列参数选项

"R-R Window"的2个值。

（四十五）什么是3PPS法？

在冠脉二维成像时，也可使用3PPS法（3点平面定位法）进行成像方位的精确定位。该法主要技术要点：在四腔位像上逐层翻阅图像，在兴趣血管（右冠状动脉或左冠脉）走行上设定3个有一定距离的不同点，这3个点将连成一个平面，即为成像平面，可最大限度地显示冠脉的连续走行。

（四十六）简述冠脉三维成像注意事项

冠脉三维成像是三维采集，三维呼吸导航全心冠脉采集只需进行横断位成像，而后对3D原始图像进行冠状动脉走行方位MPR重建或其他处理。3D块扫描范围应包含升主动脉根部，即冠状窦冠脉发出的位置至心尖膈顶。

呼吸导航感应区放置于右侧膈顶最高处，使竖长方形的感应区域1/3位于膈顶上方肺野内，2/3位于膈顶下方。

（四十七）简述自由呼吸导航快速梯度回波序列的扫描参数

自由呼吸导航梯度回波序列可采用3D-FISP：TR选最短（取决于心率，7~10毫秒），TE选最短（1.5~3毫秒），层厚1~2mm，层间隔0或 -0.5~-1mm（重叠、覆盖扫描），FOV 280~300mm，矩阵（128~280）×（256~300），3D块厚或2D层数以覆盖冠脉走行为准。

（四十八）简述磁共振成像心功能分析技术的临床应用

磁共振成像心功能分析技术适应于心肌病，如肥厚性心肌病、扩张性心肌病等，以及其他心脏疾患需做心功能分析等疾病。

（四十九）简述磁共振成像心功能分析技术的扫描要点

1.线圈　线圈同心脏大血管MRI。

2.体位　同心脏大血管MRI。

3.扫描方法　采用白血序列。

（1）先做3plan—横、矢、冠三平面定位扫描。

（2）在横断面像上，做平行于室间隔的左室长轴位白血序列成像。

（3）在左室长轴位像上，作垂直于左室长轴的短轴位白血序列成像。

（4）心功能分析电影序列：确定(3)所得短轴位像合乎心功能分析所需后，再作相同方位短轴位多层闭气电影白血序列成像，层数一般8~10层，包含心尖至心底房室瓣口，以保证心功能分析准确无误。

4.扫描参数　心功能电影序列可采用2D-快速稳态成像序列，如2D-FIESTA、2D-BTFE：TR选最短（取决于心率，超高速机型可短至3.8毫秒），TE选最短（可短至1.6毫秒），激励角45°，层厚6~8mm，FOV 280~300mm，矩阵（128~280）×（256~300），30个Phase。

（五十）简述磁共振成像心功能分析图像的后处理

1. 将整个心动周期的数层短轴位电影图像输入心功能分析软件包，用手动或半自动可分别在舒张期、收缩期对左、右室的内侧壁勾画轮廓。

2. 产生心脏功能报告表，内容包括心肌肌块（平均肌块、肌块标准差）、LV腔容量（EDV–0相位、ESV–6相位、第二EDV–14相位）、心功能（射血分数、每搏输出量、心脏搏出、峰射血率、峰充盈率）、时间数据（收缩期持续时间、舒张期持续时间、峰充盈时间及心率）及舒张末期容积差等。

3. 产生左室容积以及容积变化率曲线图。

4. 心肌厚度分析　在已勾画的心室内侧壁的基础上再勾画其外侧壁轮廓，确定放射状区域，并计算结果，以表格或"牛眼"图的形式显示出来，包括心肌厚度的百分比、厚度差和绝对厚度。

5. 心脏磁共振几何和功能评价　MRI心脏图像特别适用于几何和功能评价，这主要是基于MRI心脏图像良好的空间对比度、自由选择层面方位以及良好的心肌和血液对比。而心肌和心室的几何测定在心脏疾病诊断中非常重要，内容包括心室容积、心肌肌块、左室和心肌的区域功能、心室的时间–容积曲线。

6. 心室容积计算　利用短轴位电影多层采集图像可获得舒张末期心室容积（EDV）和收缩末期心室容积（ESV），每搏输出量（SV）和射血分数（EF百分比）即可计算出：

$$SV = EDV - ESV$$
$$EF = (SV/EDV) \times 100\%$$

心肌肌块：正常心肌的密度值为$1.05g/cm^3$。

心脏运动过程时间—压力、容积变化。

（五十一）简述主动脉血流定量分析的扫描方法

主动脉血流定量分析的使用线圈和扫描时的体位都同心脏大血管MRI。使用序列采用黑血序列定位扫描，血流定量测量采用2D–PC相位对比流速编码梯度回波电影序列。扫描方法如下：

1. 定位像扫描　在3plan–三平面定位像上，作主动脉弓位黑血序列扫描。层面设置方位：在冠状面定位像上转动扫描层面使其通过主动脉的流出道及主肺动脉，在肺动脉分叉高度显示升、降主动脉的横断面图像上使层面同时经过升、降主动脉断面，获得主动脉弓位成像（倾斜矢状面像）。

2. 血流定量测量序列扫描　在定位像获得的主动脉弓位像上，做垂直于升、降主动脉方位的流量测量序列成像。

（五十二）简述主动脉血流定量分析的扫描参数

1. 推荐流体定量测量扫描序列为2D–PC相位对比流速编码梯度回波电影序列。例如，2D–FLASH：流速编码（Venc）250cm/s，TR 20～40毫秒，TE 5～10

毫秒，激励角20°~30°，层面4~6mm，FOV 280~300mm，矩阵（160~256）×（256~300），30个时相。用以评价每搏输出量及主动脉瓣功能。

2. 采用上述参数，用冠状位或主动脉弓位，即平行于层面的动态观察图像：Venc 250cm/s，用以显示主动脉夹层。

3. 采用上述参数，用显示主动脉瓣口的冠状位或矢状位，即平行于层面的动态观察图像，Venc 500cm/s。

4. 采用上述参数，垂直于平面的定量测量图：Venc 500cm/s。用于评价、测量主动脉瓣狭窄的近端与远端的流体情况。

（五十三）简述主动脉血流定量分析图像的后处理

相位对比流速编码梯度回波电影序列产生两组图像，即幅度图像（amplitude imaging）和相位对比流动图像（phase-contrast flow imaging）。扫描所获得的原始数据在一个心动周期内产生一系列时间间隔相等的图像，它代表速度在心动周期内作时间的函数。在相位对比图像上勾画出兴趣区的截面轮廓，利用流动分析软件计算出每一心动周期内流体的峰速、平均流速（cm/s）、流量（cm³/s）。在相位对比图像中，白色（高信号强度）代表正向流体，而黑色（低信号强度）代表逆向流体。

（五十四）试述肺动脉血流定量分析的临床应用

适用于肺动脉流速测定及流量估算，左右心室心搏容积的测量、瓣膜反流的动量分析，流量差的测定，瓣膜和血管狭窄两侧压差的评价等。对肺动脉高压具有一定的诊断意义。

（五十五）简述肺动脉血流定量分析的扫描方法

肺动脉血流定量分析的使用线圈和扫描时的体位都同心脏大血管MRI。使用序列采用黑血序列定位扫描。

1. 定位像扫描　在3plan-三平面定位像上，作黑血序列扫描。层面设置：在心室部分肺动脉主干及左右分支动脉分叉的横断位定位像上，作平行于肺动脉主干的倾斜矢状面成像，获得的倾斜矢状面图像显示肺动脉瓣及肺动脉主干。

2. 肺动脉流体定量测量扫描　在定位像获得的倾斜矢状位图像上，肺动脉瓣口上2cm处作垂直于肺动脉主干的倾斜轴位流体定量测量成像。

扫描参数与主动脉流量测定基本相同，流速编码比主动脉流量测定低Venc 150cm/s。后处理同主动脉流体定量分析。

（五十六）简述冠状动脉血流定量分析的临床应用

适用于冠状动脉流量和流速测定。MRI通过定量评价冠脉血管扩张储备，而无创显示冠脉主干及其主要分支，和检测冠脉循环生理完整性的应用具有潜在价值。屏气MRI已用于冠状动脉成像，磁共振相位对比流速成像可在单次屏气中获得，并用以测定冠状动脉血流速度。

（五十七）简述冠状动脉血流定量分析的扫描方法

冠状动脉血流定量分析的使用线圈和扫描时的体位都同心脏大血管MRI。

扫描方法：冠状动脉各主干成像扫描见冠状动脉MRI，分别以显示左右冠脉主干、LAD、LCX、RCA的图像为定位图像，再取与之垂直的层面做定量分析扫描。

扫描参数与肺动脉流量测定基本相同，流速编码比肺动脉流量测定序列低Venc 75cm/s。

（五十八）试述冠状动脉血流定量分析后处理的注意事项

冠状动脉血流定量分析后处理方法同与主动脉、肺动脉流体定量分析。需注意的事项如下：

1. ROI 由于心脏大血管错综复杂的空间结构，用相位对比流动方法测量复杂区域的血流时会有很多困难，自旋饱和以及体素内自旋-相位弥散可以导致信号丢失和测量误差。因此ROI的选择应尽量客观反映所测解剖区域的真实大小或具有代表性的区域，才能保证该技术的成功应用。

2. 编码速度 在扫描过程中，编码速度强度以采样能产生180°相位位移为依据，速度编码值Venc要大于所观测的流体速度。如小于所观测的流体的最大速度时，会产生所谓"相位回卷效应"，造成伪影和速度测量偏低等假象。

3. 层面选择 还应注意层面选择的标准化，以避免由于选层不同，而得出不同的结果。

（五十九）简述乳腺MRI扫描所用的线圈及体位

1. 采用单侧或双侧乳腺专用环形线圈或多通道阵列线圈。

2. 将乳腺专用线圈放于检查床上，头或足先进均可，俯卧与线圈支架上，两侧乳房悬垂于支架孔（线圈）内中心，并尽量使两乳头连线自然处于线圈中心。下颌垫于软垫上，两臂上举支撑于软垫上或放于身体两侧线圈支架上，力求体位舒适，以保证长时间检查过程中勿移动。定位线对支架孔（线圈及乳腺）中心。

（六十）乳腺MRI平扫序列有哪些？

1. 常规平扫序列组合 横断面T_2WI+FS、$3D-T_1WI$-梯度回波序列。

2. 高级别特征性序列 Tra DWI、Tra T_2WI、Tra或Sag3D-梯度回波水脂分离序列，波谱成像、K-trans成像。以行肿瘤的良恶性鉴别诊断、肿瘤分级、治疗计划的指定以及疗效评估。

（六十一）简述乳腺MRI增强扫描的序列以及方法

1. 常规增强序列组合 动态增强扫描，Tra $3D-T_1WI$-梯度回波序列多期动态增强（即1+8组合多期动态增强并增强前后减影）、高分辨Tra3D-T_1WI-梯度回波序列。

2. 造影剂剂量为0.1～0.2mmol/s，静脉团注，注射速率1.5～2mL/s，注射前行Tra 3D-T_1WI-梯度回波序列平扫，注射后行8期，或更多期动态增强扫描。

（六十二）简述乳腺MRI技术的扫描参数

采用横断面成像，层厚4~8mm，层间隔为相应层厚的10%~20%；3D扫描层厚1~3mm，层间隔0或覆盖扫描，FOV 360~400（双侧乳腺同时成像）且尽可能包括双侧腋下区，矩阵224~300×256~400。采用脂肪抑制或水脂分离技术。乳腺假体成像多采用反转恢复序列，应分别使用TI＝120毫秒的人体脂肪抑制及TI＝400毫秒的硅树脂抑制序列作对比，并使用无脂肪抑制序列对照显示假体、隔膜。

（六十三）简述乳腺MRI图像后处理

常规3D-T$_1$WI序列可作增强前后减影处理。Tra 3D-T$_1$WI-梯度回波序列多期动态增强扫描可进行T1灌注时间—信号强度曲线分析及MPR、MIP多期增强血管重建。

（六十四）简述肝胆脾MRI的临床应用

1.肝、胆、脾的肿瘤性病变，如肝癌、肝转移瘤、肝海绵状血管瘤、肝囊肿等。

2.对于肝内弥漫性病变，同样有诊断意义，如肝硬化、脂肪肝等。

3. 对胆道肿瘤所引起的胆道梗阻的诊断有较大的价值，它可以确定胆道梗阻的部位及肿瘤对周围脏器的侵犯，可以清楚显示肿瘤与血管的关系，对于区分肿大淋巴结和正常血管非常有用。

4.对于脾脏肿瘤、囊肿及先天发育异常等有一定诊断价值。

（六十五）简述肝、胆、脾MRI扫描使用的线圈、体位、常用扫描序列及基本定位方法

1. 线圈采用相控阵线圈或体线圈。

2. 将相控阵线圈后片线圈置于检查床上，受检者仰卧，头先进或脚先进。腰背部躺于后片线圈上。将呼吸门控感应器绑于或腹带加压于受检者腹部或胸部随呼吸动作起伏最明显的部位。前片线圈覆盖于上中腹部，前、后线圈对齐，长轴与人体及检查床长轴一致，并适度绑紧，线圈中心对受检者剑突下3~5cm，并设为定位线中心。

3. 序列　T$_2$WI-FS-呼吸门控采集、T$_2$WI-单激发闭气采集、T$_1$WI-梯度回波闭气采集、T$_1$WI-梯度回波-双相位采集即T$_1$WI-Dual（in-phase and out-phase）序列，增强动态二维或三维T$_1$WI-梯度回波序列，如2D-T$_1$WI-FLASH、3D-T$_1$WI-LAVA及3D-T$_1$WI-VIBE。

4. 肝胆脾MRI扫描的基本定位如下：

（1）三平面横、冠、矢状位定位像成像。

（2）在冠状位及矢状位定位像上设置横断面成像层面，使层面与腹部纵轴垂直，层数范围覆盖全肝、胆、脾及兴趣区，在横断位定位像上调整视野大小及位置。

（3）在横断面像上设置冠状面成像，使层面与腹部左右轴平行，在冠、矢状定位像上调整视野大小和位置。

（4）可视需要做矢状面成像。使层面与腹部纵轴平行，在横断面或冠状面像上

调整视野大小及位置。

（六十六）简述肝、胆、脾MRI增强扫描的临床应用、方法及扫描参数

1. 临床应用　增强扫描常用于MRI平扫检查不能定性者、鉴别诊断及受检者对碘剂过敏而不能行CT增强检查者。

2. 方法　腹部增强扫描一般采用动态增强扫描，剂量为0.1～0.2mmol/kg。手推或高压注射器静脉注射，速度2～3mL/s，注射后开始动态扫描，单次扫描时间14～20秒，一般连续扫描3～4次，中间间隔5～8秒，供受检者换气。视病变需要，可作延迟扫描。

3. 扫描参数　层厚5～8mm，层间隔为层厚的10%～20%，3D扫描层厚1～3mm。FOV 320～400（矩形），矩阵（200～300）×（256～400）。相位编码横断面取前后方向，冠状面取左右方向。预饱和带可视需要在横断面成像时设置于扫描层面范围的上、下方，以饱和血管流动伪影。

（六十七）简述胰腺、胃肠、腹膜后与肝胆脾MRI扫描技术的异同点

1. 其线圈与体位同肝、胆、脾MRI。

2. 扫描方法基本相同，横断面成像层面中心稍下移，以胰腺水平为中心或以肠胃、腹膜后兴趣区为中心，做覆盖兴趣区范围的扫描。

3. 扫描参数基本相同

（1）胰腺MRI应薄层无间隔扫描。脂肪抑制序列消除腹腔脂肪信号影像，突出显示胰腺。

（2）胃肠MRI因胃肠蠕动而明显受到影响，其诊断价值有限，但对组织较固定的直肠很有诊断价值，可以多方位观察直肠病变。常规作横轴位T_1WI和T_2WI、矢状位或冠状位扫描。矢状位有助于判断直肠前、后壁肿瘤对临近结构的侵犯。

（3）腹膜后由于解剖结构比较复杂，脂肪组织较多，在常规T_1WI和T_2WI上脂肪的高信号往往影响对腹膜后病变的观察，因此，应加脂肪抑制技术，以消除脂肪高信号的影响。

（六十八）简述肾脏及肾上腺扫描的临床应用

1. 肾脏占位性病变。

2. CT等检查不能确诊者，或不适宜CT检查者，如孕妇、儿童及碘剂过敏不能CT增强检查者。

3. 全面评价先天性畸形。

4. 肿瘤的临床分期及治疗效果的评价。

5. 肾功能的评价。

6. 肾上腺各种良恶性病变等。

（六十九）简述肾上腺MRI扫描技术要点

肾上腺MRI常做薄层、含脂肪高分辨率扫描，占位较大时加脂肪抑制技术。

（七十）简述生殖系统及盆腔MRI的临床应用

1. 妇科疾病：如宫颈及子宫体的良、恶性疾病及宫颈癌的分期，尤其是对子宫内膜癌的术前分期；卵巢的各类型囊肿、各种良恶性肿瘤、子宫内膜异位。

2. 男性生殖器炎症、良性和恶性肿瘤的诊断和鉴别诊断。

3. 男女生殖系统先天异常等的诊断。

（七十一）简述生殖系统及盆腔MRI扫描技术要点

1. 有金属避孕环者须取出后再行MRI检查。膀胱中度充盈即可。

2. 定位线对线圈中心及盆腔中心（耻骨联合上方3~5cm）。

3. 盆腔受呼吸运动较小，采用快速自旋回波高分辨、多次激励扫描，可获得良好的图像质量。呼吸运动较严重的受检者，可使用屏气扫描或呼吸门控采集。

4. 膀胱扫描采用梯度回波—脂肪抑制T_1WI序列，可使膀胱壁微小病变显示更好；观察卵巢病变在T_2WI横断面或冠状面较佳。

5. 宫颈及前列腺病变配合使用腔内线圈，成像效果更优。增强扫描可进行3D–LAVA或3D–THRIVE序列动态多期扫描。

（七十二）简述MRCP的临床应用、检查相关准备、扫描技术参数

1. 临床应用

（1）胆道系统病，如肿瘤、结石、炎症等。

（2）肝癌、胰腺癌等占位性病变与胆道系统的关系。

（3）上消化道手术改建者。

2. 相关准备　受检者禁食禁水6~8小时，训练受检者吸气—呼气—闭气，达到良好的胰胆管造影效果。

3. 扫描技术参数　MRCP序列参数以长TR（2000毫秒以上），长TE（200~800毫秒）为基础，以抑制背景组织信号，并获得重T2加权对比。脂肪抑制技术，抑制脂肪高信号。FOV 300mm，矩阵（150~200）×（256~320）。单激发–单3D块序列为闭气扫描，扫描时间可短至1秒，3D块厚40~50mm，辐射状成像，1次激励。多激发或单激发多层2D/3D序列受检者可自由呼吸，由呼吸门控触发采集始于呼气期的某段时间内，以保持图像清晰无呼吸运动伪影，多层薄层成像，层厚1~3mm，1次或多次激励。

（七十三）简述单激发厚层块快速自旋回波T_2WI闭气采集序列、多激发或单激发多层薄层序列在MRCP检查中的扫描方法

1. 单激发厚层块　在T_2WI横断面显示胆总管断面的层面上设置胆总管长轴（或人体长轴）的辐射状层面，每层旋转角度相等。在180°半圆中平分层数，例如15层，则每层之间的角度平均分配为12°。中心轴置于胆总管断面上。在冠、矢状定位像上调整视野上下、前后位置。每扫描一次（仅几秒），即获得相应方位的三维胆系造影像。

2. 多激发或单激发多层 采用2D/3D-快速自旋回波重T_2WI-呼吸门控采集序列。在T_2WI横断面显示肝内左右胆管的层面，设置平行于腹部左右轴或与肝内左右肝管走向平行的斜冠状位成像，层数或3D块厚以覆盖胆囊、主要胆管为准。

（七十四）简述MRCP技术的扫描参数

MRCP序列参数以长TR（2000毫秒以上），长TE（200~800毫秒）为基础，以抑制背景组织信号，并获得重T2加权对比。脂肪抑制技术，抑制脂肪高信号。FOV 300mm，矩阵（150~200）×（256~320）。单激发-单3D块序列为闭气扫描，扫描时间可短至1秒，3D块厚40~50mm，辐射状成像，1次激励。多激发或单激发多层2D/3D序列受检者可自由呼吸，由呼吸门控触发采集始于呼气期的某段时间内，以保持图像清晰无呼吸运动伪影，多层薄层成像，层厚1~3mm，1次或多次激励。

（七十五）试述MRU与MRCP扫描技术的异同点

1. 行MRU检查的相关准备、线圈、体位及扫描方法都基本与MRCP的检查相同。

2. MRU横断面增加扫描范围，上至肾上极，下至膀胱。

3. 在单次激发厚层块快速自旋回波序列中，在180° 半圆中平分角度12~18层扫描，左右侧各一组。

4. 在多层薄层序列中，层数或3D块厚覆盖肾盂、肾盏，输尿管全程、膀胱前后缘。

（七十六）简述腹部MRA临床应用及具体检查方法

1. 腹部MRA目前以3D-CE-MRA为首选方法，主要用于门脉系统、腹主动脉、腹腔动脉、肾动脉等血管系统的检查。

2. 腹部MRA检查的具体方法如下：

（1）建立静脉通道，对比剂GD-DTPA的剂量为0.2~0.4mmol/kg，手推或高压注射器注射对比剂，注射速率约3mL/s，注射完毕后以20~30mL生理盐水冲管。

（2）团注试验剂量法确定腹主动脉、门静脉峰值通过时间，降主动脉内对比剂浓度通过峰值时间为7~23秒，门静脉对比剂浓度峰值出现时间为17~45秒，连续采集4期，每次中间间隔5~8秒，即可得到动脉期、门静脉期及下腔静脉期的血管造影。

（七十七）试述四肢各段及各关节、骨骼肌肉MRI检查的基本原则

1. 根据检查范围大小选用四肢专用线圈、关节正交线圈、柔线圈、体部或心脏相控阵线圈。

2. 根据目的选择序列，一般的常用序列，骨骼骨髓为自旋回波T_2WI、T_1WI、PD-FS或T_2WI-FS；肌肉软组织为自旋回波T_2WI、T_1WI、T_2WI-FS；软骨与肌腱韧带为自旋回波T_2WI、T_1WI、T_2WI-FS及梯度回波序列；半月板为梯度回波序列，如DESS序列，3D-FISP-T_2WI序列。

3. 扫描范围及方位，长骨扫描需包含临近一端关节，横断面、矢状面及冠状面均扫描，以横轴面为主或以显示病灶较好的方位为主，在主方位上扫描2个以上不同

序列。关节特别是小关节、关节软骨及肌腱韧带的扫描，应行薄层、高分辨率或3D特殊优势序列进行扫描。

4. 增强扫描序列为T_1WI–FS。进行横断面、冠状面（斜冠状面）、矢状面（斜矢状面）3个方位扫描，层厚、层位置、层间隔均与平扫一致。手推静脉注射MRI钆对比剂后开始增强序列扫描，造影剂剂量0.2mL/kg体重或遵药品说明书。

5. 辅助优化技术　流动补偿、相位编码过采样，在胸腔部、长骨长轴上下、垂直于呼吸运动方向加预饱和带等技术为辅助可选项。

6. 成像参数较为一致　T_2WI序列：TR 2000～6000毫秒，TE 80～130毫秒；T_1WI序列：TR 300～700毫秒，TE 10～30毫秒；PDWI序列：TR 2000～6000毫秒，TE 10～30毫秒；3D回波序列：TR7.3毫秒，TE 2.6～12毫秒；具体视其他参数及MRI机型而适当调整。

（七十八）简述肩关节MRI扫描的体位、基本定位及扫描的几何参数

1. 受检者仰卧或斜侧卧，头先进，被检侧手自然伸直放于身旁且掌心向上或保持中立位，被检侧肩部置于床中心，身体往对侧外移，体型偏大者可对侧身体稍抬高30°～40°以避免磁孔壁受限。被检侧手臂加沙袋固定。线圈中心及定位中心对准肩关节中心。

2. 肩关节MRI扫描的基本定位

（1）横轴面：扫描基线在冠状面上垂直于关节盂，范围上包肩锁关节，下达关节盂下缘，或覆盖病变区域。

（2）斜冠状面：扫描基线在横轴面上垂直于关节盂或平行于冈上肌腱，范围前后缘包含肩关节或覆盖病变区域。

（3）斜矢状面：扫描基线在横轴面上平行于关节盂或垂直于冈上肌腱，范围内侧包括关节盂，外侧覆盖肱骨头外软组织或内外覆盖病变区域。

3. 肩关节MRI扫描的几何参数　2D序列层厚3～4mm，层间距≈10%×层厚，FOV 160～180mm，矩阵约等于或大于256×192。激励次数≥1。3D梯度回波序列层厚0.5～2mm，层间隔0，FOV 160mm，矩阵约等于或大于288×224。具体视其他参数及MRI机型而适当调整。

（七十九）简述上臂/前臂MRI扫描的体位、基本定位及扫描的几何参数

1. 受检者仰卧，头先进，被检侧手自然放于身旁且掌心向上，尽量放置于床中心（身体可适当偏斜卧于检查床）。线圈中心及定位中心对准上臂/前臂长轴中点，或病灶感兴趣区中心。

2. 上臂/前臂MRI扫描的基本定位如下

（1）横轴面：扫描基线在冠状面上垂直于肱骨/尺骨长轴，范围包含病灶感兴趣区。

（2）冠状面：扫描基线在横轴面或矢状面上平行于肱骨/尺骨长轴，范围包含肱骨/尺桡骨及前后软组织或病灶感兴趣区，应包括一个临近关节。

（3）矢状面：扫描基线在横轴面或冠状面上平行于肱骨/尺骨长轴，范围包含肱

骨/尺桡骨及左右软组织或病灶感兴趣区。

3. 上臂/前臂MRI扫描的几何参数 2D序列层厚3~4mm，层间距≈20%×层厚，FOV 200~240mm，矩阵约等于或大于256×192。激励次数≥1。具体视其他参数及MRI机型而适当调整。

（八十）简述肘关节MRI扫描的体位、基本定位及扫描的几何参数

1. 体位大致同上臂MRI。如果肘关节伸直显著受限时，可采用俯卧位，肘关节90°曲向头侧扫描。线圈中心及定位中心对准肘关节中心。

2. 肘关节MRI扫描的基本定位如下

（1）横轴面：扫描基线在矢状面或冠状面上垂直于尺、桡骨长轴，范围上自肱骨干骺端，下达桡骨结节。

（2）斜冠状面：扫描基线在横轴面上平行于尺、桡骨长轴，或平行于肱骨内外髁的连线，范围前缘达肱肌中份，后缘含肱三头肌肌腱。

（3）斜矢状面：扫描基线在横轴面上垂直于尺、桡骨长轴，或垂直于肱骨内外髁的连线，范围内侧包括绕侧副韧带，外侧覆盖肱骨内上髁。

3. 肘关节MRI扫描的几何参数 2D序列层厚3~4mm，层间距≈10%×层厚，FOV 120~160mm，矩阵约等于或大于256×192。激励次数≥1。具体视其他参数及MRI机型而适当调整。

（八十一）简述腕关节/手MRI扫描的体位、基本定位及扫描的几何参数

1. 可取俯卧位，头先进被检侧上肢头上位伸直，掌心向下。不能俯卧者可取仰卧位，头先进，被检侧手自然放于身旁，掌心向上，身体外移使手腕部尽量置于床中心。线圈中心及定位中心对准腕关节（桡骨茎突水平）。

2. 腕关节/手MRI扫描的基本定位如下

（1）横轴面：扫描基线在矢状面或冠状面上垂直于尺、桡骨长轴，范围腕关节（上至桡骨茎突，下达掌骨近端）/手。

（2）冠状面：扫描基线在横轴面上平行于尺、桡骨茎突的连线，范围覆盖腕关节（含腕管）/手。

（3）矢状面：扫描基线在横轴面上垂直于尺、桡骨茎突的连线，内外含尺范围腕关节（内外含尺、桡骨茎突）/手。

（4）可附加扫T_2^*WI，PDWI，重点观察三角纤维软骨复合体；由于无间隔薄层扫描，3D序列有利于观察盂唇和关节软骨病变。

3. 腕关节/手MRI扫描的几何参数 腕关节以显示关节细微结构及病灶兴趣区为目的，设计小FOV、薄层、高分辨率扫描。几何参数：2D序列层厚3mm，层间隔0.3mm，FOV 80~120mm，矩阵约等于或大于256×192。激励次数≥1。具体视其他参数及MRI机型而适当调整。3D梯度回波序列层厚0.5~2mm，层间隔0，FOV 100mm，矩阵约等于或大于288×224。具体视其他参数及MRI机型而适当调整。

（八十二）简述骨盆MRI扫描的体位、基本定位及扫描的几何参数

1. 受检者仰卧，头先进，双手自然放于身体两侧。线圈中心及定位中心对准髂前上棘连线。

2. 骨盆MRI扫描的基本定位如下

（1）横轴面：扫描基线在冠状面上平行于髂前上棘连线，范围上至髂嵴上缘，下达耻骨联合下缘。

（2）冠状面：扫描基线在横轴面上平行于髂前上棘连线，范围含髂骨翼前后缘，或病灶感兴趣区。

3. 骨盆MRI扫描的几何参数　2D序列层厚5~6mm，层间距≈20%×层厚，FOV 320~400mm，矩阵约等于或大于256×192。激励次数≥1。具体视其他参数及MRI机型而适当调整。

（八十三）简述髋关节MRI扫描的体位、基本定位及扫描的附加序列

1. 受检者仰卧，头先进，自然放于身体两侧，人体长轴与床面长轴一致，尽量保持两侧髋关节对称。线圈中心及定位中心对准耻骨联合上2cm。

2. 髋关节MRI扫描的基本定位如下

（1）横轴面：扫描基线平行于两侧股骨头中心连线，范围上含髋臼，下达股骨大转子。

（2）冠状面：扫描基线在横轴面上平行于两侧股骨头中心连线，范围前至股骨头前缘，后到股骨大转子后缘。

3. 髋关节MRI扫描常用附加序列如下

（1）矢状面T_2WI-FS，T_1WI常用于股骨头缺血坏死范围的定量测量上。

（2）PDWI、T_2WI、3D梯度回波序列对髋臼唇及髋关节软骨病变的显示有一定优势。

（3）斜矢状面（平行于股骨颈）：可观察髋臼唇的垂直断面。

（4）斜冠状面（垂直于前后唇连线）：可较好显示上下髋臼唇。

（5）对髋臼唇的及关节软骨病变需要进一步诊断时，可行单侧髋关节MRI造影。

（八十四）简述骶髂关节MRI扫描的体位、基本定位及扫描的附加序列

1. 受检者仰卧，头先进，双手自然放于身体两侧，人体长轴与床面长轴一致，尽量保持两侧髂前上棘对称。线圈中心及定位中心对准髂前上棘连线中点。

2. 骶髂关节MRI扫描的基本定位如下：

（1）斜横轴面：扫描基线在冠状面上平行于两侧髂前上棘连线，矢状面像上垂直于骶骨长轴，范围含骶髂关节上下缘。

（2）斜冠状面：扫描基线在横轴面上平行于两侧髂前上棘连线，矢状面像上平行于骶骨长轴，范围含骶髂关节前缘。

3. 骶髂关节MRI扫描常用附加序列如下：PDWI、T_2^*WI观察骶髂关节面的病变；3D梯度回波序列（3D-T_1-水激励序列、MERGE序列等）对显示骶髂关节面、滑膜等细节较有意义。

（八十五）简述大腿/小腿MRI扫描的体位、基本定位

1. 受检者仰卧位，头先进，双手置于胸前，但不要交叉，人体长轴与床面长轴一致。被检者下肢平放，被测下肢尽量置于床中心。线圈中心及定位中心对准大腿/小腿长轴中点，或病灶感兴趣区中心。

2. 大腿/小腿MRI扫描的基本定位如下：

（1）横轴面：扫描基线在冠状面或矢状面上垂直于股骨/胫腓骨长轴，范围包含病灶感兴趣区。

（2）冠状面：扫描基线在横轴面或矢状面上平行于股骨/胫腓骨长轴，范围包含股骨/胫腓骨前后软组织或病灶感兴趣区，应包括一个邻近关节。

（3）矢状面：扫描基线在横轴面或冠状面上平行于股骨/胫腓骨长轴，范围包含股骨/胫腓骨左右软组织或病灶感兴趣区。

（八十六）简述膝关节MRI扫描的体位、基本定位及扫描的技术要点

1. 受检者仰卧位，足先进，双手自然放于身体两侧，人体长轴与床面长轴一致，足尖向前。被检侧膝关节屈曲10°～15°，以使前交叉韧带处于拉直状态。线圈中心及定位中心对准于髌骨下缘。可用沙袋固定膝关节。

2. 膝关节MRI扫描的基本定位如下：

（1）横轴面：扫描基线在冠状面或矢状面上平行于股骨与胫骨的关节面，范围上至髌上囊或病灶兴趣区，下达胫骨粗隆。

（2）冠状面：扫描基线在横轴面上平行于股骨内、外侧髁后缘的连线或髁间窝底水平线，范围前至髌骨前缘，后达股骨内、外侧髁连线后方。

（3）斜矢状面：扫描基线在横轴面上向前内倾斜15°与股骨外髁外缘平行，范围包含内、外侧髁。

3. 膝关节MRI扫描的技术要点

（1）小FOV、薄层、高分辨率扫描。

（2）显示十字韧带，特别是前交叉韧带，需斜矢状位扫描。

（3）矢状面T_2^*WI对半月板病变的敏感性较高，但显示骨髓水肿的能力较差；显示关节面软骨分层等精细结构，需要3D薄层超高分辨率梯度回波序列扫描，因此，成像时间必须满足质量要求。

（八十七）简述踝关节/跟腱MRI扫描的体位、基本定位

1. 受检者仰卧位，足先进，双手自然放于身体两侧，踝关节自然放松，足尖向前，足跖屈约20°（减少魔角效应，显示腓骨长短肌腱及跟腓韧带更清楚）。线圈中心及定位中心对内、外侧踝连线。

2. 踝关节MRI扫描的基本定位如下

（1）矢状面：扫描基线在横轴面或冠状面垂直于胫骨内、外踝连线，范围左右含胫骨内、外踝。

（2）冠状面：扫描基线在横轴面或矢状面上平行于内、外踝的连线，范围前至距骨前缘，后达跟骨中部。

（3）斜横轴面：扫描基线在矢状面上平行于距骨顶关节面，在冠状面像上平行于内、外踝连线，范围上至胫腓关节，下达跟骨中部。

3. 跟腱MRI扫描的基本定位如下：

（1）冠状面：扫描基线在矢状面像上平行于跟腱长轴或踝部软组织后缘。

（2）矢状面：扫描基线在冠状面像上平行于跟腱长轴，范围左右含胫骨内、外踝。

（3）横轴面：扫描基线在冠状面或矢状面上垂直于跟腱长轴，范围包括跟腱全长（自足跟底往上约15cm）或病变区域。

（八十八）简述足MRI扫描的体位、基本定位

1. 受检者仰卧位，足先进，双手自然放于身体两侧，人体长轴与床面长轴一致。足部伸直或自然放松，沙袋固定。线圈中心及定位中心对准于足中心或病灶感兴趣区。

2. 足MRI扫描的基本定位如下

（1）矢状面：扫描基线在冠状面像上平行于足长轴或第三跖骨长轴，范围覆盖足内外侧或病灶感兴趣区。

（2）冠状面：扫描基线在矢状面或横轴面像上平行于足长轴或足底。范围覆盖全足或病灶感兴趣区。

（3）横轴面：扫描基线在冠状面或矢状面像上垂直于足长轴，范围覆盖病灶感兴趣区或全足。

（八十九）简述四肢血管MRA技术选用的线圈、体位、成像方法及其优劣势

1. 四肢血管MRA亦可进行局部成像，可选用矩形表面线圈、柔韧表面线圈、全脊柱线圈或体部相控阵线圈、全下肢相控阵线圈、体线圈。

2. 根据MRI成像设备硬件条件，可选择足先进，亦可选用头先进，取仰卧位，人体长轴与床面长轴一致，受检者小腿端软垫使其稍抬高，与大腿水平高度一致，尽可能使分段检查视野角度一致有利于拼接。如行上肢MRA将上肢远端垫高，使其与近段水平高度一致。

3. 四肢血管MRA首选方法为3D-CE-MRA，其次为PC法，再次为TOF法。

（1）TOF法：采用2D-TOF及追踪饱和技术，肢体血管的流动对比很强，但采集范围有限，必须采取分次扫描，所以成像时间较长，空间分辨力较差。使用不同方向的追踪饱和带，可分别单独显示动脉或静脉。

（2）PC法：可根据流速编码选择性显示动、静脉，以动脉显示为佳，其优势在于成像范围大，一般需要配合使用心电同步采集技术，才能获得最佳流动对比。

（3）3D-CE-MRA：为目前最常用的MRI四肢血管成像方法。其原理与一般CE-MRA相同，采用3D-GRE序列，但因肢体无运动倾向，故不需屏气。可采用高分辨力采集及减影技术，以充分显示血管。对静脉性血管病变的观察，通常需要采集3～4个周期，以便充分显示静脉。全下肢血管成像一般采用一次注射对比剂，分3段

采集，采集所获得的数据拼接形成全下肢血管图像。

（九十）简述全身全景对比剂增强血管成像选用的线圈、采用的体位、成像方法及相关准备

1. 全身全景对比剂增强血管成像选用的线圈有：头部线圈+颈部线圈+体部相控阵线圈+全脊柱线圈+全下肢相控阵线圈或采用体线圈。

2. 根据MRI成像设备硬件条件，可选择足先进，亦可选用头先进，取仰卧位，将受检者上肢远端垫高，使其与近端水平高度一致，且小腿端垫软垫使其稍抬高，与大腿水平高度一致，尽可能使分段检查视野一致，以利于拼接。

3. 全身全景对比剂增强血管成像方法及相关准备　采用首选方法为3D-CE-MRA，3D-GRE序列，成像方位取冠状面。多采用对比剂追踪血管成像方法。相关准备如下：以19G穿刺针建立肘静脉通道，与高压注射器连接。在高压注射器控制面板设置注射参数：对比剂总量0.2mmol/kg体重，注射速度3mL/s，对比剂注射完后再等量、等速注射生理盐水。训练受检者吸气或呼气后屏气。

（九十一）简述全身全景对比剂增强血管成像分段采集方法

1. 一次注射对比剂　首先以3mL/s速率，按0.15～0.2mmol/kg注射对比剂；再以0.5m/s速率，20mL滴注对比剂；再以第一次注射对比剂等量、等速注射盐水。分四段3D块，从头部至下肢足部采集全身血管成像。最后将四段血管成像拼接形成全身全景血管成像。

2. 二次注射对比剂　首先以3mL/s速率，按0.2mmol/kg注射对比剂，从下胸部到足部分三段采集血管成像数据；后再以3mL/s速率，按0.15mmol/kg注射对比剂，再从头部至上胸部一段采集血管成像数据，最后亦将四段血管成像拼接形成全身全景血管成像。

3. 扫描参数设定　在各段定位像上设定CE-MRA的3D块，各段的3D块对齐、衔接处应部分重叠。血管内对比剂浓度达到阈值时，触发扫描。如行胸腹部血管成像，需屏气采集，系统提示5～8秒后（供受检者吸气或呼气后闭气）即可开始造影数据采集。

4. 扫描程序设定　第一个3D块采集完毕，检查床自动进床，进入下一段血管3D块采集，直至完成所有3D块采集，此为第一轮（动脉期）采集。紧跟着进行第二轮（静脉期）反向采集，检查床自动反向移床，如此往返，直至完成所设周期的扫描，一般3～4期。每期在胸腹部的扫描应嘱受检者闭气。整个成像过程首先行平扫，再将造影后图像与平扫减影，以利于背景抑制。

第二节 MRI检查技术自测试题

一、以下每一道题下面有A、B、C、D、E五个备选答案，从中选择一个最佳答案。

A1/A2型题

1. 下列病变MRI 与CT检查相比较，MRI不具有优势的是（　　　）

    A. 急性脑梗死

    B. 纵隔及肺门淋巴结肿大，肺门占位性病变的诊断

    C. 关节软骨变性与坏死

    D. 肺内钙化及小病灶

    E. 半月板损伤

2. 下述不能行MRI检查的是（　　　）

    A. 妊娠超过3个月　　　　　　　　B. 避孕环

    C. 装有铁磁性或电子耳蜗者　　　　D. 冠脉支架术后

    E. 烦躁不安给予适量镇静剂的患者

3. MRI检查前准备不包括（　　　）

    A. 确认患者有没有禁忌证

    B. 有心理障碍者应用麻醉药物

    C. 进入扫描室前嘱患者及家属去除随身携带的任何金属物品

    D. 认真核对MRI检查单

    E. 婴幼儿、烦躁不安及幽闭恐惧症患者，应给适量的镇静剂

4. MRI检查须注意的问题不包括（　　　）

    A. 认真核对检查申请单

    B. 了解MRI检查适应证与禁忌证，特别是禁忌证

    C. 密切观察患者是否有心理变化

    D. 正确选用线圈、摆放患者位置

    E. 给患者讲解检查过程，消除恐惧心理，争取检查时的配合。

5. MRI检查禁忌证不包括（　　　）

    A. 体内有胰岛素泵　　　　　　　　B. 体内有陶瓷置入物

    C. 体内弹片留存者　　　　　　　　D. 装有铁磁性或电子耳蜗者

    E. 装有心脏起搏器者

6. 下列不是MRI检查禁忌证的是（　　　）

    A. 妊娠3个月以内的患者　　　　　B. 癫痫

    C. 装有电子耳蜗者　　　　　　　　D. 体内有心脏金属瓣膜

    E. 有呼吸机及心电监护设备的危重患者

7. MRI检查的操作程序正确的是（　　　）

    A. 检查前准备，选择线圈，摆位，录入患者信息，开始扫描，结束扫描

B. 选择线圈，检查前准备，录入患者信息，摆位，开始扫描，结束扫描

C. 检查前准备，选择线圈，录入患者信息，摆位，开始扫描，结束扫描

D. 录入患者信息，检查前准备，选择线圈，摆位，开始扫描，结束扫描

E. 检查前准备，录入患者信息，选择线圈，摆位，开始扫描，结束扫描

8. MRI检查的注意事项不包括（　　　）

A. 禁止室外陪同人员及工作人员携带铁磁性金属物体

B. 密切观察患者是否移动及图像效果

C. 正确选用线圈、摆置患者位置

D. 核对患者姓名、性别，年龄和MRI检查号码

E. 与患者沟通，以便及时发现患者需要及意外情况发生

9. 下列不影响MRI图像质量的因素是（　　　）

　　A. FOV　　　　　　　　B. 层厚　　　　　　　C. 矩阵

　　D. 层面密度　　　　　　E. TR选择

10. MRI图像质量指标不包括（　　　）

　　A. 对比度　　　　　　　B. 噪声　　　　　　　C. 信噪比

　　D. 扫描时间　　　　　　E. 分辨率

11. 与MRI图像的信噪比无关的是（　　　）

　　A. TR　　　　　　　　　B. 患者体格大小　　　C. TE

　　D. 信号平均次数　　　　E. 矩阵

12. 不影响MRI图像的对比度的是（　　　）

　　A. 组织密度　　　　　　B. 对比剂　　　　　　C. 脉冲序列

　　D. TR　　　　　　　　　E. TI

13. 脂肪抑制成像技术不包括（　　　）

　　A. 水激励技术

　　B. 化学位移频率选择饱和技术

　　C. 化学位移水-脂反相位饱和成像技术

　　D. 预饱和技术

　　E. 幅度选择饱和法

14. MRI化学位移成像的方法不包括（　　　）

　　A. 化学反应激发　　　　　　　　　B. Dixon法

　　C. 脂肪的选择性饱和　　　　　　　D. 窄带频率选择法

　　E. 脂肪的选择激发（CHESS法）

15. 关于STIR序列，下列不属于优点的是（　　　）

　　A. 对B0场的不均性敏感　　　　　　B. SNR偏低

　　C. TR长　　　　　　　　　　　　　D. 对T1弛豫时间的分布比较敏感

　　E. 多层面成像层面数目受限

16. 关于MRI水成像技术的描述，下列错误的是（　　　）

A. 以FSE序列为基础，采用RARE技术

B. 应用多次激发采集

C. 获得多层面、多方位图像

D. 高梯度场、高切换率、相控阵线圈

E. 应用超长回波链（200左右）更好地显现静态液体

17. 关于MRI水成像的描述，下列错误的是（　　　）

A. 可部分代替诊断性ERCP、PTC、X线椎管造影、泪道造影等

B. 可对人体内所有含液体的组织结构成像

C. MRI水成像，又称液体成像，是磁共振发展迅速的技术之一

D. 在重T_2WI上泪水等流动缓慢或相对静止的液体均呈高信号

E. T2较短的实质器官及流动血液则表现为低信号

18. 水成像基本原理是（　　　）

A. 利用流动液体具有长T_2弛豫时间，重T_1加权像成像

B. 利用流动液体具有短T_2弛豫时间，重T_2加权像成像

C. 利用流动液体具有长T_2弛豫时间，重T_2加权像成像

D. 利用静态液体具有短T_2弛豫时间，重T_2加权像成像

E. 利用静态液体具有长T_2弛豫时间，重T_2加权像成像

19. 下列不属于MRI水成像技术的是（　　　）

A. 胆胰管成像　　　　　B. MRI内耳迷路成像

C. MRI脊髓成像　　　　D. MRI尿道成像

E. MRI尿路成像

20. MRI水成像所采用的成像序列常为（　　　）

A. FSE/TSE　　　　B. IR　　　　C. EPI

D. GRE　　　　E. SE

21. HASTE成像序列可用于（　　　）

A. 膀胱成像　　　　B. 肌肉成像　　　　C. 脂肪成像

D. 血管成像　　　　E. 脑成像

22. 血管成像技术不包括（　　　）

A. 时间飞越法MRA　　B. 相位对比MRA

C. 对比增强MRA　　　D. 对比增强MRA需静脉注射对比剂

E. 相位对比MRA需静脉注射对比剂

23. 下列不能提高TOR-MRA流动-静止对比的方法是（　　　）

A. 减慢流动速度

B. 用信号等量分配技术，以减小流入饱和效应

C. 多块容积激发：将一个较大容积成多个薄块激发

D. 减小激发容积厚度，以减小流入饱和效应

E. 减少激励角度，使静态组织信号下降

24. 对于MRI血管成像技术的描述，下列不正确的是（　　　）

　　A. 流入相关增强：是指高速流动的自旋流进被饱和的激发容积内而产生比静态组织高的MRI信号

　　B. 如果同一体素内的自旋具有不同的相位漂移，其信号下降，这种现象称为相位弥散

　　C. 流出效应：高速流动的流体可产生流出效应，流出效应使流体的信号丢失，称为流空或黑血

　　D. 流入相关增强信号的强弱与脉冲序列的TE、成像容积的厚度及流体的速度密切相关

　　E. 当相位弥散达到或超过360°时则完全消失

25. 时间飞跃法磁共振血管造影的理论是（　　　）

　　A. 基于流体饱和效应中的流入相关增强效应

　　B. 对比剂的增强效应

　　C. 拉莫尔频率差的增强效应

　　D. 基于流体饱和效应中的相位增强效应

　　E. 组织信号差别的增强效应

26. 常用于慢流静脉及静脉窦成像的技术是（　　　）

　　A. 2D-CE-MRA　　　　　　B. 2D-PC-MRA

　　C. 3D-TOF-MRA　　　　　 D. 3D-PC-MRA

　　E. 3D-CE-MRA

27. 关于2D-TOF与3D-TOF MRA的比较描述，错误的是（　　　）

　　A. 2D-TOF流入饱和效应小，对慢流、血流方向一致的血管显示好，流动-静止对比好

　　B. 2D-TOF层面厚，空间分辨率差；相位弥散强，弯曲血管信号丢失少

　　C. 3D-TOF层面薄，空间分辨率高；对复杂弯曲血管的信号丢失少

　　D. 3D-TOF流入饱和效应明显，成像块厚受血管流速制约；信噪比好

　　E. 相同容积2D-TOF较3D-TOF成像时间长

28. CE-MRA所采用的序列特点是（　　　）

　　A. 极短TR，长TE　　　　　B. 长TR，极短TE

　　C. 长TR，长TE　　　　　　D. 极短TR，极短TE

　　E. 极长TR，极长TE

29. 3D-PC-MRA的优点不包括（　　　）

　　A. 空间分辨率高

　　B. 成像容积内信号均匀一致

　　C. 能定量、定性分析

　　D. 对高流速敏感，可显示动脉

E. 对很宽的流速敏感，可显示动、静脉

30. 关于3D-PC-MRA的描述错误的是（　　　）

    A. 优点为仅流速呈高信号，背景抑制优于3D-TOF

    B. 成像容积内信号不均匀

    C. 可用于分析可疑病变区的细节，检查流量和方向

    D. 大量血肿未吸收时，观察被血肿掩盖的血管病变

    E. 缺点是在中、低场磁共振成像时间较长

31. 2D-PC-MRA的特点不包括（　　　）

    A. 仅血流呈高信号　　　　　　　　B. 采集时间短

    C. 多用于动脉系成像　　　　　　　D. 多用于静脉系成像

    E. 亦可用于筛选流速成像

32. 3D-CE-MRA的应用不包括（　　　）

    A. 主要用于颅脑大面积血管病变

    B. 可作减影显示病变

    C. 仅血流呈高信号

    D. 需注射顺磁造影剂

    E. 可在不同期相观察到动脉或静脉病变

33. MRI灌注加权成像技术的临床应用，下列错误的是（　　　）

    A. 用于脑梗死及肝脏病变的早期诊断、肾功能灌注

    B. 对比剂引起的T_2增强效应适应于肝脏的灌注分析

    C. 对比剂引起的T_1增强效应适应于心脏的灌注分析

    D. 目前，MRI灌注成像是半定量分析

    E. T_2成像所需要的对比剂量较大（0.4mmol/kg）

34. 目前唯一能无创探测活体组织化学特性MRI方法是（　　　）

    A. MRA　　　　　　　B. MRA　　　　　　　C. MRIH

    D. MRV　　　　　　　E. DWI

35. 关于扩散加权成像技术的描述，下列正确的是（　　　）

    A. 又称弥散成像

    B. 在均匀介质中，任何方向的D值都不相等

    C. 物质的扩散特性通常以扩散方向来描述

    D. 扩散加权图像上，扩散系数越高，MRI信号越高

    E. 扩散运动是对水分子运动不敏感的脉冲序列

36. MRI扩散加权成像技术的临床应用，下列错误的是（　　　）

    A. 扩散加权成像在脑梗死检测中具有重要临床价值

    B. 脑组织在急性或超急性梗死期，在扩散加权像上表现为高信号

    C. 扩散系数在T_1、T_2加权成像变化很大

    D. 可用于肿瘤的评价

E. 在脑白质区，可在不同方向上观察白质束改变

37. 扩散加权成像和灌注加权成像主要的临床应用是（　　）

    A. 肝肿瘤　　　　　　B. 脑出血　　　　　　C. 脑外伤

    D. 急性脑梗死　　　　E. 脑炎

38. MRA的适应证不包括（　　）

    A. 癫痫　　　　　　　B. 颅内肿瘤　　　　　C. 意识障碍各期

    D. 脑损伤　　　　　　E. 脑梗死各期

39. 下列哪项不是脑功能成像（　　）

    A. DWI　　　　　　　B. MRA　　　　　　　C. DTI

    D. PWI　　　　　　　E. MIP

40. MRA分析生化物质的结构及含量的基本原理是（　　）

    A. 利用时间飞跃进行MRA　　　　　　B. 利用组织对比增强进行MRA

    C. 利用相位对比进行MRA　　　　　　D. 利用预置饱和进行MRA

    E. 利用化学位移进行MRA

41. 关于SWI的描述，下列错误的是（　　）

    A. 可充分显示组织间内在的磁敏感特性的差别

    B. 小静脉显示有独到优势

    C. 主要用于神经系统

    D. 用于脑创伤，血管畸形

    E. 只有顺磁性物质才能改变局部磁场，产生信号去相位

42. 下列哪项不是颅脑MRI扫描的适应证（　　）

    A. 脑血管畸形　　　　B. 颅内感染　　　　　C. 颅骨骨折

    D. 颅内肿瘤　　　　　E. 脑灰质异位

43. 关于颅脑MRI检查技术，下列错误的是（　　）

    A. 横断位一般取前后向为相位编码方向　　B. 线圈用头部正交线圈

    C. 血管性病变常做平扫加血管成像　　　　D. 检查患者是否有禁忌证

    E. 急性脑梗死常做平扫加DWI

44. 关于颅脑MRI技术，下列错误的是（　　）

    A. 脑炎平扫阴性者，需加做增强扫描

    B. 层厚4~8mm，层间距取层厚的10%~30%

    C. 相位编码方向，矢状位取前后向

    D. 相位编码方向，横断位取左右向

    E. 相位编码方向，冠状位取头足向

45. 关于颅脑MRI技术叙述，下列错误的是（　　）

    A. 增强扫描常用对比剂为顺磁性对比剂

    B. 增强检查，注射对比剂后行T_2WI成像

    C. 常规颅脑扫描横断位定位应取正中矢状位图像为主定位线

    D. 海绵状血管瘤常做平扫加SWI

E. 平扫T_1WI像有高信号病灶时，可做T_1WI-FS

46. 讨论CE -MRA优缺点，错误的是（　　）

    A. CE- MRA比其他MRA技术更可靠

    B. 出现血管狭窄的程度比其他MRA真实

    C. 一次注射对比剂可完成多部位检查

    D. 不易遗漏动脉瘤

    E. 不能提供血流信息

47. 关于颅脑MRA技术，下列错误的是（　　）

    A. 可采用TOF-MRA，PC -MRA，CE -MRA技术

    B. 3D-TOF-MRA主要用于慢速血流的血管成像

    C. 3D-TOF-MRA主要用于血流较快的血管成像

    D. 2D-TOF-MRA主要用于矢状窦、乙状窦的静脉成像

    E. 2D-TOF-MRA成像序列可采用2D-FLASH序列

48. 常用于脑部动脉MRA序列是（　　）

    A. 2D-TOF-MRA   B. 2D-PC-MRA   C. 3D-TOF-MRA

    D. 3D-PC-MRA   E. CE -MRA

49. 鞍区、脑桥小脑角区的MRI检查技术，错误的是（　　）

    A. 常规采用高分辨率、薄层扫描

    B. 扫描方位以矢状位、冠状位为主

    C. 横断位是观察垂体和海绵窦最佳方位

    D. 垂体微腺瘤需做动态增强

    E. 适应证有垂体腺瘤，垂体微腺瘤，脑桥小脑角占位、鞍区脑膜瘤

50. 颈部MRA成像技术应用，下列错误的是（　　）

    A. TOF -MRA用横断位

    B. PC -MRA用冠状位

    C. 静脉成像预饱和带设置于扫描范围外的静脉近端

    D. TOF -MRA动脉成像，预饱和带设置于扫描范围外的动脉远端

    E. TOF -MRA动脉成像，预饱和带设置于扫描范围外的动脉近端

51. MRI内耳膜迷路造影技术不合理的是（　　）

    A. 小FOV、较大矩阵以提高空间分辨率

    B. 多次采集以提高信噪比

    C. 选用FIESTA序列

    D. 获取重T_1WI

    E. 冠状位扫描范围以听神经为中心，包括耳蜗、前庭、半规管

52. 鼻咽部MRI技术应用，下列错误的是（　　）

    A. 扫描序列常采用：矢状位T_2WI，冠状位T_2WI（T_1WI），或T_1WI-STIR

    B. 扫描序列常采用：矢状位T_2WI，冠状位T_2WI（T_1WI），或T_2WI-STIR

C. 增强扫描采用T$_1$WI-FS序列

D. 横断面范围上至垂体，下至软腭下缘

E. 定位中心以鼻尖为中心

53. 咽喉部MRI技术应用，下列错误的是（　　　）

A. 在检查过程中平静呼吸，勿张口及做吞咽动作

B. 口咽部以舌癌常见，平扫T2-FS，增强都加抑脂。

C. 喉部横断位范围C$_1$～T2水平

D. 喉部定位中心对下颌下缘

E. 喉部矢状位、冠状位要薄扫

54. 颈部MRA成像时，错误的是（　　　）

A. 显示慢流血管采用2D-TOF
B. 显示慢流血管采用2D-PC

C. 显示快流血管采用3D-TOF
D. 显示快流血管采用3D-PC

E. CE-MRA可不同时相较好地显示动脉或静脉血管和狭窄区域

55. 下列肺部及纵隔MRI扫描技术不合理的是（　　　）

A. 常规序列：横轴位T$_2$WI，T$_1$WI
B. 多采用快速序列屏气扫描

C. 必要时加做矢状位T$_2$WI
D. 使用心电门控或周围门控

E. 常规序列：平行于支气管树的斜冠状位T$_1$WI

56. 关于乳腺MRI检查技术叙述不合理的是（　　　）

A. 受检者俯卧，头先进
B. 常规以横断位方向扫描为主

C. 通常选用动态增强
D. 月经期检查也没多大影响

E. 常规3D-T1序列可作增强前后减影处理

57. 胸部大血管MRA技术的描述，下列错误的是（　　　）

A. 采用3D-超快速梯度回波序列
B. 一般取冠状面成像

C. 通常采用CE-MRA
D. 对比剂注射速度1mL/s

E. 适用于先天性心脏病、肺栓塞、主动脉夹层等

58. 心脏MRI技术的叙述，错误的是（　　　）

A. 门控不应期值选择决定于TE

B. 安装心电门控或周围门控

C. 受检者检查过程中不能移动或咳嗽

D. 形态学检查脉冲序列有亮血对比和黑血对比两种

E. 心脏功能电影成像一般采用梯度回波Balance-SSFP序列

59. 关于MRI心功能分析技术的扫描技术要点，下列错误的是（　　　）

A. 适用于心肌病需做心功能分析的患者

B. 采用单次屏气TSE序列在冠状位定位像上作横断面成像

C. 扫描层面需包括心尖至房室瓣口，保证心功能分析准确无误

D. 以显示左右室及室间隔的矢状面图像为定位图，做平行于室间隔的左室长轴位成像

E. 以平行于左室长轴位为定位图，作垂直于左室长轴的短轴位

60. 腹部MRA技术不包括（　　　）

A. 不须禁食

B. 根据病情可分别得到动脉期和门静脉期

C. 采集成像一般越多期越好

D. 采用3D-FISP序列扫描

E. 需要训练好受检者的屏气

61. 肝、胆、脾MRI扫描技术，下列错误的是（　　　）

A. 呼吸门控放置于腹部或胸部呼吸动作起伏最明显的部位

B. 腹部增强一般采用动态增强

C. 成像序列一般采用2D或3D梯度回波脂肪抑制序列

D. 不须禁食

E. 适用于肝、胆、脾的肿瘤性病变

62. 肾脏及肾上腺扫描技术，下列错误的是（　　　）

A. 以重T_2WI-FS序列显示肾病变

B. 肾上腺常做薄层、高分辨率扫描

C. 以HASTE-T_2WI序列显示肾上腺病变

D. 肾脏扫描层厚4～6mm，层间距为层厚的10%～20%

E. 相位编码横断面取左右方向

63. 胸腹部及四肢血管的显示最好的成像方式是（　　　）

A. 2D-TOF　　　　　B. 3D-TOF　　　　　C. 3D-CE-MRA

D. 3D-PC　　　　　E. 2D-PC

64. 关于脊柱与脊髓MRI检查技术，下列无关的是（　　　）

A. 颈椎MRI对颈前、后加局部饱和

B. 胸椎MRI常规在靠近胸椎左右加局部饱和

C. 椎体常规序列：矢状位TSE（SE）T_1WI及T_2WI；横轴位TSE（SE）T_1WI及T_2WI

D. 椎体骨折，感染，肿瘤性病变需加做矢状位T_2WI+FS

E. 增强扫描需做3个方位的T_1WI+FS

65. 下列哪项不是心脏大血管MRI扫描的适应证（　　　）

A. 心肌梗死　　　　B. 先天性心脏病　　　　C. 主动脉瘤

D. 心脏肿瘤　　　　E. 早期冠心病

66. 关于MRCP的描述，下列错误的是（　　　）

A. 检查前空腹4～8小时

B. 常规扫描序列是单次屏气单激发2D重T2-TSE序列

C. 呼吸状态均匀的患者采集3D重T2-TSE序列

D. 图像后处理多层扫描序列的原始图像需SSD重建

E. MRCP一般在肝胆常规MRI平扫基础上进行

67. 盆腔MRI扫描技术，下列错误的是（　　　）

　　A. 膀胱扫描采用梯度回波-脂肪抑制T_1WI序列

　　B. 观察卵巢病变在T_2WI横断面或冠状面较佳

　　C. 宫颈病变在矢状面观察较佳

　　D. 直肠平扫时均不加脂肪抑制技术

　　E. 观察卵巢病变在T_1WI横断面或矢状面较佳

68. 关于伪影的描述，错误的是（　　　）

　　A. 伪影是正常图像以外的有害影像

　　B. 设备伪影是指机器设备所产生的伪影

　　C. 技师在消除伪影中起着重要的作用

　　D. 技师无须认识伪影

　　E. 大部分伪影是可以消除的

69. 对于眼部MRI技术的描述，下列错误的是（　　　）

　　A. 嘱受检者正视前方后闭上双眼，眼球保持不动

　　B. T_2WI一般不用脂肪抑制序列以衬托病变的自然显示

　　C. 斜矢状位取横轴位视神经清楚的层面，扫描线平行于视神经

　　D. T_1WI一般不加脂肪抑制技术以衬托病变的自然显示

　　E. 眼肌病变和眼眶内占位性病变均需做GD-DTPA增强扫描

70. 控制截断伪影的措施不包括（　　　）

　　A. 加大采集矩阵　　　　B. 减小FOV　　　　　　C. 减小采集矩阵

　　D. 过滤原始资料　　　　E. 改变图像重建的方法

71. 控制化学位移伪影的措施不包括（　　　）

　　A. 增加接收带宽，缩小FOV

　　B. 减少接收带宽，增大FOV

　　C. 选择适当的TE值

　　D. 选用抑制脉冲序列，去掉化学位移伪影的产生源

　　E. 通过变换频率和相位编码方向，加以控制

72. 四肢血管MRA技术的描述，错误的是（　　　）

　　A. 首选方法是3D-CE-MRA

　　B. 其次是PC法，再次是TOF法

　　C. 其次是TOF法，再次是PC法

　　D. 全下肢血管成像一般分三段采集

　　E. 采集所获得的原始数据可进行MIP、MPR、VR等后处理，从不同视角显示
　　　　四肢血管

73. 肩关节MRI扫描的技术描述，序列错误的是（　　　）

　　A. 扫描序列以PDWI-FS、T_2WI-FS为主

B. 被检侧手自然伸直放于身旁且掌心向下

C. 横轴面扫描基线在冠状面上垂直于关节盂

D. 扫描方位以斜冠状面为主

E. 斜冠状面扫描基线在横断面上垂直于关节盂或平行于冈上肌腱

74. 髋关节MRI检查技术的描述，错误的是（　　　）

A. 线圈中心对准耻骨联合上2cm

B. 定位中心对准耻骨联合

C. 横断面扫描基线平行于两侧股骨头中心连线

D. 矢状面T₂WI-FS，T₁WI常用于股骨头缺血坏死范围的定量测量上

E. PDWI、3D梯度回波序列对髋臼唇及髋关节软骨的病变显示有一定优势

75. 骶髂关节MRI检查技术的描述，错误的是（　　　）

A. 定位中心对准两侧髂前上棘连线中点

B. 斜横轴面扫描基线在冠状面像上平行于两侧髂前上棘连线，矢状面上垂直于骶骨长轴

C. 斜冠状面扫描基线在矢状面像上平行于骶骨长轴

D. 辅助优化技术有流动补偿、相位编码过采样等

E. 层厚4~5mm，层间距50%~70%

76. 腹部脏器MRI扫描时，不需要使用抑脂的是（　　　）

A. 肝脏　　　　B. 胰腺　　　　C. 肾上腺

D. 脾脏　　　　E. 肾脏

77. 使用呼吸门控的错误概念是（　　　）

A. 由于使用呼吸门控，患者不需要保持有规律的呼吸

B. 呼吸周期不规律，采集数据要过多消耗时间

C. 心脏扫描时，呼吸门控与心电门控同时使用效果更好

D. 呼吸门控是选择某一时相接收信号

E. 高场强MRI机做胸部扫描时必须使用呼吸门控

78. 心脏MRI检查适应证，不包括（　　　）

A. 心肌梗死　　　B. 心绞痛　　　C. 肥厚性心肌病

D. 心包肿瘤　　　E. 心包积液

79. 心脏MRI检查的优点描述中错误的是（　　　）

A. 无损伤

B. 心内血液和心脏结构之间的对比良好

C. 适用于心律失常和心动过速的患者

D. 能观察心肌运动

E. 能分辨心肌、心内膜、心包和心包脂肪

80. 用于显示心肌病变和测量心功能的扫描平面是（　　　）

A. 轴位　　　　　　　　　B. 四腔心位

C. 垂直于室间隔的长轴位　　　D. 垂直于室间隔的短轴位

E. 平行于室间隔的长轴位

81. 在描述化学饱和法脂肪抑制中，不正确的是（　　）

　　A. 是一种广泛应用的脂肪抑制技术

　　B. 使用时增加扫描时间

　　C. 不受磁场均匀性的影响

　　D. 化学饱和法需另加射频脉冲和梯度场

　　E. 偏离中心的部位脂肪抑制效果差

82. 脊柱扫描矢状位T_2WI，不需加脂肪抑制技术的疾病是（　　）

　　A. 脊椎结核　　　　　B. 骨转移瘤　　　　　C. 多发性硬化

　　D. 椎间盘感染　　　　E. 压缩性骨折3天内

83. 不必做矢状位扫描的疾病是（　　）

　　A. 小脑病变　　　　　B. 松果体区病变　　　　C. 脑垂体区病变

　　D. 脑桥小脑角区病变　E. 鼻咽部病变

84. MRCP二维扫描层厚最合理的是（　　）

　　A. 1～2mm　　　　　B. 3～4mm　　　　　C. 5～6mm

　　D. 7～8mm　　　　　E. 以上都不是

二、以下提供若干个案例，每个案例下设若干考题。请根据各考题干所提供的信息，在每题下面的A、B、C、D、E五个备选答案中选择一个最佳答案。

A3/A4型题

（85～89题共用题干）

MRI检查没有辐射，可进行多方位、多参数扫描，在心脏结构、功能、心肌病变等方面的应用都有明显的优势。

85. 下列哪项不是心脏MRI扫描的适应证（　　）

　　A. 心肌梗死　　　　　B. 先天性心脏病　　　　　C. 心肌病变

　　D. 心脏肿瘤　　　　　E. 早期冠心病

86. 对于心脏MRI扫描技术的描述，下列哪项不正确（　　）

　　A. 扫描时应参照心脏解剖面的冠状面、矢状面、横断面

　　B. 心脏MRI通常需要心电门控触发扫描

　　C. 心电门控以心电图R波的间期触发扫描

　　D. 心电门控是用于减少心血管搏动伪影和呼吸运动伪影

　　E. 在连接心电电极时注意勿使导线卷曲

87. 下列哪项不是心脏大血管MRA技术的要点（　　）

　　A. 心脏大血管MRA通常采用CE-MRA

　　B. 适应证为先天性心脏病、主动脉瘤和主动脉夹层等

　　C. 使用线圈一般为体线圈或心脏专用线圈

　　D. 一般以冠状面成像为主

　　E. 有亮血序列、黑血序列等

88. 关于心脏MRI成像技术要点下列哪项不正确（　　　）

　　A. 心肌病、瓣膜病变是MRI检查的适应证

　　B. 黑血序列可采用双反转、三反转技术

　　C. 三反转黑血技术可用于鉴别心肌或心脏富含脂肪的病变

　　D. 以显示左右室及室间隔的短轴层面为定位像，做平行于室间隔的左室长轴成像

　　E. 四腔心平面就是心脏的矢状面

89. 在心脏MRI扫描中，为解决心脏运动伪影，应采用的技术是（　　　）

　　A. K空间分段采集技术　　　　　　　B. 快速自旋回波技术

　　C. 螺旋桨采集技术　　　　　　　　　D. 延时法采集技术

　　E. 呼吸门控技术

（90～94题共用题干）

伪影是指MRI图像中与实际解剖结构不相符的信号，可以表现为图像变形、重叠，缺失、模糊等，从而引起图像质量的下降、掩盖病变或是出现假的病灶，给疾病的诊断带来干扰。

90. 下列不能用于控制生理性运动伪影措施的是（　　　）

　　A. 采用对比增强扫描　　　　　　　　B. 采用心电门控技术

　　C. 采用脉搏门控技术　　　　　　　　D. 采用呼吸门控技术

　　E. 采用屏气扫描技术

91. 控制截断伪影的措施不包括（　　　）

　　A. 加大采集矩阵　　　　　　　　　　B. 加大FOV

　　C. 变换相位与频率编码方向　　　　　D. 过滤原始数据

　　E. 改变图像重建的方法

92. 下列控制磁化率伪影的措施错误的是（　　　）

　　A. 增加主磁场强度　　　　　　　　　B. 做好匀场

　　C. 使用SE序列代替GRE序列　　　　D. 缩短TE

　　E. 增加矩阵

93. 下列控制卷褶伪影的措施不包括（　　　）

　　A. 增大FOV　　　　　　　　　　　　B. 增加相位编码方向过采样

　　C. 增加频率编码方向过采样　　　　　D. 施加空间预饱和带

　　E. 切换频率与相位编码方向

94. 一般与设备伪影无关的因素是（　　　）

　　A. 主磁场强度　　　　B. 磁场均匀度　　　　C. 软件算法

　　D. 设备的安装、调试　　E. 液氦的消耗水平

三、以下提供若干组考题，每组考题共同在考题前列出的A、B、C、D、E五个备选
答案，从中选择一个与考题关系最密切的答案。

B型题

（95～99题共用备选答案）

　　A. TOF MRA　　　　　B. PC MRA　　　　　　C. CE MRA
　　D. BOLD　　　　　　　E. DWI

95.用于流速较快的动脉血管成像（　　　）

96.用于胸腹部血管病变（　　　）

97.用于功能皮层中枢的定位（　　　）

98.用于脑组织在急性或超急性梗死期的检测（　　　）

99.用于显示慢流静脉及静脉窦成像（　　　）

（100～104题共用备选答案）

　　A. MRA　　　　　　　B. MRIV　　　　　　　C. MRIH
　　D. PWI　　　　　　　E. SWI

100. 显示血管畸形特别是小血管较好的检查方法（　　　）

101. 用于组织毛细血管水平的血流灌注情况较好的检查方法是（　　　）

102. 用于静脉血管成像的检查方法是（　　　）

103. 用于动脉血管成像的检查方法是（　　　）

104. 用于水成像的检查方法是（　　　）

（105～109题共用备选答案）

　　A. T_1WI　　　　　　　B. T_2WI　　　　　　　C. PDWI
　　D. T_2WI–FLAIR　　　　E. DWI

105. 使用TR 2000～6000毫秒，TE 80～130毫秒得到的序列是（　　　）

106. 使用TR 300～700毫秒，TE 10～30毫秒得到的序列是（　　　）

107. 使用TR 2000～6000毫秒，TE 10～30毫秒得到的序列是（　　　）

108. 使用TR 5000～8000毫秒，TE 60～100毫秒，b值采用1000s/mm^{2}得到的序列
是（　　　）

109. 使用TR 8000毫秒以上，TE 80～130毫秒，TI 2000毫秒以上得到的序列是
（　　　）

（110～114题共用备选答案）（　　　）

　　A. MRA　　　　　　　B. MRA　　　　　　　C. MRI动态增强扫描
　　D. MRI常规扫描　　　E. DWI

110. 对于急性脑梗死不需要造影剂显示较好的序列是（　　　）

111. 对于肝脏转移瘤鉴别不需要造影剂显示较好的序列是（　　　）

112. 用于颅内肿瘤组织化学物定量测量的是（　　　）

113. 对于肝脏定性诊断及鉴别诊断较好的MRI扫描是（　　　）

114. 用于垂体微腺瘤显示较好的扫描方式是（　　　）

（115～119题共用备选答案）

    A. 在最佳显示左右心室及室间隔的横断面图像上，设定扫描层面与室间隔一致

    B. 在长轴位像上显示心尖及二尖瓣的层面上设定成像层面，扫描线平行心尖和二尖瓣连线

    C. 成像层面垂直于长轴位，同时垂直于水平长轴即垂直于室间隔

    D. 在短轴位像上，扫描线通过左室和主动脉瓣中点并通过主动脉

    E. 在横轴位像显示肺动脉主干的层面，扫描线平行于肺动脉主干并通过右室流出道

115. 肺动脉瓣位的定位是（　　　）

116. 三腔心的定位是（　　　）

117. 左室短轴位的定位是（　　　）

118. 四腔心的定位是（　　　）

119. 两腔心的定位是（　　　）

第三节　自测试题答案

A1/A2型题

1. D	2. C	3. B	4. C	5. B	6. B	7. E	8. A	9. D	10. D
11. B	12. A	13. D	14. A	15. A	16. B	17. B	18. E	19. D	20. A
21. A	22. E	23. A	24. D	25. A	26. B	27. E	28. D	29. D	30. B
31. C	32. C	33. B	34. B	35. A	36. C	37. D	38. C	39. E	40. E
41. E	42. C	43. A	44. E	45. B	46. C	47. B	48. C	49. C	50. E
51. D	52. A	53. C	54. D	55. C	56. D	57. D	58. A	59. C	60. C
61. D	62. E	63. C	64. B	65. B	66. C	67. E	68. B	69. B	70. C
71. B	72. C	73. B	74. B	75. E	76. C	77. A	78. B	79. C	80. D
81. C	82. C	83. D	84. B						

A3/A4型题

85. E	86. D	87. D	88. E	89. A	90. A	91. B	92. A	93. C	94. E

B型题

95. A	96. C	97. D	98. E	99. D	100. E	101. D	102. B	103. A	104. C
105. B	106. A	107. C	108. E	109. D	110. E	111. E	112. B	113. C	
114. C	115. E	116. D	117. C	118. B	119. A				

（刘晓云）

第十六章　数字减影血管造影检查技术

第一节　DSA检查技术问答

一、DSA检查前准备

（一）DSA适应证及禁忌证有哪些？

1.适应证　主要包括下面几个方面：

（1）血管性疾病：血管瘤、血管畸形、血管狭窄、血管闭塞、血栓形成等的诊断；血管疾病的介入治疗；血管手术后随访。

（2）肿瘤性疾病：了解肿瘤的血供、范围及肿瘤的介入治疗；肿瘤治疗后的随访。

（3）心脏冠状动脉疾病：冠心病和心肌缺血的诊断；冠状动脉疾病的介入治疗；心脏疾病的诊断与介入治疗等。

（4）血管外伤的诊断与介入治疗。

2.禁忌证　主要包括以下几个方面：

（1）碘过敏。

（2）严重的心、肝、肾功能不全；严重的动脉血管硬化。

（3）严重的凝血功能障碍，有明显出血倾向。

（4）高热、急性感染及穿刺部位感染。

（5）恶性甲状腺功能亢进、骨髓瘤。

（6）女性月经期及妊娠3个月以内者。

（二）DSA术前患者准备工作有哪些？

1.碘过敏和麻醉药过敏试验。

2.检测心、肝、肾功能及出凝血时间、血小板计数。

3.术前4小时禁食。

4.术前半小时肌注镇静剂。

5.穿刺部位备皮。

6.向患者和家属简述造影目的、手术过程，消除顾虑及紧张心理。同时告知术中、术后可能发生的意外状况和并发症，争取患者和家属理解合作，并签署手术知情同意书。

7.儿童及不合作者施行全身麻醉。

8.建立静脉通道，便于术中给药和急救。

（三）DSA术前器械准备有哪些？

1.手术器械准备　包括消毒手术包、造影用穿刺针、扩张器、导管、导丝、注射器若干个。

2.造影设备准备　DSA设备、高压注射器，术前检查设备运行状况，确保手术正常进行，准备好抢救设备。

（四）DSA术前药物准备有哪些？

1.常规药物　配备肝素、利多卡因、生理盐水及各类抢救药。

2.对比剂　浓度为60%～76%离子型对比剂，或300～370mg/mL非离子型对比剂。

二、DSA常用器械与介入治疗基本技术

（一）DSA常用器械有哪些？

DSA的常用器械有穿刺针、血管鞘、扩张器、导管、导丝。

1.穿刺针　为经皮肤血管穿刺的基本器材。国外一般以"G"表示穿刺针管径的大小，国内多以"号"表示，成人一般用16～19G穿刺针，儿童可用18～20G穿刺针。

2.血管鞘　是用于从皮肤到血管之间建立一条基本通路的器械，使导管和导丝能顺利通过血管鞘进入到病变部位。血管鞘的粗细常以"F"表示。

3.扩张器　为前尖后粗、内空的形状，比血管鞘细而长。

4.导管　是进入人体血管或脏器内具有传送药物和物质、引流液体和扩张管道等功能的管道。导管种类繁多，导管头形态各异。导管粗细一般指外径，常用"F"表示，1F相当于0.333mm。成人常用5F和4F导管。

5.导丝　对导管插入血管起到引导和支持作用，在选择性和超选择性插管时能帮助导管插到位。根据导丝的前端形状可分为直型和弯型。

（二）简述介入治疗的基本技术

介入治疗的基本技术主要有：

1.穿刺插管技术。

2.灌注术。

3.栓塞术。

4.成形术与支架术。

5.针穿（抽吸）活检术。

（三）简述Seldinger技术的操作步骤

Seldinger技术是介入放射学最常用的穿刺插管技术，是在局部麻醉或对不能合作的患者施行全麻下，皮肤消毒后，用刀片尖挑开穿刺点处皮肤约2mm小口，选择合适的含针芯穿刺针，左手摸准被穿刺的动脉并用食指和中指（或环指）固定之；右手持针，保持针尖斜面向上与皮肤成30°～40°角，经穿刺点快速进针：当针刺中动

脉并松开右手时，可见穿刺针跳动方向与动脉纵轴一致。此时拔出针芯并缓慢向外退针，可见血液从针尾喷出，立即插入导丝并退出穿刺针，通过导丝引入扩张鞘管或导管，直至将导管引入靶血管。此技术开始主要用于穿刺动脉，后扩展到穿刺静脉。

（四）简述经导管动脉内药物灌注术及其临床应用

经导管动脉内药物灌注术（transcatheter arterial infusion，TAI），是在提高靶器官药物浓度的同时又不增加外周血药物浓度的方法。采用经皮动脉穿刺并插管至靶动脉，将药物持续性地灌注一定时间。一次冲击性灌注，常用30分钟或几个小时将药物注完；长期药物灌注，多指48小时以上持续或间断性灌注。临床用于治疗恶性实体瘤、动脉痉挛或闭塞导致的缺血性病变、动脉内新鲜血栓形成的溶栓治疗等，是目前经血管途径介入治疗应用较广泛的技术之一。

（五）简述经导管血管栓塞术及其治疗作用机制

经导管血管栓塞术（transcatheter arterial embolization，TAE），是在影像导引下，经导管向靶血管内注入或送入栓塞物质并使之闭塞，中断血供，从而达到预期治疗目的的介入治疗技术。根据不同病变和治疗目的，栓塞物质可从毛细血管床、分支至主干逐级栓塞，也可三者同时被栓塞。

栓塞术对病变治疗作用的机制是：阻塞靶血管使肿瘤或靶器官缺血坏死；阻塞或破坏异常血管床、腔隙或通道；阻塞血管，使远端压力下降或直接从血管内封堵破裂的血管，以利于止血。

三、DSA的特殊成像技术

（一）DSA的特殊成像技术有哪些？

DSA的特殊成像技术主要有以下几个方面：

1. 透视路图功能与造影转化路图功能。
2. 旋转DSA与3D-DSA技术。
3. 步进DSA技术。
4. 实时模糊蒙片DSA技术。
5. 自动最佳角度定位技术。
6. 类CT技术。
7. 3D路图。
8. 虚拟支架植入术。

（二）简述路图技术的具体操作流程

具体操作是：先注入少许对比剂后摄影，再与透视下的插管作减影，形成一幅减影血管图像，作为一条轨迹并重叠在透视影像上。这样就可以清楚地显示导管的走向和尖端的具体位置，使操作者顺利地将导管插入目的区域。

（三）简述路图功能及应用中的3个阶段

路图技术是以透视的自然像作"辅助mask像"，用含对比剂的充盈像取代辅助mask像而作实际mask像，与后来不含对比剂的透视像相减，获得仅含对比剂的血管像，以此作为插管的路图，可划分为以下三个阶段：

1.活动的数字化透视图像，踩脚闸到松开脚闸，最后的图像辅助mask图像形成。

2.活动的减影透视，减影开始于一幅mask像形成之后，只要没有注射对比剂，显示器上就没有图像，注射少量对比剂后，血管开始显像，血管充盈最多时对比度最高，此时充盈像代替了辅助mask像。

3.活动的图像与透视mask像相减，显示差值部分。

（四）什么是旋转DSA技术？

旋转DSA是在C臂旋转过程中注射对比剂，进行曝光采集，达到动态观察的检查方法。它利用C臂的两次旋转动作，第一次旋转采集一系列蒙片像，第二次旋转时注射对比剂、曝光采集充盈像，在相同角度采集的两幅图像进行减影，以获取序列减影图像。

（五）什么是实时旋转DSA技术？主要应用于哪些病变检查？

实时旋转DSA技术采用的是角度触发技术，即C臂旋转中每间隔一定的角度自动进行图像的采集，从而大大降低了射线剂量，为医生及患者提供了最大限度的保护。旋转速度由早期的25°/s，发展到60°/s，图像帧频为8～75帧/s可调。

实时旋转DSA技术实际上是对常规体位DSA检查的重要补充，只通过一次对比剂的注入就可以获得不同角度的多维空间血管造影图像，增加了影像的观察角度，能从最佳的位置观察血管的正常解剖和异常改变，提高病变血管的显示率。

在临床上主要应用于心血管以及头颈部血管性病变，尤其是颅内动脉瘤的诊断。应用实时旋转DSA技术可以做到多角度全面观察病变部位，并可清楚地显示出动脉瘤的瘤颈，为治疗方案的选择和术后效果的评定提供了最直观的影像根据。

（六）什么是3D-DSA技术？它可以实现哪些功能？

3D-DSA技术是对旋转DSA采集的横断面的投影图像进行三维数据重建的一项基本技术。利用采集到的旋转DSA图像进行实时运算分析，针对采集区域256×256或512×512矩阵进行重建，得到三维血管图像。三维血管成像可以更加形象地、立体地了解病变，特别是在小动脉瘤的诊断方面，有时起到决定性的作用。

基于三维工作站平台，3D-DSA技术可以实现以下多项功能：

（1）血管重建：对各神经血管自动显示，还可对肿瘤血管、动静脉畸形目标血管一键抽取。

（2）多曲面重建：对血管病变部位进行组织定位以观察与周围组织的关系。

（3）血管内镜：通过造影剂在血管内的分布可观察血管内壁的情况。

（4）三维血管定量分析：长度、角度、体积等数据测量，为介入手术提供依据。

（5）虚拟支架：根据测量数据及支架厂家提供的数据进行虚拟支架放置，供医生选择。

（6）智能定位：根据三维血管最佳观察角度自动定位C臂。

（七）步进DSA技术主要应用于什么？试说明其工作原理

步进DSA技术主要用于四肢动脉DSA的检查，尤其是下肢血管造影的跟踪摄影，同时对介入治疗很有临床应用价值。

工作原理：采用快速脉冲曝光采集图像，实时减影成像。在脉冲曝光中，X线球管和检测器保持静止，导管床携人体自动匀速地向前移动，或者是导管床与人体静止，X线球管和检测器匀速地向前移动。通过检查床面或C臂的自动移动，跟踪对比剂在血管内充盈过程并连续获取造影图像，实时减影显示。对跟踪采集的图像数据，计算机按顺序自动进行连接，以此获得该血管的全程减影像。

（八）步进DSA技术分为哪两种方式？各有什么特点？

根据曝光时是静态下曝光还是动态下曝光，将步进DSA技术分为分段步进和连续步进两种方式。

1. 分段步进　是以往常用的一种方式，预先设定步进程序。当第一段曝光时序完成后，床面或X线管自动移动一定距离后停止，此时进入第二段曝光区域，再进行曝光。第三段、第四段以此类推。相邻两曝光区域有部分重叠。对于各区域段采集后的图像数据通过计算机处理进行剪接，获得血管全程减影像。步进时序的设定以对比剂在血管内的流速决定，曝光时的区域应是对比剂在血管内充盈最佳时段。此方式的缺点是步进及曝光时序难以与对比剂的充盈高峰相吻合。

2. 连续步进　指在注入对比剂的同时，X线管以脉冲曝光方式跟踪对比剂在血管内充盈高峰同步进行，利用窄X线束连续采集，即获得了全程血管图像数据，又可降低受检者的辐射剂量。因是连续跟踪采集，重建后的全程血管减影图像不出现剪接处的位移影，血管连续显示。在连续追踪采集的过程中，可以同时转动被检四肢，使重叠的血管分离显示。

（九）什么是实时蒙片DSA技术？常用于哪个部位出血的诊断？

实时模糊蒙片（real-time smoothed mask，RSM）DSA技术是DSA的另一特殊功能，它是利用间隔短的两次DSA曝光，第一次曝光时影像增强器适当散焦，获得一帧适当模糊的图像，间隔33毫秒再采集一帧清晰的造影图像，两者进行减影可以获得具有适当骨骼背景的血管图像。它可以在运动中获得减影图像，免除了旋转DSA需要两次运动采集的麻烦和两次采集间受检者移动造成失败的可能。由于蒙片像随时更新，且相间隔仅为33毫秒，因此不会产生运动性伪影。

RSM可用于盆腔部出血的诊断，尤其适合下列情况：

（1）腹盆部出血：受检者处于休克前期，不能屏气而需要进行DSA检查者；或腹盆部出血，受检者因其他特殊情况如高龄、婴儿等，不能屏气而必须进行DSA检查者。

（2）下肢血管性病变：DSA检查时不能控制下肢抖动者。

（3）胸部疾病：受检者不能屏气而必须进行DSA检查者。

（十）什么是自动最佳角度定位技术？

自动最佳角度定位技术可以帮助操作者容易找到任何感兴趣的血管实际解剖位置的最佳视图，即该血管病变的最佳显示角度。操作者只要确定任意一幅图像，然后按下自动角度按钮，C臂将自动运动到相应的位置。也可在三维工作站上，根据三维血管最佳观察角度自动定位C臂，保证操作者得到想要的最佳角度。

（十一）什么是类CT技术？与普通三维重建技术有什么区别？

类CT技术是利用在DSA系统中进行的旋转血管造影采集的图像进行血管造影计算机断层成像。其原理和三维重建技术相似，但是类CT技术数据采集数量不同于普通三维重建采集。类CT旋转采集500帧原始数据，普通三维重建旋转采集150帧原始数据，因此其获得图像质量也不同于三维重建影像。类CT技术可以提供软组织图像，通过16cm Catphan体模来显示5HU和10mm大小的物体或10HU和5mm大小的物体。

（十二）简述类CT技术在介入治疗中的优势

1. 在进行神经血管介入栓塞治疗时，动脉瘤破裂造成的局部出血在传统血管造影系统中是看不到的。通过类CT技术，可以直接在血管造影检查室内观察出血的程度，这样就避免了将患者运送至其他设备上进行检查。

2. 高分辨率类CT技术可以清晰显示置入的支架，判断支架释放后的伸展情况及贴壁情况。

3. 类CT技术能够不使用造影剂即可实现高质量的检查，可以扩展腹部操作的范围（包括穿刺和引流），并提供诊断和介入方面的帮助。

4. 类CT技术在肿瘤应用方面也具潜在价值，它能显示密度较大部位的肿瘤，因此可用作导引活检和治疗肿瘤的新方法。

（十三）简述3D路图及其优点

3D路图是基于3D血管重建技术将容积数据与实时透视匹配，代替传统二维路图功能。其优点在于当医生更换感兴趣区时不必重复注射造影剂制作路图。3D路图与C臂旋转、床面升降及移动、FOV改变等关联。

（十四）简述虚拟支架植入术

虚拟支架植入术是利用在DSA系统中进行的旋转血管造影采集的图像进行计算机血管三维立体成像。在三维工作站中对重建出来的载瘤血管或者狭窄血管进行血管分析，根据测量数据及支架厂家提供的数据进行虚拟支架放置，供医生选择。

四、各部位常用DSA技术

（一）简述头颈部的动脉血管解剖

头颈部的动脉血供主要来于颈动脉和锁骨下动脉的椎动脉、甲状颈干及肋颈干。

右颈总动脉发自于右头臂动脉（或无名动脉）；左颈总动脉常发自主动脉弓。左、右颈总动脉约在两侧甲状软骨水平（C4水平）处分为颈内动脉和颈外动脉。

颈内动脉是颈总动脉两终支之一，是大脑半球供血的主要渠道。颈内动脉分支有眼动脉、后交通动脉、脉络膜前动脉、大脑前动脉、大脑中动脉。双侧的大脑前动脉通过前交通动脉进行交通，有利于脑部血管的多支供血。

椎动脉是锁骨下动脉的第一分支，是小脑供血的主要血管。两侧椎动脉在脑桥下缘汇合成基底动脉。两大终末支为左、右大脑后动脉。

（二）简述头颈部静脉血管解剖

头颈部的静脉主要由颅内静脉、颅外静脉组成。

1. 颅内静脉　由大脑深静脉、大脑浅静脉、硬脑膜静脉窦和颅后凹静脉组成。

2. 颅外静脉　主要由面总静脉、枕静脉和耳后静脉等组成。

（三）简述颈动脉、椎动脉造影技术的操作步骤？

1. 颈动脉造影　常规采用Seldinger技术行股动脉穿刺，并置放4～5F动脉鞘，以导引钢丝做向导将导管送入颈总动脉。当导管顶端一般插至第4、第5颈椎平面时，在导管内注入少量对比剂；确认颈内、外动脉的开口，然后分别插入颈内、颈外动脉，再在导管内注入少量对比剂，经证实为靶血管后即可造影。

2. 椎动脉造影　因左椎动脉的开口部和左锁骨下动脉的上行段平行，导管较易进入，一般先应行左椎动脉插管。导管插入后，经少量对比剂推注证实为椎动脉便可造影。

（四）颈内动脉造影的常规摄影体位有哪些？头颈部血管造影使用高压注射器的参数有哪些？

颈内动脉造影的常规摄影体位为头颅正侧位，必要时加左右斜位。头颈部各血管造影中，使用高压注射器的参数见表16-1。

表16-1　头颈部各血管造影使用高压注射器的参数

部　位	流率（mL/s）	量/次（mL）	压力（PSI）	帧数（fp/s）	成像方式	延迟方式
颈内动脉	6～7	8～10	150～300	3～6	IADSA	注射延迟
颈外动脉	3～4	6～8	150～300	3～6	IADSA	注射延迟
颈总动脉	5～6	10～15	150～300	3～6	IADSA	注射延迟
椎动脉	3～4	6～8	150～300	3～6	IADSA	注射延迟

（五）简述主动脉、肺动脉、肺静脉、上腔静脉的解剖学特点

1. 升主动脉　起自左心室主动脉口，长约5cm，达右侧第2胸肋关节，继续移行为主动脉弓，至胸4椎体水平移行为降主动脉，穿过膈肌裂孔后即为腹主动脉。冠状动脉是升主动脉唯一分支。

2. 肺动脉　属于肺的功能性血管。肺动脉主干短而粗，在主动脉弓下方气管分叉前分为左、右肺动脉。

3.肺静脉 左右各两支，分别称为左肺上静脉和左肺下静脉、右肺上静脉和右肺下静脉，均起自肺门且分别注入左心房。

4.上腔静脉 起始于右侧第1肋软骨水平，由左、右无名静脉合成。全长6～8cm，宽1.5～2.0cm，下行进右房后上部，入口处无瓣膜。

（六）简述支气管动脉及肋间动脉的解剖学特点及穿刺造影部位

1.支气管动脉 属于肺的营养性血管。多数直接或间接从胸主动脉发出，部分发源于肋间动脉、锁骨下动脉或腹主动脉等，数目为1～4支不等。经股动脉穿刺插管，将导管插到第5-6胸椎水平，在透视下在导管内注入少量对比剂，确定支气管动脉显示，并没有与脊髓动脉共干后开始注射对比剂造影。

2.肋间动脉 从胸主动脉后壁发出，呈节段、对称性；共有9对，分布于第3～第11肋间隙。肋间动脉造影方法与支气管动脉造影大致相同。

（七）简述肺动脉造影和上腔静脉造影的操作技术

1.肺动脉造影 经股静脉穿刺插管，导管端可置于肺动脉主干或左右肺动脉分支，或右室流出道。

2.上腔静脉造影 可应用穿刺法，穿刺头臂静脉或贵要静脉或肘正中静脉。

（八）胸部各血管造影中使用高压注射器的参数有哪些？

胸部陷血管适影中使用高压注射器的参数见表16-2。

表16-2　胸部各血管造影使用高压注射器的参数

部　位	流率（mL/s）	量/次（mL）	压力（PSI）	帧数（fp/s）	成像方式	延迟方式
主动脉	18～20	35～40	450～600	25	IADSA	注射延迟
肺动脉（单）	6～8	10～12	150～300	25	IVDSA	注射延迟
支气管动脉	1～2	4～6	150或手推	3～6	IADSA	注射延迟
锁骨下动脉	3～4	8～10	150	3～6	IADSA	注射延迟
肋间动脉	1～2	3～4	150或手推	3～6	IADSA	注射延迟
上腔静脉	8～10	15～25	300～400	2～4	IVDSA	注射延迟

（九）简述心脏大血管造影手术操作、造影体位及注意事项

1.手术操作 选择性右心房、右心室及肺动脉造影，是经股静脉穿刺插入5～7F右心造影导管，按造影目的分别进行造影。选择性左心室造影则是经股动脉、桡动脉或肱动脉等处，穿刺并插入"猪尾形"导管进行造影。

2.造影体位 心脏摄影角度随心脏的位置、形态和旋转程度不同而作相应改变。常用体位有正位、侧位、长轴斜位、四腔位（肝锁位）、半坐位、延长右前斜位等。

3.注意事项 插管过程中，应密切观察心电变化、血压及其他生命体征指标，积极预防并发症。

（十）心脏血管造影中造影剂的选择？使用高压注射器的参数有哪些？

心脏大血管造影检查时，常规选用浓度为50%～60%离子型对比剂或相应浓度的非离子型对比剂。注射参数见表16-3。

表16-3　心脏血管造影使用高压注射器的参数

部　位	流率（mL/s）	量/次（mL）	压力（PSI）	帧数（fp/s）	成像方式	延迟方式
心脏大血管	18～20	35～40	45～600	25	IADSA	注射延迟
左冠状动脉	2～3秒注射完	8～10	手推	25	IADSA	注射延迟
右冠状动脉	2～3秒注射完	6～8	手推	25	IADSA	注射延迟

（十一）简述选择性冠状动脉造影的手术操作及造影体位

1. 手术操作　选用冠状动脉造影导–管（Judkins导管），采用股动脉或桡动脉穿刺插管，将导管分别选择性插入左、右冠状动脉口部，先行测压或试注造影证实导管在冠状动脉口内即行造影。

2. 造影体位

（1）左冠状动脉造影体位：有右肩位、肝位、左肩位、蜘蛛位。正位、侧位可作为补充体位。

（2）右冠状动脉造影体位：有LAO 30°～40°位；RAO 30°～45°位；正位并CRA 15°～25°位常作为左、右前斜位的补充体位。

（十二）简述肝脏的血管解剖

肝的血管可分为入肝血管和出肝血管。入肝血管为肝固有动脉和门静脉。出肝血管为肝静脉。

1. 动脉系统

（1）肝总动脉：一般起源于腹腔动脉右侧。分出胃十二指肠动脉后改名为肝固有动脉。肝固有动脉是肝营养性血管，在肝门处分左、右肝动脉和胃右动脉。

（2）肝右动脉：入肝前发出一支胆囊动脉，入肝后分为右前叶动脉、右后叶动脉和右尾状叶动脉。

（3）肝左动脉：较肝右动脉稍细，末端分出左内叶动脉、左外叶动脉和左尾状叶动脉。

2. 静脉系统　肝脏静脉系统包括肝静脉和门静脉系统。

（1）肝静脉系统：包括肝左静脉、肝中静脉和肝右静脉，分别接受肝左、中、右叶的血液。

（2）门静脉系统：由肝内和肝外两大部分组成。肝外门静脉称门静脉主干。门静脉由肠系膜上静脉和脾静脉在L_1、L_2平面汇合而成。门静脉主干长约6cm，门静脉是肝的功能性血管，入肝脏的血量是肝动脉的3倍（门静脉约为75%，肝动脉约为25%）。

（十三）腹部各血管造影中使用高压注射器的参数有哪些？

腹部各血管造影中使用高压注射器的参数见表16-4。

表16-4 腹部各血管造影使用高压注射器的参数

部 位	流率（mL/s）	量/次（mL）	压力（PSI）	帧数（fp/s）	成像方式	延迟方式
腹主动脉	15～20	30～40	600～900	3～6	IADSA	注射延迟
腹腔动脉	6～8	18～24	300～600	3～6	IADSA	注射延迟
肝动脉	5～6	15～18	300～600	3～6	IADSA	注射延迟
脾动脉	5～6	15～18	300～600	3～6	IADSA	注射延迟
肾动脉	4～5	10～15	300～600	3～6	IADSA	注射延迟
肾上腺动脉	1～2	3～4	150～300	3～6	IADSA	注射延迟
胃十二指肠动脉	3～4	8～10	300～600	3～6	IADSA	注射延迟
肠系膜上动脉	5～6	15～18	300～600	3～6	IADSA	注射延迟
肠系膜下动脉	3～4	9～12	300～600	3～6	IADSA	注射延迟
髂总动脉	8～10	15～18	300～600	3～6	IADSA	注射延迟
髂内动脉	4～5	10～15	300～600	3～6	IADSA	注射延迟
髂外动脉	5～6	15～18	300～600	3～6	IADSA	注射延迟
下腔静脉（直接法）	10～15	20～30	300～600	3～6	IVDSA	注射延迟
门静脉（直接法）	8～10	15～20	150～300	3～6	IVDSA	注射延迟
门静脉（间接法）	7～8	18～24	300～600	3～6	IADSA	曝光延迟

（十四）简述髂动脉造影手术操作及造影体位

1. 手术操作 使用Seldinger技术行股动脉穿刺。导管插入后于腹主动脉远端行两侧髂总动脉造影，再行单侧髂总动脉造影及髂内或髂外动脉造影。

2. 造影体位 常用正位，必要时加摄斜位。

（十五）简述髂静脉造影手术操作、造影参数的选择及造影的体位

1. 手术操作 穿刺股静脉，插入导管造影。

2. 造影参数选择 对比剂浓度为50%～60%离子型对比剂，或相应浓度的非离子型对比剂。髂总静脉造影时，对比剂总量15～20mL，流率5～6mL/s；髂内和髂外静脉造影时，对比剂总量10～15 mL，流率4～5mL/s。

3. 造影体位 正位及左右斜位。

（十六）简述四肢动、静脉造影手术操作的区别

1. 动脉造影 四肢动脉造影大多采用股动脉穿刺，Seldinger插管技术，按不同的部位将相应导管置于靶血管进行造影。常规造影导管头端置于锁骨下动脉近端。

2. 静脉造影　逆行性静脉造影：采用Seldinger技术经皮股静脉穿刺插管，将导管置于患侧股静脉注射对比剂。顺行性静脉造影：常规采用7~9号静脉穿刺针穿刺浅静脉，注射对比剂后根据临床需求进行动态或静态方式造影。

（十七）四肢血管造影中使用高压注射器的参数有哪些（表16-5）？

表16-5　四肢血管造影使用高压注射器的参数

部　　位	流率（mL/s）	量/次（mL）	压力（PSI）	帧数（fp/s）	成像方式	延迟方式
上肢动脉	4~5	8~10	300~600	3~6	IADSA	注射延迟
下肢动脉	6~7	10~12	300~600	3~6	IADSA	注射延迟
四肢静脉（顺行）	1~2	30~40	100~150	3~6	IVDSA	曝光延迟
四肢静脉（逆向）	3~4	8~10	300~500	3~6	IVDSA	注射延迟

第二节　DSA检查技术自测试题

一、以下每一道题下面有A、B、C、D、E五个备选答案，从中选择一个最佳答案。

A1/A2型题

1. 下列DSA检查适应证不包括（　　　）

　　A. 血管性疾病血管瘤、血管畸形　　　　B. 血管疾病的介入治疗

　　C. 血管手术后随访　　　　D. 血管痉挛

　　E. 肿瘤性疾病了解肿瘤的血供

2. 下列适合做DSA检查的情况是（　　　）

　　A. 碘过敏

　　B. 严重的心、肝、肾功能不全

　　C. 严重的凝血功能障碍，有明显出血倾向

　　D. 血管手术后随访

　　E. 恶性甲状腺功能亢进、骨髓瘤

3. 关于DSA检查的禁忌证不包括（　　　）

　　A. 严重的心、肝、肾功能不全　　　　B. 高热、急性感染及穿刺部位感染

　　C. 肺炎治疗后　　　　D. 女性月经期及妊娠3个月以内者

　　E. 严重的动脉血管硬化

4. DSA检查的术前准备不包括（　　　）

　　A. 碘过敏和麻醉药过敏试验

　　B. 术前半小时肌注镇静剂

　　C. 检测心、肝、肾功能及出凝血时间、血小板计数

D. 术前8小时禁食

E. 穿刺部位备皮

5. DSA检查的术前准备不包括 （　　　）

　　A. 穿刺部位备皮

　　B. 向患者和家属简述造影目的、手术过程

　　C. 儿童及不合作者施行全身麻醉

　　D. 术前1小时肌注镇静剂

　　E. 建立静脉通道，便于术中给药和急救

6. DSA检查常用的器械不包括 （　　　）

　　A. 高压注射器　　　　B. 皮肤缝合器　　　　C. 穿刺针、扩张器

　　D. 导管　　　　　　　E. 导丝

7. 关于造影设备准备的描述错误的是 （　　　）

　　A. 包括DSA设备　　　B. 包括高压注射器　　C. 术前检查设备运行状况

　　D. 做好全身麻醉　　　E. 准备好抢救设备

8. DSA检查常用的药物准备不包括 （　　　）

　　A. 肝素

　　B. 利多卡因

　　C. 葡萄糖水

　　D. 离子型或非离子型对比剂

　　E. 各类抢救药（地塞米松、多巴胺、阿托品）

9. 动态DSA，按照C形臂和导管床的运动方式分类，错误的是 （　　　）

　　A. 旋转运动　　　　　B. 岁差运动　　　　　C. 钟摆运动

　　D. 步进　　　　　　　E. 类CT运动

10. 基于3D-DSA三维工作站平台实现的功能不包括 （　　　）

　　A. 血管重建　　　　　B. 血管内镜　　　　　C. 虚拟支架

　　D. 智能定位　　　　　E. 血管造影的跟踪摄影

11. 脑DSA检查可将导管置于 （　　　）

　　A. 颈静脉　　　　　　B. 静脉窦　　　　　　C. 颈外动脉

　　D. 椎动脉　　　　　　E. 椎静脉

12. 头颈部DSA检查不能将导管置于 （　　　）

　　A. 颈动脉　　　　　　B. 椎动脉　　　　　　C. 锁骨下静脉

　　D. 锁骨下动脉　　　　E. 右头臂动脉

13. 腹部动脉造影常规采用穿刺部位是 （　　　）

　　A. 颈内动脉　　　　　B. 颈外动脉　　　　　C. 股动脉

　　D. 股静脉　　　　　　E. 锁骨下静脉

14. 升主动脉唯一分支是 （　　　）

A. 锁骨下动脉　　　　　B. 颈总动脉　　　　　C. 支气管动脉

D. 冠状动脉　　　　　　E. 胸廓内动脉

15. 肺动脉起源于（　　　）

A. 锁骨下动脉　　　　　B. 升主动脉　　　　　C. 降主动脉

D. 右心室　　　　　　　E. 左心室

16. 肋间动脉起源于（　　　）

A. 肺动脉　　　　　　　B. 升主动脉　　　　　C. 胸主动脉

D. 锁骨下动脉　　　　　E. 胸廓内动脉

17. 胸部DSA检查不能将导管放置的血管是（　　　）

A. 降主动脉　　　　　　B. 升主动脉　　　　　C. 肺动脉

D. 锁骨下动脉　　　　　E. 支气管动脉

18. 肺动脉造影最常用穿刺血管为（　　　）

A. 股动脉　　　　　　　B. 股静脉　　　　　　C. 肘动脉

D. 肘静脉　　　　　　　E. 肱动脉

19. 支气管动脉造影最常用穿刺血管为（　　　）

A. 股动脉　　　　　　　B. 股静脉　　　　　　C. 肘动脉

D. 肘静脉　　　　　　　E. 肱动脉

20. 上腔静脉造影最常用穿刺血管为（　　　）

A. 股动脉　　　　　　　B. 股静脉　　　　　　C. 肘动脉

D. 贵要静脉　　　　　　E. 肱动脉

21. 下面关于右心房、右心室及肺动脉造影技术叙述错误的是（　　　）

A. 经股动脉穿刺

B. 插入5～7F右心造影导管

C. 插管过程中，应密切观察心电变化、血压及其他生命体征指标

D. 常规选用50%～60%离子型或非离子型对比剂

E. 造影体位心脏摄影常用体位有正位、侧位

22. 与选择性冠状动脉造影技术无关的是（　　　）

A. 选用Judkins导管

B. 股动脉或桡动脉穿刺插管

C. 在主动脉窦壁寻找左冠状动脉

D. 在升主动脉下段寻找右冠状动脉

E. 常规选用50%～60%离子型或非离子型对比剂

23. 肝左动脉起源于（　　　）

A. 肝总动脉　　　　　　B. 腹腔动脉　　　　　C. 腹主动脉

D. 胃十二指肠动脉　　　E. 肝固有动脉

24. 与肝脏DSA检查技术无关的是（　　　）

A. 采用Seldinger技术　　　　　B. 行股动脉或肱动脉穿刺插管

C. 先行选择性腹腔动脉造影　　D. 导管插入肝门静脉

E. 选用50%~60%离子型或非离子型对比剂

25. 与肝脏DSA检查技术无关的是　（　　　）

A. 采用Seldinger穿刺插管技术

B. 行股动脉或肱动脉穿刺插管

C. 导管先插入肠系膜下动脉，再超选择插管

D. 导管有可能插入肠系膜上动脉，再超选择插管

E. 选用50%~60%离子型或非离子型对比剂

26. 腹主动脉的分支包括脏支和壁支，但不包括　（　　　）

A. 腹腔动脉　　　　　B. 肠系膜上动脉　　　　C. 肠系膜下动脉

D. 肾动脉　　　　　　E. 腰动脉

27. 胰腺的动脉供血血管是　（　　　）

A. 肠系膜上动脉　　　B. 肠系膜下动脉　　　　C. 脾动脉

D. 胃左动脉　　　　　E. 肝固有动脉

28. 门静脉造影可将导管插入　（　　　）

A. 下腔静脉　　　　　B. 腹主动脉　　　　　　C. 肠系膜上动脉

D. 肾动脉　　　　　　E. 肝固有动脉

29. 门静脉造影可将导管插入　（　　　）

A. 下腔静脉　　　　　B. 腹主动脉　　　　　　C. 肾动脉

D. 胃左动脉　　　　　E. 脾动脉

30. 与直肠DSA检查技术无关的是　（　　　）

A. 手术操作采用Seldinger技术　　　　B. 行股动脉或肱动脉穿刺插管

C. 先行选择性腹腔动脉造影　　　　　　D. 再行超选择性肠系膜下动脉造影

E. 再行超选择性髂内动脉造影

31. 胰腺的供养动脉来源不可能是　（　　　）

A. 胰十二指肠上动脉　B. 胰十二指肠下动脉　　C. 脾动脉

D. 胰大动脉　　　　　E. 胃左动脉

32. 每侧肾上腺一般有供血动脉　（　　　）

A. 2支　　　　　　　B. 3支　　　　　　　　　C. 4支

D. 5支　　　　　　　E. 6支

33. 肾上腺静脉的回流方向正确的是　（　　　）

A. 左肾上腺静脉注入左肾静脉　　　　B. 右肾上腺静脉注入右肾静脉

C. 左肾上腺静脉注入脾静脉　　　　　D. 右肾上腺静脉注入肠系膜下静脉

E. 左肾上腺静脉注入腰静脉

34. 关于下腔静脉DSA检查技术错误的是　（　　　）

A. 股静脉穿刺

B. 股静脉插管或经上肢及颈静脉插管

C. 浓度为60%~70%离子型或非离子型对比剂

D. 造影体位常规取正位，必要时可加摄斜位或侧位

E. 股静脉穿刺造影，对比剂用量18～20mL／次，流率4～5mL／s

35. 影响DSA影像质量的因素不包括 （　　　）

    A. 设备因素　　　　　　　B. 成像方式　　　　　　C. 操作技术

    D. 造影方法　　　　　　　E. 患者心理因素

36. 下面与DSA影像质量无关的是 （　　　）

    A. 成像方式　　　　　　　B. 摄影条件　　　　　　C. 摄影体位

    D. 后处理技术　　　　　　E. 对比剂批号

37. 改善DSA图像质量措施不包括 （　　　）

    A. 减少运动性伪影的产生

    B. 定期做好设备质控检测，保证设备处于良好状态

    C. 选择最佳摄影体位

    D. 选择造影检查时间

    E. 正确使用遮线器、密度补偿器

38. 改善DSA图像质量措施不包括 （　　　）

    A. 正确匹配相机，并定期检测

    B. 充分利用DSA设备的图像后处理功能，使影像符合诊断要求

    C. 争取患者家属的配合

    D. 正确使用遮线器、密度补偿器

    E. 定期做好设备质控检测

39. 为了减少伪影，提高DSA影像质量，对患者的准备不包括 （　　　）

    A. 术前对患者要进行训练

    B. 对意识差或无意识的患者，应给予镇静剂

    C. 对受检部位施行附加固定

    D. 昏迷患者使用兴奋剂

    E. 术前可肌内注射抑制胃肠蠕动的药物

40. 下面不能用于DSA检查的疾病是 （　　　）

    A. 血管闭塞　　　　　　　B. 血管手术后随访　　　C. 冠心病和心肌缺血

    D. 皮脂腺瘤　　　　　　　E. 血管外伤

41. 下面适用于DSA检查的情况是 （　　　）

    A. 碘过敏　　　　　　　　B. 肝功能不全　　　　　C. 血管瘤

    D. 恶性甲状腺功能亢进、骨髓瘤　　　　　E. 急性感染及穿刺部位感染

42. 诊断肺动静脉瘘，DSA检查时，将导管插入 （　　　）

    A. 右头臂动脉　　　　　　B. 主动脉弓　　　　　　C. 肺动脉

    D. 支气管动脉　　　　　　E. 肺静脉

二、以下提供若干个案例，每个案例下设若干考题。请根据各考题题干所提供的信息，在每题下面的A、B、C、D、E五个备选答案中选择一个最佳答案。

A3/A4型题

（43~45题共用题干）

在造影期间进行两次曝光，一次是在对比剂到达兴趣区之前，一次是在对比剂到达兴趣区并出现最大浓度时。如果患者在曝光过程中保持体位不移动，则两图像之间的唯一差别是含有对比剂的血管，它们两者的差值信号就是DSA的信号。随着血管内碘浓度与血管直径（d）乘积的增加，DSA差值信号也增加。故DSA的信号由对比剂的投射浓度和血管直径（d）所决定。在DSA检查过程中，患者本身自主和不自主的移动、心脏跳动、吞咽、呼吸或胃肠蠕动等，可形成运动性伪影。

43.为防止运动伪影，下列做法不正确的是（　　　）

    A.术前对患者要进行训练，争取配合

    B.对意识差或无意识的患者，应给予镇静剂或适当麻醉

    C.对受检部位施行附加固定

    D.增加造影剂量

    E.正确把握曝光时机

44.关于DSA的成像原理叙述错误的是（　　　）

    A.没有注入对比剂的数字图像矩阵存于存储器1内作为mask像

    B.DSA是建立在图像相减的基础上的

    C.减影结果反映对比剂的作用

    D.生理运动伪影可以完全消除

    E.可能同时减去骨骼和软组织影

45.关于介入治疗学中应用DSA的优点，下列错误的是（　　　）

    A.实时成像   B.绘制血管径路图   C.减少碘造影剂的用量

    D.对患者移动敏感   E.影像后处理

（46~49题共用题干）

患者男，50岁，肝区疼痛1个月，CT平扫示右前叶和左内叶巨块型肝癌，拟行介入治疗。

46.关于肝癌介入治疗，下列错误的是（　　　）

    A.采用Seldinger技术，行股动脉或肱动脉穿刺插管

    B.选择性腹腔动脉造影   C.超选择性肝动脉造影

    D.选用50%~60%非离子型对比剂   E.灌注化疗+栓塞术

47.肝癌灌注化疗+栓塞术通常将导管置于（　　　）

    A.腹主动脉   B.腹腔干   C.肝固有动脉或肝总动脉

    D.门静脉   E.肝中静脉

48.胆囊动脉来源于（　　　）

    A.肝固有动脉   B.肝总动脉   C.腹腔干

　　D. 肝右动脉　　　　　　E. 肝左动脉
49. 腹腔动脉造影常用参数是（　　　）
　　A. 流速：5～6mL/s，量/次：15～18mL
　　B. 流速：6～7mL/s，量/次：8～10mL
　　C. 流速：1～2mL/s，量/次：30～40mL
　　D. 流速：6～8mL/s，量/次：18～24mL
　　E. 流速：3～4mL/s，量/次：6～8mL

第三节　自测试题答案

A1/A2型题

1. D	2. D	3. C	4. D	5. D	6. B	7. D	8. C	9. E	10. E
11. D	12. C	13. C	14. D	15. D	16. C	17. D	18. B	19. A	20. D
21. A	22. D	23. E	24. D	25. C	26. A	27. C	28. C	29. E	30. E
31. E	32. B	33. A	34. C	35. E	36. E	37. D	38. C	39. D	40. D
41. C	42. C								

A3/A4型题

43. D	44. D	45. D	46. D	47. C	48. D	49. D

（邓文超　周　明）

附录一 模拟试卷

基础知识模拟试卷一（技师）

一、以下每一道题下面有A、B、C、D、E五个备选答案，从中选择一个最佳答案。

A1/A2型题

1. 关于解剖学姿势，下列描述不正确的是（   ）
   A. 身体直立   B. 两眼平视正前方
   C. 手背和足尖向前   D. 手掌和足尖朝前
   E. 上肢下垂于躯干两侧

2. 将人体分为前后两半的面为（   ）
   A. 矢状面   B. 冠状面   C. 水平面
   D. 横断面   E. 正中矢状面

3. 属于面颅骨的是（   ）
   A. 额骨   B. 下鼻甲   C. 蝶骨
   D. 颞骨   E. 枕骨

4. 不参与脊柱构成的是（   ）
   A. 椎间盘   B. 前纵韧带   C. 后纵韧带
   D. 黄韧带   E. 齿状韧带

5. 胸椎的特征是（   ）
   A. 有横突孔   B. 棘突分叉
   C. 椎体侧方有肋凹   D. 椎体大而粗壮
   E. 没有明显的上、下关节突

6. 属于下呼吸道的是（   ）
   A. 口腔   B. 鼻腔   C. 咽
   D. 气管   E. 喉

7. 气管杈位于（   ）
   A. 第6颈椎体平面   B. 胸骨角平面   C. 第6胸椎体平面
   D. 第7胸椎体平面   E. 第7颈椎体平面

8. 呼吸道中最狭窄的部位是（   ）
   A. 鼻孔   B. 鼻后孔   C. 喉口
   D. 前庭裂   E. 声门裂

9. 关于气管，错误的是（   ）

· 498 ·

A.气管上接甲状软骨

B.气管位于食管前面

C.气管在胸骨角平面分为左右主支气管

D.气管软骨呈"C"形

E.气管隆嵴位于气管杈内面

10.关于肺的描述，不正确的是（   ）

    A.位于胸膜腔内   B.形似圆锥形

    C.左肺狭长，右肺宽短   D.左肺分上、下两叶

    E.右肺分上、中、下三叶

11.胸膜腔位于（   ）

    A.胸壁和膈之间   B.胸膜和肺之间

    C.胸壁和纵隔之间   D.肋胸膜和纵隔胸膜之间

    E.壁胸膜和脏胸膜之间

12.关于内脏的描述，正确的是（   ）

    A.包括消化、呼吸和泌尿3个系统

    B.全部位于胸、腹腔内

    C.各系统都借孔道直接或间接与外界相通

    D.心是内脏器官

    E.脾也是内脏器官

13.以下属实质性器官的是（   ）

    A.肝、胰   B.主支气管、肺   C.肾、输尿管

    D.前列腺、输精管   E.卵巢、子宫

14.以下不属于上消化道的器官是（   ）

    A.口腔   B.十二指肠   C.空肠

    D.胃   E.食管

15.下列关于胃的描述，正确的是（   ）

    A.中等度充盈时，大部分位于左季肋区和腹上区

    B.幽门窦又称幽门部

    C.胃底位于胃的最低部

    D.幽门管位于幽门窦的右侧部

    E.角切迹位于胃大弯的最低处

16.下列关于十二指肠的描述，正确的是（   ）

    A.呈C形包绕胰体

    B.上部又称球部

    C.降部前外侧壁有十二指肠大乳头

    D.降部于第1～第3腰椎的右侧及右肾内侧缘前面下降

E. 水平部续空肠

17. 属于腹膜间位器官的是（　　　）

    A. 胃　　　　　　　　B. 肺　　　　　　　　C. 胰腺

    D. 肝　　　　　　　　E. 肾

18. 下列哪项不是出入肝门的结构（　　　）

    A. 肝静脉　　　　　　B. 门静脉　　　　　　C. 肝管

    D. 肝固有动脉　　　　E. 淋巴管

19. 下列关于胆总管的叙述，正确的是（　　　）

    A. 位于肝十二指肠韧带内　　　　　　B. 由肝左、右管汇合而成

    C. 行于肝胃韧带内　　　　　　　　　D. 行于肝门静脉的后方

    E. 无血管营养

20. 左心房具有的解剖结构是（　　　）

    A. 主动脉口　　　　　B. 卵圆窝　　　　　　C. 2个肺静脉口

    D. 冠状窦口　　　　　E. 4个肺静脉口

21. 心脏位于胸腔的（　　　）

    A. 上纵隔　　　　　　B. 前纵隔内　　　　　C. 中纵隔

    D. 后纵隔　　　　　　E. 心包腔

22. 脑膜中动脉发自（　　　）

    A. 颞浅动脉　　　　　B. 上颌动脉　　　　　C. 面动脉

    D. 舌动脉　　　　　　E. 锁骨下动脉

23. 膀胱三角指的是（　　　）

    A. 膀胱底部两侧至膀胱颈

    B. 膀胱底部两侧壁至膀胱颈

    C. 膀胱顶部至膀胱颈

    D. 膀胱底部两侧输尿管开口部至膀胱颈

    E. 膀胱底部两侧至输尿管开口

24. 输尿管生理狭窄最窄的部位在（　　　）

    A. 肾盂起始部　　　　B. 输尿管起始部　　　C. 过髂主动脉处

    D. 跨过骨盆入口处　　E. 进入膀胱壁处

25. 以下关于前列腺的描述，正确的是（　　　）

    A. 为男性生殖腺　　　B. 与膀胱底相邻　　　C. 有尿道穿过

    D. 能分泌雄性激素　　E. 左、右各一

26. 脑干不包括（　　　）

    A. 脑桥　　　　　　　B. 延髓　　　　　　　C. 中脑

    D. 四叠体　　　　　　E. 丘脑

27. 基底核不包括（　　　）

    A. 尾状核　　　　　　B. 豆状核　　　　　　C. 屏状核

D. 杏仁核　　　　　E. 内囊

28. 脑室系统不包括（　　　）
　A. 中脑导水管　　　B. 侧脑室　　　　　C. 枕大池
　D. 第四脑室　　　　E. 第三脑室

29. 使瞳孔缩小的神经是（　　　）
　A. 视神经　　　　　B. 动眼神经　　　　C. 迷走神经
　D. 眼神经　　　　　E. 交感神经

30. 视网膜上的感觉光细胞为（　　　）
　A. 支持细胞　　　　B. 神经节细胞　　　C. 双极细胞
　D. 视锥和视杆　　　E. 终足细胞

31. 血浆胶体渗透压的生理作用是（　　　）
　A. 调节血管内外水的交换　　　　B. 调节细胞内外水的交换
　C. 维持细胞正常体积　　　　　　D. 维持细胞正常形态
　E. 决定血浆总渗透压

32. 通常所说的血型是指（　　　）
　A. 红细胞膜上的受体类型　　　　B. 红细胞膜上的抗原类型
　C. 红细胞膜上的凝集素类型　　　D. 血浆中的凝集原类型
　E. 以上都不是

33. 心动周期中，心室血压充盈主要是由于（　　　）
　A. 血压依赖地心引力而回流　　　B. 骨骼肌的挤压作用加快静脉回流
　C. 心房收缩的挤压作用　　　　　D. 心室舒张的抽吸作用
　E. 胸内负压促进静脉回流

34. 心脏正常起搏点位于（　　　）
　A. 窦房结　　　　　B. 心房　　　　　　C. 房室交界区
　D. 浦肯野纤维　　　E. 心室

35. 在一般情况下，收缩压的高低主要反映（　　　）
　A. 心率　　　　　　B. 外周阻力　　　　C. 循环血量
　D. 心脏每搏输出量　E. 以上都不是

36. 右心衰竭时，导致全身水肿的原因是（　　　）
　A. 淋巴回流受阻　　　　　　　　B. 血浆胶体渗透压降低
　C. 组织液胶体渗透压升高　　　　D. 毛细血管血压升高
　E. 毛细血管壁通透性增加

37. 影响气道阻力的主要因素是（　　　）
　A. 气管的管径　　　B. 气流的形成　　　C. 气流的速度
　D. 气管的长度　　　E. 气体的密度

38. 呼吸的基本中枢在（　　　）
　A. 脊髓　　　　　　B. 延髓　　　　　　C. 中脑

D. 脑桥　　　　　　　　E. 大脑皮质

39. 小肠运动形式中无（　　　）
　　A. 容受性舒张　　　　B. 紧张性收缩　　　　C. 分节运动
　　D. 蠕动　　　　　　　E. 集团蠕动

40. 吸收的主要部位在（　　　）
　　A. 口腔　　　　　　　B. 胃　　　　　　　　C. 小肠
　　D. 大肠　　　　　　　E. 直肠

41. 人体最重要的排泄器官是（　　　）
　　A. 消化道　　　　　　B. 肾脏　　　　　　　C. 皮肤
　　D. 肺　　　　　　　　E. 呼吸道

42. 体内主要的供能物质为（　　　）
　　A. 糖　　　　　　　　B. 脂肪　　　　　　　C. 蛋白质
　　D. 维生素　　　　　　E. 水

43. 电子在各个轨道上运动时具有的能量称（　　　）
　　A. 结合能　　　　　　B. 结合力　　　　　　C. 原子能级
　　D. 电子能量　　　　　E. 电子能级

44. 有关电子"结合力"的叙述，错误的是（　　　）
　　A. 原子核对电子的吸引力称结合力
　　B. 靠近原子核的壳层电子结合力强
　　C. 原子序数越高，同层电子结合力越高
　　D. 原子序数低，对壳层电子吸引力越大
　　E. 结合力越大，移走电子所需能量越大

45. 可作为X线影像信息传递和接受介质的是（　　　）
　　A. 滤过板　　　　　　B. 滤线栅　　　　　　C. 遮线器
　　D. 被照体　　　　　　E. 影像增强器

46. 关于X线照片影像形成的叙述，错误的是（　　　）
　　A. X线透过被照体之后的透射线和散射线，照射到胶片上形成照片影像
　　B. X线照片影像是X线受被照体吸收与散射后形成的
　　C. X线照片影像是利用了X线透射线的直进性
　　D. 照片接受的散射线不形成影像
　　E. X线照片影像与CT影像均利用了X线的穿透性

47. 关于影像清晰度的叙述，错误的是（　　　）
　　A. 清晰度是指影像细节的可见度
　　B. 清晰度就是锐利度
　　C. 清晰度是影像质量的综合评价指标
　　D. 清晰度受对比度影响

E. 影像密度是影像质量的基础

48. 关于影像清晰度的叙述，错误的是（　　　）

　　A. 清晰度是指影像细节的可见度

　　B. 清晰度就是锐利度

　　C. 清晰度是影像质量的综合评价指标

　　D. 清晰度受对比度影响

　　E. 影像密度是影像质量的基础

49. X线管内高速电子的动能取决于（　　　）

　　A. X线管灯丝加热电压　　　　　　　　B. 两极间的管电压

　　C. 靶物质的原子序数　　　　　　　　　D. 管电流

　　E. 阴极灯丝焦点大小

50. 关于X线产生条件的叙述，错误的是（　　　）

　　A. 电子源

　　B. 高速电子流

　　C. 阻碍电子流的靶面

　　D. 高速电子与靶物质相互作用的结果

　　E. X线管的靶面均由钼制成

51. X线球管阳极靶面的作用是（　　　）

　　A. 放射出电子　　　　　　　　　　B. 阻击高速电子，完成高压电路的回路

　　C. 保持高真空度　　　　　　　　　D. 支撑玻璃管壁

　　E. X线管的靶面均由钼制成

52. 关于连续X线的叙述，错误的是（　　　）

　　A. X线光子的能量决定于电子的能量

　　B. 电压愈高，产生X线波长愈短

　　C. X射线谱是连续能谱

　　D. 管电压升高，连续射线量比率减少

　　E. 70kVp以下不产生连续X线

53. 关于连续X线光子能量的叙述，错误的是（　　　）

　　A. X线是一束混合能谱　　　　　　B. 能量大X线波长长

　　C. 能量决定于电子的能量　　　　　D. 能量决定于核电荷

　　E. 能量决定于电子接近核的情况

54. X线中的最短波长指的是（　　　）

　　A. 电子接近原子核减速，丢失能量转换的X线光子

　　B. 电子与原子核碰撞，全部能量转换的X线光子

　　C. 电子与核外电子相碰，丢失能量转换的X线光子

　　D. 电子击脱核内层电子，外层电子跃迁释放的X线光子

E. 电子穿透原子与另外原子核作用，丢失能量转换的X线光子

55. 关于特征X线的叙述，正确的是（　　　）

    A. X线波长仅与管电压有关

    B. 内层轨道电子发射出的X线为特征放射

    C. X射线谱是连续能量谱

    D. 电压升高特征放射能量增加

    E. 管电压升高特征射线的百分比减少

56. 关于X线是混合射线的叙述，错误的是（　　　）

    A. 高速电子由脉动电压加速　　　　　B. 高速电子撞击靶原子核的情况不同

    C. 电子原始能量不相同　　　　　　　D. 高速电子作用的靶面深度不同

    E. 是康普顿效应产生的结果

57. K特征X射线的产生，管电压必须在（　　　）

    A. 50kVp以上　　　　　B. 60kVp以上　　　　　C. 70kVp以上

    D. 80kVp以上　　　　　E. 90kVp以上

58. 表现出X线具有微粒性的现象是（　　　）

    A. 频率　　　　　　　　B. 波长　　　　　　　　C. 能量

    D. 折射　　　　　　　　E. 反射

59. 电离辐射生物效应中与电离辐射有关的因素不包括（　　　）

    A. 照射面积　　　　　　B. 辐射种类　　　　　　C. 照射方式

    D. 细胞的辐射敏感性　　E. 照射部位

60. 致癌效应的叙述，错误的是（　　　）

    A. 致癌效应是随机性效应　　　　　　B. 致癌效应它属于确定性效应

    C. 不存在剂量阈值　　　　　　　　　D. 非常的小剂量也可以致癌

    E. 发生率随剂量的增加而增加

61. 普通X线照片记录的是（　　　）

    A. 数字信号　　　　　　B. 模拟信号　　　　　　C. 重建数据

    D. 原始数据　　　　　　E. 比特值

62. 数字信号转换为模拟信号的是（　　　）

    A. 频率转换器　　　　　B. A/D转换器　　　　　C. 逆变器

    D. D/A转换器　　　　　E. 变压器

63. 当视野大小固定，矩阵越大，像素尺寸会（　　　）

    A. 不变　　　　　　　　B. 变大　　　　　　　　C. 变小

    D. 模糊　　　　　　　　E. 增加

64. 用来表示每个像素灰度精度的是（　　　）

    A. 信息量　　　　　　　B. 信噪比　　　　　　　C. 量子检出率

    D. 比特　　　　　　　　E. 矩阵

65. 探测器直接接收到的信号，经放大A/D转换后所得到的数据称（　　　）

    A. 重建数据　　　　　　B. 影像数据　　　　　　C. 原始数据

D. 数字数据   E. 模拟数据

66. 噪声的幅值大小相同，但出现的位置随机，这类噪声称为（   ）

    A. 椒盐噪声   B. 高斯噪声   C. 伪影

    D. 失真   E. 变形

67. 不属于容积再现优点的是（   ）

    A. 显示组织的空间结构   B. 显示组织的密度信息

    C. 病变与血管空间关系显示良好   D. 立体直观地显示冠状动脉

    E. 可进行体积和面积测量

68. 关于仿真内镜叙述错误的是（   ）

    A. 采集数据时应注意扫描层厚、扫描间隔、辐射剂量、螺距等

    B. 易发现扁平病变

    C. 观察渐进性狭窄有局限性

    D. 不能观察炎性充血水肿病变

    E. 扫描前准备工作对图像质量有决定性影响

69. 计算机辅助诊断对肿块的自动检测和分类的步骤不包括（   ）

    A. 重建数据   B. 原始图像   C. 预处理

    D. 特征抽取   E. 分类：良性/恶性/正常

70. 图像矩阵不变，视野增加时，图像空间分辨率会（   ）

    A. 不变   B. 增加   C. 降低

    D. 像素变小   E. 出现伪影

二、以下提供若干个案例，每个案例下设若干个考题。请根据各考题题干所提供的信息，在每道题下面的A、B、C、D、E五个备选答案中选择一个最佳答案。

A3/A4型题

（71 ~ 72题共用题干）

一青年男性，因胸闷气急入院，诊断为结核性胸膜炎。

71. 结核性胸膜炎的胸腔积液常积滞于（   ）

    A. 胸腔内   B. 肋膈隐窝内   C. 肋纵隔隐窝内

    D. 心包腔内   E. 纵隔内

72. 进行前胸壁胸膜腔穿刺时，进针部位是（   ）

    A. 腋中线以后沿上一肋的下缘进针

    B. 腋中线以前沿上一肋的下缘进针

    C. 腋中线以前沿下一肋的上缘进针

    D. 腋中线以前沿肋间隙中间进针

    E. 从左剑突肋角处进针

（73 ~ 74题共用题干）

男性，70岁，因听力逐渐减退1年多来院就诊，经过医生检查发现其骨传导功能正常，空气传导功能障碍。

73. 进一步检查，下列哪项可以不考虑（　　）
    A. 壶腹嵴　　　　　B. 听骨链　　　　　C. 内淋巴
    D. 鼓膜　　　　　　E. 外淋巴

74. 空气传导过程中，错误的是（　　）
    A. 声波经鼓膜传至听骨链
    B. 听骨链将鼓膜振动传至蜗管
    C. 前庭阶外淋巴的波动经前庭膜传至内淋巴
    D. 内淋巴的波动影响螺旋膜，刺激螺旋器
    E. 鼓阶的外淋巴产生波动传至第2鼓膜

（75～76题共用题干）

男性，40岁，左侧甲状腺肿大5年，近年来增长较快并伴有乏力、消瘦等症状。入院检查诊断为甲状腺腺癌，需手术治疗。

75. 作甲状腺侧叶切除术，结扎甲状腺上动脉的最佳位置（　　）
    A. 在颈外动脉的起始部　　　　　B. 紧靠甲状腺侧叶
    C. 紧靠甲状腺上极　　　　　　　D. 远离甲状腺上极
    E. 远离甲状腺侧叶

76. 术后第2天，患者出现声音嘶哑和手足抽搐等症状，应考虑由何种原因引起（　　）
    A. 误切了甲状旁腺
    B. 损伤了喉返神经
    C. 损伤了喉上神经
    D. 既损伤了喉上神经，又误切了甲状旁腺
    E. 既损伤了喉返神经，又误切了甲状旁腺

（77～78题共用题干）

男性，62岁，因血压升高15年，加重伴头晕半年入院，回答下列问题。

77. 高血压的诊断标准是（　　）
    A. 收缩压≥130mmHg和/或舒张压≥90mmHg
    B. 非同日3次测量血压，收缩压≥140mmHg和（或）舒张压≥90mmHg
    C. 非同日3次测量血压，收缩压≥130mmHg和（或）舒张压≥90mmHg
    D. 收缩压≥140mmHg和/或舒张压≥90mmHg
    E. 以上都不是

78. 动脉血压的形成因素是（　　）
    A. 足够的血压充盈量　　　　　B. 心室收缩射血
    C. 外周阻力　　　　　　　　　D. 主动脉和大动脉的弹性
    E. 以上都是

（79～80题共用题干）

物质由原子组成，每个原子均由原子核及电子组成，电子由于受原子核的吸引

力沿一定的轨道绕核旋转。核外的电子因距离核远近不同而具有不同的壳层。每个可能轨道上的电子都具有一定的能量，且电子在各个轨道上具有的能量是不连续的。

79. 原子核对电子的吸引力是（　　）

    A. 结合力   B. 激发能   C. 电离能

    D. 跃迁力   E. 基态能

80. 表征原子的能量状态的称为（　　）

    A. 激发能   B. 轨道半径   C. 结合能

    D. 电离能   E. 原子能级

（81~86题共用题干）

当量剂量是不同辐射类型对组织或器官形成辐射危害的度量，但是不同组织或器官即使当量剂量相同，由于它们对辐射的敏感程度不同，其产生的生物学效应也可能完全不同。因此，在辐射防护领域中有必要引入一个反映辐射对生物体损害的辐射量来描述辐射所产生的"损害效应"的大小。

81. 下列对辐射的敏感程度最强的是（　　）

    A. 骨髓   B. 心脏   C. 皮肤

    D. 软骨   E. 肾

82. 人体所有组织和器官加权后的当量剂量之和是（　　）

    A. 吸收剂量   B. 剂量当量   C. 有效剂量

    D. 集体当量剂量   E. 集体有效剂量

83. 器官或组织接受单位当量剂量照射引起随机性损伤效应的概率是（　　）

    A. 危险度   B. 死亡率   C. 严重遗传疾患的发生率

    D. 相对危险度   E. 随机性效应

84. 以下说法错误的是（　　）

    A. 对于不同器官或组织，辐射效应的危险度是不同的

    B. 辐射致癌的危险度用死亡率表示

    C. 辐射致遗传疾患的危险度用严重遗传疾息的发生率表示

    D. 有效剂量的单位与当量剂量的单位不同

    E. 组织权重因子无量纲

85. 适用于任何电离辐射和受照的任何物质的是（　　）

    A. 照射量   B. 吸收剂量   C. 比释动能

    D. 当量剂量   E. 有效剂量

86. 生物体受X线照射后产生细胞坏死，此变化发生在生物效应的（　　）

    A. 物理阶段   B. 化学阶段   C. 生化学阶段

    D. 生物学阶段   E. 物理化学阶段

（87~88题共用题干）

信噪比是影响图像质量的主要参数之一。

87. 对信噪比叙述不正确的是（　　）

A. 用来表征有用信号与噪声强度之比的参数

B. 信噪比越大，噪声对信号影响越小

C. 信噪比越大，信息传递质量越高

D. 信噪比越小，信息传递质量越高

E. 实际信号中一般都包含有用信号和噪声

88. 关于噪声的叙述正确的是（　　　　）

A. 是观察到的亮度水平的随机波动

B. 噪声可以完全消除

C. 幅值相同，位置随机的称为高斯噪声

D. 噪声越大，对病变的识别能力越强

E. 噪声不影响图像质量

（89～90题共用题干）

数字图像采样实质上是按一定间隔将图像位置信息离散地取出。

89. 采样间隔大于采样点大小时，采样点排列不连续，图像噪声（　　　　）

A. 减弱　　　　　　　B. 有伪影　　　　　　C. 不变化

D. 增加　　　　　　　E. 随机

90. 采样后信号频率的重叠导致的失真称为（　　　　）

A. 采样定理　　　　　B. 混叠伪影　　　　　C. 轮廓伪影

D. 噪声增加　　　　　E. 噪声减少

三、以下提供若干组考题，每组考题共同在考题前列出A、B、C、D、E五个备选答案，从中选择一个与考题关系最密切的答案。

B型题

（91～92题共用备选答案）

A. 器官　　　　　　　B. 系统　　　　　　　C. 细胞

D. 组织　　　　　　　E. 细胞间质

91. 构成人体的基本结构和功能单位（　　　　）

92. 由细胞通过细胞间质构成的（　　　　）

（93～94题共用备选答案）

A. 肾盂　　　　　　　B. 肾静脉　　　　　　C. 肾动脉

D. 肾乳头　　　　　　E. 肾柱管

93. 开口于肾小盏的是（　　　　）

94. 肾蒂中位于最前方的结构是（　　　　）

（95～96题共用备选答案）

A. 磁量子数　　　　　B. 角量子数　　　　　C. 主量子数

D. 电子壳层　　　　　E. 自旋量子数

95. 决定轨道量子数的是（　　　　）

96. 决定原子能级的主要因素是（　　　　）

（97～98题共用备选答案）

A. 相干散射　　　　　B. 光电效应　　　　　C. 康普顿效应

D. 电子对效应　　　　E. 光核作用

97. 当入射光子能量大于物质发生核反应的阈能时，会发生（　　　）

98. 诊断X线能量范围内发生在碘剂中的主要作用形式是（　　　）

（99～100题共用备选答案）

A. 模/数转换　　　　　B. 数/模转换　　　　　C. 量子检出效率

D. 调制传递函数　　　E. 观察者操作特性曲线

99. 成像系统中输出信号和输入信号之比称为（　　　）

100. 对成像系统在背景噪声中的微小信号检出能力进行解析与评价的方法称为
（　　　）

基础知识模拟试卷二（技师）

一、以下每一道题下面有A、B、C、D、E五个备选答案，从中选择一个最佳答案。

A1/A2型题

1. 下列不属于在腕关节近侧腕骨的是（　　　）

A. 舟骨　　　　　　　B. 月骨　　　　　　　C. 三角骨

D. 豌豆骨　　　　　　E. 头状骨

2. 髂嵴最高点平对（　　　）

A. 第2腰椎棘突　　　B. 第3腰椎棘突　　　C. 第4腰椎棘突

D. 第5腰椎棘突　　　E. 骶骨底

3. 肩胛骨下角平对（　　　）

A. 第2肋　　　　　　B. 第4肋　　　　　　C. 第5肋

D. 第6肋　　　　　　E. 第7肋

4. 胸廓在吸气运动时其变化不包括（　　　）

A. 容积增大　　　　　B. 胸骨抬高　　　　　C. 容积缩小

D. 左右径增大　　　　E. 前后径增大

5. 下列各项中对颈椎椎体的描述，不正确的是（　　　）

A. 第1颈椎没有棘突和关节突　　B. 第2～7颈椎棘突末端分叉

C. 第2颈椎有齿突　　　　　　　D. 第7颈椎棘突最长

E. 第7颈椎棘突末端不分叉

6. 每块椎骨均具有（　　　）

A. 横突　　　　　　　B. 横突孔　　　　　　C. 末端分叉的棘突

D. 上，下关节突　　　E. 肋凹

7. 人体最大最复杂的关节是（　　　）

A. 肩关节   B. 肘关节   C. 髋关节

D. 膝关节   E. 踝关节

8. 黄韧带连于两个相邻的（   ）

  A. 椎弓板之间   B. 椎弓根之间   C. 椎弓之间

  D. 棘突之间   E. 椎体之间

9. 开口于上鼻道的是（   ）

  A. 筛窦前群小房   B. 筛窦中群小房   C. 筛窦后群小房

  D. 额窦   E. 上颌窦

10. 形成喉结的软骨是（   ）

  A. 甲状软骨   B. 环状软骨   C. 会厌软骨

  D. 杓状软骨   E. 气管软骨

11. 不参与构成肺门的是（   ）

  A. 肺动脉   B. 肺静脉   C. 叶支气管

  D. 神经   E. 淋巴管

12. 纵隔境界中，错误的是（   ）

  A. 前界为肋骨   B. 后界为脊柱胸段   C. 上达胸廓上口

  D. 向下至膈   E. 两侧界为纵隔胸膜

13. 常见钡剂造影胃的形态不包括（   ）

  A. 牛角型   B. 长型   C. 鱼钩型

  D. 瀑布型   E. 囊袋型

14. 食管的第二狭窄在（   ）

  A. 起始处   B. 穿膈处

  C. 与左主支气管交叉处   D. 与右主支气管交叉处

  E. 与胃相接处

15. 下列关于空、回肠的描述中，错误的是（   ）

  A. 借小肠系膜固定于腹后壁   B. 空肠占空回肠全长的下3/5

  C. 回肠位于腹腔的右下部   D. 空肠有孤立淋巴滤泡

  E. 回肠有集合淋巴滤泡

16. 下列关于大肠的描述，正确的是（   ）

  A. 各部均有结肠带、结肠袋和肠脂垂

  B. 盲肠为大肠的起始部，位于右髂窝

  C. 结肠可分为升结肠、横结肠和降结肠3部

  D. 直肠的会阴曲凸向后

  E. 阑尾的末端连于盲肠内

17. 关于直肠，以下描述错误的是（   ）

  A. 位于小骨盆腔的后部，骶骨的前方

  B. 中部扩大称直肠壶腹

C. 内面有三个直肠横襞

D. 穿盆膈移行为肛管

E. 上端于第2骶椎平面与乙状结肠相接

18. 属于腹膜外位器官的是（　　　）

　　A. 胃　　　　　　　　B. 十二指肠水平部　　　C. 肝

　　D. 脾　　　　　　　　E. 胆囊

19. 下列关于胆囊的描述，正确的是（　　　）

　　A. 为分泌胆汁的器官　　　　　　　B. 位于肝的胆囊窝内

　　C. 后端圆钝为胆囊底　　　　　　　D. 胆囊管和肝左右管合成胆总管

　　E. 胆囊底的体表投影位于锁骨中线与肋弓相交处

20. 左心室的解剖结构及其与邻近结构的关系，哪项是错误的（　　　）

　　A. 左室流入道　　　　B. 左室流出道　　　　C. 左室壁

　　D. 与肺动脉连接　　　E. 左房室口，通过房室口与左心房相连

21. 输尿管全长（　　　）

　　A. 10～15cm　　　　B. 15～25cm　　　　C. 20～30cm

　　D. 30～35cm　　　　E. 35～40cm

22. 肾实质与肾门之间的间隙为（　　　）

　　A. 肾皮质　　　　　　B. 肾锥体　　　　　　C. 肾乳头

　　D. 肾窦　　　　　　　E. 肾柱

23. 不通过肾门的是（　　　）

　　A. 输尿管　　　　　　B. 肾动脉　　　　　　C. 肾静脉

　　D. 神经　　　　　　　E. 淋巴管

24. 以下关于膀胱的描述，正确的是（　　　）

　　A. 属于腹膜内位器官　　　　　　　B. 空虚时全位于小骨盆腔内

　　C. 尿道内口位于膀胱尖处　　　　　D. 膀胱体的下方为前列腺

　　E. 最下方为膀胱底

25. 侧脑室前角外侧是（　　　）

　　A. 尾状核体部　　　　B. 尾状核头部　　　　C. 内囊前肢

　　D. 苍白球　　　　　　E. 尾状核尾部

26. 下丘脑属于（　　　）

　　A. 端脑　　　　　　　B. 间脑　　　　　　　C. 丘脑

　　D. 中脑　　　　　　　E. 后脑

27. 支配舌肌的神经是（　　　）

　　A. 舌神经　　　　　　B. 舌咽神经　　　　　C. 下颌神经

　　D. 舌下神经　　　　　E. 迷走神经

28. 舌下神经核位于（　　　）

　　A. 中脑　　　　　　　B. 脑桥　　　　　　　C. 延髓

D. 间脑　　　　　　　E. 脊髓

29. 不属于下丘脑的结构是（　　　）

　　A. 乳头体　　　　　B. 外侧膝状体　　　　C. 灰结节

　　D. 视交叉　　　　　E. 漏斗

30. 以下关于晶状体的叙述，正确的是（　　　）

　　A. 位于虹膜后方，睫状体前方

　　B. 为双凸透镜透明体，前面比后面平坦

　　C. 含血管组织

　　D. 是眼的屈光系统中可由神经系统调节

　　E. 有神经末梢分布，以调节晶状体曲度

31. 血液对机体的重要性，下列哪项是不正确的（　　　）

　　A. 运输功能　　　　　　　　B. 维持缓冲体内pH值

　　C. 参与体液调节　　　　　　D. 有重要的防御和保护功能

　　E. 对维持外环境相对恒定有重要意义

32. 红细胞的生理特性不包括下列哪项（　　　）

　　A. 悬浮稳定性　　　B. 渗透脆性　　　　C. 可塑变形性

　　D. 黏附、聚集释放　E. 以上都不对

33. Rh阳性是指红细胞膜上含有（　　　）

　　A. C抗原　　　　　B. A抗原　　　　　C. D抗原

　　D. E抗原　　　　　E. B抗原

34. 心内传导速度最慢的是（　　　）

　　A. 窦房结　　　　　B. 心房肌　　　　　C. 房室交界

　　D. 浦肯野纤维　　　E. 心室肌

35. 一般情况下影响舒张压最主要的因素是（　　　）

　　A. 每搏输出量　　　B. 心率　　　　　　C. 大动脉管壁弹性

　　D. 外周阻力　　　　E. 循环血量

36. 肺通气的原动力是（　　　）

　　A. 气体分压差　　　B. 肺内压变化　　　C. 胸膜腔内压变化

　　D. 呼吸运动　　　　E. 肺内压与大气压之差

37. 胸膜腔负压形成的主要原因是（　　　）

　　A. 肺的回缩力　　　B. 肺弹性阻力　　　C. 大气压力

　　D. 胸膜腔的密闭性　E. 胸廓的扩张

38. 机体最重要的消化液是（　　　）

　　A. 唾液　　　　　　B. 胆汁　　　　　　C. 胰液

　　D. 小肠液　　　　　E. 大肠液

39. 使胃蛋白酶原转变为胃蛋白酶的激活物是（　　　）

A. Na$^+$　　　　　　B. Cl$^-$　　　　　　　　C. K$^+$

D. HCl　　　　　　E. H$^+$

40. 大肠内的细菌可利用简单物质合成下列哪种维生素（　　　）

A. 维生素D　　　　　　　　　　B. 维生素A

C. 维生素E　　　　　　　　　　D. 维生素K和维生素B族

E. 叶酸

41. 在病理情况下，出现尿蛋白的原因是（　　　）

A. 肾小球滤过率增加　　　　B. 滤过膜上带负电荷的糖蛋白减少

C. 血浆蛋白含量增多　　　　D. 肾小管重吸收蛋白质减少

E. 肾血流量增加

42. 影响能量代谢最主要的因素是（　　　）

A. 肌肉活动　　　　B. 精神活动　　　　　　C. 食物特殊动力作用

D. 环境湿度　　　　E. 以上都是

43. 下列描述错误的是（　　　）

A. 原子均由核及核外电子组成　　　B. 电子沿一定轨道绕核旋转

C. 核外电子具有不同壳层　　　　　D. 核外的带负电荷的电子称为"电子云"

E. 一般每层上的电子数最多是2n个

44. 关于原子能级的相关叙述，错误的是（　　　）

A. 电子在各个轨道上具有的能量是不连续的

B. 原子能级，以eV表示

C. 结合力与原子序数无关

D. 移走轨道电子所需的最小能量叫结合能

E. 原子处于能量最低状态时叫基态

45. 以下说法错误的是（　　　）

A. 中子和质子均为奇数符合磁性原子核的条件

B. 中子为奇数，质子为偶数符合磁性原子核的条件

C. 中子为偶数，质子为奇数符合磁性原子核的条件

D. 由带有正电荷的原子核自旋产生的磁场称为核磁

E. H的磁化率在人体磁性原子核中是最低的

46. 受激辐射的特点错误的是（　　　）

A. 持续的受激辐射形成的光束称为激光

B. 是自发产生的

C. 需要有外来光子的刺激才会发生

D. 辐射出的光子与诱发光子特征完全相同

E. 外来光子的能量必须满足前后两个能级之差

47. 关于准分子激光器的描述错误的是（　　　）

A. 其工作物质是稀有气体及其卤化物或氧化物

B. 波长短   C. 输出波长从红外线到可见光

D. 功率高   E. 主要用于手术治疗

48. 以下说法错误的是（　　　）

A. 垂直轴也称为人体长轴   B. 矢状轴又称为腹背轴

C. 冠状轴又称为额状轴   D. 矢状轴与垂直轴垂直

E. 冠状轴与垂直轴平行

49. 关于X线产生条件的叙述，错误的是（　　　）

A. 电子源   B. 真空   C. 高速电子流

D. 阳极靶面   E. X线管的靶面均由钨制成

50. 关于X线量的说法，错误的是（　　　）

A. 表示X线光子的量

B. 以测量X线在空气中产生的电离电荷表示

C. 用管电流量表示

D. 常用管电压表示

E. X线量与焦片距平方呈反比

51. 人体对X线衰减的叙述，错误的是（　　　）

A. 骨组织对X线衰减最大   B. 软组织对X线衰减相当于水

C. 组织对X线衰减不同，形成影像对比   D. 骨对X线衰减相当于铅

E. 空气对X线衰减最小

52. X线在与物质相互作用时，突出表现的性质是（　　　）

A. 波动性   B. 微粒性   C. 波粒二象性

D. 物理特性   E. 生物效应特性

53. 关于X线物理效应的叙述，错误的是（　　　）

A. 穿透作用   B. 电离作用   C. 着色作用

D. 荧光作用   E. 热作用

54. 关于连续X线光子能量的叙述，错误的是（　　　）

A. X线是一束混合能谱   B. 能量大X线波长长

C. 能量决定于电子的能量   D. 能量决定于核电荷

E. 能量决定于电子接近核的情况

55. 关于X线强度分布的叙述，正确的是（　　　）

A. 与靶面倾斜角度无关   B. 阴极端X线强度弱

C. 照射野内分布均匀   D. X线管短轴方向两侧对称

E. 与靶面状况无关

56. X线管内高速电子的动能取决于（　　　）

A. X线管灯丝加热电压   B. 两极间的管电压

C. 物质的原子序数   D. 管电流

E. 阴极灯丝焦点大小

57. 受激吸收的特点错误的是（　　　）

　　A. 不是自发产生的

　　B. 需要有外来光子的激发才会发生

　　C. 外来光子的能量应等于原子激发前后两个能级间的能量差才会发生

　　D. 受激吸收对激发光子的振动方向没有限制

　　E. 受激吸收对激发光子的传播方向有限制

58. 受激辐射的特点，错误的是（　　　）

　　A. 持续的受激辐射形成的光束称为激光

　　B. 是自发产生的

　　C. 需要有外来光子的刺激才会发生

　　D. 辐射出的光子与诱发光子特征完全相同

　　E. 外来光子的能量必须满足前后两个能级之差

59. 量热法依据的原理是（　　　）

　　A. 化学特性　　　　　B. 生物效应特性　　　　　C. 热作用

　　D. 荧光作用　　　　　E. 电离作用

60. 关于剂量的测量方法，错误的是（　　　）

　　A. 吸收剂量最直接最基本的方法是量热法

　　B. 常用的热释光剂量片为LiF

　　C. 半导体探测器又称为固体电离室

　　D. 自由空气电离室可以作为现场使用的剂量仪

　　E. 自由空气电离室属于直接绝对测量的标准仪器

61. 传统的X线透视荧光屏影像是（　　　）

　　A. 模拟信号　　　　　B. 数字信号　　　　　C. 离散信号

　　D. 指数信号　　　　　E. 对数信号

62. 关于数字信号叙述正确的是（　　　）

　　A. 模数转换后的数据不能重建出数字图像

　　B. 数字影像实际上是将模拟影像分解成连续量

　　C. 数字图像是由许多不同密度的点所构成

　　D. 数字图像中有些点不是整数

　　E. 数字图像点与点位置不固定

63. 获取一幅图像的原始数据所花费的时间称为（　　　）

　　A. 扫描时间　　　　　B. 采集时间　　　　　C. 重建时间

　　D. 准备时间　　　　　E. 处理时间

64. 如果构成图像的像素数量少，像素尺寸大，图像的空间分辨率会（　　　）

　　A. 不变　　　　　B. 增加　　　　　C. 降低

　　D. 加强　　　　　E. 失真

65. 图像每一点都存在噪声，但噪声幅值大小是随机分布的，这类噪声称为（　　　）

A. 伪影　　　　　　B. 变形　　　　　　C. 轮廓伪影

D. 椒盐噪声　　　　E. 高斯噪声

66. 数字图像采样定理规定，对含10kHz频率成分的信号，采样频率必须在（　　）

A. 5kHz以上　　　　B. 10kHz以上　　　　C. 15kHz以上

D. 20kHz以上　　　　E. 30kHz以上

67. 窗口技术中，窗宽不变，窗位变大，图像会（　　）

A. 变黑　　　　　　B. 变白　　　　　　C. 变暗

D. 变灰　　　　　　E. 变深

68. 使用组织均衡技术时调节参数的选择不需要考虑的是（　　）

A. 受检者年龄　　　B. 体型　　　　　　C. 摄影部位和体位

D. 诊断学要求　　　E. 性别

69. 曲面重组冠状动脉走行的时候，不能显示出来的是（　　）

A. 血管邻近结构

B. 血管全程展开图像

C. 血管管腔的狭窄程度

D. 评估病变在血管全程的具体部位

E. 能真实反应器官的空间位置和毗邻关系

70. 关于表面阴影叙述不正确的是（　　）

A. 不能显示物体内部结构

B. 可以区分血管壁上的钙化和碘对比剂

C. 不能提供物体的密度信息

D. 显示物体表面特征

E. 阈值的设置影响图像显示的准确性

二、以下提供若干个案例，每个案例下设若干个考题。请根据各考题题干所提供的信息，在每道题下面的A、B、C、D、E五个备选答案中选择一个最佳答案。

A3/A4型题

（71~72题共用题干）

某中年男性，因头晕、乏力、柏油样黑便入院诊治，既往有泛酸及上腹痛史。

体格检查：腹软、肝脾未及，全腹无压痛，未及包块。大便隐血试验（+++）。

71. 最有可能出血的部位是（　　）

A. 食管　　　　　　B. 空、回肠　　　　C. 回盲部

D. 胃　　　　　　　E. 直肠

72. 哪项检查有利于迅速明确诊断（　　）

A. 纤维胃镜　　　　B. 腹部CT　　　　　C. 腹部B超

D. 纤维肠镜　　　　E. X线钡餐造影

（73~74题共用题干）

某老年患者，因半身不遂而入院，诊断为脑血管意外脑卒中。CT检查见内囊出

血病变。

73. 内囊膝和后肢血供来自（　　　）

    A. 大脑前动脉中央支　　B. 大脑中动脉中央支　　C. 大脑后动脉中央支

    D. 前交通动脉　　　　　E. 大脑中动脉皮质支

74. 内囊位置和出血损伤后症状（　　　）

    A. 位于背侧丘脑与胼胝体之间

    B. 损伤后出现核下瘫

    C. 损伤后出现对侧偏瘫

    D. 损伤后出现双眼同侧偏盲

    E. 内囊由前后肢两部分组成

（75～76题共用题干）

男性绝育手术的最佳方式是结扎输精管。

75. 下列哪项不属于精液排出的输送管道（　　　）

    A. 输精管　　　　　　　B. 射精管　　　　　　　C. 睾丸

    D. 附睾　　　　　　　　E. 尿道

76. 输精管从附睾管开始通过阴囊进入腹股沟管，最后进入腹腔。试问下列哪个
    部位最适宜结扎输精管（　　　）

    A. 睾丸部　　　　　　　B. 精索部　　　　　　　C. 腹股沟管部

    D. 盆部　　　　　　　　E. 前列腺部

（77～78题共用题干）

患者，男，32岁。周期性上腹疼痛6年。腹痛位于上腹部偏左，多为钝痛，疼痛
多在餐后半小时出现，持续1～2小时后逐渐消失，直至下次进餐后重复上述规律。
检查结果：胃镜检查显示胃小弯一黏膜溃疡，基底部有白色或灰白色厚苔，边缘整
齐，周围黏膜充血，水肿，易出血。病理检查证实为良性溃疡。幽门螺杆菌检测阳
性；粪便隐血阳性。诊断：胃溃疡。

77. 下列哪项与胃溃疡形成无关（　　　）

    A. 胃酸　　　　　　　　B. 黏液—碳酸氢盐屏障　　C. 胃蛋白酶

    D. 幽门螺旋杆菌　　　　E. 内因子

78. 除下列哪项外其余因素均会破坏或削弱黏液—碳酸氢盐屏障（　　　）

    A. 乙醇　　　　　　　　B. 胆盐　　　　　　　　C. 阿司匹林

    D. 胆固醇　　　　　　　E. 幽门螺旋杆菌

（79～80题共用题干）

物质由原子组成，每个原子均由原子核及电子组成，电子由于受原子核的吸引
力沿一定的轨道绕核旋转。核外的电子因距离核远近不同而具有不同的壳层。每个可
能轨道上的电子都具有一定的能量，且电子在各个轨道上具有的能量是不连续的。

79. 移走原子中某壳层轨道电子所需要的最小能量是（　　　）

    A. 结合能　　　　　　　B. 激发能　　　　　　　C. 电离能

D. 跃迁   E. 高能级

80. 原子处于最低能量状态称为（ ）

  A. 基态   B. 激发态   C. 第一激发态

  D. 第二激发态   E. 跃迁

（81～86题共用题干）

  高速电子在钨靶上损失能量时，依靠两种不同的方式产生X线：一种X线的能谱是连续的，成为连续X线；另一种能谱则是线状的，称为特征X线。X线是由这两类X线组成的混合射线，特征X线只占很少一部分。

81. 有关连续放射的叙述，错误的是（ ）

  A. 连续放射又称轫致放射

  B. 连续放射是高速电子与核外电子作用的结果

  C. 连续放射是一束波长不等的混合线

  D. 连续放射，X线光子能量与电子能量有关

  E. 连续放射，X线光子能量与核电荷多少有关

82. K特征X射线的产生，管电压必须在（ ）

  A. 60kVp以上   B. 50kVp以上   C. 70kVp以上

  D. 90kVp以上   E. 80kVp以上

83. 影响X线产生的因素，不包括（ ）

  A. 靶物质   B. 管电流   C. 管电压

  D. 焦点面积   E. 高压波形

84. 关于特征X线的叙述，正确的是（ ）

  A. X线波长仅与管电压有关 B. 内层轨道电子发射出的X线为特征放射

  C. X线谱是连续能量谱   D. 电压升高特征放射能量增加

  E. 管电压升高特征射线的百分比减少

85. 关于连续X线的叙述，错误的是（ ）

  A. X线光子的能量决定于电子的能量

  B. 电压越高，产生的X线波长越短

  C. X射线谱是连续能谱

  D. 管电压升高，连续射线量比率减少

  E. 70kVp以下不产生连续X线

86. 有关特征X线的解释，错误的是（ ）

  A. 是高速电子与靶物质轨道电子作用的结果

  B. 特征X线的质与高速电子的能量有关

  C. 特征X线的波长由跃迁的电子能量差决定

  D. 靶物质原子序数较高特性X线的能量大

  E. 70kVp以下不产生K系特征X线

（87～88题共用题干）

计算机辅助诊断可以为医生做出正确的影像学诊断提供帮助。

87. 计算机辅助诊断的英文全称是（　　　　）

    A. computed aided diagnosis   B. computer aided diagnosis

    C. computer adied diagnosis   D. computed adeid diganosis

    E. computed aiedd diagnosis

88. 计算机辅助诊断在乳腺疾病中的意义叙述，不正确的是（　　　　）

    A. 对诊断乳腺癌的敏感性高达85%～90%

    B. 使乳腺癌诊断的正确率提高了近20%

    C. 特异性高

    D. 有利于发现早期肿瘤

    E. 常有假阳性出现

（89～90题共用题干）

数字X线成像设备都包含有硬件和软件。

89. 下列不属于硬件的是（　　　　）

    A. 主板   B. CPU   C. 硬盘

    D. 显示程序   E. 光驱

90. 关于软件叙述，不正确的是（　　　　）

    A. 是用于控制计算机运算过程的程序

    B. 由计算机语言写成

    C. 能被计算机识别的系列数字

    D. 包含有管理程序、数据获取程序、数据处理程序等

    E. 软件无须在硬件上运行

三、以下提供若干组考题，每组考题共同在考题前列出A、B、C、D、E五个备选答案，从中选择一个与考题关系最密切的答案。

B型题

（91～92题共用备选答案）

    A. 左房室口周围   B. 右房室口周围

    C. 右室流出道口周围   D. 左室流出道口周围

    E. 右心房的最下部，卵圆窝的右下方

91. 三尖瓣位于（　　　　）

92. 二尖瓣位于（　　　　）

（93～94题共用备选答案）

    A. 上鼻道   B. 中鼻道   C. 下鼻道

    D. 后鼻道   E. 总鼻道

93. 额窦开口于（　　　　）

94. 上颌窦穿刺部位是（　　　　）

（95～96题共用备选答案）

    A. 磁量子数   B. 角量子数   C. 主量子数

    D. 电子壳层   E. 自旋量子数

95. 决定电子的自旋状态的是（　　　）

96. 决定同一电子壳层中电子具有的能量及运动形式的是（　　　）

（97～98题共用备选答案）

    A. 相干散射   B. 光电效应   C. 康普顿效应

    D. 电子对效应   E. 光核作用

97. 在诊断X线能量范围内发生概率不足全部相互作用的5%的是（　　　）

98. X线摄影中的散射线几乎都是来自（　　　）

（99～100题共用备选答案）

    A. 主观评价   B. 客观评价   C. 综合评价

    D. ROC曲线   E. MTF

99. 对影响影像质量的参数以物理量水平进行的评价是指（　　　）

100. 以信号检出概率方式，对成像系统在背景噪声中的微小信号检出能力进行解析与评价的方法是指（　　　）

基础知识模拟试卷三（主管技师）

一、以下每一道题下面有A、B、C、D、E五个备选答案，从中选择一个最佳答案。

A1/A2型题

1. 胸骨角两侧通常与哪一条肋骨相连接（　　　）

    A. 第1肋   B. 第2肋   C. 第3肋

    D. 第4肋   E. 第5肋

2. 肱骨体后面中份有（　　　）

    A. 尺神经沟   B. 桡神经沟   C. 大结节

    D. 小结节   E. 鹰嘴窝

3. 前囟的闭合时间大约在（　　　）

    A. 3个月左右   B. 6个月左右   C. 1.5岁左右

    D. 2岁   E. 2岁以后

4. 下列不属于脑颅骨的是（　　　）

    A. 额骨   B. 颞骨   C. 上颌骨

    D. 筛骨   E. 顶骨

5. 肱三头肌的功能是（　　　）

    A. 伸肘关节   B. 屈肘关节   C. 伸小腿

    D. 屈小腿   E. 伸腿

6. 围成椎孔的是（　　　）

A. 上、下相邻的椎弓根　B. 椎弓根与椎弓板　　C. 椎体与椎弓

D. 上、下相邻的棘突　E. 上、下相邻的椎弓处

7. 临床气管切开的部位常选在（　　　）

A. 第1～第3气管软骨环　　　　　B. 第2～第4气管软骨环

C. 第3～第5气管软骨环　　　　　D. 第4～第6气管软骨环

E. 第5～第7气管软骨环

8. 不开口于中鼻道的是（　　　）

A. 额窦　　　　　　B. 上颌窦　　　　　　C. 筛窦前群小房

D. 筛窦中群小房　　E. 蝶窦

9. 喉炎时容易水肿的部位是（　　　）

A. 喉口黏膜　　　　B. 喉前庭黏膜　　　　C. 喉中间腔黏膜

D. 喉室黏膜　　　　E. 声门下腔黏膜

10. 胸膜腔位于（　　　）

A. 胸壁和膈之间　　　　　　　　B. 胸膜和肺之间

C. 胸壁和纵隔之间　　　　　　　D. 肋胸膜和纵隔胸膜之间

E. 壁胸膜和脏胸膜之间

11. 肋膈隐窝位于（　　　）

A. 肋胸膜和纵隔胸膜之间　　　　B. 肋胸膜和膈胸膜之间

C. 肋胸膜和胸膜顶之间　　　　　D. 壁胸膜和脏胸膜之间

E. 胸壁和纵隔之间

12. 关于纵隔境界中，错误的是（　　　）

A. 前界为肋骨　　　B. 后界为脊柱胸段　　C. 上达胸廓上口

D. 向下至膈　　　　E. 两侧界为纵隔胸膜

13. 咽的解剖界限是（　　　）

A. 上起颅底，下至会厌游离缘　　B. 上起颅底，下至第6颈椎平面

C. 上起软腭水平面，下至会厌游离缘　D. 上起软腭水平面，下至第6颈椎平面

E. 上起颅底，软腭水平面

14. 下列关于咽的描述，正确的是（　　　）

A. 是消化道与呼吸道的共同通道

B. 鼻咽有梨状隐窝，常为异物滞留处

C. 口咽经咽鼓管咽口，借咽鼓管通中耳鼓室

D. 喉咽向下移行于喉腔

E. 咽隐窝为喉口两侧的深凹

15. 下列关于食管的描述，正确的是（　　　）

A. 成人的食管长约40cm

B. 食管的第1狭窄距中切牙约25cm

C. 食管的第2狭窄在其与左支气管交叉处

D. 食管按行程可分3段，其腹段最长

E. 食管的第3狭窄位于其与贲门相接处

16. 下列关于十二指肠的描述，正确的是（　　　）

    A. 呈C形包绕胰体

    B. 上部又称球部

    C. 降部前外侧壁有十二指肠大乳头

    D. 降部于第1～3腰椎的右侧及右肾内侧缘前面下降

    E. 水平部续空肠

17. 关于阑尾，下列哪项叙述是错误的（　　　）

    A. 阑尾的远端是盲端

    B. 其近端开口于盲肠下方2～5cm

    C. 阑尾的位置可随盲肠位置的变动而变动

    D. 属于腹膜外位器官

    E. 阑尾根部是3条结肠带的汇聚处

18. 肝胰壶腹开口于（　　　）

    A. 十二指肠上部　　　　B. 十二指肠降部　　　　C. 十二指肠水平部

    D. 十二指肠升部　　　　E. 十二指肠空肠曲

19. 不属于肛管的结构是（　　　）

    A. 肛窦　　　　　　　　B. 肛柱　　　　　　　　C. 肛瓣

    D. 齿状线　　　　　　　E. 直肠横襞

20. 下列关于胰腺的描述，正确的是（　　　）

    A. 兼有内、外两分泌部，分泌物全由胰管输送

    B. 在第1、第2腰椎水平横贴于腹后壁

    C. 位于胃的前方

    D. 可分头、颈、体、尾4部

    E. 胰管与肝总管汇合后共同开口于十二指肠大乳头

21. 关于上腔静脉的解剖，以下正确的是（　　　）

    A. 由左、右锁骨下静脉合成　　　　B. 由左、右颈内静脉汇合而成

    C. 有颈外静脉注入　　　　　　　　D. 由左、右头臂静脉汇合而成

    E. 注入左心房

22. 输尿管全长是（　　　）

    A. 10～15cm　　　　　　B. 15～25cm　　　　　　C. 20～30cm

    D. 30～35cm　　　　　　E. 35～40cm

23. 正常成人膀胱容量是（　　　）

    A. 50～100mL　　　　　B. 100～300mL　　　　　C. 300～500mL

    D. 500～1000mL　　　　E. 1000～1500mL

24. 以下关于输尿管的描述，正确的是（　　　）
    A. 起于肾门　　　　　　　　　　　　B. 属腹膜外位器官
    C. 分为盆、腹两段　　　　　　　　　D. 开口于膀胱体的两侧
    E. 全程行于腰大肌前面

25. 输精管道不包括（　　　）
    A. 精囊腺排泄管　　　B. 尿道　　　　　　C. 射精管
    D. 输精管　　　　　　E. 附睾

26. 侧脑室前角外侧是（　　　）
    A. 尾状核体部　　　　B. 尾状核头部　　　C. 内囊前肢
    D. 苍白球　　　　　　E. 尾状核尾部

27. 支配腮腺分泌的神经是（　　　）
    A. 面神经　　　　　　B. 三叉神经　　　　C. 舌咽神经
    D. 耳颞神经　　　　　E. 副神经

28. 支配咀嚼肌的神经是（　　　）
    A. 面神经　　　　　　B. 上颌神经　　　　C. 下颌神经
    D. 舌下神经　　　　　E. 舌咽神经

29. 形成血浆晶体渗透压的主要物质是（　　　）
    A. 葡萄糖　　　　　　B. 氨基酸　　　　　C. 氯化钠
    D. 脂肪酸　　　　　　E. 白蛋白

30. 红细胞能运输氧气和二氧化碳是因为（　　　）
    A. 红细胞膜上有相应受体　　　　　　B. 红细胞含大量血红蛋白
    C. 红细胞富有弹性　　　　　　　　　D. 红细胞无核
    E. 红细胞有变形能力

31. 血液凝固的发生是由于（　　　）
    A. 纤维蛋白溶解　　　　　　　　　　B. 纤维蛋白的激活
    C. 纤维蛋白原变为纤维蛋白　　　　　D. 血小板聚集与红细胞叠连
    E. 因子Ⅷ的激活

32. 主动脉瓣关闭见于（　　　）
    A. 快速射血期开始时　　　　　　　　B. 快速充盈期开始时
    C. 等容收缩期开始时　　　　　　　　D. 等容舒张期开始时
    E. 减慢充盈期开始时

33. 一个心动周期中，动脉血压下降到的最低值称为（　　　）
    A. 收缩压　　　　　　B. 舒张压　　　　　C. 脉压
    D. 平均动脉压　　　　E. 体循环充盈压

34. 肺通气的直接动力是（　　　）
    A. 肺内压与胸膜腔内压之差　　　　　B. 肺内压与大气压之差
    C. 肺内压与气道阻力之差　　　　　　D. 胸膜腔内压与大气压之差
    E. 胸膜腔内压与肺内压之差

35. 进行腹式呼吸的吸气时，下述哪块肌肉收缩为主（　　　）

    A. 肋间外肌　　　　　B. 腹直肌　　　　　　C. 肋间内肌

    D. 膈肌　　　　　　　E. 胸大肌

36. 胆盐可以帮助下列哪一种酶消化食物（　　　）

    A. 胰蛋白酶　　　　　B. 糜蛋白酶　　　　　C. 胰脂肪酶

    D. 胰淀粉酶　　　　　E. 以上都不是

37. 肾小球滤过率正确的是（　　　）

    A. 每分钟通过肾小球的血流量　　　　B. 每分钟两肾生成的尿量

    C. 每分钟两肾生成的原尿量　　　　　D. 每分钟一侧肾生成的原尿量

    E. 每分钟一侧肾生成的尿量

38. 促进肾小球滤过的动力是（　　　）

    A. 全身动脉压　　　　B. 血浆胶体渗透压　　　C. 囊内压

    D. 囊内液体胶体渗透压　E. 肾小球毛细血管血压

39. 影响能量代谢最主要的因素是（　　　）

    A. 肌肉活动　　　　　B. 精神活动　　　　　C. 食物特殊动力作用

    D. 环境湿度　　　　　E. 以上都是

40. 基础代谢率的测定主要用于了解（　　　）

    A. 肾上腺功能状态　　B. 甲状腺功能状态　　C. 甲状旁腺功能状态

    D. 性腺功能状态　　　E. 以上都不是

41. 最多可容纳2个电子的壳层是（　　　）

    A. K层　　　　　　　B. L层　　　　　　　C. M层

    D. N层　　　　　　　E. O层

42. 下列描述错误的是（　　　）

    A. 原子均由核及核外电子组成　　　　B. 电子沿一定轨道绕核旋转

    C. 核外电子具有不同壳层　　　　　　D. 核外带负电荷的电子称为"电子云"

    E. 一般每层上的电子数最多是2n个

43. 连续X线的最短波长的叙述，正确的是（　　　）

    A. 与管电压成正比　　　　　　　　　B. 与管电压成反比

    C. 与靶物质有关　　　　　　　　　　D. 与X线管内真空度有关

    E. 与管电流成正比

44. 中心线指的是（　　　）

    A. 向足侧倾斜的X线　　　　　　　　B. X线束以外的X线

    C. 与地面垂直的X线　　　　　　　　D. 被照体反射的X线

    E. X线束中心部分

45. 下列叙述，错误的是（　　　）

    A. X线管窗口射出的是锥形线束

    B. X线束入射于曝光面的大小称照射野

C. 摄影时照射野应尽量扩大

D. X线束有一定的穿透能力

E. 锥形X线束的中心部位为中心线

46. 不是激光特性的是（　　）

A. 方向性好　　　　　B. 强度高　　　　　　C. 单色性好

D. 相干性好　　　　　E. 无须防护

47. 受激吸收的特点错误的是（　　）

A. 不是自发产生的

B. 需要有外来光子的激发才会发生

C. 外来光子的能量应等于原子激发前后两个能级间的能量差才会发生

D. 受激吸收对激发光子的振动方向没有限制

E. 受激吸收对激发光子的传播方向有限制

48. 关于摄影学的概念，不妥的是（　　）

A. 图像是用能量或物性量把被照体信息表现出来的图案

B. 医学图像的表现是诊断的主要依据

C. X线摄影是放射诊断学的重要组成部分

D. X线是被照体信息的载体

E. 图像质量的优劣，关键取决于X线质量

49. 关于X线照片影像的形成要素，不包括（　　）

A. 照片密度　　　　　B. 照片的感度　　　　C. 照片的对比度

D. 照片的锐利度　　　E. 照片的放大与变形

50. 以下说法错误的是（　　）

A. 在X线管容量允许的前提下尽量选用小焦点

B. 四肢摄影应选择小焦点摄影　　　C. 胸部摄影应选择小焦点摄影

D. 头颅摄影应选择大焦点摄影　　　E. 乳突摄影应选择小焦点摄影

51. 表现出X线具有微粒性的现象是（　　）

A. 频率　　　　　　　B. 波长　　　　　　　C. 能量

D. 折射　　　　　　　E. 反射

52. 在诊断X线能量范围内，使患者接受照射量最多的是（　　）

A. 相干散射　　　　　B. 光电效应　　　　　C. 光核反应

D. 电子对效应　　　　E. 康普顿效应

53. 在X线摄影中起主要作用的是（　　）

A. 最短波长　　　　　B. 最长波长　　　　　C. 最强波长

D. 平均波长　　　　　E. 连续X线的总强度

54. 在实际应用中，表示X线强度的是（　　）

A. kVp　　　　　　　B. mA　　　　　　　C. mAs

D. HVL　　　　　　　　E. mAs×kVp

55. 对X线吸收与衰减的叙述，错误的是（　　　）

　　A. X线强度与距离平方成反比

　　B. X线与物质相互作用被吸收而衰减

　　C. X线透过物质后，质和量都有改变

　　D. 透过物质后的射线平均能量降低

　　E. 透过物质后的平均能量接近它的最高能量

56. 能将X线束中的低能成分预吸收的措施是（　　　）

　　A. A遮光筒　　　　　B. 遮线器　　　　　　C. 滤过板

　　D. 滤线栅　　　　　　E. 缩小照射野

57. X线剂量单位戈瑞（Gy）指的是（　　　）

　　A. 照射量　　　　　　B. 照射量率　　　　　C. 吸收剂量

　　D. 剂量当量　　　　　E. 吸收剂量率

58. 生物体受X线照射后产生细胞坏死，此变化发生在生物效应的（　　　）

　　A. 物理阶段　　　　　B. 化学阶段　　　　　C. 生化学阶段

　　D. 生物学阶段　　　　E. 物理化学阶段

59. 人体对X线照射高感受性的腺体是（　　　）

　　A. 汗腺　　　　　　　B. 肾上腺　　　　　　C. 唾液腺

　　D. 生殖腺　　　　　　E. 甲状腺

60. 比较各种防护材料屏蔽效果的参量是（　　　）

　　A. 铅当量　　　　　　B. 铝当量　　　　　　C. 铜当量

　　D. 钨当量　　　　　　E. 锡当量

61. 模拟图像在水平和垂直方向上的像点位置变化是（　　　）

　　A. 连续的　　　　　　B. 断断续续　　　　　C. 变化不断

　　D. 不变　　　　　　　E. 分开

62. 数字化图像是由许多不同密度的点组成的，点与点之间的密度是一（　　　）

　　A. 小数　　　　　　　B. 分数　　　　　　　C. 指数

　　D. 均值　　　　　　　E. 乘积

63. 指针式万用表测量得到的电压是（　　　）

　　A. 数字信号　　　　　B. 模拟信号　　　　　C. 离散量

　　D. 指数值　　　　　　E. 平均值

64. 关于像素的叙述不正确的是（　　　）

　　A. 像素是一个三维概念　　　　　　B. 像素的大小可用像素尺寸表示

　　C. 是组成图像矩阵中的基本单元　　D. 每个像素的灰度值用一个整数来表示

　　E. 数字图像是由有限个像素点组成的

65. 关于重建叙述不正确的是（　　　）

　　A. 是用原始数据经计算而得到影像数据的过程

B. 一般采用专门的计算机来完成

C. 受主控计算机的控制

D. 是一个相当复杂的数学过程

E. 数据量的多少不影响重建速度

66. 观察一幅图像，窗位为50HU，窗宽为350HU，则图像CT值显示的范围是
（　　）

    A. 50～350HU   B. 25～325HU   C. –125～225HU

    D. 0～350HU   E. 1～350HU

67. 关于密度分辨率的叙述正确的是（　　）

    A. 比特值小，密度分辨率高

    B. 灰度级数高，密度分辨率低

    C. 密度分辨率不会影响图像质量

    D. 是指在影像中区分低对比信号的能力

    E. 又称为高密度对比度

68. 关于数字图像量化的叙述不正确的是（　　）

    A. 量化的级数越多，信号表现能力越高

    B. 量化后的信号数值为整数值

    C. 量化后的信号数值与原始信号的强度成正比

    D. 量化的级数越多，数字化过程的误差就越小

    E. 量化的级数越少，容易出现混叠伪影

69. 关于仿真内镜的叙述，错误的是（　　）

    A. 包括数据采集、图像预处理、三维再现和仿真内镜显示4个步骤

    B. 采集数据时应注意扫描层厚、扫描间隔、螺距、辐射剂量等

    C. 不能观察炎性充血水肿病变

    D. 易于发现扁平病变

    E. 对渐近性狭窄的观察有局限性

70. 关于表面阴影显示的叙述，正确的是（　　）

    A. 其图像缺乏立体感、真实感

    B. 采用阈值法成像，选择的阈值过低会增加噪声

    C. 表面阴影既能显示物体的表面特征，也可显示内部结构

    D. 能提供物体的密度信息和CT值

    E. 对于体积、距离的测量不够准确

二、以下提供若干个案例，每个案例下设若干个考题。请根据各考题题干所提供的
信息，在每道题下面的A、B、C、D、E五个备选答案中选择一个最佳答案。

A3/A4型题

（71～73题共用题干）

某中年男性，自青少年时起经常有鼻腔堵塞、流涕、不适等症状。在五官科检

查时，医生考虑患者可能患鼻炎或鼻旁窦炎。在讨论中，提出了以下问题。

71. 患者中鼻道的内容物可能来自于（　　）

  A. 筛窦后群   B. 蝶窦   C. 上颌窦

  D. 中鼻甲   E. 鼻泪管

72. 患者直立时最不容易引流的鼻旁窦是（　　）

  A. 额窦   B. 蝶窦   C. 上颌窦

  D. 筛窦前群   E. 筛窦后群

73. 鼻窦中开口高于窦底的是（　　）

  A. 额窦   B. 蝶窦   C. 上颌窦

  D. 筛窦前、中群 E. 筛窦后群

（74 ~ 76题共用题干）

患者，女，50岁，因胆囊炎反复发病而施行胆囊切除术。由于患者胆囊炎症使胆囊与周围结构广泛粘连、分离困难，术野突然充满动脉血。外科医生快速作了止血处理，准确地找到并结扎胆囊动脉，完成胆囊切除术。

74. 为尽快定位准确结扎出血动脉，其办法是（　　）

  A. 结扎肝总动脉 B. 结扎肝固有动脉 C. 结扎肝左动脉

  D. 结扎肝门静脉 E. 暂时压迫肝蒂

75. 医生寻找胆囊动脉的部位是（　　）

  A. 胆囊管、肝总管和肝脏下面围成的三角

  B. 肝左动脉、肝总管和肝脏下面围成的三角

  C. 胆囊管、肝总动脉和肝脏下面围成的三角

  D. 门静脉、胆囊管和十二指肠上部围成的三角

  E. 胆总管、十二指肠和肝固有动脉围成的三角

76. 胆囊动脉发自（　　）

  A. 肝左动脉   B. 肝右动脉   C. 肝固有动脉

  D. 肝总动脉   E. 胃十二指肠动脉

（77 ~ 78题共用题干）

某男，40岁，双下肢水肿，尤脚踝处明显，偶有晨起眼睑浮肿，全身乏力，体重减轻，食欲尚可，易饥，多尿，实验室检查：静脉空腹血糖：8mmol/l，餐后两小时血糖：12mmol/L，尿常规：尿蛋白：（＋＋＋），尿红细胞：（＋＋），尿糖：（＋）。诊断为：糖尿病。

77. 此患者出现糖尿的原因下列哪项说法是错误的（　　）

  A. 葡萄糖的重吸收达到极限

  B. 近端小管受损

  C. 肾脏对葡萄糖是有限性的重吸收

  D. 血糖浓度超过肾糖阈

  E. 肾小管上的Na^+葡萄糖转运体数目有限

78. 此患者多尿的原因为（　　　）

A. 肾小管对水的通透性降低　　　B. 肾小球滤过率增大

C. 肾小管溶质浓度增加　　　D. 肾小管对Na^+吸收减少

E. 血容量增大

（79～80题共用题干）

按照玻尔理论，核外电子因离核远近不同而具有不同的壳层，主量子数为n的壳层可容纳的电子数为：$Nn=2n^2$，半径最小的壳层叫K层（n=1），第二层叫L层（n=2），第三层叫M层。原子能级每个可能轨道上的电子都具有一定的能量（动能和势能的代数和），且电子在各个轨道上具有的能量是不连续的，这些不连续的能量值，表征原子的能量状态，称为原子能级。

79. 以下叙述正确的是（　　　）

A. L层能容纳6个电子　　　B. K层只能容纳2个电子

B. M层最多能容纳32个电子　　　D. 愈外面的壳层可容纳的电子数愈少

E. 最外层的电子数大于等于8

80. 以下叙述错误的是（　　　）

A. 原子处于最低能量状态（最稳定）叫基态

B. 电子在各个轨道上的能量连续分布

C. 电子从低能级过渡到某一较高能级上称为原子的激发

D. 电子能级跃迁产生特征X线

E. 跃迁产生光子的能量等于两能级结合能之差

（81～83题共用题干）

放射工作人员的年当量剂量（rem/年），是指一年工作期间所受到的外照射的当量剂量与这一年内摄入放射性核素所产生的待积当量剂量两者之和。为防止发生确定性效应，放射工作人员的当量剂量限值是眼晶状体150mSv/年（15rem/年），其他组织500mSv/年（50rem/年）。为限制随机性效应的发生概率，使其达到可接受水平，放射工作人员（全身照射）的当量剂量限值是连续5年内平均不超过20mSv/年（2rem/年），单独1年内不超过50mSv/年（5rem/年）。

81. 年照射的有效剂量有可能超过多少为甲种工作条件，要对个人剂量进行监测，对场所经常性的监测，建立个人受照剂量和场所监测档案。（　　　）

A. 5mSv/年　　　B. 10mSv/年　　　C. 15mSv/年

D. 20mSv/年　　　E. 25mSv/年

82. 参加放射工作人员的最小年龄限定为（　　　）

A. 15岁　　　B. 16岁　　　C. 17岁

D. 18岁　　　E. 19岁

83. 严格按均匀的月剂量率控制的对象是（　　　）

A. 已从业的放射工作人员　　　B. 刚从业的放射工作人员

C. 从业放射的育龄妇女　　　D. 放射专业学生教学期间

E. 非放射专业学生教学期间

（84~86题共用题干）

影响电离辐射生物效应的因素主要有两方面，即与电离辐射有关的因素、受照机体有关的因素。

84. X线剂量单位戈瑞（Gy）指的是（　　　）

    A. 照射量　　　　　　B. 照射量率　　　　　　C. 吸收剂量

    D. 剂量当量　　　　　E. 吸收剂量率

85. 与影响辐射损伤无关的因素是（　　　）

    A. X线剂量　　　　　B. 健康情况　　　　　　C. 照射方式

    D. 照射部位　　　　　E. 球管散热方式

86. 人体对X线照射低感受性的组织是（　　　）

    A. 造血组织　　　　　B. 淋巴组织　　　　　　C. 神经组织

    D. 口腔黏膜　　　　　E. 毛细血管

（87~88题共用题干）

数字图像显示效果是由窗口技术来调节的。

87. 关于窗宽的叙述不正确的是（　　　）

    A. 窗宽是指显示图像时所选用的灰度级范围

    B. 窗宽大小直接影响图像对比度

    C. 窗宽大小直接影响图像清晰度

    D. 窗宽小，图像对比度强

    E. 窗宽大时，适用于显示组织密度差别较小的结构

88. 关于窗口技术的应用，下列叙述正确的是（　　　）

    A. 窗宽增大，窗位不变，图像对比度增加

    B. 窗位设置以欲观察组织的平均CT值为参考

    C. CT值范围内组织以相同模拟灰度显示为影像

    D. 窗位的设置对图像没有影响

    E. 窗宽窄，显示的灰阶范围大

（89~90题共用题干）

数字图像质量评价方法可以从主观评价、客观评价、综合评价三个方面入手。

89. 下列各项属于客观评价方法的是（　　　）

    A. ROC曲线法　　　　　　　　　B. 对比度清晰度曲线法

    C. DQE　　　　　　　　　　　　D. 模糊数学评价法

    E. 心理学水平的评估

90. 关于调制传递函数叙述不正确的是（　　　）

    A. 是成像系统分辨率特性的重要参量

    B. 调制传递函数的值域为［0，1］

    C. 描绘不同空间频率下成像系统细节分辨力

D. 属于客观评价方法

E. 属于主观评价方法

三、以下提供若干组考题，每组考题共同在考题前列出A、B、C、D、E五个备选答案，请从中选择一个与考题关系最密切的答案。

B型题

（91～92题共用备选答案）

A. 颈外动脉　　　　B. 锁骨下动脉　　　　C. 腹主动脉壁支

D. 腹主动脉脏支　　E. 髂内动脉

91. 甲状腺上动脉发自（　　　　）

92. 子宫动脉发自（　　　　）

（93～94题共用备选答案）

A. 中性粒细胞　　　　B. 嗜碱性粒细胞　　　　C. 嗜酸性粒细胞

D. T淋巴细胞　　　　E. B淋巴细胞

93. 释放组胺引起过敏症状的细胞是（　　　　）

94. 参与细胞免疫的细胞是（　　　　）

（95～96题共用备选答案）

A. 右前斜位　　　　B. 左前斜位　　　　C. 左后斜位

D. 右后斜位　　　　E. 前弓位

95. 被检者身体左前部靠近IR（冠状面与IR夹角小于90°角），X线中心线从被检者右后方射入至左前方射出的摄影体位称为（　　　　）

96. 被检者身体右后部靠近IR（冠状面与IR夹角小于90°角），X线中心线从被检者左前方射入至右后方射出的摄影体位称为（　　　　）

（97～98题共用备选答案）

A. 相干散射　　　　B. 光电效应　　　　C. 康普顿效应

D. 电子对效应　　　E. 光核作用

97. 在诊断X线能量范围内发生概率不足全部相互作用的5%的是（　　　　）

98. X线摄影中的散射线几乎都是来自（　　　　）

（99～100题共用备选答案）

A. VRT　　　　B. MIP　　　　C. MPR

D. SSD　　　　E. VE

99. 颅骨修补术和颌面部畸形的整形手术选用何种方法（　　　　）

100. 冠状动脉CTA图像中，要将不在同一平面的结构作为一个整体显示，不丢失任何信息，真实反应冠状动脉整体的是何种方法（　　　　）

基础知识模拟试卷四（主管技师）

一、以下每一道题下面有A、B、C、D、E五个备选答案，从中选择一个最佳答案。

A1/A2型题

1. 下述哪项不符合解剖学姿势（　　　）

    A. 身体直立，面向前　　　　　　　　B. 两眼向前平视

    C. 两足并拢，足尖向前　　　　　　　　D. 上肢下垂于躯干两侧

    E. 手掌向内

2. 下列骨中属于扁骨的是（　　　）

    A. 肋骨　　　　　　　　B. 指骨　　　　　　　　C. 跟骨

    D. 肱骨　　　　　　　　E. 椎骨

3. 胸骨角平对（　　　）

    A. 第2对肋骨　　　　　B. 第3对肋骨　　　　　C. 第4对肋骨

    D. 第5对肋骨　　　　　E. 第6对肋骨

4. 肱骨中段骨折最易损伤的神经是（　　　）

    A. 尺神经　　　　　　　B. 正中神经　　　　　　C. 桡神经

    D. 肌皮神经　　　　　　E. 腋神经

5. 参与踝关节组成的骨有（　　　）

    A. 胫骨、腓骨、距骨　　B. 胫骨、腓骨、跟骨　　C. 胫骨、距骨

    D. 胫骨、跟骨　　　　　E. 胫骨、腓骨、距骨、跟骨

6. 颅前窝中有（　　　）

    A. 圆孔　　　　　　　　B. 卵圆孔　　　　　　　C. 筛板

    D. 垂体窝　　　　　　　E. 无上述结构

7. 有横突孔的椎骨是（　　　）

    A. 颈椎　　　　　　　　B. 胸椎　　　　　　　　C. 腰椎

    D. 骶椎　　　　　　　　E. 尾椎

8. 肺（　　　）

    A. 分别位于两侧的胸膜腔内　　　　　B. 两肺均有水平裂

    C. 肺的各缘均锐薄　　　　　　　　　D. 肺尖经胸廓上口突至颈根部

    E. 出入肺门的结构中无肺静脉

9. 肋间肌的作用（　　　）

    A. 肋间外肌提肋助吸气　　　　　　　B. 肋间内肌提肋助呼气

    C. 肋间外肌降肋助呼气　　　　　　　D. 肋间内肌降肋助吸气

    E. 肋间外肌提肋助呼气

10. 翼点（　　　）

    A. 由额、顶、颞、蝶骨汇合成　　　　B. 由顶、蝶、额、枕骨汇合成

C.由枕、蝶、额、颞骨汇合成　　　　　　D.由额、顶、颞、蝶骨汇合成

E.以上都不是

11.鼻旁窦（　　　）

A.上颌窦为最大的一对，开口远高于窦底

B.前、中、后筛窦分别开口于上、中、下鼻道

C.额窦开口于上鼻道

D.蝶窦开口于中鼻道

E.鼻旁窦内无黏膜衬附

12.紧贴肾表面的被膜是（　　　）

A.肾筋膜　　　　　　B.脂肪囊　　　　　　C.纤维膜

D.脏腹膜　　　　　　E.外膜

13.有结肠带的肠管是（　　　）

A.回肠　　　　　　　B.盲肠　　　　　　　C.阑尾

D.直肠　　　　　　　E.肛管

14.肾蒂内的主要结构从上向下依次是（　　　）

A.肾动脉、肾盂、肾静脉　　　　　B.肾盂、肾静脉、肾动脉

C.肾动脉、肾静脉、肾盂　　　　　D.肾静脉、肾动脉、肾盂

E.肾盂、肾动脉、肾静脉

15.关于输尿管的描述错误的是（　　　）

A.起自肾盂末端，终于膀胱　　　　B.分为腹部、盆部和壁内部三部

C.腹部沿腰大肌表面下降　　　　　D.全长口径粗细不一，有三处狭窄

E.女性有子宫动脉越过其前上方

16.肺循环起止于（　　　）

A.左心房→左心室　　B.右心房→右心室　　C.右心室→左心房

D.左心室→右心室　　E.肺动脉→主动脉

17.直接发自腹腔干的是（　　　）

A.胃短动脉　　　　　B.胃网膜右动脉　　　C.胃网膜左动脉

D.胃右动脉　　　　　E.胃左动脉

18.肝门静脉的主要属支不包括（　　　）

A.肝静脉　　　　　　B.胃左静脉　　　　　C.胃右静脉

D.胆囊静脉　　　　　E.脾静脉

19.输卵管结扎术的常选部位是（　　　）

A.输卵管子宫口　　　B.输卵管子宫部　　　C.输卵管峡

D.输卵管壶腹部　　　E.输卵管漏斗

20.大脑动脉环不包括（　　　）

A.大脑前动脉　　　　B.大脑中动脉　　　　C.大脑后动脉

D.前交通动脉　　　　E.后交通动脉

21. 属于脑干背侧面的结构是（ ）
    A. 锥体 　　　　　　 B. 面神经丘 　　　　　 C. 乳头体
    D. 基底沟 　　　　　 E. 脚间窝

22. 不属于基底核的是（ ）
    A. 豆状核 　　　　　 B. 纹状体 　　　　　　 C. 杏仁核
    D. 尾状核 　　　　　 E. 齿状核

23. 脑干内的特殊内脏运动核不包括（ ）
    A. 三叉神经运动核 　 B. 面神经核 　　　　　 C. 展神经核
    D. 疑核 　　　　　　 E. 副神经核

24. 内脏大神经由下列哪种纤维组成（ ）
    A. 交感神经节前纤维 　　　　　　 B. 迷走神经节前纤维
    C. 交感神经节后纤维 　　　　　　 D. 迷走神经节后纤维
    E. 以上都不是

25. 成人脊髓下端约平（ ）
    A. 第1腰椎椎体下缘 　　　　　　 B. 第2腰椎椎体下缘
    C. 第3腰椎椎体下缘 　　　　　　 D. 第4腰椎椎体下缘
    E. 第5腰椎椎体下缘

26. 位于硬脊膜与椎管管壁之间的狭窄间隙是（ ）
    A. 硬膜下隙 　　　　 B. 硬膜外隙 　　　　　 C. 蛛网膜下隙
    D. 终池 　　　　　　 E. 蛛网膜粒

27. 听觉感受器是（ ）
    A. 椭圆囊斑 　　　　 B. 球囊斑 　　　　　　 C. 壶腹嵴
    D. 螺旋器 　　　　　 E. 蜗管

28. 眼球内膜的结构包括（ ）
    A. 视网膜 　　　　　 B. 脉络膜 　　　　　　 C. 虹膜
    D. 巩膜 　　　　　　 E. 角膜

29. 肝肾疾病，血浆蛋白减少，引起水肿的原因是（ ）
    A. 血浆晶体渗透压下降 　　　　　 B. 血浆胶体渗透压下降
    C. 毛细血管的通透性增加 　　　　 D. 淋巴回流减少
    E. 淋巴回流增多

30. 红细胞的造血原料是（ ）
    A. 铁和维生素B_{12} 　　 B. 维生素B_{12}和叶酸 　 C. 蛋白质和钙
    D. 蛋白质和铁 　　　 E. 蛋白质和维生素B_{12}

31. 主要吞噬消灭急性化脓菌的细胞是（ ）
    A. 中性粒细胞 　　　 B. 单核细胞 　　　　　 C. 巨噬细胞
    D. 嗜酸性粒细胞 　　 E. 嗜碱性粒细胞

32. Rh阳性是指红细胞膜上含有（ ）

A. C 抗原　　　　　　　B. A 抗原　　　　　　　　C. D 抗原

D. E 抗原　　　　　　　E. B 抗原

33. 心动周期中，心室血压充盈主要是由于（　　　）

A. 血压依赖地心引力而回流　　　　B. 骨骼肌的挤压作用加快静脉回流

C. 心房收缩的挤压作用　　　　　　D. 心室舒张的抽吸作用

E. 胸内负压促进静脉回流

34. 每一个心动周期中，动脉血压升高到的最高值称为（　　　）

A. 收缩压　　　　　　　B. 舒张压　　　　　　　C. 脉压

D. 平均动脉压　　　　　E. 体循环充盈压

35. 中心静脉压的正常值是（　　　）

A. 4 ~ 12mmHg　　　　B. 4 ~ 12cmH₂O　　　C. 6 ~ 16mmHg

D. 6 ~ 16mmHg　　　　E. 4 ~ 12kPa

36. 右心衰竭时，导致全身水肿的原因是（　　　）

A. 淋巴回流受阻　　　　　　　　　B. 血浆胶体渗透压降低

C. 组织液胶体渗透压升高　　　　　D. 毛细血管血压升高

E. 毛细血管壁通透性增加

37. 下列哪一项不是唾液的生理作用（　　　）

A. 部分消化淀粉　　　　B. 部分消化蛋白质　　　C. 润湿与溶解食物

D. 清洁和保护口腔　　　E. 杀菌

38. 大肠内的细菌可利用简单物质合成下列维生素（　　　）

A. 维生素D　　　　　　B. 维生素A　　　　　　　C. 维生素E

D. 维生素K和维生素B族　　　　　　E. 叶酸

39. 在病理情况下，出现尿蛋白的原因是（　　　）

A. 肾小球滤过率增加　　　　　　　B. 滤过膜上带负电荷的糖蛋白减少

C. 血浆蛋白含量增多　　　　　　　D. 肾小管重吸收蛋白质减少

E. 肾血流量增加

40. 对葡萄糖重吸收的说法，错误的是（　　　）

A. 滤液和血液的葡萄糖浓度相等　　B. 葡萄糖在肾小管各段被重吸收

C. 葡萄糖的重吸收需钠泵参与　　　D. 肾小管对葡萄糖重吸收有一定限度

E. 肾糖阈指尿中开始出现葡萄糖时的血糖浓度

41. 正确的转换关系是（　　　）

A. $1eV = 1.6 \times 10^{-19}J$　　　　　　　B. $1J = 1.6 \times 10^{-19}eV$

C. $1eV = 1J$　　　　　　　　　　　D. $1eV = 1.6 \times 10^{19}J$

E. eV与J没有关系

42. 以下说法错误的是（　　　）

A. 中子和质子均为奇数符合磁性原子核的条件

B. 中子为奇数，质子为偶数符合磁性原子核的条件

C. 中子为偶数，质子为奇数符合磁性原子核的条件

D. 由带有正电荷的原子核自旋产生的磁场称为核磁

E. H的磁化率在人体磁性原子核中是最低的

43. 不是激光特性的是（　　　　）

  A. 方向性好   B. 强度高   C. 单色性好

  C. 相干性好   E. 无须防护

44. 激光在医学上应用主要有（　　　　）

  A. 激光内镜术治疗   B. 激光手术   C. 激光光动力学疗法

  D. 弱激光治疗   E. 以上都是

45. 关于四肢长骨摄影的叙述，下列错误的是（　　　　）

  A. 摄影体位为正、侧位   B. 应包括相邻关节

  C. 急症摄影操作要轻   D. 常规应该两侧对比摄影

  E. 肢体长轴与胶片长轴一致

46. 摄影体位右前斜位命名的原则是（　　　　）

  A. 根据中心线入射位置   B. 根据中心线投射方向

  C. 根据被照体位位置   D. 根据被照体功能状态

  E. 根据被照体与胶片位置关系

47. 关于"冠状面"定义的叙述，正确的是（　　　　）

  A. 与人体水平面平行的面   B. 将人体纵断为左右等部分的面

  C. 将人体纵断为左右两部分的面   D. 将人体纵断为前后两部分的面

  E. 将人体横断为上下两部分的面

48. 主动脉弓的最高点相当于体表的（　　　　）

  A. 胸骨柄   B. 胸骨角   C. 胸骨上凹

  D. 胸骨柄中分处   E. 胸骨体中分处

49. 体表可触摸到的突出骨性标志，不包括（　　　　）

  A. 髂前上棘   B. 股骨小粗隆   C. 耻骨联合

  D. 股骨内外髁   E. 胫骨粗隆

50. 有关听眶线的描述，正确的是（　　　　）

  A. 外耳孔与同侧眼眶下缘的连线   B. 外耳孔与同侧眼外眦的连线

  C. 外耳孔与同侧眼眶上缘的连线   D. 外耳孔与眉间的连线

  E. 外耳孔与同侧口角的连线

51. 关于连续X线光子能量的叙述，错误的是（　　　　）

  A. X线是一束混合能谱   B. 能量大X线波长长

  C. 能量决定于电子的能量   D. 能量决定于核电荷

  E. 能量决定于电子接近核的情况

52. 影响X线产生的因素，不包括（　　　　）

  A. 高速电子的动能   B. 靶面物质材料   C. 管电压高低

D. 阴极加热电流　　 E. 有效焦点大小

53. 关于X线强度分布的叙述，错误的是（　　　）

A. 与靶面倾斜角度有关　　　　　　　　　B. 近阳极端X线强度分布弱

C. 在照射野内分布是均匀的　　　　　　　D. X线管短轴方向两侧对称

E. 靶面损坏强度不匀

54. 有关连续X线的解释，正确的是（　　　）

A. 高速电子与轨道电子相互作用结果

B. 与高速电子的能量无关

C. 连续X线的质取决于管电流

D. 高速电子与靶物质的原子核作用的结果

E. 连续X线放射中高速电子能量没有丢失

55. 有关特征X线的解释，错误的是（　　　）

A. 是高速电子与靶物质轨道电子作用的结果

B. 特征X线的质与高速电子的能量有关

C. 特征X线的波长由跃迁的电子能量差决定

D. 靶物质原子序数较高特性X线的能量大

E. 70kVp以下不产生钨的K系特征X线

56. X线束成为混合射线的原因是（　　　）

A. 阴极产生的电子能量不同　　　　　　　B. 固有滤过材料不同

C. 靶物质的材料不同　　　　　　　　　　D. 由于光电效应所致

E. 由于康普顿效应所致

57. 有关X线发生效率的解释，错误的是（　　　）

A. 与管电压有关　　　　　　　　　　　　B. 与管电流有关

C. 与靶物质的原子序数成正比　　　　　　D. 诊断用X线的发生效率为30%

E. 与特征X线的波长无关

58. 关于X线防护标准的规定，错误的是（　　　）

A. 全身均匀照射时≤50mSv/年

B. 公众的个人剂量当量：全身≤5mSv/年

C. 公众的个人剂量当量：单个组织≤50mSv/年

D. 未满16岁者可以参与放射工作

E. 非放射专业学生教学期间有效剂量当量≤0.5mSv/年

59. 关于X线的屏蔽防护的叙述，错误的是（　　　）

A. 射线源与人体间应有有效吸收X线的屏蔽物

B. 比较材料的屏蔽性能常以铝为参照物

C. 材料的屏蔽效果用铅当量表示

D. X线机房的主防护应有2mm铅当量的厚度

E. 副防护应有1mm铅当量的厚度

60. 人体对X线照射低感受性的组织是（　　　　）
    A. 造血组织　　　　　B. 淋巴组织　　　　　C. 神经组织
    D. 口腔黏膜　　　　　E. 毛细血管

61. 对光电转换器而言，亮度响应并非从零开始，也不会持续到无限大的亮度，响应的有用的最大与最小亮度值之比称为（　　　　）
    A. 信噪比　　　　　B. 量子检出效率　　　　　C. 滤波函数
    D. 动态范围　　　　　E. 调制传递函数

62. 关于数字图像采样叙述错误的是（　　　　）
    A. 采样间隔＞采样点大小，图像噪声增加
    B. 采样间隔＜采样点大小，图像模糊度增加
    C. 要满足采样定理
    D. 相邻两个采样点之间的间隔称为采样间隔
    E. 采样将模拟信号分解成连续分布的样本值信号

63. 关于模拟信号与数字信号叙述错误的是（　　　　）
    A. 模拟信号与数字信号的转换是可逆的
    B. 模拟信号转换成数字信号需要的是D/A转换器
    C. 同一幅图像可以用数字和模拟两种表现方法
    D. 数字信号是离散量
    E. 模拟信号是连续量

64. 关于重建时间叙述正确的是（　　　　）
    A. 重建时间不受计算机内存容量的影响
    B. 原始数据重建成影像数据所需要的时间
    C. 重建矩阵大，重建时间短
    D. 比特值小，重建时间长
    E. 重建时间与计算机运算速度无关

65. 下列关于数字化图像叙述错误的是（　　　　）
    A. 是一种规则的数字量的集合　　　　　B. 数字图像的密度分辨率高
    C. 数字化图像不能实现远程会诊　　　　　D. 图像后处理是数字图像最大特点
    E. 数字化图像是由许多不同密度的点组成的

66. 数字X线影像的形成过程不包括（　　　　）
    A. 信息采集　　　　　B. 信息量化　　　　　C. 信息转换
    D. 信息提取　　　　　E. 图像显示

67. 关于矩阵与像素叙述正确的是（　　　　）
    A. 矩阵大小能表示构成一幅图像的像素数量多少
    B. 像素值不一定都是整数
    C. 当视野固定，矩阵变小，像素尺寸越小
    D. 当视野固定，矩阵缩小，图像空间分辨率增加

E.像素尺寸小，图像分辨率差

68.关于多平面重组的叙述错误的是（　　　）

A.可以丰富空间立体关系观察效果

B.可以得到组织器官的三维立体效果

C.曲面重组是多平面重组的一种特殊形式

D.曲面重组可以使弯曲的器官拉直、展开

E.多平面重组属于二维图像处理

69.关于最大强度投影的叙述，错误的是（　　　）

A.结果是低密度组织结构都被去除　　　B.投影的方向不是任意的

C.空间分辨力高　　　　　　　　　　　D.组织结构缺失少

E.临床上常用于相对较高密度的组织结构

70.关于多平面重组的叙述，错误的是（　　　）

A.一定程度上弥补了CT不能按任意方向扫描的不足

B.属于三维图像处理技术

C.曲面重组是特殊形式

D.重组后图像的显示方式变为三维

E 曲面重组受人为因素影响大

二、以下提供若干个案例，每个案例下设若干个考题。请根据各考题题干所提供的信息，在每道题下面的A、B、C、D、E五个备选答案中选择一个最佳答案。

A3/A4型题

（71~73题共用题干）

某男性工人，在施工中头部被砸伤，出血不止，急诊来院。经检查，沿发际外侧有一纵行裂口，长约3.5cm，需清创缝合。

71.下列除哪项外，都是供应头皮的血管（　　　）

A.眼动脉终末支　　　B.颞浅动脉　　　　　C.面动脉

D.耳后动脉　　　　　E.枕动脉

72.此伤口可能伤及哪条神经（　　　）

A.眼神经　　　　　　B.第2颈神经后支　　　C.上颌神经

D.下颌神经　　　　　E.第2颈神经前支

73.上述血管神经位于颅顶部软组织的哪层（　　　）

A.皮肤　　　　　　　B.浅筋膜　　　　　　C.帽状腱膜

D.腱膜下疏松结缔组织　　　　　　　　　E.颅骨外膜乐

（74~76题共用题干）

患者，男，45岁。因腹胀、尿少，下肢浮肿7个月而求医入院。于7个月前开始感腹胀、食欲不振、乏力，有时大便带鲜血、尿量减少伴两下肢浮肿，以后腹部逐渐膨隆，下肢浮肿逐渐加重，曾多次去当地医院门诊。用利尿剂后尿量明显增加。查体发现有肝掌，蜘蛛痣，巩膜轻度黄染，腹部中度膨隆，腹壁浅静脉怒张，腹部移动性浊音（有腹水），两下肢浮肿。X线食管钡餐透视显示食管静脉曲张。临床诊断为肝硬化、门静脉高压症。

74. 以下说法错误的是（　　　）

　　A. 肝门静脉系收集肝及不成对腹腔脏器的血液

　　B. 肝门静脉回流的始端和末端均为毛细血管

　　C. 肝门静脉最终注入肝血窦

　　D. 肝门静脉系一般无瓣膜

　　E. 肝门静脉在胰头后方，由肠系膜上静脉和脾静脉汇合而成。

75. 门静脉高压引起的临床表现，除以下哪种（　　　）

　　A. 脾肿大　　　　B. 呕血、便血　　　　C. 腹水

　　D. 海蛇头　　　　E. 心悸

76. 肝静脉的血液注入（　　　）

　　A. 上腔静脉　　　　B. 下腔静脉　　　　C. 髂总静脉

　　D. 冠状窦　　　　E. 肝血窦

（77～78题共用题干）

刘某，女，35岁。车祸入院，主诉右侧胸痛难忍。检查：意识清，口唇发绀，呼吸急促，烦躁不安，脉搏细速，四肢湿冷。体温36.5℃，脉搏110次/分，呼吸26次/分，血压95/55mmHg。右侧胸壁软组织损伤，有一2cm×3cm裂口，见肋骨断端，出血不止，伤口可听到"嘶嘶"声，诊断为：肋骨骨折、开放性气胸。

77. 气胸会导致胸膜腔负压消失，维持胸膜腔内负压的必要条件是（　　　）

　　A. 肺内压大于大气压　　　　B. 肺内压等于大气压

　　C. 胸膜腔密闭　　　　D. 肺内压小于大气压

　　E. 胸膜腔开放

78. 胸膜腔负压的生理意义下列哪项是正确的（　　　）

　　A. 使血液和淋巴液回流受阻　　　　B. 引起肺不张

　　C. 减小吸气阻力　　　　D. 增大吸气阻力

　　E. 维持肺泡扩张状态

（79～80题共用题干）

常用的X线摄影学基准标志是按照常用的解剖学基准线来确定的。

79. 关于"冠状面"定义的叙述，正确的是（　　　）

　　A. 将人体纵断为左右等部分的面　　　　B. 与人体水平面平行的面

　　C. 将人体纵断为前后两部分的面　　　　D. 将人体横断为上下两部分的面

　　E. 将人体纵断为左右两部分的面

80. 身体侧卧于床面，身体远台侧再向前倾一角度，胶片置于床下，该体位称（　　　）

　　A. 侧位　　　　B. 后斜位　　　　C. 前斜位

D. 俯卧位　　　　　　　E. 仰卧位

（81～86题共用题干）

X线与物质的相互作用形式有：相干散射、光电效应、康普顿效应、电子对效应、光核反应等。诊断用X线能量范围，主要涉及光电效应和康普顿效应。

81. 在诊断X线能量范围内，产生概率占5%的是（　　　）

A. 相干散射　　　　　B. 光核反应　　　　　C. 光电效应

D. 电子对效应　　　　E. 康普顿效应

82. 在诊断X线能量范围内，使患者接受照射量最多的是（　　　）

A. 相干散射　　　　　B. 光电效应　　　　　C. 光核反应

D. 电子对效应　　　　E. 康普顿效应

83. 光电效应在X线摄影中意义，错误的是（　　　）

A. 光电效应可提高影像对比度　　　B. 光电效应下患者接受的照射量小

C. 光电效应不产生有效的散射　　　D. 对胶片不产生灰雾

E. 光电效应减少X线对比度

84. 关于康普顿效应的叙述，错误的是（　　　）

A. 康普顿效应也称散射效应　　　　B. 与X线能量无关

C. 物质作用的一种主要形式　　　　D. 与原子序数几乎无关

E. 光电吸收与康普顿吸收各占一定的百分比

85. 关于光电效应的叙述，错误的是（　　　）

A. 光子能量过大，光电作用概率下降

B. 发生概率与原子序数的三次方成反比

C. 光电效应可增加X线对比度

D. 使患者接受的照射量比其他作用多

E. 光子的能量全部被吸收

86. 在诊断X线范围内，叙述错误的是（　　　）

A. 相干散射不产生电离过程

B. 光电效应产生的概率与能量成正比

C. 康普顿效应产生的概率与能量成正比

D. 不发生电子对效应

E. 不发生光核反应

（87～88题共用题干）

计算机辅助诊断是利用计算机解释医学图像的内涵，弥补影像学科医生凭肉眼观察图像发现异常征象、主观分析影像学表现时作出判断失误的不足，为医生做出正确的影像学诊断提供帮助。

87. 关于计算机辅助诊断的叙述，不正确的是（　　　）

A. CAD技术首先应用于乳腺疾病的诊断

B. 数字X线摄影加速了CAD技术的研究和临床应用

C. CAD的辅助诊断结果不需要影像科医生审核

D. CAD技术对乳腺癌诊断的敏感性较高，但特异性低

E. CAD技术的使用有利于发现早期肿瘤

88. 关于CAD肿块自动检测中特征提取模块参数特点叙述错误的是（　　　）

A. 可识别性　　　　　B. 增强图像　　　　　C. 独立性

D. 数目少　　　　　E. 可靠性

（89~90题共用题干）

数字图像与传统的模拟图像相比，数字图像具有更多的优势。

89. 关于数字图像叙述正确的是（　　　）

A. 数字图像由许多不同密度的点组成

B. 数字信号是连续量

C. 数字图像密度分辨率低

D. 模拟信号可以转换成数字信号，数字信号不能转换为模拟信号

E. 数字图像全部灰阶不能分段显示

90. 关于数字图像的采样叙述错误的是（　　　）

A. 是按一定间隔将图像位置离散地取出过程

B. 对输入的模拟信号在一定时间方向上按一定间隔取出的振幅值

C. 将模拟信号分解成离散分布的样本值信号

D. 相邻两个采样点之间的间隔称为采样间隔

E. 大小相同的图像，采样间隔越小，图像空间分辨率越低

三、以下提供若干组考题，每组考题共同在考题前列出A、B、C、D、E五个备选答案，从中选择一个与考题关系最密切的答案。

B型题

（91~92题共用备选答案）

A. 肩胛骨　　　　　B. 肱骨　　　　　C. 尺骨

D. 胫骨　　　　　E. 髋骨

91. 关节盂位于（　　　）

92. 髁间隆起位于（　　　）

（93~94题共用备选答案）

A. 胃壁细胞　　　　　B. 胃主细胞　　　　　C. 小肠上部S细胞

D. 胃肠黏液细胞　　　　　E. 胃窦黏膜G细胞

93. 分泌盐酸的细胞是（　　　）

94. 分泌促胰液素的细胞是（　　　）

（95~96题共用备选答案）

A. 听眉线　　　　　B. 瞳间线　　　　　C. 听眦线

D. 听眶线　　　　　E. 听鼻线

95. 外耳孔与眉间的连线的是（　　　）

96. 外耳孔与同侧眼外眦间的连线的是（　　　）

（97～98题共用备选答案）

  A. SI单位为G/kg（库仑每千克）

  B. SI单位为G/（kg·s）（库仑每千克秒）

  C. SI单位为J/kg（焦耳每千克），又名Gy（戈瑞）

  D. SI单位为Gy/s（戈瑞每秒），还有Gy/min、mGy/h等。

  E. SI单位为J/kg（焦耳每千克），专用名称为Gy（戈瑞）

97. 比释动能率的单位是（　　　）

98. 照射量的单位是（　　　）

（99～100题共用备选答案）

  A. ROC曲线   B. DQE   C. MTF

  D. CAD   E. ADC

99. 不同空间分辨率下衡量图像信噪比的量化指标是（　　　）

100. 描绘不同空间频率下成像系统细节分辨力的函数是（　　　）

相关专业知识模拟试卷一（技师）

一、以下每一道题下面有A、B、C、D、E五个备选答案，从中选择一个最佳答案。

A1/A2型题

1. 内囊前肢与内囊后肢分界的标志（　　　）

  A. 豆状核   B. 壳   C. 苍白球

  D. 尾状核   E. 背侧丘脑

2. 在横断层面上，小脑延髓池两侧的脑组织（　　　）

  A. 小脑扁桃体   B. 小脑半球   C. 小脑蚓

  D. 枕叶   E. 舌回

3. 半卵圆中心的横断层面上不出现（　　　）

  A. 楔叶   B. 楔前叶   C. 缘上回

  D. 外侧沟   E. 顶枕沟

4. 胼胝体压部横断层面上的结构（　　　）

  A. 胼胝体嘴   B. 胼胝体膝   C. 胼胝体干

  D. 海马   E. 海马旁回

5. 在横断层面上，上矢状窦的常见形态（　　　）

  A. 三角形   B. 四角形   C. 圆形

  D. 卵圆形   E. 不规则形

6. 分布于幕上后部结构的动脉（　　　）

  A. 颈内动脉系   B. 大脑前动脉   C. 大脑中动脉

D. 大脑后动脉 E. 椎动脉系

7. 颅脑正中矢状面上不出现的脑血管（ ）

 A. 大脑前动脉 B. 大脑中动脉 C. 大脑后动脉

 D. 基底动脉 E. 大脑大静脉

8. 大脑大静脉位于（ ）

 A. 帆间池 B. 脚间池 C. 四叠体池

 D. 大脑大静脉池 E. 直窦

9. 垂体高度的测量常选择经垂体（ ）

 A. 横断层面 B. 矢状层面 C. 冠状层面

 D. 斜冠状面 E. 斜矢状面

10. 杓状软骨横断层面上的结构（ ）

 A. 喉口 B. 喉前庭 C. 喉中间腔

 D. 甲状软骨上角 E. 声门下腔

11. 胸锁关节的横断层面上不出现（ ）

 A. 头臂静脉 B. 上腔静脉 C. 头臂干

 D. 右肺尖 E. 左肺尖后段

12. 左肾上极的横断层面上不出现（ ）

 A. 左肾上腺 B. 右肾上腺 C. 右肾

 D. 脾 E. 胃

13. 在横断层面上，肾窦内的结构不包括（ ）

 A. 肾盂 B. 输尿管 C. 肾大盏

 D. 肾小盏 E. 肾血管

14. 肝门静脉左、右支的分支不包括（ ）

 A. 右前支 B. 右后支 C. 左内支

 D. 左外支 E. 肝左静脉

15. 在横断层面上，构成腕关节的结构不包括（ ）

 A. 尺骨 B. 桡骨 C. 舟骨

 D. 月骨 E. 三角骨

16. 肾上腺的横断层面上不出现（ ）

 A. 肾锥体 B. 肾窦 C. 脾

 D. 胰 E. 胆囊

17. 环状软骨弓横断层面上的结构（ ）

 A. 喉前庭 B. 喉中间腔 C. 声门下腔

 D. 气管 E. 第5颈椎

18. 右肺横断层面上最后消失的肺段（ ）

 A. 上段 B. 内侧底段 C. 前底段

D. 外侧底段　　　　　E. 后底段

19. 脑梗死好发于（　　　）

　　A. 脑白质　　　　　　B. 脑血管分布区　　　　C. 脑叶

　　D. 脑沟　　　　　　　E. 脑皮质

20. 蛛网膜下腔出血最常见的病因是（　　　）

　　A. 高血压　　　　　　B. 血液病　　　　　　　C. 脑动脉粥样硬化

　　D. 脑血管畸形　　　　E. 颅内动脉瘤

21. 鞍区最常见的肿瘤为（　　　）

　　A. 脑膜瘤　　　　　　B. 颅咽管瘤　　　　　　C. 垂体瘤

　　D. 表皮样囊肿　　　　E. 淋巴瘤

22. 患者外伤后5小时，头痛、呕吐，最佳检查方法为（　　　）

　　A. 头颅X检查　　　　B. 头颅超声检查　　　　C. 头颅CT检查

　　D. 头颅MRI检查　　　E. 头颅DSA检查

23. 髓外硬膜下最常见肿瘤是（　　　）

　　A. 脊膜瘤　　　　　　B. 神经纤维瘤　　　　　C. 神经鞘瘤

　　D. 转移瘤　　　　　　E. 淋巴瘤

24. 鼻咽癌的好发部位（　　　）

　　A. 咽隐窝　　　　　　B. 鼻咽顶壁　　　　　　C. 梨骨后缘

　　D. 咽鼓管圆枕　　　　E. 以上都不是

25. 中耳癌CT征象不包括（　　　）

　　A. 听小骨破坏　　　　　　　　　　B. 骨质破坏区边缘硬化

　　C. 中耳鼓室软组织密度影　　　　　D. 鼓室壁破坏

　　E. 增强后肿瘤强化

26. 对支原体肺炎具有重要诊断意义的是（　　　）

　　A. 两肺或一侧肺阴影　B. 症状轻　　　　　　　C. 多发于春季

　　D. 冷凝集试验阳性　　E. 高热、呼吸困难

27. 周围型肺癌空洞的CT特征是（　　　）

　　A. 壁厚而不规则，偏心性，内壁凹凸不平

　　B. 壁薄，无液平面

　　C. 壁薄，其中有大液平面，边缘清晰光整

　　D. 壁薄，周边光整，大小形态不变

　　E. 厚壁，有浅小液平面，邻近有斑点状播散灶

28. 下列哪项是急性肺泡性肺水肿最典型的影像表现（　　　）

　　A. 空气支气管征　　　B. 肺纹理增强　　　　　C. 胸腔少量积液

　　D. 肺门旁蝶翼状阴影　E. 间隔线

29. 急性粟粒性肺结核的典型影像表现为（　　　）

　　A. 肺内条索密度增高

B. 均匀分布、大小密度相同的粟粒性病变

C. 肺内斑片影

D. 肺内空洞性病变

E. 以上都是

30. 下列关于大叶性肺炎CT表现的说法，不恰当的是（   ）

A. 病变中可见空气支气管征，有助于与阻塞性肺不张鉴别

B. 病变密度比较均匀，在叶间裂边缘清晰

C. 消散期病变呈散在、大小不一的斑片状影

D. 实变的肺叶体积均较正常时体积增大

E. 病变可呈大叶性表现，也可呈肺段性分布

31. 下列征象中最能提示周围型肺癌的是（   ）

A. 分叶毛刺　　　　B. 钙化　　　　　　C. 纵隔淋巴结肿大

D. 无卫星病灶　　　E. 空洞

32. 消化道癌最常见转移至（   ）

A. 肺　　　　　　　B. 胰腺　　　　　　C. 心脏

D. 肝脏　　　　　　E. 脾

33. 下列有关肝硬化CT表现的描述，哪项不确切（   ）

A. 中晚期肝叶出现大小比例失调　　　B. 肝脏边缘轮廓凹凸不平

C. 常合并肝癌　　　　　　　　　　　D. 肝脏密度不降低

E. 门静脉高压可见门静脉侧支循环形成、脾大等

34. 关于肝脓肿，下列观点哪项不对（   ）

A. 短期随访，多数病灶变化明显

B. 具有典型临床表现者已不多见

C. 增强扫描后，脓腔边界显示更清晰

D. 靠近肝表面者，应常规穿刺活检

E. 脓肿壁可明显强化

35. 在胰腺癌的CT影像中，"双管征"是指（   ）

A. 门静脉和肝动脉　　　　　　　　　B. 肝内胆管和胆总管

C. 脾静脉和肠系膜上静脉　　　　　　D. 胰管和肝内胆管

E. 胆总管和胰管

36. 下列关于胰腺癌的描述，错误的是（   ）

A. 大多数肿块边界不清　　　　　　　B. 起源于腺管或腺泡细胞

C. 胰腺癌较其他肿瘤转移早　　　　　D. 常形成乳头状息肉突入胆总管内

E. 胰头癌以围管浸润方式侵犯胆总管

37. 女，45岁，颈部疼痛1年。CT示胸8右侧椎旁有一2cm×3cm软组织密度肿块，呈"哑铃"形，胸8~9右侧椎间孔扩大，诊断为（   ）

A. 神经源性肿瘤　　　B. 淋巴瘤　　　　　C. 巨细胞瘤

D. 转移瘤　　　　　　E. 椎间盘突出

38. 内生软骨瘤最好发部位是（　　　）

    A. 不规则骨　　　　　　B. 颅骨　　　　　　　　C. 长管状骨

    D. 扁骨　　　　　　　　E. 短管状骨

39. 软X线管的输出窗口经常采用的材料是（　　　）

    A. 钼　　　　　　　　　B. 铝　　　　　　　　　C. 铍

    D. 铜　　　　　　　　　E. 铌

40. 关于X线产生的叙述，错误的是（　　　）

    A. X线管阴极灯丝点燃发散电子　　　　B. X线管两极间必须施加高电压

    C. X线管阴极端为正电位时产生X线　　D. 高速电子骤然减速发生能量转换

    E. 98％的阴极电子动能转换为热能

41. X线机的分类下列哪项不正确（　　　）

    A. 用于透视、摄影和特殊检查的X线机属于诊断用X线机

    B. 按机械结构和运输方式可分为携带式、移动式和固定式

    C. 用于疾病治疗的属于治疗用X线机

    D. 按机械的体积分为大、中、小型

    E. 按机器应有特点分为综合用X线机和专用X线机

42. X线管阴极是（　　　）

    A. 电子发射器　　　　　B. 电子收集器　　　　　C. 靶面

    D. 二极管　　　　　　　E. X线管窗口

43. 靶面倾角是X线管的（　　　）

    A. 电参数　　　　　　　B. 容量参数　　　　　　C. 结构参数

    D. 极限参数　　　　　　E. 物理参数

44. 固定阳极X线管的主要缺点是（　　　）

    A. 瞬时负载功率小、焦点尺寸大　　　　B. 瞬时负载功率大、焦点尺寸大

    C. 瞬时负载功率小、焦点尺寸小　　　　D. 瞬时负载功率大、焦点尺寸小

    E. 以上都不是

45. 固定阳极X线管的阳极靶面材料一般是（　　　）

    A. 铜　　　　　　　　　B. 铁　　　　　　　　　C. 铝

    D. 镍　　　　　　　　　E. 钨

46. CT设备中，滤过器的目的是（　　　）

    A. 吸收低能X线　　　　B. 发射X线　　　　　　C. 探测X线

    D. 吸收高能X线　　　　E. 以上都不是

47. 栅比是指滤线栅的铅条（　　　）与间歇之比（　　　）

    A. 长度　　　　　　　　B. 高度　　　　　　　　C. 宽度

    D. 体积　　　　　　　　E. 重量

48. 不属于CT设备接地目的的是（　　　）

A. 保证运行稳定   B. 保证人身安全   C. 减少涡流损失

D. 防止静电影响   E. 降低外界干扰

49. 多层螺旋CT的主要改进器件是（　　　）

A. 探测器   B. 滑环   C. 准直器

D. A/D转换器   E. D/A转换器

50. 磁体的主要性能指标不包括（　　　）

A. 磁场的切换率   B. 磁场强度   C. 磁场的均匀度

D. 磁场的稳定度   E. 磁体孔径大小

51. 放射科信息系统的英文简称是（　　　）

A. RIS   B. LIS   C. PACS

D. HIS   E. CIS

52. 关于c/s架构模式的叙述不正确的是（　　　）

A. 即客户机／服务器架构

B. 运算在服务器端完成

C. 不利于软件升级和随时扩大应用范围

D. 客户机需要安装程序

E. 信息安全性高

53. PACS解决的问题不包括（　　　）

A. 影像获取   B. 影像存储   C. 网络传输

D. 影像显示   E. 患者管理

54. 下列不属于PACS系统管理内容的是（　　　）

A. 软硬件管理   B. 存储管理   C. 非医学设备管理

D. 统计分析   E. 安全性管理

55. 实现PACS的基础是（　　　）

A. 互联网络   B. RIS的应用

C. 图像的数字化   D. 计算机

E. 光导纤维的快速传输功能

56. 关于PACS优点的描述中，不正确的有（　　　）

A. 医生可以远离放射科及时看到图像

B. 能够提高工作效率与诊断水平

C. 增加照片的管理与存放空间

D. 可以在不同地方看到不同时期和不同成像手段的图像，便于对照、比较

E. 减少胶片的使用量

57. 下列关于典型的数字化医院的工作流程叙述错误的是（　　　）

A. 生成的图像首先自动发送到医生工作站

B. 临床医生开具检查申请单   C. 患者首先办理就诊卡或住院登记

D. 影像科进行检查   E. 由技师采集图像

58. 影像采集系统的功能不包括（　　　　）

　　A. 从各种影像设备采集数字图像　　　　B. 将图像送往PACS服务器

　　C. 负责图像的存储、归档、管理　　　　D. 提供PACS与HIS/RIS接口

　　E. 对图像进行预处理

59. 下列叙述错误的是（　　　　）

　　A. 影像质量是对诊断的价值

　　B. TQM是指质量管理

　　C. 质量管理是指制订质量计划并为实现该计划所开展的一切活动的总和

　　D. 质量管理包括QA和QC一切活动的全部过程

　　E. 管理是指导和控制各组织的相互协调活动

60. 全面质量管理简称（　　　　）

　　A. QM　　　　　　　　B. QA　　　　　　　　C. QC

　　D. TQM　　　　　　　E. CQI

61. 依靠观察者的个人判断进行的评价方法是（　　　　）

　　A. 模糊糊数学评价法　　B. 综合评价法　　　　C. 主观评价法

　　D. 客观评价法　　　　　E. ROC法

62. 不是标准影像必须遵守的规则的是（　　　　）

　　A. 无任何技术操作缺陷

　　B. 对检查部位之外的辐射敏感组织和器官加以屏蔽

　　C. 影像显示能满足诊断学要求

　　D. 影像注释完整、无误

　　E. 影像诊断密度值范围应控制在2～2.5之间

63. 乳腺影像质量标准中AGD为（　　　　）

　　A. 5mGy　　　　　　　B. 4mGy　　　　　　　C. 3mGy

　　D. 2mGy　　　　　　　E. 1mGy

64. CT扫描前不做空气校准，会造成（　　　　）

　　A. 采集数据的准确性下降　　　　　　　B. 节省X线管，延长寿命

　　C. 图像质量得到保证　　　　　　　　　D. 工作效率提高

　　E. 机器工作稳定

65. 与水模CT值标准偏差测试无关的是（　　　　）

　　A. 扫描方式　　　　　　B. 兴趣区扫描　　　　C. 射线剂量

　　D. 重建算法　　　　　　E. 冲洗胶片

66. 下列哪项不是主观评价的方法（　　　　）

　　A. JND　　　　　　　　B. 分辨力　　　　　　C. 对比度-细节图

　　D. 信噪比　　　　　　　E. 以上都不是

67. MTF值降为0.05时对应的空间频率称为（　　　　）

　　A. 对比度分辨力　　　　B. 鉴别力　　　　　　C. 空间分辨力

D. 极限分辨力　　　　　E. 细节分辨力

68. 下述哪项不是影响屏-片组合系统噪声的因素（　　　）

　　A. X线量子波动　　　B. 胶片的粒状性　　　C. 增感屏的增感率

　　D. 增感屏的结构　　　E. 胶片的感光性能

69. WS的单位是（　　　）

　　A. m^2　　　　　　　B. mm　　　　　　　C. m

　　D. mm^2　　　　　　E. cm

70. 关于RMS的说法不正确的是（　　　）

　　A. 测量RMS需要显微密度计

　　B. 描述噪声特性

　　C. RMS可以评价照片斑点

　　D. RMS越大，系统噪声越小

　　E. 可以用于比较不同屏-片组合的噪声特性

二、以下提供若干个案例，每个案例下设若干个考题。请根据各考题题干所提供的信息，在每道题下面的A、B、C、D、E五个备选答案中选择一个最佳答案。

A3/A4型题

（71~73题共用题干）

经胼胝体压部横断层面影像解剖结构：侧脑室位于断面中部、中线两侧，分前角、中央部和后角，前角呈倒"八"字形向前外伸展，前角外侧壁为尾状核头部。

71. 两侧脑室前角之间的区域为（　　　）

　　A. 胼胝体头部　　　B. 胼胝体体部　　　C. 胼胝体压部

　　D. 胼胝体膝部　　　E. 透明隔

72. 第三脑室呈纵向裂隙状，其后方为（　　　）

　　A. 胼胝体头部　　　B. 胼胝体体部　　　C. 胼胝体压部

　　D. 胼胝体膝部　　　E. 透明隔

73. 岛叶外侧的深沟为外侧沟（裂），其内有（　　　）

　　A. 颈内动脉系　　　B. 大脑前动脉　　　C. 大脑中动脉

　　D. 大脑后动脉　　　E. 椎动脉系

（74~76题共用题干）

肺动脉权横断层面解剖结构：该层面纵隔内胸骨后方与升主动脉之间为血管前间隙，内有三角形的胸腺，平行通过第5胸椎体下部

74. 升主动脉左后方为肺动脉干的分权处，其右侧有（　　　）

　　A. 右肺动脉　　　B. 右肺静脉　　　C. 气管

　　D. 上腔静脉　　　E. 奇静脉

75. 前为肺动脉权和右肺动脉，两侧为左、右主支气管，后为食管所围成的间隙称（　　　）

　　A. 血管前间隙　　　　B. 隆嵴下间隙　　　　C. 气管前间隙

D. 气管后间隙　　　　E. 气管血管间间隙

76. 由前向后外抵达肺门，是左肺门出现的标志（　　）

A. 左主支气管　　　　B. 副奇静脉　　　　　　C. 左肺动脉

D. 左肺静脉　　　　　E. 奇静脉

（77～79题共用题干）

男性，65岁，右侧肢体偏瘫失语、面肌麻痹4小时，CT平扫示颅脑未见异常。

77. 患者最可能的诊断是（　　）

A. 蛛网膜下腔出血　　B. 脑出血　　　　　　　C. 脑梗死

D. 脑转移瘤　　　　　E. 硬膜外血肿

78. 该时期下列哪种检查方法显示病变敏感（　　）

A. 超声　　　　　　　B. MRI T_1WI　　　　　C. CT

D. DWI　　　　　　　E. SWI

79. 预计再过多长时间后，该病例CT平扫会出现典型低密度（　　）

A. 6小时　　　　　　　B. 10小时　　　　　　　C. 12小时

D. 20小时　　　　　　E. 24小时

（80～82题共用题干）

男，63岁，右髋部肿胀、疼痛，伴活动受限6个月。MRI矢状面可见T_{12}、L_1椎体破坏及楔形变，局部成角畸形后突。

80. 患者最可能的诊断是（　　）

A. 椎间盘突出　　　　B. 脊柱压缩性骨折　　　C. 化脓性脊柱炎

D. 脊柱转移瘤　　　　E. 椎体结核

81. 该病变最常见累及（　　）

A. 颈椎　　　　　　　B. 胸椎　　　　　　　　C. 腰椎

D. 尾椎　　　　　　　E. 骶椎

82. 病变椎体在MRI上信号多为（　　）

A. T_1WI为低信号，T_2WI为低信号　　　B. T_1WI为高信号，T_2WI为高信号

C. T_1WI为高信号，T_2WI为低信号　　　D. T_1WI为低信号，T_2WI为高信号

E. T_1WI为等信号，T_2WI为高信号

（83～84题共用题干）

高压发生装置又称为高压发生器，俗称邮箱。它是X线发生装置的重要组成部分。高压发生装置的作用是将普通电压整流、滤波后变成脉动直流高压输送给X线管两端，作为驱动电子流高速运动的动力高压源。

83. 不属于高压部件的是（　　）

A. 灯丝变压器　　　　B. 高压整流器　　　　　C. 自耦变压器

D. 高压变压器　　　　E. 高压交换闸

84. 属于高压变压器的特点是（　　）

A. 瞬间负载大，连续负载小　　　　　B. 次级输出电压高

C. 次级中心点接地　　　　　　D. 设计容量小于最高输出容量

E. 以上都是

（85～86题共用题干）

高压电缆的作用是将高压发生器产生的高压输送到X线管的两端，同时把灯丝加热电压输送到X线管的阴极，构成高压回路。为了装卸方便，并保证高压绝缘，高压电缆的两端都装上高压插头，而X线管管套上和高压发生器上都设有高压插座，连接时只要将高压插头插入相应的高压插座内即可。

85. 高压电缆结构从内到外分（　　　　）

　　A. 芯线、绝缘层、保护层

　　B. 芯线、绝缘层、半导体层、金属网层、保护层

　　C. 芯线、保护层、半导体层、金属网层、绝缘层

　　D. 芯线、半导体层、绝缘层、金属网层、保护层

　　E. 芯线、半导体层、绝缘层、保护层、金属网层

86. 下列有关高压电缆的叙述错误的是（　　　　）

　　A. 阳极侧的电缆与阴极侧相同

　　B. 输送高压

　　C. 输送灯丝加热电压

　　D. 双焦点X线需选用三芯高压电缆

　　E. 阳极侧的电缆与阴极侧电缆在任何时候不能互换使用

（87～90题共用题干）

X线影像诊断的正确性，相当程度上依赖于X线影像的质量，而影像形成过程中的每个环节都可能导致影像质量下降。影像质量评价是对影像形成过程中的各个环节的性能进行评价，从而确定所成影像的质量好坏及是否符合诊断要求。影像质量下降的后果是使诊断信息丢失，影响正确的诊断。

87. 属于主观评价方法的是（　　　　）

　　A. NEQ　　　　　　B. DQE　　　　　　C. SNR

　　D. MTE　　　　　　E. ROC

88. 属于客观评价方法的是（　　　　）

　　A. QA和QC　　　　B. 对比度清晰度曲线图法

　　C. 模糊数学评价法　　D. ROC曲线法　　　E. MTF

89. 用测定构成影像的物理属性评价影像质量的方法是（　　　　）

　　A. 综合评价法　　　B. 客观评价法　　　C. 主观评价法

　　D. ROC法　　　　　E. MTF法

90. 描述噪声和空间分辨力的关系的是（　　　　）

　　A. DQE　　　　　　B. NEQ　　　　　　C. ROC

D. MTE　　　　　　　E. WS

三、以下提供若干组考题，每组考题共同在考题前列出A、B、C、D、E五个备选答案，请从中选择一个与考题关系最密切的答案。

B型题

（91～94题共用备选答案）

A. 位于相邻棘突之间　　　　　B. 连结相邻两个椎弓板

C. 连结相邻两个椎体　　　　　D. 位于椎体前面

E. 位于椎体后面

91. 前纵韧带（　　　）

92. 后纵韧带（　　　）

93. 椎间盘（　　　）

94. 黄韧带（　　　）

（95～96题共用备选答案）

A. T_1WI为低信号，T_2WI为低信号　　　B. T_1WI为高信号，T_2WI为高信号

C. T_1WI为高信号，T_2WI为低信号　　　D. T_1WI为低信号，T_2WI为高信号

E. T_1WI为等信号，T_2WI为高信号

95. 脂肪的MRI表现为（　　　）

96. 黑色素瘤MRI表现为（　　　）

（97～98题共用备选答案）

A. 电源变压器　　　　B. X线管　　　　　　C. 控制装置

D. 高压发生器　　　　E. X线管支架

97. 属于X线机附属装置的是（　　　）

98. 灯丝变压器位于（　　　）

（99～100题共用备选答案）

A. NEQ、DQE　　　　B. MTF　　　　　　　C. RMS、WS

D. ROC　　　　　　　E. SNR

99. 信噪比是（　　　）

100. 描述成像系统分辨率特性的重要参量是（　　　）

相关专业知识模拟试卷二（技师）

一、以下每一道题下面有A、B、C、D、E五个备选答案，从中选择一个最佳答案。

A1/A2型题

1. 胼胝体干的横断层面上不出现　（　　　）

A. 侧脑室　　　　　B. 第三脑室　　　　　C. 尾状核

D. 外侧沟　　　　　E. 顶枕沟

2. 红核和黑质的横断层面上不出现 （　　　）

    A. 侧脑室　　　　　　　B. 第三脑室　　　　　　C. 中脑水管

    D. 胼胝体膝　　　　　　E. 透明隔

3. 鞍上池的横断层面上不出现 （　　　）

    A. 交叉池　　　　　　　B. 大脑纵裂池　　　　　C. 小脑上池

    D. 环池　　　　　　　　E. 大脑外侧裂池

4. 基底核区的横断层面上最先出现（　　　）

    A. 背侧丘脑　　　　　　B. 尾状核　　　　　　　C. 豆状核

    D. 屏状核　　　　　　　E. 杏仁体

5. 垂体的冠状层面上不出现（　　　）

    A. 视交叉　　　　　　　B. 颈内动脉　　　　　　C. 蝶窦

    D. 海绵窦　　　　　　　E. Meckel腔

6. 颈静脉孔前内侧部通过的结构（　　　）

    A. 舌咽神经　　　　　　B. 迷走神经　　　　　　C. 副神经

    D. 乙状窦　　　　　　　E. 颈内静脉

7. 寰枢正中关节的横断层面上不出现（　　　）

    A. 腮腺　　　　　　　　B. 咽旁间隙　　　　　　C. 颈总动脉

    D. 颈内静脉　　　　　　E. 头长肌

8. 甲状软骨的横断层面上不出现（　　　）

    A. 喉前庭　　　　　　　B. 喉中间腔　　　　　　C. 声门下腔

    D. 喉室　　　　　　　　E. 梨状隐窝

9. 声门旁间隙的横断层面上不出现（　　　）

    A. 喉中间腔　　　　　　B. 喉室　　　　　　　　C. 甲状软骨

    D. 会厌前间隙　　　　　E. 杓状软骨

10. 环状软骨弓的横断层面上不出现（　　　）

    A. 甲状腺　　　　　　　B. 喉咽　　　　　　　　C. 咽后间隙

    D. 气管前间隙　　　　　E. 椎前间隙

11. 上腔静脉起始处的横断层面上不出现（　　　）

    A. 左锁骨下动脉　　　　B. 左颈总动脉　　　　　C. 头臂干

    D. 主动脉弓　　　　　　E. 胸导管

12. 胰体后界的标志结构（　　　）

    A. 下腔静脉　　　　　　B. 腹主动脉　　　　　　C. 左肾静脉

    D. 脾静脉　　　　　　　E. 脾动脉

13. 肾门的横断层面上不出现（　　　）

    A. 肾动脉　　　　　　　B. 肾静脉　　　　　　　C. 肾盂

    D. 肾窦　　　　　　　　E. 肾上腺

14. 在横断层面上，股骨头位于股骨颈的（　　　）

A. 内侧　　　　　　　　B. 前内侧　　　　　　　C. 后内侧

D. 前方　　　　　　　　E. 后方

15. 在肘关节横断层面上，位于肱桡肌与肱肌之间的神经（　　　）

A. 正中神经　　　　　　B. 桡神经　　　　　　　C. 尺神经

D. 腋神经　　　　　　　E. 肌皮神经

16. 横断层面上识别胰尾的标志（　　　）

A. 脾　　　　　　　　　B. 左肾　　　　　　　　C. 胃

D. 脾动脉　　　　　　　E. 肾静脉

17. 肺门层面以前的冠状层面上的结构不包括（　　　）

A. 左心室　　　　　　　B. 右心室　　　　　　　C. 右心房

D. 左心房　　　　　　　E. 上腔静脉

18. 膈穹断层面上出现的右肺中叶肺段（　　　）

A. 内侧段　　　　　　　B. 外侧段　　　　　　　C. 上舌段

D. 下舌段　　　　　　　E. 上段静脉

19. 关于急性硬膜下血肿的CT检查，哪种说法不正确（　　　）

A. 常伴有脑挫裂伤、脑水肿及占位征象

B. 血肿多沿脑表面广泛分布

C. 大多伴颅骨骨折

D. 多由桥静脉或静脉窦损伤出血所致

E. 颅板下见新月形高密度灶

20. 以下哪个不是脑膜瘤的好发部位（　　　）

A. 大脑镰旁　　　　　　B. 脑桥小脑角区　　　　C. 天幕切迹

D. 大脑凸面　　　　　　E. 侧脑室外侧白质区

21. 蛛网膜下腔出血最常见的CT表现是（　　　）

A. 侧脑室内高密度影　　B. 基底节区高密度影　　C. 外侧裂池高密度影

D. 三脑室内高密度影　　E. 枕叶高密度影

22. 女，68岁，右侧肢体运动障碍3天，CT示额顶叶大片状低密度区，内有斑片高密度灶，最可能诊断是（　　　）

A. 急性脑梗死　　　　　B. 急性脑出血　　　　　C. 亚急性脑梗死

D. 慢性脑梗死　　　　　E. 急性出血性脑梗死

23. 鼻窦恶性肿瘤最好发部位为（　　　）

A. 上颌窦　　　　　　　B. 额窦　　　　　　　　C. 筛窦

D. 蝶窦　　　　　　　　E. 以上全是

24. 颈静脉球瘤的好发部位为（　　　）

A. 乳突窦　　　　　　　B. 上鼓室　　　　　　　C. 颈静脉孔区

D. 颈静脉窝　　　　　　E. 乳突区

25. 男，48岁，呼吸困难伴咳嗽1年余，逐渐加重，无咳痰，轻度杵状指。HRCT

示双侧中下肺毛玻璃状斑片影伴细网状影，考虑诊断为（   ）

    A. 成人呼吸窘迫综合征   B. 特发性肺间质纤维化

    C. 肺泡癌肺炎型   D. 过敏性肺炎   E. 支气管肺炎

26. 下列哪种原发瘤的肺转移灶可出现钙化（   ）

    A. 黑色素瘤   B. 乳癌   C. 肝癌

    D. 肾癌   E. 成骨肉瘤

27. 男性患者，65岁，胸部CT扫描示右肺门区有分叶状软组织肿块，并伴右上肺肺不张，右肺上叶支气管狭窄，纵隔内肿大淋巴结，最可能的诊断为（   ）

    A. 右肺上叶中央型肺癌   B. 周围型肺癌

    C. 右肺纵隔恶性肿瘤   D. 肺结核

    E. 右肺上叶炎症

28. 一般不会引起气胸的是（   ）

    A. 胸部外伤   B. 胸部手术   C. 大叶性肺炎

    D. 阻塞性肺气肿   E. 肺大泡破裂

29. 肺曲菌病的典型表现是（   ）

    A. 实变空气支气管征   B. 多发结节   C. 晕征

    D. 空气新月征   E. 磨玻璃影

30. 成人浸润型肺结核好发部位是（   ）

    A. 上肺野   B. 中肺野   C. 下肺野

    D. 肺门   E. 胸膜

31. 肝癌在增强扫描的时间密度曲线上特征性表现为（   ）

    A. 速升缓降型   B. 速升速降型   C. 缓升速降型

    D. 缓升缓降型   E. 以上都不是

32. 以下可以出现环状强化且内壁光滑的是（   ）

    A. 肝癌   B. 肝脓肿   C. 肝囊肿

    D. 肝血管瘤   E. 肝腺瘤

33. 正常输尿管有几个生理性狭窄（   ）

    A. 3个狭窄   B. 2个狭窄   C. 5个狭窄

    D. 4个狭窄   E. 6个狭窄

34. 男，85岁，夜尿增多、排尿费力，尿流缓慢。最常见的病因是（   ）

    A. 膀胱结石   B. 尿道结石   C. 前列腺增生

    D. 前列腺癌   E. 前列腺炎

35. 青年女性，CT表现为盆腔内囊实性肿块，以囊性为主，含脂肪和钙化。最可能的诊断是（   ）

    A. 囊性畸胎瘤   B. 卵巢囊腺瘤   C. 卵巢囊腺癌

    D. 卵巢囊肿   E. 滤泡囊肿

36. 下列疾病中不常引起骨膜反应的是（   ）

A. 骨肉瘤　　　　　　B. 骨髓炎　　　　　　C. 骨折

D. 骨巨细胞瘤　　　　E. 软骨肉瘤

37. 关于骨质疏松，下列说法错误的是（　　　）

A. 病程缓慢　　　　　B. 易合并病理性骨折　　C. 易出现长骨弯曲变形

D. 临床症状轻微　　　E. X线检查对早期骨质疏松不敏感

38. 有关腔隙性脑梗死的描述错误的是（　　　）

A. 好发于大脑深部、基底节区

B. 大小约0.5～1.5cm

C. 常多发

D. 临床症状可为单纯运动或单纯感觉障碍

E. 皮层支动脉梗塞

39. 国家标准规定X线机的接地电阻应等于或小于（　　　）

A. 0.04Ω　　　　　　B. 0.4Ω　　　　　　C. 4Ω

D. 40Ω　　　　　　E. 400Ω

40. X线管内保持高度真空的目的是（　　　）

A. 保护靶面

B. 保护灯丝

C. 形成高压回路

D. 防止电子与空气分子冲击而减速

E. 防止电子与空气分子冲击而产生化学反应

41. CT机的前准直器位于（　　　）

A. 探测器前　　　　　B. 探测器后　　　　　C. X线管左侧

D. X线管右侧　　　　E. X线管窗口

42. 空间电荷补偿的实现是通过改变（　　　）

A. 管电压　　　　　　B. 曝光时间　　　　　C. 分布电容

D. 灯丝加热电流　　　E. 电源电压

43. 对球管阳极的描述，错误的是（　　　）

A. 散热快　　　　　　B. 原子序数低　　　　C. 熔点高

D. 阻击高速电子　　　E. 完成高压电路的回路

44. 下列不是高压硅整流管优点的是（　　　）

A. 内阻大　　　　　　B. 体积小　　　　　　C. 寿命长

D. 不需要加热灯丝　　E. 内阻小

45. 射频系统不包括的部件为（　　　）

A. 射频发射器　　　　B. 发射线圈　　　　　C. 功率放大器

D. 高压发生器　　　　E. 接受线圈

46. X线管靶面上电子轰击的面积称为（　　　）

A. 小焦点　　　　　　B. 大焦点　　　　　　C. 双焦点

D. 有效焦点 　　　　　E. 实际焦点

47. X线管套的功能不包括（　　　）

A. 散热 　　　　　B. 美观 　　　　　C. 防辐射

D. 防电击 　　　　　E. 固定

48. 高压电缆一般是（　　　）

A. 单芯 　　　　　B. 双芯 　　　　　C. 三芯

D. 四芯 　　　　　E. 五芯

49. X线产生中，电子从阴极射向阳极所获得的能量，决定于下面哪个因素（　　　）

A. X线管灯丝的加热电压 　　　　　B. 两极间的管电压

C. 靶物质的原子序数 　　　　　D. 管电流

E. 阴极灯丝焦点大小

50. 关于CR、DR说法不正确的是（　　　）

A. 均是将模拟量转换为数字量

B. DR信噪比比CR高

C. DR没有搬运IP的环节，减少故障诱发率

D. DR探测器像素尺寸都比CR探测器像素尺寸大

E. CR在价格上一般都比CR便宜

51. 下列表示临床信息系统的是（　　　）

A. CIS 　　　　　B. HIS 　　　　　C. RIS

D. PIS 　　　　　E. LIS

52. 不是PACS的基础的是（　　　）

A. 数字加密技术 　　　　　B. 数字成像技术 　　　　　C. 计算机技术

D. 网络技术 　　　　　E. 数字图像显示技术

53. PACS的核心是（　　　）

A. 影像采集系统 　　　　　B. 影像工作站系统 　　　　　C. 影像硬拷贝输出系统

D. 网络及通信系统 　　　　　E. 影像存储管理系统

54. 关于医学图像存储叙述，错误的是（　　　）

A. 高速在线存储用于对大容量、高速度、高可靠的短期数据存储要求

B. 光盘、磁带的优点是读取速度慢，数据不易出错

C. 近线存储价格相对低廉

D. 备份存储设备分为在线备份存储和离线备份存储

E. 目前通常采用磁盘阵列进行图像存储

55. OSI模型的第7层是（　　　）

A. 网络层 　　　　　B. 传输层 　　　　　C. 应用层

D. 数据链路层 　　　　　E. 会话层

56. DICOM的中文名称是（　　　）

A. 医院信息通讯标准

B. 医学信息对象标准

C. 医学数字存储标准

D. 医学数字图像与传输

E. 医学数字成像与通信

57. PACS的正确含义（　　　）

　　A. 图像存储与通信系统　　　　B. 图像传输系统　　　　C. 图像网络系统

　　D. 图像通信系统　　　　　　　E. 图像存储系统

58. 从整体结构上PACS不包括（　　　）

　　A. 影像存储管理系统　　　　　B. 影像采集系统　　　　E. 影像工作站系统

　　D. 网络及通信系统　　　　　　E. 影像软拷贝输出系统

59. 与质量管理的目标无关的是（　　　）

　　A. 实现代价、危害、利益三方面的最优化

　　B. 改善专业人员培训水平

　　C. 改善人员间的横向联系，达到全面质量管理共识

　　D. 建立标准化及评价方法标准

　　E. 达到全面的组织管理

60. 关于ROC的说法错误的是（　　　）

　　A. 是一种主观评价法的公式　　　　B. 最初用于雷达信号的分析

　　C. 是研究观察者水平的理想手段　　D. 已应用于医学影像领域

　　E. 指受试者操作特性曲线

61. 不属于成像技术参数的是（　　　）

　　A. 标称焦点　　　　B. 摄影设备　　　　C. 总滤过

　　D. 管电压　　　　　E. 体位设计

62. 成像系统中输出侧与输入侧的SNR的平方之比的是（　　　）

　　A. DQE　　　　　　B. WS　　　　　　C. ROC

　　D. NEQ　　　　　　E. MTF

63. 以下说法错误的是（　　　）

　　A. 刃边法适合于测量DR的预采样MTF

　　B. 成像板影像提供的对比探测能力等同于屏-片系统

　　C. 刃边法适合于测量DR的预采样MTFCT中采用薄层面可提高Z层面空间分辨力

　　D. 对比剂浓度和用量与DSA图像质量直接相关

　　E. 增加TE可增加组织的T1对比度

64. 水模CT值标准偏差测试的兴趣区应置于（　　　）

　　A. 水模的上方　　　　B. 水模的中心　　　　C. 水模的右方

　　D. 水模的左方　　　　E. 水模的下方

65. 与图像质量无关的CT技术性能指标是（　　　）

　　A. X线管焦点　　　　B. 重建时间　　　　C. 扫描时间

D. 探测器数目　　　　　E. 重建矩阵

66. 人眼观察到的影像模糊的空间频率并不是理论上的极限分辨力，而是MTF值等于（　　　）所对应的空间频率

A. 0.05　　　　　　　B. 0.02　　　　　　　C.0

D. 0.1　　　　　　　E. 1.0

67. 如果两条ROC曲线面积相同，则（　　　）

A. 两种检查的性能完全相同　　　　B. 两种检查的总性能相同

C. 这两条ROC曲线一定完全相同　　D. 以上说法都对

E. 以上说法都不对

68. 下述哪项不是描述成像系统噪声特性的（　　　）

A. RMS　　　　　　　B. ACF　　　　　　　C. OTF

D. DQE　　　　　　　E. WS

69. 关于WS的说法正确的是（　　　）

A. WS的单位是LP/mm　　　　　　B. WS描述分辨力特性

C. WS表示面积　　　　　　　　　D. WS是系统自相关函数的傅立叶变换

E. 以上都不对

70. 关于MTF的说法不正确的是（　　　）

A. 描述成像系统的信噪比特性　　　B. 是空间频率的函数

C. 属于客观评价方法　　　　　　　D. MTF不考虑相位移动

E. 理想的MTF为1.0

二、以下提供若干个案例，每个案例下设若干个考题。请根据各考题题干所提供的信息，在每道题下面的A、B、C、D、E五个备选答案中选择一个最佳答案。

A3/A4型题

（71～73题共用题干）

经前联合横断层面解剖结构，此断面主要显示基底核区、前联合、中脑、侧脑室下角、海马、小脑幕和小脑等。

71. 此断面在MRI图像上是重要的定位标志是（　　　）

A. 基底核区　　　　　B. 前联合　　　　　　C. 中脑

D. 侧脑室下角　　　　E. 海马

72. 侧脑室下角位于颞叶内，狭窄并约成弧形，侧脑室前角外侧可见（　　　）

A. 尾状核　　　　　　B. 尾状核体　　　　　C. 尾状核尾

D. 尾状核头　　　　　E. 壳

73. 小脑断面增大呈扇形，中间为小脑蚓，两侧为小脑半球，小脑幕形状多为（　　　）

A. "Y"型　　　　　　B. "V"型　　　　　　C. "八"字型

D. "M"型　　　　　　E. 倒"八"字型

（74～76题共用题干）

主动脉窦横断层面解剖结构，该层面水平穿过第6胸椎体上份，纵隔内结构为出入心底的大血管、心包横窦、心包斜窦、左右心耳、食管和胸主动脉。

74.位于升主动脉、肺动脉干的根部与左心房之间的为（　　　）

A.心包斜窦　　　　　　B.心包横窦　　　　　　C.胸主动脉

D.左心耳　　　　　　　E.胸导管

75.穿行胸主动脉和奇静脉之间的有（　　　）

A.气管　　　　　　　　B.食管　　　　　　　　C.右主动脉

D.右肺上静脉　　　　　E.胸导管

76.右肺门区结构由前向后依次为右上肺静脉、叶间动脉和（　　　）

A.右肺下叶支气管　　　B.中间支气管　　　　　C.右主动脉

D.右肺上静脉　　　　　E.胸导管

（77~78题共用题干）

男，55岁，1个月前经CT诊断为右侧额顶急性硬膜下血肿。现CT示上部低密度，下部高密度平面。

77.患者最可能的诊断是（　　　）

A.慢性硬膜下水瘤　　　B.复发，急性出血　　　C.硬膜下血肿部分吸收

D.急性硬膜下血肿　　　E.亚急性硬膜下血肿

78.硬膜下血肿常呈（　　　）

A.双凸透镜形　　　　　B.新月形　　　　　　　C.梭形

D.楔形　　　　　　　　E.球形

（79~80题共用题干）

男性，45岁，慢性乙肝活动期伴全身乏力，纳差，尿黄2年余。CT扫描肝左叶外侧段一类圆形稍低密度灶，边界尚清，密度不均匀，内可见更低密度区。增强后动脉期病灶呈明显强化，门脉期强化程度下降，延迟扫描病灶呈低密度。

79.最可能的诊断是（　　　）

A.肝转移瘤　　　　　　B.肝细胞性肝癌　　　　　C.胆管细胞癌

D.肝脓肿　　　　　　　E.肝海绵状血管瘤

80.肝肿瘤病灶中心如果见到T1加权高信号灶，最常见的原因是（　　　）

A.肿瘤钙化　　　　　　B.脂肪变性　　　　　　C.肿瘤出血

D.肿瘤坏死囊变　　　　E.肿瘤纤维化

（81~82题共用题干）

女性，15岁，右眼视力减退，头痛3年，CT示鞍上池内囊实性占位，周围壁可见粗大颗粒状钙化，MRI示鞍上池内囊实性占位，囊内T_1WI及T_2WI均呈高信号，视交叉及垂体受压。

81.患者最可能的诊断是（　　　）

A.颅咽管瘤　　　　　　B.脑膜瘤　　　　　　　C.垂体瘤

D.动脉瘤　　　　　　　E.星形细胞瘤

82. 该患者囊内CT呈低密度，MRI囊内T_1WI及T_2WI均呈高信号原因可能为（　　）

    A. 囊内主要含有水　　B. 囊内含有胆固醇　　C. 囊内为急性出血

    D. 肿瘤坏死囊变　　E. 囊内血流丰富

（83～86题共用题干）

X线计算机体层成像设备简称CT，它成功的应用计算机及其网络技术，解决了X线投影成像的重叠难题，并实现了医学图像的数字化，使图像更清晰，视觉效果更好。CT设备和技术发展突飞猛进，已先后发展了从头颅CT到超高速CT等第五代CT，以及现在应用最多的多层螺旋CT。

83. 螺旋CT的基本结构属于（　　）

    A. 第一代CT机　　　　B. 第二代CT机　　　　C. 第三代CT机

    D. 第四代CT机　　　　E. 第五代CT机

84. 螺旋CT扫描和非螺旋CT扫描最大的不同是（　　）

    A. 曝光参数　　　　　B. 被检查者体位　　　　C. 模数转换方式

    D. 数据采集方式　　　E. 图像的后处理

85. 滑环式CT扫描机与传统CT机比较，改变的是（　　）

    A. X线曝光方式　　　B. 数据采集方式　　　　C. 图像重建方式

    D. 图像显示方式　　　E. 运动方式

86. 多层螺旋CT的层数密切相关因素，正确的是（　　）

    A. 探测器数　　　　　B. 床移动的速度　　　　C. 采集通道数

    D. 锥形X线束　　　　E. 计算机的速度

（87～90题共用题干）

伪影的产生通常是由于被照体摆位错误、扫描线与滤线栅形成的明显干涉图、偶然信息丢失或高通频率处理引起的。如果调整不正确，模糊遮盖技术会使得被照体边缘出现"晕影"效果。暗盒后存在散射体时，后散射会导致明显的对比度下降，可能形成幻影。

87. 胸骨正位片拍摄时，下列哪种屏气方式可以有效利用伪影突出胸骨（　　）

    A. 快速呼吸　　　　　B. 吸气后屏气　　　　　C. 呼气后屏气

    D. 平静呼吸下屏气　　E. 均匀缓慢连续浅呼吸

88. 下列哪个部位摄影为了消除伪影必须要使用滤线栅（　　）

    A. 胸部正位　　　　　B. 头颅正位　　　　　　C. 肘关节正位

    D. 颈椎正位　　　　　E. 踝关节正位

89. 腰椎核磁检查时候发现横断位图像上出现了"交叉伪影"，以下哪种情况可以导致伪影出现（　　）

    A. 扫描层厚过薄　　　　　　　　B. 层间距过大

    C. 扫描视野过小　　　　　　　　D. 扫描定位线在组织内交叉

    E. 饱和带离扫描目标过远

90. 在一次头部CT检查时，发现图像中出现了"放射状"伪影，考虑什么原因造

成的（　　　）

A. 患者移动造成
B. 球管老化
C. 扫描层厚太厚
D. 患者头部金属发夹未取
E. 扫描视野过小

三、以下提供若干组考题，每组考题共同在考题前列出A、B、C、D、E五个备选答案，从中选择一个与考题关系最密切的答案。

B型题

（91～94题共用备选答案）

A. 甲状腺侧叶
B. 会厌
C. 梨状隐窝
D. 甲状腺
E. 喉中间腔

91. 喉咽居第4颈椎体前方狭长腔隙，其两侧向前的深谷为（　　　）

92. 口咽是呼吸和消化的共用管道，口咽与喉咽的分界线是（　　　）

93. 甲状软骨之间为矢状位缩窄的呈椭圆形间隙为（　　　）

94. 位于喉和气管的前外侧，由两侧叶和中间的峡部构成的是（　　　）

（95～96题共用备选答案）

A. 高信号
B. 低信号
C. 混杂信号
D. 长T_1长T_2信号
E. 等信号

95. 软组织水肿在SE序列T_1WI是（　　　）

96. 软组织血肿在SE序列T_1WI多为（　　　）

（97～98题共用备选答案）

A. 影像增强器
B. 遮线器
C. 滤线器
D. X线管支架
E. 高压发生装置

97. 用于屏蔽不必要原发射线的装置是（　　　）

98. 能够吸收摄影时人体产生的散射线是（　　　）

（99～100题共用备选答案）

A. 硬件伪影
B. CR信息转换的伪影
C. 软件伪影
D. 物体伪影
E. 照片伪影

99. 产生于成像板、影像阅读仪、硬拷贝打印机或冲洗机的是什么伪影（　　　）

100. 由激光扫描器、光电倍增管和A/D转换器产生的是什么伪影（　　　）

相关专业知识模拟试卷三（主管技师）

一、以下每一道题下面有A、B、C、D、E五个备选答案，从中选择一个最佳答案。

A1/A2型题

1. 胼胝体压部两侧的腔隙为侧脑室（　　　）

A. 前角
B. 中央部
C. 三角区
D. 后角
E. 下角

2.尾状核的横断层面上最先出现（　　）

    A.尾状核头　　　　　　B.尾状核体　　　　　　C.尾状核尾

    D.尾状核头和尾状核体　E.尾状核体和尾状核尾

3.与大脑后动脉相伴行的脑神经（　　）

    A.视神经　　　　　　　B.视束　　　　　　　　C.动眼神经

    D.滑车神经　　　　　　E.展神经

4.大脑深静脉中的管壁薄而脆，易破裂出血（　　）

    A.大脑大静脉　　　　　B.大脑内静脉　　　　　C.基底静脉

    D.脉络丛静脉　　　　　E.透明隔静脉

5.垂体的正中矢状面上不出现（　　）

    A.蝶窦　　　　　　　　B.鞍背　　　　　　　　C.鞍结节

    D.鞍膈　　　　　　　　E.前床突

6.鞍上池的横断层面上不出现（　　）

    A.视交叉　　　　　　　B.垂体柄　　　　　　　C.颈内动脉

    D.三叉神经节　　　　　E.基底动脉

7.膝神经节位于面神经管及面神经的（　　）

    A.迷路段　　　　　　　B.水平段　　　　　　　C.垂体段

    D.前膝部　　　　　　　E.后膝部

8.外骨半规管的横断层面上不出现（　　）

    A.前庭导水管　　　　　B.前庭　　　　　　　　C.后骨半规管

    D.耳蜗　　　　　　　　E.乳突窦

9.舌骨体的横断层面上不出现（　　）

    A.下颌下腺　　　　　　B.舌下腺　　　　　　　C.颈内动脉

    D.咽后间隙　　　　　　E.迷走神经

10.枢椎体的横断层面上不出现（　　）

    A.鼻咽　　　　　　　　B.口咽　　　　　　　　C.腭扁桃体

    D.腭垂　　　　　　　　E.咽后间隙

11.在横断层面上，斜角肌间隙内的结构（　　）

    A.臂丛　　　　　　　　B.锁骨下静脉　　　　　C.椎动、静脉

    D.颈内动、静脉　　　　E.膈神经

12.主动脉弓的横断层面上不出现（　　）

    A.上腔静脉　　　　　　B.胸腺　　　　　　　　C.右肺后段

    D.左肺前段　　　　　　E.奇静脉

13.肺动脉杈横断层面上的肺段不包括（　　）

    A.右肺前段　　　　　　B.右肺后段　　　　　　C.上段

    D.上舌段静脉　　　　　E.左肺尖后段

14.在横断层面上，腹主动脉与肠系膜上动脉之间的血管（　　）

　　A. 左肾静脉　　　　　B. 左肾动脉　　　　　C. 右肾静脉

　　D. 右肾动脉　　　　　E. 脾动脉

15. 胰头的横断层面上不出现（　　　）

　　A. 肝右叶　　　　　　B. 脾　　　　　　　　C. 十二指肠降部

　　D. 回肠　　　　　　　E. 肾

16. 肾上腺的横断层面上不出现（　　　）

　　A. 肾锥体　　　　　　B. 肾窦　　　　　　　C. 脾

　　D. 胰　　　　　　　　E. 胆囊

17. 在横断层面上，肝门静脉左支最先出现（　　　）

　　A. 横部　　　　　　　B. 角部　　　　　　　C. 矢状部

　　D. 囊部　　　　　　　E. 以上均不对

18. 在横断层面上髁间窝内的结构（　　　）

　　A. 腘窝　　　　　　　B. 髌下脂体　　　　　C. 交叉韧带

　　D. 半月板　　　　　　E. 髁内隆起

19. 在髋关节横断层面上，髋臼窝位于髋臼的（　　　）

　　A. 上部　　　　　　　B. 下部　　　　　　　C. 前部

　　D. 后部　　　　　　　E. 中下部

20. 在横断层面上，腕管内位于最外侧的结构（　　　）

　　A. 指浅屈肌腱　　　　B. 指深屈肌腱　　　　C. 拇长屈肌腱

　　D. 正中神经　　　　　E. 尺神经

21. 组成大脑动脉环（Willis环）最多见的是（　　　）

　　A. 前交通动脉，大脑前动脉，大脑后动脉，后交通动脉

　　B. 前交通动脉，大脑前动脉，大脑后动脉，后交通动脉，基底动脉

　　C. 大脑前动脉，大脑后动脉，后交通动脉，颈内动脉末端

　　D. 前交通动脉，大脑前动脉，大脑后动脉，后交通动脉，颈内动脉末端

　　E. 以上都不是

22. 男，2岁，头痛。CT轴位平扫示：双侧额顶部颅骨内板下方半月形脑脊液密
　　度影，脑实质受压，中线结构居中。最可能的诊断为（　　　）

　　A. 急性硬膜下血肿　　B. 双侧硬膜下血肿　　C. 双额顶蛛网膜囊肿

　　D. 双额顶硬膜下水瘤　E. 双额顶慢性硬膜下血肿

23. 男，68岁，左侧偏瘫失语5小时，CT发现右侧额、顶叶大片状低密度区，灰
　　白质分界不清，边缘模糊，增强后病灶无强化，最可能的诊断为（　　　）

　　A. 出血　　　　　　　B. 脑萎缩　　　　　　C. 脑肿瘤

　　D. 脑梗死　　　　　　E. 脑发育不良

24. 关于听神经瘤描述，错误的是（　　　）

　　A. 脑外肿瘤

　　B. 内听道口扩大

C.可坏死、囊变

D.肿瘤较大时仍不影响第四脑室形态和位置

E.增强扫描有强化

25. 星形细胞瘤的MRI信号特点为（　　　）

A. T_1WI呈低或混杂信号，T_2WI呈均匀或不均匀性高信号

B. T_1WI呈高信号，T_2WI呈高信号

C. T_1WI呈高信号，T_2WI呈低信号

D.恶性程度越高，囊壁和壁结节强化越不明显

E.恶性程度越高，T_1和T_2值越短

26. 甲状舌管囊肿最好发于（　　　）

A.胸锁乳突肌前缘下1/3　　　B.下颌骨下缘后方，舌骨水平

C.耳垂前下方　　　　　　　　D.靠近颈中线，舌骨附近

E.以上都不是

27. 腮腺恶性肿瘤下列叙述，错误的是（　　　）

A.老年患者　　　　　　　　　B.肿块质硬，边界不清

C.可伴面神经受累　　　　　　D.腮腺造影显示分支导管受压移位

E.CT表现为软组织肿块，轮廓不规则

28. 男，65岁，咳嗽气促2年，HRCT示双肺散在分布低密度区，大小为2～4mm，无壁，诊断为（　　　）

A.先天性支气管囊肿　B.支气管扩张　　　C.肺大泡

D.肺淋巴管肌瘤病　　E.肺气肿

29. 急性肺泡性肺水肿最典型影像表现为（　　　）

A.肺纹理增强　　　　B.间隔线　　　　　C.肺门旁蝶翼状影

D.胸腔积液　　　　　E.充气支气管征

30. 左右心室增大，肺循环充血，主动脉结缩小的先天性心脏病是（　　　）

A.房间隔缺损　　　　B.室间隔缺损　　　C.法洛四联症

D.动脉导管未闭　　　E.先天性肺动脉瓣狭窄

31. 心包积液最常见原因是（　　　）

A.化脓性　　　　　　B.结核性　　　　　C.风湿性

D.出血性　　　　　　E.类风湿性

32. 男，50岁，突发胸背剧烈疼痛2小时，查体：双下肢血压不对称，最可能临床诊断是（　　　）

A.急性心肌梗死　　　B.急性肺栓塞　　　C.急性气胸

D.主动脉瘤破裂　　　E.急性主动脉夹层

33. 肺内错构瘤特征性影像表现是（　　　）

A.孤立圆形阴影　　　　　　　B.肿块边缘分叶

C.肿块边缘清楚　　　　　　　　　　D.肿块内爆米花样钙化

E.肿块内空洞

34.关于食管癌CT特点，下列描述哪项错误（　　　）

A.横膈角后淋巴结大于10mm提示转移

B.食管、气管间无脂肪间隔，则提示气管受侵

C.早期食管癌，CT难以显示原发癌灶

D.常规扫描应包括胸部和上腹部

E.对转移性淋巴结，CT优于钡餐双对比造影

35.有关急性胰腺炎的描述，错误的是（　　　）

A.胰腺正常大小可排除诊断　　　　　B.肾前筋膜增厚

C.蜂窝织炎和假囊肿形成　　　　　　D.并发脓肿

E.可出现少量出血

36.慢性胰腺炎具有特征性的CT征象是（　　　）

A.局限或弥漫性胰腺肿大　　　　　　B.胰腺和胰管内斑点状钙化

C.胰腺腺体萎缩变小　　　　　　　　D.不规则胰管扩张

E.胰腺假囊肿

37.男，2岁，突发腹痛，大便有血，腹部触及包块。下列疾病可能性大的是（　　　）

A.坏死性小肠炎　　　B.小肠扭转　　　C.小肠肿瘤

D.肠套叠　　　　　　E.急性阑尾炎

38.肾脏的"良性肾肿瘤"，最常见的是（　　　）

A.腺瘤　　　　　B.平滑肌瘤　　　　C.血管平滑肌脂肪瘤

D.血管瘤　　　　E.脂肪瘤

39.男，68岁，腰背痛3个月，CT示腰椎多发椎体大小不等圆形或不规则形低密度灶，应首先考虑的诊断是（　　　）

A.骨肉瘤痛　　　B.血管瘤　　　　C.多发性骨髓瘤

D.骨髓炎　　　　E.软骨肉瘤

40.女，10岁，右小腿肿块2年，CT示软组织肿块内圆点状钙化影，最可能诊断是（　　　）

A.纤维瘤　　　　B.平滑肌瘤　　　　C.畸胎瘤

D.血管瘤　　　　E.脂肪瘤

41.对于非晶硅平板探测器的说法正确的是（　　　）

A.它使用光电二极管来接收可见光信号，两个二极管相当于一个像素

B.该平板探测器在影像的转换过程中，没有产生可见光

C.与非晶态硒平板探测器最大的区别就是在影像的转换中有可见光产生

D.同样使用薄膜晶体管来接收电信号

E. 以上都对

42. 关于MRI主磁场以下哪些说法是正确的（　　　）

A. 永磁主磁场为水平方向　　　　　B. 超导主磁场为水平方向

C. 永磁主磁场方向和患者平行　　　D. 超导主磁场方向和患者垂直

E. 常导主磁场方向和患者垂直

43. 探测器的作用是（　　　）

A. 探测患者位置是否正确　　　　　B. 接收X线并将其转换为电信号

C. 探测扫描时有无散射线　　　　　D. 将模拟信号转变为数字信号

E. 将微弱的电流进行放大

44. 灯丝变压器工作时，次级是（　　　）

A. 电压低，电流小　　　B. 电压低，电流大　　　C. 电压高，电流小

D. 电压高，电流大　　　E. 以上都不对

45. 核磁设备中主磁体重量大，由天然材料构成，不需要消耗电能的磁体是指
（　　　）

A. 永磁体　　　　　　　B. 射频磁场　　　　　　C. 常导磁体

D. 梯度磁场　　　　　　E. 超磁导体

46. CR成像系统中不包括（　　　）

A. 影像增强器　　　　　B. IP板　　　　　　　　C. 激光相机

D. 平板探测器　　　　　E. 自动洗片机

47. X线的产生不具备哪个条件（　　　）

A. 电子云　　　　　　　B. 高真空　　　　　　　C. 电子的高速运动

D. 阳极旋转　　　　　　E. 电子的揍然减速

48. 旋转阳极管不具备下列哪个特点（　　　）

A. 结构复杂，造价高　　B. 传导散热能力强　　　C. 功率大

D. 曝光时间短　　　　　E. 有效焦点面积小

49. X线机中设置容量保护电路的目的是（　　　）

A. 防止一次性超负荷曝光，保护X线管

B. 防止摄影时灯丝未加热而曝光保护X线管

C. 防止超热容量指标曝光，保护X线管

D. 防止X线管过热状态下曝光，保护X线管

E. 防止一次性超负荷曝光，保护高压变压器

50. 从灯丝正面发射的电子形成的焦点称为（　　　）

A. 实际焦点　　　　　　B. 副焦点　　　　　　　C. 主焦点

D. 有效焦点　　　　　　E. 标称焦点

51. 千伏补偿的目的是（　　　）

A. 补偿电容电流对mA的影响　　　　B. 补偿电源电压的变化

C. 使KV表指示值与实际管电压一致　D. 使mA不随KV变化

E. 补偿KV对电容电流的影响

52. 阳极特性曲线指（　　　）

A. 管电压一定时，灯丝加热电流与管电流的关系曲线

B. 管电压为一定时，灯丝电流与管电流的关系曲线

C. X线管在不同负载条件下积累在阳极上的热量与负载时间之间的关系曲线

D. 恒定灯丝加热电压下，管电压与管电流的关系曲线

E. 灯丝加热电压为一定时，灯丝温度与管电流的曲线

53. PACS的存储系统由哪些构成的（　　　）

A. 在线高速主存储设备、接入层设备及备份存储设备

B. 汇聚层设备、存储设备及接入设备

C. 近线存储设备、备份存储设备及接入设备

D. 离线高速主存储设备、近线存储设备及备份存储设备

E. 在线高速主存储设备、近线存储设备及备份存储设备

54. 影像科室部门级PACS、RIS服务器及住院部和门诊部影像前置服务器构成的是（　　　）

A. 核心层服务器　　　　B. PACS汇聚层服务器　　　　C. 存储系统

D. 接入层设备和工作站　　　E. 影像数据采集处理服务器

55. 关于影像存储管理系统的叙述，错误的是（　　　）

A. 是PACS的核心

B. 不能向临床医生提供各种类型的图像查询／提取服务

C. 将图像自动发送至临床医生图像诊断工作站

D. 负责图像的存储、归档、管理与通信

E. 主要功能是控制PACS图像数据流程

56. 实验室信息系统的英文简称是（　　　）

A. RIS　　　　　　B. HIS　　　　　　C. LIS

D. CIS　　　　　　E. PIS

57. 关于PACS的组成及架构叙述不正确的是（　　　）

A. 基本组成部分不包括医学图像管理

B. 系统的软件架构选型主要有c/s和B/S模式

C. B/S模式常用在广域网中

D. C/S模式常用于局域网巾

E. B/S模式信息安全性较强

58. 关于B/S架构模式的叙述不正确的是（　　　）

A. 即浏览器／服务器架构　　　B. 主要运算在服务器端完成

C. 常用于局域网中　　　　　　D. 信息安全性较弱

E. 软件升级容易

59. PACS的核心是（　　　）

A. 影像采集系统　　　　　　　　B. 影像存储管理系统

C. 影像工作站系统　　　　　　　D. 影像硬拷贝输出系统

E. 网络及通信系统

60. PACS的中文名称是（　　　）

A. 图像存储系统　　　B. 图像传输系统　　　C. 图像网络信息

D. 图像通信系统　　　E. 图像存档与传输系统

61. 下列哪项是客观评价的方法（　　　）

A. JND　　　　　　B. 对比度—细节图　　　C. 分辨力

D. 信噪比　　　　　E. 以上都不是。

62. MTF值降为0时对应的空间频率称为（　　　）

A. 极限分辨力　　　B. 细节分辨力　　　C. 对比度分辨力

D. 空间分辨力　　　E. 鉴别力

63. 极限分辨力对应的MTF值为（　　　）

A. 0　　　　　　　B. 0.25　　　　　　C. 0.6

D. 1.0　　　　　　E. 2.5

64. 鉴别频率对应的MTF值为（　　　）

A. 1.0　　　　　　B. 0.6　　　　　　C. 0.25

D. 0.05　　　　　　E.0

65. 下述哪项是描述成像系统噪声特性的（　　　）

A. LSP　　　　　　B. LP/mm　　　　　C. PSF

D. OTF　　　　　　E. DQE

66. 关于ROC解析的说法，错误的是（　　　）

A. ROC可以用于评价不同系统的性能　　　B. ROC源于信号检出理论

C. ROC是一种统计分析方法　　　　　　　D. ROC的单位是LP/mm

E. ROC不是评价系统的分辨力的

67. 不是标准影像必须遵守的规则的是（　　　）

A. 影像显示能满足诊断学要求

B. 影像注释完整、无误

C. 无任何技术操作缺陷

D. 对检查部位之外的辐射敏感组织和器官加以屏蔽

E. 影像诊断密度值范围应控制在2～2.5

68. 因操作不当，照片中出现月牙痕伪影，产生的原因是胶片的（　　　）

A. 互易律失效　　　B. 间歇曝光效应　　　C. 反转现象

D. 静电效应　　　　E. 压力效应

69. 曝光星过度，影片密度反而下降，其原因是胶片的（　　　）

A. 互易律失效　　　B. 间歇曝光效应　　　C. 反转现象

D. 静电效应　　　　E. 压力效应

70. 质量管理的必要性包括（　　　）

  A. 设备投资   B. 剂量控制   C. 检查设备与频率增加

  D. 诊断需要   E. 以上都是

二、以下提供若干个案例，每个案例下设若干个考题。请根据各考题题干所提供的信息，在每道题下面的A、B、C、D、E五个备选答案中选择一个最佳答案。

A3/A4型题

（71～73题共用题干）

第三胸椎体横断层面影像解剖结构　此断面经第3胸椎体横切，上纵隔内紧贴椎体前方为食管，前面恒定地与气管相毗邻，气管多数呈C形，气管的右侧壁与右纵隔胸膜紧贴。

71. 气管的前方紧邻的器官是（　　　）

  A. 右头臂静脉 B. 左头臂静脉 C. 左颈总动脉

  D. 左锁骨下动脉 E. 头臂干

72. 气管的左侧有（　　　）

  A. 右头臂静脉 B. 左头臂静脉 C. 左颈总动脉

  D. 左锁骨下动脉 E. 头臂干

73. 此断面经第3胸椎体，胸椎棘突两侧及后方有竖脊肌、斜方肌和下面哪块（　　　）

  A. 冈下肌   B. 冈上肌   C. 大菱形肌

  D. 大圆肌   E. 小圆肌

（74～76题共用题干）

经髋臼上缘横断层面解剖结构，由髂骨体、耻骨体和坐骨体三者结合构成髋臼，位于盆壁中部两侧，呈向外开放的"C"形，与股骨头形成髋关节。关节前方由内向外依次是髂外静脉、髂外动脉、股神经和髂腰肌，在髂血管前方可见精索起始部。

74. 髋臼内侧紧附着有（　　　）

  A. 闭孔内肌 B. 梨状肌 C. 闭孔外肌

  D. 闭孔血管 E. 闭孔神经

75. 髋臼后方与尾骨之间为（　　　）

  A. 闭孔外肌 B. 髂外静脉 C. 坐骨大孔

  D. 坐骨神经 E. 髂外动脉

76. 盆腔前部除回肠襻外并可见膀胱体的顶部，其后方与直肠之间为（　　　）

  A. 肛门括约肌 B. 坐骨直肠窝 C. 坐骨大孔

  D. 直肠膀胱陷凹 E. 膀胱三角

（77～78题共用题干）

男性，34岁，痰中带血，体检有双下肺呼吸音增粗。

77. 患者最可能的诊断是（　　　）

  A. 慢性支气管炎 B. 气胸 C. 支气管扩张

D. 肺气肿 　　　　E. 支气管哮喘

78. 下列哪项检查最有助于诊断（　　　）

A. HRCT 　　　B. 超声 　　　C. 胸片

D. MRI 　　　E. DSA

（79～80题共用题干）

男性，74岁，头疼，走路不稳10天，CT平扫示大脑及小脑半球多发低密度，边缘模糊，灰白质分界尚清晰。

79. 患者最可能的诊断是（　　　）

A. 脑梗死 　　　B. 星形细胞瘤 　　　C. 脑膜瘤

D. AVM 　　　E. 脑转移瘤

80. 为明确诊断，应建议患者行哪种检查（　　　）

A. 超声 　　　B. MRI平扫 　　　C. MRI DWI

D. CT增强扫描 　　　E. MRI MRA

（81～82题共用题干）

女性，32岁，右上腹部阵发性闷痛，劳累后加重，休息可自行缓解，无放射痛。上腹部CT示肝右后叶一类圆形低密度灶，边界清楚。增强扫描表现为"早出晚归"的特点。

81. 患者最可能的诊断是（　　　）

A. 原发性肝细胞肝癌 　B. 肝转移瘤 　　　C. 肝囊肿

D. 肝脓肿 　　　E. 肝海绵状血管瘤

82. 上腹部MRI检查肝内可出现的征象为（　　　）

A. 环征 　　　B. 牛眼征 　　　C. 灯泡征

D. 亮肝 　　　E. 黑肝

（83～84题共用题干）

男，58岁，胸部CT示近右肺门区有一分叶状软组织肿块，并伴有右上肺不张，右肺上叶支气管狭窄，纵隔内见肿大淋巴结。

83. 最可能的诊断为（　　　）

A. 右上肺中央型肺癌 　B. 周围型肺癌 　　　C. 右上肺炎

D. 肺结核 　　　E. 右侧纵隔肿瘤

84. 中央型肺癌不包括哪个间接征象（　　　）

A. 阻塞性肺炎 　　　B. 阻塞性肺不张 　　　C. 阻塞性肺气肿

D. 纵隔肿大淋巴结 　　　E. 肺部肿块

（85～88题共用题干）

梯度系统是为MRI设备提供快速切换的梯度场，对MRI信号进行空间编码，实现成像体素的空间定位和层面的选择，在梯度回波和其他一些快速成像序列中，梯度场对激发后自旋质子进行聚相、扰相等特殊作用，在成像系统没有独立匀场线圈的磁体系统，梯度线圈还用于对磁场的非均匀性校正。

85. 下列哪项不属于梯度系统部分（　　　）

　　A. 梯度线圈　　　　　　B. 模数转换器　　　　　C. 梯度控制器

　　D. 梯度功率放大器　　　E. 梯度冷却系统

86. 下列哪项不属于梯度系统的性能指标（　　　）

　　A. 梯度均匀性　　　　　B. 梯度场强度　　　　　C. 梯度切换率及爬升时间

　　D. 梯度线性　　　　　　E. 梯度工作周期

87. 关于梯度磁场，不正确的是（　　　）

　　A. 梯度系统主要包括梯度放大器及X、Y、Z三组梯度线圈

　　B. 梯度磁场越高，则成型层面越薄

　　C. 梯度磁场的高速切换率会产生强大的涡电流

　　D. 梯度磁场的强度比主磁场强度小

　　E. 梯度系统工作时，不产生任何声音

88. 梯度系统的性能直接关系到成像直流，应特别注意其（　　　）

　　A. 梯度场启动时间　　B. 均匀容积　　　　　C. 梯度场强与变化幅度

　　D. 线性　　　　　　　E. 以上都是

（89～90题共用题干）

CR定期质量控制检测，对于检查系统性能和维持最优化影像质量是必需的。每天、每周、每月、每年的推荐检测步骤都是执行QC程序的一部分。

89. 关于操作人员的应用培训，下列哪项是错误的（　　　）

　　A. 销售方伴随设备的出售进行标准等级的应用培训，并针对应用培训的特定参考内容进行说明

　　B. 技师需要至少1周的岗位培训，还应该在最初培训1～2个月后再经过一星期的进一步强化培训

　　C. 放射医师也应该在系统的最初使用过程中与应用专家沟通，按照自己的喜好进行特殊影像处理算法设定

　　D. 物理师应该关注处理算法功能，指导自己如何去调整影像外观和创建检查算法

　　E. 医院工程员应该接受复杂预防性维护任务和恢复高级程度错误的培训

90. 关于每天的维护，下列哪项是错误的（　　　）

　　A. 在开始使用CR前，只需检查放射科系统的工作状况

　　B. 要进行IP板的常规维护和残影的消除

　　C. 检查打印机是否已经打开并确认其中有胶片

　　D. 检查打印机的工作状态和存储系统的工作状态

　　E. 检查RIS/HIS系统的连接状况

三、以下提供若干组考题，每组考题共同在考题前列出A、B、C、D、E五个备选答案，请从中选择一个与考题关系最密切的答案。

B型题

（91～94题共用备选答案）

    A. 圆形   B. 横椭圆形   C. 寰椎

    D. 三角形   E. 椎体钩尖

91. 在颈段横断层解剖中无椎体和棘突，由前、后弓和两个侧块组成呈环状为（　　　）

92. 第3～第7颈椎椎体上面的侧方各有一向上的突起，称为（　　　）

93. 颈椎管横径长，矢状径短形似（　　　）

94. 脊髓位于硬膜囊中央形似（　　　）

（95～96题共用备选答案）

    A. 大脑外侧裂池   B. 脑桥小脑角池   C. 鞍上池

    D. 四叠体池   E. 环池

95. 颅咽管瘤好发于（　　　）

96. 听神经瘤好发于（　　　）

（97～98题共用备选答案）

    A. 灯丝   B. 灯丝变压器   C. 电容电流补偿变压器

    D. 集射罩   E. 空间电荷补偿变压器

97. 在X线管中用于发射电子的是（　　　）

98. 摄影时用于补偿管电压变化引起的管电流变化的是（　　　）

（99～100题共用备选答案）

    A. 探测器调制传递函数   B. 灵敏度

    C. 量子检测效率   D. 光电效应

    E. 康普顿效应

99. 用于衡量系统如实传递和记录信息的能力的是什么（　　　）

100. X射线吸收率，X射线可见光转换系数，填充系数和光电二极管可见光电子转换系数决定非晶硅探测器的（　　　）

相关专业知识模拟试卷四（主管技师）

一、以下每一道题下面有A、B、C、D、E五个备选答案，从中选择一个最佳答案。

A1/A2型题

1. 形成"Y"型小脑幕的结构是（　　　）

    A. 大脑镰   B. 小脑幕   C. 小脑镰

    D. 大脑镰和小脑幕   E. 小脑幕和小脑镰

2. 横断层面上的侧脑室最先出现（　　　）

    A. 前角　　　　　　　　B. 中央部　　　　　　　　C. 三角区

    D. 后角　　　　　　　　E. 下角

3. 颈内动脉自颈总动脉发出处约平（　　　）

    A. 舌骨上缘　　　　　　B. 下颌骨下缘　　　　　　C. 甲状软骨上缘

    D. 甲状软骨下缘　　　　E. 环状软骨

4. 走行于大脑半球外侧沟内的静脉（　　　）

    A. 大脑上静脉　　　　　B. 大脑中浅静脉　　　　　C. 大脑下静脉

    D. 大脑大静脉　　　　　E. 大脑内静

5. 垂体的横断层面上不出现（　　　）

    A. 颈内动脉　　　　　　B. 鞍背　　　　　　　　　C. 海绵窦

    D. 脑桥　　　　　　　　E. Meckel 腔

6. 内耳道的横断层面上不出现（　　　）

    A. 骨半规管　　　　　　B. 前庭　　　　　　　　　C. 耳蜗

    D. 鼓室上隐窝　　　　　E. 外耳道

7. 会厌前间隙的横断层面上下出现（　　　）

    A. 舌骨　　　　　　　　B. 会厌软骨　　　　　　　C. 喉咽

    D. 甲状软骨上角　　　　E. 咽旁间隙

8. 喉口的横断层面上不出现（　　　）

    A. 喉前庭　　　　　　　B. 喉咽　　　　　　　　　C. 杓会厌襞

    D. 声门旁间隙　　　　　E. 会厌软骨

9. 环状软骨板的横断层面上不出现（　　　）

    A. 甲状软骨　　　　　　B. 甲状腺　　　　　　　　C. 颈总动脉

    D. 颈内静脉　　　　　　E. 食管

10. 在横断层面上，甲状腺侧叶的后外侧不出现（　　　）

    A. 颈总动脉　　　　　　B. 颈内静脉　　　　　　　C. 迷走神经

    D. 颈交感干　　　　　　E. 喉咽

11. 肝门静脉起始处横断层面上的肝段（　　　）

    A. 左内叶　　　　　　　B. 尾状叶　　　　　　　　C. 右后叶下段

    D. 右前叶上段　　　　　E. 右后叶上段

12. 在胰的横断层面上，一般先出现（　　　）

    A. 胰头　　　　　　　　B. 胰颈　　　　　　　　　C. 胰体

    D. 胰尾　　　　　　　　E. 钩突

13. 横断层面上识别胆总管的十二指肠上段和十二指肠后段的标志结构（　　　）

    A. 肝门静脉　　　　　　B. 肝固有动脉　　　　　　C. 下腔静脉

    D. 网膜孔　　　　　　　E. 十二指肠

14. 在横断层面上，确认胰头的重要标志（　　　）

    A. 下腔静脉　　　　　B. 肠系膜上静脉　　　　C. 肠系膜上动脉

    D. 肝门静脉　　　　　E. 腹主动脉

15. 横断层面上肾旁后间隙内的结构（　　　）

    A. 肾　　　　　　　　B. 肾上腺　　　　　　　C. 肾脂肪囊

    D. 肾旁脂体　　　　　E. 输尿管

16. 膝关节正中矢状面的结构不包括（　　　）

    A. 髌骨　　　　　　　B. 髌下脂体　　　　　　C. 交叉韧带

    D. 半月板　　　　　　E. 髁内隆起

17. 在肘关节横断层面上，包绕于桡骨头周围的C形韧带（　　　）

    A. 尺侧副韧带　　　　B. 桡侧副韧带　　　　　C. 桡骨环状韧带

    D. 桡舟头韧带　　　　E. 桡舟韧带

18. 在右肺横断层面上，各底段中最先消失的肺段（　　　）

    A. 内侧底段　　　　　B. 前底段　　　　　　　C. 外侧底段

    D. 后底段　　　　　　E. 内侧前底段

19. 肺动脉杈横断层面上的左肺动脉末端勾绕（　　　）

    A. 左主支气管　　　　B. 上叶支气管　　　　　C. 左上叶动脉

    D. 左上肺静脉　　　　E. 左上叶静脉

20. 中间支气管横断层面上的结构不包括（　　　）

    A. 叶间动脉　　　　　B. 左主支气管　　　　　C. 奇静脉食管隐窝

    D. 隆嵴下淋巴结　　　E. 右心室

21. 脑外伤出现中间清醒期提示有（　　　）

    A. 脑挫裂伤　　　　　B. 脑震荡　　　　　　　C. 脑内血肿

    D. 硬膜外血肿　　　　E. 硬膜下血肿

22. 有关毛细胞型星形细胞瘤不正确的是（　　　）

    A. 儿童最常见于小脑　　　　　　B. 30%患者起源于视神经通路和下丘脑

    C. 肿瘤以囊实性多见　　　　　　D. 好发年龄为15～20岁

    E. DWI上肿瘤实性部分呈稍信号

23. CT诊断垂体微腺瘤的间接征象不包括（　　　）

    A. 鞍底局限性变薄下陷　　　　　B. 垂体柄移位

    C. 垂体柄高度增加　　　　　　　D. 垂体上缘膨隆

    E. 视交叉移位

24. 男，2岁，呕吐一月余，MRI示第4脑室内团块状长T_1混杂T_2信号，内见多个囊变区，增强扫描实性部分明显强化，其最可能诊断是（　　　）

    A. 室管膜瘤　　　　　　　　　　B. 髓母细胞瘤

    C. 少突胶质细胞瘤　　　　　　　D. 毛细胞性星形细胞瘤

    E. 脉络丛乳头状瘤

25. 女性，42岁，癫痫发作3次，CT示右侧额叶多发片状条带状钙化，强化不明

显，水肿轻，其最可能是（ ）

    A. 少突胶质细胞瘤   B. 钙化型脑膜瘤   C. 室管膜瘤

    D. 星形细胞瘤   E. 钙化型动静脉畸形

26. 喉癌根据解剖位置分型不包括（ ）

    A. 声门上型   B. 声门下型   C. 声门型

    D. 贯声门型   E. 全声门型

27. 关于Graves病叙述错误的是（ ）

    A. 自身免疫性疾病   B. 无突眼表现   C. 女性多见

    D. 常伴甲亢   E. 体检甲状腺弥漫性肿大，质软

28. 最常见后纵隔肿瘤是（ ）

    A. 淋巴瘤   B. 神经源性肿瘤   C. 胸腺瘤

    D. 支气管囊肿   E. 转移瘤

29. 男，30岁，体检发现双肺多发结节影，询问病史患者家里养鸽子，首先考虑诊断为（ ）

    A. 肺炎   B. 肺癌   C. 肺结核

    D. 隐球菌感染   E. 支气管扩张

30. 男，75岁，胸部CT右下肺类圆形病灶，呈分叶毛刺，密度不均，偏心空洞，纵隔肿大淋巴结，最可能诊断为（ ）

    A. 周围型肺癌   B. 中央型肺癌   C. 结核瘤

    D. 结节病   E. 转移瘤

31. 女，27岁，右上纵隔一椭圆形影，伴斑点状钙化，透视下肿块随吞咽上下移动，诊断首先考虑（ ）

    A. 胸腺瘤   B. 支气管囊肿   C. 心包囊肿

    D. 胸内甲状腺肿   E. 畸胎瘤

32. 下列不属于房间隔缺损影像表现的是（ ）

    A. 右房增大   B. 肺循环充血   C. 右室增大

    D. 左房增大   E. 左室正常

33. 纵隔淋巴结肿大常见于（ ）

    A. 病毒性肺炎   B. 大叶性肺炎   C. 支原体肺炎

    D. 过敏性肺炎   E. 结节病

34. 在CT横断面上肝内门静脉与肝静脉的鉴别点，下述哪项是错误的（ ）

    A. 肝静脉与门静脉走行相反

    B. 肝静脉在肝叶间或段间走行，而肝门静脉分支则出现于叶内或段内

    C. 门静脉属支多较直，而肝静脉分支多弯曲或具有多种形状

    D. 肝静脉越近膈肌其口径越大

    E. 门静脉越近肝门其口径越大

35. 肝海绵状血管瘤与肝癌的共同点不包括（ ）

A. 动脉期高强化 B. 平扫多为低密度 C. 中心可有不强化区
D. 都是富血供肿瘤 E. 增强扫描静脉期密度降低快

36. 以下哪项不是慢性胆囊炎的CT征象（　　　）
    A. 胆囊内可见结石 B. 胆囊增厚 C. 胆囊壁呈低密度影
    D. 胆囊缩小或正常 E. 胆囊壁钙化

37. 46岁，男性，体检发现胆总管局限性扩张，CT增强扫描扩张的胆总管壁无增厚及强化表现，肝内胆管结构正常，胆总管远端无"截断征"，最可能诊断为（　　　）
    A. 胰头癌 B. 壶腹癌
    C. 硬化性胆管炎 D. 先天性胆总管囊样扩张症
    E. 化脓性胆管炎

38. 关于胰腺在CT图像上的识别标志，下述哪项是错误的（　　　）
    A. 十二指肠水平部横跨于下腔静脉和腹主动脉前方，标志着胰头消失
    B. 肠系膜下静脉在胰头体交界部后方汇合成门静脉
    C. 一般认为钩突向左延伸部分超过肠系膜上动脉属异常
    D. 门静脉或肠系膜上静脉右壁是区分胰头与胰颈的标志
    E. 钩突位于肠系膜上动静脉与下腔静脉之间

39. 男，58岁，血尿待查，CT双肾体积明显增大，轮廓消失，边缘呈分叶状，结节状，双肾无数个大小不一，低密度囊性结节影，无强化，肾皮质菲薄，残存的肾实质强化尚可。最可能的诊断为（　　　）
    A. 双肾癌 B. 双肾结核 C. 多囊肾
    D. 髓质海绵肾 E. 肾多发囊肿

40. 骨肉瘤最好发于（　　　）
    A. 头颅 B. 骨盆 C. 股骨下段及胫骨上段
    D. 四肢远端 E. 脊柱

41. 若管电压为100kVp，则高压电缆对地电压为（　　　）
    A. 100kVp B. 50kVp C. 60kVp
    D. 70kVp E. 200kVp

42. 在X线机电路中，高压整流器位于（　　　）
    A. 灯丝电路内
    B. 高压变压器次级和X线管之内
    C. 自耦变压器和高压变压器初级之间
    D. X线管灯丝变压器电路的初级侧
    E. 高压变压器初级与次级之间

43. MRI装置不包括的内容有（　　　）
    A. 射频系统 B. 磁体系统 C. 高压发生系统
    D. 梯度磁场系统 E. 计算机系统

44. MRI设备中，对产生的磁共振信号进行接收变成电信号的部分是（　　　）

　　A. 主磁场　　　　　　B. 梯度线圈　　　　　　C. 发射线圈

　　D. 接收线圈　　　　　E. 屏蔽线圈

45. 有效焦点与实际焦点的关系（θ为靶角）是（　　　）

　　A. 有效焦点=实际焦点×sinθ　　　　　B. 有效焦点=实际焦点×cosθ

　　C. 有效焦点=实际焦点×tgθ　　　　　　D. 有效焦点=实际焦点×ctgθ

　　E. 以上都不是

46. X射线管的阳极靶面一般是由哪种材料制成（　　　）

　　A. 铁　　　　　　　　B. 铜　　　　　　　　　C. 铝

　　D. 钨　　　　　　　　E. 银

47. X线管灯丝发射电子的特性曲线，在实际应用中的说明，哪组是错误的（　　　）

　　A. 灯丝加热电流不能无限制的增加

　　B. 更换X线管时，应按新管规格调制灯丝加热电压

　　C. 灯丝温度必须限制在最高额定值左右

　　D. 灯丝温度越高，其X线管寿命就越短

　　E. 调节灯丝温度即可改变管电流，亦调节X线量

48. X线管外壳材料应具备的条件不包括（　　　）

　　A. 吸收X线少　　　　B. 能承受高真空压力　　C. 热膨胀系数小

　　D. 延展性好　　　　　E. 良好的绝缘性

49. X线管阴极的作用是（　　　）

　　A. 只发射电子　　　　B. 发射电子并聚焦　　　C. 发射光子并聚焦

　　D. 只有聚焦作用　　　E. 接受电子轰击产生X线

50. 旋转阳极X线管，阳极启动的定子线圈安装在（　　　）

　　A. 管套内阴极端　　　B. 管套外阴极端　　　　C. 管套内阳极端

　　D. 管套外阳极端　　　E. 控制器内

51. 关于高压装置的叙述，错误的是（　　　）

　　A. 电容充放电式使用栅极X线管　　　　　B. 逆变式可控制精度高

　　C. 逆变式高压变压器工作在高频状态　　　D. 直接升压式工作在工频状态

　　E. 电容充放电式对电源要求比较高

52. 第五代CT是采用哪一种扫描方式（　　　）

　　A. 平移加旋转　　　　B. 旋转加旋转　　　　　C. 静止加旋转

　　D. 静止加静止　　　　E. 平移加平移

53. 下列表示医院信息系统的是（　　　）

　　A. PAS　　　　　　　B. RIS　　　　　　　　C. CIS

　　D. LIS　　　　　　　E. HIS

54. 关于PACS的网络及通信系统叙述错误的是（　　　）

A. 目前较多采用的是星形总线结构

B. 网络传输协议标准是TCP/IP，DICOM

C. DICOM通信是基于TCP/IP基础之上的

D. 网络及通信系统主要基于广域网

E. TCP/IP是可跨平台通讯协议

55. 由某种传输介质所连接的一组计算机和其他设备称为（　　）

A. 网络　　　　　　B. 网关　　　　　C. 服务

D. 连接　　　　　　E. 通信

56. IHE的中文名称是（　　）

A. 医疗机构信息规范　　　　　　B. 集成医疗机构规范

C. 集成医院企事业规范　　　　　D. 集成保健企事业

E. 医疗机构信息集成规范

57. 不是PACS的影像数据安全管理原则的是（　　）

A. 以患者为中心的医疗记录　　　B. 确保影像数据安全性

C. 数据内容不可随意更改　　　　D. 对数据内容的修改应当留下修改痕迹

E. 当存储空间不足时可以删除部分数据内容

58. 下列哪项不是PACS的子系统（　　）

A. 核心层服务器　　　　　　　　B. PACS汇聚层服务器

C. 存储系统　　　　　　　　　　D. 接入层设备和工作站

E. 影像数据采集处理服务器

59. HL7中7的意思是（　　）

A. 包括7部分内容　　B. OSI模型的第七层　　C. 标准的第七部分

D. 标准的第七版　　　E. 共有7种功能

60. PACS网络结构主要部件组成不包括（　　）

A. DICOM服务器　　B. 数据库系统　　　　C. 数字胃肠机

D. 光盘库　　　　　　E. 通信网络

61. 改善DSA图像质量措施不包括（　　）

A. 正确匹配相机，并定期检测

B. 充分利用DSA设备的图像后处理功能，使影像符合诊断要求

C. 争取患者家属的配合

D. 正确使用遮线器、密度补偿器

E. 定期做好设备质控检测

62. 从最低辐射剂量，获最高像质，为诊断提供可靠依据，是质量管理的最终（　　）

A. 目的　　　　　　B. 方式　　　　　C. 方法

D. 程序　　　　　　E. 标准

63. 放射技术人员将管理控制通常用于（　　）

A. 废片率的统计　　　　B. 工作量的统计　　　　C. 照片质量的管理

D. 摄影参数的管理　　　E. 自动冲洗机药液管理

64. 关于影像质量评价的叙述，错误的是（　　　）

A. 清晰度——影像重建组织细节的可见度

B. 分辨率是清晰度测定方法之一

C. MTF=0，表示影像能完全重建

D. 响应函数——测量不同空间频率下幅度的衰减

E. 量子斑点是X线照片斑点产生的最大因素

65. 对X线照片颗粒性测量的叙述，错误的是（　　　）

A. 主观性颗粒质量——肉眼观察获得的颗粒状况

B. 客观性颗粒质量——物理学检查的颗粒状况

C. 常用的检测方法有RMS的测量

D. 常用的检测方法有维纳频谱的测量

E. MTF用来测量颗粒度

66. 关于X线影像分析与诊断的叙述，错误的是（　　　）

A. X线影像形成的技术条件应满足诊断的要求

B. 应首先观察病灶本身

C. 区分正常与异常

D. 观察病灶分布、数量、形态、密度与邻近组织关系

E. X线影像的分析与诊断必须结合临床

67. X线管焦点的调制传递函数的叙述，错误的是（　　　）

A. 是描述焦点产生的模糊使影像质量受损的函数

B. MTF的最大值为0，最小值为1

C. H（w）=1，表示影像的对比度与射线对比度一致

D. H（w）=0，表示影像的对比度=0，影像消失

E. 焦点的MTF测试方法为狭缝照相法

68. 质量管理活动开展的程序，不包括（　　　）

A. 对策实施　　　　　　　　B. 效果确认

C. 标准化　　　　　　　　　D. 遗留问题和今后的改善方法

E. 领导决策

69. 下列组合正确的是（　　　）

A. 质量管理——quality control　　　B. 质量管理——quality management

C. 质量管理——quality assurance　　D. 质量管理——quality circle

E. 质量管理——total quality management

70. 质量管理活动开展的最后一个程序是（　　　）

A. 总结　　　　　　　　B. 标准化制定　　　　　　C. 效果的确认

D. 对策的实施　　　　　E. 对策的探讨

二、以下提供若干个案例，每个案例下设若干个考题。请根据各考题题干所提供的信息，在每道题下面的A、B、C、D、E五个备选答案中选择一个最佳答案。

A3/A4型题

（71~73题共用题干）

主动脉弓层面横断层的解剖结构，该断层面通过第4胸椎椎体下部，恰经过主动脉弓，是识别纵隔上部管道结构的关键平面。

71.由主动脉弓、上腔静脉、奇静脉弓和气管围成的间隙，称为（　　）

    A.血管前间隙   B.血管后间隙   C.气管前间隙

    D.气管后间隙   E.气管血管间间隙

72.紧贴主动脉弓的前内侧是（　　）

    A.上腔静脉   B.气管   C.食管

    D.右头臂静脉   E.左头臂静脉

73.食管、主动脉弓和胸椎体之间有（　　）

    A.左喉返神经   B.胸导管   C.奇静脉

    D.左锁骨下动脉   E.左锁骨下静脉

（74~76题共用题干）

经肩关节下份横断层面解剖，在断面外侧部，三角肌呈"C"形由前、外、后三面包裹肩关节。

74.则行走于肱骨大、小结节间的结节间沟内为（　　）

    A.锁骨下动脉   B.喙肱肌   C.头静脉

    D.肱二头肌长头腱   E.肱二头肌腱

75.肩胛下肌越过肩关节前方终止于（　　）

    A.腋窝横断面   B.肱骨大结节   C.肱骨小结节

    D.肱骨外科颈   E.肱骨外侧

76.肩关节与胸外侧壁之间的三角形间隙为腋窝横断面，其后壁为（　　）

    A.胸小肌   B.肩胛下肌   C.前锯肌

    D.喙肱肌   E.肱二头肌

（77~78题共用题干）

患者，女，79岁，上腹部不适，大便带黏液脓血便4个月余，既往结肠息肉病史，现上腹部CT检查发现肝脏密度不均匀，其内可见数个低密度灶，增强扫描强化程度低于肝脏，实验室检查AFP正常。

77.结合以上临床资料，患者肝内多发病灶最可能的诊断是（　　）

    A.肝细胞性肝癌并肝内转移   B.肝转移瘤

    C.胆管细胞癌   D.肝腺瘤

    E.肝海绵状血管瘤

78.下列出现的影像学征象有助于本病诊断的是（　　）

    A.晕圈征   B.牛眼征

C. 增强扫描病灶见填充式强化　　　D. 靶征

E. 手握球征

（79~80题共用题干）

患者，男，35岁，酗酒后突发性腹痛。CT图像示胰腺弥漫性增大，密度不均，边缘模糊不清，呈不均质强化，胰腺周围脂肪间隙见大量索条及片絮密度增高影，右肾前筋膜受侵。

79. 患者最可能的诊断是（　　）

A. 急性水肿性胰腺炎　　　　　　B. 慢性胰腺炎

C. 急性胰腺炎，假性囊肿形成　　D. 急性胰腺炎，脓肿形成

E. 急性坏死性胰腺炎

80. 该病变增强扫描的主要目的是（　　）

A. 判断有无胰腺坏死灶及其范围，推断病变的程度

B. 观察胰腺与十二指肠的关系　　C. 观察胰腺与肾前筋膜的关系

D. 观察胰腺与结肠肝曲及脾曲的关系　E. 观察胰腺与脾静脉的关系

（81~82题共用题干）

男，70岁，突发头痛，左半身不遂，CT：右侧基底节区类圆形高密度影，边缘清晰，CT值60~80HU，右侧侧脑室受压。

81. 本病最可能的诊断是（　　）

A. 脑出血　　　　　B. 脑膜瘤　　　　　C. 脑梗死

D. 星形细胞瘤　　　E. 转移瘤

82. 患者行CT检查后立即行MRI检查最可能表现为（　　）

A. T_1WI等信号，T_2WI高信号

B. T_1WI和T_2WI呈等信号或低信号

C. T_1WI和T_2WI呈高信号，周围无低信号环

D. T_1WI和T_2WI呈高信号，周围见低信号环

E. T_1WI低信号，T_2WI高信号

（83~84题共用题干）

女，26岁，因发热2天就诊。CT见左下肺后基底段片状实变影，胸主动脉上段可见一血管发出进入实变区。

83. 首先考虑的诊断是（　　）

A. 肺癌　　　　　B. 肺脓肿　　　　　C. 肺不发育

D. 肺隔离症　　　E. 肺动静脉瘘

84. 下列哪项检查最有助于诊断（　　）

A. CT平扫　　　　B. B超　　　　　C. MRI

D. 胸片　　　　　E. 胸部增强

（85~88题共用题干）

X线管也称为球管，其作用是产生X线用以穿透人体，被特殊接收位置接收后观

察人体影像。按照阳极形式分类可以分为固定阳极X线管和旋转阳极X线管。旋转阳极X线管与固定阳极X线管相比，除了阳极结构有明显不同外，其余的相差不大，都由阳极、阴极和玻璃壳3部分组成。

85. 浸泡在变压器油中，将曝光过程产生的热量传导出去的是（　　）
　　A. 靶面　　　　　　B. 阳极头　　　　　C. 阳极帽
　　D. 阳极体　　　　　E. 阳极柄

86. 下列不属于固定阳极X线管部分的是（　　）
　　A. 阳极体　　　　　B. 阳极帽　　　　　C. 可伐圈
　　D. 阳极柄　　　　　E. 聚焦罩

87. 能够吸收二次电子的是（　　）
　　A. 阳极头　　　　　B. 靶面　　　　　　C. 阳极帽
　　D. 轴承　　　　　　E. 聚焦罩

88. 承受电子轰击产生X线的是（　　）
　　A. 靶面　　　　　　B. 阳极柄　　　　　C. 可伐圈
　　D. 阳极头　　　　　E. 聚焦罩

（89～90题共用题干）

成像系统的质量检测与评价方法多种多样，但应用到具体的数字成像系统中又有许多特点，不能完全按照传统的模拟成像的方法用于数字化成像的评价，必须紧密结合计算机知识和数字图像的某本特点，进行数字成像系统的质量评价。

89. 为新的数字放射学制定标准时应遵循什么原则（　　）
　　A. 高影像质量（包括空间分辨率，对比度探测能力，动态范围）
　　B. 低辐射剂量（即对X线量子具备较高的散感性）
　　C. 方便快速处理（即具备较高的检查频率）
　　D. 和现有摄影室及检查流程相配套及合理的价格/效比率
　　E. 以上都是

90. 英国放射学会制定的放射学质量评价标准是什么（　　）
　　A. 技术水平和诊断水平　　　　B. 诊断效果和治疗效果
　　C. 患者结局　　　　　　　　　D. 资源利用的最优化（最佳利用率）
　　E. 以上都是

三、以下提供若干组考题，每组考题共同在考题前列出A、B、C、D、E五个备选答案。请从中选择一个与考题关系最密切的答案。

B型题

（91～94题共用备选答案）
　　A. 前交叉韧带　　　B. 后交叉韧带　　　C. 股四头肌腱
　　D. 髌面　　　　　　E. 翼状襞

91. 经膝部髌骨中点横断面，股骨断面较大，其前面约凹为（　　）

92. 经膝部髌骨中点横断面，突向膝关节腔内侧部有（　　）

93. 经膝部中份矢状断面，髌骨位于股骨下端前方，其下连髌韧带，上连（　　）

94. 经膝部中份矢状断面，胫骨髁间隆起前部附着有（　　）

（95～96题共用备选答案）

　　A. 均匀性强化　　　　B. 非均匀性强化　　　　C. 环形强化

　　D. 棉絮状强化　　　　E. 不强化

95. 脑脓肿典型的强化形式多为（　　）

96. 脑膜瘤典型的强化形式多为（　　）

（97～98题共用备选答案）

　　A. 主电路工作方式　　B. 高压整流方式　　　　C. 电源相数

　　D. 逆变式　　　　　　E. 电容充放电式

97. 能够减小高压变压器体积的主电路工作方式是（　　）

98. 决定X线高压发生装置输出高压波形的是（　　）

（99～100题共用备选答案）

　　A. 高对比空间分辨率　B. 低对比度分辨力　　　C. 图像均匀性

　　D. 空间线性　　　　　E. 时间分辨率

99. 在没有大的噪声干扰下代表成像系统对物体的分辨程度的能力的是（　　）

100. 能表示磁共振成像设备对信号大小相近物体的分辨能力的是（　　）

专业知识模拟试卷一（技师）

一、以下每一道题下面有A、B、C、D、E五个备选答案，从中选择一个最佳答案。

A1/A2型题

1. 下列与X线影像信息的形成无关的是（　　）

　　A. 被照体厚度　　　　B. 被照体原子序数　　　C. 被照体面积

　　D. X线的质　　　　　E. 散射线

2. 评价X线照片的要素，不包括（　　）

　　A. 密度　　　　　　　B. 宽容度　　　　　　　C. 锐利度

　　D. 颗粒度　　　　　　E. 失真度

3. X线穿过人体后，强度分布出现差异，称为（　　）

　　A. 物体对比度　　　　B. 天然对比度　　　　　C. 吸收对比度

　　D. 影像对比度　　　　E. X线对比度

4. 下列不属于X线照片影像物理因素的是（　　）

　　A. 密度　　　　　　　B. 颗粒度　　　　　　　C. 对比度

　　D. 失真度　　　　　　E. 锐利度

5. 照片上某处的透光程度称为（　　）

    A. 阻光率   B. 光学密度   C. 透光率

    D. 对比度   E. 黑化度

6. 下列哪项是影响X线照片的几何因素（　　　）

    A. 密度   B. 失真度   C. 对比度

    D. 颗粒度   E. 锐利度

7. 影响X线照片密度的因素不包括以下哪项（　　　）

    A. 照射量   B. 管电压   C. 摄影距离

    D. 焦点大小   E. 摄影时间

8. 关于公式 $K\chi = e^{-\mu d}$ 说法错误的是（　　　）

    A. 表示X线透过物质后的分别差异   B. μ 为吸收系数

    C. d为X线传播的距离   D. $K\chi$ 与物质的特性无关

    E. μ 随管电压升高而降低

9. 下列关于X线影像信息的形成与传递的叙述错误的是（　　　）

    A. 被照体的差异是基础   B. 与胶片特性相关

    C. 受荧光体特性影响   D. 与观片灯因素无关

    E. 取决于医师的知识、经验等

10. X线通过人体后，透射线强度与原发射线的关系是（　　　）

    A. 指数衰减   B. 对数衰减   C. 线性衰减

    D. 与摄影距离成反比   E. 与照射面积成反比

11. 影响X线对比度的因素不包括（　　　）

    A. X线吸收系数   B. 被照体厚度   C. 被照体原子序数

    D. 管电压   E. 焦点大小

12. 关于散射线因素对照片对比度的影响叙述错误的是（　　　）

    A. 高千伏时对比度增加   B. 增加mAs可以改善对比度

    C. 照片灰雾可使照片对比度降低   D. 散射线会降低对比度

    E. 康普顿效应会影响对比度

13. X线照片上相邻组织影像的密度差异称为（　　　）

    A. 物体对比度   B. X线对比度   C. 光学对比度

    D. 人工对比度   E. 胶片对比度

14. 关于射线因素对X线照片对比度的影响叙述正确的是（　　　）

    A. 照片对比度的形成与被照体结构无关

    B. 物质吸收差异受管电流影响

    C. 高千伏摄影时，照片对比度提高

    D. 低千伏摄影时，照片对比度下降

    E. 被照体组织结构的差异与X线对比度有关

15. 关于照片灰雾度的叙述正确的是（　　　）

A. 主要来自光电效应　　　　　　　B. 主要来自康普顿效应

C. 主要来自电子对效应　　　　　　D. 对照片对比度无影响

E. 产生对诊断有意义的附加密度

16. 照片上相邻组织间影像界限的清楚明了程度称为（　　　）

　　A. 照片对比度　　　　　B. 组织对比度　　　　　C. X线对比度

　　D. 灰雾度　　　　　　　E. 锐利度

17. 关于几何学模糊的叙述不正确的是（　　　）

　　A. 焦点越大半影越大　　　　　　B. 焦点—探测器距离越大，半影越小

　　C. 被检体尽量贴近探测器可减少模糊　D. 半影越大，影像的锐利越差

　　E. 球管阳极端锐利度低于阴极端

18. 引起几何学模糊的主要因素是（　　　）

　　A. 焦—片距　　　　　B. 焦—物距　　　　　C. 物—片距

　　D. 灯丝大小　　　　　E. 焦点大小

19. X线摄影中，使胶片产生灰雾的主要原因是（　　　）

　　A. 相干散射　　　　　B. 光电效应　　　　　C. 光核反应

　　D. 康普顿效应　　　　E. 电子对效应

20. X线照片模糊的分析，错误的是（　　　）

　　A. 模糊度主要由密度分辨率低引起　　B. 阳极端影像锐利度大于阴极端

　　C. 物—片距增大，照片模糊度增加　　D. 焦点较小时，模糊度相对较小

　　E. 相邻两组织影像密度过度增加，模糊度增加

21. 保持感光效应不变，摄影距离增加1倍，则管电流量应为原来的（　　　）

　　A. 1倍　　　　　　　B. 1.5倍　　　　　　C. 2倍

　　D. 3倍　　　　　　　E. 4倍

22. 在X线摄影中，X线使胶片产生下列哪种效应（　　　）

　　A. 穿透作用　　　　　B. 荧光作用　　　　　C. 电离作用

　　D. 感光作用　　　　　E. 生物效应

23. 关于H=F×b/a=F×（M−1）叙述错误的是（　　　）

　　A. H表示半影模糊　　B. F表示焦点大小　　C. b表示物—片距

　　D. M表示放大率　　　E. M=1+0.1/F

24. 关于高千伏摄影的优缺点叙述错误的是（　　　）

　　A. 可获得低对比层次丰富的影像　　　B. 可提高照片的清晰度

　　C. 延长球管的使用寿命　　　　　　　D. 可减少散射线，提高照片清晰度

　　E. 有利于患者的防护

25. 自动曝光控时的理论依据是（　　　）

　　A. kV高低　　　　　　B. mAS大小　　　　　　C. 曝光时间长短

　　D. 胶片感光效应　　　E. 探测器的敏感程度

26. 下列关于CT叙述中错误的是（　　　）

A. CT图像是数字图像　　　　　　　B. CT是多方向多参数的成像系统

C. CT扫描仍然使用X射线　　　　　D. CT扫描层是三维体积

E. 可以进行能谱成像

27. 螺旋CT技术的实现主要是因为采用了（　　　　）

A. 使用了多排探测器　　　　　　　B. 采用了迭代算法

C. 采用了电子枪球管　　　　　　　D. 滑环技术

E. 探测器数据采集通道增多

28. 最早应用CT进行检查的人体部位是（　　　　）

A. 头部　　　　　　　B. 胸部　　　　　　　C. 腹部

D. 四肢　　　　　　　E. 脊椎

29. 关于双源CT的优缺点叙述错误的是（　　　　）

A. 能获得双能量CT数据　　　　　　B. 时间分辨率提高

C. 只能采用多扇区的大剂量扫描　　D. 降低了心脏检查的辐射剂量

E. 可以实现心血管斑块的定性

30. MRI成像的基础是（　　　　）

A. 组织间对射频能量的吸收差异　　B. 组织间密度高低的差异

C. 组织间共振频率的差异　　　　　D. 组织间质子密度和弛豫时间的差异

E. 组织间反射回波信号的差异

31. 产生磁共振现象的基础是（　　　　）

A. 电子的自旋　　　　B. 质子的自旋　　　　C. 中子的自旋

D. 电子的共振　　　　E. 中子的共振

32. 氢原子的磁旋比是（　　　　）

A. 21.29MHz　　　　　B. 42.58MHz　　　　　C. 63.87MHz

D. 85.16MHz　　　　　E. 127.74MHz

33. 多幅相机使用的显像装置是（　　　　）

A. LED　　　　　　　B. LCD　　　　　　　C. CRT

D. TFT　　　　　　　E. FPD

34. 关于医用专业打印的叙述不正确的是（　　　　）

A. 需要获得国家相关部门许可　　　B. 可为湿式打印

C. 可使用热敏纸　　　　　　　　　D. 湿式不如干式

E. 湿式激光打印应用广泛

35. CRT的中文是（　　　　）

A. 阴极显像管　　　　B. 阴极射线管　　　　C. 对比分辨率测试

D. 对比增强　　　　　E. 计算机分辨率

36. 关于激光胶片的叙述错误的是（　　　　）

A. 可分为湿式和干式胶片　　　　　B. 干式胶片不含银盐

C. 湿式胶片的乳剂层有4层　　　　D. 湿式激光胶片有5层

E. 可分为氦氖激光胶片和红外激光胶片

37. 关于视频多幅相机的叙述错误的是（　　　）

A. 实际上是带有移动镜头的相机　　　　B. CRT容易老化

C. 曝光易于控制　　　　　　　　　　　D. 分辨率和灰阶数较低

E. 无法精准再现CT、MRI图像

38. 不属于湿式激光胶片乳剂层的是（　　　）

A. 非感光银盐　　　　B. 还原剂　　　　　　C. 少量卤化银

D. 黏合剂　　　　　　E. 防反射层

39. 关于打印冲印一体机的叙述错误的是（　　　）

A. 设备构造复杂　　　　　　　　B. 胶片行程长，易出故障

C. 不受显、定影环节影响　　　　D. 不利于图像质量保证

E. 容易污染环境

40. 湿式激光胶片与传统卤化银胶片相比的特点，错误的是（　　　）

A. 单分散卤化银颗粒呈八面体型　　　B. 无法适应不同的激光光谱

C. 适应高温快显　　　　　　　　　　D. 乳剂中加入防静电剂

E. 采用低胶银比

41. 关于红外激光打印机叙述错误的是（　　　）

A. 电注入　　　　　　　　　B. 调制速率高，寿命短

C. 抗震性能好　　　　　　　D. 体积小

E. 波长670~820nm

42. 关于干式激光胶片的结构叙述错误的是（　　　）

A. 有保护层　　　　B. 有感光成像层　　　　C. 有防光晕层

D. 有片基层　　　　E. 有防反射层

43. 下列叙述正确的是（　　　）

A. 湿式激光打印机污染环境

B. 干式激光打印机需暗室处理影像

C. 湿式激光打印机无须配备供水系统

D. 湿式激光相机一般使用红外激光器

E. 干式激光打印机一般使用氦氖激光器

44. 关于干式激光胶片的感光成像层叙述不正确的是（　　　）

A. 感光物质占总重量的0.75%~15%

B. 非感光物质占40%~70%

C. 银离子还原剂占0.2%~5%

D. 黏合剂可使用天然树脂

E. 可以添加促进剂

45. 湿式激光打印机的构造不包括（　　　）

A. 激光扫描系统　　　　B. 胶片传输系统　　　　C. 信息传输与存储系统

D. CRT曝光控制系统　　E. 洗片机

46. 相对于湿式胶片，干式胶片的特点不包括（　　　）

    A. 分辨率高　　　　　B. 感光度高　　　　　C. 加工过程能耗高

    D. 影像稳定　　　　　E. 含银量低

47. 干式激光打印机的组件不包括（　　　）

    A. 数据传输系统　　　B. 激光光源　　　　　C. 胶片传输冲洗系统

    D. 加热显影系统　　　E. 整机控制系统

48. 激光胶片的使用注意事项不包括（　　　）

    A. 防额外的热源　　　B. 温度以25℃为宜　　C. 注意有效期

    D. 防潮　　　　　　　E. 片盒应立式储存

49. 关于热敏成像技术的叙述不正确的是

    A. 通过热敏头直接实现影像还原

    B. 成像过程不产生废水、废气

    C. 以高温阵列式打印取代券光发射器

    D. 需要暗室安装胶片

    E. 分为直接热敏成像和染色升华热敏成像

50. 不是氦氖激光打印机特点的是（　　　）

    A. 衰减慢　　　　　　B. 性能稳定　　　　　C. 可聚集到原子级

    D. 激光波长670nm　　E. 需要先预热

51. 理想的X线对比剂应具备的条件不包括（　　　）

    A. 与人体组织的密度对比大，显影效果良好

    B. 无生物活性

    C. 无味、无毒，具有水溶性

    D. 理化性能稳定

    E. 可与人体某些组织发生反应，以形成高对比

52. 不是阴性对比剂特点的是（　　　）

    A. 密度低　　　　　　B. 原子序数低　　　　C. 吸收X线多

    D. 比重小　　　　　　E. 在影像上显示为黑色

53. 阳性对比剂的特点不包括（　　　）

    A. 密度高　　　　　　B. 原子序数低　　　　C. 吸收X线多

    D. 比重大　　　　　　E. 使组织密度升高

54. 下列论述不正确的是（　　　）

    A. 胃肠道—钡剂　　　　　　　　B. 血管内注射—水溶性碘制剂

    C. 椎管内注射—进入蛛网膜下腔　D. 膀胱造影使用腔内注射对比剂

    E. 胆系对比剂不可口服

55. 目前临床常用的MRI对比剂是（　　　）

    A. 钆类　　　　　　　B. 锰类　　　　　　　C. 铁类

D. 铜类　　　　　　　　　E. 钠类

56. 碘佛醇属于（　　　）

A. 离子单体　　　　　B. 离子二聚体　　　　　C. 非离子单体

D. 非离子二聚体　　　E. 阴性对比剂

57. 碘对比剂不良反应的临床表现不包括（　　　）

A. 皮肤发红、荨麻疹　B. 恶心、头晕　　　　　C. 血压升高

D. 喉咙发热、发痒　　E. 气管、支气管水肿痉挛

58. 颅脑增强MRI扫描一般在注射对比剂几分钟后开始行增强扫描（　　　）

A. 2分钟　　　　　　　B. 3分钟　　　　　　　C. 15分钟

D. 5分钟　　　　　　　E. 10分钟

59. 属于低渗对比剂的是（　　　）

A. 渗透压在1500mOsm/L的对比剂　　　B. 渗透压在1200mOsm/L的对比剂

C. 渗透压在1000mOsm/L的对比剂　　　D. 渗透压在500mOsm/L的对比剂

E. 渗透压在300mOsm/L的对比剂

60. 碘对比剂不良反应的预防，错误的是（　　　）

A. 尽量使用高渗对比剂　　　　　　　B. 对比剂加热到摄氏37度

C. 科学选择注射方式、速率及剂量　　D. 注射对比剂后观察30分钟

E. 掌握适应证

61. Gd–DTPA的毒副反应不包括（　　　）

A. 呼吸急促　　　　　B. 喉头水肿　　　　　　C. 血压骤升

D. 肺水肿　　　　　　E. 支气管痉挛

62. 肘静脉注入碘对比剂，最早出现增强变化的部位是（　　　）

A. 主动脉　　　　　　B. 左心房　　　　　　　C. 肺动脉

D. 右心室　　　　　　E. 上腔静脉

63. 上腹部CT检查前口服阳性对比剂的目的是（　　　）

A. 充盈胃肠道　　　　B. 减少胃蠕动　　　　　C. 加速胃排空

D. 充盈膀胱　　　　　E. 对肝脏起增强作用

64. 腹部CT检查时需口服阴性对比剂的疾病是（　　　）

A. 脂肪肝　　　　　　B. 胆石症　　　　　　　C. 胰腺炎

D. 肝癌　　　　　　　E. 肝血管瘤

65. 胆囊CT检查口服碘番酸，通常服用时间是检查前（　　　）

A. 24小时　　　　　　B. 12～14小时　　　　　C. 8～10小时

D. 2～3小时　　　　　E. 30分钟

66. 关于CTA成像技术的叙述，错误的是（　　　）

A. SSD、MIP常用于各种CTA的成像　　B. 必要时应作冠状面三维图像重组

C. 颅内动脉CTA重建间隔为1mm　　　D. 冠状动脉CTA应作容积再现成像（VR）

E. 横断面扫描按高分辨算法重建图像

67. 主要经肝脏排泄的对比剂是（　　）
　　A. 碘比乐　　　　　　B. 威视派克　　　　　　C. 胆影葡胺
　　D. 泛影葡胺　　　　　E. 复方泛影葡胺

68. 用碘水作保留灌肠行盆腔CT扫描，可清楚显示（　　）
　　A. 膀胱　　　　　　　B. 子宫　　　　　　　　C. 输卵管
　　D. 前列腺　　　　　　E. 乙状结肠和直肠

69. 怀疑垂体微腺瘤时，磁共振扫描技术的最佳选择是（　　）
　　A. 垂体常规扫描　　　B. 垂体T_1增强扫描　　C. 垂体动态增强扫描
　　D. 矢状位T_1薄层扫描　E. 冠状位T_2薄层扫描

70. 造影剂静脉注射的最佳时间是（　　）
　　A. 1~2分钟内注射完毕　　　　　　　B. 3~4分钟内注射完毕
　　C. 5~6分钟内注射完毕　　　　　　　D. 7~8分钟内注射完毕
　　E. 9~10分钟内注射完毕

二、以下提供若干个案例，每个案例下设若干个考题。请根据各考题题干所提供的信息，在每道题下面的A、B、C、D、E五个备选答案中选择一个最佳答案。

A3/A4型题

（71~75题共用题干）

X线管焦点发出的射线穿过被检体组织后，受到各组织的吸收衰减与散射，使透过被检体组织的X线强度出现差异，到达探测器后，经过探测器的接收、采样、转换及一系列处理运算最后形成X线数字影像。

71. 决定X线"量"的主要因素是（　　）
　　A. mAs　　　　　　　B. kV　　　　　　　　　C. 焦点尺寸
　　D. 高压波形　　　　　E. 阳极靶物质

72. 影响X线对比度的因素下列哪项除外（　　）
　　A. 被检体厚度　　　　　　　　B. 被检体面积
　　C. 被检体组织密度　　　　　　D. 被检体组织原子序数
　　E. X线波长

73. 人体对X线吸收最少的器官是（　　）
　　A. 肺组织　　　　　　B. 肝脏　　　　　　　　C. 骨骼
　　D. 肌肉　　　　　　　E. 心脏

74. X线透过被检体后，强度的分布呈现差异称之为（　　）
　　A. 光学对比　　　　　B. 组织对比　　　　　　C. 人工对比
　　D. 影像对比　　　　　E. X线对比

75. 下列哪种平板探测器属于直接转换类型（　　）
　　A. CCD探测器　　　　B. 非晶硅探测器　　　　C. 非晶硒探测器
　　D. 光激励探测器　　　E. 多丝正比电离室探测器

（76~80题共用题干）

评价X线照片影像的五大要素包括：密度、对比度、锐利度、颗粒度及失真度。其中前四项为构成照片影像的物理因素，最后一项为几何因素。

76. 下列影响X线照片密度值的因素中，哪项错误（　　　）

　　A. 管电压　　　　　　　B. 照射量　　　　　　C. 焦点大小

　　D. 摄影距离　　　　　　E. 被检体组织的密度

77. 影响X线照片锐利度的因素，下列描述哪项正确（　　　）

　　A. 焦点尺寸越小，半影越小，影像锐利度越差

　　B. 被检体与探测器距离越近，半影越小，影像锐利度越差

　　C. 摄影距离越远，半影越大，影像锐利度越高

　　D. X线管阳极端的影像锐利度小于阴极端

　　E. 焦点尺寸、物—片距、摄影距离是影响X线照片锐利度的三大几何因素

78. 下列对比度中，哪项是形成射线对比度的基础（　　　）

　　A. 光学对比度　　　　　B. 胶片对比度　　　　C. X线对比度

　　D. 肢体对比度　　　　　E. X线照片对比度

79. 在X线照片中主要的斑点是（　　　）

　　A. 胶片颗粒性斑点　　　B. 增感屏结构斑点　　　C. 探测器结构斑点

　　D. 统计斑点　　　　　　E. 量子斑点

80. 下列叙述错误的是（　　　）

　　A. 被检体在焦点正下方垂直投照时不会发生变形

　　B. X线中心线的投照方向与角度对于变形的控制有很大的影响

　　C. 既有形状的变化，也有大小的变化称为失真

　　D. 焦点、被检体、探测器之间的投影关系是决定放大变形的三要素

　　E. 被检体影像与实际物体具有相同的几何形态，但尺寸变大称为放大

（81~82题共用题干）

光-热式成像其工作原理是用红外线激光辐射使光热式胶片形成潜影。

81. 老热式成像技术核心是（　　　）

　　A. 激光光子进入了胶片的敏感层将银离子变成金属银原子

　　B. 激光光子进入了胶片的敏感层将银原子变成金属银离子

　　C. 激光光子进入了胶片的保护层将银原子变成金属银离子

　　D. 激光光子进入了胶片的保护层将银离子变成金属银原子

　　E. 激光光子进入了胶片的基层将银离子变成金属银原子

82. 曝光后的胶片再通过（　　　）

　　A. 120℃以上的热鼓进行15秒的加热处理

　　B. 100以下的热鼓进行30秒的加热处理

　　C. 120℃以下的热鼓进行15秒的加热处理

　　D. 100℃的热鼓进行15秒的加热处理

E. 120℃以上的热鼓进行30秒的加热处理

（83~84题共用题干）

直接热敏成像技术是一种非激光扫描的成像技术，它是将图像数据转换成电脉冲后传送到热敏头，再显现在热敏胶片上。

83. 直接热敏成像打印机的结构主要由5部分组成。当胶片通过时，使胶片产生不同密度的灰阶影像的核心部件是（　　　　）

　　A. 数据传输系统　　　　B. 热敏头　　　　　　　C. 胶片传送系统

　　D. 高精度电机　　　　　E. 整机控制系统

84. 热敏成像技术是通过（　　　　）

　　A. 激光直接在胶片上产生"热印"作用实现影像还原

　　B. 热敏头直接在胶片上产生"热印"作用实现影像还原

　　C. 红外激光直接在胶片上产生"热印"作用实现影像还原

　　D. 氦氖激光直接在胶片上产生"热印"作用实现影像还原

　　E. X线直接在胶片上产生"热印"作用实现影像还原

（85~88题共用题干）

患者女，56岁，有乙肝病史10年，B超提示肝硬化，查AFP为1100μg/L，申请肝脏磁共振平扫加增强扫描。

85. 由于过低的对比剂注射速率难以区别开三期的图像，所以该患者对比剂注射速率应为（　　　　）

　　A. 1mL/s　　　　　　　B. 2mL/s　　　　　　　　　C. 4mL/s

　　D. 5mL/s　　　　　　　E. 6mL/s

86. 如果该患者使用造影剂SPIO增强，最好使用哪种序列扫描（　　　　）

　　A. $T_1WI-FSE$　　　　　B. $T_1WI-GRE$　　　　　　C. $T_1WI-FSE$抑脂

　　D. $T_2WI-FSE$　　　　　E. $PdWI-FSE$

87. 如果该患者使用造影剂Gd-DTPA增强，Gd-DTPA属于哪种造影剂（　　　　）

　　A. 分布于细胞外液的造影剂　　　　　B. 分布于细胞内液的造影剂

　　C. 肝细胞选择性的造影剂　　　　　　D. 血池造影剂

　　E. 分布于网状内皮细胞系统的造影剂

88. 如果该患者使用造影剂钆赛酸二钠增强，那么肝胆期应延时（　　　　）

　　A. 5分钟　　　　　　　B. 20分钟　　　　　　　　C. 40分钟

　　D. 60分钟　　　　　　　E. 120分钟

（89~90题共用题干）

碘对比剂种类繁多，各有优缺点，副反应发生概率和轻重程度不一，等渗对比剂由于与正常人身体血浆的渗透压基本相同，副作用的发生率最低，当患者肾功能不全时应优先选用。

89. 下列哪种属于等渗对比剂（　　　　）

　　A. 碘佛醇　　　　　　　B. 碘克酸　　　　　　　　C. 碘海醇

D. 碘克沙醇　　　　　E. 优维显

90. 下列哪个措施不是预防碘对比剂副反应的必要措施（　　）

A. 签署知情同意书

B. 检查前碘过敏试验

C. 检查室内必须装备必要的各种抢救药品

D. 患者注射对比剂后需留观30分钟才能离开检查室

E. 注入对比剂后一定要随时注意观察患者的反应

三、以下提供若干组考题，每组考题共同在考题前列出A、B、C、D、E五个备选答案。请从中选择一个与考题关系最密切的答案。

B型题

（91～94题共用备选答案）

A. 穿透作用　　　　　B. 感光作用　　　　　C. 荧光作用

D. 电离作用　　　　　E. 着色作用

91. X线透视与摄影的基础是（　　）

92. X线使胶片感光是利用（　　）

93. 放射治疗是利用（　　）

94. 铅玻璃长期受X线照射后发生的变化（　　）

（95～96题共用备选答案）

A. 序列一个周期的时间　　　　　B. 序列中翻转时间

C. 序列中回波间隔时间　　　　　D. 序列总时间

E. 一个回波产生所需要的时间

95. 序列中的TR时间是指（　　）

96. 序列中的TE时间是指（　　）

（97～100题共用备选答案）

A. 1500mOsm/L以上　　B. 500～700mOsm/L　　C. 300mOsm/L

D. 200mOsm/L　　　　E. 100mOsm/L

97. 等渗对比剂（　　）

98. 高渗对比剂（　　）

99. 低渗对比剂（　　）

100. 离子单体对比剂（　　）

专业知识模拟试卷二（技师）

一、以下每一道题下面有A、B、C、D、E五个备选答案，从中选择一个最佳答案。

A1/A2型题

1. 关于X线信息的传递叙述错误的是（　　）

A. 探测器是信息的载体

    B. 被照体可作为信息源

    C. 被照体因素包括组织器官的厚度、密度等

    D. 信息的质与量取决于被照体因素及射线因素

    E. 增感屏可将X线转换成荧光分布

2. 下列被照体因素中，与照片对比度无关的因素是（　　　）

    A. 被照体的原子序数　　B. 被照体厚度　　　　C. 被照体密度

    D. 被照体面积　　　　　E. 入射X线波长

3. X线信息影像传递过程中，作为信息源的是（　　　）

    A. X线　　　　　　　　B. 探测器　　　　　　C. 胶片

    D. 被检体　　　　　　　E. CCD摄像机

4. 关于X线对比度叙述错误的是（　　　）

    A. 是透过物质后X线强度的差异　　　　　　B. 符合对数规律

    C. 受X线吸收系数的影响　　　　　　　　　D. 与人体吸收有关

    E. 对比剂可改变对比度

5. X线透过被照体后形成的强度差异称为（　　　）

    A. 人工对比度　　　　　B. 天然对比度　　　　C. 胶片对比度

    D. 显示对比度　　　　　E. X线对比度

6. 决定照片对比度最大的因素是（　　　）

    A. 探测器因素　　　　　B. X线系统因素　　　C. X线质的因素

    D. 被照体因素　　　　　E. 显示器因素

7. 关于运动模糊的叙述正确的是（　　　）

    A. 是由设备的移动导致，与被检体无关

    B. 可通过固定肢体消除

    C. 生理性移动不能完全控制

    D. 增加曝光时间有助于减少模糊

    E. 尽量增加肢体到探测器间的距离

8. 影响照片密度的因素不包括下列哪项（　　　）

    A. 正常曝光时，密度与摄影距离的平方成正比

    B. 管电压增加，照片密度增加

    C. 管电流增加，照片密度增加

    D. 被照体厚度增加，照片密度降低

    E. 影像后处理与照片密度相关

9. 下列成分对X线的衰减，由小到大的顺序是（　　　）

    A. 骨骼、脂肪、肌肉、空气　　　　　B. 脂肪、骨骼、空气、肌肉

    C. 空气、脂肪、肌肉、骨骼　　　　　D. 空气、脂肪、骨骼、肌肉

    E. 空气、肌肉、脂肪、骨骼

10. 根据公式H＝F×b/a，以下叙述错误的是（　　　）

A. 0.02mm为模糊阈值　　　　　　　　B. H表示几何学模糊

C. F表示焦点尺寸　　　　　　　　　　D. a表示物—焦距

E. b表示物—片距

11. 关于几何学模糊，下列叙述错误的是（　　　　）

A. 焦点尺寸越大，影像越模糊　　　　B. 应使被检体尽量贴近探测器

C. 0.2mm是半影模糊的阈值　　　　　D. 使用小焦点

E. 增大物—片距

12. 为防止影像变形，应遵循的原则是（　　　　）

A. 被检体远离中心线　　　　　　　　B. 被检体远离探测器

C. 被检体平行于探测器　　　　　　　D. 增大物—片距

E. 减小物—焦距

13. 放大摄影能将细小的结构显示清晰，其原因是（　　　　）

A. 小照射野清晰度提高　　　　　　　B. 将高频信号转换成低频信号

C. 焦点面积变小　　　　　　　　　　D. 提高了图像空间分辨率

E. 提高了图像密度分辨率

14. 关于位置变形的叙述错误的是（　　　　）

A. 中心线改变能引起位置变形　　　　B. 位置变形主要是由焦点大小不同所致

C. 位置变形主要与中心线方向有关　　D. 靠近中心线的变形小

E. 垂直投照的影像同样可出现位置变形

15. 一般要求中心线通过被检体中心的目的是为了（　　　　）

A. 增加该部位的剂量　　　　　　　　B. 防止该部位变形

C. 避免组织结构的前后重叠　　　　　D. 减少该部位的灰雾度

E. 提高该部位的锐利度

16. 在X线摄影中，X线束是（　　　　）

A. 扇形束　　　　　　B. 锥形束　　　　　　C. 平行束

D. 圆柱束　　　　　　E. 聚焦束

17. 下列关于高千伏摄影的叙述错误的是（　　　　）

A. 高千伏摄影需要使用更高栅比的滤线栅

B. 高千伏摄影获得层次丰富的图像时，增强了对比

C. 高千伏摄影应注意更换滤过板

D. 高千伏摄影不是一种能应用于全部部位的摄影方式

E. 高千伏摄影需选用高反差系数胶片

18. 关于电离室自动曝光控制叙述错误的是（　　　　）

A. 利用可见光的光电效应　　　　　　B. X线强度大时，产生的控制电流大

C. X线强度大时，曝光时间短　　　　D. 电容充电电流与X线曝光量成正比

E. X线辐射强度小时，曝光时间长

19. 电离室自动曝光控时利用了（　　　　）

A. 光电效应　　　　B. 计时器定时　　　C. 气体电离
D. 电子对效应　　　E. 光核反应

20. 下列关于散射线的叙述正确的是（　　　）
　　A. X线波长越长，产生散射线越多
　　B. X线强度越小，产生的散射线越多
　　C. 被检体越薄，产生的散射线越多
　　D. 被检体越厚，产生的散射线越少
　　E. 散射线降低组织的对比度

21. 消除散射线的最有效方法是（　　　）
　　A. 增加管电流　　　B. 利用空气间隙　　　C. 利用滤线栅
　　D. 使用滤过板　　　E. 增大照射野

22. 关于滤线栅栅比的叙述错误的是（　　　）
　　A. 是滤线栅的几何特征之一
　　B. 是铅条高度与宽度之比
　　C. 栅比越高，滤过散射线的能力越强
　　D. 高管电压时选用大栅比
　　E. 栅比是表示滤线栅清除散射线的能力

23. 下列物质中哪些可用来制作滤线栅板填充物（　　　）
　　A. 纸　　　　　　B. 铜　　　　　　C. 铁
　　D. 钨　　　　　　E. 钢

24. IP荧光体中的活化剂是（　　　）
　　A. Eu^{2+}　　　　　B. Fe^{2+}　　　　　C. Al^{3+}
　　D. Cu^{2+}　　　　　E. Si^{2+}

25. 擦除IP中的影像可采用（　　　）
　　A. 施加高电压　　　B. 施加高电流　　　C. 强光照射
　　D. 激光扫描　　　　E. 机械擦除

26. 直接转换FPD利用的光导半导体材料是（　　　）
　　A. 非晶硅　　　　　B. 非晶硒　　　　　C. CCD
　　D. CsI　　　　　　E. PSL

27. 关于乳腺摄影的叙述错误的是（　　　）
　　A. 光电效应增加　　　　　　B. 康普顿效应增加
　　C. X管阳极靶面材料一般为钼、铑　　D. 属于软组织摄影
　　E. 管电压一般在40KV以下

28. 多层螺旋CT的优点叙述错误的是（　　　）
　　A. 扫描速度明显提高　　　　B. 图像密度分辨率提高
　　C. CT透视定位更加准确　　　D. 提高了X线利用率
　　E. 扫描范围比单层螺旋CT大

29. DSA需要对两次采集的图像进行怎样的处理（　　　）

A. 图像相加　　　　　B. 图像相减　　　　　C. 图像积分

D. 图像去卷积　　　　E. 图像内插

30. IADSA的优点不包括（　　　）

A. 对比剂用量少　　　B. 血管相互重叠少　　C. 便于介入治疗

D. 小血管显示效果好　E. 可全身成像

31. 关于TE的叙述，下列哪项错误（　　　）

A. 对于采集一个回波信号的脉冲序列，TE是固定的

B. TE主要决定图像的T2对比

C. TE越长，组织横向弛豫越充分

D. TE越长，图像T2权重越大

E. 指RF脉冲开始时到回波信号中点的时间

32. 纵向弛豫恢复到最大值的63%时，所需要的时间称为（　　　）

A. T_1　　　　　　　　B. TE　　　　　　　　C. TR

D. T_2　　　　　　　　E. T_1

33. 关于热敏成像技术的叙述不正确的是（　　　）

A. 通过热敏头直接实现影像还原

B. 分为直接热敏成像和染色升华热敏成像

C. 以高温阵列式打印取代券光发射器

D. 需要暗室安装胶片

E. 成像过程不产生废水、废气

34. 不是氦氖激光打印机特点的是（　　　）

A. 衰减慢　　　　　　B. 性能稳定　　　　　C. 可聚集到原子级

D. 激光波长670nm　　E. 需要先预热

35. 干式热敏专用胶片不包括（　　　）

A. 催化作用的卤化银　B. 保护层　　　　　　C. 感热层

D. 吸收层　　　　　　E. 背层

36. 下列关于喷墨打印技术的叙述不正确的是（　　　）

A. 压电喷墨时需要加热　　　　　　　B. 连续喷墨技术以电荷调制型为代表

C. 气泡喷墨又称为电热式　　　　　　D. 压电喷墨属于随机式喷墨技术

E. 固体喷墨打印速度高于液体喷墨

37. 世界上第一台使用激光成像技术的医用激光打印机问世时间是（　　　）

A. 1982年　　　　　　B. 1983年　　　　　　C. 1984年

D. 1985年　　　　　　E. 1986年

38. 干式激光胶片的保存环境温度应保持在（　　　）

A. 0℃~20℃　　　　　B. 5℃~25℃　　　　　C. 10℃~30℃

D. 15℃~35℃　　　　　E. 35℃以上

39. 干式激光胶片的主要结构组成是（　　　）

A. 保护层、乳剂层、底层、片基和防光晕层

B. 感热层、保护层、片基、防光晕层

C. 感热层、保护层、底层、片基

D. 感热层、保护层、背层（UV吸收层和无光层）、片基

E. 感热层、底层、背层（UV吸收层和无光层）、片基

40. 激光打印机根据激光光源分类可以分为（　　　）

　　A. 氢-氦激光打印机与红外激光打印机

　　B. 氦-氖激光打印机与红外激光打印机

　　C. 湿式激光打印机和干式激光打印机

　　D. 湿式激光打印机与红外激光打印机

　　E. 氦-氖激光打印机与干式激光打印机

41. 激光打印机彻底代替的成像方式是（　　　）

　　A. 视频多幅照相技术　　B. 干式成像技术　　　　C. 喷墨成像技术

　　D. 热敏成像技术　　　　E. 激光成像技术

42. 氦氖激光胶片与红外激光胶片感色相对光谱的范围是（　　　）

　　A. 233nm与330～430nm　　　　　　　　B. 333nm与430～530nm

　　C. 433nm与530～630nm　　　　　　　　D. 533nm与630～730nm

　　E. 633nm与730～830nm

43. 热敏成像技术直接在胶片上产生"热印"作用实现影像还原所通过的是
　　（　　　）

　　A. 激光　　　　　　　　B. 热敏头　　　　　　　C. 红外激光

　　D. 氦氖激光　　　　　　E. X线

44. 直接热敏成像打印机的直热式成像技术是一种非激光扫描的成像技术，它
　　是将图像数据转换成电脉冲后传送到某处，再显现在热敏胶片上，此处是
　　（　　　）

　　A. 辊轴　　　　　　　　B. 高精度电机　　　　　C. 热敏头

　　D. 传动装置　　　　　　E. 收片盒

45. 集中打印系统的设计和开发基于的标准为（　　　）

　　A. HL7　　　　　　　　B. IHE　　　　　　　　C. ISO

　　D. DICOM　　　　　　E. MPPS

46. 3D打印的主要类型除外（　　　）

　　A. SLA　　　　　　　　B. FDM　　　　　　　　C. SLS

　　D. 3DP　　　　　　　　E. SLE

47. 关于光固化立体印刷（SLA）叙述错误的是（　　　）

　　A. 以金属为打印材料

　　B. 应用紫外激光对光敏树脂逐点扫描

　　C. 被扫描的光敏树脂薄层产生聚合固化

D. 需要一层一层进行固化

E. 未被扫描的光敏树脂保持液态

48. 器官三维模型数据基于（　　　）

A. DICOM图像　　　　B. BMP图像　　　　C. JPEG图像

D. TIFF图像　　　　E. JIF图像

49. 属于非数字化技术的影像打印技术是（　　　）

A. 视频多幅照相机　　B. 干式胶片技术　　C. 湿式胶片技术

D. 热敏纸技术　　　　E. 光面纸

50. 正在趋于被淘汰的影像打印技术是（　　　）

A. 热敏纸　　　　　　B. 干式胶片　　　　C. 光面纸

D. 湿式胶片　　　　　E. 彩色专业相纸

51. 原发性肝癌的强化特征为（　　　）

A. 向心性强化　　　　B. 快进慢出　　　　C. 延时强化

D. 慢进慢出　　　　　E. 快进快出

52. 碘海醇属于（　　　）

A. 离子单体　　　　　B. 离子二聚体　　　C. 非离子单体

D. 非离子二聚体　　　E. 阴性对比剂

53. 碘克酸属于（　　　）

A. 离子单体　　　　　B. 离子二聚体　　　C. 非离子单体

D. 非离子二聚体　　　E. 阴性对比剂

54. 甲基泛影葡胺属于（　　　）

A. 离子单体　　　　　B. 离子二聚体　　　C. 非离子单体

D. 非离子二聚体　　　E. 阴性对比剂

55. 碘克沙醇属于（　　　）

A. 离子单体　　　　　B. 离子二聚体　　　C. 非离子单体

D. 非离子二聚体　　　E. 阴性对比剂

56. 碘曲仑属于（　　　）

A. 离子单体　　　　　B. 离子二聚体　　　C. 非离子单体

D. 非离子二聚体　　　E. 阴性对比剂

57. 下列哪个措施不是预防碘对比剂副反应的必要措施（　　　）

A. 掌握适应证

B. 签署知情同意书

C. 如天气炎热，注射前将对比剂冷却到人体感觉舒适温度25℃

D. 患者注射对比剂后需留观30分钟才能离开检查室

E. 注入对比剂时一定要随时注意观察患者的反应

58. 使用造影剂SPIO增强，最好使用哪种序列扫描（　　　）

A. T_1WI-FSE抑脂　　B. T_1WI-GRE　　　C. T_1WI-FSE

D. PdWI–FSE   E. T_2WI–FSE

59. 垂体动态增强扫描的图像后处理方式为（　　　）

　　A. 最小密度重建　　　　B. 最大密度重建　　　　C. 时间信号曲线

　　D. 仿真内窥镜　　　　　E. 表面重建

60. 颅内动脉CTA扫描开始时间为肘静脉注射对比剂后（　　　）

　　A. 5 ~ 10秒　　　　　　B. 15 ~ 20秒　　　　　　C. 25 ~ 30秒

　　D. 35 ~ 40秒　　　　　　E. 60 ~ 70秒

61. 成人上腹部CT检查前30分钟口服阳性对比剂的量是（　　　）

　　A. 50 ~ 80mL　　　　　　B. 100 ~ 150mL　　　　　C. 200 ~ 250mL

　　D. 300 ~ 500mL　　　　　E. 600 ~ 800mL

62. 关于CT心脏门控成像的叙述，错误的是（　　　）

　　A. 专用的心脏门控装置　　　　　　　　B. 专用心脏门控的图像重建方法

　　C. 对比剂采用静脉团注法　　　　　　　D. 采用非螺旋扫描技术

　　E. 可分为前瞻性和回顾性门控技术

63. 离子型对比剂引起副作用的机制不包括（　　　）

　　A. 离子型对比剂不能破坏血脑屏障

　　B. 高渗性使血浆渗透压和血容量升高

　　C. 高渗性使血管内皮细胞脱水

　　D. 弱亲水性增加了药物的化学毒性

　　E. 高离子状态使其分子与血液中钙离子结合

64. 对比剂引起的副作用，可能的表现为（　　　）

　　①全身的热感。②恶心、呕吐。③全身的荨麻疹，胸闷、呼吸困难。④面色
　　发白，手足发冷。⑤血压下降。

　　A. ①②③④　　　　　　B. ③④⑤　　　　　　　C. ①④⑤

　　D. ①②③④⑤　　　　　E. ②③④⑤

65. CT扫描前，要求饮水量最多的检查部位是（　　　）

　　A. 肝脏扫描　　　　　　B. 盆腔扫描　　　　　　C. 胰腺扫描

　　D. 脾脏扫描　　　　　　E. 肾脏扫描

66. 关于顺磁性对比剂的描述，错误的是（　　　）

　　A. 浓度高时，出现超过T_1效应，使MRI信号降低

　　B. 低浓度时，主要使T_1缩短

　　C. 高浓度时，主要使T_2缩短

　　D. 常用T1效应作为T_1WI中的阳性对比剂

　　E. 顺磁性金属元素，其化合物的水溶液无顺磁性

67. 咽部增强扫描观察目标的叙述，错误的是（　　　）

　　A. 可区分开大体解剖结构　　　　　　　B. 可以使大血管显示更佳

　　C. 对病灶定位定性有帮助　　　　　　　D. 可以鉴别血管与淋巴结

E. 有助于对肿瘤的鉴别诊断

68. 与静脉注射对比剂发生副作用无关的因素是（　　）

A. 患者的个体差异　　　B. 患者的检查部位　　　C. 对比剂注射速度

D. 对比剂药品的质量　　E. 对比剂的剂量大小

69. 腹部检查前，口服阳性对比剂或水的目的是（　　）

A. 防止因禁食引起的脱水　　　　　B. 消除患者的焦虑及紧张

C. 增加组织间的自然对比　　　　　D. 增加腹部组织间的密度对比

E. 增加腹部组织的空间对比

70. CT增强扫描时，肝组织密度提高，因此CT值将增加（　　）

A. 10～20HU　　　　　B. 20～30HU　　　　　C. 30～40HU

D. 40～60HU　　　　　E. 60～100HU

二、以下提供若干个案例，每个案例下设若干个考题。请根据各考题题干所提供的信息，在每道题下面的A、B、C、D、E五个备选答案中选择一个最佳答案。

A3/A4型题

（71～75题共用题干）

评价X线照片影像的五大要素包括：密度、对比度、锐利度、颗粒度及失真度。其中前四项为构成照片影像的物理因素，最后一项为几何因素。

71. 下列影响X线照片密度值的因素中，哪项错误（　　）

A. 管电压　　　　　B. 照射量　　　　　C. 焦点大小

D. 摄影距离　　　　E. 被检体组织的密度

72. 影响X线照片锐利度的因素，下列描述哪项正确（　　）

A. 焦点尺寸越小，半影越小，影像锐利度越差

B. 被检体与探测器距离越近，半影越小，影像锐利度越差

C. 摄影距离越远，半影越大，影像锐利度越高

D. X线管阳极端的影像锐利度小于阴极端

E. 焦点尺寸、物—片距、摄影距离是影响X线照片锐利度的三大几何因素

72. 下列对比度中，哪项是形成射线对比度的基础（　　）

A. 光学对比度　　　　B. 胶片对比度　　　　C. X线对比度

D. 肢体对比度　　　　E. X线照片对比度

74. 在X线照片中主要的斑点是（　　）

A. 胶片颗粒性斑点　　B. 增感屏结构斑点　　C. 探测器结构斑点

D. 统计斑点　　　　　E. 量子斑点

75. 下列叙述错误的是（　　）

A. 被检体在焦点正下方垂直投照时不会发生变形

B. X线中心线的投照方向与角度对于变形的控制有很大的影响

C. 既有形状的变化也有大小的变化称为失真

D. 焦点、被检体、探测器之间的投影关系是决定放大变形的三要素

E. 被检体影像与实际物体具有相同的几何形态，但尺寸变大称为放大

（76～80题共用题干）

20世纪80年代末，CT设备的硬件发生了变革。扫描方式从旋转–平移转变成了扫描架连续单向的旋转，检查床连续移动中同时曝光。螺旋CT的出现使扫描速度有了显著的提高，随着探测器的发展，又有了双层、多层螺旋CT，64层、256层、320层等，螺旋CT极大地提高了扫描速度、射线利用率。

76. 下列哪项是螺旋CT扫描特有的成像参数（　　　）

    A. 矩阵　　　　　　　　B. 螺距　　　　　　　　C. 体素

    D. 窗宽窗位　　　　　　E. 重建函数

77. 多层螺旋CT的层厚由什么决定（　　　）

    A. 准直器的宽度　　　　B. 准直器的个数　　　　C. 探测器排的宽度

    D. 探测器的个数　　　　E. 螺距

78. 当螺距增大时，下列说法错误的是（　　　）

    A. 扫描速度加快　　　　　　　　B. 可扫描大范围病灶

    C. 信息量减少，可能漏诊　　　　D. Z轴分辨力提高，图像质量得到改善

    E. 探测器接收到的X线量减少

79. 螺旋CT扫描方式的概念中，下列叙述哪项错误（　　　）

    A. 层厚与非螺旋扫描一致　　　　B. 螺旋扫描采集到的是一个容积采集区

    C. 有效扫描层厚增宽　　　　　　D. 扫描投影数据产生不一致

    E. 不能采用常规标准方法重建

80. 下列哪项不是多层螺旋CT的优点（　　　）

    A. 扫描速度更快　　　　　　　　B. 提高图像分辨力

    C. CT透视定位更加准确　　　　　D. 提高X线的利用率

    E. 加大了被检者的辐射剂量

（81～82题共用题干）

胶片打印机的原理为：用红外线激光辐射使光–热式胶片形成潜影，再通过120℃以上的热鼓进行15秒的加热处理，使影像显这是胶片中的金属银颗粒密度发生变化造成的。下图是成像原理简图，当光–热胶片被激光扫描后，激光光子进入了胶片的敏感层将银离子变成金属银原子而形成潜影。

81. 打印机的类型是（　　　）

    A. 喷墨打印机　　　　　B. 热敏打印机　　　　　C. 湿式激光打印机

    D. 自动洗片机　　　　　E. 干式激光打印机

82. 这类打印机所使用的胶片介质描述正确的是（　　　）

    A. 不需要低温保存　　　B. 需要避光保存　　　　C. 可以打印彩色胶片

    D. 没有污染　　　　　　E. 介质不与打印机绑定

（83～84题共用题干）

为照片自主打印机选择合适的胶片打印机作为胶片介质的输出设备。考虑需要

打印彩色图像，摆放空间较小，也比较密闭，需要避免设备产生异味，而且需要不同厂商的产品可以共用同一种打印介质。

83. 需要输出彩色胶片最优的选择为（　　）

    A. 干式激光打印机　　　B. 热敏打印机　　　　　C. 湿式激光打印机

    D. 喷墨打印机　　　　　E. 自动洗片机

84. 可以自由选择打印介质类型的打印机的最优选择为（　　）

    A. 干式激光打印机　　　B. 热敏打印机　　　　　C. 湿式激光打印机

    D. 喷墨打印机　　　　　E. 自动洗片机

（85～88题共用题干）

患者男性，62岁，体重62kg，主诉进行性消瘦。B超提示：肝脏占位，肝血管瘤可能性大，原发性肝癌不除外。实验室检查：谷丙转氨酶28U/L，肌酐192μmol/L，血糖15mmol/L。申请肝脏CT平扫加增强扫描。

85. 适用于该患者的最佳的造影剂为（　　）

    A. 碘佛醇　　　　　　　B. 碘克酸　　　　　　　C. 碘海醇

    D. 碘克沙醇　　　　　　E. 优维显

86. 该患者最佳扫描方案为（　　）

    A. 三期扫描　　　　　　B. 两期扫描　　　　　　C. 三期扫描+延时扫描

    D. 两期扫描+延时扫描　E. 延时扫描

87. 该患者对比剂的使用量应为（　　）

    A. 10～20mL　　　　　　B. 30～40mL　　　　　　C. 40～60mL

    D. 80～100mL　　　　　E. 180～200mL

88. 肝血管瘤强化特征正确的是（　　）

    A. 向心性强化　　　　　B. 快进快出　　　　　　C. 慢进慢出

    D. 边缘强化　　　　　　E. 不强化

（89～90题共用题干）

患者男，58岁，主诉：近半年胸闷气促，间有胸痛，休息后缓解。查体：一般情况可，双肺呼吸音正常，心率82次，血压154/102mmHg。

89. 适用于该患者最佳的检查项目是（　　）

    A. 肺动脉CTA　　　　　B. 胸主动脉CTA　　　　　C. 冠状动脉CTA

    D. 肺动脉DSA　　　　　E. 心脏高分辨CT

90. 适用于该患者最佳的触发方式是（　　）

    A. 前瞻性心电门控触发　　　　　　　B. 回顾性心电门控触发

    C. 主动触发　　　　　　　　　　　　D. 呼吸门控触发

    E. 指脉触发

三、以下提供若干组考题，每组考题共同在考题前列出A、B、C、D、E五个备选答案。请从中选择一个与考题关系最密切的答案。

B型题

（91～93题共用备选答案）

　　A. 时间减影　　　　B. 能量减影　　　　C. 混合减影

　　D. 体层减影　　　　E. K-缘减影

91. DSA减影方式中，最常用的（　　　）

92. DSA减影方式中，采用不同时间进行图像采集，并进行减影处理（　　　）

93. DSA减影方式中，采用不同曝光能量进行图像采集，并进行减影处理（　　　）

（94～96题共用备选答案）

　　A. 吸收散射线　　　　B. 吸收漏射线　　　　C. 减少照射野

　　D. 抑制散射线　　　　E. 吸收原发低能射线

94. 限束器的作用是（　　　）

95. 滤线栅的作用是（　　　）

96. 过滤板的作用是（　　　）

（97～100题共用备选答案）

　　A. 甲基泛影葡胺　　　　B. 钆贝葡胺　　　　C. 碘克酸

　　D. 碘海醇　　　　E. FAC

97. 铁磁性对比剂（　　　）

98. 非离子单体对比剂（　　　）

99. 离子单体对比剂（　　　）

100. 肝特异性对比剂（　　　）

专业知识模拟试卷三（主管技师）

一、以下每一道题下面有A、B、C、D、E五个备选答案，从中选择一个最佳答案。

A1/A2型题

1. 关于X线影像信息的形成叙述错误的是（　　　）

　　A. X线受到被检体各组织衰减而出现差异

　　B. X线照片中记录的是透过被检体的X线光子

　　C. 透过被检体后的X线强度差异称为X线对比度

　　D. 探测器将X线转换成为影像信号

　　E. 胶片经过定影处理形成二维光学密度分布

2. 关于光学密度叙述正确的是（　　　）

　　A. 照片上某处的透光程度称为阻光率

B. 光学密度是阻光率的对数

C. 照片阻挡光线的能力称为透光率

D. 光学密度是阻光率的倒数

E. 光线密度是透光率的对数

3. 关于公式$K\chi=e-d(\mu'-\mu)$说法错误的是（　　　）

　A. 表示X线对比度　　　　　　　　　　B.（$\mu'-\mu$）为对比度指数

　C. d为X线传播的距离　　　　　　　　D. $K\chi$与物质的特性有关

　E. 随管电压升高（$\mu'-\mu$）升高

4. 光学密度的单位是（　　　）

　A. m　　　　　　　　　B. m^{-1}　　　　　　　　　C. mm

　D. g/m^2　　　　　　　E. 无量纲

5. 照片对比度的概念不包括（　　　）

　A. 胶片对比度　　　　　B. 空间对比度　　　　　C. 肢体对比度

　D. X线照片对比度　　　E. X线对比度

6. 下列说法正确的是（　　　）

　A. 被检体对比度是形成射线对比度的基础

　B. 射线对比度只与管电压相关

　C. 照片对比度不能累加

　D. 照片的密度与摄影距离成正比

　E. 射线对比度与被检体无关

7. 下列哪种方法能显著提高组织结构的对比（　　　）

　A. 天然对比　　　　　　B. 人工对比　　　　　　C. 高反差胶片

　D. 低千伏摄影　　　　　E. 高千伏摄影

8. 关于mAs的叙述正确的是（　　　）

　A. 管电流与管电压的乘积　　　　　　B. 密度过高时，适当减少mAs

　C. mAs对影像效果没有明显影响　　　D. 增加mAs主要改善照片的对比度

　E. 密度过低时，增加mAs与kV对影像的效果相同

9. 影响锐利度的因素不包括（　　　）

　A. kV　　　　　　　　　　　　　　　　B. 几何学模糊

　C. 移动模糊　　　　　　　　　　　　D. 非直接探测器的光扩散

　E. X线管焦点尺寸

10. 在X线照片中主要斑点是（　　　）

　A. 胶片颗粒性斑点　　　B. 增感屏结构斑点　　　C. 探测器机构斑点

　D. 量子斑点　　　　　　E. 统计斑点

11. 国际放射学界公认的半影模糊阈值是（　　　）

　A. 0.1mm　　　　　　　B. 0.2mm　　　　　　　　C. 0.3mm

　D. 0.4mm　　　　　　　E. 0.5mm

12. 防止运动模糊最有效的方法是（　　）
    A. 使用高感探测器　　　B. 使用高千伏摄影　　　C. 短时间曝光
    D. 缩短摄影距离　　　　E. 缩短物—片距

13. 关于X线管焦点叙述错误的是（　　）
    A. 有效焦点为长方形　　　　　　　B. 灯丝电子撞击的面积为实际焦点
    C. 有效焦点的单位为mm　　　　　　D. 实际焦点在像面上的投影为有效焦点
    E. 实际焦点由主焦点和副焦点构成

14. 关于焦点的极限分辨力叙述错误的是（　　）
    A. 焦点越大分辨能力越低
    B. R=2d
    C. 焦点面上X线量分布为双峰时分辨率低
    D. 可用星卡测试
    E. 对成像结果影响大

15. 放大摄影X线管焦点为0.05，允许的最大放大率为（　　）
    A. 1倍　　　　　　　　B. 2倍　　　　　　　　C. 3倍
    D. 4倍　　　　　　　　E. 5倍

16. 防止影像变形的措施，下列哪项错误（　　）
    A. 被检体靠近探测器　　　　　　　B. 被检体平行于探测器
    C. 尽量使用切线位投照　　　　　　D. 焦点大小与影像变形无关
    E. 中心线通过被检部中心，并垂直于探测器

17. 关于变形的控制，下列叙述错误的是（　　）
    A. 受摄影过程中几何条件的控制
    B. 一般中心线应通过被检部位中心并垂直于探测器
    C. 被检体平行于探测器时变形最小
    D. 垂直投照的影像无变形的情况
    E. 变形取决于焦点、被检体和探测器三者间的位置关系

18. 关于高千伏摄影的叙述，下列哪项正确（　　）
    A. 影像显示层次丰富　　B. 康普顿效应减少　　　C. 光电效应增加
    D. 影像对比度增加　　　E. 增加了患者的辐射剂量

19. 光电管自动曝光控时利用了（　　）
    A. 光电效应　　　　　　B. 计时器定时　　　　　C. 气体电离
    D. 电子对效应　　　　　E. 光核反应

20. CR使用的IP中的核心物质是（　　）
    A. 光电二极管　　　　　B. 稀土元素　　　　　　C. 卤化银
    D. 碘化铯非晶硅　　　　E. 光激励存储荧光体

21. 为保证乳腺摄影成像效果及质量，下列叙述错误的是（　　）
    A. 焦点应当控制在0.5以下
    B. FPD像素尺寸一般不能超过100μm

C. 数字乳腺系统应提供的动态范围不小于12位

D. 滤线栅常用80LP/cm超密纹栅或高穿透单元滤线栅

E. 应对乳腺施加压迫

22. CT成像中，X线通过人体后的光子与源射线关系是（　　）

  A. 对数关系   B. 指数关系   C. 线性关系

  D. 非线性关系   E. 高斯分布

23. 下列关于多能谱X线衰减叙述错误的是（　　）

  A. 既有质的变化也有量的变化   B. 射线的平均能量增加

  C. 总的光子数减少   D. 符合指数衰减规律

  E. 射线出现硬化

24. 下列不属于CT重建方法的是（　　）

  A. 反投影法   B. 迭代法   C. 滤波反投影法

  D. 傅里叶重建法   E. 360° 内插迭代法

25. IVDSA的缺点不包括（　　）

  A. 小血管显示效果欠佳   B. 无损伤

  C. 需要高浓度对比剂   D. 外周静脉显示效果较好

  E. 对比剂到达兴趣区时被稀释严重

26. 碘的衰减曲线具有锐利的不连续性，其临界水平成为K缘的能量是（　　）

  A. 22keV   B. 33keV   C. 44keV

  D. 55keV   E. 66keV

27. 当氢质子放入静磁场后，下列情况正确的是（　　）

  A. 氢质子磁化矢量都平行于主磁场且方向相同

  B. 氢质子磁化矢量都平行于主磁场且方向相反

  C. 氢质子磁化矢量都平行于主磁场且能量高的与主磁场方向相同

  D. 氢质子磁化矢量都平行于主磁场且能量低的与主磁场方向相同

  E. 氢质子磁化矢量不受主磁场影响

28. 梯度磁场的目的是（　　）

  A. 帮助空间定位   B. 改善磁场的均匀度   C. 进行射频激发

  D. 便于采集信号   E. 减少伪影的发生

29. 关于TR的叙述正确的是（　　）

  A. TR主要决定图像的T_2对比   B. TR越大，T_2权重越大

  C. 是脉冲序列执行一次所需要的时间   C. TR越大，横向弛豫越充分

  E. TR越大，T_1权重越大

30. 关于反转时间的叙述，下列哪项正确（　　）

  A. 短T_1可以实现自由水信号的抑制

  B. 长T_1可以实现脂肪组织信号的抑制

  C. 增加脑灰白质的T_1对比时，可选用中等长TI

D. T_1越长，图像T_2权重越大

E. 可以用于各器官、各类型的所有成像中

31. 干式激光成像原理可根据显影、定影方式的不同分成（　　　　）

A. 扫描逐点曝光成像和激光诱导成像

B. 光-热式成像和扫描逐点曝光成像

C. 光-热式成像和激光诱导成像

D. 光式成像和热式成像

E. 激光成像和诱导成像

32. 器官三维模型数据基于（　　　　）

A. JPEG图像　　　　　B. BMP图像　　　　　C. DICOM图像

D. TIFF图像　　　　　E. JIF图像

33. 属于非数字化技术的影像打印技术是（　　　　）

A. 视频多幅照相机　　B. 干式胶片技术　　　C. 湿式胶片技术

D. 热敏纸技术　　　　E. 光面纸

34. 正在趋于被淘汰的影像打印技术是（　　　　）

A. 热敏纸　　　　　　B. 干式胶片　　　　　C. 光面纸

D. 湿式胶片　　　　　E. 彩色专业相纸

35. 相对于湿式胶片，干式胶片的特点不包括（　　　　）

A. 分辨率高　　　　　B. 感光度高　　　　　C. 加工过程能耗高

D. 影像稳定　　　　　E. 含银量低

36. 干式激光打印机的组件不包括（　　　　）

A. 数据传输系统　　　B. 激光光源　　　　　C. 胶片传输冲洗系统

D. 加热显影系统　　　E. 整机控制系统

37. 激光胶片的使用注意事项不包括（　　　　）

A. 防额外的热源　　　B. 温度以25℃为宜　　C. 注意有效期

D. 防潮　　　　　　　E. 片盒应立式储存

38. 关于热敏成像技术的叙述不正确的是（　　　　）

A. 通过热敏头直接实现影像还原

B. 分为直接热敏成像和染色升华热敏成像

C. 以高温阵列式打印取代券光发射器

D. 需要暗室安装胶片

E. 成像过程不产生废水、废气

39. 干式激光胶片的保存环境温度应保持在（　　　　）

A. 0～20℃　　　　　B. 5～25℃　　　　　C. 10～30℃

D. 15～35℃　　　　　E. 35℃以上

40. 干式激光胶片的主要结构组成是（　　　　）

A. 保护层、乳剂层、底层、片基和防光晕层

B. 感热层、保护层、片基、防光晕层

C. 感热层、保护层、底层、片基

D. 感热层、保护层、背层（UV吸收层和无光层）、片基

E. 感热层、底层、背层（UV吸收层和无光层）、片基

41. 激光打印机根据激光光源分类可以分为（　　　）

A. 氦-氖激光打印机与红外激光打印机

B. 氢-氦激光打印机与红外激光打印机

C. 湿式激光打印机和干式激光打印机

D. 湿式激光打印机与红外激光打印机

E. 氦-氖激光打印机与干式激光打印机

42. 激光打印机彻底代替的成像方式是（　　　）

A. 视频多幅照相技术　　B. 干式成像技术　　　C. 喷墨成像技术

D. 热敏成像技术　　　E. 激光成像技术

43. 氦氖激光胶片与红外激光胶片感色相对光谱的范围是（　　　）

A. 233nm与330~430nm　　　　　B. 333nm与430~530nm

C. 433nm与530~630nm　　　　　D. 533nm与630~730nm

E. 633nm与730~830nm

44. 热敏成像技术直接在胶片.上产生"热印"作用实现影像还原所通过的是（　　　）

A. 激光　　　　　B. 热敏头　　　　　C. 红外激光

D. 氦氖激光　　　E. X线

45. 直接热敏成像打印机的直热式成像技术是一种非激光扫描的成像技术，它是将图像数据转换成电脉冲后传送到某处，再显现在热敏胶片上，此处是（　　　）

A. 辊轴　　　　　B. 高精度电机　　　　　C. 热敏头

D. 传动装置　　　E. 收片盒

46. 集中打印系统的设计和开发基于的标准为（　　　）

A. HL7　　　　　B. IHE　　　　　C. ISO

D. DICOM　　　E. MPPS

47. 3D打印的主要类型除外（　　　）

A. SLA　　　　　B. FDM　　　　　C. SLS

D. SLE　　　　　E. 3DP

48. 关于光固化立体印刷叙述错误的是（　　　）

A. 以金属为打印材料

B. 应用紫外激光对光敏树脂逐点扫描

C. 被扫描的光敏树脂薄层产生聚合固化

D. 未被扫描的光敏树脂保持液态

E. 需要一层一层进行固化

49. 多幅相机使用的显像装置是（　　　）

    A. LED　　　　　　　　B. LCD　　　　　　　C. TFT

    D. CRT　　　　　　　　E. FPD

50. 关于医用专业打印的叙述不正确的是（　　　）

    A. 需要获得国家相关部门许可　　　B. 可为湿式打印

    C. 可使用热敏纸　　　　　　　　　D. 湿式不如干式

    E. 湿式激光打印应用广泛

51. 在肝脏磁共振增强时，由于过低的对比剂注射速率难以区别开三期的图像，所以对比剂注射速率应为（　　　）

    A. 1mL/s　　　　　　　B. 2mL/s　　　　　　C. 4mL/s

    D. 5mL/s　　　　　　　E. 6mL/s

52. 乳腺磁共振增强的图像后处理方式为（　　　）

    A. 最小密度重建　　　B. 时间信号曲线　　　C. 仿真内镜

    D. MIP　　　　　　　E. SSD

53. 钆喷酸葡胺的作用原理为（　　　）

    A. 分布于细胞外液的造影剂　　　B. 分布于细胞内液的造影剂

    C. 肝细胞选择性的造影剂　　　　D. 血池造影剂

    E. 分布于网状内皮细胞系统的造影剂

54. 关于前瞻性心电门控叙述错误的是（　　　）

    A. 利用预先采集的心电图波形标定R波

    B. 目的是减小搏动伪影

    C. 降低辐射剂量

    D. 冠脉CTA可用该技术

    E. 受检者心律失常，在75次/分以上CTA时采用

55. 关于回顾性心电门控叙述错误的是（　　　）

    A. 心电图采集与CT扫描先后进行

    B. 心脏解剖数据与搏动资料同步

    C. 可任意选取重建时相

    D. 可获取不同时相的图像

    E. 当心率较快、心律失常时冠脉CTA可采用该技术

56. 正常心电图的P波时限为（　　　）

    A. 0.1秒　　　　　　　B. 0.11秒　　　　　　C. 0.12秒

    D. 0.13秒　　　　　　　E. 0.14秒

57. 正常心电图QRS波群的激动时限小于（　　　）

    A. 0.1秒　　　　　　　B. 0.11秒　　　　　　C. 0.12秒

    D. 0.13秒　　　　　　　E. 0.14秒

58. P波代表（　　　）

A. 窦房结的激动　　　　B. 心房的激动　　　　C. 房室结的激动

D. 心室的激动　　　　E. 希氏束的激动

59. 属于肝特异性对比剂的是（　　　）

A. Gd-DTPA　　　　B. 碘曲仑　　　　C. Gd-BOPTA

D. 优维显　　　　E. FAC

60. 关于腹部实质脏器MRI增强成像错误的是（　　　）

A. 肝脏MRI增强检查常规包括动脉期、门脉期和平衡期等三期动态扫描。

B. 两种肝特异性对比剂钆贝葡胺和钆赛酸二钠均具有被肝细胞特异性摄取的能力，从而使无肝细胞功能的病灶出现增强高信号，对肝癌的检出有辅助作用。

C. 对比剂注射速率通常为2mL/s

D. 研究报道钆赛酸二钠有造成患者急性呼吸暂停，难以屏气完成动脉期扫描。

E. 过低的注射速率难以区别开三期的图像。

61. 乳腺磁共振增强最佳扫描方式为（　　　）

A. 两期扫描+延时扫描　　　　B. 三期扫描

C. 动态增强扫描　　　　D. 延时扫描

E. 三期扫描+延时扫描

62. 关于冠状动脉CTA检查技术的叙述，错误的是（　　　）

A. 扫描范围从气管隆嵴下至膈顶

B. 扫描机架的旋转时间应与心率匹配

C. 采用前瞻性心电信号触发容积扫描

D. 对比剂的用量和注射速率应根据体重调整

E. 扫描延迟时间的设定是检查成功的关键因素

63. 离子型碘对比剂引起低血钙导致心功能紊乱的原因是（　　　）

A. 高渗透性　　　　B. 高离子性　　　　C. 存在羧基

D. 弱亲水性　　　　E. 化学毒性

64. 关于CT增强扫描的描述，错误的是（　　　）

A. CT检查都需进行增强扫描

B. 是将对比剂注入体内后进行扫描的方法

C. 能提高小病灶的检出率

D. 血供丰富的组织或器官强化明显

E. 其作用是增加体内不同组织间的对比度

65. 动态扫描的作用是（　　　）

A. 提高图像的空间分辨率　　　　B. 提高图像的密度分辨率

C. 缩短扫描时间　　　　D. 减少部分容积效应

E. 能获得对比剂的时间增强曲线，有助于某些疾病的诊断

66. 以下哪项不属于碘对比剂过敏反应的症状（　　　）

A. 高热   B. 恶心、呕吐   C. 喉及支气管痉挛

D. 血压下降   E. 皮肤荨麻疹

67. 肝血管瘤特征性CT扫描要求做到"两快一长"，一长指的是（ ）

 A. 扫描范围长 B. 注药时间长   C. 患者屏气时间长

 D. 延迟扫描时间长 E. 曝光时间长

68. 与非离子对比剂的亲水性相关的因素是（ ）

 A. 渗透压   B. 碘含量   C. 分子大小

 D. 羧基数量 E. 羟基数量

69. 婴幼儿的胸部增强扫描的对比剂注射剂量，一般每次检查根据体重以（ ）

 A. 0.5mL/kg计算 B. 1.5mL/kg计算 C. 2mL/kg计算

 D. 2.5mL/kg计算 E. 3mL/kg计算

70. 经肘静脉注入对比剂扫描，延迟时间最短的是（ ）

 A. 下肢动脉造影 B. 下腔静脉造影 C. 门静脉造影

 D. 肝动脉造影 E. 肺动脉造影

二、以下提供若干个案例，每个案例下设若干个考题。请根据各考题题干所提供的信息，在每道题下面的A、B、C、D、E五个备选答案中选择一个最佳答案。

A3/A4型题

（71～75题共用题干）

20世纪80年代末，CT设备的硬件发生了变革。扫描方式从旋转–平移转变成了扫描架连续单向的旋转，检查床连续移动中同时曝光。螺旋CT的出现使扫描速度有了显著的提高，随着探测器的发展，又有了双层、多层螺旋CT，64层、256层、320层等，螺旋CT极大地提高了扫描速度、射线利用率。

71. 下列哪项是螺旋CT扫描特有的成像参数（ ）

 A. 矩阵   B. 螺距   C. 体素

 D. 窗宽窗位 E. 重建函数

72. 多层螺旋CT的层厚由什么决定（ ）

 A. 准直器的宽度 B. 准直器的个数 C. 探测器排的宽度

 D. 探测器的个数 E. 螺距

73. 当螺距增大时，下列说法错误的是（ ）

 A. 扫描速度加快   B. 可扫描大范围病灶

 C. 信息量减少，可能漏诊 D. Z轴分辨力提高，图像质量得到改善

 E. 探测器接收到的X线量减少

74. 螺旋CT扫描方式的概念中，下列叙述哪项错误（ ）

 A. 层厚与非螺旋扫描一致 B. 螺旋扫描采集到的是一个容积采集区

 C. 有效扫描层厚增宽 D. 扫描投影数据产生不一致

 E. 不能采用常规标准方法重建

75. 下列哪项不是多层螺旋CT的优点（ ）

A. 扫描速度更快　　　　　　B. 提高图像分辨力

C. CT透视定位更加准确　　　D. 提高X线的利用率

E. 加大了被检者的辐射剂量

（76～80题共用题干）

180°反转脉冲激励关闭后，组织的纵向磁化矢量从负值最大逐渐恢复达到最大纵向磁化矢量。当某种组织的纵向磁化矢量恢复到零点时，此时再给予90°射频脉冲激发，该组织由于无宏观纵向磁化矢量，也就无法产生横向磁化矢量，则该组织将无法产生回波信号，通过此种方法可以达到选择性抑制特定T_1值组织信号。

76. 下列叙述正确的是（　　　）

A. 题干叙述的是反转恢复序列　　　B. 产生的回波称为梯度回波

C. 组织对比主要由TE决定　　　　D. 上述180°脉冲起到聚相位作用

E. MRI信号来源于纵向磁化矢量

77. 该序列中第一个180°脉冲作用是（　　　）

A. 产生横向磁化矢量　　　　　　B. 产生纵向磁化矢量

C. 反转纵向磁化矢量　　　　　　D. 相位重聚

E. 相位离散

78. 该序列中90°脉冲的作用是（　　　）

A. 产生纵向磁化矢量　　　　　　B. 产生横向磁化矢量

C. 产生回波信号　　　　　　　　D. 反转磁化矢量

E. 相位重聚

79. 该序列中出现的第二个180°脉冲作用是（　　　）

A. 相位重聚　　　　　　　　　　B. 相位离散

C. 反转磁化矢量　　　　　　　　D. 产生梯度回波信号

E. 产生自由感应衰减信号

80. 该序列的作用下列叙述哪项错误（　　　）

A. STIR可以进行脂肪抑制　　　　B. FLAIR可以进行自由水抑制

C. 可以改善脑实质的T_1对比　　　D. 可以进行脑灰白质成像

E. 对比增强扫描中能改善组织对比

（81～83题共用题干）

光-热式打印机成像原理是用红外线激光辐射使光热式胶片形成潜影。

81. 光-热式成像其技术核心是（　　　）

A. 激光光子进入了胶片的保护层将银原子变成金属银离子

B. 激光光子进入了胶片的敏感层将银原子变成金属银离子

C. 激光光子进入了胶片的敏感层将银离子变成金属银原子

D. 激光光子进入了胶片的保护层将银离子变成金属银原子

E. 激光光子进入了胶片的基层将银离子变成金属银原子

82. 曝光后的胶片再通过（　　）
    A. 100℃的热鼓进行15秒的加热处理
    B. 100℃以下的热鼓进行30秒的加热处理
    C. 120℃以下的热鼓进行15秒的加热处理
    D. 120℃以上的热鼓进行15秒的加热处理
    E. 120℃以上的热鼓进行30秒的加热处理

83. 通过持续加热这一催化作用过程银原子变成可见的金属银，即形成常见带有不同密度的影像。金属银数量和曝光在胶片上的光子数的关系是（　　）
    A. 没有任何关系　　　　B. 成正比　　　　　　C. 成反比
    D. 成平方的关系　　　　E. 成对数的关系

（84～86题共用题干）

胶片打印机的原理为：用红外线激光辐射使光-热式胶片形成潜影，再通过120℃以上的热鼓进行15秒的加热处理，使影像显这是胶片中的金属银颗粒密度发生变化造成的。下图是成像原理简图，当光-热胶片被激光扫描后，激光光子进入了胶片的敏感层将银离子变成金属银原子而形成潜影。

84. 该打印机的类型是（　　）
    A. 喷墨打印机　　　　B. 热敏打印机　　　　C. 干式激光打印机
    D. 自动洗片机　　　　E. 湿式激光打印机

85. 这类打印机所使用的胶片介质描述正确的是（　　）
    A. 不需要低温保存　　B. 需要避光保存　　　C. 可以打印彩色胶片
    D. 没有污染　　　　　E. 介质不与打印机绑定

86. 干式激光成像技术的主要优点不包括（　　）
    A. 操作简便，一次成像　　　　　　B. 不需要再行显影，定影处理
    C. 可以降低耗材消耗成本　　　　　D. 不会造成环境污染
    E. 只需要进行定影处理，操作流程简单

（87～90题共用题干）

患者女，38岁，诉双侧溢乳，月经紊乱8个月，查体双侧溢乳，查PRL值378μg/L。

87. 该患者应申请哪种检查（　　）
    A. 双侧乳腺乳导管造影　　　　　　B. 双侧乳腺MRI平扫加增强
    C. 子宫附件CT平扫加增强　　　　　D. 子宫附件MRI平扫加增强
    E. 垂体MRI平扫加增强

88. 适用于该患者的最佳的扫描方式为（　　）
    A. 三期扫描　　　　　B. 动态增强扫描　　　C. 三期扫描+延时扫描
    D. 两期扫描+延时扫描 E. 延时扫描

89. 该患者应使用的最佳扫描方位为（　　）
    A. 冠状位+矢状位　　B. 横轴位位+矢状位　　C. 冠状位+横轴位
    D. 横轴位+斜矢状位　E. 双斜位+横轴位

90. 该患者增强图像后处理方式为（　　　）

 A. 最小密度重建   B. 最大密度重建   C. 时间信号曲线

 D. 仿真内窥镜   E. 表面重建

三、以下提供若干组考题，每组考题共同在考题前列出A、B、C、D、E五个备选答案，从中选择一个与考题关系最密切的答案。

B型题

（91~94题共用备选答案）

 A. FID序列   B. 自旋回波序列   C. 梯度回波序列

 D. 自旋回波EPI序列 E. 梯度回波EPI序列

91. 使用90°射频脉冲激发，180°聚焦脉冲聚相位后得到的回波信号（　　　）

92. 使用梯度翻转获得回波信号的序列（　　　）

93. 小角度射频脉冲激发后利用EPI采集技术采集梯度回波链（　　　）

94. 利用自旋回波结构激发，EPI采集回波链（　　　）

（95~96题共用备选答案）

 A. 钨酸钙   B. 硫酸铅钡   C. 硫酸锌

 D. 硫化锌镉   E. 硫氧化钇

95. 软组织摄影用屏的荧光体是（　　　）

96. 普通标准型增感屏的荧光体是（　　　）

（97~100题共用备选答案）

 A. 心房激动   B. 心室除极   C. 心室肌细胞全部除极完毕

 D. 房室传导时间 E. 心室复极

97. T波代表（　　　）

98. PR间期代表（　　　）

99. QRS波群代表（　　　）

100. P波代表（　　　）

专业知识模拟试卷四（主管技师）

一、以下每一道题下面有A、B、C、D、E五个备选答案，从中选择一个最佳答案。

A1/A2型题

1. 关于X线信息的传递叙述错误的是（　　　）

 A. 探测器是信息的载体

 B. 被照体可作为信息源

 C. 被照体因素包括组织器官的厚度、密度等

 D. 信息的质与量取决于被照体因素及射线因素

 E. 增感屏可将X线转换成荧光分布

2. 关于X线照片对比度的叙述正确的是（　　　）

A. 与X线对比度无关　　　　　B. 又称光学对比度

C. 单面药膜的对比度比双面大　D. 与胶片特性无关

E. 受显示器显示效果的影响

3. 关于X线对比度叙述错误的是（　　　）

A. 符合对数规律　　　　　　　B. 对比剂可改变对比度

C. 与人体吸收有关　　　　　　D. 受X线波长影响

E. 受被检体组织结构影响

4. 关于射线因素对X线照片对比度的影响叙述正确的是（　　　）

A. 照片对比度的形成与被照体结构无关

B. 物质吸收差异受管电流影响

C. 高千伏摄影时，照片对比度提高

D. 低千伏摄影时，照片对比度下降

E. 被照体组织结构的差异与X线对比度有关

5. 关于被检体本身因素对X线照片对比度的影响，叙述正确的是（　　　）

A. 在诊断放射学中，主要是光电吸收

B. 低V、高原子序数时康普顿效应占优势

C. 组织密度大，吸收X线能力越弱

D. 被检体投照面积对照片对比度影响显著

E. 较厚的被检体需要的摄影条件比较薄的低

6. 影像照片颗粒度的因素不包括（　　　）

A. X线量子斑点　　　　　　　B. 胶片卤化银颗粒的尺寸

C. 胶片卤化银颗粒的分布　　　D. 胶片对比度因素

E. 被检体因素

7. 摄影中减小运动模糊的方法，错误的是（　　　）

A. 选择适当的呼吸方式　　　　B. 缩短曝光时间

C. 缩短物–片距　　　　　　　D. 固定被检体

E. 固定X线设备

8. 关于照片斑点，下列说法错误的是（　　　）

A. 斑点或可使影像模糊　　　　B. 卤化银可形成胶片斑点

C. X线量子越少，量子斑点就越多　D. 有屏结构斑点和量子斑点

E. 威纳频谱是一种主观测量的方法

9. 关于有效焦点大小是叙述错误的是（　　　）

A. 从灯丝正面发射的电子所形成的焦点

B. 实际焦点在X线管长轴垂直方向上的投影

C. 在X线管靶面下垂直方向上水平投影的大小

D. 有效焦点比实际焦点小

E. 有效焦点为一矩形，大小为 $a \times b \sin\alpha$

10. 关于焦点的散焦值叙述错误的是（　　　）

　　A. 焦点极限分辨力随负荷条件变化而变化

　　B. 在较低管电压时，管电流大则焦点大

　　C. 是X线管焦点的成像特征

　　D. 散焦值越小越好

　　E. 散焦值小于1时，焦点的成像性能最稳定

11. 放大摄影X线管焦点应等于或小于（　　　）

　　A. 0.1　　　　　　　　B. 0.2　　　　　　　　C. 0.3

　　D. 0.4　　　　　　　　E. 0.5

12. 几何学模糊形成的最主要的原因是（　　　）

　　A. 焦—片距　　　　B. 焦点面积大小　　　　C. 中心线方向

　　D. 照射野面积　　　　E. 物—焦距

13. 关于影像变形的叙述错误的是（　　　）

　　A. 影像变形受成像几何条件控制

　　B. 物体与探测器不平行时出现放大变形

　　C. 体内不同位置组织距焦点距离不同时，使用垂直投照将不会出现变形

　　D. X线中心线方向和角度对变形有很大的影响

　　E. 被检组织在焦点下方也能引起变形

14. 关于形状变形的叙述不正确的是（　　　）

　　A. 是由于组织不在焦点的正下方

　　B. 影像上表现为圆形病灶，说明病变就是球形的

　　C. 中心线的方向和角度可影响形状变形

　　D. 球形病灶的影像可显示为椭圆形

　　E. 也称为斜失真

15. 下列叙述错误的是（　　　）

　　A. X线管发射锥形X线束

　　B. 摄影时应将照射野控制在合理的范围内

　　C. 斜射线会增加胶片的灰雾度

　　D. 锥形X线束的中心部分为中心线

　　E. 入射于曝光面的大小为照射野

16. 高千伏摄影中，下列叙述哪些正确（　　　）

　　A. 随着管电压升高，骨影像变强

　　B. 随管电压升高，软组织影像变弱

　　C. 随管电压升高，肌肉间的组织对比度增加

　　D. 光电效应比例增加

　　E. 可在较小密度值范围内使影像对比度下降

17. 下列关于高千伏摄影叙述不正确的是（　　　）

A. 高千伏摄影增加了管电压

B. 高千伏摄影减少了肢体运动的概率

C. 高千伏摄影时组织吸收剂量增加

D. 高千伏摄影降低了组织对比度

E. 高千伏摄影减少了管电流

18. 电离室自动曝光控时利用了（　　）

A. 光电效应　　　　　B. 计时器定时　　　　　C. 气体电离

D. 电子对效应　　　　E. 光核反应

19. 关于散射线，下列叙述错误的是（　　）

A. 随管电压增大而增多　　　　　B. 与被检体厚度无关

C. 照射野越大，散射线越多　　　D. 主要来源于康普顿效应

E. 与被检体组织原子序数有关

20. 关于影响散射线含有率的各种因素中，下列哪项叙述错误（　　）

A. 一般随着管电压的降低而减少

B. 随被检体的厚度增加而增多

C. 被检体厚度产生的散射线比管电压产生的影响大

D. 散射线的多少与照射野无关

E. $80 \sim 90kV$ 以上时，散射线含有率趋于平稳

21. 使用滤线栅摄影时影像中心呈现一定密度，两侧无密度，最有可能的原因是（　　）

A. 侧向倾斜　　　　　B. 双重偏离　　　　　C. 上下偏离栅焦距

D. KV选择过低　　　　E. 聚焦栅反置使用

22. 关于滤线栅叙述正确的是（　　）

A. 栅比越大，消除散射线的能力越差

B. 栅比为铅条高度与宽度的比值

C. 曝光倍数越小越好

D. 栅密度越小，消除散射线的能力越强

E. 焦栅距离界限越小，摄影距离范围越大

23. 关于数字合成体层的临床应用特点，下列叙述哪项错误（　　）

A. 可进行重力负荷下的体层摄影　　　B. 一次采集多层面重建

C. 辐射剂量相对较小　　　　　　　　D. 易产生金属伪影

E. 可多层面连续观察

24. 关于体层摄影叙述正确的是（　　）

A. X线管不动，被检体与探测器做反向运动

B. 体层运动的轨迹有圆、矩形、椭圆等

C. 具有两种以上轨迹的称为多轨迹体层

D. 曝光角度越大，对应的体层厚度越大

E. 体层面是X线管运动轨迹平面

25. 关于双源CT的优缺点叙述错误的是（ ）

    A. 能获得双能量CT数据   B. 时间分辨率提高

    C. 只能采用多扇区的大剂量扫描   D. 降低了心脏检查的辐射剂量

    E. 可以实现心血管斑块的定性

26. 螺旋CT技术的实现主要是因为采用了（ ）

    A. 使用了多排探测器   B. 采用了迭代算法

    C. 采用了电子枪球管   D. 滑环技术

    E. 探测器数据采集通道增多

27. 混合减影结合了哪两种减影方式（ ）

    A. 时间减影与动脉减影   B. 时间减影与静脉减影

    C. 时间减影与能量减影   D. 能量减影与动脉减影

    E. 能量减影与静脉减影

28. 梯度磁场的目的是（ ）

    A. 帮助空间定位   B. 改善磁场的均匀度

    C. 进行射频激发   D. 便于采集信号

    E. 减少伪影的发生

29. 关于TE的叙述，下列哪项错误（ ）

    A. 对于采集一个回波信号的脉冲序列，TE是固定的

    B. TE主要决定图像的T_2对比

    C. TE越长，组织横向弛豫越充分

    D. TE越长，图像T_2权重越大

    E. 指RF脉冲开始时到回波信号中点的时间

30. 关于反转时间的叙述，下列哪项正确（ ）

    A. 短T_1可以实现自由水信号的抑制

    B. 长T_1可以实现脂肪组织信号的抑制

    C. 增加脑灰白质的T_1对比时，可选用中等长T_1

    D. T_1越长，图像T_2权重越大

    E. 可以用于各器官、各类型的所有成像中

31. 激光胶片的使用注意事项不包括（ ）

    A. 防额外的热源   B. 温度以25℃为宜   C. 注意有效期

    D. 防潮   E. 片盒应立式储存

32. 关于激光胶片的叙述错误的是（ ）

    A. 可分为湿式和干式胶片   B. 干式胶片不含银盐

    C. 湿式胶片的乳剂层有4层   D. 湿式激光胶片有5层

    E. 可分为氦氖激光胶片和红外激光胶片

33. CRT的中文是（ ）

A. 阴极显像管　　　　B. 阴极射线管　　　　C. 对比分辨率测试

D. 对比增强　　　　　E. 计算机分辨率

34. 不属于湿式激光胶片乳剂层的是（　　　）

A. 非感光银盐　　　　B. 还原剂　　　　　　C. 少量卤化银

D. 黏合剂　　　　　　E. 防反射层

35. 湿式激光胶片与传统卤化银胶片相比的特点，错误的是（　　　）

A. 单分散卤化银颗粒呈八面体型　　　B. 无法适应不同的激光光谱

C. 适应高温快显　　　　　　　　　　D. 乳剂中加入防静电剂

E. 采用低胶银比

36. 关于打印冲印—体机的叙述错误的是（　　　）

A. 设备构造复杂　　　　　　　　　　B. 胶片行程长，易出故障

C. 不受显、定影环节影响　　　　　　D. 不利于图像质量保证

E. 容易污染环境

37. 关于红外激光打印机叙述不正确的是（　　　）

A. 电注入　　　　B. 调制速率高，寿命短　　　C. 抗震性能好

D. 体积小　　　　E. 波长670～820nm

38. 关于干式激光胶片的结构叙述错误的是（　　　）

A. 有保护层　　　　B. 有感光成像层　　　　C. 有防光晕层

D. 有片基层　　　　E. 有防反射层

39. 关于干式激光胶片的感光成像层叙述不正确的是（　　　）

A. 感光物质占总重量的0.75%～15%

B. 非感光物质占40%～70%

C. 银离子还原剂占0.2%～5%

D. 黏合剂可使用天然树脂

E. 可以添加促进剂

40. 相对于湿式胶片，干式胶片的特点不包括（　　　）

A. 分辨率高　　　　B. 感光度高　　　　C. 加工过程能耗高

D. 影像稳定　　　　E. 含银量低

41. 干式激光胶片的主要结构组成是（　　　）

A. 保护层、乳剂层、底层、片基和防光晕层

B. 感热层、保护层、片基、防光晕层

C. 感热层、保护层、底层、片基

D. 感热层、保护层、背层（UV吸收层和无光层）、片基

E. 感热层、底层、背层（UV吸收层和无光层）、片基

42. 干式激光打印机的组件不包括（　　　）

A. 数据传输系统　　　　B. 激光光源　　　　C. 胶片传输冲洗系统

D. 加热显影系统　　　　E. 整机控制系统

43. 关于热敏成像技术的叙述不正确的是（　　　）

    A. 通过热敏头直接实现影像还原

    B. 分为直接热敏成像和染色升华热敏成像

    C. 以高温阵列式打印取代劵光发射器

    D. 需要暗室安装胶片

    E. 成像过程不产生废水、废气

44. 不是氦氖激光打印机特点的是（　　　）

    A. 衰减慢　　　　　　　B. 性能稳定　　　　　　C. 可聚集到原子级

    D. 激光波长670nm　　　E. 需要先预热

45. 下列叙述正确的是（　　　）

    A. 湿式激光打印机污染环境

    B. 干式激光打印机需暗室处理影像

    C. 湿式激光打印机无须配备供水系统

    D. 湿式激光相机一般使用红外激光器

    E. 干式激光打印机一般使用氦氖激光器

46. 下列关于喷墨打印技术的叙述不正确的是（　　　）

    A. 压电喷墨时需要加热

    B. 连续喷墨技术以电荷调制型为代表

    C. 气泡喷墨又称为电热式

    D. 压电喷墨属于随机式喷墨技术

    E. 固体喷墨打印速度高于液体喷墨

47. 干式激光胶片的保存环境温度应保持在（　　　）

    A. 0～20℃　　　　　　B. 5～25℃　　　　　　C. 10～30℃

    D. 15～35℃　　　　　E. 35℃以上

48. 激光打印机根据激光光源分类可以分为（　　　）

    A. 氦-氦激光打印机与红外激光打印机

    B. 氦-氖激光打印机与红外激光打印机

    C. 湿式激光打印机和干式激光打印机

    D. 湿式激光打印机与红外激光打印机

    E. 氦-氖激光打印机与干式激光打印机

49. 器官三维模型数据基于（　　　）

    A. DICOM图像　　　　B. BMP图像　　　　　C. JPEG图像

    D. TIFF图像　　　　　E. JIF图像

50. 正在趋于被淘汰的影像打印技术是（　　　）

    A. 热敏纸　　　　　　　B. 干式胶片　　　　　　C. 光面纸

    D. 湿式胶片　　　　　E. 彩色专业相纸

51. 使用造影剂钆赛酸二钠增强，肝胆期扫描应延时（　　）

　　A. 5分钟　　　　　　B. 20分钟　　　　　　C. 50分钟

　　D. 60分钟　　　　　　E. 120分钟

52. 高渗对比剂主要是指（　　）

　　A. 离子单体　　　　　B. 离子二聚体　　　　C. 非离子单体

　　D. 非离子二聚体　　　E. 阴性对比剂

53. 等渗对比剂主要是（　　）

　　A. 离子单体　　　　　B. 离子二聚体　　　　C. 非离子单体

　　D. 非离子二聚体　　　E. 阴性对比剂

54. 下列叙述正确的是（　　）

　　A. 直接引入对比剂不可采用口服法

　　B. 灌注属于间接引入法

　　C. 穿刺注入属于直接引入法

　　D. 静脉推注属于直接引入法

　　E. 高压注射器注入属于直接引入

55. 理想的对比剂应具备的条件错误的是（　　）

　　A. 与人体组织的密度对比相差较大，显影效果良好

　　B. 无味、无毒性及刺激性和不良反应小，具有水溶性

　　C. 浓度高，生物活性好

　　D. 理化性能稳定，久贮不变质

　　E. 价廉且使用方便

56. Gd-DTPA是非常安全的对比剂，其常规用量为（　　）

　　A. 0.1mmol/kg　　　　B. 0.6mmol/kg　　　　C. 0.25mmol/kg

　　D. 0.2mmol/kg　　　　E. 0.3mmol/kg

57. 正常心脏的电激动从（　　）开始

　　A. 房室结　　　　　　B. 窦房结　　　　　　C. 二尖瓣

　　D. 右心房　　　　　　E. 希氏束

58. 垂体磁共振增强扫描的最佳扫描方位为（　　）

　　A. 冠状位+矢状位　　B. 横轴位+矢状位　　C. 冠状位+横轴位

　　D. 横轴位+斜矢状位　E. 双斜位+横轴位

59. 关于螯合态钆毒性描述错误的是（　　）

　　A. 不须做过敏试验

　　B. 与自由钆离子的毒性相似

　　C. 肾功能不全的患者慎用

　　D. 钆的螯合物聚集，一定程度上会引起的神经细胞代谢改变

　　E. 会使肾小球过滤功能下降

60. 冠状动脉CTA扫描开始时间为肘静脉注射对比剂后（　　）

A. 5秒　　　　　　B. 10秒　　　　　　C. 12～35秒

D. 40～45秒　　　　E. 50秒

61.非离子型对比剂与离子型对比剂比较，唯一的缺点是（　　　）

A. 含碘浓度高　　　B. 价格贵　　　　　C. 渗透压低

D. 毒性小　　　　　E. 副作用少

62.心电图T波代表（　　　）

A. 心室的复极　　　　　B. 心室肌都处于除极状态

C. 心房激动　　　　　　D. 心房除极波　　　　　E. 心室的复极

63.上腹部CT检查口服稀释的阳性对比剂的作用是（　　　）

A. 胃肠道内病变显示更清楚

B. 使胃肠道充盈，与欲观察部位鉴别

C. 显示胆总管下端阳性结石

D. 增加胆囊及胆道系统密度

E. 增加图像对比度

64.有关非离子型与离子型对比剂的叙述，错误的是（　　　）

A. 非离子型对比剂在结构上有许多羟基

B. 离子型对比剂在水溶液中能分解成阴、阳离子

C. 离子型对比剂具有高渗性

D. 两者的毒性与副作用差不多

E. 均为阳性对比剂

65.CT增强扫描，应用最广泛的静脉注射法是（　　　）

A. 点滴灌注法　　　　　　B. 滴注—大量快速注射法

C. 单次大量快速注射法　　D. 多次大量快速注射法

E. 大量快速注射—滴注法

66.不是回顾性心电门控优点的是（　　　）

A. 辐射剂量少　　　B. 适应证范围宽　　　C. 多时相重建

D. 可心电编辑　　　E. 成功率高

67.中枢神经系统MRI增强错误的是（　　　）

A. 对比剂通过正常的血脑屏障，显影清楚

B. 通常在注射对比剂5分钟后开始进行增强扫描。

C. 脑转移瘤增强为双倍剂量

D. 若使用高压注射器，速度不宜超过2mL/s

E. 可广泛用于肿瘤、炎症、脱髓鞘、血管畸形等病变。

68.属于MRI血池造影剂的是（　　　）

A. USPIO　　　　　B. SPIO　　　　　C. Gd-DTPA

D. Gd-EOB-DTPA　　E. Gd-BOPTA

69.心电图P波代表（　　　）

A. 心室的复极 B. 心室肌都处于除极状态

C.心室激动 D.心房除极波

E.心房的复极

70. 碘对比剂不良反应的预防，错误的是（　　　）

A. 不必碘过敏试验 B. 使用离子型对比剂

C.科学选择注射方式、速率及剂量 D.掌握适应证

E.建立不良反应抢救的应急快速增援机制

二、以下提供若干个案例，每个案例下设若干个考题。请根据各考题题干所提供的信息，在每道题下面的A、B、C、D、E五个备选答案中选择一个最佳答案。

A3/A4型题

（71～75题共用题干）

评价X线照片影像的五大要素包括：密度、对比度、锐利度、颗粒度及失真度。其中前四项为构成照片影像的物理因素，最后一项为几何因素。

71. 下列影响X线照片密度值的因素中，哪项错误（　　　）

A. 管电压 B. 照射量 C. 焦点大小

D. 摄影距离 E. 被检体组织的密度

72. 影响X线照片锐利度的因素，下列描述哪项正确（　　　）

A. 焦点尺寸越小，半影越小，影像锐利度越差

B. 被检体与探测器距离越近，半影越小，影像锐利度越差

C. 摄影距离越远，半影越大，影像锐利度越高

D. X线管阳极端的影像锐利度小于阴极端

E. 焦点尺寸、物—片距、摄影距离是影响X线照片锐利度的三大几何因素

73. 下列对比度中，哪项是形成射线对比度的基础（　　　）

A. 光学对比度 B. 胶片对比度 C. X线对比度

D. 肢体对比度 E. X线照片对比度

74. 在X线照片中主要的斑点是（　　　）

A. 胶片颗粒性斑点 B. 增感屏结构斑点 C. 探测器结构斑点

D. 统计斑点 E. 量子斑点

75. 下列叙述错误的是（　　　）

A. 被检体在焦点正下方垂直投照时不会发生变形

B. X线中心线的投照方向与角度对于变形的控制有很大的影响

C. 既有形状的变化也有大小的变化称为失真

D. 焦点、被检体、探测器之间的投影关系是决定放大变形的三要素

E. 被检体影像与实际物体具有相同的几何形态，但尺寸变大称为放大

（76～80题共题干）

180° 反转脉冲激励关闭后，组织的纵向磁化矢量从负值最大逐渐恢复达到最大纵向磁化矢量。当某种组织的纵向磁化矢量恢复到零点时，此时再给予90° 射频脉

冲激发，该组织由于无宏观纵向磁化矢量，也就无法产生横向磁化矢量，则该组织将无法产生回波信号，通过此种方法可以达到选择性抑制特定T_1值组织信号。

76. 下列叙述正确的是（　　　）

    A. 题干叙述的是反转恢复序列　　　　B. 产生的回波称为梯度回波

    C. 组织对比主要由TE决定　　　　D. 上述180°脉冲起到聚相位作用

    E. MRI信号来源于纵向磁化矢量

77. 该序列中第一个180°脉冲作用是（　　　）

    A. 产生横向磁化矢量　　B. 产生纵向磁化矢量　　C. 反转纵向磁化矢量

    D. 相位重聚　　　E. 相位离散

78. 该序列中90°脉冲的作用是（　　　）

    A. 产生纵向磁化矢量　　B. 产生横向磁化矢量　　C. 产生回波信号

    D. 反转磁化矢量　　　E. 相位重聚

79. 该序列中出现的第2个180°脉冲作用是（　　　）

    A. 相位重聚　　　B. 相位离散　　　C. 反转磁化矢量

    D. 产生梯度回波信号　　E. 产生自由感应衰减信号

80. 该序列的作用下列叙述哪项错误（　　　）

    A. STIR可以进行脂肪抑制　　　　B. FLAIR可以进行自由水抑制

    C. 短T_1值可以改善脑实质的T_1对比　　D. 可以进行脑灰白质成像

    E. 不可用于对比增强扫描

（81～82题共用题干）

直接热敏成像技术是一种非激光扫描的成像技术，它是将图像数据转换成电脉冲后传送到热敏头，再显现在热敏胶片上。

81. 直接热敏成像打印机的结构主要由五部分组成。当胶片通过时，使胶片产生不同密度的灰阶影像的核心部件是（　　　）

    A. 数据传输系统　　B. 热敏头　　　C. 胶片传送系统

    D. 高精度电机　　E. 整机控制系统

82. 热敏成像技术是通过（　　　）

    A. 激光直接在胶片上产生"热印"作用实现影像还原

    B. 热敏头直接在胶片上产生"热印"作用实现影像还原

    C. 红外激光直接在胶片上产生"热印"作用实现影像还原

    D. 氦氖激光直接在胶片上产生"热印"作用实现影像还原

    E. X线直接在胶片上产生"热印"作用实现影像还原

（83～84题共用题干）

胶片打印机的原理为：用红外线激光辐射使光-热式胶片形成潜影，再通过120C以上的热鼓进行15s的加热处理，使影像显这是胶片中的金属银颗粒密度发生变化造成的。下图是成像原理简图，当光-热胶片被激光扫描后，激光光子进入了胶片的敏感层将银离子变成金属银原子而形成潜影。

83. 该打印机的类型是（　　　）

    A. 喷墨打印机　　　　B. 热敏打印机　　　　C. 湿式激光打印机

    D. 自动洗片机　　　　E. 干式激光打印机

84. 这类打印机所使用的胶片介质描述正确的是（　　　）

    A. 不需要低温保存　　B. 需要避光保存　　　C. 可以打印彩色胶片

    D. 没有污染　　　　　E. 介质不与打印机绑定

（85～88题共用题干）

患者女，52岁，发现右乳肿块3天，申请乳腺磁共振平扫加增强。

85. 不是乳腺磁共振检查优点的是（　　　）

    A. 敏感度高　　　　　　　　　　B. 特异度高

    C. 多平面成像及重建　　　　　　D. 可以用于乳腺癌普查

    E. 可以用于治疗效果评估

86. 该患者最佳扫描方式为（　　　）

    A. 两期扫描+延时扫描　　　　　B. 三期扫描

    C. 动态增强扫描　　　　　　　　D. 延时扫描

    E. 三期扫描+延时扫描

87. 该患者图像后处理方式为（　　　）

    A. 最小密度重建　　　B. 时间信号曲线　　　C. 仿真内窥镜

    D. MIP　　　　　　　E. SSD

88. 适用于该患者的最佳的对比剂为（　　　）

    A. SPIO　　　　　　　B. Gd-DTPA　　　　　C. 碘海醇

    D. FAC　　　　　　　E. USPIO

（89～90题共用题干）

患者男，57岁，高血压2年，原因不明，申请肾动脉MRA。

89. 该患者最佳的检查方式是（　　　）

    A. 2D TOF-MRA　　　B. 2D PC-MRA　　　　C. 3D CE-MRA

    D. 3D TOF-MRA　　　E. 3D PC-MRA

90. MRA相对于DSA的优点是（　　　）

    A. 对动脉狭窄显示更清晰　　　　B. 诊断更准确

    C. 空间分辨率高　　　　　　　　D. 无电离辐射

    E. 无电磁辐射

三、以下提供若干组考题，每组考题共同在考题前列出A、B、C、D、E五个备选答案，从中选择一个与考题关系最密切的答案。

B型题

（91～94题共用备选答案）

    A. 长TR（2000～5000ms）短TE（15～30ms）

    B. 长TR（2000～5000ms）长TE（90～150ms）

C. 短TR（300~700ms）短TE（15~30ms）

D. 短TR（15~25ms）长TE（90~150ms）

E. 超短TR（3~6ms）超短TE（1~3ms）

91. 梯度回波序列（　　　）

92. 自旋回波PDWI（　　　）

93. 自旋回波T₁WI（　　　）

94. 自旋回波T₂WI（　　　）

（95~96题共用备选答案）（　　　）

A. 干式激光打印机　　B. 热敏打印机　　　　C. 湿式激光打印机

D. 喷墨打印机　　　E. 自动洗片机

95. 可以自由选择打印介质类型的打印机的最优选择为（　　　）

96. 需要输出彩色胶片最优的选择为（　　　）

（97~100题共用备选答案）

A. V₄电极安放于　　　B. V₅电极安放于　　　C. V₆电极安放于

D. V₇电极安放于　　　E. V₈电极安放于

97. 第5肋间隙左腋中线上（　　　）

98. 第5肋间隙左腋后线上（　　　）

99. 第5肋间隙左锁骨中线上（　　　）

100. 第5肋间隙左腋前线上（　　　）

专业实践能力模拟试卷一（技师）

一、以下每一道题下面有A、B、C、D、E五个备选答案，从中选择一个最佳答案。

A1/A2型题

1. 成人心脏X线摄影时，焦—片距应为（　　　）

A. 150~180cm　　　B. 180~200cm　　　C. 160~180cm

D. 170~200cm　　　E. 200~220cm

2. 呼吸气在X线摄影中的运用，错误的是（　　　）

A. 平静呼气不屏气，用于四肢　　B. 平静呼吸下屏气，用于颈部

C. 深吸气后屏气，用于肺部　　　D. 深吸气后屏气，用于肺上肋骨

E. 缓慢连续浅呼吸，用于膈下肋骨

3. 有关头颅各连线及各线之间角度，错误是（　　　）

A. 听眶线：外耳孔与同侧眼眶下缘的连线

B. 听眶线与同侧听眦线呈12°角

C. 听鼻线：为外耳孔与同侧鼻翼的连线，与听眦线呈20°角

D. 听口线：为外耳孔与同侧口角的连线

E. 听口线与同侧听眦线呈35°角

4. 关于水平面的叙述，错误是（　　）

A. 水平面为将人体横断为上、下部分的断面

B. 水平面与腹背轴平行

C. 头颅的水平面为经过两眼外眦及外耳孔上缘的平面

D. 水平面与矢状面相互垂直

E. 头颅的水平面为经过两眼外眦及外耳孔下缘的平面

5. 有关摄影体位的叙述，错误的是（　　）

A. 顶颌位：被检者下颌下缘贴紧胶片，X线自头顶向颌下照射大胶片

B. 顶颌位又称为上下轴位

C. 右前斜位又称为第一斜位

D. 右前斜位：被检者身体右前部靠近胶片，X线自左后方经右前方射至胶片

E. 心脏右前斜位摄影时，身体的冠状面与暗盒呈60°～65°角

6. 有关摄影方向的叙述，错误的是（　　）

A. 中心线与地面垂直称为垂直投射

B. 中心线与地面平行则为水平投射

C. X线自头部射向尾部时称上下方向透照

D. 中心线与矢状面平行透照时称为水平投照

E. X线自被检者背后射向腹前称为后前方向投照

7. 怀疑腕舟骨骨折，应选择的最佳摄影体位是（　　）

A. 腕部后前位　　　B. 腕部前后位　　　C. 腕部侧位

D. 腕部尺偏位　　　E. 腕部轴位

8. 肘关节标准侧位摄影时，肘部应屈曲（　　）

A. 30°　　　B. 45°　　　C. 90°

D. 120°　　　E. 135°

9. 腕部尺偏位摄影时，应使暗盒远端抬高的角度为（　　）

A. 15°　　　B. 20°　　　C. 25°

D. 18°　　　E. 30°

10. 前臂及肘部摄影中心线投射的叙述，错误的是（　　）

A. 前臂正位，中心线垂直前臂中部射入胶片

B. 前臂侧位，中心线经桡骨外侧面中点，垂直射入胶片

C. 肘部侧位，中心线经肱骨外上髁下方与桡骨小头关节面垂直射入胶片

D. 肘部伸直正位，中心线垂直内、外上髁连线中点射入胶片

E. 肘关节部分僵直，中心线垂直屈曲关节皱褶之中点射入胶片

11. 足正位摄影时的叙述，错误的是（　　）

A. 被检足底平踏于暗盒上

B. 胶片必须包括足趾

C. 中心线对准舟骰关节垂直射入胶片

D. 中心线对准第三跖骨基底部之间垂直射入胶片

E. 中心线对准第三跖骨基底部之间，向足跟部倾斜15°角射入胶片

12. 足内斜位摄影时，足底与暗盒所成夹角为（　　　）

　　A. 25°~30°　　　　　B. 30°~45°　　　　　C. 40°~50°

　　D. 45°~55°　　　　　E. 40°~55°

13. 下列摄影体位的叙述，错误的是（　　　）

　　A. 踝关节正位，足尖向上并内旋10°~15°

　　B. 踝关节正位，中心线对准内、外踝连线中点射入胶片

　　C. 小腿前后位，足尖向上并内旋10°~15°

　　D. 膝关节侧位摄影，膝关节应屈曲135°

　　E. 膝关节正位，中心线对准髌骨下缘垂直射入

14. 膝关节侧位摄影时，屈曲的角度应为（　　　）

　　A. 120°　　　　　B. 125°　　　　　C. 130°

　　D. 135°　　　　　E. 140°

15. 下列摄影体位中，有关中心线投射的叙述，错误的是（　　　）

　　A. 踝关节正位，中心线对准内、外踝连线的中点上1cm处垂直射入胶片

　　B. 踝关节侧位，中心线对准内踝垂直射入胶片

　　C. 膝关节前后位，中心线对准髌骨下缘垂直射入胶片

　　D. 膝关节后前位，中心线对准腘窝折线中点垂直射入胶片中心

　　E. 小腿前后位，中心线对准其中部垂直射入胶片

16. 膝关节诸摄影位置中，中心线投射错误的是（　　　）

　　A. 正位：中心线经髌骨下缘垂直射入胶片

　　B. 侧位：中心线对准腘窝折线中点垂直射入胶片

　　C. 髁间凹后前位：中心线经髌骨外缘垂直射入胶片

　　D. 内斜位：中心线经髌骨外缘垂直射入胶片

　　E. 外斜位：中心线经髌骨内缘垂直射入胶片

17. 股骨颈仰卧水平侧位摄影的叙述，错误的是（　　　）

　　A. 用于股骨颈骨折检查

　　B. 常规位置

　　C. 暗盒横向侧立于被检髂嵴外上方

　　D. 暗盒与正中矢状面约成45°角

　　E. 中心线水平照射

18. 有关髋关节定位点的叙述，正确的是（　　　）

　　A. 同侧髂前上棘与耻骨联合上缘连线中垂线，交点外下5cm处

　　B. 同侧髂前上棘与耻骨联合上缘连线中垂线，交点外下5cm处

　　C. 同侧髂前上棘与耻骨联合下缘连线中垂线，交点外下5cm处

D. 同侧髂前上棘与耻骨联合上缘连线中垂线，交点外下与腹股沟相交处

E. 同侧髂前上棘与耻骨联合下缘连线中垂线，交点外下2cm处

19. 髋关节摄影时中心线投射方式及入射点，错误的是（　　）

A. 前后位，中心线经定位点垂直射入胶片

B. 蛙形位，中心线经定位点垂直射入胶片

C. 侧卧位，中心线向头端倾斜25°～30°，经被检测大转子射入胶片

D. 后前斜位，中心线经大粗隆内5cm处垂直射入胶片

E. 双侧同时摄片，中心线经两侧定位点连线中点垂直射入胶片

20. 胸骨后前位摄影，错误的是（　　）

A. 宜采用均匀缓慢的呼吸方式

B. 常采用中心线斜射法，以免与脊柱重叠

C. 中心线倾斜角度应为20°

D. 可采用近距离摄影

E. 中心线由左右射入时，会与心影重叠

21. 膈上肋骨摄影时应采用的呼吸方式是（　　）

A. 深吸气后屏气曝光　　　　　　　B. 深呼气后屏气曝光

C. 平静呼吸下曝光　　　　　　　　D. 平静呼吸下屏气曝光

E. 以上都不是

22. 下列说法错误的是（　　）

A. 第5胸椎可用C_5表示　　　　　　B. 颈椎骨有7块

C. 胸椎生理弯曲凸向后　　　　　　D. 脊柱可作旋转活动

E. 脊柱侧面观有4个生理弯曲

23. 第3～第7颈椎前后位摄影，中心线应（　　）

A. 向头侧倾斜20°角　　B. 向头侧倾斜10°角　　C. 垂直投射

D. 向足侧倾斜20°角　　E. 向足侧倾斜10°角

24. 颈椎侧位摄影嘱患者手持重物，是为了（　　）

A. 使肩部下垂　　　　B. 使肩部重合　　　　C. 使患者舒适

D. 减少放大率　　　　E. 减小颈椎生理弯曲

25. 胸椎前后位摄影，中心线应对准（　　）

A. 颈静脉切迹　　　　B. 胸骨角　　　　　　C. 胸骨中点

D. 剑突　　　　　　　E. 以上都不是

26. 第1腰椎水平的体表标志（　　）

A. 剑突末端　　　　　B. 脐上3cm　　　　　C. 剑突与肚脐连线中点

D. 肚脐水平　　　　　E. 脐下3cm

27. 腰椎前后位摄影，中心线应对准（　　）

A. 剑突　　　　　　　B. 脐上3cm　　　　　C. 脐

D. 脐下3cm　　　　　E. 两髂脊连线中点

28. 骨盆前后位摄影，中心线应（　　　）

    A. 垂直投射　　　　　　　　　　　　B. 向足侧倾斜10°～20°

    C. 向头侧倾斜10°～20°　　　　　　D. 向足侧倾斜20°～30°

    E. 向头侧倾斜20°～30°

29. 心脏后前位摄影的曝光时间，应不超过（　　　）

    A. 0.05秒　　　　　　B. 0.01秒　　　　　　C. 0.1秒

    D. 1.0秒　　　　　　E. 0.2秒

30. 心脏摄影曝光时口服硫酸钡使食管显影，其目的为观察（　　　）

    A. 左心房及右心室形态　　　　　　B. 左心房及左心室

    C. 右心房及右心室形态　　　　　　D. 右心房及左心房

    E. 左心房及右心房形态

31. 关于颌面部CT扫描技术的描述，下列错误的是（　　　）

    A. 适应证有肿瘤及放疗后复查、炎症、外伤等

    B. 扫描范围，鼻咽部从蝶鞍床突上扫描至舌根

    C. 平扫时，头部正中状面与床面中线垂直

    D. 鼻咽部，扫描基线与硬腭平行

    E. 腮腺以听眦线为扫描基线

32. 咽喉部CT扫描技术不包括（　　　）

    A. 咽喉部常规检查，一般以横断位、螺旋扫描为主

    B. 定位像：咽喉部侧位定位像

    C. 平扫，患者仰卧，颈部与床面平行

    D. 扫描范围，喉部从舌骨平面至环状软骨下缘

    E. 扫描基线：扫描层面分别与咽部或喉室平行

33. 咽喉部CT扫描技术中正确的是（　　　）

    A. 咽喉部CT检查适用于咽喉部炎症

    B. 患者仰卧，使正中矢状面与床面平行，两外耳孔与床面等距

    C. 咽喉部常规检查，一般以横断位、非螺旋扫描为主

    D. 定位像为咽喉部正位定位像

    E. 增强扫描延迟扫描时间35秒

34. 颈部CT扫描的适应证不包括（　　　）

    A. 神经炎　　　　　B. 淋巴结肿大　　　　　C. 血管性病变

    D. 占位性病变　　　E. 颈部外伤

35. 关于颈部CT扫描技术，下列错误的是（　　　）

    A. 平扫，使颈部与床面平行，两外耳孔与床面等距

    B. 摄取颈部侧位定位像，在定位像上选择从胸腔入口至下颌角区域扫描

    C. 甲状腺扫描范围从第5颈椎下缘至第1胸椎

    D. 扫描方式为螺旋或非螺旋均可

E. 甲状腺的扫描层厚与层间距可用10mm

36. 胸部CT扫描的适应证下列哪项不是（   ）

    A. 纵隔肿瘤　　　　B. 肺内良恶性肿瘤　　　C. 气胸

    D. 胸膜腔积液　　　E. 过敏性哮喘

37. 胸部CI扫描的适应证下列哪项不是（   ）

    A. 纵隔淋巴结肿大　　B. 肋间神经炎　　　C. 间质性肺炎

    D. 肺结核　　　　　E. 胸膜增厚

38. 对胸部CT扫描技术叙述正确的是（   ）

    A. 驼背患者可改为俯卧位

    B. 指示灯侧面定位线对正中矢状面

    C. 患者仰卧、头先进，两臂放在身体侧边

    D. 常规扫描一个胸部侧位像做定位像

    E. 扫描范围从肺尖开始，一直扫描到膈顶

39. 对胸部CT扫描技术叙述错误的是（   ）

    A. 患者仰卧、头先进

    B. 有时为了区别少量胸水与胸膜肥厚，可以改为俯卧位

    C. 扫描基线从肺尖开始

    D. 常规胸部CT扫描采用螺旋扫描，层厚5mm，间隔5mm

    E. 常规扫描一个胸部前后正位像做定位像

40. 胸部CT高分辨率扫描主要用于检查（   ）

    A. 中心型肺癌　　　B. 胸腔积液　　　　C. 气胸

    D. 胸膜增厚　　　　E. 间质性病变

41. 胸部CT后处理技术正确的是（   ）

    A. 肺窗：窗宽800～1500HU，窗位800～500HU

    B. 纵隔窗：窗宽300～500HU，窗位20～30HU

    C. 肺窗：窗宽800～1500HU，窗位800～600HU

    D. 胸部图像的显示和摄影常规用双窗技术，即肺窗和纵隔窗

    E. 纵隔窗：窗宽300～500HU，窗位30～50HU

42. 腹部CT扫描的适应证应除外（   ）

    A. 肾炎　　　　　　B. 胆囊炎和胆结石　　C. 脾脏外伤

    D. 肝肿瘤、肝囊肿　E. 腹膜后腔的炎症

43. 腹部CT扫描前的相关准备不包括（   ）

    A. 检查前应尽可能食用少渣饮食，特别不能服用含有金属的药品

    B. 做好碘过敏试验

    C. 患者应携带其他影像学资料及其他临床相关检查资料

    D. 口服1%～2%的浓度的泛影葡胺

    E. 消化道钡剂造影

44. 腹部CT扫描前关于口服对比剂的准备，正确的是（　　　）

　　A. 检查前再口服300～500mL　　B. 扫描前50分钟口服该浓度对比剂500mL

　　C. 常用3%泛影葡胺　　　　　　　D. 观察肾及肾上腺则要提前60分钟口服

　　E. 腹膜后腔检查则应提前3小时口服

45. 关于腹部CT扫描技术，下列错误的是（　　　）

　　A. 患者仰卧，也可根据观察部位的需要采用侧卧位或俯卧位

　　B. 胆囊和胰腺以肾门为扫描基线

　　C. 肝脏和脾脏以膈顶为扫描基线

　　D. 摄取一个正位定位像

　　E. 腹膜后腔以肝门为扫描基线

46. 关于腹部CT扫描技术，下列错误的是（　　　）

　　A. 肝脏和脾脏以膈顶为扫描基线　　　B. 腹部扫描采用标准或高分辨率模式

　　C. 胆囊和胰腺以肝门为扫描基线　　　D. 肾和肾上腺以肾上极为扫描基线

　　E. 腹膜后腔以肝门为扫描基线

47. 下列哪项不属于磁共振检查的优点（　　　）

　　A. 可多参数成像，提供丰富的诊断信息

　　B. 无须对比剂即可观察心脏和血管结构

　　C. 图像受外界干扰较少

　　D. 无电离辐射，可进行介入磁共振治疗

　　E. 可进行功能成像，提供血流动力学方面的信息

48. 垂体微腺瘤动态增强扫描对比剂最佳用量是（　　　）

　　A. 6mL　　　　　　　　B. 12mL　　　　　　　C. 20mL

　　D. 30mL　　　　　　　E. 15mL

49. 颈椎及颈髓MRI扫描方位最好选（　　　）

　　A. 矢状位T_1WI及T_2WI　　　　　　B. 冠状位T_2WI加横断位T_2WI

　　C. 矢状位T_2WI加冠状位T_1WI　　　D. 矢状位T_1WI及T_2WI，横断位T_1WI

　　E. 矢状位T_1WI及T_2WI，横断位T_2WI

50. 乳腺扫描时，相位编码方向正确的是（　　　）

　　A. 横轴位，相位编码方向为前后　　　B. 横轴位，相位编码方向为左右

　　C. 冠状位，相位编码方向为左右　　　D. 冠状位，相位编码方向为前后

　　E. 矢状位，相位编码方向为前后

51. MRCP与ERCP相比，哪项不是MRCP的优点（　　　）

　　A. 无创检查技术　　　　　　　　　B. ERCP插管失败不能做者可使用

　　C. 能显示扩张的胰管　　　　　　　D. 对碘过敏不能做ERCP者可使用

　　E. 有胆道感染者不会造成逆行感染

52. 心脏MRI检查的适应证不包括（　　　）

　　A. 心律失常　　　　　　B. 心肌肿瘤　　　　　　C. 先天性心脏病

D. 肥厚性心肌病 　　 E. 冠心病

53. 眼眶对比颅脑常规扫描，需增加扫描的方位是（　　　）

A. 横轴位 　　　 B. 矢状位 　　　 C. 冠状位

D. 斜矢状位 　　 E. 斜冠状位

54. 关于CE-MRA成像时机把握的描述，正确的是（　　　）

A. 扫描时机的把握对CE-MRA成像影像不大

B. 应在对比剂进入目标血管的时刻采集

C. 扫描序列应晚点启动，让对比剂充分进入血液

D. 应将目标血管中的对比剂浓度最高时刻采集的信号填充K空间的中心区域

E. 应将目标血管中的对比剂浓度最高时刻采集的信号填充K空间的边缘区域

55. 肝胆常规扫描时，方位正确的是（　　　）

A. 冠状位T_1WI，T_2WI，矢状位T_2WI 　　 B. 冠状位T_1WI，T_2WI，横轴位T_2WI

C. 横轴位T_1WI，T_2WI，矢状位T_2WI 　　 D. 横轴位T_1WI，T_2WI，冠状位T_2WI

E. 矢状位T_1WI，T_2WI，横轴位T_2WI

56. 行头部MRIV扫描时，将饱和带置于扫描区域的下方，其目的是（　　　）

A. 避免头颈部不自主运动带来的运动伪影

B. 避免脑脊液流动伪影

C. 避免静脉血流的影响

D. 避免血流湍流的影响

E. 避免动脉血流的影响

57. 颅脑MRI扫描时，在横轴位定位像上矢状位定位线应（　　　）

A. 平行于视神经 　　　　　　 B. 平行于大脑纵裂

C. 平行于眼眶 　　　　　　　 D. 平行于双侧颞叶底部连线

E. 垂直脑干

58. 如果采用的TR与心动周期吻合，且激发和采集落在舒张中后期，此时血液可表现为较高信号（SE序列），这种现象称之为（　　　）

A. 流入增强效应 　　　　　　 B. 偶回波效应

C. 舒张期假门控现象 　　　　 D. 流空效应

E. 偶回波相位重聚

59. 膝关节MRI扫描定位的描述，不正确的是（　　　）

A. 横轴位在冠状面平行于股骨与胫骨的关节面

B. 矢状位在横轴面垂直于内，外侧踝后缘的连线

C. 斜矢状位在横轴面向前内倾斜约15° 与股骨外踝缘平行

D. 冠状位在横轴面垂直于内，外侧踝后缘的连线

E. 冠状位在横轴面平行于内，外侧踝后缘的连线

60. 下列哪项不是中枢神经系统Gd-DTPA增强扫描解决的主要问题（　　　）

A. 发现平扫未显示的脑内，脑外等信号病变

B. 发现平扫未显示的钙化性病灶

C. 术后及放疗后随访

D. 区分水肿和病变

E. 显示肿瘤内部情况

61. 关于改善DSA图像质量措施的叙述，错误的是（　　　）

　　A. 成像质量与DSA成像链中每项因素相关

　　B. 改变图像质量从DSA成像链中的可变因素入手

　　C. 确保高压发生器的输出能量稳定

　　D. X线管容量大

　　E. X线管外形设计合理

62. 下列不是DSA检查适应证的是（　　　）

　　A. 血管痉挛　　　　　　　　　　B. 血管疾病的介入治疗

　　C. 血管手术后随访　　　　　　　D. 血管性疾病血管瘤、血管畸形

　　E. 肿瘤性疾病了解肿瘤的血供

63. 关于DSA检查的禁忌证，不包括（　　　）

　　A. 严重的心、肝、肾功能不全　　B. 高热、急性感染及穿刺部位感染

　　C. 肺炎治疗后　　　　　　　　　D. 女性月经期及妊娠3个月以内者

　　E. 严重的动脉血管硬化

64. DSA机架应具备的条件，不包括（　　　）

　　A. 机架倾斜时不影响操作

　　B. 多角度造影时机架与导管台无位置冲突

　　C. 机架具有按预设角度自动复位功能

　　D. 电缆裸露，方便维修

　　E. 双向摄影DSA装置的机架与导管台应有防撞传感器，能避免发生碰撞

65. DSA检查的术前准备不包括（　　　）

　　A. 穿刺部位备皮

　　B. 向患者和家属简述造影目的、手术过程

　　C. 儿童及不合作者施行全身麻醉

　　D. 术前1小时肌注镇静剂

　　E. 建立静脉通道，便于术中给药和急救

66. 关于造影设备准备的描述，下列错误的是（　　　）

　　A. 包括DSA设备　　　　　　　　B. 包括高压注射器

　　C. 术前检查设备运行状况　　　　D. 准备好抢救设备

　　E. 做好全身麻醉

67. DSA与传统心血管造影相比其优势，错误的是（　　　）

　　A. 需要的对比剂浓度低　　　　　B. 对比剂用量少

　　C. 能提供软组织的结构影像　　　D. 血管路径图功能可作为插管的向导

E. 路径图功能可减少手术中的透视次数和检查时间

68. 动态DSA，按照C形臂和导管床的运动方式分类，下列错误的是（　　　）

  A. 旋转运动　　　　　B. 类CT运动　　　　　C. 钟摆运动

  D. 步进　　　　　　　E. 岁差运动

69. 肝左动脉起源于（　　）

  A. 肝固有动脉　　　　B. 腹腔动脉　　　　　C. 腹主动脉

  D. 胃十二指肠动脉　　E. 肝总动脉

70. 影响DSA影像质量的因素不包括（　　　）

  A. 成像方式　　　　　B. 设备因素　　　　　C. 患者心理因素

  D. 造影方法　　　　　E. 操作技术

二、以下提供若干个案例，每个案例下设若干个考题。请根据各考题题干所提供的信息，在每道题下面的A、B、C、D、E五个备选答案中选择一个最佳答案。

A3/A4型题

（71～74题共用题干）

心脏X线摄影是检查心脏病变的重要手段

71. 关于心脏摄影的叙述，错误的是（　　　）

  A. 常规取站立后前位　　　　　　B. 右前斜位应口服硫酸钡

  C. 摄影距离为200cm　　　　　　D. 侧位常规取左侧位

  E. 深吸气末屏气曝光

72. 心脏右前斜位摄影，身体冠状面与胶片夹角为（　　　）

  A. 15°～20°　　　　　B. 25°～35°　　　　　C. 35°～40°

  D. 45°～55°　　　　　E. 55°～65°

73. 心脏右前斜位摄影，口服硫酸钡的目的是观察（　　　）

  A. 右心房压迫食管情况　　　　　B. 右心室压迫食管情况

  C. 左心房压迫食管情况　　　　　D. 左心室压迫食管情况

  E. 全心压迫食管情况

74. 心脏摄影的呼吸方式为（　　　）

  A. 深吸气后屏气　　　B. 深呼气后屏气　　　C. 连续缓慢浅呼吸

  D. 平静呼吸　　　　　E. 平静呼吸屏气

（75～78题共用题干）

患者男，32岁，右小腿车祸伤1小时。查体：右小腿中下段皮肤破损，右踝关节、右膝关节活动略受限。

75. 患者首选的影像学检查方法为（　　　）

  A. 右小腿X线片　　　B. 右小腿CT检查　　　C. 右小腿MRI检查

  D. 右小腿超声检查　　E. 右小腿DSA检查

76. 该患者影像学检查原则，错误的是（　　　）

  A. 包括胫腓骨正侧位　　　　　　B. 包括右小腿周围软组织

C. 包括膝关节　　　　　　　　　　　　D. 包括踝关节

E. 检查左小腿以对比

77. 若患者可疑右踝关节撕脱骨折，进一步检查应选择（　　　）

　　A. 右踝关节X线片　　　B. 右踝关节CT检查　　　C. 右踝关节MRI检查

　　D. 右踝关节超声检查　　E. 右踝关节DSA检查

78. 若患者可疑交叉韧带损伤，进一步检查应选择（　　　）

　　A. 右膝关节X线片　　　B. 右膝关节CT检查　　　C. 右膝关节MRI检查

　　D. 右膝关节超声检查　　E. 右膝关节DSA检查

（79～80题共用题干）

颈椎张口位摄影是显示寰枢椎的X线检查方法

79. 颈椎张口位照片显示，错误的是（　　　）

　　A. 寰枢椎显示于上、下齿列之间　　　B. 上中切牙牙冠与枕骨底部相重叠

　　C. 齿突与寰椎两侧块间隙对称　　　　D. 寰枕关节成切线位显示

　　E. 第3、第4颈椎亦可显示于口中

80. 颈椎张口位片影像显示齿突与枕骨重叠，摄影体位不当之处是（　　　）

　　A. 下颌过仰　　　　　　B. 下颌过收　　　　　　C. 下颌稍微过收

　　D. 下颌投影放大　　　　E. 摄影体位正确

（81～83题共用题干）

患者女，45岁，突发昏迷半小时。查体：脉搏65次/分，血压150/95mmHg，颈僵硬，既往体健。

81. 该患者最可能的昏迷原因是（　　　）

　　A. 颅脑源性　　　　　　B. 肺源性　　　　　　　C. 心脏源性

　　D. 冠状动脉源性　　　　E. 肝脏源性

82. 患者首选影像学检查为（　　　）

　　A. 心脏冠状动脉CTA　　B. 颅脑CT　　　　　　　C. 胸部X线片

　　D. 颅脑MRI　　　　　　E. DSA

83. 影像学检查范围是（　　　）

　　A. 由支气管分叉到心脏膈面　　　　　B. 听眦线平面到头顶

　　C. 从肺尖到肺底　　　　　　　　　　D. 从膈顶到肝右下角

　　E. 以第6胸椎为中心线X线片

（84～86题共用题干）

患者，男，25岁，车床工，钢件加工中碎屑飞溅突感左眼剧痛、视物模糊。

84. 患者最可能原因（　　　）

　　A. 黑色素瘤　　　　　　B. 视网膜母细胞瘤　　　C. 视神经炎

　　D. 眶内异物　　　　　　E. 角膜炎

85. 患者首选影像学检查为（　　　）

　　A. 眼球超声　　　　　　B. 眼X线片　　　　　　　C. 眼底血管造影

D. 眼部MRI   E. 眼部CT

86. 影像学检查范围是（ ）

  A. 从眶底到眶顶   B. 从听眦线到头顶

  C. 从下颌髁突后缘至岩锥后外侧 D. 从硬至额窦

  E. 从蝶窦床突上至硬腭上缘

（87~90题共用题干）

脊髓病变的显示MRI扫描具有明显的优势。

87. 下列不需加扫MRI冠状位的是（ ）

  A. 椎间盘突出 B. 神经根观察   C. 寰枢椎半脱位

  D. 脊髓室管膜瘤 E. 椎管神经纤维瘤

88. 关于颈椎和颈段脊髓MRI扫描，下列错误的是（ ）

  A. 患者仰卧，固定头部，双手自然置于身体两侧

  B. 采用脊柱相控阵线圈

  C. 定位中心为下颌联合下缘

  D. 常规矢状位T_1WI，T_2WI，横轴位T_2WI

  E. 横断位扫描频率编码方向为左右方向

89. 关于胸椎和胸段脊髓MRI扫描，下列错误的是（ ）

  A. 横断位流动补偿选层面方向

  B. 矢状位相位编码方向为左右方向

  C. 必要时加扫冠状位

  D. 定位中心为胸6~7水平

  E. 矢状位流动补偿选频率方向

90. 关于腰椎和腰段脊髓MRI扫描，下列错误的是（ ）

  A. 定位中心为脐上3cm

  B. 常规矢状位T_1WI，T_2WI，横轴位T_2WI，必要时加扫冠状位

  C. 椎管占位病变应增强扫描，且加扫冠状位

  D. 以髂前上棘为中心

  E. 椎间盘突出患者横轴位定位线应平行于椎间盘

三、以下提供若干组考题，每组考题共同在考题前列出A、B、C、D、E五个备选答案，从中选择一个与考题关系最密切的答案。

B型题

（91~94题共用备选答案）

  A. 肱骨头   B. 喙突   C. 喙突下2cm

  D. 喙突下5cm E. 对侧腋下

91. 肩关节前后位摄影，中心线应对准（ ）

92. 肩胛骨前后位摄影，中心线应对准（ ）

93. 肩锁关节后前位摄影，中心线应对准（ ）

94. 肩关节穿胸侧位，中心线应对准（ ）

（95～96题共用备选答案）

    A. VR   B. SSD   C. MIP

    D. CPR   E. MPR

95. 沿感兴趣结构划一条曲线，然后沿曲线重建的是（　　　）

96. 在横断面图像按要求画线，然后沿该线将横断面上的二维数据重组为新的二维图像的是（　　　）

（97～98题共用备选答案）

    A. TOF MRA   B. PC MRA   C. CE MRA

    D. BOLD   E. DWI

97. 用于胸腹部血管病变成像（　　　）

98. 用于功能皮层中枢的定位（　　　）

（99～100题共用备选答案）

    A. 流速5～6mL/s，量/次15～18mL   B. 流速6～7mL/s，量/次8～10mL

    C. 流速1～2mL/s，量/次30～40mL   D. 流速6～8mL/s，量/次18～24mL

    E. 流速3～4mL/s，量/次6～8mL

99. 颈内动脉造影常用参数是（　　　）

100. 椎动脉造影常用参数是（　　　）

专业实践能力模拟试卷二（技师）

一、以下每一道题下面有A、B、C、D、E五个备选答案，从中选择一个最佳答案。

A1/A2型题

1. 观察小儿发育情况，需摄取（　　　）

    A. 腕关节正位   B. 腕关节侧位   C. 双腕关节斜位

    D. 双腕关节正位   E. 双腕关节侧位

2. 肩关节正位摄影，中心线正确射入点（　　　）

    A. 锁骨的中点   B. 关节盂   C. 肩峰

    D. 肩胛骨喙突   E. 肱骨头

3. 膝关节侧位摄影，关节需屈曲（　　　）

    A. 1050   B. 1150   C. 1250

    D. 1350   E. 1450

4. 类风湿性关节炎，正确的摄影体位是（　　　）

    A. 双手正位   B. 单侧腕关节正位   C. 双侧腕关节正位

    D. 单手正位，包括腕关节   E. 双手正位，包括腕关节

5. 先天性肩胛骨高位症，正确的摄影体位是（　　　）

    A. 双侧腕关节正位   B. 双侧踝关节正位   C. 双侧肩关节正位

    D. 双侧肩胛骨正位   E. 双肩锁关节正位

6. 扁平足，正确的摄影体位是（　　　）

　　A. 单足水平侧位　　　　B. 双足水平侧位　　　　C. 单足倾斜侧位

　　D. 单足负重水平侧位　　E. 双足负重水平侧位

7. 胸部摄影，FFD选用180cm的原因是避免因（　　　）

　　A. 左右径较窄、前后径较薄引起的影像放大

　　B. 左右径较厚、前后径较宽引起的影像放大

　　C. 左右径较短、前后径较长引起的影像放大

　　D. 左右径较扁、前后径较窄引起的影像放大

　　E. 左右径较宽、前后径较厚引起的影像放大

8. 膈上肋骨摄影，采用的呼吸方式为（　　　）

　　A. 浅呼吸屏气　　　　B. 深呼气屏气　　　　C. 深吸气屏气

　　D. 平静呼吸屏气　　　E. 腹式呼吸屏气

9. 幼儿胸部正位摄影，中心线经（　　　）

　　A. 第5胸椎　　　　B. 第6胸椎　　　　C. 第7胸椎

　　D. 胸骨角水平　　　E. 腋中线前5cm水平

10. 心脏右前斜位，摄影的角度是（　　　）

　　A. 45°～55°　　　　B. 56°～65°　　　　C. 66°～70°

　　D. 71°～80°　　　　E. 81°～85°

11. 肋骨斜位摄影，目的是观察（　　　）

　　A. 腋中线，肋骨上斜部骨质情况　　　B. 腋中线，肋骨直线部骨质情况

　　C. 腋后线，肋骨弯曲部骨质情况　　　D. 腋前线，肋骨弯曲部骨质情况

　　E. 腋中线，肋骨弯曲部骨质情况

12. 正确选择乳突梅氏位的摄影角度，应是（　　　）

　　A. 双25°　　　　B. 双35°　　　　C. 双45°

　　D. 双55°　　　　E. 双65°

13. 外伤性颅底骨折，禁止使用的摄影体位是（　　　）

　　A. 颅底侧位　　　　B. 颅底颌顶位　　　　C. 头颅汤氏位

　　D. 头颅半轴位　　　E. 高颈椎颅底侧位

14. 颈椎张口位摄影，中心线经（　　　）

　　A. 上颌切牙咬合面中点　　　　　B. 下颌切牙咬合面中点

　　C. 上颌磨牙咬合面中点　　　　　D. 下颌磨牙咬合面中点

　　E. 上颌尖牙咬合面中点

15. 颈椎左前斜位摄影，观察的是（　　　）

　　A. 右侧椎间孔　　　　B. 左侧椎间孔　　　　C. 近片侧椎弓峡部

　　D. 远片侧椎弓峡部　　E. 以上都能观察

16. 肾区前后位摄影，中心线经（　　　）

　　A. 肚脐　　　　　　　　　　　　B. 脐下3cm

C. 剑突与肚脐连线中点   D. 肚脐与耻骨联合连线中点

E. 剑突与耻骨联合连线中点

17. 下列造影检查组合，错误的是（　　　）

A. 膝关节—空气造影   B. 心血管—碘油造影

C. 消化道—钡剂造影   D. 椎管—碘苯酯造影

E. 膀胱—双重对比造影

18. 有关静脉肾盂造影腹部压迫的叙述，错误的是（　　　）

A. 防止对比剂流入膀胱   B. 压迫点为脐下方两侧

C. 压迫球呈正八字形放置   D. 压力为5.3~8kPa

E. 观察全尿路时解除压迫

19. 静脉肾盂造影中腹部压迫点，正确的是（　　　）

A. 脐水平两侧   B. 第1腰椎水平两侧

C. 耻骨联合上方3cm   D. 两侧髂可上棘连线水平

E. 脐下两侧，骶骨岬水平

20. 关于肾盂造影的叙述，错误的是（　　　）

A. 静脉法简单易行   B. 静脉法必须行碘过敏试验

C. 能显示肾盂、肾盏的形态变化   D. 肾功能丧失时尽量采用静脉法

E. 静脉法可了解肾脏的排泄功能

21. 属静脉肾盂造影禁忌证的是（　　　）

A. 肾盂结石   B. 膀胱结石   C. 尿道狭窄

D. 肾动脉狭   E. 严重血尿

22. 大量静脉滴注肾盂造影的禁忌证是（　　　）

A. 小儿   B. 肥胖患者   C. 严重肾功能不良

D. 血管硬化   E. 腹部有较大肿块

23. 下列哪项不属于膀胱造影的术前准备（　　　）

A. 排尿   B. 清洁肠道   C. 备好导尿管

D. 碘过敏试验   E. 备好注射用水和容器

24. 头颅侧位摄影的叙述，错误的是（　　　）

A. 患者俯卧于床上头侧转

B. 健侧靠近床面使矢状面与床面平行

C. 瞳间线与床面垂直

D. 下颌内收，使鼻颏连线与胶片侧缘垂直

E. 胶片上缘超过顶部3cm

25. 用于胃肠造影的造影剂是（　　　）

A. 硫化钡   B. 氯化钡   C. 硫酸钡

D. 氰化铂钡   E. 医用硫酸钡

26. 滤线器摄影技术使用的原则中，被检肢体厚度应超过（　　　）

A. 17cm B. 18cm C. 15cm

D. 20cm E. 16cm

27. 有关摄影方向的叙述，错误的是（　　）

A. 中心线与地面垂直称为垂直投射

B. 中心线与地面平行则为水平投射

C. X线自头部射向尾部时称上下方向投照

D. 中心线与矢状面平行透照时称为水平投照

E. X线自被检者背后射向腹前称为后前方向投照

28. 肘关节标准侧位摄影时，肘部应屈曲（　　）

A. 30° B. 45° C. 90°

D. 120° E. 135°

29. 股骨颈仰卧水平侧位摄影的叙述，错误的是（　　）

A. 用于股骨颈骨折检查 B. 常规位置

C. 暗盒横向侧立于被检测髂嵴外上方 D. 暗盒与正中矢状面约成45°角

E. 中心线水平照射

30. 胸骨后前位摄影，错误的是（　　）

A. 宜采用均匀缓慢的呼吸方式

B. 可采用近距离摄影

C. 中心线倾斜角度应为20°

D. 常采用中心线斜射法，以免与脊柱重叠

E. 中心线由左右射入时，会与心影重叠

31. 关于增强扫描腹部脏器的CT检查，错误的是（　　）

A. 肝动脉期延迟扫描时间60秒

B. 对比剂用量60～80mL，流速2～3mL/s

C. 采用静脉内团注法

D. 肝脏、脾脏增强通常采用三期扫描

E. 增强扫描通常在平扫后进行

32. 关于腹部脏器的增强扫描CT检查，错误的是（　　）

A. 采用静脉内团注法

B. 肾脏增强扫描通常应扫描皮质期、髓质期和分泌期

C. 实质期延迟扫描时间85～90秒

D. 怀疑肝血管瘤，则实质期的延迟扫描时间为30～50分钟

E. 门脉期延迟扫描时间60～70秒

33. 关于腹部CT血管造影的CT检查，错误的是（　　）

A. 通常用于腹主动脉及其大分支的血管成像

B. 可用于诊断腹主动脉夹层、腹主动脉瘤、肝血管异常及肾动脉狭窄等

C. 采用静脉内团注法

D. 延迟扫描时间通常为15～20秒

E. 检查前口服对比剂

34. 关于腹部CT图像的显示和摄影技术，错误的是（　　　）

A. 软组织窗：窗宽100～200HU，窗位30～50HU

B. 肝胆、胰、脾、肾及腹膜后腔的扫描图像一般用腹窗

C. 肾上腺一般用软组织窗观察

D. 腹窗：窗宽100～200HU，窗位30～50HU

E. 一般用腹窗和软组织窗观察

35. 盆腔CT扫描适应证不包括（　　　）

A. 前列腺癌　　　　　B. 膀胱　　　　　　　C. 子宫肌瘤

D. 输卵管狭窄　　　　E. 卵巢囊肿

36. 盆腔CT扫描技术，错误的是（　　　）

A. 患者仰卧，头先进，侧面定位线平人体正中冠状面

B. 定位像为身体盆腔正位定位像

C. 盆腔扫描采用标准或软组织模式

D. 扫描范围从髂嵴扫描至耻骨联合上缘

E. 扫描膀胱和前列腺时采用5mm层厚，5mm间距

37. CT扫描盆腔占位病变进行定性时，扫描技术不包括（　　　）

A. 增强扫描常规用静脉内团注法再加滴注

B. 必须做增强扫描

C. 增强扫描常规用静脉内团注法

D. 对比剂总量60～80mL

E. 延迟扫描时间30～35秒

38. 脊柱CT扫描不能用于检查下面哪种疾病（　　　）

A. 椎管狭窄及椎管内占位性病变　　　B. 椎间盘变性或病变

C. 脊髓灰质炎　　　　　　　　　　　D. 椎骨良恶性肿瘤

E. 椎骨外伤

39. 脊柱CT扫描可用于检查下面哪种疾病（　　　）

A. 早期髓核变性　　　B. 神经炎　　　　　　C. 所有椎间关节的病变

D. 脊髓灰质炎　　　　E. 髓核积气

40. 关于脊柱CT平扫技术描述，错误的是（　　　）

A. 骶椎扫描，患者侧卧

B. 胸椎扫描，患者双手抱头

C. 腰椎扫描，用一专用的腿垫，把患者的双腿抬高

D. 颈椎扫描，患者头部略垫高，使椎体尽可能与床面平行

E. 颈椎和腰椎常规扫描做侧位定位像

41. 椎骨外伤观察碎骨片情况，最合适的影像学检查方法是（　　　）

A. CT平扫   B. DR检查   C. MRI平扫

D. DSA检查   E. 超声检查

42. 关于重建和重组的描述，正确的是（   ）

A. 重建是指利用原始数据得到横断面图像

B. 重组是指利用横断面图像得到多平面和三维的图像

C. VR是重建图像

D. CPR是重组图像

E. 应用横断0.75mm层厚数据可以重建5mm层厚图像

43. 关于体素的描述，正确的是（   ）

A. 又称像元   B. CT扫描后探测器接收到的信号

C. 构成CT图像的最小单位   D. 是二维平面的

E. CT扫描根据体层设置的厚度、矩阵的大小，能被CT扫描的最小单位

44. 关于CT扫描方式描述，正确的是（   ）

A. 血管内不注射对比剂的CT扫描，又称为平扫

B. 分为普通扫描、增强扫描和特殊扫描

C. 分为逐层扫描和容积扫描

D. 分为低剂量扫描、灌注成像和血管成像

E. 能谱成像，又称能量成像

45. 螺旋CT与非螺旋CT的主要区别是（   ）

A. 部分容积效应轻   B. 空间分辨力高

C. 密度分辨力高   D. 回顾性重建

E. 球管的热容量小

46. 颅脑CT图像窗口技术的运用，错误的是（   ）

A. 软组织各个窗显示层面，脑白质和灰质间均有一定对比度

B. 骨窗能清晰显示内外板和板障结构

C. 病灶与正常组织间密度相近时，可采用窄窗

D. 颅脑的图像密度较低，可适当调高窗位

E. 显示颅底层面及颅顶层面时，可适当调高窗位并增大窗宽

47. 下列哪项不是MRI检查的适应证（   ）

A. 妊娠一个月   B. 骨肿瘤   C. 脑肿瘤

D. 肝硬化   E. 前列腺肿瘤

48. 目前诊断半月板撕裂敏感性和特异性最高的影像学检查方法是（   ）

A. CT   B. MRI   C. X线平片

D. X线关节造影   E. 关节镜检查

49. 头颅MRI扫描时相位编码方向的描述，错误的是（   ）

A. 横轴位扫描时，相位编码方向为左右方向

B. 冠状位扫描时，相位编码方向为上下方向

C. 冠状位扫描时，相位编码方向为左右方向

D. 矢状位扫描时，相位编码方向为前后方向

E. 横轴位弥散扫描时，相位编码方向为前后方向

50. 目前唯一能够检查活体组织水分子扩散运动的无创性方法是（　　）

    A. DWI   B. PWI   C. MRA

    D. SWI   E. BOLD

51. 腹部MRI扫描时，控制受检者呼吸运动伪影常用的方法是（　　）

    A. 使用呼吸门控   B. 施加心电门控

    C. 嘱受检者去除金属物品   D. 固定受检者检查部位

    E. 对躁动患者给予镇静剂

52. 下面哪项不能提高2D-TOF-MRA质量的方法（　　）

    A. 尽量使扫描层面与血流方向垂直

    B. 将技术用于比较直的血管

    C. 使用零填充技术增加重建层数

    D. 团注对比剂

    E. 使层面相互重叠，消除血管的阶梯状伪影

53. 颅脑MRI扫描时，在矢状位定位像上横轴位定位线应（　　）

    A. 平行于视交叉   B. 平行于前颅凹底   C. 平行于眼眶

    D. 平行于上腭   E. 垂直脑干

54. 下述MRU扫描技术，不正确的是（　　）

    A. 使用呼吸门控   B. 扫描层厚3~4mm   C. 使用脂肪抑制技术

    D. 在病变处加做横断面水成像

    E. 包括范围上自肾上极，下至输尿管上段

55. MRI肩关节斜冠状位的定位线是（　　）

    A. 平行关节盂   B. 平行关节面   C. 垂直冈上肌

    D. 垂直冈下肌   E. 垂直关节盂

56. 不能对3D CE-MRA采集到的原始图像进行后处理的是（　　）

    A. MPR   B. MIP   C. SSD

    D. VR   E. 滤波反投影

57. 子宫的MRI扫描方法，错误的是（　　）

    A. 矢状位显示子宫颈，宫体，膀胱与直肠的位置关系最好

    B. 冠状位显示卵巢最佳

    C. 膀胱充分充盈尿液可更好地显示子宫的轮廓

    D. 轴位的定位线应垂直于子宫宫体长轴

    E. 子宫冠状位的扫描应在矢状位上定位，定位线平行于子宫内膜

58. 关于磁共振波谱的描述，不正确的是（　　）

    A. 要求高场强MRI系统   B. 需要良好的磁场均匀性

C. 主要测定生物组织化学成分　　　D. 当前研究最多的是脑代谢产物

E. 磁共振医学包括影像显示MRA及生物代写分析MRI

59. 检查垂体和海绵窦病变的最佳方位是（　　　）

A. 横轴位　　　　　　　B. 矢状位　　　　　　C. 冠状位

D. 斜矢状位　　　　　　E. 斜冠状位

60. MRI检查显示宫颈最理想的是（　　　）

A. 横轴位　　　　　　　B. 矢状位　　　　　　C. 冠状位

D. 斜矢状位　　　　　　E. 斜冠状位

61. 肺动脉起源于（　　　）

A. 右心室　　　　　　　B. 升主动脉　　　　　C. 降主动脉

D. 头臂干动脉　　　　　E. 左心室

62. 影响DSA影像质量的原因，不包括（　　　）

A. 患者心理因素　　　　B. 成像方式　　　　　C. 操作技术

D. 造影方法　　　　　　E. 设备因素

63. 关于mask像的叙述，错误的是（　　　）

A. 与造影像的构成—减影对

B. 选定在对比剂充盈最佳时

C. 可以选定在对比剂消失之后

D. 含对比剂的静脉期影像也可以作为mask像

E. 重新选定应该满足诊断和治疗的需要

64. 对DSA检查最有效的X线光谱（　　　）

A. 35～70kev　　　　　B. 60～70kev　　　　C. 35～50kev

D. 40～50kev　　　　　E. 50～60kev

65. 关于DSA的成像原理叙述，错误的是（　　　）

A. 生理运动伪影可以完全消除

B. DSA是建立在图像相减的基础上的

C. 减影结果反映对比剂的作用

D. 没有注入对比剂的数字图像矩阵存于存储器1内作为mask像

E. 可同时减去骨骼和软组织影

66. 动脉DSA血管穿刺最常用的部位是（　　　）

A. 左腹股沟区股动脉　　B. 右腹股沟区股动脉　C. 左肱动脉

D. 右肱动脉　　　　　　E. 颈动脉

67. 门静脉造影可将导管插入（　　　）

A. 下腔静脉　　　　　　B. 腹主动脉　　　　　C. 肝固有动脉

D. 肾动脉　　　　　　　E. 肠系膜上动脉

68. 关于DSA成像方式的叙述，错误的是（　　　）

A. IV-DSA　　　　　　B. IA-DSA　　　　　　C. 外周法IV-DSA

D. 中心法IV-DSA　　　E. 快速IV-DSA

69. 关于动脉DSA方法应用的叙述，错误的是（　　　）

A. 基于DSA设备性能的改进　　　　B. 基于放射学的全面发展

C. 超选择性DSA得到广泛应用　　　D. 应用于全身各部位血管造影

E. 应用于各部位经血管性的介入治疗

70. 为减少伪影，提高DSA影像质量，对患者的准备不包括（　　　）

A. 术前对患者要进行训练

B. 昏迷患者使用兴奋剂

C. 对受检部位施行附加固定

D. 对意识差或无意识的患者，应给予镇静剂

E. 术前可肌肉注射抑制胃肠蠕动的药物

二、以下提供若干个案例，每个案例下设若干个考题。请根据各考题题干所提供的信息，在每道题下面的A、B、C、D、E五个备选答案中选择一个最佳答案。

A3/A4型题

（71～73题共用题干）

某患者右髋疼痛1个月，需进行髋关节X线摄影检查。

71. 髋关节前后位摄影的叙述，正确的是（　　　）

A. 双足内收　　　　　　　　　　B. 双足外旋

C. 双足尖垂直向上　　　　　　　D. 双下肢稍外展，足尖内旋并拢

E. 双足跟并拢，足尖自然外旋

72. 检查小儿髋关节脱位、复位情况的体位是（　　　）

A. 髋关节前后位　　　　　　　　B. 髋关节侧位

C. 髋关节侧斜位　　　　　　　　D. 髋关节蛙形位

E. 髋关节后前斜位

73. 若怀疑右侧股骨头无菌坏死，最佳的检查方法是（　　　）

A. 右侧髋关节X线检查　　　　　B. 右侧髋关节CT检查

C. 右侧髋关节超声检查　　　　　D. 右侧髋关节MRI检查

E. 右侧髋关节体层摄影

（74～76题共用题干）

在X线摄影中，使用对比剂可以增加组织间的对比，有助于形成影像。

74. 逆行肾盂造影对比剂用量是一侧注射（　　　）

A. 2mL　　　　　　　B. 5～7mL　　　　　　C. 8～15mL

D. 20mL　　　　　　　E. 80～100mL

75. 静脉尿路造影时检查前12小时禁食、水的原因是（　　　）

A. 不需要　　　　　　　　　　　B. 减轻体重

C. 防止过敏反应时呕吐造成窒息　D. 防止对比剂与食物发生化学反应

E. 防止干扰对比剂显示影像

76. 肝肾功能严重受损不能进行静脉尿路造影检查的原因不是（　　　）

A. 不能正常显影　　　　　　　　B. 损伤肝肾功能

C. 必然发生过敏反应　　　　　　D. 不能正常排泄对比剂

E. 机体抵抗力低下

（77～80题共用题干）

患者男，24岁，突发腹痛半小时就诊。既往胃溃疡、肾结石病史2年。查体：腹肌紧张，压痛、反跳痛。

77. 该患者首先考虑（　　　）

　　A. 肠梗阻　　　　　　B. 肾结石　　　　　　C. 胃溃疡穿孔

　　D. 急性胰腺炎　　　　E. 胆囊结石排入胆总管

78. 该患者首选的影像学检查为（　　　）

　　A. 腹部立位平片　　　B. 腹部倒立侧位片　　C. 肾、输尿管及膀胱平片

　　D. 上腹部CT检查　　　E. 上腹部超声检查

79. 影像检查的中心线或定位线是（　　　）

　　A. 经剑突至耻骨联合连线中点

　　B. 腹部正中部

　　C. 照片下缘包括耻骨联合，中心线适当调整

　　D. 照片上缘包括膈肌，中心线适当调整

　　E. 以剑突为定位线

80. 关于该患者检查标准影像的描述，错误的是（　　　）

　　A. 照片上缘需包括膈肌

　　B. 腰椎序列投影于照片正中并对称显示

　　C. 肾、腰大肌、腹膜外脂肪线显示清晰

　　D. 腹壁软组织及骨盆对称显示在照片内

　　E. 可见直肠气体末端距肛门处金属标志的距离

（81～83题共用题干）

患者女，60岁，查体X线平片显示右肺门增大。

81. 关于胸部CT扫描适应证，下列错误的是（　　　）

　　A. 气管炎　　　　　　B. 肺内炎症　　　　　C. 鉴别肺门增大原因

　　D. 纵隔肿瘤　　　　　E. 胸膜肥厚

82. 关于胸部CT扫描技术，下列错误的是（　　　）

　　A. 采用仰卧位，头先进

　　B. 扫描基线从肺尖开始

　　C. 肺门增大不需增强扫描可鉴别原因

　　D. 常规层厚5～10mm，重建间距5～10mm

　　E. 扫描范围从肺尖到肺底

83. 关于胸部CT增强扫描，下列错误的是（　　　）

　　A. 扫描范围同平扫　　　　　　B. 扫描延迟时间30～35秒

C. 静脉团注对比剂　　　　D. 对比剂总量60~100mL

E. 扫描参数不同于平扫

（84~86题共用题干）

CT扫描对复杂骨关节结构显示清晰。

84. 关于骨关节CT扫描，下列错误的是（　　）

A. CT不能显示半月板的形态、密度

B. 骨关节外伤CT扫描可以显示出血、血肿、异物及邻近器官情况

C. 可观察和显示肿瘤病变的部位、形态大小、范围及血供情况

D. 骨髓炎、骨结核、骨缺血性坏死可行CT检查

E. 骨折CT扫描可以显示碎骨片及移位情况

85. 关于双肩关节CT扫描，下列错误的是（　　）

A. 采用仰卧位　　　　　　B. 双上臂上举置于头两侧

C. 头先进　　　　　　　　D. 身体置于床面正中

E. 需扫描定位像定位

86. 关于双髋关节CT扫描，下列错误的是（　　）

A. 双上臂自然平伸置于身体两侧　　B. 头先进

C. 双足略分开而足尖内旋并拢　　　D. 采用仰卧位

E. 身体躺平

（87~90题共用题干）

由于MRI是利用磁场与特定原子核的核磁共振作用所产生的信号来成像的，MRI系统的强磁场和射频场有可能使心脏起搏器失灵，也容易使各种体内金属性植入物移位，在激励电磁波作用下，体内的金属还会因为发热而造成伤害。

87. 下列不是MRI禁忌证的是（　　）

A. 有心脏起搏器者　　　　　　B. 中枢神经系统的金属止血夹

C. 电子耳蜗者　　　　　　　　D. 骨科术后钢板

E. 骨科术后镍钛合金材料

88. 可以带入MRI检查室的医疗器械是（　　）

A. 铁磁性氧气活塞　　B. 铁磁性推车　　　　C. 非铁磁性呼吸器

D. 手术小刀片　　　　E. 铁磁性担架

89. MRI检查的优点不包括（　　）

A. 可用于3个月以内的早孕患者　　　　B. 多参数成像

C. 多角度成像　　　D. 多方位成像　　　E. 无骨伪影

90. MRI检查前准备不包括（　　）

A. 认真核对MRI检查申请单，明确检查目的和要求

B. 确认患者没有禁忌证

C. 确认进入检查室的陪同家属没有禁忌证

    D. 患者和陪同家属进入扫描室前去除随身携带的任何金属物品

    E. 不必训练患者的呼吸

三、以下提供若干组考题，每组考题共同在考题前列出A、B、C、D、E五个备选答案，请从中选择一个与考题关系最密切的答案。

B型题

  （91～92题共用备选答案）

    A. 浅呼吸末屏气   B. 深呼气末屏气   C. 深吸气末屏气

    D. 平静呼吸屏气   E. 腹式呼吸屏气

91. 心脏摄影采用的呼吸方式为（　　　　）

92. 肋膈上肋骨摄影采用的呼吸方式是（　　　　）

  （93～94题共用备选答案）

    A. 硫酸钡   B. 碘化钠   C. 二氧化碳

    D. 优维显   E. 碘化油、超液化碘油

93. 子宫输卵管造影用（　　　　）

94. 静脉肾盂造影用（　　　　）

  （95～96题共用备选答案）

    A. 从肾上极扫描到肾下极   B. 从肝门至胰腺扫描完整

    C. 从肝门到髂前上棘   D. 从起始扫描到肾脏中部

    E. 从膈顶扫描至肝右下角

95. 脾CT扫描范围为（　　　　）

96. 肾上腺CT扫描范围为（　　　　）

  （97～98题共用备选答案）

    A. TOF MRA   B. PC MRA   C. CE MRA

    D. BOLD   E. DWI

97. 用于脑组织在急性或超急性梗死期的检测（　　　　）

98. 用于显示漫流静脉及静脉窦成像（　　　　）

  （99～100题共用备选答案）

    A. 股动脉   B. 股静脉   C. 肘动脉

    D. 贵要静脉   E. 肱动脉

99. 肺动脉造影最常用穿刺血管为（　　　　）

100. 上腔静脉造影最常用穿刺血管为（　　　　）

专业实践能力模拟试卷三（主管技师）

一、以下每一道题下面有A、B、C、D、E五个备选答案，从中选择一个最佳答案。

A1/A2型题

1. 用于足弓测量的检查位置是（　　　）
   A. 全足正位　　　　　　B. 足正位　　　　　　　C. 双足负重侧位
   D. 足侧位　　　　　　　E. 足内斜位

2. 心脏右前斜位摄影，口服钡剂的目的是观察（　　　）
   A. 右心房压迫食管情况　　　　　B. 右心室压迫食管情况
   C. 左心房压迫食管情况　　　　　D. 左心室压迫食管情况
   E. 全心压迫食管情况

3. 心脏左前斜位，冠状面与胶片的夹角是（　　　）
   A. 30°~50°　　　　　B. 45°~55°　　　　　C. 60°~70°
   D. 70°~80°　　　　　E. 85°

4. 下列病变中，适用深呼气曝光的是（　　　）
   A. 肺炎　　　　　　　B. 肺脓肿　　　　　　C. 肺大疱
   D. 肺癌　　　　　　　E. 肺结核

5. 肋骨斜位摄影，常用于检查（　　　）
   A. 肋软骨　　　　　　B. 锁骨中线区肋骨　　　C. 腋中线区肋骨
   D. 肩胛中线肋骨　　　E. 肋骨小头

6. 上颌窦摄影，常规位置是（　　　）
   A. 柯氏位　　　　　　B. 瓦氏位　　　　　　C. 斯氏位
   D. 劳氏位　　　　　　E. 瑞氏位

7. 柯氏位摄影，中心线与听眦线夹角是（　　　）
   A. 15°　　　　　　　B. 23°　　　　　　　C. 37°
   D. 45°　　　　　　　E. 53°

8. 关于头颅侧位摄影，中心线应对准（　　　）
   A. 听眦线中点　　　　B. 听眦线前、中1/3处　C. 外耳孔前、上各2.5cm处
   D. 外耳孔前2.5cm处　E. 外耳孔上2.5cm处

9. 从颈椎开口位照片中，判断摄影体位正确的依据是（　　　）
   A. 上门齿与枕骨边缘投影重叠　　　B. 上门齿与枕骨边缘稍分离
   C. 上门齿投影在枕骨边缘的下方　　D. 上门齿投影在枕骨边缘的上方
   E. 上门齿与枕骨边缘分离约0.5cm

10. 椎弓峡部断裂，正确的摄影体位是（　　　）
    A. 腰椎正位　　　　　B. 腰椎侧位　　　　　　C. 腰椎双斜位
    D. 腰骶部斜位　　　　E. 腰骶部侧位

11. 下列疾患，不能由腹部平片诊断的是（　　　）
    A. 胆囊阳性结石　　　B. 肠梗阻　　　　　　　C. 慢性胰腺炎
    D. 消化道穿孔　　　　E. 小儿先天性肛门闭锁

12. 在下列胆道系统造影中，属于生理排泄法的是（　　　）
    A. 经皮经肝胆道造影　　　　B. 内镜胰胆管造影
    C. 腹腔镜胆道造影　　　　　D. T型管造影
    E. 口服胆囊造影

13. 下列组合中，错误的是（　　　）
    A. 骶髂关节正位——中心线向头侧倾斜15°
    B. 骶髂关节斜位——人体矢状面倾斜45°
    C. 骶髂关节左后斜拉——显示右侧骶髂关节
    D. 腰椎左后斜位——显示左侧椎间关节
    E. 胸椎左后斜位——显示右侧椎间关节

14. 静脉肾盂造影中引起迷走神经反应综合征的原因是（　　　）
    A. 碘过敏反应　　　B. 注入对比剂量过大　　　C. 腹部加压过大
    D. 腹部压迫解除过早　　E. 以上都是

15. 腕部尺偏位摄影时，应使暗盒远端抬高的角度（　　　）
    A. 15°　　　　　　　B. 20°　　　　　　　　　C. 25°
    D. 18°　　　　　　　E. 30°

16. 气管分为左右主支气管的位置是在（　　　）
    A. T_2　　　　　　　B. T_4　　　　　　　　　C. T_6
    D. T_8　　　　　　　E. T_1、T_2

17. 腹部分区方法正确的是（　　　）
    A. 六分法　　　　　　B. 七分法　　　　　　　C. 八分法
    D. 九分法　　　　　　E. 十分法

18. 胰腺头、体部所在的区域（　　　）
    A. 右季肋区　　　　　B. 左季肋区　　　　　　C. 腹上区
    D. 脐区　　　　　　　E. 左腰区

19. 不应摄取腹部站立前后位的情况（　　　）
    A. 膈下游离气体　　　B. 观察气液平面　　　　C. 确定肾的位置
    D. 疑有胃肠道穿孔　　E. 泌尿系结石

20. 腹部倒立前后位摄影常用于检查的疾病是（　　　）
    A. 新生儿肠梗阻　　　B. 新生儿胃肠穿孔　　　C. 新生儿肛门闭锁
    D. 新生儿胆区结石　　E. 新生儿巨结肠

21. 新生儿疑有肛管闭锁，生后正确的摄影时间（　　　）
    A. 12小时　　　　　　B. 24小时　　　　　　　C. 20小时以上
    D. 20小时以内　　　　E. 18小时

22. 肾位置异常者，胶片下缘应包括的部分（　　　）

    A. 脐上3cm　　　　　　B. 脐　　　　　　　　C. 脐下3cm

    D. 耻骨联合　　　　　　E. 耻骨联合上3cm

23. 腹部侧位观察的病变中错误的是（　　　）

    A. 腹部肿块　　　　　　B. 急腹症　　　　　　C. 异物

    D. 结石　　　　　　　　E. 炎症

24. 下颌支与体的夹角成人约为（　　　）

    A. 130°　　　　　　　　B. 140°　　　　　　　C. 150°

    D. 160°　　　　　　　　E. 170°

25. 摄取许氏位时中心线应（　　　）

    A. 向头侧倾斜35°角　　　　　　　　B. 向头侧倾斜25°角

    C. 向足端倾斜35°角　　　　　　　　D. 向头端倾斜25°角

    E. 向面侧倾斜35°角

26. 主要用于检查右肺中叶病变的最佳摄影位置（　　　）

    A. 胸部后前位　　　B. 胸部后前方向前突位　C. 胸部前后位

    D. 胸部半坐位　　　E. 胸部前后方向突位

27. 胸部右侧卧后前位摄影主要观察的病变是（　　　）

    A. 肺实质病变　　　　　B. 肺间质病变　　　　C. 胸膜病变

    D. 右侧气胸　　　　　　E. 右侧少量胸腔积液

28. 心后前位摄影，曝光时间应不超过的数值（　　　）

    A. 0.05秒　　　　　　　B. 0.01秒　　　　　　C. 0.1秒

    D. 1.0秒　　　　　　　　E. 0.2秒

29. 关于重建间隔的描述，正确的是（　　　）

    A. 重建间隔就是层厚

    B. 重建间隔与被重建图像质量无关

    C. 重建间隔是被重建的相邻两层面之间长轴方向的距离

    D. 重建间隔增大图像的质量改善

    E. 重建间隔是固定不变的

30. 下列哪项不是螺旋CT的优点（　　　）

    A. 整个器官或一个部位可在一次屏息下完成

    B. 没有层与层之间的停顿

    C. 屏息情况下容积扫描，不会产生病灶的遗漏

    D. 层厚响应曲线变窄，使纵向分辨力提高

    E. 受检者运动伪影因扫描速度快而减少

31. 下列哪项不是螺旋CT的优点（　　　）

    A. 单位时间内扫描速度提高，使对比剂的利用率提高

    B. 容积扫描提高了多平面和三维成像的质量

    C. 屏息情况下容积扫描，不会产生病灶的遗漏

    D. 层与层之间停顿使重建质量下降

    E. 受检者运动伪影因扫描速度快而减少

32. 扫描时间是指（　　　）

    A. X线球管和探测器阵列围绕人体旋转一圈所需时间

    B. 从开始扫描、图像重建一直到图像显示所需时间

    C. X线球管和探测器阵列围绕人体旋转扫描一个层面所需的时间

    D. 将扫描原始数据重建成图像际飞时间

    E. 两次扫描期间所需时间

33. 下列颈部组织CT值最高的是（　　　）

    A. 颈部肌肉　　　　　　B. 甲状腺　　　　　　C. 甲状旁腺

    D. 颈部淋巴结　　　　　E. 颈总动脉

34. 正常情况下，颈部CT增强扫描不被强化的是（　　　）

    A. 甲状腺　　　　　　　B. 颈总动脉　　　　　C. 颈静脉

    D. 淋巴结　　　　　　　E. 甲状旁腺

35. 关于重建时间的描述，错误的是（　　　）

    A. 将扫描原始数据重建成图像所需的时间

    B. 重建时间可以减少运动伪影

    C. 重建时间与矩阵的大小有关

    D. 重建时间与计算机内存容量的大小有关

    E. 重建时间与阵列处理器的运算速度有关

36. Houndsfield伪影是指（　　　）

    A. 蝶鞍区出现的环形伪影　　　　　B. 颞部出现的条纹状伪影

    C. 颞颌关节出现的条纹状伪影　　　D. 鼻窦旁出现的条纹状伪影

    E. 颅顶部出现的环形伪影

37. 关于颅底破裂孔的叙述，错误的是（　　　）

    A. 由枕骨、蝶骨和颞骨岩锥共同围成

    B. 呈三角形

    C. 前内方是卵圆孔

    D. 后外方是棘孔

    E. 鼻咽癌常破坏此处骨质，以矢状位显示最佳

38. 鼻咽层面较难见到的组织结构是（　　　）

    A. 下鼻甲　　　　　　　B. 鼻泪管　　　　　　C. 咽鼓管咽口

    D. 翼突　　　　　　　　E. 咽隐窝

39. 鼻窦中开口较高的是（　　　）

    A. 上颌窦　　　　　　　B. 蝶窦　　　　　　　C. 额窦

    D. 筛窦后组群　　　　　E. 筛窦前、中组群

40. 零点漂移是发生在下列哪个部件的现象（　　　）

    A. 探测器　　　　　　B. 球管　　　　　　　C. 机架

    D. 床　　　　　　　　E. 计算机系统后

41. 环状伪影产生的原因是（　　　）

    A. 数据采样不当　　　B. 部分容积效应　　　C. 机械故障

    D. 射线束硬化　　　　E. 探测器通道故障

42. 什么伪影表现为条状（　　　）

    A. 运动伪影　　　　　B. 金属伪影　　　　　C. 射线束硬化

    D. 部分容积伪影　　　E. 噪声引起的伪影

43. 什么伪影表现为放射状（　　　）

    A. 运动伪影　　　　　B. 金属伪影　　　　　C. 射线束硬化

    D. 部分容积伪影　　　E. 噪声引起的伪影

44. 引起噪声的主要原因是（　　　）

    A. 受检者的运动　　　　　　　　B. 受检者携带的金属物质

    C. 射线束硬化　　　　　　　　　D. 采样或测量系统误差

    E. 入射光子数量不足

45. CT的被检者剂量防护不包括（　　　）

    A. 尽可能避免一些不必要的检查

    B. 减少不必要的重复扫描

    C. 尽可能缩小扫描野，降低扫描剂量

    D. 定期检测扫描机房的X线防护和泄露等情况

    E. 扫描区以外部位无须遮盖防护

46. 关于冠状动脉CTA扫描前的准备，错误的是（　　　）

    A. 扫描前4小时开始禁食

    B. 心动过速须用药物控制，使心率60次/min以下

    C. 心率60次/min以下不用心电门控

    D. 去掉受检者外衣和颈、胸部金属异物

    E. 训练受检者扫描时屏气

47. 下列哪种物质的X线吸收系数最大（　　　）

    A. 脂肪　　　　　　　B. 空气　　　　　　　C. 水

    D. 骨骼　　　　　　　E. 脑脊液

48. 螺旋CT与非螺旋CT的主要区别是（　　　）

    A. 部分容积效应轻　　B. 空间分辨率高　　　C. 密度分辨率高

    D. 回顾性重建　　　　E. 球管的热容量小

49. "马方综合征"扫描时，显示最好的位置是（　　　）

    A. 显示两腔心的心脏长轴位　　　　B. 显示四腔心的心脏长轴位

    C. 主动脉弓位　　　　　　　　　　D. 心脏短轴位

E. 显示左心室心房的流出流入道的三腔心

50. 下列哪项不是MRI检查的禁忌证（　　）

    A. 妊娠后期 　　　　　　　　　　B. 有金属起搏器的患者

    C. 手术后动脉夹存留患者 　　　　D. 眼内存有金属异物患者

    E. 有人工金属心脏瓣膜患者

51. 关于MRI与MRA的区别，错误的是（　　）

    A. MRA通常以谱线及数值表示代谢产物的信息

    B. MRI得到的是解剖图像

    C. 外加磁场强度越低越有助于MRA谱线的显示

    D. MRA对磁场的强度及磁场均匀度有着更高的要求

    E. 将MRA的信号变化标记到MRI上，直观显示代谢情况，称MRA成像

52. 脉络膜黑色素瘤，应选择（　　）

    A. T_1WI抑脂，T_2WI不抑脂 　　　　B. T_1WI不抑脂，T_2WI抑脂

    C. T_1WI不抑脂，T_2WI不抑脂 　　　　D. T_1WI抑脂，T_2WI抑脂

    E. T_1WI、T_2WI抑脂不抑脂都可以

53. 喉部的横轴位扫描定位范围在（　　）

    A. 第2～第4颈椎水平　　B. 第2～第5颈椎水平　　C. 第3～第5颈椎水平

    D. 第3～第6颈椎水平　　E. 第5～第7颈椎水平

54. 膝关节MRI扫描时主要的方位是（　　）

    A. 横轴位 　　　　　　B. 矢状位 　　　　　　C. 冠状位

    D. 斜矢状位 　　　　　E. 斜冠状位

55. 四腔位心是指（　　）

    A. 平行于室间隔的心脏长轴位 　　　　B. 垂直于室间隔的心脏长轴位

    C. 心脏短轴位 　　　　　　　　　　　D. 主动脉弓位

    E. 心脏横轴位

56. 肝脏MRI检查前，受检者需禁食水（　　）

    A. 2小时 　　　　　　B. 4小时 　　　　　　C. 6小时

    D. 8小时 　　　　　　E. 10小时

57. 前列腺MRI检查的描述，不正确的是（　　）

    A. 前列腺扫横轴位T_2WI加脂肪抑制可增加病灶检出率

    B. 前列腺扫横轴位T_2WI加脂肪抑制对前列腺包膜显示好

    C. 冠状位T_2WI显示前列腺尖部和底部的病灶好

    D. 一般冠状位及矢状位扫描中首选冠状位T_2WI加脂肪抑制

    E. 前列腺平扫均可不加脂肪抑制

58. 关于流入性增强效应的叙述，不正确的是（　　）

    A. 饱和的质子群呈低信号

    B. 充分弛豫的质子群流入扫描层面

C. 无论流动的或静止的血流均呈高信号

D. 成像区血流中流入充分弛豫的质子群，形成高信号

E. 周围静止组织因受过脉冲激励，不再接受新的脉冲激励

59.脑垂体瘤术后，T_1WI在垂体区发现高信号，最合理的扫描是（　　）

A. 做动态增强　　　　　　　　　　B. GRE序列T_2WI

C. T_2WI加脂肪抑制技术　　　　　D. T_1WI及T_1WI脂肪抑制技术

E. 做常规增强扫描除外肿瘤复发

60.行头颈部MRA扫描时，将饱和带置于扫描区域的上方，其目的是（　　）

A. 避免头颈部不自主运动带来的运动伪影

B. 避免脑脊液流动伪影

C. 避免静脉血流的影响

D. 避免血流湍流的影响

E. 避免动脉血流的影响

61.颅脑MRI扫描时，在矢状位定位像上冠状位定位线应（　　）

A. 平行于视神经　　B. 平行于大脑纵裂　　C. 平行于眼眶

D. 平行于斜坡　　　E. 平行于脑干

62.临床怀疑肾动脉狭窄，选择哪种检查方式不易漏诊（　　）

A. 2D TOF-MRA　　B. 3D TOF-MRA　　C. CE-MRA

D. 2D PC-MRA　　　E. 3D PC-MRA

63.DSA检查中由于穿刺插管所致的并发症不包括（　　）

A. 假性动脉瘤　　　B. 夹层动脉瘤　　　C. 动静脉瘘

D. 脑水肿　　　　　E. 血管破裂

64.关于DSA装置的机架应具备的特点，错误的是（　　）

A. 摄影过程中，术者能按无菌要求操作机架

B. 机架具有按预设角度自动复位功能

C. 除双向摄影DSA装置外，机架与导管台应有防撞传感器，避免发生碰撞

D. 术者从各个方向操作导管时均不受机架干扰

E. 机架电缆表面应有覆盖物，方便清洁

65.下列适合做DSA检查的情况是（　　）

A. 碘过敏

B. 严重的心、肝、肾功能不全

C. 严重的凝血功能障碍，有明显出血倾向

D. 血管手术后随访

E. 恶性甲状腺功能亢进、骨髓瘤

66.DSA检查常用的器械不包括（　　）

A. 高压注射器　　　B. 皮肤缝合器　　　C. 穿刺针、扩张器

D. 导管　　　　　　E. 导丝

67. DSA检查常用的药物准备不包括（　　　）

A. 肝素　　　　　　　B. 利多卡因　　　　　　C. 葡萄糖水

D. 离子型或非离子型对比剂

E. 各类抢救药（地塞米松、多巴胺、阿托品）

68. 与选择性冠状动脉造影技术无关的是（　　　）

A. 选用Judkins导管

B. 股动脉或桡动脉穿刺插管

C. 在主动脉窦壁寻找左冠状动脉

D. 在升主动脉下段寻找右冠状动脉

E. 常规选用50%～60%离子型或非离子型对比剂

69. 关于DSA所需X线能量的叙述，错误的是（　　　）

A. 被成像物质的吸收特性，将影响DSA的X线能量的选择

B. 25～30keV范围的X线光谱对于DSA检查是最有效的

C. 使用33keV能发挥碘的最大效率，图像产生最佳对比

D. 实际选用KeV时往往高于理论值

E. 在DSA成像链中X线能量会有部分损失

70. 关于下腔静脉DSA检查技术错误的是（　　　）

A. 股静脉穿刺

B. 股静脉插管或经上肢及颈静脉插管

C. 浓度为60%～70%离子型或非离子型对比剂

D. 造影体位常规取正位，必要时可加设斜位或侧位

E. 股静脉穿刺造影，对比剂用量18～20mL／次、流率4～5mL／s

二、以下提供若干个案例，每个案例下设若干个考题。根据各考题题干所提供的信息，在每道题下面的A、B、C、D、E五个备选答案中选择一个最佳答案。

A3/A4型题

（71～72题共用题干）

颈椎张口位是显示寰枢椎的摄影位置。

71. 颈椎张口位照片显示，以下错误的是（　　　）

A. 寰枢椎显示于上、下齿列之间　　B. 上中切牙牙冠与枕骨底部相重叠

C. 齿突与寰椎两侧块间隙对称　　　D. 寰枕关节成切线位显示

E. 第3、第4颈椎亦可显示于口中

72. 颈椎张口位片影像显示齿突与枕骨重叠，摄影体位不当之处是（　　　）

A. 下颌过仰　　　　B. 下颌过收　　　　C. 下颌稍微过收

D. 下颌投影放大　　E. 摄影体位正确

（73～74题共用题干）

某患者外伤临床怀疑椎弓峡部断裂。

73. 为诊断椎弓峡部断裂，正确的摄影体位是（　　　）

A. 腰椎正位　　　　　B. 腰椎侧位　　　　　C. 腰椎双斜位

D. 腰骶部斜位　　　　E. 腰骶部侧位

74. 照片显示的是哪一侧的椎弓峡部（　　　）

A. 左侧　　　　　　　B. 右侧　　　　　　　C. 靠近摄影台面侧

D. 远离摄影台面侧　　E. 双侧

（75～77题共用题干）

在X线摄影中，使用对比剂可以增加组织间的对比，有助于形成影像。

75. 逆行肾盂造影对比剂用量是一侧注射（　　　）

A. 2mL　　　　　　　B. 5～7mL　　　　　　C. 8～15mL

D. 20mL　　　　　　E. 80～100mL

76. 静脉尿路造影时检查前12小时禁食、水的原因是（　　　）

A. 不需要　　　　　　　　　　　　B. 减轻体重

C. 防止过敏反应时呕吐造成窒息　　D. 防止对比剂与食物发生化学反应

E. 防止干扰对比剂显示影像

77. 肝肾功能严重受损不能进行静脉尿路造影检查的原因不是（　　　）

A. 不能正常显影　　　　　　　　　B. 损伤肝肾功能

C. 必然发生过敏反应　　　　　　　D. 不能正常排泄对比剂

E. 机体抵抗力低下

（78～80题共用题干）

患者男，24岁，突发腹痛半小时就诊。既往有胃溃疡、肾结石病史2年。查体：腹肌紧张，压痛、反跳痛。

78. 该患者首先考虑（　　　）

A. 肠梗阻　　　　　　B. 肾结石　　　　　　C. 胃溃疡穿孔

D. 急性胰腺炎　　　　E. 胆囊结石排入胆总管

79. 该患者首选的影像学检查为（　　　）

A. 肾、输尿管及膀胱平片　　　　　B. 腹部立位平片

C. 腹部倒立侧位片　　　　　　　　D. 上腹部CT检查

E. 上腹部超声检查

80. 影像检查的中心线或定位线是（　　　）

A. 经剑突至耻骨联合连线中点

B. 腹部正中部

C. 以剑突为定位线

D. 照片上缘包括膈肌，中心线适当调整

E. 照片下缘包括耻骨联合，中心线适当调整

（81～83题共用题干）

耳部重要结构大都隐藏在颅骨内，结构细微复杂，CT扫描前应详细临床资料和检查要求。

81. 关于耳部CT扫描适应证，错误的是（   ）

    A. 先天性外耳道畸形   B. 鼓膜穿孔   C. 化脓性中耳炎

    D. 听小骨骨折、脱位   E. 听神经瘤

82. 耳部CT扫描范围是（   ）

    A. 从硬腭至额窦上缘   B. 从下颌角至岩骨上缘

    C. 从乳突窦至额窦上缘   D. 从外耳道下缘至岩骨上缘

    E. 从颅底至岩骨上缘

83. 关于耳部CT扫描技术，错误的是（   ）

    A. 采用仰卧位

    B. 扫描基线不同显示的颅底及中内耳结构无差异

    C. 患者体位成标准的头颅前后位

    D. 两外耳孔与床面等距

    E. 应选择合适的扫描角度、程序和参数

（84～86题共用题干）

患者女，45岁，外伤上腹部疼痛半小时。查体：上腹部及腰背部皮肤损伤，脉搏95次/分，血压100/60mmHg。

84. 上腹部外伤最容易损伤破裂的脏器是（   ）

    A. 胰   B. 胆道系统   C. 肝

    D. 肾   E. 脾

85. 该患者上腹部CT扫描前的相关准备，正确的是（   ）

    A. 做好碘过敏试验   B. 直接CT扫描

    C. 检查前再口服300～500mL   D. 扫描前50分钟口服对比剂500mL

    E. 口服浓度1%～2%的泛影葡胺

86. 该患者腹部CT扫描最适宜的范围是（   ）

    A. 从膈顶扫到肾下极   B. 从肝门直至胰腺扫描完整

    C. 从膈顶扫描至肝右下角   D. 从肝门扫描到髂前上棘

    E. 从肾上腺起始扫描到肾中部

（87～90题共用题干）

MRI在中枢神经系统的应用最有优势。对肿瘤、感染、血管性病变等均优于CT。对后颅凹及颅颈交界区病变的诊断具有独特的优势。

87. 下列不是颅脑MRI适应证的是（   ）

    A. 颅脑肿瘤   B. 脑血管病   C. 颅骨骨折

    D. 颅内感染   E. 急性脑梗死

88. 颅脑MRI增强静脉注射对比剂剂量一般为（   ）

    A. 0.1mL/kg   B. 0.2mL/kg   C. 0.3mL/kg

    D. 0.4mL/kg   E. 0.5mL/kg

89. 下列不是颅脑MRI常规组合序列的是（　　　）

    A. MRA   B. DWI   C. FLAIR-T_2WI

    D. 横轴位T_2WI   E. 横轴位T_1WI

90. 关于颅脑扫描要点的描述，下列错误的是（　　　）

    A. 血管性病变常做平扫加血管成像

    B. 急性脑梗死常做平扫加DWI

    C. 层厚4～8mm，层间距取层厚的50%

    D. 相位编码方向：横断位取左右方向

    E. 颅内肿瘤，临床怀疑转移瘤需做平扫加增强扫描

三、以下提供若干组考题，每组考题共同在考题前列出A、B、C、D、E五个备选答案，请从中选择一个与考题关系最密切的答案。

B型题

（91～94题共用备选答案）

    A. 肱骨头   B. 喙突   C. 喙突下2cm

    D. 喙突下5cm   E. 对侧腋下

91. 肩关节前后位摄影，中心线应对准（　　　）

92. 肩胛骨前后位摄影，中心线应对准（　　　）

93. 肩锁关节后前位摄影，中心线应对准（　　　）

94. 肩关节穿胸侧位摄影中心线应对准（　　　）

（95～96题共用备选答案）

    A. 对比剂总量80～100mL，流速3～4mL/s，扫描延迟时间15～20秒

    B. 对比剂总量60～100mL，流速2～2.5mL/s，扫描延迟时间30～35秒

    C. 对比剂总量60～80mL，流速5mL/s，以5mL/s速度注入30mL生理盐水

    D. 对比剂总量60～80mL，流速3mL/s，扫描延迟时间15～18秒

    E. 对比剂总量60～100mL，流速2.5～3mL/s，扫描延迟时间20～25秒

95. 腹部CT血管造影的造影剂注入为（　　　）

96. 胸部CT增强扫描的造影剂注入为（　　　）

（97～98题共用备选答案）

    A. 在最佳显示左右心室及室间隔的横断面图像上，设定扫描层面与室间隔一致

    B. 在长轴位像上显示心尖及二尖瓣的层面上设定成像层面，扫描线平行心尖和二尖瓣连线

    C. 成像层面垂直于长轴位，同时垂直于水平长轴即垂直于室间隔

    D. 在短轴位像上，扫描线通过左室和主动脉瓣中点并通过主动脉

    E. 在横轴面像上显示肺动脉主干层面，扫描线平行于肺动脉主干并通过右室流出道

97. 四腔心的定位是（　　　）

98. 两腔心的定位是（　　　）

（99～100题共用备选答案）

    A. 肝固有动脉或肝总动脉　　　　B. 腹腔干　　　　　　　　C. 腹主动脉

    D. 门静脉　　　　　　　　　　　E. 肝右动脉

99. 肝癌灌注化疗+栓塞术通常将导管置于（　　　）

100. 胆囊动脉来源于（　　　）

专业实践能力模拟试卷四（主管技师）

一、以下每一道题下面有A、B、C、D、E五个备选答案，从中选择一个最佳答案。

A1/A2型题

1. 手掌后前斜位主要检查（　　　）

    A. 第1掌骨　　　　　　　　B. 第1～第3掌骨　　　　　　　C. 第3掌骨

    D. 第4、第5掌骨　　　　　　E. 全部掌骨

2. 怀疑舟骨骨折，应选择的最佳摄影体位（　　　）

    A. 腕部后前位　　　　　　　B. 腕部前后位　　　　　　　C. 腕部侧位

    D. 腕部尺偏位　　　　　　　E. 腕部轴位

3. 欲显示尺骨鹰嘴突清晰影像，应选择的摄影体位（　　　）

    A. 肘关节斜位　　　　　　　B. 肘关节前后位　　　　　　C. 肱骨下端侧位

    D. 肘部轴位　　　　　　　　E. 肘关节侧位

4. 下列摄影体位的叙述，错误的是（　　　）

    A. 踝关节正位，足尖向上并内旋10°～15°

    B. 踝关节正位，中心线对准内、外踝连线中点射入胶片

    C. 小腿前后位，足尖向上并内旋10°～15°

    D. 膝关节侧位摄影，膝关节应屈曲135°

    E. 膝关节正位，中心线对准髌骨下缘垂直射入

5. 有关髋关节定位点的叙述，正确的是（　　　）

    A. 同侧髂前上棘与耻骨联合上缘连线中垂线，交点外下5cm处

    B. 同侧髂前上棘与耻骨联合上缘连线中垂线，交点外下2cm处

    C. 同侧髂前上棘与耻骨联合下缘连线中垂线，交点外下5cm处

    D. 同侧髂前上棘与耻骨联合上缘连线中垂线，交点外下与腹股沟相交处

    E. 同侧髂前上棘与耻骨联合下缘连线中垂线，交点外下2cm处

6. 胸骨后前位摄影，错误的是（　　　）

    A. 宜采用均匀缓慢的呼吸方式　　　　B. 常采用中心线斜射法以免与脊柱重叠

    C. 中心线倾斜角度应为20°　　　　　　D. 可采用近距离摄影

    E. 中心线由左右射入时，会与心影重叠

7. 膈上肋骨摄影时应采用的呼吸方式是（　　　）

    A. 深吸气后屏气曝光　　　　　　　　B. 深呼气后屏气曝光

    C. 平静呼吸下曝光　　　　　　　　　D. 平静呼吸下屏气曝光

    E. 以上都不是

8. 第3～第7颈椎前后位摄影，中心线应（　　　）

    A. 向头侧倾斜20°角　　B. 向头侧倾斜10°角　　C. 垂直投射

    D. 向足侧倾斜20°角　　E. 向足侧倾斜10°角

9. 第1腰椎水平的体表标志是（　　　）

    A. 剑突末端　　　　　　B. 剑突与肚脐连线中点　C. 脐上3cm

    D. 肚脐水平　　　　　　E. 脐下3cm

10. 腰椎前后位摄影，中心线应对准（　　　）

    A. 剑突　　　　　　　　B. 脐上3cm　　　　　　C. 脐

    D. 脐下3cm　　　　　　E. 两髂嵴连线中点

11. 在腰椎斜位影像上椎体后部结构呈"小狗状"形态，椎弓峡部形成（　　　）

    A. "狗嘴"　　　　　　　B. "狗眼"　　　　　　　C. "狗颈"

    D. "狗耳"　　　　　　　E. "狗腿"

12. 骨盆前后位中心线应（　　　）

    A. 垂直投射　　　　　　　　　　　　B. 向足侧倾斜10°～20°

    C. 向头侧倾斜10°～20°　　　　　　D. 向足侧倾斜20°～30°

    E. 向头侧倾斜20°～30°

13. 胸部右侧卧后前位摄影主要观察的病变是（　　　）

    A. 肺实质病变　　　　　B. 肺间质病变　　　　　C. 胸膜病变

    D. 右侧气胸　　　　　　E. 右侧少量胸腔积液

14. 观察左心房、右心室及肺A段形态的最佳位置（　　　）

    A. 胸部后前位　　　　　B. 胸部侧位　　　　　　C. 胸部右前斜位

    D. 胸部左前斜位　　　　E. 胸部前凸位

15. 消化道穿孔摄影时，要求胶片上缘包括的部分是（　　　）

    A. 平肋骨　　　　　　　B. 平剑突　　　　　　　C. 平T$_4$

    D. 平第4肋骨后端　　　E. 平第4肋骨前段

16. 肾位置异常者，胶片下缘应包括的部分（　　　）

    A. 脐上3cm　　　　　　B. 脐　　　　　　　　　C. 脐下3cm

    D. 耻骨联合　　　　　　E. 耻骨联合上3cm

17. 不属于头颅常用标志的连线是（　　　）

    A. 听眶线　　　　　　　B. 听眦线　　　　　　　C. 听鼻线

    D. 听颧线　　　　　　　E. 听口线

18. 鼻骨侧位摄影时，与床面垂直的连线（　　　）

    A. 听眦线　　　　　　　B. 听眶线　　　　　　　C. 瞳间线

D. 听鼻线　　　　　　E. 听口线

19. 属于直接引入造影剂的造影方法是（　　　）

    A. 静脉胆囊造影　　　　B. 静脉肾盂造影　　　　C. 口服法胆囊造影

    D. 左心室造影　　　　　E. 静脉滴注法胆囊造影

20. 碘过敏试验最可靠的方法是（　　　）

    A. 口服试验　　　　　　B. 眼结膜试验　　　　　C. 舌下试验

    D. 静脉注射试验　　　　E. 皮内注射

21. 静脉肾盂造影的禁忌证是（　　　）

    A. 肾盂结石　　　　　　B. 膀胱结石　　　　　　C. 尿道狭窄

    D. 肾动脉狭窄　　　　　E. 严重血尿

22. 观察颈椎椎间孔病变，正确的摄影体位是（　　　）

    A. 正位　　　　　　　　B. 侧位　　　　　　　　C. 斜位

    D. 过屈位　　　　　　　E. 颈椎侧位

23. 股骨颈骨折观察前后移位时，理想摄影体位是（　　　）

    A. 髋关节正位　　　　　B. 侧卧髋关节侧位　　　C. 股骨颈前后位

    D. 髋关节侧斜位　　　　E. 股骨颈仰卧水平侧位

24. 在跟骨轴位片上，不能显示的影像是（　　　）

    A. 舟骨　　　　　　　　B. 距骨　　　　　　　　C. 内外踝

    D. 跟距关节　　　　　　E. 跟骨结节

25. 膝关节正位摄影，中心线应对准（　　　）

    A. 髌骨上缘　　　　　　B. 髌骨中心　　　　　　C. 髌骨下缘1cm

    D. 髌骨上缘1cm　　　　E. 髌骨下缘2cm

26. 幼儿胸部正位摄影的叙述，错误的是（　　　）

    A. 不用滤线器　　　　　　　　　　B. 抓时机瞬间曝光

    C. 眼睛及性腺不受辐射　　　　　　D. 照射野不超出使用胶片的面积

    E. 使用低毫安

27. 确定肾位置是否异常，应摄取（　　　）

    A. 腹部仰卧前后位　　　B. 腹部侧卧侧位　　　　C. 腹部倒立前后位

    D. 腹部站立前后位　　　E. 腹部倒立侧位

28. 观察纵隔病变时，宜采用的最佳摄影位置是（　　　）

    A. 正位　　　　　　　　B. 侧位　　　　　　　　C. 斜位

    D. 切线位　　　　　　　E. 前凸位

29. CT图像成像的基本理论来源于（　　　）

    A. Houndsfield　　　　　B. Radon　　　　　　　C. Ambrose

    D. 傅立叶　　　　　　　E. Kalender

30. CT图像成像的基本过程是（　　　）

    A. X线球管—人体—探测器—计算机—显示器

B. X线球管—人体—滤光器—计算机—显示器

C. X线球管—探测器—人体—计算机—显示器.

D. X线球管—人体—滤过器—探测器—显示器

E. X线球管—人体—探测器—计算机—胶片

31. 根据CT工作原理，X线穿过人体后首先被接收的器件是（　　）

    A. 计算机　　　　　　B. 阵列处理机　　　　C. 探测器

    D. 磁盘　　　　　　　E. 照相机

32. X线穿过均匀物质时，其强度的衰减方式是（　　）

    A. 对数关系　　　　　B. 指数关系　　　　　C. 线性关系

    D. 无任何关系　　　　E. 曲线关系

33. X线穿过均匀物质时，与衰减无关的因素是（　　）

    A. 物质的衰减系数　　B. X线通过的距离　　C. X线入射的强度

    D. 通过物体的厚度　　E. 透过物体的面积

34. 下列说法错误的是（　　）

    A. X线球管与探测器是一个精确的准直系统

    B. X线球管产生的射线是经过有效滤过的

    C. 射线束的宽度是根据层厚大小设置，严格准直的

    D. 探测器接收的射线是经过衰减的

    E. 探测器接收的信号直接传给计算机处理

35. 下列哪项不是CT扫描使用较高千伏（120～140kV）的主要原因（　　）

    A. 减少光子能的吸收衰减系数　　　B. 减低骨骼与软组织之间的对比度

    C. 增加穿透力　　　　　　　　　　D. 增加探测器接收的X线量

    E. 可增加探测器的响应系数

36. 根据CT值的定义公式，空气的CT值为（　　）

    A. -700HU　　　　　B. -800HU　　　　　C. -900HU

    D. -1000HU　　　　　E. -1100HU

37. 脂肪组织的CT值是（　　）

    A. 60～100HU　　　　B. 20～60HU　　　　　C. 0～20HU

    D. -70～-120HU　　　E. <-200HU

38. 关于重建和重组的描述，错误的是（　　）

    A. 重建的图像总是横断位

    B. 重建的图像可以是冠状位或矢状位

    C. 重组的图像可以是冠状位或矢状位

    D. 重组不涉及原始数据

    E. 重组是在重建图像的基础上形成的

39. 下列哪项不是CT高分辨力滤波函数的特点（　　）

    A. 强化边缘、轮廓　　B. 增强对比　　　　　C. 提高分辨力

D. 增加图像噪声　　　　E. 减少图像噪声

40. 在非螺旋和单层螺旋扫描方式时，决定层厚的是（　　　）

A. 准直器宽度　　　　　B. X线硬度　　　　　C. X线强度

D. X线剂量　　　　　　E. X线的衰减

41. 关于螺距的定义，正确的是（　　　）

A. 机架旋转一周，检查床移动的距离和探测器排数的比值

B. 机架旋转一周，检查床移动的距离和层距的比值

C. 机架旋转一周，检查床移动的距离和层数的比值

D. 机架旋转一周，检查床移动的距离和层厚或全部射线束宽度的比值

E. 机架旋转一周，检查床移动的距离和扫描所用时间的比值

42. 关于螺旋CT扫描重建增量的叙述，正确的是（　　　）

A. 重建增量与扫描层厚相同　　B. 重建增量必须小于扫描层厚

C. 重建增量与扫描范围有关　　D. 重建增量等于重建图像长轴方向的距离

E. 重建增量等于螺距

43. 关于时间分辨力的描述，错误的是（　　　）

A. 时间分辨力就是扫描设备产生一幅图像的时间

B. 时间分辨力是指扫描机架旋转一周的时间

C. 是影像设备的性能参数之一

D. 时间分辨力越高，临床运用的适应性越广

E. 多层螺旋CT中时间分辨力与扫描覆盖范围和重建方式有关

44. 当其他条件不变时，螺旋CT扫描中层厚敏感曲线增宽，则错误的叙述是
（　　　）

A. 图像噪声降低

B. 图像对比度增加

C. 图像Z轴方向的空间分辨力增加

D. 图像实际层厚比设置层厚增加

E. 图像部分容积效应增加

45. CT扫描机的后准直器位于（　　　）

A. 探测器前　　　　　　B. 探测器后　　　　　C. X线球管窗口前

D. X线球管右侧　　　　E. X线球管左侧

46. 关于CT机的准备，错误的是（　　　）

A. 扫描前，训练球管是起保护球管作用

B. 训练球管是从高千伏、高毫安到低千伏、低毫安进行多次曝光

C. 训练球管是使一段时间不用的冷却球管逐渐升温，避免突然过冷、过热现象

D. CT值的校准，是对电器设备由于环境的变化在扫描时引起误差所做的修正

E. CT值的校准又称"零点漂移校正"

47. 螺旋扫描CT机与非螺旋扫描CT机在硬件上最大的区别是（　　　）

A. 扫描床　　　　　　　B. 球管　　　　　　　C. 探测器

D. 高压系统　　　　　E. 滑环结构

48. 下列哪项不是螺旋CT的优点（　　　）

　　A. 整个器官或一个部位可在一次屏息下完成

　　B. 没有层与层之间的停顿

　　C. 屏息情况下容积扫描，不会产生病灶的遗漏

　　D. 层厚响应曲线变窄，使纵向分辨率提高

　　E. 受检者运动伪影因扫描速度快而减少

49. 下列序列中，适合心脏电影动态成像或MRA成像的序列是（　　　）

　　A. SE序列　　　　　　B. FSE序列　　　　　C. FISP序列

　　D. EPI序列　　　　　　E. GRE序列

50. 关于SWI的叙述，错误的是（　　　）

　　A. 是一种梯度回波序列

　　B. 包括三维采集，完全流动补偿，高分辨力和薄层重建技术

　　C. 可充分显示组织之间内在的磁敏感特性的差别

　　D. 对小静脉的显示有独到的优势

　　E. 主要用于MRA中动脉血管的显示

51. 眼眶的MRI检查中，能显示视神经全长的位置是（　　　）

　　A. 横轴位和冠状位　　　　　　B. 横轴位和斜矢状位

　　C. 冠状位和斜矢状位　　　　　D. 冠状位和正中矢状位

　　E. 横轴位和冠状位

52. 垂体动态增强扫描的描述中错误的是（　　　）

　　A. 垂体部位的增强应常规行垂体动态增强扫描

　　B. 怀疑有垂体微腺瘤时，应行垂体动态增强扫描

　　C. 垂体动态增强扫描时对比剂6～7mL即可

　　D. 垂体扫描时，必须用薄层（2～3mm）

　　E. 在垂体动态增强扫描图像上，正常垂体增强明显

53. 下述哪项不是磁共振成像的特点（　　　）

　　A. 多参数成像　　　　　　B. 任意层面断层成像

　　C. 对骨皮质和钙化敏感　　　　D. 无电离辐射

　　E. 对后颅凹病变显示清楚

54. 鼻咽部扫描的采集中心是（　　　）

　　A. 两眼连线的中心　　　　　　B. 两外耳孔连线的中点

　　C. 两耳连线的中点　　　　　　D. 眼眶下缘之中点

　　E. 口唇中心

55. 两腔位心是指（　　　）

　　A. 平行于室间隔的心脏长轴位　　　　B. 垂直于室间隔的心脏长轴位

　　C. 心脏短轴位　　　　　　D. 主动脉弓位

E. 心脏横轴位

56. 腰椎矢状位扫描时，相位编码方向应为上下方向，以下解释不正确的是（　　　）

A. 减少脑脊液的搏动伪影　　　　　B. 增加前后方向的空间分辨力

C. 可以避免前后方向的磁敏感伪影　　D. 减少腹主动脉的搏动伪影

E. 减少呼吸运动带来的伪影

57. 下列疾病中不适合做MRI检查的是（　　　）

A. 肝癌　　　　　B. 甲状腺病变　　　　　C. 肺部支气管扩张

D. 肺癌颅内转移　　E. 膝关节半月板损伤

58. 下列哪项不是三维TOF MRA较二维TOF MRA的优点（　　　）

A. 空间分辨力更高　　　　　　　　B. 静脉慢血流显示好

C. 流动失相位较轻　　　　　　　　D. 受湍流的影响相对较小

E. 后处理重建的图像质量较好

59. 关于MRI乳腺检查，错误的是（　　　）

A. 乳腺动态增强对于良恶性病变的鉴别具有一定意义

B. 其优势是组织分辨力高，3D成像，可多层面、多角度、多参数获得图像

C. 乳腺MRI对显示病灶大小，数目，形态，位置优于其他影像技术

D. 乳腺内血管T_2WI上常表现为线性高信号，互相连接组合成网

E. 腺体和导管构成的复合结构T_1WI像明显高于脂肪组织

60. 脑海马硬化性病变MRI扫描时，应加扫斜冠状位，定位线要（　　　）

A. 平行于前颅凹底　　B. 平行于前后联合连线　　C. 平行于海马长轴

D. 垂直于海马长轴　　E. 平行于脑干

61. 关于腹部MRA技术的描述，错误的是（　　　）

A. 建立静脉通道

B. 线圈：体线圈或体部相控阵体部线圈

C. 采用超快速三维梯度回波序列3D-FISP

D. 对比剂Gd-DTPA剂量为0.5mmol/kg

E. 后处理将原始图像作MIP重建

62. 下列哪项不是MRA的方法（　　　）

A. TOF法　　　　　B. PC法　　　　　C. CE-MRA

D. 黑血法　　　　　E. 密度对比法

63. DSA的成像原理简述，错误的是（　　　）

A. 未造影图像和造影图像处理的X线信号

B. 高分辨率的摄像机对造影图像的扫描

C. 信息经模/数转换成不同值的数字

D. 造影图像的信息与未造影图像信息相减

E. 血管像被减去，获得骨骼与软组织影像

64. 关于动脉DSA方法应用的叙述，错误的是（　　　）

　　A. 基于DSA设备性能的改进　　　　　B. 基于放射学的全面发展

　　C. 超选择性DSA得到广泛应用　　　　D. 应用于全身各部位血管造影

　　E. 应用于各部位经血管性的介入治疗

65. 关于肝癌介入治疗，下列错误的是（　　　）

　　A. 选用50%～60%非离子型对比剂　　B. 选择性腹腔动脉造影

　　C. 超选择性肝动脉造影　　　　　　　D. 灌注化疗+栓塞术

　　E. 采用Seldinger技术，行股动脉或肱动脉穿刺插管

66. "IV-DSA"插管，通常选（　　　）

　　A. 锁骨下静脉　　　　　　　　　　　B. 肘正中静脉或贵要静脉

　　C. 股静脉　　　　　　　　　　　　　D. 大隐静脉

　　E. 小隐静脉

67. DSA最常用的减影方式是（　　　）

　　A. 时间减影　　　　　B. 能量减影　　　　　　C. 混合减影

　　D. 体层减影　　　　　E. 双能量K缘减影

68. 改善DSA图像质量的措施，不包括（　　　）

　　A. 减少运动性伪影的产生　　　　　　B. 选择造影检查时间

　　C. 选择最佳摄影体位　　　　　　　　D. 正确使用遮线器、密度补偿器

　　E. 定期做好设备质控检测，保证设备处于良好状态

69. 外周静脉法-DSA到达下列部位时间，错误的是

　　A. 颈总动脉8～10秒　　B. 左心房6～8秒　　　C. 脾动脉16秒

　　D. 右心房4～6秒　　　　E. 肾动脉8～10秒

70. 关于DSA延迟的叙述，错误的是（　　　）

　　A. 选择性动脉DSA可选用注射延迟

　　B. IA-DSA常选用注射延迟

　　C. 曝光延迟是先曝光采像，后注射对比剂

　　D. IA-DSA延迟时间可根据导管端至兴趣区距离而定

　　E. 延迟的选择取决于造影方法

二、以下提供若干个案例，每个案例下设若干个考题。请根据各考题题干所提供的
　　信息，在每道题下面的A、B、C、D、E五个备选答案中选择一个最佳答案。

　　A3/A4型题

　　（71～75题共用题干）

　　心脏X线摄影是检查心脏病变的重要手段。

71. 关于心脏摄影的叙述，下列错误的是（　　　）

　　A. 常规取站立后前位　　B. 右前斜位应服钡　　　C. 摄影距离200cm

　　D. 侧位常规取左侧位　　E. 深吸气末屏气曝光

72. 心脏左前斜位摄影，身体冠状面与胶片夹角为（　　）

    A. 15°~20°   B. 25°~35°   C. 35°~40°

    D. 45°~55°   E. 55°~65°

73. 心脏右前斜位摄影，口服钡剂的目的是观察（　　）

    A. 右心房压迫食管情况   B. 右心室压迫食管情况

    C. 左心房压迫食管情况   D. 左心室压迫食管情况

    E. 全心压迫食管情况

74. 心脏摄影的呼吸方式为

    A. 深吸气后屏气   B. 深呼气后屏气   C. 连续缓慢浅呼吸

    D. 平静呼吸   E. 平静呼吸屏气

75. 心后前位摄影，曝光时间应不超过（　　）

    A. 0.05秒   B. 0.01秒   C. 0.1秒

    D. 1.0秒   E. 0.2秒

（76~78题共用题干）

患者，女，50岁，左膝关节车祸伤1小时。查体：左膝关节皮肤破损，左膝关节活动略受限。

76. 患者首选的影像学检查方法为（　　）

    A. 左膝关节X线片   B. 左膝关节CT检查   C. 左膝关节MRI检查

    D. 左膝关节超声检查   E. 左膝关节DSA检查

77. 若患者可疑左右膝关节撕脱骨折，则进一步检查应选择（　　）

    A. 右踝关节X线片   B. 右踝关节CT检查   C. 右踝关节MRI检查

    D. 右踝关节超声检查   E. 右踝关节DSA检查

78. 若患者可疑交叉韧带损伤，则进一步检查应选择（　　）

    A. 右膝关节X线片   B. 右膝关节CT检查   C. 右膝关节MRI检查

    D. 右膝关节超声检查   E. 右膝关节DSA检查

（79~80题共用题干）

手部X线摄影是临床经常使用的摄影方法。

79. 手后前位摄影中心线应对准（　　）

    A. 第3指骨头   B. 第3掌指关节

    C. 第2掌指关节   D. 尺桡骨茎突连线中点

    E. 指间关节

80. 若怀疑手舟骨骨折，下列体位显示最佳的是（　　）

    A. 手正位   B. 手侧位   C. 腕关节正位

    D. 腕关节侧位   E. 尺偏位

（81~83题共用题干）

冠状动脉CTA在临床应用广泛，关于冠状动脉CTA。

81. 冠状动脉CTA的适应证错误的是（　　　）

   A. 可疑冠状动脉狭窄

   B. 冠状动脉血流动力学异常

   C. 长期不明原因胸痛，其他检查无异常者

   D. 窦性心动过缓

   E. 可疑冠状动脉存在解剖变异者

82. 冠状动脉CTA相关准备错误的是（　　　）

   A. 严格掌握适应证

   B. 检查前至少提前半小时达到检查室，静坐稳定心率

   C. 检查前至少禁食4小时，扫描前12小时不饮用含咖啡因类物品

   D. 将电极放在清洁、干燥的皮肤处

   E. 检查时心率80次/分以上效果好

83. 导联电极连接后，应对患者进行超过15秒的屏气训练，在此期间注意观察患者心率变化，心率变化超过范围可进一步处理后再行检查（　　　）

   A. 15秒超过4次　　　　B. 15秒超过2次　　　　C. 10秒超过2次

   D. 10秒超过5次　　　　E. 5秒超过1次

（84~86题共用题干）

CT窗技术应用非常重要，根据疾病诊断的需要，灵活选用窗宽、窗位。

84. 关于窗技术叙述正确的是（　　　）

   A. 窗宽代表图像宽度　　　　　　B. 窗位代表显示灰阶的位置

   C. 窗宽表示显示灰阶中心　　　　D. 窗位代表图像中心

   E. 窗口技术只是一种显示技术

85. 关于窗技术应用，下列错误的是（　　　）

   A. 病变和周围组织密度接近时，可适当调宽窗宽

   B. 根据不同的部位和病变灵活选用窗宽和窗位

   C. 伪影较多或需观察局部组织的丰富层次，可调低窗位并适当调宽窗宽

   D. 鞍区CT图像常用软组织窗和和骨窗

   E. 可用观组织或器官的平均CT值为窗位，调整合适窗宽

86. 显示颅脑CT图像的窗宽、窗位，选择正确的是（　　　）

   A. 颅脑CT图像常用脑窗摄影　　　B. 窗宽100~150HU，窗位35HU左右

   C. 窗宽100~120HU，窗位45HU左右　D. 窗宽90~120HU，窗位40HU左右

   E. 窗宽80~100HU，窗位35HU左右

（87~90题共用题干）

患者，女，24岁，抽脂术后疼痛2个月。MRI平扫示右肝多发占位，拟行增强扫描定性诊断。

87. 关于肝胆脾MRI检查，错误的是（　　　）

A. 可行增强3期扫描

B. 适用于肝胆脾的肿瘤性病变

C. 对于胆道肿瘤诊断具有较大价值

D. 对于胰腺肿瘤，囊肿，及先天性发育异常有一定价值

E. 常规增强3期扫描，其中动脉晚期，延时期比较重要

88. 关于肝胆脾MRI扫描，错误的是（　　　）

A. 采用相控阵体部线圈

B. 应用呼吸门控

C. 定位中心为剑突下

D. 常规序列为T_2WI-FS呼吸门控采集，T_2WI单激发闭气采集

E. 检查前训练受检者的呼吸，闭气

89. 关于肝胆脾MRI增强扫描，错误的是（　　　）

A. 常用于平扫不能定性者　　　B. 碘过敏不能行CT增强检查者

C. 一般采用动态增强扫描　　　D. GD-DTPA对比剂注入速度2～3mL/s

E. 注射后延迟20～24秒开始扫描，一般连续扫描3～4次

90. 关于MRCP扫描，错误的是（　　　）

A. 适用于胆道系统病变　　　B. 适用于上消化道手术改建者

C. 空腹6～8小时　　　D. 为缩短扫描时间，一般采用短TR，短TE

E. 为缩短扫描时间，一般做T_2WI单激发闭气采集

三、以下提供若干组考题，每组考题共同在考题前列出A、B、C、D、E五个备选答案，从中选择一个与考题关系最密切的答案。

B型题

（91～94题共用备选答案）

A. 浅呼吸末屏气　　　B. 深呼气末屏气　　　C. 深吸气末屏气

D. 平静呼吸屏气　　　E. 连续均匀浅慢呼吸

91. 双肾区摄影，采用的呼吸方式为（　　　）

92. 膈下肋骨摄影，采用的呼吸方式是（　　　）

93. 腹部摄影，采用的呼吸方式是（　　　）

94. 胸骨正位，采用的呼吸方式是（　　　）

（95～96题共用备选答案）

A. 层厚10mm，间距10mm　　　B. 层厚2～3mm，间距2～3mm

C. 层厚2mm，间距2mm　　　D. 层厚5mm，间距5mm

E. 层厚1mm，间距1mm

95. 观察半月板采用（　　　）

96. 肩关节及髋关节的扫描常规采用（　　　）

（97～98题共用备选答案）

A. MRA　　　　　　　B. MRA　　　　　　　C. MRI动态增强扫描

D. MRI常规扫描　　　E. DWI

97. 对于急性脑梗死不需要造影剂显示较好的序列是（　　　　）

98. 用于颅内肿瘤组织化学物定量测量的是（　　　　）

（99～100题共用备选答案）

A. IADSA　　　　　　B. IVDSA　　　　　　C. 动态DSA

D. 时间减影　　　　　E. 蒙片

99. DSA成像过程中，在球管、人体和检测器规律运动的情况下获得DSA图像的方式是（　　　　）

100. 没有注入对比剂的数字图像矩阵存于储存器I内作为（　　　　）

模拟试卷参考答案

基础知识模拟试卷一（技师）

A1/A2型题

1. C	2. B	3. B	4. E	5. C	6. D	7. B	8. E	9. A	10. A
11. E	12. C	13. A	14. C	15. D	16. D	17. D	18. A	19. A	20. E
21. C	22. B	23. D	24. E	25. C	26. E	27. E	28. C	29. B	30. D
31. A	32. B	33. D	34. A	35. D	36. D	37. A	38. B	39. A	40. C
41. B	42. A	43. D	44. D	45. E	46. A	47. B	48. B	49. B	50. E
51. B	52. E	53. B	54. B	55. B	56. E	57. C	58. C	59. D	60. B
61. B	62. D	63. C	64. D	65. D	66. A	67. E	68. B	69. A	70. C

A3/A4型题

71. A	72. B	73. A	74. B	75. C	76. E	77. B	78. E	79. A	80. E
81. A	82. C	83. A	84. D	85. B	86. D	87. D	88. A	89. D	90. B

B型题

91. C	92. D	93. D	94. B	95. A	96. C	97. E	98. B	99. C	100. E

基础知识模拟试卷二（技师）

A1/A2型题

1. E	2. C	3. E	4. C	5. B	6. A	7. D	8. A	9. C	10. A
11. C	12. A	13. E	14. C	15. B	16. B	17. E	18. B	19. B	20. E
21. C	22. D	23. A	24. B	25. B	26. B	27. D	28. C	29. B	30. B
31. E	32. D	33. D	34. C	35. D	36. D	37. A	38. C	39. D	40. D
41. B	42. A	43. E	44. C	45. E	46. B	47. C	48. E	49. E	50. D

51. D 52. B 53. C 54. B 55. D 56. B 57. E 58. B 59. C 60. D

61. A 62. C 63. B 64. C 65. E 66. D 67. C 68. E 69. E 70. B

A3/A4型题

71. B 72. A 73. B 74. C 75. C 76. B 77. E 78. D 79. A 80. A

81. B 82. C 83. D 84. B 85. E 86. B 87. B 88. C 89. D 90. E

B型题

91. B 92. A 93. B 94. B 95. E 96. B 97. A 98. C 99. B 100. D

基础知识模拟试卷三（主管技师）

A1/A2型题

1. B 2. B 3. C 4. C 5. A 6. C 7. C 8. E 9. E 10. E

11. B 12. A 13. D 14. A 15. C 16. D 17. B 18. B 19. E 20. B

21. D 22. C 23. C 24. B 25. A 26. B 27. C 28. C 29. C 30. B

31. C 32. D 33. B 34. B 35. D 36. C 37. C 38. E 39. A 40. B

41. A 42. E 43. B 44. E 45. C 46. E 47. E 48. E 49. B 50. C

51. C 52. B 53. C 54. E 55. D 56. C 57. C 58. D 59. B 60. A

61. A 62. D 63. B 64. A 65. E 66. C 67. D 68. E 69. D 70. B

A3/A4型题

71. C 72. C 73. C 74. E 75. A 76. B 77. B 78. C 79. B 80. B

81. C 82. B 83. C 84. C 85. E 86. C 87. E 88. B 89. C 90. E

B型题

91. A 92. E 93. A 94. D 95. B 96. D 97. A 98. C 99. D 100. B

基础知识模拟试卷四（主管技师）

A1/A2型题

1. E 2. A 3. A 4. C 5. A 6. C 7. A 8. D 9. A 10. D

11. A 12. C 13. B 14. C 15. D 16. C 17. E 18. A 19. C 20. B

21. B 22. E 23. C 24. A 25. A 26. B 27. D 28. A 29. B 30. C

31. A 32. D 33. D 34. A 35. B 36. D 37. B 38. D 39. B 40. B

41. A 42. E 43. E 44. E 45. D 46. D 47. D 48. D 49. B 50. A

51. B 52. E 53. C 54. D 55. B 56. A 57. D 58. D 59. B 60. C

61. D 62. E 63. B 64. B 65. C 66. D 67. A 68. E 69. B 70. D

A3/A4型题

71. C 72. A 73. B 74. A 75. E 76. B 77. C 78. E 79. C 80. C

81. A 82. B 83. E 84. B 85. B 86. B 87. C 88. B 89. A 90. E

B型题

91. A 92. D 93. D 94. A 95. A 96. C 97. D 98. A 99. B 100. D

相关专业知识模拟试卷一（技师）

A1/A2型题

1. C	2. B	3. D	4. B	5. A	6. D	7. B	8. D	9. C	10. C
11. B	12. C	13. B	14. E	15. A	16. B	17. C	18. E	19. B	20. E
21. C	22. C	23. C	24. A	25. C	26. D	27. A	28. D	29. B	30. D
31. A	32. D	33. D	34. D	35. E	36. D	37. A	38. E	39. C	40. C
41. D	42. A	43. C	44. A	45. E	46. A	47. B	48. C	49. A	50. A
51. A	52. B	53. E	54. C	55. C	56. C	57. A	58. C	59. B	60. D
61. C	62. E	63. C	64. A	65. E	66. D	67. B	68. C	69. D	70. D

A3/A4型题

71. D	72. C	73. C	74. D	75. B	76. C	77. C	78. D	79. D	80. E
81. C	82. D	83. C	84. E	85. B	86. E	87. E	88. E	89. B	90. E

B型题

91. D	92. E	93. C	94. B	95. B	96. C	97. E	98. D	99. E	100. B

相关专业知识模拟试卷二（技师）

A1/A2型题

1. B	2. E	3. C	4. B	5. E	6. A	7. C	8. C	9. D	10. D
11. D	12. D	13. E	14. B	15. B	16. B	17. D	18. B	19. C	20. E
21. C	22. E	23. A	24. C	25. B	26. E	27. A	28. C	29. D	30. A
31. B	32. B	33. A	34. C	35. A	36. D	37. C	38. E	39. C	40. D
41. C	42. D	43. B	44. A	45. D	46. E	47. B	48. C	49. B	50. D
51. A	52. A	53. E	54. B	55. C	56. E	57. A	58. E	59. E	60. A
61. E	62. A	63. E	64. B	65. B	66. A	67. B	68. C	69. D	70. A

A3/A4型题

71. B	72. D	73. C	74. B	75. E	76. B	77. C	78. B	79. B	80. C
81. A	82. B	83. C	84. D	85. E	86. C	87. E	88. A	89. D	90. D

B型题

91. C	92. B	93. E	94. D	95. B	96. A	97. B	98. C	99. A	100. B

相关专业知识模拟试卷三（主管技师）

A1/A2型题

1. C	2. B	3. C	4. A	5. E	6. D	7. D	8. D	9. B	10. A
11. A	12. E	13. D	14. A	15. E	16. B	17. B	18. C	19. E	20. C
21. D	22. D	23. D	24. D	25. A	26. D	27. D	28. E	29. C	30. B
31. B	32. E	33. D	34. B	35. A	36. B	37. D	38. C	39. C	40. D
41. C	42. B	43. B	44. B	45. A	46. D	47. D	48. B	49. A	50. C

51. C 52. D 53. E 54. B 55. B 56. C 57. E 58. C 59. B 60. E
61. D 62. A 63. A 64. D 65. E 66. D 67. E 68. E 69. C 70. E

A3/A4型题

71. E 72. D 73. C 74. A 75. C 76. D 77. C 78. A 79. E 80. D
81. E 82. C 83. A 84. E 85. B 86. C 87. E 88. E 89. E 90. A

B型题

91. C 92. E 93. D 94. B 95. C 96. B 97. A 98. E 99. A 100. B

相关专业知识模拟试卷四（主管技师）

A1/A2型题

1. D 2. B 3. C 4. B 5. E 6. E 7. E 8. D 9. E 10. E
11. C 12. D 13. A 14. A 15. D 16. C 17. C 18. A 19. D 20. E
21. D 22. D 23. E 24. B 25. A 26. E 27. B 28. B 29. D 30. A
31. D 32. D 33. E 34. C 35. E 36. C 37. D 38. B 39. C 40. C
41. B 42. B 43. C 44. D 45. A 46. D 47. C 48. D 49. B 50. C
51. E 52. D 53. E 54. E 55. A 56. C 57. E 58. E 59. B 60. C
61. C 62. A 63. E 64. C 65. E 66. A 67. B 68. E 69. B 70. A

A3/A4型题

71. A 72. A 73. B 74. D 75. C 76. B 77. B 78. B 79. E 80. A
81. A 82. B 83. D 84. E 85. E 86. E 87. C 88. A 89. E 90. E

B型题

91. D 92. E 93. C 94. A 95. C 96. A 97. D 98. B 99. A 100. B

专业知识模拟试卷一（技师）

A1/A2型题

1. C 2. B 3. E 4. D 5. C 6. B 7. D 8. D 9. D 10. A
11. E 12. A 13. C 14. E 15. B 16. E 17. B 18. E 19. D 20. A
21. E 22. D 23. E 24. D 25. D 26. B 27. D 28. A 29. C 30. D
31. B 32. B 33. C 34. E 35. B 36. B 37. C 38. E 39. C 40. B
41. B 42. C 43. A 44. B 45. C 46. C 47. C 48. B 49. D 50. D
51. E 52. C 53. B 54. E 55. A 56. C 57. C 58. D 59. D 60. A
61. C 62. E 63. A 64. B 65. B 66. E 67. C 68. E 69. C 70. A

A3/A4型题

71. A 72. B 73. A 74. E 75. C 76. C 77. E 78. D 79. E 80. A
81. A 82. A 83. B 84. B 85. B 86. D 87. A 88. B 89. D 90. B

B型题

91. A 92. B 93. D 94. E 95. A 96. C 97. C 98. A 99. B 100. A

专业知识模拟试卷二（技师）

A1/A2型题

1. A	2. D	3. D	4. B	5. E	6. D	7. C	8. A	9. C	10. A
11. E	12. C	13. B	14. B	15. B	16. B	17. B	18. A	19. C	20. E
21. C	22. B	23. A	24. A	25. C	26. B	27. B	28. B	29. B	30. E
31. E	32. E	33. D	34. D	35. A	36. A	37. C	38. B	39. D	40. B
41. A	42. E	43. B	44. C	45. D	46. E	47. A	48. A	49. A	50. D
51. E	52. C	53. B	54. A	55. D	56. D	57. C	58. E	59. C	60. B
61. D	62. D	63. A	64. D	65. B	66. E	67. A	68. B	69. D	70. B

A3/A4型题

71. C	72. E	73. D	74. E	75. A	76. B	77. C	78. D	79. A	80. E
81. E	82. B	83. D	84. D	85. D	86. C	87. D	88. A	89. C	90. B

B型题

91. A	92. A	93. B	94. C	95. A	96. E	97. E	98. D	99. A	100. B

专业知识模拟试卷三（主管技师）

A1/A2型题

1. E	2. B	3. E	4. E	5. B	6. A	7. B	8. B	9. A	10. D
11. B	12. C	13. C	14. B	15. E	16. C	17. D	18. A	19. A	20. E
21. C	22. B	23. D	24. E	25. B	26. B	27. D	28. A	29. C	30. C
31. C	32. C	33. A	34. D	35. C	36. C	37. B	38. D	39. B	40. D
41. A	42. A	43. E	44. B	45. C	46. D	47. D	48. A	49. D	50. E
51. B	52. B	53. A	54. D	55. A	56. C	57. B	58. B	59. C	60. B
61. C	62. C	63. B	64. A	65. E	66. A	67. D	68. E	69. C	70. E

A3/A4型题

71. B	72. C	73. D	74. A	75. E	76. A	77. C	78. B	79. A	80. E
81. C	82. D	83. B	84. C	85. B	86. E	87. E	88. B	89. A	90. C

B型题

91. B	92. C	93. E	94. D	95. C	96. A	97. E	98. D	99. B	100. A

专业知识模拟试卷四（主管技师）

A1/A2型题

1. A	2. B	3. A	4. E	5. A	6. E	7. E	8. E	9. A	10. E
11. C	12. B	13. C	14. B	15. C	16. E	17. C	18. C	19. B	20. D
21. E	22. C	23. D	24. C	25. C	26. D	27. C	28. A	29. E	30. C
31. B	32. B	33. B	34. E	35. B	36. C	37. B	38. C	39. B	40. C
41. D	42. C	43. D	44. D	45. A	46. A	47. B	48. B	49. A	50. D

| 51. B | 52. A | 53. D | 54. C | 55. C | 56. A | 57. B | 58. A | 59. B | 60. C |
| 61. B | 62. A | 63. B | 64. D | 65. C | 66. A | 67. A | 68. A | 69. D | 70. B |

A3/A4型题

| 71. C | 72. E | 73. D | 74. E | 75. A | 76. A | 77. C | 78. B | 79. A | 80. C |
| 81. B | 82. B | 83. E | 84. B | 85. D | 86. C | 87. B | 88. B | 89. C | 90. D |

B型题

| 91. E | 92. A | 93. C | 94. B | 95. D | 96. D | 97. C | 98. D | 99. A | 100. B |

专业实践能力模拟试卷一（技师）

A1/A2型题

1. B	2. E	3. C	4. E	5. E	6. D	7. D	8. C	9. B	10. E
11. C	12. B	13. B	14. D	15. B	16. B	17. D	18. B	19. B	20. C
21. A	22. A	23. B	24. A	25. A	26. B	27. B	28. A	29. C	30. A
31. B	32. A	32. C	34. A	35. E	36. E	37. B	38. A	39. D	40. E
41. D	42. A	43. E	44. A	45. B	46. B	47. C	48. A	49. E	50. B
51. C	52. A	53. D	54. D	55. D	56. A	57. B	58. C	59. D	60. B
61. E	62. A	63. C	64. D	65. C	66. E	67. C	68. B	69. A	70. C

A3/A4型题

| 71. E | 72. D | 73. C | 74. E | 75. A | 76. E | 77. B | 78. C | 79. E | 80. A |
| 81. A | 82. B | 83. B | 84. D | 85. E | 86. A | 87. A | 88. E | 89. B | 90. D |

B型题

| 91. B | 92. D | 93. B | 94. E | 95. D | 96. E | 97. C | 98. D | 99. B | 100. E |

专业实践能力模拟试卷二（技师）

A1/A2型题

1. D	2. D	3. D	4. E	5. D	6. D	7. E	8. C	9. D	10. A
11. E	12. C	13. B	14. A	15. A	16. C	17. B	18. C	19. D	20. D
21. E	22. C	23. D	24. B	25. E	26. B	27. D	28. C	29. D	30. C
31. A	32. D	33. E	34. A	35. D	36. D	37. A	38. C	39. E	40. A
41. A	42. C	43. E	44. C	45. D	46. D	47. A	48. B	49. B	50. A
51. A	52. D	53. B	54. E	55. E	56. E	57. C	58. E	59. C	60. B
61. A	62. A	63. B	64. C	65. A	66. B	67. E	68. E	69. B	70. B

A3/A4型题

| 71. D | 72. D | 73. D | 74. C | 75. C | 76. C | 77. C | 78. B | 79. D | 80. E |
| 81. A | 82. C | 83. E | 84. A | 85. D | 86. A | 87. E | 88. C | 89. A | 90. E |

B型题

| 91. D | 92. C | 93. E | 94. D | 95. E | 96. D | 97. E | 98. B | 99. B | 100. D |

专业实践能力模拟试卷三（主管技师）

A1/A2型题

1. C	2. C	3. C	4. C	5. C	6. B	7. B	8. C	9. A	10. C
11. C	12. E	13. B	14. C	15. A	16. B	17. D	18. C	19. E	20. C
21. C	22. D	23. E	24. E	25. C	26. B	27. E	28. E	29. E	30. D
31. D	32. C	33. B	34. D	35. B	36. B	37. E	38. A	39. A	40. E
41. E	42. A	43. B	44. E	45. E	46. C	47. D	48. D	49. C	50. A
51. C	52. A	53. D	54. B	55. B	56. B	57. B	58. C	59. D	60. C
61. E	62. C	63. D	64. C	65. D	66. B	67. C	68. D	69. C	70. C

A3/A4型题

71. E	72. A	73. C	74. C	75. C	76. C	77. C	78. C	79. B	80. D
81. B	82. D	83. B	84. E	85. B	86. A	87. C	88. B	89. A	90. C

B型题

91. B	92. D	93. B	94. E	95. A	96. B	97. B	98. A	99. A	100. B

专业实践能力模拟试卷四（主管技师）

A1/A2型题

1. B	2. D	3. D	4. B	5. B	6. C	7. A	8. B	9. B	10. B
11. D	12. D	13. E	14. C	15. E	16. D	17. D	18. C	19. D	20. D
21. E	22. C	23. E	24. A	25. C	26. E	27. D	28. B	29. B	30. A
31. C	32. B	33. E	34. E	35. D	36. D	37. D	38. B	39. E	40. A
41. D	42. D	43. A	44. C	45. A	46. B	47. E	48. D	49. C	50. E
51. B	52. A	53. C	54. D	55. A	56. C	57. C	58. B	59. E	60. D
61. D	62. E	63. E	64. B	65. A	66. B	67. A	68. B	69. C	70. C

A3/A4型题

71. E	72. E	73. C	74. E	75. E	76. A	77. B	78. C	79. B	80. E
81. D	82. E	83. D	84. D	85. A	86. E	87. A	88. C	89. E	90. D

B型题

91. C	92. C	93. C	94. E	95. E	96. B	97. E	98. B	99. C	100. E

（唐陶富）

附录二　考试大纲

放射医学技术（士）考试大纲

基础知识

解剖生理、医用物理知识、放射线物理与防护、数字X线基础

单元	细目	要点	要求
一、人体解剖学与生理学	1. 人体解剖学基础	（1）细胞	掌握
		（2）组织	熟练掌握
		（3）器官	熟练掌握
	2. 骨关节系统	（1）骨	熟练掌握
		（2）关节	熟练掌握
		（3）骨骼肌	掌握
		（4）颅骨及其连结	熟练掌握
		（5）躯干骨及其连结	熟练掌握
		（6）上肢骨及其连结	熟练掌握
		（7）下肢骨及其连结	熟练掌握
	3. 呼吸系统	（1）鼻	掌握
		（2）喉	掌握
		（3）气管、支气管	熟练掌握
		（4）肺	熟练掌握
		（5）胸膜	熟练掌握
		（6）纵隔	熟练掌握
		（7）横膈	熟练掌握
	4. 消化系统	（1）口腔	掌握
		（2）咽	掌握
		（3）食管	熟练掌握
		（4）胃	熟练掌握
		（5）小肠	掌握
		（6）大肠	熟练掌握
		（7）肝	熟练掌握
		（8）肝外胆道	熟练掌握
		（9）胰	掌握
		（10）腹膜	掌握
	5. 脉管系统	（1）心血管系统	熟练掌握
		（2）淋巴系统	熟练掌握

单元	细目	要点	要求
	6. 泌尿、生殖系统	（1）泌尿系统	熟练掌握
		（2）生殖系统	熟练掌握
	7. 神经系统	（1）中枢神经系统（脊髓脑和脊髓的被膜、脑室系统和脑血管）	熟练掌握
		（2）周围神经系统	掌握
二、医用物理学基础与摄影基础	1. 物质结构	（1）原子的核外结构	熟练掌握
		（2）原子能级	掌握
	2. X线摄影基础	（1）解剖学基准线	熟练掌握
		（2）X线摄影学基准线	熟练掌握
		（3）体表解剖标志	熟练掌握
		（4）X线摄影常用体位	熟练掌握
		（5）X线摄影的原则和步骤	熟练掌握
三、X线物理与防护	1. X线的产生	（1）X线的发现	熟练掌握
		（2）X线的产生	熟练掌握
		（3）连续X线与特征X线	熟练掌握
		（4）影响X线产生的因素	熟练掌握
		（5）X线强度的空间分布	熟练掌握
	2. X线的本质及其与物质的相互作用	（1）X线的本质与特性	熟练掌握
		（2）X线与物质的相互作用	熟练掌握
		（3）各种效应发生的相对概率	熟练掌握
	3. X线强度、X线质与X线量	（1）X线的波长与管电压	熟练掌握
		（2）X线强度	熟练掌握
		（3）X线质	熟练掌握
		（4）X线量	熟练掌握
	4. X线的吸收与衰减	（1）距离的衰减	熟练掌握
		（2）物质吸收的衰减	熟练掌握
		（3）连续X线在物质中的衰减特点	熟练掌握
		（4）衰减系数与影响衰减的因素	熟练掌握
		（5）人体对X线的衰减	熟练掌握
	5. 辐射量及其单位	（1）照射量与照射量率	掌握
		（2）比释动能与比释动能率	掌握
		（3）吸收剂量与吸收剂量率	掌握
		（4）吸收剂量与照射量的关系	掌握
		（5）当量剂量与当量剂量率	掌握
		（6）有效剂量	掌握
	6. 电离辐射对人体的危害	（1）放射线产生的生物效应	掌握
		（2）影响辐射损伤的因素	掌握
		（3）胎儿出生前受照效应	掌握

单元	细目	要点	要求
		（4）皮肤效应	掌握
		（5）外照射慢性放射病	掌握
	7. X线的防护	（1）放射防护的基本原则	熟练掌握
		（2）外照射防护的一般措施	熟练掌握
		（3）外照射的屏蔽防护	熟练掌握
		（4）我国放射卫生防护标准	掌握
四、数字X线成像基础	1. 数字图像特征	（1）模拟与数字	掌握
		（2）矩阵与像素	掌握
		（3）数字图像术语	掌握
	2. 数字图像形成	（1）数字图像采集	掌握
		（2）数字图像量化	掌握
		（3）数字图像转换	掌握

医疗机构从业人员行为规范与医学伦理学

单元	细目	要点	要求
五、医疗人员从业人员行为规范	1. 医疗机构从业人员基本行为规范		掌握
	2. 医技人员行为规范		掌握
六、医学伦理道德	1. 医患关系		熟悉
	2. 医疗行为中的伦理道德		了解
	3. 区学伦理道德的评价和监督		了解

相关专业知识

影像设备，PACS技术、医学影像质量管理

单元	细目	要点	要求
七、医学影像设备	1. 普通X线设备	（1）设备分类	熟练掌握
		（2）基本构造及其特性	熟练掌握
		（3）附属装置（滤线、球管支架胸片架摄影床）	掌握
	2. CR与DR设备	（1）CR设备基本构造及其特性	熟练掌握
		（2）DR设备基本构造及其特性	熟练掌握
	3. 乳腺摄影与口腔摄影	（1）乳腺摄影设备基本构造及其特性	掌握
		（2）口腔摄影设备基本构造及其特性	了解
	4. CT设备	（1）硬件系统及其特性	掌握
		（2）软件系统及其特性	掌握
		（3）附属设备	了解
	5. DSA设备	（1）基本构造及其特性	掌握
		（2）附属设备	了解
	6. MRI设备	（1）磁体系统构造及其特性	掌握

续表

单元	细目	要点	要求
		（2）梯度系统构造及其特性	了解
		（3）射频系统构造及其特性	了解
八、PACS技术	1. PACS发展与组成	（1）PACS的发展	掌握
		（2）PACS的构架与工作流程	掌握
		（3）数字影像采集	掌握
		（4）通讯与网络	了解
		（5）影像存储	掌握
		（6）影像管理	掌握
	2. PACS运行	（1）PACS管理	了解
		（2）远程放射学	了解
		（3）系统安全	了解
	3. 国际标准与规范	COM标准	了解
	4. PACS临床应用	（1）影像部门的应用	掌握
		（2）临床部门的应用	掌握
九、图像质量	1. 图像质量管理	（1）基本概念、必要性和目标、程序及体系	掌握
		（2）管理方法	掌握
		（3）主观、客观和综合评价法	掌握
	2. CR与DR图像质量控制	（1）CR的图像质量控制	熟练掌握
		（2）DR的图像质量控制	熟练掌握
	3. CT图像质量控制	（1）影响CT图像质量的因素	熟练掌握
		（2）图像质量控制内容	熟练掌握
		（3）图像质量控制方法	熟练掌握
		（4）CT性能检测	了解

专业知识

各种影像设备的成像理论、图像打印技术，照片冲洗技术、对比剂

单元	细目	要点	要求
十、各种影像设备的成像理论	1. X线成像基本原理	（1）X线影像的形成	熟练掌握
		（2）X线影像信息的传递	了解
		（3）X线影像对比度与清晰度	熟练掌握
		（4）感光效应与自动光控制	熟练掌握
		（5）焦点、被照体、探测器之间投影关系	熟练掌握
		（6）散射线的产生与消除	熟练掌握
	2. CR与DR成像原理	（1）CR成像原理	熟练掌握
		（2）DR成像原玛	熟练掌握
	3. 乳腺摄影成像原理	（1）模拟乳腺摄影原理	掌握
		（2）数字乳腺摄影原理	掌握
	4. CT成像原理	（1）CT成像基础	熟练掌握
		（2）螺旋CT成像原理	熟练掌握

单元	细目	要点	要求
十一、图像打印技术	1. 概述	（1）影像打印的发展	掌握
		（2）图像打印方式与打印介质	熟练掌握
	2. 激光成像	（1）激光成像技术	熟练掌握
		（2）激光胶片	掌握
		（3）热敏成像技术	熟练掌握
	3. 热敏打印成像技术	（1）热敏成像技术	掌握
		（2）热敏打印介质	掌握
		（3）热敏打印机	掌握
	4. 喷墨打印成像技术	（1）喷墨打印技术	掌握
		（2）喷图打印介质	掌握
		（3）喷墨打印机	掌握
	5. 照片自助打印设备	（1）打印机构造及其性能	了解
		（2）打印机性能参数	了解
十二、对比剂	X线对比剂	（1）对比剂的分类	掌握
		（2）对比剂的理化特性	掌握
		（3）对比剂引入途径	掌握
		（4）碘对比剂毒性反应及其防治	熟练掌握

专业实践能力

各种影像检查技术（X线、CT）

单元	细目	要点	要求
十三、常规X线检查技术	1. 常见X线摄影体位及其标准影像所见	（1）头颅	熟练掌握
		（2）胸部	熟练掌握
		（3）腹部	熟练掌握
		（4）脊柱与骨盆	熟练掌握
		（5）四肢与关节	熟练掌握
	2. X线造影检查	（1）泌尿系统造影	熟练掌握
		（2）子宫输卵管造影	掌握
	3. 乳腺与口腔X线摄影检查	（1）乳腺摄影体位	掌握
		（2）乳腺造影技术	了解
		（3）口腔X线摄影	了解
	4. 数字摄影技术	（1）CR操作技术	熟练掌握
		（2）DR操作技术	熟练掌握
十四、CT检查技术	1. 基本概念和术语	（1）基本概念	熟练掌握
		（2）常用术语	熟练掌握
	2. 检查方法	（1）普通扫描（靶扫描、薄层扫描、高分辨力扫描等）	熟练掌握
		（2）增强扫描（常规增强扫描和动态增强扫描）	掌握

单元	细目	要点	要求
		（3）低剂量扫描	掌握
		（4）灌注成像	掌握
		（5）血管成像	掌握
		（6）能谱成像	掌握
		（7）CT导向活检与治疗	了解
	3. 检查前准备	（1）设备准备	掌握
		（2）患者准备	掌握
		（3）对比剂及急救物品准备	掌握
		（4）操作者准备	掌握
	4. 人体各部位CT检查技术	（1）颅脑	掌握
		（2）鞍区	掌握
		（3）眼部	掌握
		（4）耳部	掌握
		（5）鼻与鼻窦	掌握
		（6）口腔颌面部	掌握
		（7）咽喉部	掌握
		（8）颈部	掌握
		（9）胸部	掌握
		（10）冠状动脉CTA	掌握
		（11）腹部	掌握
		（12）脊柱	掌握
		（13）盆腔	掌握
		（14）四肢骨关节及软组织	掌握

放射医学技术（师）考试大纲

基础知识

解剖生理、医用物理知识、放射线物理与防护、数字X线基础

单元	细目	要点	要求
一、人体解剖学与生理学	1.人体解剖学基础	（1）细胞	掌握
		（2）组织	掌握
		（3）器官	熟练掌握
	2.运动系统	（1）骨	熟练掌握
		（2）关节	熟练掌握
		（3）骨骼肌	掌握
		（4）颅骨及其连结	熟练掌握
		（5）躯干骨及其连结	熟练掌握
		（6）上肢骨及其连结	熟练掌握
		（7）下肢骨及其连结	熟练掌握
	3.呼吸系统	（1）鼻	掌握
		（2）喉	掌握
		（3）气管、支气管	熟练掌握
		（4）肺	熟练掌握
		（5）胸膜	熟练掌握
		（6）纵隔	熟练掌握
		（7）横膈	熟练掌握
	4.消化系统	（1）口腔	掌握
		（2）咽	掌握
		（3）食管	熟练掌握
		（4）胃	熟练掌握
		（5）小肠	掌握
		（6）大肠	熟练掌握
		（7）肝	熟练掌握
		（8）肝外胆道	熟练掌握
		（9）胰	掌握
		（10）腹膜	掌握
	5.脉管系统	（1）心血管系统	熟练掌握
		（2）淋巴系统	熟练掌握
	6.泌尿、生殖系统	（1）泌尿系统	熟练掌握
		（2）生殖系统	熟练掌握
	7.神经系统	（1）中枢神经系统	熟练掌握

单元	细目	要点	要求
		（2）周围神经系统	掌握
	8. 内分泌系统	（1）甲状腺和甲状旁腺	掌握
		（2）肾上腺	熟练掌握
		（3）垂体	熟练掌握
		（4）松果体	掌握
		（5）胰岛	掌握
		（6）胸腺	了解
		（7）生殖腺	熟练掌握
	9. 感官系统	（1）视觉器	掌握
		（2）听觉器	掌握
		（3）其他感觉器	了解
二、医用物理学基础与X线摄影基础	1. 物质结构	（1）原子的核外结构	熟练掌握
		（2）原子能级	掌握
	2. 磁学基础知识	（1）自旋和核磁的概念	掌握
		（2）磁性和非磁性原子核	掌握
		（3）共振和磁共振现象	掌握
		（4）核磁弛豫	熟练掌握
	3. 激光学基础知识	（1）激光的产生	了解
		（2）激光的特性	掌握
		（3）激光的医学应用	掌握
	4. X线摄影基础	（1）解剖学基准线	熟练掌握
		（2）X线摄影学基准标志	熟练掌握
		（3）X线摄影常用体位	熟练掌握
		（4）X线摄影的原则和步骤	熟练掌握
三、X线物理与防护	1. X线的产生	（1）X线的发现	熟练掌握
		（2）X线的产生	熟练掌握
		（3）连续X线与特征X线	熟练掌握
		（4）影响X线产生的因素	熟练掌握
		（5）X线强度的空间分布	熟练掌握
	2. X线的本质及其与物质的相互作用	（1）X线的本质与特性	熟练掌握
		（2）X线与物质的相互作用	熟练掌握
		（3）各种效应发生的相对概率	熟练掌握
	3. X线强度、X线质与X线量	（1）X线的波长与管电压	熟练掌握
		（2）X线强度	熟练掌握
		（3）X线质	熟练掌握
		（4）X线量	熟练掌握
	4. X线的吸收与衰减	（1）距离的衰减	熟练掌握
		（2）物质吸收的衰减	熟练掌握
		（3）连续X线在物质中的衰减特点	熟练掌握

单元	细目	要点	要求
		（4）衰减系数与影响衰减的因素	熟练掌握
		（5）人体对X线的衰减	熟练掌握
	5.辐射量及其单位	（1）照射量与照射量率	熟练掌握
		（2）比释动能与比释动能率	掌握
		（3）吸收剂量与吸收剂量率	熟练掌握
		（4）吸收剂量与照射量的关系	熟练掌握
		（5）当量剂量与当量剂量率	掌握
		（6）有效剂量	掌握
	6.电离辐射对人体的防护	（1）放射线产生的生物效应	熟练掌握
		（2）影响辐射损伤的因素	熟练掌握
		（3）胎儿出生前受照效应	熟练掌握
		（4）皮肤效应	掌握
		（5）外照射慢性放射病	掌握
	7.X线的测量	（1）照射量的测量	熟练掌握
		（2）吸收剂量的测量	掌握
	8.X线的防护	（1）放射防护的基本原则	熟练掌握
		（2）外照射防护的一般措施	熟练掌握
		（3）外照射的屏蔽防护	熟练掌握
		（4）我国放射卫生防护标准	熟练掌握
四、数字X线成像基础	1.数字图像特征	（1）模拟与数字	熟练掌握
		（2）矩阵与像素	熟练掌握
		（3）数字图像术语	熟练掌握
	2.数字图像形成	（1）数字图像采集	熟练掌握
		（2）数字图像量化	熟练掌握
		（3）数字图像转换	熟练掌握
	3.数字图像处理	（1）窗口技术	熟练掌握
		（2）组织均衡技术	熟练掌握
		（3）多平面重组	熟练掌握
		（4）表面阴影显示	熟练掌握
		（5）最大强度投影	熟练掌握
		（6）容积再现	熟练掌握
		（7）仿真内镜	熟练掌握
	4.数字图像评价	（1）调制传递函数	掌握
		（2）量子检出率	掌握
		（3）观察者操作特性曲线	掌握
	5.计算机辅助诊断	（1）在乳腺疾病的应用	了解
		（2）在胸部疾病的应用	了解

医疗机构从业人员行为规范与医学伦理学

单元	细目	要点	要求
五、医疗人员从业人员行为规范	1.医疗机构从业人员基本行为规范		掌握
	2.医技人员行为规范		掌握
六、医学伦理道德	1.医患关系		熟悉
	2.医疗行为中的伦理道德		了解
	3.医学伦理道德的评价和监督		了解

相关专业知识

影像解剖、CT/MR 影像诊断基础、影像设备，PACS 技术、医学影像质量管理

单元	细目	要点	要求
七、人体影像解剖（包括平面和断面）	1.头部	（1）经大脑半球顶部的横断层	掌握
		（2）经半卵圆中心的横断层	熟练掌握
		（3）经胼胝体压部的横断层	熟练掌握
		（4）经前连合的横断层	熟练掌握
		（5）经视交叉的横断层	熟练掌握
		（6）经垂体的横断层经眶下裂的横断层	掌握
		（7）经下颌颈的横断层	掌握
		（8）经寰枢正中关节的横断层	掌握
		（9）经枢椎体的横断层	掌握
		（10）经下颌角的横断层	熟练掌握
		（11）正中矢状面	熟练掌握
	2.颈部	（1）经喉咽和会厌的横断层	熟练掌握
		（2）经甲状软骨中份和喉中间腔的横断层	熟练掌握
		（3）经声襞和环状软骨板的横断层	熟练掌握
		（4）经环状软骨和声门下腔的横断层	熟练掌握
	3.胸部	（1）胸膜顶层面横断层	掌握
		（2）第3胸椎体层面	熟练掌握
		（3）主动脉弓层面横断层	熟练掌握
		（4）奇静脉弓层面	熟练掌握
		（5）肺动脉权层面	熟练掌握
		（6）肺动脉窦层面	熟练掌握
		（7）左右下肺静脉层面	掌握
		（8）膈腔静脉裂孔层面	掌握
	4.腹部	（1）经第二肝门的横断层	熟练掌握
		（2）经肝门静脉左支角部横断层	熟练掌握
		（3）经肝门的横断层	熟练掌握
		（4）经腹腔干的横断层	熟练掌握
		（5）经肠系膜上动脉的横断层	熟练掌握
		（6）经肝门静脉合成处的横断层	熟练掌握
		（7）经肾门中份的横断层	熟练掌握

单元	细目	要点	要求
		（8）经胰头下份的横断层	掌握
		（9）经十二指肠水平部的横断层	掌握
		（10）经肝门静脉的冠状横断层	熟练掌握
	5. 男性盆部和会阴	（1）经第1骶椎上份横断层	熟练掌握
		（2）经第2骶椎上份横断层	熟练掌握
		（3）经第3骶椎横断层	熟练掌握
		（4）经第4骶椎横断	熟练掌握
		（5）经髋臼上缘横断层	熟练掌握
		（6）经股骨头中份横断层	掌握
		（7）经耻骨联合上份横断层	掌握
		（8）经耻骨联合中份横断层	熟练掌握
		（9）经耻骨联合下份横断层	熟练掌握
		（10）正中矢状面	熟练掌握
	6. 女性盆部和会阴	（1）经第3骶椎下份的横断层	熟练掌握
		（2）经第5骶椎上份的横断层	熟练掌握
		（3）经髋臼上缘的横断层	掌握
		（4）经股骨头上份的横断层	熟练掌握
		（5）经股骨头下份的横断层	熟练掌握
		（6）经耻骨联合上份的横断层	熟练掌握
		（7）女性盆部和会阴正中矢状面	熟练掌握
	7. 脊柱区	（1）颈段横断层解剖	熟练掌握
		（2）颈椎正中矢状断层	熟练掌握
		（3）胸段横断层解剖	掌握
		（4）腰段横断层解剖	熟练掌握
		（5）尾段横断层解剖	掌握
八、CT/MR影像诊断基础	1. CT影像诊断基础	（1）颅脑	掌握
		（2）五官与颈部	掌握
		（3）胸部	掌握
		（4）心脏	掌握
		（5）腹部	掌握
	2. MR影像诊断基础	（1）中枢神经系统	掌握
		（2）脊柱与脊髓	掌握
		（3）五官与颈部	掌握
		（4）胸部与心脏	掌握
		（5）四肢关节与外周血管	掌握
九、医学影像设备	1. 普通X线设备	（1）设备分类	熟练掌握
		（2）基本构造及其特性	熟练掌握
		（3）附属装置（滤线、球管支架、胸片架、摄影床）	掌握

单元	细目	要点	要求
	2. CR与DR设备	（1）CR设备基本构造及其特性	熟练掌握
		（2）DR设备基本构造及其特性	熟练掌握
	3. 乳腺摄影与口腔摄影	（1）乳腺摄影设备基本构造及其特性	掌握
		（2）口腔摄影设备基本构造及其特性	了解
	4. CT设备	（1）硬件系统及其特性	熟练掌握
		（2）软件系统及其特性	熟练掌握
		（3）附属设备	了解
	5. DSA设备	（1）基本构造及其特性	掌握
		（2）附属设备	了解
	6. MRI设备	（1）磁体系统构造及其特性	掌握
		（2）梯度系统构造及其特性	掌握
		（3）射频系统构造及其特性	掌握
		（4）图像处理及计算机系统构成及其特性	掌握
		（5）附属设备构造及其特性	了解
十、PACS技术	1. PACS发展与组成	（1）PACS的发展	掌握
		（2）PACS的构架与工作流程	掌握
		（3）数字影像采集	掌握
		（4）通识与网络	掌握
		（5）影像存储	掌握
		（6）影像管理	掌握
	2. PACS运行	（1）PACS管理	了解
		（2）远程放射学	了解
		（3）系统安全	了解
		（4）与HIS/RIS集成	了解
		（5）日常维护	了解
	3. 国际标准与规范	（1）HL7标准	了解
		（2）DCOM标准	了解
		（3）IHE标准	了解
	4. PACS临床应用	（1）影像部门的应用	熟练掌握
		（2）临床部门的应用	熟练掌握
	5. PACS进展与评价	（1）PACS的进展	了解
		（2）PACS的应用评价	了解
十一、图像质量控制	1. 图像质量管理	（1）基本概念、必要性和目标、程序及体系	掌握
		（2）管理方法	掌握
		（3）主观、客观和综合评价法	掌握
	2. 数字X线摄影图像质量控制	（1）CR的图像质量控制	掌握
		（2）DR的图像质量控制	熟练掌握
	3. CT图像质量控制	（1）影响CT图像质量的因素	熟练掌握

单元	细目	要点	要求
		（2）图像质量控制内容	熟练掌握
		（3）图像质量控制方法	熟练掌握
		（4）CT性能检测	了解
	4.DSA图像质量控制	（1）影响DSA图像质量因素	掌握
		（2）改善DSA图像质量措施	掌握

专业知识

各种影像设备的成像理论、图像打印技术、对比剂

单元	细目	要点	要求
十二、各种影像设备的成像理论	1. X线成像基本原理	（1）X线影像的形成	熟练掌握
		（2）X线影像信息的传递	了解
		（3）X线影像对比度与清晰度	熟练掌握
		（4）感光效应与自动曝光控制	熟练掌握
		（5）焦点、被照体、探测器之间投影关系	熟练掌握
		（6）散射线的产生与消除	熟练掌握
	2. 数字X线摄影成像原理	（1）CR成像原理	熟练掌握
		（2）DR成像原理（包括非晶硒、非晶硅和熟练掌握CCD）	熟练掌握
		（3）数字合成体层成像原理	掌握
	3.乳腺摄影成像原理	（1）模拟乳腺摄影原理	掌握
		（2）数字乳腺摄影原理	熟练掌握
	4. CT成像原理	（1）CT成像基础（数据采集、图像重建）	熟练掌握
		（2）螺旋CT成像原理	熟练掌握
	5. DSA成像原理	（1）成像基本原理（平板探测器与影像增强器）	掌握
		（2）DSA信号与图像采集	掌握
		（3）DSA成像方式与DSA减影方式	掌握
	6. MR成像原理	（1）磁共振成像的物理学基础	掌握
		（2）MR图像重建原理	掌握
		（3）磁共振成像的脉冲序列	掌握
		（4）图像对比度与加权	掌握
		（5）自旋回波序列	掌握
		（6）梯度回波脉冲序列	掌握
		（7）反转恢复和快速反转恢复序列	掌握
十三、图像打印技术	1. 概述	（1）影像打印的发展	了解
		（2）图像打印方式与打印介质	掌握
	2. 激光成像	（1）激光成像技术	熟练掌握
		（2）激光胶片（结构特性与成像原理）	掌握
		（3）激光打印机（结构特性与成像原理）	熟练掌握

单元	细目	要点	要求
	3. 热敏打印成像技术	（1）热敏成像技术	掌握
		（2）热敏打印介质	掌握
		（3）热敏打印机（结构特性与成像原理）	掌握
	4. 喷墨打印成像技术	（1）喷墨打印技术	掌握
		（2）喷墨打印介质	掌握
		（3）喷墨打印机	掌握
	5. 照片自助打印设备	（1）概述	了解
		（2）自助打印机工作原理	了解
		（3）自助打印机基本结构	了解
十四、对比剂与心电门控技术	1. X线对比剂	（1）对比剂的分类及其理化特性	掌握
		（2）对比剂引入途径	掌握
		（3）碘对比剂不良反应及其防治	熟练掌握
	2. MR对比剂	（1）对比剂生物学特性	掌握
		（2）对比剂作用机制	掌握
		（3）对比剂临床应用	掌握

专业实践能力

各种影像检查技术（X线、CT、MR、DSA）

单元	细目	要点	要求
十五、常规X线检查技术	1. 常见X线摄影体位及其标准影像所见	（1）头颅	熟练掌握
		（2）胸部	熟练掌握
		（3）腹部	熟练掌握
		（4）脊柱与骨盆	熟练掌握
		（5）四肢与关节	熟练掌握
	2. X线造影检查	（1）泌尿系统造影	熟练掌握
		（2）子宫输卵管造影	掌握
	3. 乳腺与口腔X线摄影检查	（1）乳腺摄影体位	掌握
		（2）乳腺造影技术	了解
		（3）口腔X线摄影	了解
	4. 数字摄影技术	（1）CR操作技术	熟练掌握
		（2）DR操作技术	熟练掌握
十六、CT检查技术	1. 基本概念和术语	（1）基本概念	熟练掌握
		（2）常用术语	熟练掌握
	2. 检查方法	（1）普通扫描（靶扫描、薄层扫描、高分辨熟练掌握力扫描等）	熟练掌握
		（2）增强扫描（常规增强扫描和动态增强扫描）	熟练掌握
		（3）低剂量扫描	熟练掌握
		（4）灌注成像	掌握

单元	细目	要点	要求
		（5）血管成像	掌握
		（6）能谱成像	掌握
		（7）CT导向活检与治疗	了解
	3.检查前准备	（1）设备准备	熟练掌握
		（2）患者准备	熟练掌握
		（3）对比剂及急救物品准备	熟练掌握
		（4）操作者准备	熟练掌握
	4.人体各部位CT检查技术	（1）颅脑	熟练掌握
		（2）鞍区	掌握
		（3）眼	熟练掌握
		（4）耳部	掌握
		（5）鼻与鼻窦	掌握
		（6）口腔颌面部	掌握
		（7）咽喉部	掌握
		（8）颈部	熟练掌握
		（9）胸部	熟练掌握
		（10）冠状动脉CTA	熟练掌握
		（11）腹部	熟练掌握
		（12）脊柱	熟练掌握
		（13）盆腔	掌握
		（14）四肢骨关节及软组织	掌握
十七、MR检查技术	1.MR检查准备	（1）适应证与禁忌证	熟练掌握
		（2）检查前准备	熟练掌握
	2.MR特殊检查技术	（1）脂肪抑制成像技术	掌握
		（2）化学位移成像技术	掌握
		（3）水成像技术	掌握
		（4）血管成像技术	掌握
	3.人体各系统的MR检查技术	（1）颅脑	掌握
		（2）脊柱和脊髓	掌握
		（3）五官和颈部	掌握
		（4）胸部	了解
		（5）乳腺	了解
		（6）腹部和盆腔	掌握
		（7）骨、关节及肌肉系统	掌握
十八、DSA检查技术	1.检查前准备	（1）DSA适应证与禁忌证	掌握
		（2）术前准备	掌握
	2.DSA的常用器械	（1）穿刺针与扩张器	了解
		（2）导管与导丝	了解
	3.头颈部	（1）血管解剖	掌握

单元	细目	要点	要求
		（2）造影技术	掌握
	4.胸部	（1）血管解剖	掌握
		（2）造影技术	掌握
	5.心脏和冠脉	（1）正常心脏大血管及冠状动脉解剖	掌握
		（2）造影技术	掌握
	6.腹部与盆腔	（1）腹部血管解剖	掌握
		（2）肝脏	掌握
		（3）胰、胆、脾、胃肠道	掌握
		（4）肾脏及肾上腺血管	掌握
		（5）下腔静脉	掌握
		（6）盆腔	掌握
	7.四肢	（1）血管解剖	熟练掌握
		（2）造影技术	掌握

放射医学技术（中级）考试大纲

基础知识

解剖生理、医用物理知识、放射线物理与防护、数字 X 线基础

单元	细目	要点	要求
一、人体解剖学 与生理学	1. 人体解剖学基础	（1）细胞	掌握
		（2）组织	掌握
		（3）器官	熟练掌握
	2. 骨关节系统	（1）骨	熟练掌握
		（2）关节	熟练掌握
		（3）骨骼肌	掌握
		（4）颅骨局部解剖	熟练掌握
		（5）躯干骨局部解剖	熟练掌握
		（6）上肢骨局部解剖	熟练掌握
		（7）下肢骨局部解剖	熟练掌握
	3. 呼吸系统	（1）鼻	掌握
		（2）喉	掌握
		（3）气管、支气管	熟练掌握
		（4）肺	熟练掌握
		（5）胸膜	熟练掌握
		（6）纵隔	熟练掌握
		（7）横膈	熟练掌握
	4. 消化系统	（1）口腔	掌握
		（2）咽	掌握
		（3）食管	熟练掌握
		（4）胃	熟练掌握
		（5）小肠	掌握
		（6）大肠	熟练掌握
		（7）肝	熟练掌握
		（8）肝外胆道	熟练掌握
		（9）胰	掌握
		（10）腹膜	掌握
	5. 脉管系统	（1）心血管系统	熟练掌握
		（2）淋巴系统	掌熟练握
	6. 泌尿与生殖系统	（1）泌尿系统	熟练掌握
		（2）生殖系统	熟练掌握
	7. 神经系统	（1）中枢神经系统	熟练掌握

单元	细目	要点	要求
		（2）周围神经系统	掌握
	8.内分泌系统	（1）甲状腺和甲状旁腺	掌握
		（2）肾上腺	熟练掌握
		（3）垂体	熟练掌握
		（4）松果体	掌握
		（5）胰岛	掌握
		（6）胸腺	了解
		（7）生殖腺	熟练掌握
	9.感官系统	（1）视觉器	掌握
		（2）听觉器	掌握
		（3）其他感觉器	了解
	10.人体的生理	（1）血液	熟练掌握
		（2）血液循环	熟练掌握
		（3）呼吸	熟练掌握
		（4）消化与吸收	熟练掌握
		（5）排泄	熟练掌握
		（6）基础代谢	掌握
二、医用物理与X线摄影基础	1.物质结构	（1）原子的核外结构	熟练掌握
		（2）原子能级	掌握
	2.磁学基础知识	（1）自旋和核磁的概念	掌握
		（2）磁性和非磁性原子核	掌握
		（3）共振和磁共振现象	掌握
		（4）核磁弛豫	熟练掌握
	3.激光学基础知识	（1）激光的产生	了解
		（2）激光的特性	掌握
		（3）激光的医学应用	掌握
	4.X线摄影基础	（1）解剖学基准线	熟练掌握
		（2）X线摄影学基准标志	熟练掌握
		（3）X线摄影常用体位	熟练掌握
		（4）X线摄影的原则和步骤	熟练掌握
三、X线物理与防护	1.X线的产生	（1）X线的发现	熟练掌握
		（2）X线的产生	熟练掌握
		（3）连续X线与特征X线	熟练掌握
		（4）影响X线产生的因素	熟练掌握
		（5）X线强度的空间分布	熟练掌握
	2.X线的本质及与物质的相互作用	（1）X线的本质与特性	熟练掌握
		（2）X线与物质的相互作用	熟练掌握
		（3）各种效应发生的相对概率	熟练掌握

单元	细目	要点	要求
	3. X线强度、X线质与X线量	（1）X线的波长与管电压	熟练掌握
		（2）X线强度	熟练掌握
		（3）X线质	熟练掌握
		（4）X线量	熟练掌握
	4. X线的吸收与衰减	（1）距离的衰减	熟练掌握
		（2）物质吸收的衰减	熟练掌握
		（3）连续X线在物质中的衰减特点	熟练掌握
		（4）衰减系数与影响衰减的因素	熟练掌握
		（5）人体对X线的衰减	熟练掌握
	5. 辐射量及其单位	（1）照射量与照射量率	熟练掌握
		（2）比释动能与比释动能率	掌握
		（3）吸收剂量与吸收剂量率	熟练掌握
		（4）吸收剂量与照射量的关系	熟练掌握
		（5）当量剂量与当量剂量率	掌握
		（6）有效剂量	掌握
	6. 电离辐射对人体的危害	（1）放射线产生的生物效应	熟练掌握
		（2）影响辐射损伤的因素	熟练掌握
		（3）胎儿出生前受照效应	熟练掌握
		（4）皮肤效应	掌握
		（5）外照射慢性放射病	掌握
	7. X线的测量	（1）照射量的测量	熟练掌握
		（2）吸收剂量的测量	掌握
	8. X线的防护	（1）放射防护的基本原则	熟练掌握
		（2）外照射防护的一般措施	熟练掌握
		（3）外照射的屏蔽防护	熟练掌握
		（4）我国放射卫生防护标准	熟练掌握
四、数字X线成像基础	1. 数字图像特征	（1）模拟与数字	熟练掌握
		（2）矩阵与像素	熟练掌握
		（3）数字图像术语	熟练掌握
	2. 数字图像形成	（1）数字图像采集	熟练掌握
		（2）数字图像量化	熟练掌握
		（3）数字图像转换	熟练掌握
	3. 数字图像处理	（1）窗口技术	熟练掌握
		（2）组织均衡技术	熟练掌握
		（3）多平面重组	熟练掌握
		（4）表面阴影显示	熟练掌握
		（5）最大强度投影	熟练掌握
		（6）容积再现	熟练掌握
		（7）仿真内窥镜	熟练掌握
	4. 数字图像评价	（1）调制传递函数	掌握

续表

单元	细目	要点	要求
		（2）量子检出率	掌握
		（3）观察者操作特性曲线	掌握
5.计算机辅助诊断		（1）在乳腺疾病的应用	了解
		（2）在胸部疾病的应用	了解

医疗机构从业人员行为规范与医学伦理学

单元	细目	要点	要求
五、医疗人员从业人员行为规范	（1）医疗机构从业人员基本行为规范		掌握
	（2）医技人员行为规范		掌握
六、医学伦理道德	（1）医患关系		熟悉
	（2）医疗行为中的伦理道德		熟悉
	（3）医学伦理道德的评价和监督		了解

相关专业知识

影像解剖、CT/MR 影像诊断基础、影像设备，PACS 技术、医学影像质量管理

单元	细目	要点	要求
七、人体影像解剖（包括平面和断面）	1.头部	（1）经大脑半球顶部的横断层	掌握
		（2）经半卵圆中心的横断层	熟练掌握
		（3）经胼胝体压部的横断层	熟练掌握
		（4）经前连合的横断层	熟练掌握
		（5）经视交叉的横断层	熟练掌握
		（6）经垂体的横断层经眶下裂的横断层	掌握
		（7）经下颌颈的横断层	掌握
		（8）经寰枢正中关节的横断层	掌握
		（9）经枢椎体的横断层	掌握
		（10）经下颌角的横断层	熟练掌握
		（11）正中矢状面	熟练掌握
	2.颈部	（1）经喉咽和会厌的横断层	熟练掌握
		（2）经甲状软骨中份和喉中间腔的横断层	熟练掌握
		（3）经声襞和环状软骨板的横层	熟练掌握
		（4）经环状软骨和声门下腔的横断层	熟练掌握
	3.胸部	（1）胸膜顶层面横断层	掌握
		（2）第3胸椎体层面	熟练掌握
		（3）主动脉弓层面横断层	熟练掌握
		（4）奇静脉弓层面	熟练掌握
		（5）肺动脉权层面	熟练掌握
		（6）肺动脉窦层面	熟练掌握

续表

单元	细目	要点	要求
		（7）左右下肺静脉层面	熟练掌握
		（8）膈腔静脉裂孔层面	掌握
	4.腹部	（1）经第二肝门的横断层	掌握
		（2）经肝门静脉左支角部横断层	熟练掌握
		（3）经肝门的横断层	熟练掌握
		（4）经腹腔干的横断	熟练掌握
		（5）经肠系膜上动脉的横断层	熟练掌握
		（6）经肝门静脉合成处的横断层	熟练掌握
		（7）经肾门中份的横断层	熟练掌握
		（8）经胰头下份的横断层	掌握
		（9）经十二指肠水平部的横断层	掌握
		（10）经肝门静脉的冠状断层	熟练掌握
	5.男性盆部和会阴	（1）经第1骶椎上份横断层	熟练掌握
		（2）经第2骶椎上份横断层	熟练掌握
		（3）经第3骶椎横断层	熟练掌握
		（4）经第4骶椎横断层	熟练掌握
		（5）经髋臼上缘横断层	熟练掌握
		（6）经股骨头中份横断层	熟练掌握
		（7）经耻骨联合上份横断层	掌握
		（8）经耻骨联合中份横断层	熟练掌握
		（9）经耻骨联合下份横断层	熟练掌握
		（10）正中矢状面	熟练掌握
	6.女性盆部和会阴	（1）经第3骶椎下份的横断层	熟练掌握
		（2）经第5骶椎上份的横断层	熟练掌握
		（3）经髋臼上缘的横断层	掌握
		（4）经股骨头上份的横断层	熟练掌握
		（5）经股骨头下份的横断层	熟练掌握
		（6）经耻骨联合上份的横断层	掌握
		（7）女性盆部和会阴正中矢状面	熟练掌握
	7.脊柱区	（1）颈段横断层解剖	熟练掌握
		（2）颈椎正中矢状断层	熟练掌握
		（3）胸段横断层解剖	掌握
		（4）腰段横断层解剖	熟练掌握
		（5）骶、尾段横断层解剖	掌握
	8.上、下肢	（1）肩关节上份横断层	熟练掌握
		（2）肩关节下份横断层	熟练掌握
		（3）臂中份横断层解剖	熟练掌握
		（4）肘部肱尺关节横断层	掌握
		（5）桡尺近侧关节横断层	掌握

单元	细目	要点	要求
		（6）前臂中份横断层解剖	掌握
		（7）手部近侧列腕骨横断层	掌握
		（8）掌骨中份层面	掌握
		（9）髋部横断层解剖	掌握
		（10）髋部冠状断层解剖	掌握
		（11）股部中份横断层解剖	掌握
		（12）经膝部髌骨中点横断层解剖	熟练掌握
		（13）经膝部中份矢状断层	熟练掌握
		（14）经胫骨体中部横断层	掌握
		（15）踝关节的横断层解剖	掌握
八、CT/MR影像诊断基础	1.CT影像诊断基础	（1）颅脑	熟练掌握
		（2）五官与颈部	掌握
		（3）胸部	熟练掌握
		（4）心脏	掌握
		（5）腹部	熟练掌握
		（6）脊柱与四肢关节	掌握
	2.MR影像诊断基础	（1）中枢神经系统	熟练掌握
		（2）脊柱与脊髓	熟练掌握
		（3）五官与颈部	掌握
		（4）胸部	掌握
		（5）心脏	熟练掌握
		（6）腹部	熟练掌握
		（7）四肢关节与外周血管	掌握
九、医学影像设备	1.普通X线设备	（1）设备分类	熟练掌握
		（2）基本构造及其特性	熟练掌握
		（3）附属装置	掌握
	2.CR与DR设备	（1）CR设备基本构造及其特性	熟练掌握
		（2）DR设备基本构造及其特性	熟练掌握
	3.乳腺摄影与口腔摄影设备	（1）乳腺摄影设备基本构造及其特性	熟练掌握
		（2）口腔摄影设备基本构造及其特性	了解
	4.CT设备	（1）硬件系统及其特性	熟练掌握
		（2）软件系统及其特性	熟练掌握
		（3）附属设备	熟练掌握
	5.DSA设备	（1）基本构造及其特性	掌握
		（2）附属设备	熟练掌握
	6.MR设备	（1）磁体系统构造及其特性	掌握
		（2）梯度系统构造及其特性	熟练掌握
		（3）射频系统构造及其特性	掌握
		（4）图像处理及计算机系统构成及其特性	掌握

续表

单元	细目	要点	要求
		（5）附属设备构造及其特性	掌握
	7. 显示器	（1）阴极射线管显示器构造及其特性	掌握
		（2）液晶显示器构造及其特性	掌握
	8. 高压注射器	（1）CT 高压注射器构造及其特性	熟练掌握
		（2）DSA 高压注射器构造及其特性	熟练掌握
		（3）MR 高压注射器构造及其特性	熟练掌握
十、PACS 技术	1. PACS 发展与组成	（1）PACS 的发展	掌握
		（2）PACS 的构架与工作流程	掌握
		（3）数字影像采集	掌握
		（4）通讯与网络	掌握
		（5）影像存储	掌握
		（6）影像管理	掌握
	2. PACS 运行	（1）PACS 管理	了解
		（2）远程放射学	了解
		（3）系统安全	了解
		（4）与 HIS/RIS 集成	了解
		（5）日常维护	了解
	3. 国际标准与规范	（1）HL7 标准	了解
		（2）DICOM 标准	了解
		（3）IHE 标准	了解
	4. PACS 临床应用	（1）影像部门的应用	熟练掌握
		（2）临床部门的应用	熟练掌握
	5. PACS 进展与评价	（1）PACS 的进展	了解
		（2）PACS 的应用评价	了解
十一、图像质量控制	1. 图像质量管理	（1）基本概念、必要性和目标、程序及体系	掌握
		（2）管理方法	掌握
		（3）主观、客观和综合评价法	掌握
	2. 数字 X 线摄影图像质量控制	（1）CR 的图像质量控制	掌握
		（2）DR 的图像质量控制	熟练掌握
		（3）数字乳腺摄影质量控制	掌握
	3. CT 图像质量控制	（1）影响 CT 图像质量的因素	熟练掌握
		（2）图像质量控制内容	熟练掌握
		（3）图像质量控制方法	熟练掌握
		（4）CT 性能检测	了解
	4. DSA 图像质量控制	（1）成像方法和操作技术	熟练掌握
		（2）造影方法和对比剂	熟练掌握
		（3）患者因素	熟练掌握
		（4）改善图像质量的措施	掌握
	5. MR 图像质量控制	（1）成像参数之间的相互影响	掌握
		（2）图像质量控制措施	掌握

附　录

专业知识

各种影像设备的成像理论、图像打印技术、对比剂与心电图技术

单元	细目	要点	要求
十二、各种影像 设备的成像 理论	1. X 线成像基本原理	（1）X 线影像的形成	熟练掌握
		（2）X 线影像信息的传递	了解
		（3）X 线影像对比度与清晰度	熟练掌握
		（4）感光效应与自动曝光控制	熟练掌握
		（5）焦点、被照体、探测器之间投影关系	熟练掌握
		（6）散射线的产生与消除	熟练掌握
	2. 数字 X 线摄影成像原理	（1）CR 成像原理	熟练掌握
		（2）DR 成像原理	熟练掌握
		（3）数字合成体层成像原理	掌握
	3. 乳腺摄影成像原理	（1）模拟乳腺摄影原理	掌握
		（2）数字乳腺摄影原理	熟练掌握
	4. CT 成像原理	（1）CT 成像基础	熟练掌握
		（2）螺旋 CT 成像原理	熟练掌握
	5. DSA 成像原理	（1）成像基本原理	熟练掌握
		（2）DSA 信号与图像采集	熟练掌握
		（3）DSA 成像方式	熟练掌握
		（4）DSA 减影方式	熟练掌握
	6. MR 成像原理	（1）磁共振成像的物理学基础	熟练掌握
		（2）MR 图像重建原理	熟练掌握
		（3）磁共振成像的脉冲序列	掌握
		（4）图像对比度与加权	掌握
		（5）自旋回波序列	掌握
		（6）梯度回波脉冲序列	掌握
		（7）反转恢复和快速反转恢复序列	掌握
		（8）平面回波成像序列	掌握
		（9）基于螺旋桨技术的快速自旋回波及快速反转恢复序列	掌握
		（10）三维成像及其脉冲序列	掌握
十三、图像打印技术	1. 概述	（1）影像打印的发展	掌握
		（2）图像打印方式与打印介质	掌握
	2. 激光成像	（1）激光成像技术	熟练掌握
		（2）激光胶片	掌握
		（3）激光打印机	熟练掌握
	3. 热敏打印成像技术	（1）热敏成像技术	掌握
		（2）热敏打印介质	掌握
		（3）热敏打印机	掌握

续表

单元	细目	要点	要求
	4. 喷墨打印成像技术	（1）喷墨打印技术	掌握
		（2）喷墨打印介质	掌握
		（3）喷墨打印机	掌握
	5. 照片自助打印设备	（1）概述	了解
		（2）自助打印机工作原理	了解
		（3）自助打印机基本结构	了解
	6. 胶片打印机质量控制	（1）测试工具	了解
		（2）技术参数	了解
		（3）质量控制	了解
十四、对比剂与心电门控技术	1. X线对比剂	（1）对比剂的分类及其理化特性	掌握
		（2）对比剂引入途径	掌握
		（3）碘对比剂不良反应及其防治	熟练掌握
	2. MR对比剂	（1）对比剂生物学特性	掌握
		（2）对比剂作用机理	掌握
		（3）对比剂临床应用	熟练掌握
	3. 心电门控技术	（1）心电图显示机理	了解
		（2）心电图的各种导联与正常波形	掌握
		（3）异常心率的采集方法	熟练掌握

专业实践能力

各种影像检查技术（X线、CT、MR、DSA）

单元	细目	要点	要求
十五、常规X线检查技术	1. 常见X线摄影体位及其标准影像所见	（1）头颅	熟练掌握
		（2）胸部	熟练掌握
		（3）腹部	熟练掌握
		（4）脊柱与骨盆	熟练掌握
		（5）四肢与关节	熟练掌握
	2. X线造影检查	（1）泌尿系统造影	熟练掌握
		（2）子宫输卵管造影	掌握
	3. 乳腺与口腔X线摄影检查	（1）乳腺摄影体位	熟练掌握
		（2）乳腺造影技术	熟练掌握
		（3）口腔X线摄影	掌握
	4. 数字摄影技术	（1）CR操作技术	熟练掌握
		（2）DR操作技术	熟练掌握
十六、CT检查技术	1. 基本概念和术语	（1）基本概念	熟练掌握
		（2）常用术语	熟练掌握
	2. 检查方法	（1）普通扫描	熟练掌握
		（2）增强扫描	熟练掌握

单元	细目	要点	要求
		（3）特殊扫描	
		低剂量扫描	熟练掌握
		灌注成像	掌握
		血管成像	掌握
		能谱成像	掌握
		CT 导向活检与治疗	了解
	3. 检查前准备	（1）设备准备	熟练掌握
		（2）患者准备	熟练掌握
		（3）对比剂及急救物品准备	熟练掌握
		（4）操作者准备	熟练掌握
	4. 人体各部位 CT	（1）颅脑	熟练掌握
		（2）鞍区	掌握
		（3）眼部	熟练掌握
		（4）耳部	掌握
		（5）鼻与鼻窦	掌握
		（6）口腔颌面部	掌握
		（7）咽喉部	掌握
		（8）颈部	熟练掌握
		（9）胸部	熟练掌握
		（10）冠状动脉 CTA	熟练掌握
		（11）腹部	熟练掌握
		（12）脊柱	熟练掌握
		（13）盆腔	掌握
		（14）四肢骨关节及软组织	掌握
十七、MR检查技术	1. MR 检查准备	（1）适应证与禁忌证	熟练掌握
		（2）检查前准备	熟练掌握
	2. MR 特殊检查技术	（1）脂肪抑制成像技术	熟练掌握
		（2）化学位移成像技术	掌握
		（3）水成像技术	熟练掌握
		（4）血管成像技术	掌握
		（5）扩散加权成像技术	掌握
		（6）灌注加权成像技术	掌握
		（7）波谱成像技术	掌握
		（8）磁敏感加权成像技术	掌握
	3. 人体各系统的 MR 检查技术	（1）颅脑	熟练掌握
		（2）脊柱和脊髓	熟练掌握
		（3）五官和颈部	掌握
		（4）胸部	了解
		（5）乳腺	了解

续表

单元	细目	要点	要求
		（6）腹部和盆腔	掌握
		（7）骨、关节及肌肉系统	掌握
十八、DSA检查技术	1.检查前准备	（1）DSA适应证与禁忌证	熟练掌握
		（2）术前准备	掌握
	2.DSA的常用器械	（1）穿刺针与扩张器	了解
		（2）导管与导丝	了解
	3.DSA的特殊成像技术	（1）透视路途功能与造影转化路途功能	掌握
		（2）旋转DSA与3D–DSA技术	掌握
		（3）步进DSA技术	掌握
		（4）实时模糊蒙片DSA技术	掌握
		（5）自动最佳角度定位技术	掌握
		（6）类CT技术	掌握
		（7）3D路径图	了解
		（8）虚拟支架植入术	了解
	4.介入治疗的相关技术	（1）穿刺插管技术	了解
		（2）灌注术	了解
		（3）栓塞术	掌握
		（4）成形术与支架术	掌握
		（5）针穿（抽吸）活检	了解
	5.头颈部	（1）血管解剖	熟练掌握
		（2）造影技术	掌握
	6.胸部	（1）血管解剖	熟练掌握
		（2）造影技术	掌握
	7.心脏和冠脉	（1）正常心脏大血管及冠状动脉解剖	熟练掌握
		（2）造影技术	掌握
	8.腹部与盆腔	（1）肝脏	掌握
		（2）胃肠道	掌握
		（3）胰、胆、脾	掌握
		（4）肾脏及肾上腺血管	掌握
		（5）下腔静脉	掌握
		（6）盆腔	掌握
	9.四肢	（1）血管解剖	熟练掌握
		（2）造影技术	掌握

来源：中国卫生人才网官网.2020年卫生专业技术资格考试大纲：放自学技术（士、师、中级）考试大纲.http://www.21wecan.com/rqj/qqwszyjszgks/ksdg/.

参考文献

[1] 高剑波, 王滨. 医学影像诊断学[M]. 北京：人民卫生出版社, 2016.

[2] 郭启勇, 王振华. 放射影像学[M]. 北京：人民卫生出版社, 2015.

[3] 余建明, 曾勇明. 医学影像检查技术学[M]. 北京：人民卫生出版社, 2016.

[4] 韩萍, 于春水. 医学影像检查技术学[M]. 北京：人民卫生出版社, 2016.

[5] 杜凡, 江卫中. X线诊断手册[M]. 北京：人民军医出版社, 2013.

[6] 全冠民, 张建. 中枢神经系统CT与MRI影像解读[M]. 北京：人民卫生出版社, 2017.

[7] 王道清. 医学影像学[M]. 西安：第四军医大学出版社, 2013.

[8] 刘林祥. 放射医学技术（士）模拟试卷[M]. 北京：人民卫生出版社, 2018.

[9] 全国卫生专业技术资格考试用书编写专家委员会. 2018年全国卫生专业技术资格考试指导医学[M]. 北京：人民卫生出版社, 2017.

[10] 刘林祥. 2018放射医学技术精选习题集[M]. 北京：人民卫生出版社, 2018.

[11] 卫生专业技术资格考试命题研究组放射医学技术（师）考点解读及冲刺模拟试卷[M]. 南京：江苏凤凰科学技术出版社, 2018.

[12] 刘林祥. 放射医学技术（师）模拟试卷[M]. 北京：人民卫生出版社, 2018.

[13] 唐陶富, 廖伟雄, 罗天蔚. X线检查与诊断技术[M]. 北京：人民卫生出版社, 2015.

[14] 唐陶富, 徐秀芳. CT检查与诊断技术[M]. 北京：人民卫生出版社, 2015.

[15] 邓世勇, 薛敏娜. MRI检查与诊断技术[M]. 北京：人民卫生出版社, 2015.

[16] 余建明. 实用医学影像技术[M]. 北京：人民卫生出版社, 2015.

[17] 全国卫生技术资格考试用书编写专家委员会. 放射医学技术[M]. 北京：人民卫生出版社, 2018.

[18] 刘林祥. 放射医学技术精选习题集[M]. 北京：人民卫生出版社, 2019.

[19] 石明国, 韩丰谈. 医学影像设备学[M]. 北京：人民卫生出版社, 2016.

[20] 李真林, 雷子乔. 医学影像成像理论[M]. 北京：人民卫生出版社, 2016.